A. Roessner, U. Pfeifer, H. K. Müller-Hermelink

Grundmann
Allgemeine Pathologie

Grundmann

Allgemeine Pathologie

Herausgegeben von
A. Roessner, U. Pfeifer, H. K. Müller-Hermelink

Mit Beiträgen von
F. Dombrowski, W. Feiden, H.-P. Fischer, J. G. Müller, K.-M. Müller,
H. K. Müller-Hermelink, U. Pfeifer, A. Roessner, W. Saeger

10., aktualisierte Auflage

245 mehrfarbige Abbildungen
39 Tabellen

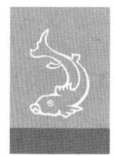

URBAN & FISCHER
München · Jena

Zuschriften und Kritik bitte an:
Elsevier GmbH, Urban & Fischer Verlag, Lektorat Medizinstudenten, Karlstraße 45, 80333 München

Mit Beiträgen von
Dr. med. Frank Dombrowski, Institut für Pathologie der Otto-von-Guericke-Universität,
   Leipziger Straße 44, 39120 Magdeburg
Prof. Dr. med. Wolfgang Feiden, Direktor des Instituts für Neuropathologie, Universitätskliniken Homburg,
   66421 Homburg
Prof. Dr. med. Hans-Peter Fischer, Pathologisches Institut der Universität, Sigmund-Freud-Str. 25, 53127 Bonn
PD Dr. med. Justus G. Müller, Pathologisches Institut der Universität Würzburg, Luitpold-Krankenhaus,
   Josef-Schneider-Straße 2, 97080 Würzburg
Prof. Dr. med. Klaus-Michael Müller, Direktor des Instituts für Pathologie, Berufsgenossenschaftliche Kliniken,
   „Bergmannsheil" Universitätsklinik, Bürkle-de-la-Camp-Platz 1, 44789 Bochum
Prof. Dr. med. Hans Konrad Müller-Hermelink, Direktor des Pathologischen Instituts der Universität Würzburg,
   Luitpold-Krankenhaus, Josef-Schneider-Straße 2, 97080 Würzburg
Prof. Dr. med. Ulrich Pfeifer, ehem. Direktor des Instituts für Pathologie des Universitätsklinikums Bonn,
   Postfach 21 20, 53011 Bonn
Prof. Dr. med. Albert Roessner, Direktor des Instituts für Pathologie der Otto-von-Guericke-Universität,
   Leipziger Straße 44, 39120 Magdeburg
Prof. Dr. med. Wolfgang Saeger, Chefarzt der Abteilung für Pathologie des Marienkrankenhauses Hamburg,
   Alfredstr. 9, 22087 Hamburg

Wichtiger Hinweis für den Benutzer
Die Erkenntnisse in der Medizin unterliegen laufendem Wandel durch Forschung und klinische Erfahrungen. Herausgeber und Autoren dieses Werkes haben große Sorgfalt darauf verwendet, dass die in diesem Werk gemachten therapeutischen Angaben (insbesondere hinsichtlich Indikation, Dosierung und unerwünschten Wirkungen) dem derzeitigen Wissensstand entsprechen. Das entbindet den Nutzer dieses Werkes aber nicht von der Verpflichtung, anhand der Beipackzettel zu verschreibender Präparate zu überprüfen, ob die dort gemachten Angaben von denen in diesem Buch abweichen und seine Verordnung in eigener Verantwortung zu treffen.

Bibliografische Information Der Deutschen Bibliothek
Die Deutsche Bibliothek verzeichnet diese Publikation in der Deutschen Nationalbibliografie; detaillierte bibliografische Daten sind im Internet über http://dnb.ddb.de abrufbar.

Alle Rechte vorbehalten
1. Auflage 1976
10. Auflage 2004
© 2004 Elsevier GmbH, München
Der Urban & Fischer Verlag ist ein Imprint der Elsevier GmbH.

Das Werk einschließlich aller seiner Teile ist urheberrechtlich geschützt. Jede Verwertung außerhalb der engen Grenzen des Urheberrechtsgesetzes ist ohne Zustimmung des Verlages unzulässig und strafbar. Das gilt insbesondere für Vervielfältigungen, Übersetzungen, Mikroverfilmungen und die Einspeicherung und Verarbeitung in elektronischen Systemen.

Um den Textfluss nicht zu stören, wurde bei Patienten und Berufsbezeichnungen die grammatikalisch maskuline Form gewählt. Selbstverständlich sind in diesen Fällen immer Frauen und Männer gemeint.

Programmleitung: Dr. med. Dorothea Hennessen
Lektorat: Carola Pröbstle, Nathalie Blanck (Teamleitung)
Redaktion: stm Verlagsdienstleistungen GbR, Bad Waldsee
Herstellung: Petra Laurer
Umschlaggestaltung: SpieszDesign, Neu-Ulm
Zeichnungen: Jörg Mair, Herrsching
Reproduktion: Kösel, Kempten
Satz: Mitterweger & Partner, Plankstadt
Druck und Bindung: Appl, Wemding
Printed in Germany

ISBN 3-437-21290-7

Aktuelle Informationen finden Sie im Internet unter www.elsevier.com und www.urbanfischer.de

Vorwort zur 10. Auflage

„Habent sua fata libelli" – Büchlein haben ihre Schicksale. Diese oft zitierte Aussage des Terentianus Maurus im 2. Jahrhundert n. Chr. trifft auch auf dieses Buch zu, besonders wenn man den ganzen Vers nimmt: „Pro captu lectoris habent sua fata libelli", der eben besagt, dass das Schicksal der Bücher von der Aufnahme durch die Leserschaft abhängt.

Dass neun Jahre ins Land gegangen sind, bis der „Grundmann" jetzt in neuer Auflage erscheint, hat nicht daran gelegen, dass es in dieser Zeit nichts Neues und auch für Studenten Wichtiges in der Pathologie gegeben hätte. Aber es gab viele grundsätzliche Diskussionen um die richtige Art und Weise, wie ein Lehrbuch geschrieben sein sollte und nicht zuletzt auch Unsicherheiten über die Auswirkungen der neuen Approbationsordnung.

Die Konstante war, dass sich viele Studenten unbeirrt von den Diskussionen um „Lernhilfen" bei der Gestaltung von Lehrbüchern ein Buch wünschten, das in „anständiger Prosa" verfasst ist, d.h. Sachverhalte nicht nach dem Prinzip eines „Nürnberger Trichters" auf Schlagworte reduziert, sondern unter Verwendung aufeinander folgender und zusammenhängender Sätze entwickelt.

In der Form der Darstellung steht das Buch somit in der Tradition des alten „Grundmann". Inhaltlich ist es aber vollständig überarbeitet und in zahlreichen Kapiteln mit neuen Abbildungen versehen. Ziel der Neugestaltung war insbesondere die Integration der aktuellsten Erkenntnisse der Medizin zu den molekularen Mechanismen von Wachstums- und Differenzierungsprozessen in die Pathogenese der Erkrankungen. Dadurch ist das Buch als Einführung in das molekular- und zellbiologische Verständnis der Krankheitsprozesse nicht nur für Medizinstudenten geeignet, sondern auch für Biologen und Studenten der sich zur Zeit zahlreich neu etablierenden medizin-biologischen Studiengänge.

Die „Einführung in die Allgemeine Pathologie" war ursprünglich im Hinblick auf die damals neue Approbationsordnung mit einem ersten Abschnitt der Ärztlichen Prüfung nach dem dritten Studienjahr und dem damals neuen Gegenstandskatalog „Allgemeine Pathologie" geschrieben worden. Nach den Übergangsregelungen der neuen Ärzteapprobationsordnung von 2002 legen Studierende, die am 1. Oktober 2003 die Ärztliche Vorprüfung bereits bestanden haben, den Ersten Abschnitt der Ärztlichen Prüfung aber noch nicht bestanden haben, diese bis zum 1. Oktober 2005 nach der alten Approbationsordnung ab. Für diese Studenten hat sich im Hinblick auf die Ausbildung in der Pathologie nichts geändert. Die Gegenstandskataloge des IMPP werden für die Ausbildung nach der neuen Approbationsordnung weiterhin ihre Gültigkeit behalten. Auch die an den Gegenstandskatalog orientierten, ständig erneuerten Prüfungsfragen des IMPP werden voraussichtlich von den Medizinischen Fakultäten in großem Umfang weiter genutzt. Daher erscheint zumindest für die nächste Zukunft die Gliederung einer Allgemeinen Pathologie nach den Vorgaben des Gegenstandskataloges sinnvoll.

Die Herausgeber sind sich aber sicher, dass ein Lehrbuch der Allgemeinen Pathologie auch nach der neuen Approbationsordnung seinen Platz haben wird, selbst wenn ein eigener Prüfungsabschnitt für die Allgemeine Pathologie künftig wegfällt. Denn auch nach dem Prüfungsstoffkatalog der neuen ÄAPPO muss der Student „über hinreichende Kenntnisse in der Pathologie und Pathophysiologie verfügen, insbesondere in der Lage sein, pathogenetische Zusammenhänge zu erkennen". Da weiterhin die Pathologie ein eigenes Prüfungsfach für den Zweiten Abschnitt der Ärztlichen Prüfung sein wird, werden die Studierenden auf ein Pathologiebuch nicht verzichten können, das die erforderlichen Grundkenntnisse und komplexeren Prinzipien zum Verstehen pathogenetischer Zusammenhänge vermittelt. Die Kapitel zur Einführung in die Organpathologie wecken das Verständnis für die Bedeutung pathologisch-histologischer Diagnosen in der klinischen Medizin.

Vorwort zur 10. Auflage

Das gilt besonders für die Organe und Erkrankungen, die häufig einer bioptischen, das heißt pathologisch-anatomischen Untersuchung, zugeführt werden.

Die Herausgeber haben die Unterstützung durch den Verlag Urban & Fischer als wertvoll und die Zusammenarbeit mit dem Lektorat als ausgesprochen hilfreich und angenehm empfunden. Insbesondere ist der Lektorin, Frau Carola Pröbstle, zu danken. Sie war für Fragen und Sorgen der Autoren und Herausgeber stets ansprechbar, hat in Sachen Terminplan Freundlichkeit und Strenge klug und liebenswürdig vereint, und hat in den Fragen, was erforderlich und sinnvoll sei, die Aufmerksamkeit der Studierenden zu steigern und ihnen das Lernen zu erleichtern, stets die Bereitschaft zu wechselseitigem Kompromiss gefördert. Unser Dank gilt auch dem Zeichner, Herrn Jörg Mair, der Herstellerin, Frau Petra Laurer und nicht zuletzt der Programmleitung, Frau Dr. Dorothea Hennessen.

A. Roessner, U. Pfeifer, H. K. Müller-Hermelink, im Juli 2003

Vorwort zur 1. Auflage

Der Studierende der ersten beiden klinischen Semester sieht sich einer fast erdrückenden Stofffülle gegenüber. Gerade dem Physikum entronnen, blättert er in 475 Seiten des Gegenstandskataloges für den Ersten Abschnitt der Ärztlichen Prüfung und rettet sich in die günstige Erfolgsstatistik dieser Prüfung. Es wird auch ohne komplettes Wissen zu schaffen sein.

Der Lehrende für die ersten beiden klinischen Semester stellt in unserem Fach mit Schrecken fest, dass bei den Studierenden gelegentlich die vorklinischen Grundlagen zum Verständnis der Pathologie fehlen. Das multiple-choice-Prüfsystem fordert punktuelles Wissen und toleriert bei der jetzigen Auswertung selbst breite Lücken.

Die ersten beiden klinischen Semester – früher eine willkommene und genutzte Verschnaufpause – sind zu Pauksemestern geworden. Wieder muss vorwiegend Theorie gelernt werden. Jeder Veranstalter der vorgeschriebenen Kurse sieht ein verstärktes Engagement des Studierenden, wenn die Theorie durch eine Fallvorstellung ergänzt wird, und er versucht, die Lernmotivation durch eine praxisbezogene Lehrgestaltung anzuregen.

Dem steht der Lehrumfang entgegen. Viel Grundlagenwissen ist notwendig, um die medizinische Praxis zu begreifen. Der Studierende weiß das und bemüht sich darum. Noch nie ist nach dem Physikum so viel gelernt worden. Wenn der „AO-Studierende" nach der Ersten Ärztlichen Prüfung in die Klinik und in die Spezielle Pathologie kommt, ist er dem „BO-Studierenden" meist überlegen.

In der Zusammenarbeit mit den Studierenden stellt der Lehrende weiter fest, dass in den ersten beiden klinischen Semestern die inzwischen verfügbaren und sehr guten Lehrbücher der Allgemeinen Pathologie nur wenig genutzt werden. Beliebter sind vielfältige Skripten und Basistexte. Darauf angesprochen, weist der Student auf die ungenügende Stoff-Zeit-Relation: Er müsse jetzt das lernen, was der Gegenstandskatalog Nr. 2 fordert. Pathologie im eigenen Sinne müsse auf „später" verschoben werden. In der Tat nehmen an freiwilligen Seminaren vorwiegend Studierende des 2. klinischen Studienabschnittes teil.

Alle diese Erfahrungen haben uns davon überzeugt, dass die Anregung des Fischer-Verlages, eine kompakte Einführung in die Allgemeine Pathologie zu entwerfen, sinnvoll ist. Umfragen unter den Studierenden ergänzten den Plan: Notwendig ist eine preisgünstige, möglichst knappe, in Aufbau und Gliederung der derzeitigen Fassung des Gegenstandskataloges Nr. 2 streng folgende und vor allem bebilderte Darstellung. Pathologie ohne Abbildungen wird als wenig instruktiv empfunden.

Das war keine leichte Aufgabe, auch für die Kalkulation des Verlages. Ob sie geleistet worden ist, muss der Benutzer entscheiden. Wir, die Autoren, waren uns der gesteckten Grenze klar: kein Lehrbuch, sondern eine Einführung. Lernen muss man Pathologie im Wechsel zwischen Beobachtung und ausführlicher Literatur. Hierfür sind heute gute Werke verfügbar. Das systematische Erlernen der gesamten Pathologie erfolgt jetzt im Rahmen der Speziellen Pathologie.

Die Allgemeine Pathologie wurde durch die Approbationsordnung für Ärzte zu einer – allerdings sehr inhaltsschweren – Propädeutik. Sie enthält bereits große Teile der Speziellen Pathologie. Dem Studierenden ist also zu empfehlen, zum vertiefenden Studium bereits ein Lehrbuch der Speziellen Pathologie heranzuziehen, welches er im 2. und 3. klinischen Studienabschnitt ohnehin benötigt. Um dies zu erleichtern, wurden an den entsprechenden Stellen Hinweise auf die „Spezielle Pathologie" von Büchner/Grundmann 5. Auflage, Verlag Urban & Schwarzenberg, gegeben, abgekürzt „SP" mit Band- und Seitenzahl.

Hauptanliegen dieses Buches ist es, die Bewältigung des umfangreichen Stoffes in der zur Verfügung stehenden kurzen Zeit zu ermöglichen. Das Buch soll den Studierenden einführen und besonders während des Kurses der Allgemeinen Pathologie begleiten.

Vorwort zur 1. Auflage

Große Teile der Pathobiochemie und der Pathologischen Physiologie, wie sie im Gegenstandskatalog Nr. 2 aufgeführt sind, liegen der Allgemeinen Pathologie eng benachbart und werden deshalb mancherorts interdisziplinär gelesen. Aus diesem Grunde haben wir diese Teile in die vorliegende Fassung der Allgemeinen Pathologie einbezogen und jeweils mit „PB" sowie der entsprechenden Item-Nummer gekennzeichnet. Wir hoffen, den Studenten damit dort Lernbrücken gewiesen zu haben, wo sie leicht begehbar und zum Verständnis des Ganzen notwendig sind.

Alle Autoren haben sich der geforderten Konzentration unterworfen. Der Verlag hat vorbildlich alle Wünsche aufgenommen und verarbeitet, wofür Herrn v. Breitenbuch und Herrn v. Lucius herzlich gedankt sei.

Ekkehard Grundmann
Münster, im Dezember 1975

Inhalt

1 Allgemeines ... 1

1.1	Pathologie als Fach	1
1.2	Grundbegriffe	2
1.2.1	Gesundheit und Krankheit	2
1.2.2	Ätiologie	2
1.2.3	Pathogenese	3
1.2.4	Disposition	3
1.2.5	Statistische Maßzahlen	4
1.3	Intravitale Diagnostik	5
1.3.1	Verfahren	5
1.3.2	Aufarbeitung der Zellen und Gewebe	6
1.3.3	Schnellschnittdiagnostik	7
1.3.4	Spezielle Untersuchungsmethoden	7
1.3.5	Pathologisch-anatomischer Befundbericht	10
1.4	Postmortale Diagnostik – Obduktion	10
1.4.1	Gesetzlich geregelte Obduktionen	10
1.4.2	Klinische Obduktion	11
1.4.3	Dokumentation der Obduktionsergebnisse	12
1.4.4	Begutachtung	13
1.5	Sterben und Tod	13
1.5.1	Tod	13
1.5.2	Sichere allgemeine Zeichen des Todes	13
1.5.3	Vita reducta und so genannter klinischer Tod	14
1.5.4	Hirntod	15

2 Anpassungsreaktionen ... 17

2.1	Atrophie	18
2.1.1	Mechanismen	18
2.1.2	Physiologische Atrophie	18
2.1.3	Pathologische Atrophien	19
2.1.4	Begleitphänomene einer Atrophie	20
2.2	Hypertrophie und Hyperplasie	21
2.2.1	Hypertrophie	21
2.2.2	Hyperplasie	21

3 Zell- und Gewebeschäden ... 25

3.1	Reversible Schäden und Degeneration	25
3.1.1	Hydropische Zellschwellung	25
3.1.2	Verfettung	26
3.1.3	Zelluläres Hyalin	27
3.2	Dystrophie	29
3.3	Zellalterung, Pigmentablagerungen	30
3.3.1	Zellalterung	30
3.3.2	Pigmentablagerungen	31
3.4	Intravitaler Zell- und Gewebetod	32
3.4.1	Apoptose (programmierter Zelltod)	32
3.4.2	Nekrose	34
3.5	Extrazelluläre Veränderungen	38
3.5.1	Ödem	38
3.5.2	Erguss	40
3.5.3	Matrixveränderungen und Ablagerungen	40
3.5.4	Angeborene Matrixdefekte	42
3.5.5	Amyloidose	42

4 Exogene Krankheitsursachen ... 47

4.1	Chemische Noxen	47
4.1.1	Stoffe mit schädlicher Wirkung	47
4.1.2	Aufnahme, Speicherung, Metabolisierung, Ausscheidung	48
4.1.3	Mechanismen der Schädigung	49
4.1.4	Wichtige Zielorgane	50
4.1.5	Schadstoffe als Ursachen anerkannter Berufskrankheiten	51
4.1.6	Fremdkörper und inertes Fremdmaterial	53
4.1.7	Hypoxidosen	53
4.2	Physikalische Noxen	55
4.2.1	Veränderungen durch lokale Hitzeeinwirkung	55
4.2.2	Veränderungen durch lokale Kälteeinwirkungen	56
4.2.3	Veränderungen durch elektrischen Strom	57
4.2.4	Veränderungen durch Einwirkung von Strahlen	57

Inhalt

4.3	Belebte Noxen (Infektionen)	62
4.3.1	Viren	62
4.3.2	Bakterien	67
4.3.3	Pilze	70
4.3.4	Parasiten	73

5 Immunpathologie ... 79

5.1	Grundlagen der Immunreaktionen	79
5.1.1	Komponenten des Immunsystems	80
5.1.2	Erworbene, adaptative Immunität (spezifische Abwehr)	82
5.1.3	Angeborene, natürliche Immunität (unspezifische Abwehr)	93
5.1.4	Funktionelle Interaktionen immunkompetenter Zellarten	99
5.1.5	Zelluläre Mediatoren der Immunreaktionen	103
5.1.6	Anwendung in der histologischen Diagnostik	106
5.2	Überempfindlichkeitsreaktionen (Hypersensitivitätsreaktionen)	106
5.2.1	Allgemeines	106
5.2.2	Überempfindlichkeitsreaktionen vornehmlich des humoralen B-Zell-Systems	107
5.2.3	Überempfindlichkeitsreaktionen des T-Zell-Systems, Reaktion vom verzögerten Typ (Typ IV)	115
5.2.4	Autoimmunkrankheiten (Autoaggressionskrankheiten)	117
5.3	Immundefekte	122
5.3.1	Angeborene Immundefekte	123
5.3.2	Erworbene (sekundäre) Defekte des Immunsystems	124
5.3.3	Allgemeine Folgen von Immundefekten	129
5.4	Transplantationspathologie	130
5.4.1	Grundlagen, Begriffsdefinitionen	130
5.4.2	Abstoßungsreaktionen bei Organtransplantation	132
5.4.3	Graft Versus Host Reaction	133
5.5	Immunpathologie der maternofetalen Einheit	134
5.6	Tumorimmunologie	135

6 Entzündung ... 139

6.1	Ursachen und Erscheinungsformen	139
6.1.1	Ursachen	139
6.1.2	Phänomenologie und Histopathologie	140
6.1.3	Einteilung	140
6.1.4	Entzündung als lokales und systemisches Phänomen	144
6.2	Pathologie der Entzündung	147
6.2.1	Entzündliche Kreislaufstörung	147
6.2.2	Mediatoren der entzündlichen Reaktion	149
6.2.3	Zellen der entzündlichen Reaktion	156
6.3	Formen der Entzündung	158
6.3.1	Entzündungsformen, benannt nach der vorherrschenden Komponente	158
6.3.2	Chronische Entzündungen	163
6.3.3	Bakterielle Sepsis	169
6.3.4	Morbus Crohn, Colitis ulcerosa	170
6.3.5	Entzündliche und degenerative Erkrankungen mit rheumatischer Symptomatik	172
6.4	Folgereaktionen und Residuen	174

7 Zell- und Gewebeersatz ... 177

7.1	Regeneration, Reparatur und ihre Störungen	177
7.1.1	Labile Gewebe bzw. Zellpopulationen	178
7.1.2	Stabile Gewebe bzw. Zellpopulationen	178
7.1.3	Permanente Gewebe bzw. Zellpopulationen	180
7.1.4	Komplexe reparative Heilungsvorgänge	180
7.2	Riesenzellen	184
7.2.1	Fusionsbedingte (synzytiale) Riesenzellen	184
7.2.2	Nichtfusionsbedingte Riesenzellen	186
7.3	Metaplasie	186
7.3.1	Plattenepitheliale Metaplasie	186
7.3.2	Intestinale Metaplasie	187
7.3.3	Metaplastische Knochenbildung	187
7.3.4	Atypische Metaplasien	187
7.3.5	Anhang: Leukoplakie	187
7.4	Dysplasie	188

8 Tumoren ... 189

8.1	Definitionen	189
8.2	Präkanzerosen	190
8.3	Dignität von Tumoren	191
8.3.1	Benigne Tumoren	192
8.3.2	Maligne Tumoren	193
8.3.3	Übergänge und Grenzfälle	195
8.3.4	Besondere Begriffe	196
8.3.5	Tumorartige Läsionen	197
8.4	Tumorsystematik	198
8.4.1	Benigne und maligne mesenchymale Tumoren	198
8.4.2	Benigne und maligne epitheliale Tumoren	201
8.4.3	Maligne Lymphome	211
8.4.4	Plasmozytom	218
8.4.5	Myeloische Neoplasien und ihre Vorstufen	219

8.4.6	Tumorsonderformen	223
8.5	**Kanzerogenese**	**225**
8.5.1	Familiäre Disposition	226
8.5.2	Wichtige chemische Kanzerogene	227
8.5.3	Strahlenkanzerogenese	229
8.5.4	Onkogene Viren	230
8.5.5	Ablauf der Kanzerogenese	234
8.5.6	Biologie der Tumorprogression	238
8.5.7	Kokanzerogene Faktoren	240
8.6	**Metastasierung**	**242**
8.6.1	Pathogenese der Metastasierung	242
8.6.2	Metastasierungswege	244
8.6.3	Biologisches Verhalten der Metastasen	245
8.7	**Lokale und allgemeine Tumorwirkungen**	**246**
8.7.1	Lokale Folgeveränderungen	246
8.7.2	Auswirkungen des fortgeschrittenen Tumorstadiums	246
8.7.3	Wichtige paraneoplastische Syndrome	247
8.8	**Tumorrezidiv und Regression von Tumoren**	**247**

9 Grundlagen zur Pathologie des Kreislaufs ... 249

9.1	**Arteriosklerose/Atherosklerose**	**250**
9.1.1	Krankheitsverlauf	250
9.1.2	Pathogenese	250
9.1.3	Folgen und Komplikationen	253
9.2	**Arteriolosklerose**	**254**
9.3	**Aneurysmen**	**255**
9.4	**Relative Koronarinsuffizienz**	**258**
9.5	**Herzinfarkt**	**259**
9.6	**Hypertonie**	**262**
9.6.1	Hypertonie im großen Kreislauf	262
9.6.2	Hypertonie im kleinen Kreislauf	263
9.7	**Herzmuskelhypertrophie**	**263**
9.8	**Herzinsuffizienz**	**264**
9.8.1	Ursachen	265
9.8.2	Merkmale der akuten und chronischen Herzmuskelinsuffizienz	266
9.9	**Schock und Schockorgane**	**267**
9.9.1	Schock und Schockformen	267
9.9.2	Pathologie des Multiorganversagens	269
9.10	**Thrombose**	**270**
9.10.1	Ursachen und Bedeutung von Thromben	270
9.10.2	Thrombusformen	271
9.10.3	Lokalisation von Thromben	272
9.10.4	Schicksal von Thromben	273
9.11	**Embolie**	**274**
9.11.1	Thrombembolien	274
9.11.2	Fettembolien	276
9.12	**Arterielle Durchblutungsstörungen und Hypoxie**	**276**
9.12.1	Zellreaktionen auf Hypoxie	276
9.12.2	Absolute Ischämie	277
9.12.3	Infarkte als Folgen einer absoluten Ischämie	277
9.12.4	Relative chronische Ischämie	279
9.12.5	Relative, temporär akute Ischämie	279

10 Blutungen ... 281

10.1	**Blutungstypen**	**281**
10.1.1	Rhexis- und Diapedeseblutung	281
10.1.2	Hämorrhagische Diathese	281
10.2	**Häufige Blutungslokalisationen**	**282**
10.2.1	Intrazerebrale Massenblutungen	282
10.2.2	Blutungen aus dem Verdauungstrakt	283
10.2.3	Hämarthros	283
10.3	**Blutungsfolgen**	**284**
10.3.1	Organisation von Hämatomen	284
10.3.2	Anämien als Blutungsfolgen	284

11 Grundlagen zur Pathologie des Endokriniums ... 285

11.1	**Endokrines System**	**285**
11.2	**Überfunktionssyndrome**	**286**
11.2.1	Autonome Tumoren	286
11.2.2	Stimulierende Antikörper	290
11.3	**Anpassungshyperplasien**	**291**
11.3.1	Struma als Manifestation exogenen Jodmangels	291
11.4	**Unterfunktionssyndrome**	**292**
11.4.1	Angeborenes Fehlen eines hormonbildenden Gewebes	292
11.4.2	Erworbene Destruktion hormonbildenden Gewebes	292
11.4.3	Genetisch bedingte Enzymdefekte	294
11.4.4	Endorganresistenz	294

12 Grundlagen zur Pathologie wichtiger Stoffwechselkrankheiten ... 295

12.1	**Diabetes mellitus**	**295**
12.1.1	Primäre Diabetesformen	295
12.1.2	Pathogenese der Langzeitfolgen	297
12.1.3	Pathologie der Diabetesfolgen	298
12.2	**Gicht**	**299**
12.3	**Idiopathische Hämochromatose**	**299**

12.4	Angeborene Stoffwechselkrankheiten durch Enzymdefekte	300	**15**	**Grundlagen zur Pathologie der Verdauung**	329
12.4.1	Angeborene Enzymdefekte im Stoffwechsel niedermolekularer Substrate	301			
12.4.2	Angeborene Enzymdefekte im Stoffwechsel hochmolekularer Substrate (Speicherkrankheiten)	301	15.1	Erkrankungen des Ösophagus	329
			15.1.1	Fehlbildungen des Ösophagus	329
			15.1.2	Ösophagusbeteiligung bei Erkrankungen der Muskulatur	330
12.4.3	Stoffwechselstörungen durch sonstige aberrante Genprodukte: α_1-Antitrypsin-Mangel	303	15.1.3	Gastroösophageale Refluxkrankheit	330
			15.1.4	Tumoren des Ösophagus	331
			15.2	Erkrankungen von Magen und Duodenum	331

13 Grundlagen zur Pathologie der Atmung ... 305

15.2.1	Gastritis	331
15.2.2	Erosionen	332
15.2.3	Magen- und Duodenalulkus	333
15.3	Erkrankungen von Dünndarm und Pankreas: Malassimilationssyndrom	334
15.3.1	Maldigestion	334
15.3.2	Malabsorption	335
15.4	Erkrankungen von Kolon und Rektum: Tumoren	336

13.1	Definitionen und mögliche Störungen der Atmung	305
13.1.1	Definitionen	305
13.1.2	Mögliche Störungen der Atmung und Sauerstoffversorgung	306
13.2	Intrapulmonale Ventilationsstörungen	307
13.2.1	Obstruktive Ventilationsstörungen	307
13.2.2	Restriktive Ventilationsstörungen	309
13.2.3	Alveoläre Störungen	309
13.3	Extrapulmonale Ventilationsstörungen	314
13.3.1	Zwerchfellerkrankungen	314
13.3.2	Störungen der zentralen Regulation	315
13.4	Perfusionsstörungen	315
13.5	Diffusionsstörungen	317
13.6	Folgeveränderungen chronischer Lungenerkrankungen	319

16 Grundlagen zur Pathologie der Ausscheidung ... 339

16.1	Störungen der Speichelbildung und des Speichelflusses	339
16.1.1	Sialadenose	339
16.1.2	Sialolithiasis	340
16.1.3	Sialadenitis	340
16.1.4	Sicca-Syndrom	341
16.2	Störungen der Gallesekretion	341
16.2.1	Cholestase und Hyperbilirubinämie	341
16.2.2	Cholelithiasis	342
16.2.3	Cholezystitis	343
16.2.4	Cholangitis	343
16.2.5	Erkrankungen der Papilla Vateri	344
16.3	Harnabflussstörungen	344
16.3.1	Interstitielle Nierenentzündungen	344
16.3.2	Erkrankungen der ableitenden Harnwege	345
16.4	Mukoviszidose	348

14 Grundlagen zur Pathologie der Leber ... 321

14.1	Lebergeweberegeneration	321
14.1.1	Regenerationsrelevante Wachstumsfaktoren und Signaltransduktion	322
14.1.2	Regenerationsbedingte Funktionsalterationen	322
14.2	Leberfibrose und Leberzirrhose	322
14.2.1	Leberfibrose	322
14.2.2	Leberzirrhose	323
14.3	Hepatozelluläre Tumoren	325
14.3.1	Hepatozelluläres Adenom	325
14.3.2	Hepatozelluläres Karzinom	326
14.4	Alkoholische Hepatopathie	327

17 Grundlagen zur Pathologie des Nervensystems ... 349

17.1	Allgemeine Neuropathologie	349
17.1.1	Anatomie des Nervengewebes	349
17.1.2	Schädigungsmuster des Nervengewebes	350
17.1.3	Gesteigerter intrakranialer Druck, Hirnödem, Hydrozephalus	352

17.2	Kreislaufstörungen	355	**17.5**	Traumatische Schädigungen des Nervensystems	361
17.2.1	Hirninfarkt	355			
17.2.2	Venöse Thrombosen	356	17.5.1	Geschlossene (gedeckte) Hirnverletzungen	362
17.2.3	Hirnblutungen	356	17.5.2	Offene Hirnverletzungen	364
17.3	Frühkindliche Schädigungsmuster des Gehirns	357	17.5.3	Sekundäre traumatische Schäden	365
			17.6	Entzündliche Erkrankungen	365
17.3.1	Fetale und perinatale Durchblutungsstörungen	357	17.6.1	Meningitis	365
			17.6.2	Enzephalitis	366
17.3.2	Fehlbildungen	357	**17.7**	Alterungsprozesse und degenerative Hirnerkrankungen	368
17.4	Tumoren des Nervensystems	358			
17.4.1	Medulloblastom	358	17.7.1	Degenerative Erkrankungen der Großhirnrinde	368
17.4.2	Gliom	358			
17.4.3	Hirnmetastasen	360	17.7.2	Degenerative Systemerkrankungen	368
17.4.4	Neurinom und Neurofibrom	360			
17.4.5	Meningeom	361	**Sachregister**		371
17.4.6	Hämangioblastom (Lindau-Tumor)	361	**Abkürzungen**		XIV

Benutzerhinweis

Im vorliegenden Buch sind die prüfungsrelevanten Schwerpunkte mit Symbolen (!) gekennzeichnet:

!!! Absolut prüfungsrelevant. Dieses Kapitel unbedingt durcharbeiten, da in nahezu jedem Examen Fragen hierzu auftauchen.

!! Prüfungsrelevant. Zu diesem Kapitel wurden häufig Fragen gestellt.

! Bedingt prüfungsrelevant. Zu diesem Kapitel wurden gelegentlich Fragen gestellt.

Abbildungsnachweis

Zeichnungen

Jörg Mair: Abb. 1.1, 3.7, 3.10, 5.1, 5.3, 5.4, 5.7, 5.8, 5.9, 5.10, 5.11, 5.12, 5.14, 5.18, 6.1, 6.6, 6.7, 6.8, 6.9, 7.1, 7.3, 8.1, 8.28, 8.30, 8.32, 8.33, 8.34, 9.2, 9.16, 13.4, 15.6, 17.2.
Alle übrigen Zeichnungen sind unverändert oder mit geringen Korrekturen aus Grundmann, Einführung in die Allgemeine Pathologie, 9. Auflage, übernommen.

Fotos

Alle Fotos von den Autoren.

Abkürzungen

ACE	angiotensin converting enzyme		Ig	Immunglobulin
ACTH	adrenokortikotrpes Hormon		IE	internationale Einheiten
ADEM	akute demyelinisierende Enzephalomyelitis		IFN	Interferon
ADH	antidiuretisches Hormon		IRDS	infant respiratory distress syndrome
AFP	α-Fetoprotein		KIR	killer inhibitory receptors
Ag	Antigen		kgKG	Kilogramm Körpergewicht
AIDS	aquired immunodeficiency syndrome		LDL	Low-Density-Lipoproteine
Ak	Antikörper		LGL	large granular lymphocytes
ALL	akute lymphatische Leukämie		LH	luteinisierendes Hormon
AMA	antimitochondriale Antikörper		Lig.	Ligamentum
AML	akute myeloische Leukämie		LT	Leukotrien
AMP	Adenosinmonophosphat		M., Mm.	Musculus, Musculi
ANA	antinukleäre Antikörper		MALT	mucosa-associated lymphoid tissue
ANCA	anti-neutrophil cytoplasmatic antibodies		MBL	Mannan bindendes Lektin
AP	alkalische Phosphatase		MCV	mittleres korpuskuläres Volumen
ARDS	acute respiratory distress syndrome		MHC	major histocompatibility complex
ATP	Adenosintriphosphat		MODY	maturity onset diabetes of the young
BCG	Bacillus Calmette-Guérin		mRNA	Messenger-RNA
BSE	bovine spongiforme Enzephalopathie		MS	multiple Sklerose
BSG	Blutkörperchensenkungsgeschwindigkeit		ms	Millisekunde
CCT	kraniales Computertomogramm		N., Nn.	Nervus, Nervi
CGH	komparative genomische Hybridisierung		NLPHL	noduläres, lymphozytenprädominantes Hodgkin-Lymphom
CLL	chronische lymphatische Leukämie			
CML	chronische myeloische Leukämie		NNR	Nebennierenrinde
COLD	chronic obstructive lung disease		NSAR	nichtsteroidale Antirheumatika
CRP	C-reaktives Protein		o.B.	ohne Besonderheit
CT	Computertomogramm, Computertomographie		PAF	Plättchen aktivierender Faktor
/d	pro Tag		PAS	Paraaminosalicylsäure
DIC	disseminierte intravasale Gerinnung		PCR	polymerase chain reaction, Polymerase-Kettenreaktion
DDT	Dichlordiphenyltrichloräthan			
DNA	Desoxyribonukleinsäure		PDGF	platelet-derived growth factor
EBV	Epstein-Barr-Virus		PG	Prostaglandin
EGF	epidermal growth factor		PNS	peripheres Nervensystem
EKG	Elektrokardiogramm		PTT	partielle Thromboplastinzeit
ELISA	enzyme-linked immunosorbent assay		RNA	Ribonukleinsäure
EMG	Elektromyographie		RSV	Rous-Sarkom-Virus
ENG	Elektroneurographie		s	Sekunde
ER	endoplasmatisches Retikulum		SAB	Subarachnoidalblutung
evtl.	eventuell		SCID	severe combined immunodeficiency
FDZ	follikuläre dendritische Zellen		SHT	Schädel-Hirn-Trauma
FISH	Fluoreszenz-in-situ-Hybridisierung		SLE	systemischer Lupus erythematodes
FSME	Frühsommer-Meningoenzephalitis		STH	somatotropes Hormon
GFAP	gliafibrilläres saures Protein, Gliafaserprotein		Syn.	Synonym
GFR	glomeruläre Filtrationsrate		T_4	Thyroxin
ggf.	gegebenenfalls		TAF	Tumor-Angiogenese-Faktor
γ-GT	γ-Glutamyl-Transferase		TGF	transforming growth factor (Wachstumsfaktor)
GVHR	graft versus host reaction		TNF	Tumornekrosefaktor
h	Stunde		TPHA-Test	Treponema-pallidum-Hämagglutinationstest
HBV	Hepatitis-B-Virus		TRH	thyreotropin releasing hormone
β-HCG	humanes Choriongonadotropin		TSH	thyreoidea stimulating hormone
HIV	humane immunodeficiency virus		TX	Thromboxan
HLA	humanes Leukozytenantigen		V.a.	Verdacht auf
HPV	humanes Papillomavirus		VLDL	Very-low-Density-Lipoprotein
IFN	Interferon		Z.n.	Zustand nach
IL	Interleukin		ZNS	zentrales Nervensystem

1 Allgemeines

U. Pfeifer, H.K. Müller-Hermelink, A. Roessner

1.1 Pathologie als Fach

Aus dem Namen – zusammengesetzt aus den altgriechischen Wörtern Pathos (= Leiden) und Logos (= Lehre) – könnte man einen unrealistisch hohen Anspruch des Faches Pathologie ableiten, nämlich, Aussagen über das Wesen des Leidens schlechthin machen zu können.

Definition Pathologie bedeutet Krankheitslehre und beschäftigt sich mit den bei Krankheiten im Körper auftretenden morphologischen Veränderungen.

Historische Entwicklung

„De sedibus et causis morborum" (über Sitz und Ursachen der Krankheiten) lautete – damals revolutionär und wegweisend – der Titel des 1761 erschienenen vielbändigen Werkes von **Giovanni Batista Morgagni** (1682–1771). Als gelernter Anatom – ab 1715 auf dem Lehrstuhl in Padua – wurde Morgagni zum Pathologen, in dem er sich bei der Leichensektion v.a. dafür interessierte, welche Veränderungen an den Organen festzustellen waren und wie diese Veränderungen mit der Krankheitsgeschichte des Verstorbenen in Beziehung gesetzt werden konnten. Viele seiner Fallbeschreibungen lassen sich auch heute, nach fast 250 Jahren, ohne Schwierigkeit einer definierten Krankheit zuordnen.

Die morphologische Betrachtungsweise hat sich auch im weiteren Verlauf der Entwicklung des Fachs Pathologie als tragend erwiesen. Durch Einführung der Lichtmikroskopie im 19. und der Elektronenmikroskopie im 20. Jahrhundert sind die morphologischen Dimensionen erweitert worden. Im 19. Jahrhundert entwickelte sich die Pathologie v.a. in Frankreich durch **Jean Baptiste Cruveilhier** (1791–1874), in Österreich durch **Carl von Rokitanski** (1804–1878) und in Deutschland zu einer maßgeblichen medizinischen Disziplin. Von besonderer Nachhaltigkeit war das Konzept der „Cellularpathologie", welches **Rudolf Virchow** (1821–1902) mit einer viel beachteten Vorlesungsreihe 1858 – also knapp 100 Jahre nach Morgagni – begründete.

Krankheitsforschung und Krankenversorgung

Krankheitsforschung Pathologie war von Anfang an und ist bis heute eine Disziplin der Krankheitsforschung. Als Beispiele seien hier nur genannt die Aufklärung der verschiedenen Arten einer Amyloidose (siehe Kap. 3.5.5) oder die immer weiter verbesserte Klassifikation von Tumorkrankheiten (siehe Kap. 8.4). Sie trägt aber auch zur Aufklärung neu auftretender Krankheiten bei, wie AIDS (siehe Kap. 5.3.2) oder BSE („Rinderwahnsinn", siehe Kap. 4.3.1).

Krankenversorgung Mit Beginn des 20. Jahrhunderts wurde die Pathologie zunehmend auch zu einem Fach der Krankenversorgung. Es zeigte sich nämlich, dass die Kenntnis pathomorphologischer Befunde nicht nur für die Erforschung von Krankheitszusammenhängen, sondern auch für die zu Lebzeiten eines Patienten stattfindende Diagnostik von herausragender Bedeutung war. Nicht nur, dass jetzt klar erkannt werden konnte, ob eine Gewebeveränderung einer Entzündung oder einem Tumor zuzuordnen war. Gerade in der Tumordiagnostik hat sich erwiesen, dass der histomorphologische Befund nicht nur eine Diagnose, sondern auch Aussagen über den Grad der Gefährlichkeit einer solchen Erkrankung machen kann. Die Histopathologie ist dadurch zu einem „Lotsen in der Therapie" geworden.

Terminologie Die Pathologie hat zu dieser Entwicklung auch insofern beigetragen, als sie sich maßgeblich an der Weiterentwicklung der Terminologie beteiligt. Ziel ist es, die Begriffe in der allgemeinen und speziellen Krankheitslehre auch für den internationalen Gebrauch zu standardisieren und damit sicherzustellen, dass eine als Einheit erkannte Konstellation krankhafter Veränderungen überall unter dem gleichen Namen geführt wird.

Pathologie in der Lehre

Allgemeine Pathologie In der Ausbildung der Medizinstudenten vermittelt die Pathologie eine Vorstellung von den krankheitsrelevanten Veränderungen und deren Entstehung in Organen, Geweben und Zellen bis hin zu subzellulären Strukturen und Molekülen. Die allgemeine Pathologie, also die Beschäftigung mit krankhaften Veränderungen, wie sie in verschiedenen Organen unter unterschiedlichen Bedingungen auftreten, z. B. Kreislaufstörungen, Entzündungen, Neoplasien (Tumoren) steht dabei am Anfang der Ausbildung. Dies entspricht nicht der historischen Entwicklung, und die Gegenstände der allgemeinen Pathologie sind auch nicht leichter zu verstehen als die der speziellen Pathologie (Organpathologie). Aber Verständnis und Kenntnisse der Systematik grundsätzlicher Phänomene erleichtern es, die speziellen Organveränderungen kennen und interpretieren zu lernen.

Spezielle Pathologie Gewonnen werden und wurden die Kenntnisse der allgemeinen Pathologie immer durch Beobachtungen an Gegenständen der speziellen Pathologie. Diese legt die Grundlage für die Kenntnis der krankhaften Veränderungen in den verschiedenen Organen und ist Basis für die diagnostischen Leistungen des Fachs. Deshalb sind in einer Einführung in die allgemeine Pathologie auch Elemente der Organpathologie enthalten.

1.2 Grundbegriffe

1.2.1 Gesundheit und Krankheit

Krankheit ist eine Störung der Gesundheit. Diese Definition scheint klar zu sein, ist aber nicht gut. Sie setzt nämlich die Definition der Gesundheit voraus. Die Weltgesundheitsorganisation (WHO) hat Gesundheit als Zustand völligen körperlichen, seelischen und sozialen Wohlbefindens definiert. Wollte man alle Störungen dieses mehrschichtigen Wohlbefindens zugrunde legen, so wären an einer solchen Krankheitslehre außer der Medizin viele andere Fakultäten, z. B. die Theologie, die Philosophie und die Gesellschaftswissenschaften zu beteiligen.

So wenig ein Zweifel daran besteht, dass z. B. soziale Bedingungen für die Entstehung von Krankheiten bedeutsam sein können, wird dennoch die folgende Definition der Realität eher gerecht.

Definition Krankheit ist die Folge einer für den Organismus ungünstigen Änderung der biologischen Funktionsabläufe.

Gesundheit und Krankheit sind dabei nicht immer klare Gegensätze. Gibt es doch Übergänge zwischen gesund und krank. Wann eine bestimmte Variation – z. B. eine Sehschwäche der Augen – als krank bezeichnet wird, ist oft eine individuelle Entscheidung. Andererseits führt die heute mögliche Prothetik im weiteren Sinn dazu, dass „völliges körperliches, seelisches und soziales Wohlbefinden" besteht, obschon ein Mensch krank ist.

> **Aus der Praxis**
>
> Ein Beispiel ist der Typ-I-Diabetes, der so genannte juvenile Diabetes, Folge eines absoluten Insulinmangels (siehe Kap. 12.1.1): Parenterale Gaben von Insulin beseitigen die Symptome. Die Patienten sind dann ohne Beschwerden, im Sinn der WHO-Definition also „gesund". Aber niemand wird leugnen, dass ein substituierter Diabetespatient krank ist.

1.2.2 Ätiologie

Definition Die Lehre von den auslösenden Ursachen einer Krankheit wird als Ätiologie (Aitia = Ursache) bezeichnet. Die Pathologie hat z. B. herausgefunden, dass die Ätiologie eines Herzinfarkts der Verschluss eines Asts einer Herzkranzarterie ist, meist auf dem Boden einer Koronarsklerose, und dass es für die Ätiologie dieser häufigen Gefäßkrankheit eine ganze Reihe von Risikofaktoren gibt.

Endo- und exogen Krankheiten können eine oder mehrere Ursachen haben. In Betracht zu ziehen sind endogene Faktoren. Sie sind häufig genetischer Natur und vererblich, z. B. die Bluterkrankheit (Hämophilie). Andere Krankheiten werden durch exogene Faktoren hervorgerufen, z. B. Infektionen oder Vergiftungen.

Mono- und polykausal Wenn ein eindeutig innerer oder eindeutig äußerer Faktor eine Krankheit hervorruft, ist diese monokausal. Die meisten Krankheiten sind polykausal, d.h. mehrere (innere und äußere) Faktoren sind beteiligt. So hängt z. B. die bei uns mit Abstand häufigste Krankheit, die Atherosklerose, sowohl von endogenen (Erb-)Faktoren als auch von der Lebensweise (z. B. Rauchen, fettreiche Ernährung), also exogenen Faktoren, ab.

1.2.3 Pathogenese

Definition Die Abfolge der Vorgänge, die für die Entstehung, den Verlauf und die Folgezustände einer Krankheit maßgeblich sind, wird unter dem Begriff Pathogenese zusammengefasst.

Formale und kausale Pathogenese Dabei ist eine Unterscheidung zwischen der kausalen und der formalen Betrachtungsweise schon deshalb sinnvoll, weil der Kenntnisstand bei einer Krankheit bezogen auf die kausale Pathogenese ganz anders sein kann als im Hinblick auf die formale Pathogenese.

So ist die kausale Pathogenese bei manchen genetischen Erkrankungen aufgeklärt. Der Gendefekt und das pathologische Genprodukt sind bekannt, z. B. bei der zystischen Fibrose, ohne dass deren formale Pathogenese bereits ähnlich präzise aufgeklärt wäre. Andererseits ist die formale Pathogenese einer chronisch entzündlichen Darmerkrankung (Colitis ulcerosa, Morbus Crohn) sehr genau bekannt, ohne dass die verantwortlichen Kausalfaktoren hinreichend aufgeklärt wären.

Merke!
Eine grundsätzliche Trennung zwischen kausaler und formaler Pathogenese erscheint aber deswegen nicht angebracht, weil bei fortschreitender Kenntnis die formalen und die kausalen Aspekte der Krankheitsentstehung immer mehr konvergieren.

Ausheilung oder Defektheilung In die Überlegungen zur Pathogenese einzubeziehen ist generell auch, dass Krankheiten einerseits folgenlos ausheilen können (Restitutio ad integrum), andererseits aber auch bleibende Defekte die Folge einer Krankheit sein können, z. B. eine Gelenkversteifung in der Folge einer entzündlichen Gelenkerkrankung.

1.2.4 Disposition

Für Entstehung und Ablauf einer Erkrankung spielt auch die Disposition eine Rolle.

Definition Unter Disposition versteht man die Krankheitsbereitschaft des Organismus, also die Anfälligkeit für bestimmte Erkrankungen. Disponierende Faktoren können sowohl endogener als auch exogener Natur sein.

Endogene Disposition Die Disposition kann genetisch bedingt sein. So hat sich gezeigt, dass vererbte oder spontan entstandene Mutationen bestimmter Gene die individuelle Wahrscheinlichkeit, an einem Mammakarzinom oder an einem Dickdarmkarzinom zu erkranken, erheblich steigert. Auch für viele Stoffwechselkrankheiten und für die Arteriosklerose gibt es eine genetische Disposition.

Exogene Disposition Klassische Beispiele dafür sind Infektionskrankheiten, Vergiftungen, berufsbedingte Erkrankungen, aber auch Krankheiten, die mit dem Lebensstil zu tun haben, wie Überernährung, Alkoholkonsum, Nikotinabusus.

Manche Dispositionen können entweder endogen oder erworben sein. Ein Beispiel dafür ist die Anfälligkeit für Infektionen bei Immundefekten (siehe Kap. 5.3).

Schließlich können endogene und exogene Dispositionsfaktoren auch additiv zusammenwirken, wie beispielsweise bei der Atherosklerose der endogene Dispositionsfaktor Hyperlipidämie mit dem exogenen Dispositionsfaktor Nikotinabusus.

Änderung der Disposition Eine Krankheitsdisposition kann sich auch durch vorausgegangene Krankheiten ändern. Die Disposition ist gemindert oder völlig geschwunden, wenn nach einer Infektionskrankheit ein kompletter immunologischer Schutz gegen diese Krankheit aufgebaut wird. Die Disposition kann aber auch gesteigert werden oder erst entstehen, wenn z. B. aus einer Querschnittslähmung eine Neigung zu Harnwegsinfekten resultiert, oder wenn sich bei einer entzündlich vernarbten Gallenblase nach vielen Jahren ein Gallenblasenkarzinom entwickelt.

Resistenz Es gibt auch Faktoren, die einer Disposition entgegenwirken. Man fasst sie unter dem Begriff Resistenz zusammen. Unter Resistenz versteht man die Widerstandskraft eines Organismus gegenüber Faktoren, die von außen einwirken und Krankheiten verursachen. Speziell wird dieser Begriff für die Abwehrbereitschaft gegen Erreger von Infektionskrankheiten angewandt. Über die **unspezifische** und **spezifische Resistenz** wird in Kap. 5 ausführlich berichtet. Unterschiede in der individuellen Resistenz sind neben anderen Dispositionsfaktoren dafür verantwortlich, dass nicht alle Individuen einer Population während einer Krankheitsepidemie erkranken.

1.2.5 Statistische Maßzahlen

Um die pathogenetischen Faktoren und den Verlauf von Krankheiten sowie Dispositionsfaktoren fassbar und vergleichbar zu machen, hat die Medizinstatistik eine Reihe von Parametern entwickelt, mit deren Hilfe Aussagen über Entwicklungen des Krankheitsspektrums innerhalb einer Population sowie Vergleiche zwischen verschiedenen Bevölkerungsgruppen möglich sind.

Morbidität Morbidität gibt die Häufigkeit einer Erkrankung in der untersuchten Population an, i.d.R. als Zahl der Erkrankten pro 100 000 Einwohner. Im angloamerikanischen Sprachraum ist der Begriff wenig gebräuchlich und wird meist unter Prävalenz subsumiert.

Prävalenz Prävalenz gibt ebenfalls die Häufigkeit von Merkmalsträgern an, wobei die Merkmale nicht notwendigerweise Erkrankungen sind. Bezugsgröße kann die Gesamtbevölkerung sein. Man kann aber ein Merkmal, z.B. die diabetische Retinopathie in Relation zur Zahl aller untersuchten Diabetiker setzen. Die Prävalenz wird i.d.R. für einen definierten Zeitpunkt ermittelt (sog. Punktprävalenz).

Inzidenz Dieser Parameter stellt keine einfache Proportion dar, sondern eine Rate. Bezugsgröße ist also nicht nur die Gesamtpopulation, sondern auch die Zeit. Die Inzidenz unterscheidet sich von der Morbidität ganz erheblich, wenn Krankheiten chronisch, d.h. über Jahre und Jahrzehnte verlaufen. Inzidenz wird angegeben als Zahl der Neuerkrankungen pro definiertem Zeitraum (meist ein Jahr) und pro 100 000 Einwohner.

Mortalität Die Mortalität (= Sterblichkeit) gibt an, wie viele Individuen der untersuchten Population innerhalb eines definierten Zeitraums verstorben sind. Ähnlich wie bei der Inzidenz handelt es sich also um einen zeitabhängigen Parameter.

Letalität Anders als Inzidenz und Mortalität ist dieser Parameter eine einfache Proportion. Er gibt an, zu welchem Anteil Träger einer bestimmten Krankheit an dieser Krankheit sterben.

Mittlere Lebenserwartung Darunter versteht man von der Geburt an gerechnet die Zahl an Jahren, nach denen 50% der Menschen einer Bevölkerungsgruppe noch am Leben sind. Streng genommen ist sie also jeweils die mittlere Lebenserwartung der Neugeborenen. Zu einem nicht geringen Anteil durch Fortschritte der Medizintechnik hat sie sich in den Industrieländern in den letzten 100 Jahren mehr als verdoppelt. Sie liegt inzwischen in Deutschland bei 75 Jahren für Männer und fast 80 Jahren für Frauen.

Überlebenszeit Bei manchen Erkrankungen, insbesondere bei malignen Tumoren ist die Überlebenszeit, gerechnet von Stellung der Diagnose oder vom Beginn der Therapie (z.B. der Operation) an, eine wichtige statistische Maßzahl. Sie kann angegeben werden als mittlere Überlebenszeit, also die Zeit, nach der 50% der z.B. an einem Bronchialkarzinom Erkrankten noch am Leben sind. Oder es wird der Zeitraum festgelegt (z.B. 5-Jahres-Überleben) und angegeben, wie viele Patienten bezogen auf die Gesamtzahl der Patienten nach diesem Zeitraum noch am Leben sind. Eine Verlängerung der Überlebenszeit gilt als wichtiges Kriterium für die Bewertung neuer Therapieverfahren.

Ermittlung der statistischen Größen Die Ermittlung dieser statistischen Größen ist nur durch eine konsequente Erfassung aller Erkrankten möglich, Beispiel: Krebsregister. Für bestimmte Erkrankungen, etwa viele Infektionskrankheiten, besteht gesetzlich eine Meldepflicht. Zugleich ist es aber erforderlich, die Bezugsbevölkerung genau zu kennen. Diese Basis liefern die Volkszählungen mit ihren differenzierten Erfassungen.

Es liegt auf der Hand, dass in einem Rechtsstaat wie dem unseren, dessen Grundgesetz ein „Recht der informationellen Selbstbestimmung" enthält, die Verwendung personenbezogener Daten für die epidemiologische Forschung begrenzt ist. Der Datenschutz dient der Sicherung von Persönlichkeitsrechten gegen ungerechtfertigte Eingriffe anderer. Die Forderungen des Datenschutzes, stärker noch die der ärztlichen Schweigepflicht, scheinen oft im Gegensatz zu stehen zu den Notwendigkeiten der öffentlichen Gesundheitsvorsorge. Zur Aufklärung von Ursachen und Risiken der chronischen Volkskrankheiten, speziell zu Risiken der Arbeitswelt, ja, der gesamten Qualitätssicherung im Gesundheitswesen, sind allgemein verfügbare Daten erforderlich.

1.3 Intravitale Diagnostik

Durch die fortschreitende Aufklärung pathogenetischer Zusammenhänge ist die Pathologie in die Lage versetzt worden, aus den Strukturveränderungen diagnostische Rückschlüsse zu ziehen. Wurden Diagnosen von Pathologen anfangs überwiegend anlässlich postmortaler Untersuchungen gestellt (der Pathologe war der postmortale Besserwisser), so dient die diagnostische Expertise des Pathologen heutzutage ganz überwiegend lebenden Patienten, denen Gewebe oder Zellen zu diagnostischen Zwecken entnommen werden können.

1.3.1 Verfahren

Histopathologische Untersuchung

Bedeutung Durch immer weiter verfeinerte Entnahme- und Aufarbeitungsmethoden ist die feingewebliche (histopathologische) Untersuchung ein unentbehrliches diagnostisches Verfahren in der Medizin geworden. Dies gilt nicht nur, wie früher überwiegend, für die operativen Disziplinen, sondern auch für konservative Fächer, allen voran die innere Medizin. Es können Biopsien (kleine Gewebeproben) aus nahezu allen Regionen des Organismus gewonnen werden, und die damit möglichen diagnostischen Aussagen stellen die Weichen für das weitere Vorgehen, z. B. für die richtige Behandlung einer Infektion oder für den operativen Eingriff bei einer Tumorerkrankung.

Diagnostisch wichtig ist aber auch die Untersuchung an Operationspräparaten, sei es, dass eine sichere Diagnose präoperativ nicht gestellt werden konnte, sei es, dass die bereits gestellte Diagnose der Bestätigung bedarf. Eine besonders wichtige Aufgabe des Pathologen ist es, bei Tumorpräparaten das Ausbreitungsstadium zu ermitteln, und zu prüfen, ob der Tumor vollständig entfernt worden ist.

> **Merke!**
> Jedes bei einer Operation entnommene Material muss einem Pathologen zur histopathologischen Untersuchung zugesandt werden, auch wenn die Diagnose bereits gesichert erscheint. Immer wieder werden dadurch vorher nicht erkannte Krankheiten gefunden, z. B. ein Karzinom in einer entzündlich veränderten Gallenblase, oder ein malignes Melanom in einem Hämorrhoidalknoten. Die histologische Untersuchung von Gewebe, welches bei einer spontan aufgetretenen Knochenfraktur entnommen wird, deckt manchmal einen malignen Tumor auf, dessen Metastase den Knochen teilweise zerstört und damit mechanisch instabil gemacht hat. Auch wenn lokale Hautveränderungen vorliegen, muss das Präparat histopathologisch untersucht werden, weil sich hinter einer benigne erscheinenden Läsion auch einmal ein maligner Tumor verbergen kann, was dann andere Strategien der Nachbehandlung erfordert.

Material für die Histopathologie Gewebeproben, die man einem Patienten zu diagnostischen Zwecken entnimmt, werden als **Biopsien** bezeichnet. Von **Exzisionsbiopsien** spricht man, wenn die Probe von einer freiliegenden Oberfläche, z. B. der Haut oder einem intraoperativ freigelegten Organ entnommen wurde. Bei endoskopischen Verfahren werden kleine Schleimhautstückchen durch zangenartige Instrumente oder durch Saug-Schneide-Verfahren gewonnen. Man spricht von **Zangenbiopsien** oder **Saugbiopsien.** Ins Lumen vorragende polypöse Gebilde können auch mittels der so genannten **Schlingenbiopsie** abgetragen werden.

Aus endoskopisch nicht erreichbaren Organen wie Leber, Niere, Prostata oder Mamma werden schließlich zylinderförmige Gewebeproben als **Punktionsbiopsien** oder **Stanzbiopsien** gewonnen, wofür Hohlnadeln entsprechenden Kalibers benutzt werden. Solche Biopsien dienen der Diagnostik einer diffusen Organerkrankung. Im Falle herdförmiger Veränderungen, z. B. von Tumoren, zielt das Verfahren darauf ab, Teile der Läsion mit der Biopsie zu erfassen. Man punktiert dann unter bildgebender (sonographischer oder computertomographischer) Kontrolle.

1 Allgemeines

Zytopathologische Untersuchung

Bedeutung Diagnostische Aussagen sind in vielen Fällen auch möglich, wenn keine zusammenhängenden Gewebeproben, sondern nur Zellen oder Zellgruppen für die mikroskopische Untersuchung zur Verfügung stehen. Dem Nachteil einer geringeren diagnostischen Bandbreite steht als Vorteil gegenüber, dass die Zellentnahme den Patienten weniger belastet als die Gewebeentnahme, und dass der erforderliche Aufwand geringer ist. Dies hat dazu beigetragen, dass sich z. B. die zytomorphologische Untersuchung von Abstrichpräparaten der Cervix uteri als so genannte Screeninguntersuchung zur Vorsorge und Früherkennung des Zervixkarzinoms durchgesetzt hat.

Material für die Zytopathologie Zur zytopathologischen Untersuchung eignen sich zum einen Zellen, die sich mehr oder weniger spontan aus dem Gewebeverband gelöst haben, sei es in einer nicht unmittelbar zugänglichen Flüssigkeit wie einem Pleuraerguss oder dem Liquor cerebrospinalis, oder in einer spontan nach außen gelangenden Flüssigkeit wie Sputum oder Urin. Im letzteren Falle kann die Zellgewinnung durch Spülvorgänge noch verbessert werden, z. B. durch eine so genannte Bronchiallavage. Zu diesen Verfahren der **Exfoliativzytologie** rechnet man auch die Entnahme und mikroskopische Untersuchung von Abstrichen wie z. B. von der Cervix uteri.

Darüber hinaus ist es aber auch möglich, Zellen aus einem Gewebeverband zu gewinnen, in dem man mit einer feinen Punktionsnadel in das Gewebe, z. B. in einen Knoten der Schilddrüse, einsticht und durch leichten Unterdruck Zellen in das Lumen ansaugt. Diese werden dann auf einem Objektträger ausgestrichen. Mittels einer solchen **Punktionszytologie** oder **Feinnadelaspirationszytologie** können valide Diagnosen in vielen Fällen gestellt werden. Auch Verdachtsdiagnosen sind oft wichtig, wenn es um das weitere diagnostische Vorgehen geht.

1.3.2 Aufarbeitung der Zellen und Gewebe

Fixation

Als Fixation bezeichnen wir Verfahren, mit denen Zellen und Gewebe bis zur mikroskopischen Untersuchung und darüber hinaus haltbar gemacht werden. In der Regel, aber nicht immer, ist die Fixation der erste Schritt nach der Materialentnahme. Man kann auch vom unfixierten Gewebe mikroskopische Schnittpräparate herstellen (siehe Kap. 1.3.3), und man kann Strukturen in zytologischen Ausstrichpräparaten durch Trocknen an der Luft erhalten. In solchen Fällen findet die endgültige Fixation erst im Zug des Färbe- und Einschlussverfahrens statt. Bessere Ergebnisse bietet aber für die meisten Situationen eine primäre Fixation, d. h. unmittelbar nach der Entnahme. In der Zytopathologie ist 95 %iger Äthylalkohol das am meisten verwendete Fixiermittel. Für die Histopathologie wird das entnommene Gewebe möglichst ohne vorausgehende mechanische Alteration in die Fixierlösung verbracht. Am meisten verwendet wird 4 % Formaldehyd als gepufferte Lösung (pH ungefähr 7,5). Sie wird durch 1:10-Verdünnung aus der Stammlösung Formalin (= 40 % Formaldehyd) hergestellt und auch als 10-%-Formalin bezeichnet. Für eine gute Fixation sollten die Gewebeproben nicht dicker als 5 mm sein.

> **Merke!**
>
> Die Qualität einer Fixation bezieht sich nicht nur auf die Erhaltung der mikroskopisch auswertbaren Strukturen, sondern auch darauf, ob molekulare Strukturen für die Analyse durch Immunhistochemie und Molekularpathologie erhalten bleiben.

Fixiertes Knochengewebe wird vor der Weiterbearbeitung in geeigneten Lösungen entkalkt.

Einbettung und Schneideverfahren

Zur Vorbereitung für das Herstellen der mikroskopischen Schnittpräparate wird das fixierte Gewebe in Äthylalkohol in aufsteigender Konzentration entwässert und über Xylol als Zwischenmedium in Paraffin eingebettet. Es entstehen so genannte Paraffinblöcke. Von diesen werden am Schlitten- oder Rotationsmikrotom 3–6 µm dicke Schnitte (sog. Paraffinschnitte) gewonnen und auf Objektträger aus Glas aufgezogen. Das Schneideverfahren erfordert großes technisches Geschick und ist für die Qualität des diagnostischen Ergebnisses von erheblicher Bedeutung. Durch Herauslösen des Paraffins werden die Schnittpräparate für die Färbung vorbereitet.

Färbung

Ziel aller Färbeverfahren ist es, zelluläre und extrazelluläre Strukturen sichtbar und unterscheidbar zu machen. Die Bindung von Farbstoffen an die betreffenden Strukturen erfolgt nach ganz unterschiedlichen chemischen und physiochemischen Prinzipien.

Hämatoxylin-Eosin-Färbung Dies ist die Standardfärbung in der Histopathologie. Der saure Farbstoff Hämalaun bindet an die basischen Gruppen der DNA und RNA, färbt also Zellkerne sowie raues endoplasmatisches Retikulum und freie Ribosomen blau, wogegen die sauren Gruppen der zytoplasmatischen und vieler extrazellulärer Proteine rot dargestellt werden.

Bindegewebsfärbungen Diese dienen dazu, Strukturen der extrazellulären Matrix, insbesondere kollagene Fasern hervorzuheben. Kollagene Fasern lassen sich in unterschiedlichen Farben darstellen: rot bei der Van-Gieson-Färbung, grün bei der Goldner-Färbung oder blau bei verschiedenen Alzan-Färbungen. Eine Darstellung auch sehr feiner kollagener Fasern und auch von Basalmembranen ist mit dem Farbstoff Siriusrot möglich. Für die Darstellung der so genannten Retikulinfasern wird auch die Versilberungsreaktion nach Gomori eingesetzt.

PAS-(Periodic Acid Schiff-)Reaktion Mit dieser Farbreaktion werden benachbarte Glykolgruppen dargestellt, so in Polysacchariden (Glykogen), in neutralen Mukopolysacchariden (Schleimsubstanzen) sowie in Glykoproteinen (z.B. in Basalmembranen).

Giemsa-Färbung Diese Farbreaktion ergibt eine sehr präzise Darstellung von Strukturen des Zellkerns. Sie wird v.a. bei der Untersuchung von Lymphknoten und in der Knochenmarkdiagnostik angewandt.

Kongorot-Färbung Der Farbstoff Kongorot stellt Amyloidablagerungen dar (siehe Kap. 3.5.5).

Berliner-Blau-Reaktion Diese häufig angewandte Färbung dient zum Nachweis von Siderinpigment (siehe Kap. 3.3.2). Die Gewebeschnitte werden mit Kaliumferrozyanid in 1 %iger Salzsäurelösung behandelt. Das Reaktionsprodukt Ferriferrozyanid stellt sich als blau gefärbte Substanz dar.

Zeitbedarf

Geht das i.d.R. bereits fixierte Material bis zum frühen Nachmittag im Institut für Pathologie ein, sind die Schnittpräparate für die mikroskopische Untersuchung bereits am darauf folgenden Vormittag verfügbar. Die histopathologische Diagnose kann also in vielen Fällen bereits am Tag nach der Gewebeentnahme übermittelt werden.

1.3.3 Schnellschnittdiagnostik

Während einer Operation können Situationen auftreten, in denen das weitere operative Vorgehen von einer histopathologischen Untersuchung abhängt.

> **Aus der Praxis**
>
> Ein Tumorknoten wird aus der Mamma entfernt. Ergibt die Schnellschnittuntersuchung, dass er benigne ist, kann der Eingriff beendet werden; handelt es sich dagegen um ein Karzinom, ist im Hinblick auf einen „Sicherheitsabstand" aus der Umgebung zusätzlich Gewebe zu entnehmen. Außerdem wird die Operation auf die Axilla ausgedehnt, um vom Tumor evtl. bereits metastatisch befallene Lymphknoten ebenfalls zu entfernen.

Schnellschnittuntersuchungen werden prinzipiell an vorher nicht fixiertem Material mit der **Gefriertechnik** durchgeführt. Die dafür entwickelten Kryostatmikrotome ermöglichen 3–5 μm dicke Schnitte vom tiefgefrorenen Gewebe. Diese Schnitte werden kurz fixiert und in Schnellverfahren gefärbt. Im Idealfall ist 5–10 Minuten nach Eintreffen des Präparats im Institut für Pathologie die Diagnose möglich. Der Pathologe sollte bei der meist telefonischen Übermittlung des Untersuchungsergebnisses zum Ausdruck bringen, ob die Diagnose sicher ist oder nur mit Wahrscheinlichkeit gestellt werden kann. Es kann auch Fälle geben, in denen die Diagnose am Schnellschnitt nicht gestellt werden kann. All dies ist sorgfältig zu dokumentieren, weil die aus einer Schnellschnittdiagnose resultierenden Eingriffe Gegenstand juristischer Auseinandersetzungen sein können.

1.3.4 Spezielle Untersuchungsmethoden

Polarisationsmikroskopie

Liegt das mikroskopische Präparat zwischen zwei Polarisationsfiltern, so werden – je nach Stellung der beiden Filter zueinander – bevorzugt ausgerichtete (anisotrope) Strukturen dargestellt, wobei durch

Interferenz auch Farbverschiebungen auftreten können. In der Pathologie verwendet man das Verfahren, um Fremdkörper (siehe Kap. 4.1.6) nachzuweisen oder beim Nachweis von Amyloidablagerungen nach Kongorot-Färbung (siehe Kap. 3.5.5).

Fluoreszenzmikroskopie

Die Fluoreszenzmikroskopie nutzt die Tatsache, dass manche Moleküle einen Teil des von ihnen absorbierten kurzwelligen Lichts in Form einer längerwelligen (energieärmeren) Strahlung wieder abgeben. Die Fluoreszenzmikroskopie ermöglicht hochempfindliche Nachweisverfahren, z. B. die Darstellung von Tuberkelbakterien mit dem Fluorochrom Auramin oder die Fluoreszenz-in-situ-Hybridisierung (FISH) in der Molekularpathologie.

Elektronenmikroskopie

Trotz der Steigerung der mikroskopischen Auflösung um ein Vielfaches und trotz seiner wichtigen Beiträge zum Verständnis zellularpathologischer Zusammenhänge hat das Elektronenmikroskop in den letzten 20 Jahren als Werkzeug des Pathologen generell an Bedeutung verloren. Viele der Befunde, die damit zu erheben waren, sind heute immunhistochemisch leichter zu erhalten.

> **Merke!**
> Unentbehrlich ist die Elektronenmikroskopie auch heute noch in der Biopsiediagnostik von Nierenerkrankungen, insbesondere bei glomerulären Erkrankungen.

Immunhistochemie

Wie kein anderes Verfahren hat die Immunhistochemie in den letzten 25 Jahren zum Fortschritt in der wissenschaftlichen und diagnostischen Pathologie beigetragen. Sie gehört heute zum diagnostischen Standard. Das Prinzip ist, humorale Antikörper (Immunglobuline) als Reagenzien am Gewebeschnitt einzusetzen und je nach Spezifität des Antikörpers die verschiedensten Makromoleküle (Antigene) nachzuweisen und topographisch zuzuordnen. Monoklonale Antikörper können mittlerweile gegen so gut wie jedes interessierende Antigen hergestellt werden.

Zelltypisierung

Eine wichtige Möglichkeit der Immunhistochemie ist es, Zellen auch dann noch einer bestimmten Zellart zuordnen zu können, wenn sie im Rahmen pathologischer Vorgänge, beispielsweise einer neoplastischen Transformation, in konventionellen Präparaten nicht mehr genau zuzuordnen sind. So ist es möglich, Zellen als epithelial (Zytokeratine), mesenchymal (Vimentin), endothelial (Faktor VIII, CD34), glial (saures Gliafaserprotein), neuronal (Neurofilamentprotein), neuroendokrin (Chromogranin A), T-lymphozytär (CD3, CD4, CD8), B-lymphozytär (CD20), makrophagozytär (CD68), muskulär (Desmin, Aktin, Myosin) zu klassifizieren.

Zellfunktion

Große Bedeutung hat der immunhistochemische Nachweis von Antigenen, die mit dem Mitosezyklus assoziiert sind, z. B. des im Zellkern nachweisbaren Antigens Ki-67. Mit dem Nachweis dieses Antigens lässt sich relativ einfach der Anteil proliferierender Zellen abschätzen, was bei der Beurteilung von Tumoren von großer Bedeutung sein kann.

Mit funktionellen Eigenschaften korreliert sind auch Hormonrezeptoren, die immunhistochemisch nachgewiesen werden können. So werden Mammakarzinome beispielsweise routinemäßig auf die Expression von Steroidhormonrezeptoren (Östrogenrezeptor, Progesteronrezeptor) überprüft, weil daraus Konsequenzen für die weitere Therapie resultieren.

Tumorantigene

In der Tumordiagnostik wird die Immunhistochemie außerdem genutzt, um die Expression von Onkogenen, z. B. HER-2, oder von Tumorsuppressorgenen, beispielsweise Bcl-2, zu überprüfen.

Technik der Immunhistochemie

Obwohl Antigene in unfixiertem Zustand prinzipiell am besten vom Antikörper erkannt werden, lassen sich heute alle diagnostisch wichtigen Reaktionen an Paraffinschnitten durchführen. Von großem Nutzen sind dabei so genannte Retrievalverfahren. Sie haben zum Ziel, antigene Determinanten, die durch fixationsbedingte Quervernetzungen unzugänglich geworden sind, zu „demaskieren". Man verwendet entweder eine kurze Andauung mit Pronase, einem Gemisch aus Exo- und Endoproteinasen, oder zeitlich limitierte Hitzeeinwirkung in einem Mikrowellengerät oder einem Dampfdruckinkubator.

1.3 Intravitale Diagnostik

Die Reaktion selbst verläuft in mehreren Schritten. Zunächst lässt man den gegen das gesuchte Antigen gerichteten, nicht markierten Antikörper (Primärantikörper) auf den Gewebeschnitt einwirken. Ein zweiter, von einer anderen Spezies stammender und gegen Antigene des Primärantikörpers gerichteter Antikörper ist mit Peroxidase oder mit alkalischer Phosphatase gekoppelt. Diesen Enzymen wird in einem dritten Schritt ein Substrat angeboten, welches in einen unlöslichen Farbstoff umgewandelt wird. Diese so genannte indirekte Reaktion lässt sich noch verstärken, wenn der sekundäre Antikörper mit Biotin gekoppelt ist. Dieses reagiert mit Avidin, dessen weitere Bindungsstellen mit Komplexen aus Biotin und Enzym (Peroxidase oder alkalische Phosphatase) besetzt sind. Dadurch gelingt es, die Anzahl der spezifisch gebundenen Enzymmoleküle erheblich zu vergrößern und so die Reaktion zu verstärken (Abb. 1.1).

> **Merke!**
> Durch die Möglichkeiten der mikrotopographischen Zuordnung von Antigenen unterscheidet sich die Immunhistochemie grundsätzlich von den mehr biochemisch fundierten Möglichkeiten des Nachweises von Antigenen durch Antikörper. Bei so genannten **Blotting-Verfahren** (Western Blot) werden kleine Portionen einer das Antigen enthaltenden Lösung auf ein Trägermaterial aufgebracht und dort nach elektrophoretischer Auftrennung durch Trocknung immobilisiert, sodass die Identität durch anschließende Inkubation mit Antikörpern überprüft werden kann. Das **ELISA-Verfahren** (Enzyme Linked Immunosorbent Assay) erlaubt den Nachweis sehr kleiner Proteinmengen und ermöglicht auch deren Quantifizierung.

Molekularpathologie

Definition Unter dem (sprachlich nicht ganz schlüssigen) Terminus Molekularpathologie fasst man Methoden zusammen, die es dem Pathologen gestatten, das zur Untersuchung übergebene Gewebe nicht nur konventionell-mikroskopisch und immunhistochemisch zu untersuchen, sondern auch Nukleinsäuren (DNA, RNA) bis hin zur Nukleotidsequenz in einem Gen zu analysieren.

Damit wird der Pathologe in die Lage versetzt, diagnostische Aussagen über den genomischen Hintergrund, z.B. einer Tumorerkrankung, zu machen, oder eine Gewebeprobe auf erregerspezifische Nukleinsäuresequenzen hin zu untersuchen.

Grundsätzlich sind Verfahren, bei denen die Nukleinsäuren vor der Analyse aus der Probe extrahiert werden, von denen zu unterscheiden, bei denen die Analyse in situ, d. h. am Gewebeschnitt, erfolgt.

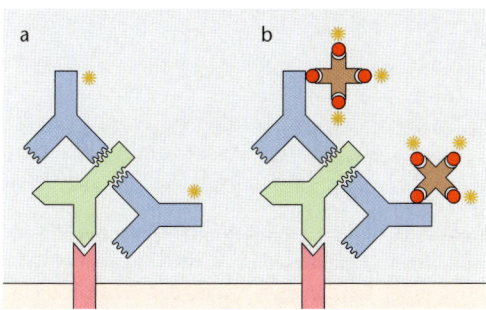

Abb. 1.1: Schema der immunhistochemischen Reaktion.
a Ablauf der sog. indirekten Reaktion: Zunächst reagiert der primäre Antikörper (grün) mit dem gesuchten Antigen (rosa). Dann binden Moleküle des sekundären Antikörpers (blau) an Antigene des primären Antikörpers. An den sekundären Antikörper sind Enzymmoleküle gekoppelt (Peroxidase oder alkalische Phosphatase). Diese wandeln im letzten Reaktionsschritt geeignete Substrate in einen unlöslichen Farbstoff um (gelb).
b Verstärkung durch den Avidin-Biotin-Komplex: Komplexe aus Avidin (braun) und Biotin (rot) binden an den sekundären Antikörper (blau). An dieser Bindung nicht beteiligte Biotinmoleküle stehen für die Bindung von viel mehr Enzymmolekülen zur Verfügung, und es entsteht im letzten Reaktionsschritt sehr viel mehr Reaktionsprodukt (gelb) als ohne Anwendung des Avidin-Biotin-Komplexes.

Analysen nach Nukleinsäurenextraktion

Da die Menge der aus einer Gewebeprobe extrahierbaren Nukleinsäure für analytische Zwecke oft nicht ausreicht, nutzt man i.d.R. die **Polymerase-Kettenreaktion** (PCR). Damit kann man aus wenigen DNA-Molekülen – im Idealfall einem einzigen Molekül – nahezu beliebige Mengen identischer DNA herstellen. Für RNA-Analysen kann man das Verfahren durch Herstellung komplementärer DNA-Spezies mittels reverser Transkriptase (rtPCR) ebenfalls nutzen.

Durch Einwirkung definierter Nukleasen entstehen DNA-Fragmente, die elektrophoretisch aufgetrennt und hinsichtlich der Fragmentlänge analysiert werden können. Durch **Hybridisierung** lassen sich die Fragmente genauer zuordnen. Schließlich lässt sich auch eine **Sequenzierung** anschließen, womit es beispielsweise möglich wird, Mutationen in einem Onkogen definitiv aufzuklären.

Die chromosomale Lokalisation genomischer Zugewinne oder Verluste, z. B. in der DNA eines Tumors, lässt sich mit der so genannten **komparativen genomischen Hybridisierung** (CGH) nachweisen. DNA aus dem Tumor und DNA aus nicht-tumorösem Gewebe werden mit zwei unterschiedlichen Fluorochromen markiert und zu gleichen Anteilen auf Metaphasen normaler menschlicher Zellen aufgebracht. Sind Teile des Genoms in den Tumorzellen vermehrt (amplifiziert), so bindet am entsprechenden Bereich des Chromosoms mehr Tumor-DNA als normale DNA. Sind Genstrecken in der Tumor-DNA verloren gegangen, so bindet am entsprechenden Chromsomenabschnitt bevorzugt oder ausschließlich die normale DNA.

In-situ-Hybridisierung

Auch im Gewebeschnitt sind Nukleinsäuren mittels Hybridisierung der Analyse zugänglich. Wegen ihrer hohen Empfindlichkeit eignet sich besonders die Fluoreszenz-in-situ-Hybridisierung (FISH). Sie wird im diagnostischen Bereich beispielsweise zum Nachweis einer Amplifikation des Onkogens HER-2 eingesetzt und lässt Aussagen zu, die sicherer sind als der immunhistochemische Nachweis des HER-2-Proteins.

1.3.5 Pathologisch-anatomischer Befundbericht

Über das Ergebnis seiner Untersuchung unterrichtet der Pathologe den Arzt, der das Material zur Untersuchung eingesandt hat. In jedem Fall hat dies in Form eines schriftlichen Berichtes zu geschehen. Es kann zwar sinnvoll sein, ein Ergebnis vorab telefonisch zu übermitteln, wenn dies dazu dient, erforderliche klinische Maßnahmen ohne Zeitverzug zu ergreifen. Auch in solchen Fällen ist aber eine schriftliche Dokumentation unabdingbar. Der pathologisch-anatomische Befundbericht hat eine genaue makroskopische Beschreibung, etwa des Operationspräparats, zu umfassen mit exakten Angaben über die Größe des entnommenen Organteils und makroskopischer Beschreibung von Konsistenz, Farbe und allgemeiner Beschaffenheit, auch unter Berücksichtigung der Schnittflächen. Die für die Histologie entnommenen Entnahmestellen sollten stets angegeben werden, und im histologischen Befund sind alle Einzelheiten der zellulären Zusammensetzung des untersuchten Gewebes zu beschreiben. Es folgt die mikroskopische Beschreibung, die Diagnose und ggf. eine epikritische Bewertung.

Der Bericht kann auch Rückfragen an den Kliniker enthalten, z. B. beim Befund eines Karzinominfiltrats im subkutanen Weichgewebe die Frage, ob denn bei dem oder der Betreffenden ein Karzinomleiden bereits bekannt ist. Wenn nicht, so wäre es die Aufgabe des Pathologen, weitere, z. B. immunhistochemische Untersuchungen durchzuführen mit dem Ziel, über den möglichen Sitz des Primärtumors eine Aussage machen zu können. Auch das Ergebnis solcher Zusatzuntersuchungen ist zu dokumentieren (Nachtragsbericht).

Nicht immer kann die Diagnose vom Pathologen zweifelsfrei gestellt werden. In solchen Fällen sollte aus dem Befundbericht erkennbar werden, ob das Material mengenmäßig nicht ausgereicht hat, oder ob sich der Pathologe im speziellen Fall bezüglich der Frage benigne oder maligne nicht sicher genug gewesen ist. Im letzteren Fall kann es ratsam sein, eine konsiliarische Begutachtung durch einen in dem betreffenden Gebiet spezialisierten Pathologen zu veranlassen.

> **Merke!**
> Unzureichende Dokumentation kann bei juristischen Auseinandersetzungen zur Frage einer Fehlbehandlung auch dem Pathologen von erheblichem Nachteil sein.

1.4 Postmortale Diagnostik – Obduktion

Definition Unter Obduktion (Syn. Autopsie, Sektion, innere Leichenschau) versteht man die Eröffnung einer Leiche zum Zweck der ärztlichen Untersuchung von Organen und Geweben.

1.4.1 Gesetzlich geregelte Obduktionen

In Deutschland bestehen gesetzliche Regelungen zur Durchführung von Obduktionen nur zur Abwendung von Seuchen und aus Gründen der Rechtssicherheit. Gesetzlich geregelt sind die gerichtliche Obduktion, die Feuerbestattungssektion, die Seuchensektion und die Verwaltungssektion. Sie machen in Deutschland weniger als 5 % aller Obduktionen aus.

1.4 Postmortale Diagnostik – Obduktion

Gerichtliche Obduktion

Diese wird bei Verdacht einer strafbaren Handlung nach Vorschriften aus der Strafprozessordnung in Gegenwart des Staatsanwalts durch zwei Ärzte durchgeführt. Der Ablauf dieser Obduktion ist genau vorgeschrieben. Je nach Sachlage existieren zahlreiche spezielle Obduktionstechniken, welche von der klinisch-pathologischen Sektionstechnik abweichen.

Feuerbestattungssektion

Vor der Feuerbestattung ist eine zweite, i.d.R. von einem Amtsarzt durchzuführende Leichenschau vorgeschrieben. Dieser kann bei unklaren Befunden die Freigabe zur Feuerbestattung von einer amtsärztlichen Obduktion abhängig machen.

Seuchensektion

Die zuständigen Behörden können nach dem Bundesseuchengesetz innere Leichenschauen anordnen, wenn dies zur Feststellung der hierzu gehörenden Erkrankungen (insbesondere bei Infektionskrankheiten) erforderlich ist. Auch Verdachtsfälle fallen unter diese Regelung.

Verwaltungssektion

Analoge Bezeichnungen für die Verwaltungssektion sind sanitätspolizeiliche Sektion, behördliche Sektion, Totenscheinsektion. Diese Obduktion wird bei unklaren, außerhalb eines Krankenhauses eingetretenen Todesfällen entweder durch Pathologen oder durch Rechtsmediziner durchgeführt.

1.4.2 Klinische Obduktion

Im Unterschied zu den gesetzlich geregelten Obduktionen gibt es bei der klinischen Obduktion und bei Obduktionen für Versicherungsträger keine durchgehende gesetzliche Regelung. Grundlage ist, wie generell bei ärztlichen Eingriffen, die Einwilligung, zu der die Angehörigen des Verstorbenen befugt sind.

Die pathologisch-anatomische Untersuchung Verstorbener unter Berücksichtigung der Krankheitsvorgeschichte, so wie sie G. B. Morgagni zur Aufklärung von „Sitz und Ursachen der Krankheiten" eingeführt hat (siehe Kap. 1.1), ist auch heute noch ein unverzichtbares Instrument der klinischen Medizin. Im Folgenden sind ihre Aufgaben und Ziele dargestellt.

Krankheitslehre

Die Entwicklung und Weiterentwicklung der Krankheitslehre durch die Pathologie ist keineswegs zu einem Abschluss gebracht. Bis in die neueste Zeit treten neue, bis dahin nicht bekannte (oder nicht existente) Krankheiten auf, an deren Aufklärung die Methode der klinischen Obduktion maßgeblichen Anteil hat. Beispiele dafür aus der 2. Hälfte des 20. Jahrhunderts sind die verschiedenen Formen einer Virushepatitis, das erworbene Immundefektsyndrom (AIDS), die Prionenkrankheiten wie die Creutzfeldt-Jakob-Krankheit und BSE oder die Entstehung von Hämangiosarkomen der Leber durch Vinylchlorid.

Qualitätssicherung

Bei klinischen Obduktionen wird die klinisch gestellte Diagnose entweder bestätigt oder widerlegt. War es während des klinischen Verlaufs nicht möglich, eine Diagnose zu stellen, so wird die klinische Obduktion zur einzigen Möglichkeit, den Krankheitsfall retrospektiv aufzuklären, d.h. Grundlagen, Nebenleiden und Todesursache festzustellen. In Anbetracht der großen Fortschritte in der Biopsiediagnostik und in der so genannten bildgebenden Diagnostik wird oft die Ansicht vertreten, die Obduktion sei nur noch in Einzelfällen erforderlich. Statistiken aus allen Teilen der Welt besagen aber, dass bei Obduktionen mehr als 20 % der klinisch gestellten Diagnosen nicht bestätigt werden können, und dass in einem ähnlich hohen Prozentsatz vom Pathologen gestellte Diagnosen der Klinik entgangen waren, so z. B. Leberzirrhosen, maligne Tumoren oder tödlich verlaufende Tuberkulosen. Es gehört also zur Erfahrung jedes Pathologen, dass die Obduktion für die Klinik völlig überraschende Ergebnisse bringen kann.

> **Merke!**
> Klinische Obduktionen und insbesondere die interdisziplinäre Besprechung von Obduktionsergebnissen in Form **klinisch-pathologischer Konferenzen** verbessern die diagnostische Qualität in einem Krankenhaus. Wird häufig obduziert, so liegt der Anteil der klinischerseits nicht richtig gestellten Diagnosen niedriger als bei geringer Obduktionsfrequenz.

Die Qualitätssicherung durch die klinische Obduktion erstreckt sich nicht nur auf die diagnostische Qualität in einem Klinikum, sondern auch auf die Qualität von Therapieverfahren, insbesondere

1 Allgemeines

neuer Therapieverfahren, wie sie z. B. bei malignen Tumoren angewandt werden. Verstirbt ein Patient während oder nach einer aggressiven Chemotherapie, kann nur durch die Obduktion geprüft werden, ob unter der Therapie eine partielle oder komplette Regression des Tumors eingetreten ist, oder ob das Medikament im betreffenden Fall eine unerwünschte Nebenwirkung aufgewiesen hat.

Weiterbildung und Fortbildung

Nach dem Staatsexamen ist eine vorübergehende ärztliche Tätigkeit in der Pathologie auch als Teil der Weiterbildung in einem klinischen Fach von großem Wert, und zwar unabhängig davon, ob ein operatives oder ein konservatives Fach angestrebt wird. Die Ärzte lernen bei Obduktionen, mit eigenen Augen (autoptisch) krankhafte Veränderungen zu sehen, zu erkennen und im Kontext mit dem klinischen Krankheitsbild epikritisch zu bewerten.

> **Merke!**
> Dass klinisch-pathologische Konferenzen über Obduktionsergebnisse zur kontinuierlichen Fortbildung der klinisch tätigen Ärzte maßgeblich beitragen, geht aus den Überlegungen zur Qualitätssicherung (siehe oben) bereits hervor.

Ausbildung der Medizinstudenten

Vor 40 Jahren gehörte ein eigenständiger Sektionskurs zum Curriculum des Medizinstudiums im klinischen Teil. Studenten hatten sich mit der Technik der Obduktion zu befassen und Obduktionsprotokolle zu erstellen. Die Zeit, in der eine Examensgruppe als Prüfungsleistung selbstständig eine Obduktion durchzuführen hatte, lag noch nicht lange zurück. Auch heute sollten Studenten mindestens einmal an einer klinischen Obduktion teilgenommen haben. Die Demonstration und Besprechung von Obduktionsbefunden wird auch in Zukunft ein wichtiger Bestandteil in den Kursen der Pathologie sein.

Krankheitsstatistik

Statistiken, die sich mit dem gesundheitlichen Zustand einer Population beschäftigen (siehe Kap. 1.2.5), sind nur dann aussagekräftig, wenn ihnen richtige Diagnosen zugrunde liegen. Eine höhere Obduktionsfrequenz – sie liegt derzeit in Deutschland insgesamt nur bei etwa 2 % – würde also auch zur Verbesserung der Krankheitsstatistik beitragen.

1.4.3 Dokumentation der Obduktionsergebnisse

Protokoll

Jede Obduktion ist sofort durch ein ausführliches Protokoll zu dokumentieren. Das Protokoll hat keine Diagnosen zu enthalten, sondern eine möglichst klare Beschreibung der gefundenen Veränderungen auf makroskopischer und mikroskopischer Ebene, ergänzt ggf. durch Elektronenmikroskopie und Molekularpathologie.

Pathologisch-anatomische Diagnose

Aus dem Protokoll ergibt sich die pathologisch-anatomische Diagnose. Diese beginnt mit der Feststellung des Grundleidens und der Todesursache. Ausführlich werden alle beschriebenen Veränderungen in Diagnoseform so aneinander gereiht, dass sich aus der Reihenfolge der Darstellung die pathogenetischen Zusammenhänge ergeben. Besteht z. B. bei einem Patienten eine massive allgemeine Arteriosklerose, so beginnt der pathologisch-anatomische Diagnosebericht i.d.R. mit einer stichwortartigen Beschreibung der Verteilung der arteriosklerotischen Veränderungen, zuerst an der Aorta und von hier fortschreitend in die Verzweigungen des arteriellen Systems. Die Folgen der Arteriosklerose an Herz oder Gehirn sind i.d.R. entscheidend für den Krankheitsablauf und bilden dann die Basis für die Festlegung des Grundleidens und oft auch der Todesursache. In einem weiteren Abschnitt sind alle Befunde von Nebenerkrankungen aufzuführen, die mit dem Hauptleiden und den Folgekrankheiten nicht in unmittelbarem Zusammenhang stehen. Hierzu gehören z. B. Uterusmyome oder eine noduläre Prostatahyperplasie. Eine noduläre Prostatahyperplasie kann aber auch Grundleiden sein, wenn sie unbehandelt blieb und durch Harnaufstau zu einem Nierenversagen geführt hat.

Epikrise

Während die pathologisch-anatomische Diagnose eine pathogenetische Befundaufreihung darstellt, soll die Epikrise zum Schluss in einem gut verständlichen Text nochmals das Grundleiden benennen, die nachfolgenden Funktionsstörungen, soweit sie sich aus den pathologisch-anatomischen und histologischen Befunden ergeben, in Korrelation mit dem klinischen Verlauf erläutern und aufzeigen, auf welchem Weg das Grundleiden zum Tod geführt hat.

1.4.4 Begutachtung

In vielen Fällen sind sozialmedizinische Fragen nur durch eine Obduktion zu beantworten. Dies gilt etwa zur Klärung von Zusammenhangsfragen zwischen Unfällen und der letztendlichen Todesursache, wobei gelegentlich Folgekrankheiten der Unfälle berücksichtigt werden müssen. Noch immer führen Kriegsdienstbeschädigungen zu tödlichen Folgen, die ebenfalls durch eine Obduktion belegt werden müssen, gefolgt von einem fachpathologischen Zusammenhangsgutachten.

Praktisch wichtiger geworden sind heute Bezüge zu Berufskrankheiten. Wird doch eine Reihe maligner Tumoren (siehe Kap. 8.5) durch exogene Faktoren verursacht, die in berufsbedingter Exposition liegen. Auch andere chronische und akute Vergiftungen können oft nur durch eine exakt ausgewertete Obduktion aufgeklärt werden.

Zusammenhangsfragen zu Unfällen, Wehrdienstbeschädigungen oder auch Berufsleiden erfordern gelegentlich noch längere Zeit nach dem Tod eine Exhumierung mit nachfolgender Obduktion. Dies gilt nicht nur für Verletzungen, die am Skelettsystem nachweisbar sind, sondern auch für manche Berufskrankheiten wie etwa die Pneumokoniosen, insbesondere die Silikose (siehe Kap. 4.1.5).

1.5 Sterben und Tod

Die bei der Obduktion erhobenen Befunde zum pathogenetischen Ablauf einer Krankheit können in den Grenzen des pathologisch-anatomisch Feststellbaren auch etwas über den Ablauf des Sterbevorgangs aussagen. Eine solche Betrachtungsweise bleibt naturgemäß einseitig und limitiert. Die Pathologie maßt sich nicht an, Umfassendes über das Ende des Lebens eines Menschen auszusagen.

1.5.1 Tod

Definition Aus Sicht der Medizin bedeutet der Tod eines Menschen das Erlöschen aller lebenswichtigen Funktionsabläufe.

Abgesehen von den vielen Möglichkeiten, wie der Tod eintreten kann (plötzlich oder nach langer Krankheit, qualvoll oder friedlich), ist es unter Berücksichtigung der juristischen Implikationen für den Arzt v.a. wichtig festzustellen, ob es sich um einen natürlichen Tod oder um einen nichtnatürlichen Tod gehandelt hat:
- Als natürlichen Tod bezeichnet man unter diesem juristischen Gesichtspunkt den Tod, der infolge einer Krankheit oder infolge des Alters eingetreten ist.
- Nichtnatürlich ist der Tod, der durch eine rechtswidrige Handlung, durch Unfall, durch andere Einwirkungen von außen oder durch Selbstmord bedingt ist.

Dass es im Einzelfall schwierig sein kann, die Grenze zwischen diesen beiden Todesarten scharf zu ziehen, sieht man schon daran, dass „Einwirkungen von außen", beispielsweise beim chronischen Alkoholismus, keineswegs Anlass sein müssen, einen nichtnatürlichen Tod festzustellen. Die beiden Begriffe werden angewandt, um zu vermeiden, dass juristisch relevante Faktoren als Verursacher des Todes unbeachtet bleiben.

1.5.2 Sichere allgemeine Zeichen des Todes

Die Feststellung des Todes eines Menschen ist an bestimmte Kriterien gebunden, wobei uns zunächst der biologische Tod (Gegensatz: sog. klinischer Tod, siehe unten) beschäftigt. Nach irreversibler Beendigung der Herz-, Lungen- und Gehirntätigkeit treten allmählich die sicheren Zeichen des allgemeinen Todes auf.

Totenflecke (Livores)

Sie entstehen nach 1–4 Stunden durch Absacken des nicht mehr zirkulierenden Blutes in die zutiefst liegenden Körperpartien, also meist in die Rückenhaut, und haben eine rot-violette Farbe. Sie sind zunächst wegdrückbar, jedoch nicht mehr nach 10, spätestens nach 20–24 Stunden, da Blutfarbstoff in das umgebende Gewebe diffundiert (= Diffusionstotenflecke).

Leichenstarre (Rigor mortis)

Ausgelöst wird sie durch die postmortale Spaltung des in der Muskulatur vorhandenen ATP mit nachfolgender Vernetzung der Aktin- und Myosinfilamente der quergestreiften Muskulatur. Wenn die Muskulatur unmittelbar vor dem Tod stark beansprucht worden war, tritt die Leichenstarre frühzeitig ein. Auch können die Umgebungstemperatur sowie manche Gifte die Entstehung der Totenstarre beeinflussen. Wenn keine besonderen Um-

1 Allgemeines

stände dieser Art dem Tod vorangingen, beginnt die Totenstarre nach 3–5 Stunden am Kopf und setzt sich fußwärts fort (Nysten-Regel). In Abhängigkeit von der Außentemperatur löst sie sich nach 2–3 Tagen in gleicher Reihenfolge.

Autolyse, Fäulnis

Diese Lösung der Totenstarre wird durch die Autolyse bedingt. Hier sind zelleigene Enzyme aktiv, z. B. Hydrolasen aus zerfallenden Lysosomen. Später wirken die aus dem Darmkanal auswandernden Bakterien auf das Gewebe ein, womit die Fäulnis einsetzt. Autolyse und Fäulnis sind abhängig von der Art der Erkrankung. An Cholämie (= Gallestau) Verstorbene zeigen die Autolyse mit Übergang in Fäulnis, livider Verfärbung der Haut u. a. besonders früh, oft schon nach 10 Stunden. Das Fortschreiten der Autolyse ist auch abhängig von der Außentemperatur und kann durch Tiefkühlung nahezu beliebig hinausgeschoben werden.

Hornhauttrübung

Ein weiteres sicheres Zeichen des allgemeinen Todes ist die Trübung der Hornhäute der Augen. Sie ist etwa 24 Stunden nach Eintritt des biologischen Todes nachweisbar.

Den biologischen Tod des Organismus können Zellen, sogar Organe überstehen. Nieren sind bis zu 2 Stunden nach dem Tode noch transplantabel, Spermien noch nach 120 Stunden befruchtungsfähig.

1.5.3 Vita reducta und sog. klinischer Tod

Neben den zuvor genannten sicheren Zeichen des Todes gibt es Zustände im Grenzbereich zwischen Leben und Tod, zu denen auch das Phänomen des so genannten Scheintods gehört.

Vita reducta

Definition Wenn das Leben eines Menschen auf wenige Teilfunktionen beschränkt ist, spricht man von der Vita reducta.

> **Aus der Praxis**
>
> Heute häufigstes Beispiel ist ein Patient nach schwerem **Schädel-Hirn-Trauma**, bei dem infolge des Ausfalls der vegetativen Zentren des Hirnstamms nur durch künstliche Beatmung und Herzstimulation das Leben erhalten werden kann. Ein akuter Herzstillstand (z. B. beim Herzinfarkt, siehe Kap. 9.5) oder eine (innere oder äußere) Vergiftung können durch Sauerstoffmangel bzw. toxische Zellstoffwechselstörung der Nervenzellen in den vegetativen Zentren den gleichen Zustand hervorrufen. Allerdings ist die Großhirnrinde (= Pallium) gegen die meisten dieser Schädigungen empfindlicher als die vegetativen Zentren, und so kann ein Zustand der Dezerebration eintreten, das **apallische Syndrom** (= Enthirnungssyndrom): Die Patienten sind tief bewusstlos, aber die vegetativen Funktionen sind zumindest so intakt, dass das Leben aufrechterhalten werden kann, allerdings nur unter der Betreuung und mit der apparativen Unterstützung einer Intensivstation.

Zustände tiefer Bewusstlosigkeit mit Fehlen jeglicher Reaktion auf Ansprache und auf Schmerzreize werden auch als **Koma** bezeichnet. Die differentialdiagnostische Unterscheidung verschiedener Formen eines Komas – beispielsweise zerebrales Koma, diabetisches Koma, urämisches Koma, hepatisches Koma – ist in der Notfallmedizin von großer Bedeutung.

Klinischer Tod

Definition Die Phase zwischen einem klinisch festgestellten Herz- und Atemstillstand und dem irreversiblen Versagen des ZNS wird als klinischer Tod bezeichnet.

Klinik Der Patient ist bewusstlos, durch Herzstillstand pulslos, die meisten Reflexe (z. B. auch der Kornealreflex bei Berühren und die Pupillenverengung bei Lichteinfall) und die Atmung sind erloschen. Die Körpertemperatur fällt ab. Es sind also die „Vitalfunktionen" des Organismus erloschen. Durch externe Herzmassage, künstliche Beatmung, Elektrodefibrillation und pharmakotherapeutische Wiederbelebungsmaßnahmen können diese Symptome u. U. aufgehoben, der klinische Tod überwunden werden. Dies muss allerdings innerhalb der Wiederbelebungszeit des Gehirns (6–10 Minuten bei Normothermie) gelingen.

Daraus ergibt sich, dass
- keine scharfe Grenze zwischen Leben und Tod eines Organismus besteht und dass
- das Gehirn eine Sonderstellung einnimmt.

1.5 Sterben und Tod

1.5.4 Hirntod

In mehreren Stellungnahmen des wissenschaftlichen Beirats der Deutschen Bundesärztekammer von 1982–1991 wurde festgelegt, dass auch nach Wiederherstellung von Kreislauf und Atmung zur Feststellung des Todes der Funktionszustand des Gehirns maßgebend ist. „Hirntod ist der Tod des Menschen." Analoge Richtlinien gibt es in vielen Ländern. Dies ist für die Entnahme von Organen zu Transplantationszwecken von Bedeutung.

Definition Als Hirntod bezeichnet man den Z.n. irreversiblem Verlöschen der Funktion des gesamten Gehirns, also des Großhirns, des Kleinhirns und des Stammhirns, wobei durch kontrollierte Beatmung die Herz- und Kreislauffunktion noch künstlich aufrechterhalten wird.

Ätiologie Ursachen eines Hirntods sind primäre (Trauma, intrakraniale Blutung, Hirninfarkt) oder sekundäre (allgemeine Hypoxie, Schock, vorübergehender Kreislaufstillstand) Hirnschädigungen.

Feststellung des Hirntods

Kriterien zur Feststellung des Hirntodes sind:
- Bewusstlosigkeit
- Lichtstarre der Pupillen
- Fehlen der Hirnstammreflexe
- Ausfall der Spontanatmung
- isoelektrisches Enzephalogramm (EEG-Null-Linie)
- Ausfall evozierter Potenziale
- Stillstand der Gehirndurchblutung (Angiographie, Doppler-Sonographie).

Merke!
Wenn der Hirntod zum Zweck der Explantation von Organen festgestellt wird, müssen zwei Ärzte unabhängig vom Transplantationsteam die Befunde erhoben und dokumentiert haben. Die Aufzeichnungen sollen auf einem eigens vom wissenschaftlichen Beirat der Bundesärztekammer entworfenen Protokollbogen festgehalten oder in anderer, zweckentsprechender Form niedergeschrieben werden.

Obduktionsbefunde bei Hirntod

Die morphologischen Veränderungen des Gehirns bei Hirntod, die man bei der Obduktion findet, sind in erster Linie Folgen eines Hirnödems durch Austritt von Blutserum aus den hypoxisch geschädigten Kapillaren: Das Volumen des Gehirns ist vermehrt, und man findet bei meist blassem Gehirn die Zeichen des Hirnödems an der Oberfläche und auf den Schnittflächen (siehe Kap. 17.1.3). Je nach Dauer der Hypoxie sind die Ganglienzellen histologisch normal oder gequollen, haben im Zytoplasma Zeichen einer hypoxischen Zellschädigung, oder die Kerne sind pyknotisch (Einzelheiten siehe Kap. 17.1.2). Dann sind die Zellen abgestorben. Hat der Zustand des Hirntods über längere Zeit bestanden, so ist der Befund durch eine mehr oder weniger ausgeprägte Autolyse charakterisiert.

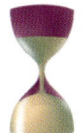

Zur Wiederholung

Ätiologie • Autolyse • Autopsie • **B**iopsie • **D**efektheilung • **D**iagnostik • **D**isposition • **E**pidemiologie • Exfoliativzytologie • Exzision • Färbung • Fäulnis • Fixation • **G**esundheit • **H**irntod • Histopathologie • **I**mmunhistochemie • In-situ-Hybridisierung • Inzidenz • **k**linischer Tod • Krankheit • **L**ebenserwartung • Leichenstarre • Letalität • **M**akropathologie • Molekularpathologie • Morbidität • Mortalität • **O**bduktion • **P**athogenese • Pathologie • Prävalenz • Punktion • Punktionszytologie • **R**esistenz • Restitutio ad integrum • **S**chnellschnittdiagnostik • **T**od • Totenflecke • **V**ita reducta • **Z**ytopathologie

2 Anpassungsreaktionen

U. Pfeifer

Unter den vielfältigen Möglichkeiten, Strukturen und Funktionen im höher entwickelten Organismus an geänderte Bedingungen anzupassen, gibt es solche, bei denen sich die Masse eines Gewebes oder Organs ändert, d. h. verkleinert oder vergrößert (Tab. 2.1, Abb. 2.1). Dies kann im Rahmen von Krankheiten auftreten und kann krankhafte Störungen nach sich ziehen, ist aber nicht notwendigerweise ein Krankheitszeichen.

Das Verhalten der Zellorganellen und der histologischen Einheiten ist zwar primär nicht Gegenstand dieser Terminologie. Es kann aber durchaus sinnvoll sein, von einer Hyperplasie z. B. des glatten endoplasmatischen Retikulums (siehe Abb. 2.4) zu sprechen, oder zu berücksichtigen, ob histologische Einheiten (z. B. Leberläppchen, Drüsenazini, Nephrone, Knochenbälkchen) nach Größe oder nach Zahl zunehmen.

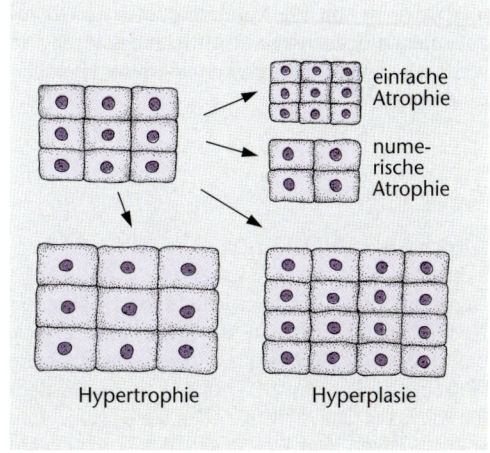

Abb. 2.1: Atrophie, Hypertrophie und Hyperplasie.

Tab. 2.1: Begriffe rund um Anpassungsreaktionen	
Begriff	**Definition**
Adaptation	Anpassung eines Organismus oder Organs an veränderte Bedingungen oder Reize
Hypertrophie	Zunahme der Organ- oder Gewebemasse im Rahmen einer Anpassungsreaktion durch Zellvergrößerung
Hyperplasie	Zunahme der Organ- oder Gewebemasse im Rahmen einer Anpassungsreaktion durch Zellvermehrung
Atrophie	Abnahme der Organ- oder Gewebemasse eines zuvor normal entwickelten Organs/Gewebes im Rahmen einer Anpassungsreaktion; ist als einfache Atrophie mit Abnahme der Zellgröße und/oder als numerische Atrophie mit Abnahme der Zellzahl möglich
Hypoplasie	angeborene oder anlagebedingte Unterentwicklung eines Organs/Gewebes; die normale Größe des Organs/Gewebes wird nicht erreicht
Involution	Rückbildung der Masse eines Organs im Sinne einer physiologischen Atrophie, z. B. im Alter, oder im Sinne einer Rückkehr zum Normalzustand nach Hyperplasie, z. B. die Involution der laktierenden Mamma
Kachexie	Atrophie des gesamten Organismus, z. B. bedingt durch Tumoren

2 Anpassungsreaktionen

Atrophien und Hypertrophien/Hyperplasien sind, wie Anpassungsreaktionen generell, zwar grundsätzlich reversibel. Je nach Gewebeart, Organ und je nach auslösender Ursache können aber sekundäre Veränderungen einer Rückkehr zur Norm im Weg stehen.

2.1 Atrophie

Definition Unter Atrophie versteht man die Verkleinerung eines vorher zu normaler Größe entwickelten Gewebeverbands oder Organs. Einfache Atrophie meint dabei die Abnahme der Zellgröße, numerische Atrophie eine Abnahme der Zellzahl (siehe Abb. 2.1). Beides kann miteinander kombiniert sein. Beruht die Mindergröße eines Organs auf einer ontogenetischen Entwicklungsstörung, so wird dies nicht als Atrophie, sondern als Hypoplasie bezeichnet.

2.1.1 Mechanismen

Atrophie ist nicht das Ergebnis einfach einer Wegnahme von Zell- oder Gewebemasse. Alle Gewebe existieren im Gleichgewichtszustand zwischen Neubildung einerseits und Abbau andererseits, entweder von Zellen wie bei so genannten labilen Geweben (siehe Kap 7.1.1) oder von Zellorganellen wie in den langlebigen Zellen der so genannten stabilen (siehe Kap. 7.1.2) oder der permanenten Gewebe (siehe Kap. 7.1.3).

> **Merke!**
> Atrophie resultiert demnach aus einer negativen Bilanz zwischen Neubildung und Abbau.

Der Zellverkleinerung bei einer **einfachen Atrophie** kann also
- entweder eine Reduktion der Neubildung von Zellorganellen zugrunde liegen; der in normalem Umfang weiterlaufende Abbau bewirkt dann bereits die allmähliche Massenabnahme, z.B. bei der Hungeratrophie der Leberzellen
- oder es wird der Abbau gesteigert, was dann – meist zusammen mit einer Synthesehemmung – zu einer sehr raschen Reduktion der Zellmasse führt, z.B. bei einer Leberatrophie im Versorgungsgebiet eines verschlossenen Pfortaderastes.

Entsprechend beruht die Reduktion der Zellzahl bei einer **numerischen** Atrophie in labilen Geweben
- entweder auf einer Hemmung der Zellneubildung, z.B. bei der Atrophie der Dünndarmschleimhaut nach Einwirkung ionisierender Strahlen (siehe Kap. 4.2.4)
- oder auf einem erhöhten Zellverlust wie bei der Zottenatrophie im Dünndarm aufgrund einer Glutenenteropathie (Zöliakie, siehe Kap. 15.3.2).

Nur in den stabilen Geweben und in Dauergeweben (siehe Kap. 7.1.3) ist eine numerische Atrophie stets Folge eines Zellverlusts, meist durch Apoptose (siehe Kap. 3.4.1).

2.1.2 Physiologische Atrophie !

Zustände einer physiologischen Atrophie entstehen unabhängig von krank machenden Bedingungen und sind mit der Abfolge der verschiedenen Lebensabschnitte, insbesondere mit dem Alter assoziiert. Betroffen sein können einzelne Organe nach Erfüllung ihrer Funktion, was manchmal auch als **Involution** bezeichnet wird. Dieser Begriff ist aber mit Atrophie nicht gleichzusetzen, weil er auch die Rückbildung einer Hyperplasie (siehe Kap. 2.2), also die Rückkehr zum Normalzustand kennzeichnet, z.B. die postpartale Involution des Myometriums oder die Involution laktierender Mammae.

Physiologische Thymusatrophie

Bereits im frühen Erwachsenenalter beginnt die physiologische Atrophie des Thymusgewebes, v.a. der Thymusrinde, von über 50 Vol.-% im Kindesalter bis unter 5 Vol.-% ab dem 50. Lebensjahr bei etwa gleich bleibender Gesamtmasse des Organs.

Menopausale Atrophie von Uterus und Ovarien

Bei der menopausal einsetzenden Atrophie der Ovarien resultieren ein völliger und damit irreversibler Schwund der Primär- und Sekundärfollikel und eine Fibrose des Stromas. Die nach Wegfall der Hormonstimuli entstehende Atrophie des Endometriums ist meist durch englumige, manchmal auch zystisch ausgeweitete Drüsen mit kleinen funktionslosen Epithelien charakterisiert; im Myometrium nimmt die Zytoplasmamasse der glatten Muskelzellen erheblich ab, was lichtmikroskopisch den Befund einer sehr dichten Lagerung der Zell-

2.1 Atrophie

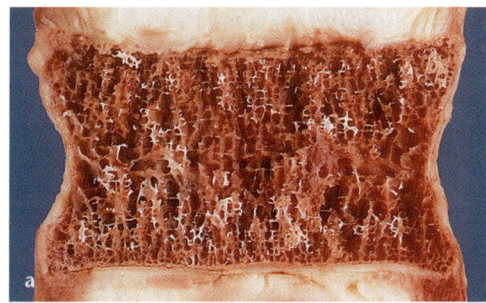 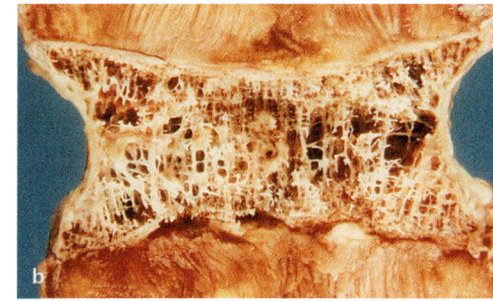

Abb. 2.2: Osteoporose als Beispiel einer Atrophie des Knochengewebes.
a Normaler Wirbelkörper.
b Wirbelkörper bei hochgradiger Osteoporose → Reduktion der Trabekelmasse und der Wirbelkörperhöhe.

kerne ergibt. Exogene Hormonzufuhr oder endogen neu einsetzende Hormonproduktion durch Tumoren (siehe Kap. 8) kann im Uterus dazu führen, dass sich die Atrophie wieder zurückbildet.

Altersatrophie

Physiologisch ist schließlich auch die Altersatrophie, die teilweise als sinnvolle Adaptation an rückläufige Anforderungen zu verstehen ist, wie z. B. bei der Altersatrophie des Herzens oder der Leber. Begleitphänomen einer solchen Atrophie ist oft die Anhäufung von Lipofuszinpigment (siehe Kap. 3.3.2), welches für die schon makroskopisch wahrnehmbare Braunfärbung des betroffenen Gewebes (braune Atrophie) verantwortlich ist. In anderen Fällen ist eine nachlassende Proliferationsaktivität und eine Änderung in der Zusammensetzung der bindegewebigen Matrix beteiligt, wie bei der Altersatrophie der Haut. Ebenfalls altersbedingt ist in vielen Fällen eine Atrophie der Knochenspongiosa (ohne nennenswerte Änderung der Zusammensetzung), die so genannte Osteoporose (Abb. 2.2), die mit gesteigerter Knochenbrüchigkeit einhergehen kann. Auch das Gehirn erleidet mehr oder weniger eine Altersatrophie.

2.1.3 Pathologische Atrophien

Definition Bei Minderung einer Gewebs- oder Organmasse unter krankhaften Bedingungen spricht man von pathologischer Atrophie. Es wird zwischen generalisierten, also mehr oder weniger den gesamten Organismus betreffenden, und lokalisierten, d. h. nur einzelnen Organe oder Organteile betreffenden, Formen unterschieden.

Generalisierte Atrophien

Hungeratrophie

Langfristiger Nahrungsmangel oder eine Behinderung der Nahrungsaufnahme (z. B. durch tumorbedingte oder entzündliche Stenosen im Magen-Darm-Trakt) führen zu generalisierten Atrophien. Es resultiert ein weitgehender Schwund des Fettgewebes, manchmal als so genannte gallertige Atrophie, sowie eine hochgradige Reduktion der Skelettmuskulatur, aus deren Abbau der Organismus seinen Bedarf an Aminosäuren deckt. Auch die Lebermasse nimmt ab, anfangs durch Verbrauch des Glykogens und durch Verkleinerung der Leberzellen (einfache Atrophie), in späteren Stadien auch durch Absterben von läppchenzentralen Leberzellen (numerische Atrophie). Zusätzlich entstehen infolge des Eiweißmangels Ödeme (siehe Kap. 3.5.1). Eine Hungeratrophie ist in weiten Grenzen reversibel.

Tumorkachexie

Generalisierte Atrophien können auch bei Erkrankungen an malignen Tumoren auftreten, ohne dass dabei eine unmittelbare Störung der Nahrungsaufnahme bestehen müsste. Die pathogenetischen Mechanismen einer solchen Tumorkachexie sind toxische Produkte der Tumorzellnekrosen sowie eine katabole Stoffwechsellage (siehe Kap. 8.7.2). Reversibel sind solche Zustände nur dann, wenn die Grundkrankheit geheilt werden kann.

Lokalisierte Atrophien

Die Massenreduktion eines Organs, einer Organgruppe oder eines Organteils kann durch viele verschiedene Ursachen hervorgerufen sein.

Ischämie

Bei ischämischen Atrophien (siehe Kap. 9) handelt es sich um die Folge inkompletter Durchblutungsstörungen, z. B. bei einer Arteriosklerose, die in den Nieren bei nur herdförmigem Befall im mangelhaft durchbluteten Bereich zum so genannten Subinfarkt, bei diffuser Entwicklung oder bei Sitz im Hauptstamm zu atherosklerotischen Schrumpfnieren führt. Dabei atrophieren die Tubuli stark, wogegen die Struktur der dann dicht bei dicht liegenden Glomeruli über lange Zeit erhalten bleibt. Durchblutungsstörungen sind auch Teilursache der nach Einwirkung von ionisierenden Strahlen in Spätstadien auftretenden Atrophien z. B. der Haut. Eine mangelhafte Versorgung mit Substraten aus dem Blut ist auch Ursache für die Leberzellatrophie bei Amyloidose (siehe Kap. 3.5.5). Ein weiteres Beispiel ist die Hirnatrophie im Rahmen einer Atherosklerose. Ischämische Atrophien sind i. d. R. nicht reversibel.

Druckeinwirkung

Auch bei der so genannten Druckatrophie ist eine – durch lokalen Druck hervorgerufene – Durchblutungsminderung maßgeblich beteiligt. Sie wird in parenchymatösen Bezirken z. B. in der Umgebung expansiv wachsender Tumoren oder raumfordernder Prozesse (z. B. chronischer Abszess) beobachtet. Zum Schwund von Gewebeelementen bis zur völligen Resorption des Gewebes kommt es auch bei lang dauerndem Druck auf Knochengewebe. Ein bekanntes, wenn auch seltenes Ereignis ist die allmähliche Zerstörung von Knochengewebe (Rippen, Wirbelkörper) durch ein pulsierendes Aortenaneurysma bei tertiärer Syphilis (siehe Kap. 9.3).

Zur Druckatrophie rechnet man auch die so genannten **Zwerchfellfurchen der Leber.** Sie entstehen bei chronischem Zwerchfelltiefstand (häufig bei chronischem Lungenemphysem, siehe Kap. 13.3) durch Druck verstärkt kontrahierter Bündel der Zwerchfellmuskulatur. Es resultieren vor allem im rechten Leberlappen vertikal verlaufende Furchen. Da das durch Druckatrophie verloren gegangene Lebergewebe an anderer Stelle des Organs ersetzt wird (siehe Kap. 7.1.2), resultieren keine Störungen der Leberfunktion.

Inaktivität

Ein weiteres ätiologisches Moment bei Atrophien ist der Wegfall der für die Aufrechterhaltung einer Gewebestruktur erforderlichen Stimuli (nervale Impulse, Hormone). So kommt es im Bereich des Bewegungsapparats bei erzwungener Ruhigstellung (z. B. nach einer Knochenfraktur) zur Inaktivitätsatrophie der Skelettmuskulatur, und, bei sehr langer Ruhigstellung, auch des Knochens. Noch ausgeprägter ist die neurogene Atrophie im Skelettmuskel bei fehlender Innervation, sei es nach Nervendurchtrennung oder nach Störung der motorischen Neuronen. Kommt die Innervation wieder zustande, so ist die Inaktivitätsatrophie partiell reversibel.

Hormoneinwirkung

Die hormonellen Atrophien (siehe Kap. 11) entstehen bei Wegfall des für ein bestimmtes Gewebe erforderlichen hormonellen Stimulus; neben der bereits genannten Involution des weiblichen Genitale ist hier v. a. das morphologische Korrelat des so genannten Panhypopituitarismus nach partieller oder vollständiger Zerstörung der Adenohypophyse (siehe Kap. 11.4.2) zu nennen, was eine Atrophie der Schilddrüse, des Genitales und der Nebennierenrinde zur Folge hat. Die Nebennierenrinde wird auch bei exogener Zufuhr von Kortisol atrophisch, weil dadurch die ACTH-Produktion unterdrückt wird. Diese Atrophien sind i. d. R. eine Kombination von einfacher und numerischer Atrophie. Hormonelle Atrophien können reversibel sein.

Entzündung

Ausgeprägte Atrophien können auch im Zusammenhang mit akuten oder chronischen Entzündungen entstehen (siehe Kap. 6), z. B. bei einer Hodenatrophie nach Orchitis, einer Schilddrüsenatrophie bei chronischer Thyreoiditis oder einer Atrophie des exokrinen Pankreas bei chronischer Pankreatitis.

2.1.4 Begleitphänomene einer Atrophie !

Manchmal wird der durch Reduktion des atrophierenden Gewebes frei werdende Raum durch eine **vikariierende Vermehrung** (sog. Vakatwucherung) **von Fettgewebe** eingenommen, so z. B. bei Schrumpfnieren im peripelvinen Bereich, zwischen Nierenbecken und Nierenparenchym, oder im atrophischen Lymphknoten (Abb. 2.3), wo im Endstadium nur noch ein schmaler Saum lymphatischen Gewebes lipomartiges Fettgewebe umgibt. Bekannt ist auch die Neubildung von Fettgewebe

2.2 Hypertrophie und Hyperplasie

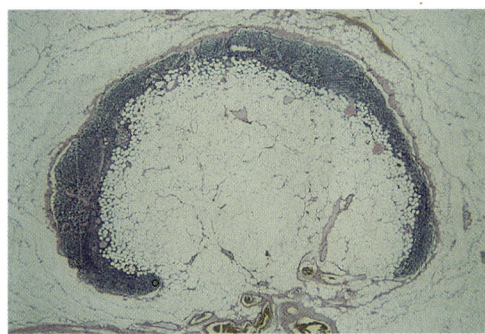

Abb. 2.3: Lipomatöse Atrophie eines Lymphknotens.

bei altersbedingter Atrophie der Speicheldrüsen, bei progressiver Muskeldystrophie, bei Atrophien des Blut bildenden Knochenmarks sowie bei der physiologischen Thymusatrophie (siehe oben).

2.2 Hypertrophie und Hyperplasie

Definition Hypertrophie und Hyperplasie kennzeichnen Vorgänge und Zustände, bei denen die Masse eines Gewebes oder Organs vermehrt wird, bei der Hypertrophie durch Zellvergrößerung, bei der Hyperplasie durch Zellvermehrung. In beiden Fällen beruht das Wachstum auf einer Anpassung an geänderte Bedingungen oder einer Reaktion darauf, was sie vom Tumorwachstum (siehe Kap. 8) grundsätzlich unterscheidet.

Wie bei der Atrophie wird für die Nomenklatur nur die Zelle als Untereinheit von Organen und Geweben berücksichtigt.

> **Merke!**
> Auf der subzellulären Ebene findet sowohl bei der Hypertrophie als auch bei der Hyperplasie eine Vermehrung von Zellorganellen statt, im einen Fall ohne, im anderen mit Zellvermehrung.

Die für die Massenzunahme erforderliche positive Bilanz wird durch Stimulation von Synthese und Neubildung von Zytoplasmakomponenten oder durch Hemmung des intrazellulären Abbaus durch zelluläre Autophagie (siehe Kap. 3.3.2) erzielt. Unter einem zur Hypertrophie oder Hyperplasie führenden Stimulus nehmen der Volumenanteil und die Zahl autophager Vakuolen signifikant ab, bis die erforderliche Massenzunahme erreicht ist. Diese antikatabole Reaktion verbessert die Effektivität der meist gleichzeitig einsetzenden Synthesesteigerung. Histologische Einheiten können in manchen Fällen vermehrt werden (z. B. Leberläppchen, Lymphfollikel), in anderen ist ihre Zahl festgelegt (z. B. Nephrone).

2.2.1 Hypertrophie !!

Zellvergrößerungen genügen nur dann den Kriterien einer Hypertrophie, wenn ihnen eine Vermehrung der Zytoplasmamasse im Sinn von Wachstum zugrunde liegt. Nicht als Hypertrophie bezeichnet man Vergrößerungen von Zellen durch Ablagerung von beispielsweise Neutralfetten wie bei der Verfettung (siehe Kap. 3.1.2) oder von Glykogen u. a. Substanzen bei Speicherkrankheiten (siehe Kap. 12.4.2).

Skelettmuskelhypertrophie

Eine reine Hypertrophie findet man in Geweben, in denen eine Zellteilung nicht ohne weiteres möglich ist, v. a. also in der quergestreiften Muskulatur. Auslösender Reiz ist die Stimulation zur Mehrarbeit, z. B. durch körperliches Training. Die dabei stattfindende Vermehrung von Myofibrillen u. a. Zytoplasmabestandteilen führt zu einer Vergrößerung des Muskelfaserquerschnitts; eine Besonderheit ist hierbei die Möglichkeit, durch Einbeziehung der Satellitenzellen in das Synzytium eine Vermehrung der Zellkerne pro Muskelfaser zu erreichen. – Von **Pseudohypertrophie** spricht man, wenn bei Muskeldystrophien (siehe Kap. 3.2) trotz abnehmender Muskelmasse die Muskeln vergrößert erscheinen, weil vikariierendes Fettgewebe (siehe oben) im Übermaß gebildet wird.

Hypertrophie der Herzmuskulatur

Von großer Bedeutung in der Pathologie ist die Hypertrophie der Herzmuskulatur. Sie spielt sich hauptsächlich am Myokard des linken und/oder rechten Ventrikels, in weniger auffälliger Form aber auch im Vorhofmyokard ab. Zur Vermehrung der Zytoplasmamasse kommt hier auch eine Stimulation der DNA-Synthese, die aber weniger zu einer Vermehrung als vielmehr zu einer Vergrößerung (Polyploidisierung) der Zellkerne führt. Für das Ergebnis des Wachstumsvorgangs ist die Art der zur Herzhypertrophie führenden Mehrbelastung von Bedeutung. So führt eine Volumenbelastung zu einer proportionalen Vermehrung der Muskelmasse und des Gesamtquerschnitts der Kapillaren, wogegen bei einer chronischen Druckbelastung die Neubildung der Kapillaren weniger effektiv ist. Daraus resultieren in fortgeschrittenen Stadien Zustände der Ischämie, die den funktionellen Erfolg des vorausgegangenen adaptativen Wachstumsvorgangs gefährden (siehe Kap. 9.8.1).

Hypertrophie anderer Gewebe

Auch in Geweben mit teilungsfähigen Zellen kann ein funktioneller Stimulus mit einer Hypertrophie beantwortet werden, oft in Kombination mit einer Hyperplasie. So können sich Hepatozyten und damit auch das Gesamtorgan Leber erheblich vergrößern, wenn über längere Zeit Medikamente einwirken, die durch die mischfunktionellen Oxidasen des glatten endoplasmatischen Retikulums metabolisiert werden (z.B. Schlafmittel, Analgetika). Die Zunahme der Zytoplasmamasse (Abb. 2.4) beruht in solchen Fällen auf einer selektiven Vermehrung des glatten endoplasmatischen Retikulums, wodurch das Organ in die Lage versetzt wird, die exogenen Substanzen rascher zu metabolisieren als normalerweise. Funktionell resultiert daraus der bei chronischer Medikamenteneinnahme oft zu beobachtende Gewöhnungseffekt.

2.2.2 Hyperplasie

Hyperplasien setzen die Fähigkeit eines Gewebes zur Zellteilung und einen längerfristig wirksamen Stimulus zur Zellteilung voraus.

Knochenmarkhyperplasie

Ist im peripheren Blut der Verbrauch der ausdifferenzierten Zellen erhöht, so werden die entsprechenden Vorläuferzellen im Knochenmark vermehrt:

- Leukopoese: Bei akuten oder chronischen Infekten mit granulozytärer Entzündungsreaktion resultiert eine starke Vermehrung der granulopoetischen Vorstufen.
- Erythropoese: Ein Verlust von Erythrozyten bei chronischen Blutungen oder hämolytischen Anämien ruft eine massive Steigerung der Erythropoese hervor. Auch die Reifungs- und Differenzierungsstörung der Erythropoese bei der perniziösen Anämie (= Vitamin-B_{12}-Mangelanämie infolge einer chronischen atrophischen Gastritis), geht mit einer starken Hyperplasie des Knochenmarks einher.
- Thrombopoese: Bei extrem gesteigertem Verbrauch von Thrombozyten, z.B. bei Verbrauchskoagulopathie, findet man im Knochenmark entsprechend eine erhebliche Vermehrung der Megakaryozyten.

Hyperplasien des Knochenmarks führen meist zu einer Reduktion des Fettmarks. Hyperplastisches Knochenmark kann auch diejenigen Provinzen wieder besiedeln, die beim Erwachsenen nur noch Fettmark enthalten, so die Diaphyse der langen Röhrenknochen.

Hyperplasie endokriner und hormonabhängiger Organe

Bei Störung endokriner Regelkreise können nicht nur Atrophien (siehe Kap. 2.1), sondern auch Hyperplasien erheblichen Grades entstehen.

Nebennierenrinde Übermäßig produziertes ACTH bewirkt eine Verbreiterung der Nebennierenrinde, speziell der Zona fasciculata, so beim adrenogenitalen Syndrom und bei manchen reaktiven Formen des Cushing-Syndroms (siehe Kap. 11.2.1), darun-

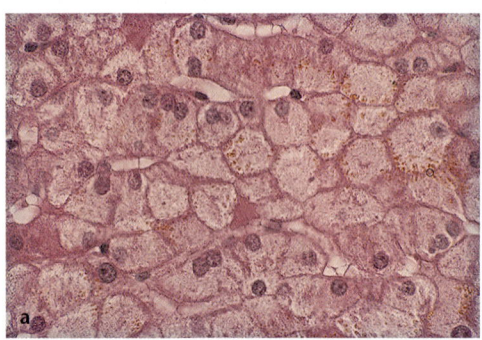

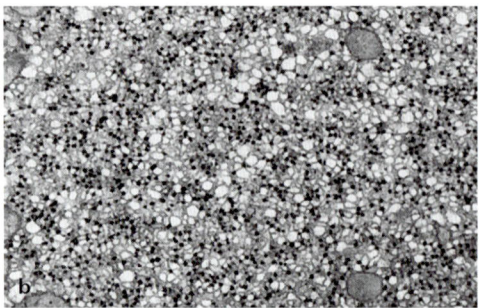

Abb. 2.4: Hypertrophie von Hepatozyten infolge einer Vermehrung (Hyperplasie) des glatten endoplasmatischen Retikulums bei chronischem Analgetikaabusus.
a Lichtmikroskopisches Bild, HE-Färbung.
b Elektronenmikroskopisches Bild.

2.2 Hypertrophie und Hyperplasie

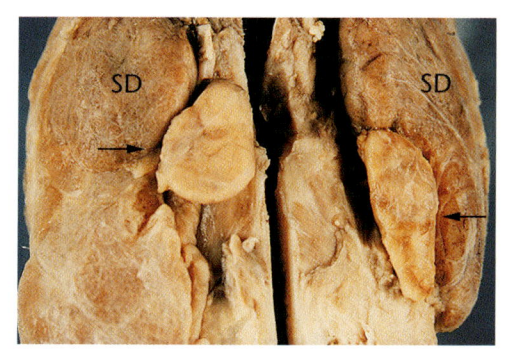

Abb. 2.5: Hyperplastische Epithelkörperchen (→) bei chronischer Niereninsuffizienz. Sicht von dorsal (SD = Schilddrüse).

ter auch bei ektoper ACTH-Produktion im Rahmen eines paraneoplastischen Syndroms (siehe Kap. 8.7.3).

Schilddrüse Die Anpassungshyperplasien der Schilddrüse sind an anderer Stelle ausführlich dargestellt (siehe Kap. 11.3.1).

Nebenschilddrüsen Wichtiges Beispiel für eine Hyperplasie in einem nicht hormonabhängigen endokrinen Organ ist die Hyperplasie der Nebenschilddrüsen mit dem Syndrom des Hyperparathyreoidismus (Abb. 2.5). Als typische Begleiterscheinung (sekundärer Hyperparathyreoidismus) tritt er bei chronischer Niereninsuffizienz auf. Der auslösende Reiz ist hier eine Hypokalzämie, bedingt zum einen durch eine intestinale Resorptionsstörung infolge mangelhafter Bereitstellung von 1,25-Dihydroxy-Cholcalciferol durch die erkrankte Niere, zum anderen durch die Behinderung der renalen Phosphatausscheidung mit konsekutiver Verminderung des ionisierten Kalziums. In der hyperplastischen Nebenschilddrüse ist die Zahl der Hauptzellen stark vermehrt. Die aktivierten Zellen enthalten im Gegensatz zu ruhenden Zellen keine zytoplasmatischen Fetttröpfchen. Außerdem kommt es zu einer Reduktion des normalerweise vorhandenen Fettgewebes zwischen den Drüsenzellkomplexen. Die resultierende Mehrproduktion von Parathormon führt, ebenso wie beim primären Hyperparathyreoidismus (siehe Kap. 11.2.1) unter anderem zu charakteristischen Knochenveränderungen.

Prostata Eine hormonelle Imbalance liegt auch der jenseits des 60. Lebensjahres sehr häufigen Prostatahyperplasie (siehe Kap. 16.3.2) zugrunde.

Zur Wiederholung

Altersatrophie • Atrophie, einfache, numerische, pathologische, physiologische • **D**ruckatrophie • **H**ungeratrophie • Hyperplasie • Hypertrophie • **I**naktivitätsatrophie • Involution • **O**steoporose • **P**seudohypertrophie • **T**umorkachexie • **Z**werchfellfurchen

3 Zell- und Gewebeschäden

U. Pfeifer

Wenn Zellen oder Gewebe abnormen oder schädigenden Einwirkungen unterliegen, können verschiedene Veränderungen an ihnen auftreten; dies sind einerseits Veränderungen, die ein Weiterleben der Zelle ermöglichen und prinzipiell reversibel sind, d.h. eine Rückkehr zur normalen Struktur und Funktion erlauben (Kap. 3.1). Dagegen liegen den so genannten Dystrophien schwere und oft irreparable, d.h. irreversible Zellschäden zugrunde (Kap. 3.2). Außerdem gehören auch Phänomene der Zellalterung (Kap. 3.3) und die vielfältigen Erscheinungen des intravitalen Zell- und Gewebetodes (Kap. 3.4) zu den Zell- und Gewebeschäden und schließlich kann auch der extrazelluläre Raum hauptsächlicher Schauplatz von Schädigungsfolgen sein (Kap. 3.5).

3.1 Reversible Schäden und Degeneration

Hier geht es um teils nur mikroskopisch, teils auch makroskopisch erkennbare Veränderungen, die prinzipiell reversibel sind, wenn der auslösenden Ursache entgegengewirkt werden kann. Obwohl ein und dasselbe Phänomen unterschiedliche Ursachen haben kann, ist es wichtig, solche Veränderungen bei der Aufklärung einer Krankheitsursache oder eines Ursachenspektrums zu erkennen. Der Terminus „Degeneration" hat dabei in vielen Fällen eigentlich nur eine rudimentäre Bedeutung. Anstelle von hydropischer Degeneration ist im Folgenden die hydropische Zellschwellung verwendet, und anstelle von fettiger Degeneration die Verfettung.

3.1.1 Hydropische Zellschwellung

Definition Als hydropische Zellschwellung oder Zellhydrops bezeichnet man Zustände einer Vermehrung des intrazellulären Wassers.

Ätiologie und Pathogenese Zugrunde liegt oft eine mit dem Leben der Zelle noch vereinbare Störung der oxidativen Energiegewinnung (Hypoxidose, siehe Kap. 4.1.7), die eine Störung der ATP-abhängigen Natriumelimination aus der Zelle nach sich zieht. Der intrazellulären Akkumulation von Natrium folgt sekundär passiv der Einstrom von H_2O. Dieses sammelt sich in der zytoplasmatischen Grundsubstanz, in den Mitochondrien, oder im Binnenraum des endoplasmatischen Retikulums. Letzteres geschieht in besonders auffälliger Weise bei der Schädigung der Leber durch Tetrachlorkohlenstoff (CCl_4, Abb. 3.1). Dabei ist die Ursache

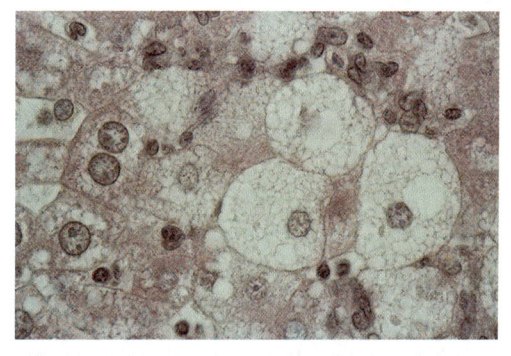

Abb. 3.1: Hydrops in Leberparenchymzellen bei Leberschädigung durch Tetrachlorkohlenstoff. Aufgetriebene und wenig anfärbbare Hepatozyten mit vesikulärem Zytoplasma (besonders rechts), hervorgerufen durch Wassereinstrom in die Zisternen des endoplamatischen Retikulums.

der Flüssigkeitsverschiebung eine unmittelbare Membranschädigung durch freie Radikale.

Morphologie Lichtmikroskopisch stellen sich die betroffenen Zellen als vergrößert dar, was aber nicht einer Hypertrophie zuzurechnen ist (siehe Kap. 2.2.1). Das Zytoplasma ist weniger anfärbbar als im Normalzustand und erscheint deshalb mehr oder weniger leer, wogegen die Zellgrenzen deutlich hervortreten.

Differentialdiagnosen Veränderungen, bei denen eine Aufhellung des Zytoplasmas durch Einlagerung von Substanzen hervorgerufen ist, die bei der routinemäßigen HE-Färbung nicht dargestellt werden, müssen vom Zellhydrops abgegrenzt werden. Solche Substanzen sind z. B. Glykogen oder fein disperses Fett.

Auch eine Vermehrung des glatten endoplasmatischen Retikulums vergrößert die Zelle. Sie ist z. B. in Leberzellen als Adaptation an einen gesteigerten Fremdstoffmetabolismus durch Medikamente zu finden (siehe Abb. 2.4) oder entsteht bei übermäßiger Produktion von Hepatitis-B-Oberflächenantigen in so genannten Milchglashepatozyten (siehe Kap. 4.3.1).

Eine Kombination von Vermehrung des glatten ER und von Glykogen liegt der so genannten Ballonierung der läppchenzentralen Hepatozyten bei Formen der akuten Virushepatitis zugrunde. „Hellzelligkeit", die auf einer der genannten Ursachen beruht, ist bei der Differentialdiagnose mancher Tumoren ein wichtiges Kriterium.

3.1.2 Verfettung !!

Definition Von Verfettung spricht man, wenn Fettsubstanzen – i.d.R. Neutralfette – in lichtmikroskopisch sichtbarer Form im Zytoplasma von Zellen abgelagert werden, die im Normalzustand kein oder nur wenig Fett enthalten.

Bedeutung Die Verfettung per se ist meist eine durchaus „sinnvolle" Reaktion, die es der Zelle gestattet, überschüssiges Fett aus dem Zytoplasma auszugliedern. Die betroffenen Zellen werden, von Extremfällen abgesehen, durch die abgelagerten Fetttropfen nicht geschädigt. Die Verfettung ist aber in vielen Fällen ein Indikator für eine Zellschädigung, wenn auch deren Wertigkeit ganz unterschiedlich sein kann.

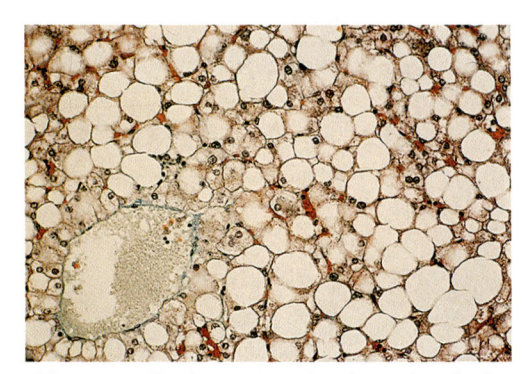

Abb. 3.2: Paraffinschnitt einer großtropfigen Leberzellverfettung in der Umgebung einer Zentralvene (unten links). Das Fett ist durch Präparation herausgelöst.

Pathogenese Bei der Verfettung von Parenchymzellen werden vermehrt anfallende Fettsäuren als Triglyzeride abgelagert. Diese bilden in der wässrigen Phase der zytoplasmatischen Grundsubstanz kugelförmige Tropfen, deren Größe in Abhängigkeit von der abzulagernden Fettmenge und auch von den geometrischen Bedingungen der betroffenen Zelle erheblich variiert. So können die Fetttropfen in Leberzellen weit größer werden als der Zellkern (Abb. 3.2), wogegen in Herzmuskelzellen der Raum zwischen den Myofibrillen stets nur für die Entwicklung kleinster Fetttropfen ausreicht (Abb. 3.3).

Zu einer Verfettung kommt es umso leichter, je mehr Aufgaben die betreffende Parenchymzelle im Fettstoffwechsel erfüllt. Besonders gilt dies für das Leberparenchym. Bei stärkerem Ausmaß der Verfettung ist das Organ vergrößert, gelblich verfärbt und von teigiger Konsistenz.

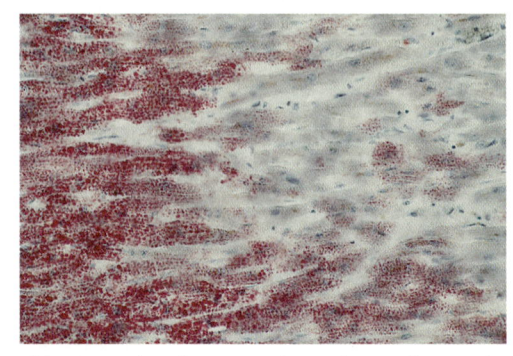

Abb. 3.3: Gefrierschnitt einer feintropfigen Verfettung der Herzmuskulatur. Die Fetttropfen sind mit Sudan-Rot angefärbt. Die nicht verfetteten Zellen (rechts oben) liegen am arteriellen Kapillarschenkel.

Der Verfettung liegen drei verschiedene **pathogenetische Mechanismen** zugrunde, die nicht selten auch in Kombination von Bedeutung sind:
- vermehrtes Angebot an die Zelle: Ein vermehrtes Anfluten von Fettsubstanzen findet naturgemäß nach fettreichen Mahlzeiten statt, was aber allenfalls zu einer nur vorübergehenden feintropfigen Verfettung führt. Die chronische Überernährung per se ist jedenfalls keine ausreichende Ursache für eine Leberverfettung. Dagegen ist die verstärkte Lipolyse im peripheren Fettgewebe mit resultierender Triglyzeridämie ein pathogenetischer Faktor für die Verfettung beim Diabetes mellitus (siehe Kap. 12.1), beim akuten Alkoholexzess und in der Anfangsphase eines chronischen Hungerzustands.
- gestörte Metabolisierung in der Zelle: Störungen der oxidativen Energiegewinnung führen unter anderem zu einer Akkumulation von Fettsäuren, die dann teilweise in Triglyzeride umgewandelt werden. Bei der alkoholtoxischen Leberverfettung ist neben der bereits erwähnten peripheren Lipolyse eine Störung der Fettsäureoxidation von Bedeutung, daneben aber auch eine Steigerung der Fettsäuresynthese. Schließlich kann die intrazelluläre Metabolisierung von Fettsäuren auch durch einen Mangel an so genannten lipotropen Substanzen (z.B. Cholin) beeinträchtigt sein, allerdings nur im Experiment bei Ratten.
- verzögerter Abtransport aus der Zelle: Da ein Teil des in der Leber metabolisch umgesetzten Fetts für die Synthese von Lipoproteinen für den Export verwandt wird, können Störungen dieses „Abtransports" von Fett aus den Leberzellen ebenfalls eine Akkumulation von Neutralfetten nach sich ziehen. Hochgradiger Proteinmangel beim langfristigen Hunger oder bei Mangelernährung führt deshalb regelmäßig zu einer Verfettung der Leber. Auch bei der alkoholtoxischen Fettleber kommt eine derartige Störung der Proteinsynthese zusätzlich zu den bereits genannten Faktoren ätiologisch in Betracht.

Aufschluss über den jeweils zugrunde liegenden Mechanismus kann die **Topik der Fettablagerung** im Gewebe geben. In der Leber führt die hämatogene Einschwemmung von manchen Toxinen, z.B. bakteriellen Toxinen bei Pneumonie, zu einer läppchenperipheren Verfettung, wogegen von der Verfettung im Rahmen einer Hypoxidose diejenigen Parenchymzellen besonders betroffen sind, die am venösen Ende des Kapillarstrombetts gelegen sind, in der Leber also die läppchenzentralen Hepatozyten (siehe Abb. 3.2). Im Herzmuskel bilden die am venösen Kapillarschenkel gelegenen Zellen quer zum Faserverlauf streifenförmig ausgerichtete Gebiete (siehe Abb. 3.3), die wegen der fettbedingten Gelbfärbung als tigerfellartige Zeichnung schon makroskopisch erkennbar sind (sog. Tigerherz). Der Herzmuskelverfettung liegt stets eine Störung der Fettsäuremetabolisierung, meist infolge einer hypoxämischen oder histiotoxischen Hypoxidose (siehe Kap. 4.1.7), zugrunde. Die beiden anderen oben genannten Mechanismen (vermehrtes Angebot, verzögerter Abtransport) sind hier ohne Bedeutung. Gleiches gilt für die tropfige Fettablagerung in Tubuluszellen der Nieren, z.B. bei Phosphorvergiftung oder bei akuter gelber Leberdystrophie.

Histologie Bei der normalen Gewebepräparation (Entwässerung, Paraffineinbettung) werden die Triglyzeride aus den Zellen herausgelöst, sodass im lichtmikroskopischen Bild (siehe Abb. 3.2) leere runde Aussparungen resultieren (Fettvakuolen). Färberisch darstellen lassen sich die Fetttropfen nur im nicht entwässerten Gewebeschnitt, z.B. in Gefrierschnitten (siehe Abb. 3.3).

Differentialdiagnosen Von der Ablagerung von Fetttropfen in der zytoplasmatischen Grundsubstanz streng zu unterscheiden sind Lipidablagerungen, die durch Endozytose von lipidhaltigem Material entstehen. Es resultieren membranbegrenzte, mit dem Lysosomensystem interagierende Vakuolen, in denen die Lipide akkumulieren. Betroffen sind v.a. Makrophagen beim Untergang lipidhaltigen Gewebes. Je nach Art der Entstehung werden sie als **Schaumzellen** (bei Fettgewebsnekrosen, siehe Kap. 3.4.2) oder **Fettkörnchenzellen** (bei Hirnerweichung, siehe Kap. 17.1.2) bezeichnet.

Wesensmäßig von einer Verfettung zu unterscheiden ist die Umwandlung interstitiellen Bindegewebes in Fettgewebe, was als **Lipomatose** bezeichnet wird – so z.B. die so genannte Lipomatose der Herzmuskulatur, v.a. im rechten Herzventrikel bei allgemeiner Fettsucht (siehe auch „Fettgewebsvakatwucherungen bei Atrophie", Kap. 2.1).

3.1.3 Zelluläres Hyalin

Definition Als Hyalin bezeichnet man ganz allgemein Strukturen, die lichtmikroskopisch eine homogene, glasartige Beschaffenheit mit leicht ver-

3 Zell- und Gewebeschäden

stärker Lichtbrechung und eine Affinität für saure Farbstoffe, z. B. Eosin aufweisen.

Vorkommen Ein physiologisches Beispiel dafür ist die Matrix des hyalinen Knorpelgewebes. Hyalines Material als Zeichen einer pathologischen Veränderung findet man entweder:
- als zelluläres Hyalin
- als bindegewebiges Hyalin (siehe Kap. 3.5.3) oder
- als vaskuläres Hyalin (siehe Kap. 3.5.3).

Zum zellulären Hyalin gehören Mallory-Hyalin, Riesenmitochondrien, retinierte Sekretproteine und auch abgestorbene Zellen als so genannte Apoptosekörpchen (siehe Kap. 3.4.1).

Mallory-Hyalin

Beim Mallory-Hyalin (Abb. 3.4) handelt es sich um dichte filzartige Aggregate von nur elektronenmikroskopisch erkennbaren Filamenten des Zytoskeletts (Zytokeratine). Beteiligt sind auch so genannte Stressproteine, darunter Ubiquitin als Bestandteil eines nichtlysosomalen intrazellulären Proteolysesystems. Immunhistochemisch lässt sich Mallory-Hyalin mit Antikörpern gegen Ubiquitin-Protein-Komplexe darstellen (Abb. 3.4). Die unregelmäßig begrenzten schollige Ablagerungen kommen hauptsächlich in Leberparenchymzellen vor, und zwar v.a. beim alkoholtoxischen Leberschaden (siehe Kap. 4.1.5).

Riesenmitochondrien

Als hyaline Körperchen imponieren nicht selten auch so genannte Riesenmitochondrien, kugelförmige oder lang gestreckte, scharf begrenzte Gebilde, die Kerngröße erreichen und durch mitochondriale Teilungsstörungen oder durch Fusion entstehen. Ätiologisch sind toxische (Alkohol) oder metabolische (Morbus Wilson) Störungen von Bedeutung.

Sekretproteine

Eine dritte Form zellulären Hyalins sind Ablagerungen von Sekretproteinen im Innenraum des rauen ER. Beispiele dafür sind die hyalinen Eiweißtropfen im Leberparenchym bei α_1-Antitrypsin-Mangel (siehe Kap. 12.4.3) und die so genannten Russell-Körperchen in Plasmazellen, die sich bei manchen chronischen Entzündungen als Folgen einer (unspezifischen) Störung der Immunglobulinsekretion entwickeln.

Resorbierte Proteine

Weiterhin entstehen kugelförmige hyaline Ablagerungen, wenn Eiweiß im Übermaß per Endozytose in eine Zelle aufgenommen und dort im Lysosomenkompartiment abgelagert wird, wie z. B. bei hyalintropfiger Eiweißspeicherung in proximalen Tubuluszellen der Niere beim nephrotischen Syndrom.

Apoptosekörperchen

Als zelluläres Hyalin imponieren schließlich auch manche Formen des Einzelzelluntergangs, besonders bei der Apoptose (siehe Kap. 3.4.1), wenn die Koagulation des Zytoplasmas im Vordergrund steht, sodass abgerundete hyaline Körperchen entstehen (Abb. 3.5), z. B. die „Councilman-Körperchen" bei der Virushepatitis (siehe Kap. 4.3.1).

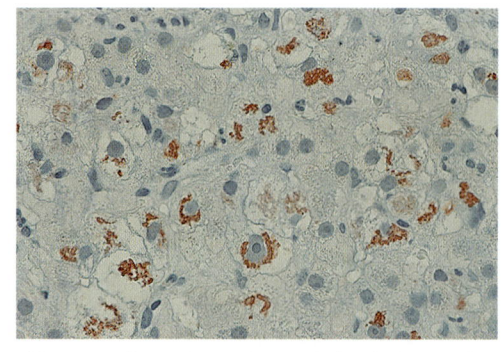

Abb. 3.4: Mallory-Hyalin im Lebergewebe bei chronischer alkoholtoxischer Leberschädigung. Immunhistochemische Reaktion mit einem Antikörper gegen ubiquitinierte Proteine (rot-braun). Daneben großtropfige Verfettung der Hepatozyten.

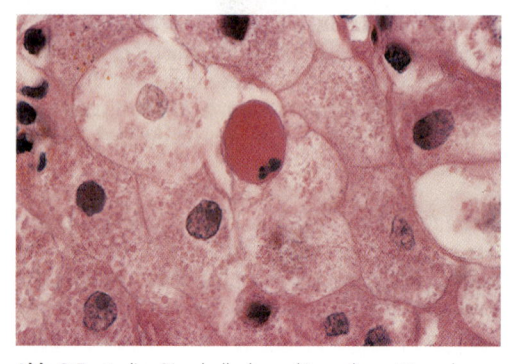

Abb. 3.5: Hyaline Einzelzellnekrose (Councilman-Körperchen = Apoptosekörperchen) im Lebergewebe bei Virushepatitis.

3.2 Dystrophie

Definition Der Begriff Dystrophie ist nicht gut definiert und wird uneinheitlich verwendet. In wörtlicher Übersetzung meint er Fehlernährung, weshalb die bereits erwähnte Hungeratrophie (siehe Kap. 2.1.3) manchmal auch als Hungerdystrophie bezeichnet wird. Besser etabliert, wenn auch eigentlich nur als Sammelbezeichnung, ist der Begriff Dystrophie bei einer Reihe von nicht entzündlichen und nicht kreislaufbedingten, meist unbeeinflussbar fortschreitenden Erkrankungen des Nervensystems und der Skelettmuskulatur. Schließlich wird der Begriff Dystrophie im deutschen Sprachraum auch für Erkrankungen der Leber gebraucht, die mit akutem Versagen der Organfunktion einhergehen.

Leberdystrophie

Definition Als Leberdystrophie werden Zustände massiver Leberparenchymnekrosen (siehe Kap. 3.4.2) bezeichnet.

> **Aus der Praxis**
>
> Sie kommen z. B. bei schweren Formen einer Knollenblätterpilzvergiftung (siehe Kap. 4.1.3), bei schwersten Verläufen einer Virushepatitis (siehe Kap. 4.3.1) oder im Rahmen von Unverträglichkeitsreaktionen auf Medikamente (Abb. 3.6) zustande.

Morphologie Die Nekrose kann das gesamte Parenchym betreffen, sodass auch nach Abklingen der akuten Schädigung keine Regeneration aus Parenchymresten mehr möglich ist. Im Frühstadium ist die Leber kleiner als normal, von weicher Konsistenz und gelblicher Farbe (akute gelbe Leberdystrophie). Auf der Schnittfläche bilden sich nach einiger Zeit grau glitzernde Beläge aus kristallin ausgefällten Aminosäuren. Wird die Erkrankung einige Zeit überlebt, so werden die Nekrosen mehr oder weniger vollständig resorbiert. Von periportal erfolgt ein Regenerationsversuch, der aber dann nur noch zur Vermehrung von duktulären Strukturen führt (subakute Leberdystrophie). Der meist tödliche Verlauf einer solchen Erkrankung lässt sich nur durch eine Lebertransplantation aufhalten.

Leukodystrophie

Definition Als Leukodystrophien bezeichnet man Erkrankungen des Nervensystems, bei denen die weiße Substanz, also die Marklager des Gehirns und die Markscheiden peripherer Nerven progrediente Schäden bis zur völligen Zerstörung (Entmarkung) erleiden.

Genannt werden hier zwei Formen, bei denen der zugrunde liegende Stoffwechseldefekt aufgeklärt ist und die zu den lysosomalen Speicherkrankheiten gehören (siehe Kap. 12.4.2).

Metachromatische Leukodystrophie

Bei der metachromatischen Leukodystrophie ist die Aktivität des lysosomalen Enzyms Arylsulfatase A hochgradig reduziert oder fehlt gänzlich. Der im Rahmen des allgemeinen Turnovers erforderliche Abbau eines aus Membranlipiden stammenden Sulfatids (sulfatiertes Galaktocerebrosid) wird blockiert, was eine intralysosomale Akkumulation von Sulfatid in Oligodendrogliazellen und Schwann-Zellen, sekundär auch in Makrophagen zur Folge hat. Die gespeicherten Substanzen werden durch Kresylviolett metachromatisch rot angefärbt.

Krabbe-Leukodystrophie

Bei der Krabbe-Leukodystrophie fehlt die Aktivität einer β-Galaktosidase, was die intralysosomale Akkumulation von Galaktocerebrosid in Form kugelförmiger Zytoplasmaeinschlüsse zur Folge hat, weshalb auch von globoidzelliger Leukodystrophie gesprochen wird.

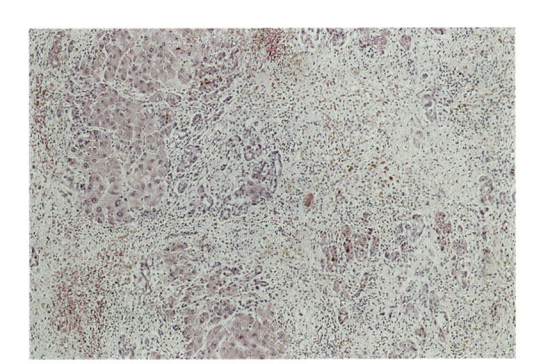

Abb. 3.6: Subakute Leberdystrophie als Unverträglichkeitsreaktion auf Isoniazid (INH) im Rahmen einer Tuberkulosebehandlung. Ausgedehnte Bereiche des Leberparenchyms sind zugrunde gegangen. Reaktive Gallengangsproliferate (Mitte) sowie kleiner Regenerationsherd (links oben).

Neuroaxonale Dystrophie

Definition Unter diesem Begriff sind teils lokalisierte, teils generalisierte Erkrankungen des ZNS zusammengefasst, bei denen als hauptsächliche Veränderung neuroaxonale Schwellungen und kugelförmige oder schollige Ablagerungen in Axonen festzustellen sind. In fortgeschrittenen Stadien gehen Neurone zugrunde.

Zu dieser Krankheitsgruppe gehört auch die Hallervorden-Spatz-Krankheit, bei der bereits im Kindesalter Neuronen des Pallidums zerstört werden. Neuerdings wird ein Defekt eines Pantothenatkinasegens (PANK2) als Ursache der Erkrankung angesehen.

Muskeldystrophie

Definition Als Muskeldystrophien bezeichnet man eine Gruppe hereditärer Muskelerkrankungen, offenbar verursacht durch angeborene Membrandefekte der Skelettmuskelfasern.

> **Aus der Praxis**
>
> Dazu gehört die Dystrophia musculorum progressiva (Erb-Duchenne). Sie ist die häufigste erbliche Muskelerkrankung und betrifft fast ausschließlich Jungen. Ursache ist ein defektes Gen auf dem X-Chromosom der Mutter (Konduktorin = Überträgerin). Das Gen ist zuständig für die Produktion von Dystrophin, d.h. für die eiweißhaltige Hülle der Muskelfasern. Ohne Dystrophin sind die Muskelfasern gegenüber äußeren Einflüssen völlig schutzlos (z.B. ungehinderter Einstrom von Kalziumionen); sie degenerieren nach und nach und sterben ab.

Morphologie Das typische Muster der Gewebeschädigung bei den Muskeldystrophien ist charakterisiert durch:
- Abrundung einzelner Muskelfasern und wechselnd starke Kaliberschwankungen. Nekrotische und atrophische Muskelfasern mit reduziertem Durchmesser liegen in wahlloser Anordnung zwischen normal großen und auch hypertrophierten Fasern
- Vermehrung der Zellkerne und Einwanderung zur Fasermitte (Kernzentralisierung)
- Fibrose des interstitiellen Bindegewebes, besonders deutlich im Frühstadium der Erkrankung
- So genannte Pseudohypertrophie (siehe Kap. 2.2.1) der befallenen Muskulatur durch Fettgewebsersatz untergegangener Muskelfasern in Spätstadien.

> **Merke!**
>
> Zusammenfassendes wesentliches Kennzeichen der Muskeldystrophien ist der disseminierte Untergang einzelner Muskelfasern ohne ein bestimmtes Verteilungsmuster.

3.3 Zellalterung, Pigmentablagerungen

3.3.1 Zellalterung

Zellen höherer Organismen haben (mit Ausnahme der Zellen der Keimbahn) eine endliche Lebenszeit. Viele zelluläre Funktionen sind im gealterten Organismus reduziert. So beobachtet man in Muskelzellen diskrete Ausfälle von Enzymen der Atmungskette. In Zellkulturen gealterte Zellen zeigen eine Reduktion der Syntheseleistungen, wovon der Protein-, der RNA- und der DNA-Stoffwechsel betroffen sein können.

Abnutzung

Theorien zur Erklärung des zellulären Alterns basieren zum einen auf der Vorstellung, die „Maschinerie" der Zelle würde im Lauf des Zelllebens mehr oder weniger abgenutzt, so durch die Einwirkung freier Radikale auf DNA, RNA und Proteine oder durch Produkte einer posttranslationalen Quervernetzung, wie z.B. durch nichtenzymatische Glukosylierung von Proteinen u.a. Makromolekülen. Auch eine Akkumulation fehlerhafter Translations- und Transkriptionsprodukte und daraus resultierende Störungen im Zellstoffwechsel werden in Betracht gezogen.

Replikative Überalterung

Neuere Theorien der Zellalterung besagen, dass diese unter genetischer Kontrolle steht. Dafür spricht die limitierte Zahl von ungefähr 50 Zellteilungszyklen, die eine normale Somazelle (z.B. embryonaler Fibroblast) durchlaufen kann. Danach ist der Zustand erreicht, den man auch als replikative Überalterung bezeichnet. Dafür verantwortlich ist eine stetige Verkürzung der Telomeren bei Zellteilungen, wenn dem nicht durch Aktivität der Telomerase entgegengearbeitet wird. Telomeren sind jeweils am Ende der Chromosomen liegende Strukturen, die für die vollständige Replikation der informativen DNA erforderlich sind. Die genannte replikative Überalterung kann in Zellkulturen verhindert werden, wenn Zellen durch Gentransfer zu einer Überexpression der Telomerase gebracht werden. Tumorzellen (siehe Kap. 8) zeichnen sich durch hohe Aktivitäten der Telomerase aus, womit erklärt wird, warum sie – auch in Zellkultur – unbegrenzt teilungsfähig sind.

Mit der replikativen Überalterung ist keineswegs bereits erklärt, warum gealterte Zellen funktionelle Defizite aufweisen und generell gegenüber schädigenden Einflüssen vulnerabler sind. In Betracht gezogen wird eine programmartig mit der Zeit ablaufende Repression von vital bedeutsamen Genstrecken. Die verschiedenen Theorien schließen sich gegenseitig nicht aus.

3.3.2 Pigmentablagerungen !

Definition Der Terminus „Pigment" wird generell für Substanzen mit Eigenfarbe gebraucht. Sie verleihen dem Gewebe einen eigenen Farbton und sind auch im ungefärbten histologischen Schnitt erkennbar.

Lipopigmente

Hierbei handelt es sich um intralysosomal akkumulierende, weil schwer abbaubare Polymerisationsprodukte von brauner Eigenfarbe, die durch Peroxidation hoch ungesättigter Fettsäuren entstehen.

Lipofuszinpigment Im Fall des Lipofuszinpigmentes gelangen die Substrate überwiegend durch zelluläre Autophagie in das Lysosomenkompartiment (z.B. in Leberzellen, Herzmuskelzellen oder Ganglienzellen). In diesen üblicherweise langlebigen Zellen werden im Rahmen des intrazellulären Turnovers durch zelluläre Autophagie ständig kleinste Zytoplasmaportionen in so genannte Autophagosomen sequestriert. Die Autophagosomen fusionieren mit präexistenten Lysosomen zu Autolysosomen, in denen die sequestrierten Bestandteile (z.B. Mitochondrien, ER) in niedermolekulare Bruchstücke zerlegt werden. Lipidbestandteile dieser, dem intrazellulären Turnover anheim fallenden Strukturen können das Ausgangsmaterial für Lipopigment sein.

Zeroidpigment Werden Lipide, z.B. als Bestandteil nekrotischen Materials, per Phagozytose von außerhalb in die Zelle eingeschleust, so entsteht – v.a. in Makrophagen – ein Lipopigment, welches wegen seiner „wachsartigen" Beschaffenheit auch als Zeroidpigment bezeichnet wird.

Anthrakotisches Pigment

Besonders eindrucksvoll ist die tiefschwarze Verfärbung von Lungengewebe durch anthrakotisches Pigment. Gebildet wird es durch feinste Kohlenstoffpartikel (Ruß oder Kohlenstaub), die mit der Atemluft in die Lunge aufgenommen und dort in Makrophagen, längs der Lymphbahnen und auch in den Hiluslymphknoten abgelagert werden. Im Gegensatz zu anderen Stäuben (siehe Kap. 4.1.6) verursachen diese Ablagerungen keine krankhaften Zell- und Gewebeveränderungen.

Eisenpigment (= Siderinpigment)

Mithilfe der Bildung von Eisenpigment vermögen Zellen und Gewebe große Mengen von Eisen in einer inerten, d.h. mit dem übrigen Zellstoffwechsel nicht mehr interferierenden Form abzulagern. Das überschüssige Eisenangebot kann durch einen lokalen (Hämatom) oder generalisiert gesteigerten Erythrozytenzerfall (Hämolyse) entstehen, oder es beruht auf einer pathologisch erhöhten Eisenaufnahme aus dem Darm (Hämochromatose, siehe Kap. 12.3). Die eisenhaltigen Verbindungen akkumulieren im Lysosomenkompartiment und werden dort nach hydrolytischem Abbau der Proteine (Hämoglobin, Ferritin) zu immer dichteren Aggregaten von Eisen-(III)-oxydhydrat. Analog dem Rost sind solche Ablagerungen von brauner Farbe. Zur Unterscheidung von Lipopigment ist im Gewebeschnitt die Berliner-Blau-Reaktion geeignet, bei der sich Eisenpigment blau anfärbt.

Kupferhaltiges Pigment

Auch Kupfer kann bei einem krankhaften Überangebot (Morbus Wilson) intralysosomal akkumulieren. Die Ablagerungen sind meist mit Lipofuszinpigment kombiniert. Der Kupfernachweis ist am Gewebeschnitt mit Rhodanin oder mit Rubeansäure möglich. Weniger spezifisch ist die Orceinfärbung, mit der ein Kupfer bindendes Protein dargestellt wird.

3.4 Intravitaler Zell- und Gewebetod

Nekrose im ursprünglichen Sinn

Sterben Zellen oder Teile eines Gewebes intravital, d.h. innerhalb des lebenden Organismus ab, so treten dabei in bestimmter zeitlicher Reihenfolge morphologisch fassbare Veränderungen auf, die man früher in ihrer Gesamtheit als Nekrose bezeichnet hat. Zurückgeführt hat man den intravitalen Zell- und Gewebetod auf eine Zellschädigung, in deren Verlauf sich die Kompensationsmöglichkeit der Zelle erschöpft, sodass der „point of no return" überschritten und ein Weiterleben der Zelle nicht mehr möglich ist.

Apoptose

Für eine mikroskopisch gut charakterisierte Form des Zelluntergangs hat man 1972 den Begriff Apoptose eingeführt. Es hat sich gezeigt, dass dieser Form des Zelltods eine programmartige Abfolge von molekular definierten Teilschritten zugrunde liegt. Der programmierte apoptotische Zelltod findet nicht nur unter krankhaften Bedingungen statt, sondern ist auch Grundlage des physiologischen Zelltods, z.B. in labilen Geweben (siehe Kap. 7.1.1) wie der Epidermis, der Dünndarmschleimhaut, dem Blut bildenden System oder auch während der Embryogenese.

Abgrenzung

Als Nekrose bezeichnet man jetzt nur noch diejenigen Formen des Zell- und Gewebeuntergangs, die nicht nach dem Programm der Apoptose ablaufen. In vielen Fällen ist die Trennung zwischen Apoptose und Nekrose einleuchtend (Abb. 3.7). Es hat sich aber gezeigt, dass die Grenze nicht immer scharf zu ziehen ist, z.B., dass im Randgebiet einer ischämischen Nekrose auch Teile des Apoptoseprogramms realisiert sind, oder dass ein- und dasselbe Agens je nach Dosis oder je nach Ausgangsbedingung in der Zelle Apoptosen oder Nekrosen erzeugen kann.

3.4.1 Apoptose (programmierter Zelltod) !!!

Definition Unter Apoptose versteht man eine Form des intravitalen Zelltods mit den mikroskopischen Kennzeichen einer Schrumpfung und Bildung blasiger Protrusionen des Zytoplasmas, einer Verdichtung des Chromatins im Zellkern (Karyopyknose) und/oder Fragmentierung des Zellkerns (Karyorrhexis) und der Entstehung von so genannten Apoptosekörperchen, die entweder stark geschrumpfte Zellen oder deren Fragmente darstellen.

Infolge von Änderungen der Oberflächeneigenschaften, z.B. Verlagerung von Phosphatidylserin an die Zelloberfläche während der Apoptose, werden Apoptosekörperchen von Makrophagen erkannt, phagozytiert und abgebaut. Eine akute Entzündungsreaktion wird, anders als bei vielen Formen der Nekrose, nicht hervorgerufen.

Mechanismen

In der Frage, ob eine Zelle apoptotisch abstirbt, hat man zu unterscheiden zwischen der rezeptorvermittelten Signalverarbeitung und primär intrazellulären Mechanismen. Beide enden in der so genannten Exekutionsphase, in der sich der Zelltod durch die genannten Apoptosemerkmale morphologisch manifestiert.

Apoptose durch rezeptorvermittelte Signale Unter den von extrazellulär über Ligand-Rezeptor-Wechselwirkung entstehenden Effekten kann man proapoptotische und antiapoptotische unterscheiden. Proapoptotische Effekte bewirken den apoptotischen Zelltod, antiapoptotische verhindern den apoptotischen Zelltod. Antiapoptotisch wirken beispielsweise Hormone auf Zellen der Erfolgsorgane, z.B. TSH auf Thyreozyten, ACTH auf Zona fasciculata, Zellen der Nebennierenrinde sowie generell Wachstumsfaktoren. Der Entzug solcher Liganden wirkt proapoptotisch und führt zum apoptotischen Zelluntergang, mittelfristig also zu einer „numerischen" Atrophie. Bekannt als proapoptotisches Ligand-Rezeptor-System ist der so genannte Fas-Ligand und der zugehörige Rezeptor Fas (CD95), ein Angehöriger der TNF-Rezeptor-Superfamilie. Auch die Stimulierung des TNF-Rezeptor-1 durch TNF kann proapoptotisch wirken. In beiden Fällen bedarf es der Mitwirkung eines Adapterproteins, um die apoptotische Exekution einzuleiten. Bei Stimulierung des TNF-Rezeptor-1 kann aber durch ein anderes Adapterprotein auch ein antiapoptotischer Weg in Gang kommen.

Intrazelluläre Signale der Apoptose Die Interaktion zwischen Ligand und Rezeptor an der Zelloberfläche ist keineswegs der einzige Weg zur Apoptose. Es sind auch primär intrazelluläre Mechanismen

3.4 Intravitaler Zell- und Gewebetod

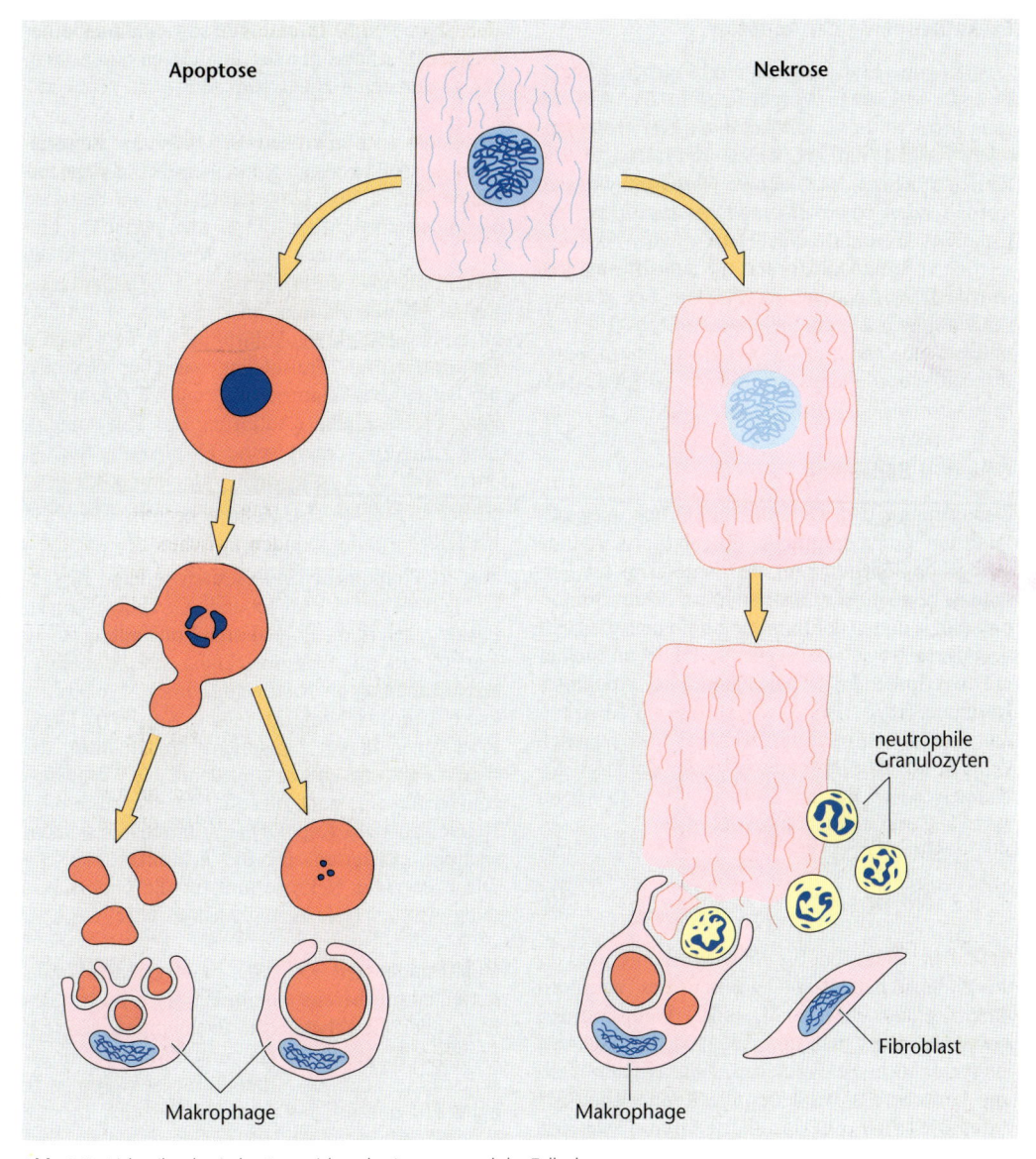

Abb. 3.7: Lichtmikroskopische Kennzeichen der Apoptose und der Zellnekrose.

bekannt, die pro- oder antiapoptotische Wirkung haben können. Eine besondere Rolle spielen dabei die Mitochondrien, über deren äußere Membran durch Permeabilitätssteigerung Cytochrom-C freigesetzt werden kann. Befindet sich Cytochrom-C frei im Zytosol, so bewirkt es eine Aktivierung der Exekutionsmechanismen (siehe unten). Für die Permeabilität der Mitochondrienmembran sind unter anderem regulatorische Proteine verantwortlich. Unter diesen spielt die Bcl-2-Familie eine bedeutende Rolle. Bcl-2 verhindert eine Permeabilitätssteigerung der Mitochondrienmembran und wirkt antiapoptotisch. Andere Proteine der Bcl-2-Familie, z. B. Bax, erhöht die Permeabilität und begünstigt die Freisetzung von Cytochrom-C, wirkt also proapoptotisch. Die mitochondriale Permeabilitätssteigerung kann z. B. auch durch Ca^{2+} oder Sauerstoffradikale in Gang kommen. Auch das Tumorsuppressorgen p53 (siehe auch Kap. 8.5.5) kann einen solchen Effekt haben und Apoptose auslösen, beispielsweise nach nicht reparierbarer DNA-Schädigung durch ionisierende Strahlen.

Exekutionsphase der Apoptose

Gemeinsame Endstrecke der zahlreichen proapoptotisch wirksamen Vorgänge stellt die Aktivierung einer teilweise autokatalytischen proteolytischen Kaskade dar, bei der v.a. aspartatspezifische Zysteinproteasen, so genannte Caspasen, wirksam werden. Diese bewirken eine Degradation des Zytoskeletts sowie der nukleären Proteine. Aktiviert werden auch Endonukleasen, die eine internukleosomale DNA-Spaltung hervorrufen. Die resultierenden Fragmente ergeben bei der DNA-Elektrophorese ein charakteristisches, aber nicht apoptosespezifisches, leiterartiges Muster (DNA-Laddering).

Generelle Bedeutung

Der Kenntnis und weiteren Aufklärung apoptotischer und antiapoptotischer Regulation wird eine sehr große Bedeutung für die biomedizinische Forschung beigemessen. Insbesondere in der Tumorpathologie und in der Immunpathologie haben sich wichtige und viel versprechende Forschungsfelder eröffnet. In den ersten zehn Jahren der Apoptoseforschung (1972–1981) sind weltweit nur 53 Arbeiten zum Thema publiziert worden. In der letzten Dekade des 20. Jahrhunderts ist die Zahl der Arbeiten von 180 im Jahr 1991 auf über 10 000 im Jahr 2000 exponentiell angestiegen.

3.4.2 Nekrose !!!

Definition Nachdem die Mechanismen und zytomorphologischen Besonderheiten des apoptotischen Zelltods in vielen Details erkannt worden sind, subsumiert man unter dem Begriff Nekrose jetzt nur noch die Formen des intravitalen Zell- und Gewebetods, bei denen die Kennzeichen der Apoptose fehlen. Die postulierte Grenze zwischen Nekrose und Apoptose lässt sich nicht immer scharf ziehen, auch nicht hinsichtlich der auslösenden Ursachen. Nekrosen kommen nur unter krankhaften Bedingungen vor, nicht aber, wie Apoptosen, im Rahmen des physiologischen Zellumsatzes oder während der normalen Embryonalentwicklung.

Charakteristika der Nekrosen

Ätiologie Mögliche Ursachen von Nekrosen sind Hypoxidosen, Schäden durch Hitze und durch ionisierende Strahlen sowie durch Toxine. Hinzu kommen mechanisch bedingte Verletzungen, bakterielle und virale Infektionen sowie immunpathologische Mechanismen der humoralen und zellulären Zytotoxizität (siehe Kap. 5).

Histologie Lichtmikroskopisch fassbare Kennzeichen der Nekrose sind zum einen die an abgestorbenen Zellen und Geweben selbst auftretenden Veränderungen. Mitbestimmt wird deren Qualität durch das umgebende Milieu. Maßgeblich sind die Denaturierung von Proteinen und die Desintegration der Nukleinsäuren. Im Zytoplasma führt dies zu einer verstärkten Anfärbung mit dem sauren Farbstoff Eosin (Freisetzung basischer Gruppen bei der Eiweißdenaturierung) und zu einem Verlust der Basophilie (Auflösung der Ribosomen). Der Zellkern verliert seine Färbbarkeit und ist dann überhaupt nicht mehr oder nur noch ganz schwach konturiert (verdämmernd) erkennbar (Karyolyse).

Andere Phänomene sind dadurch bedingt, dass jede Nekrose auf das umgebende Gewebe einwirkt. Dieses reagiert mit einer **akuten Entzündung** (siehe Kap. 6), z. B. mit der Entwicklung eines granulozytären Exsudats im Randgebiet einer Myokardnekrose beim Herzinfarkt (siehe Kap. 9.5). Diese Reaktionen in der Umgebung dienen dazu, die Nekrosen zu beseitigen und damit die Voraussetzungen für eine nachfolgende Regeneration oder Reparatur (siehe Kap. 7.1) zu schaffen. Sie sind ein wichtiges Kriterium für die lichtmikroskopische Diagnose einer Nekrose und für die Unterscheidung zwischen Nekrose und postmortaler Autolyse.

Manifestationszeit Keine der besprochenen Veränderungen tritt bereits unmittelbar nach Eintritt des Zell- oder Gewebetods in Erscheinung, sondern erst nach Ablauf der so genannten Manifestationszeit. Diese liegt für ischämische Nekrosen, z.B. beim Herzinfarkt, bei etwa 6–8 Stunden für die Nekrose selbst und 10–16 Stunden für die granulozytäre Entzündungsreaktion. Vor Ablauf der jeweiligen Manifestationszeit lässt sich eine Nekrose lichtmikroskopisch nicht diagnostizieren.

Nekrosearten

Je nach makroskopischer und/oder histologischer Beschaffenheit der Nekrose unterscheidet man verschiedene Arten, so die Koagulationsnekrose, die Kolliquationsnekrose, enzymatische und traumatische Fettgewebsnekrosen, käsige Nekrose, fibrinoide Nekrose, gangränöse Nekrose und hämorrhagische Nekrose.

3.4 Intravitaler Zell- und Gewebetod

Koagulationsnekrose

Diese ist charakteristisch für anämische Infarkte in eiweißreichem Gewebe, so beim Herzinfarkt (siehe Kap. 9.5), Niereninfarkt und Milzinfarkt. Das Bild ist geprägt durch die Eiweißdenaturierung (Koagulation), die für die feste Beschaffenheit der Nekrose verantwortlich ist. In Frühstadien übersteigt das Volumen der Nekrose das Ausgangsvolumen, sodass sich Nieren- und Milzinfarkte von der Oberfläche des betroffenen Organs etwas vorwölben. Neben der bereits beschriebenen Entzündungsreaktion (siehe oben) kann es im Randgebiet auch zu kleinen Blutungen kommen, sodass ein hämorrhagischer Randsaum mit dem gelblichen Farbton der Nekrose kontrastiert. Das weitere Schicksal einer solchen Infarktnekrose ist entweder eine zunehmende Schrumpfung durch Flüssigkeitsentzug wie beim Niereninfarkt, wo auch im Spätstadium die Grundstruktur des Gewebes noch erkennbar ist, oder die vollständige Auflösung und Resorption sowie die nachfolgende Umwandlung in eine (mechanisch stabile) Narbe wie beim Herzinfarkt.

> **Merke!**
> Koagulationsnekrose: charakteristisch für anämische Infarkte in eiweißreichem Gewebe (Herz, Niere, Milz); typisch ist das Bild der Eiweißdenaturierung.

Kolliquationsnekrose

In Geweben mit geringerem Proteingehalt bleibt die Eiweißgerinnung von untergeordneter Bedeutung. Deshalb sind Nekrosen im ZNS, z.B. beim Hirninfarkt (siehe Kap. 17.2.1) nicht verfestigt. Im Verlauf einiger Tage kommt es vielmehr durch Zerfall der Markscheiden und Freisetzung der darin enthaltenen Lipide zu einer Verflüssigung der Nekrose (Kolliquation). Dieses Material wird von aktivierter Mesoglia phagozytiert, sodass das Bild in diesem Stadium durch so genannte Fettkörnchenzellen (siehe Kap. 3.1.2) geprägt ist. Ein Ersatz durch Narbengewebe wäre funktionell ungünstig (Schrumpfung); es bleiben als Restzustand mit Liquor gefüllte Hohlräume (Pseudozysten).

In eiweißreichem Gewebe kann eine Kolliquationsnekrose durch hohe Konzentrationen proteolytischer Enzyme entstehen, z.B. bei Abszessen (siehe Kap. 6.3.1) und bei der akuten autodigestiven Pankreatitis (siehe Kap. 15.3.1) oder auch durch Einwirkung hochkonzentrierter Laugen (Beispiel: Laugenverätzung des Ösophagus oder des Magens).

> **Merke!**
> Kolliquationsnekrose: entweder in eiweißarmem Gewebe (Hirn) mit Zerfall von Lipiden oder in eiweißreichem Gewebe mit hohen Konzentrationen proteolytischer Enzyme (Abszess, Pankreatitis).

Enzymatische Fettgewebsnekrose

Wichtige Kennzeichen der autodigestiven, akuten Pankreatitis sind die so genannten enzymatischen Fettgewebsnekrosen (Abb. 3.8). Sie entstehen im Fettgewebe der Umgebung des Pankreas unter der Einwirkung von Lipasen, die in hoher Konzentration aus dem zerstörten Pankreasgewebe freigesetzt werden. Das in den Nekrosezonen anfallende Neutralfett wird durch die Lipasen hydrolysiert, und die freiwerdenden Fettsäuren verbinden sich mit dem Kalzium der Gewebsflüssigkeit zu Kalkseifen, die für die charakteristische „kalkspritzerartige" Beschaffenheit der Herde verantwortlich sind.

Traumatische Fettgewebsnekrose

Als Begleitphänomen beobachtet man die so genannte traumatische Fettgewebsnekrose bei Knochenfrakturen. Als eigenständige Läsion kommt sie im subkutanen Fettgewebe vor, z.B. in der Mamma. Der auslösende mechanische Insult bleibt oft unbemerkt. Nach einiger Zeit entwickelt sich eine tumorartige Resistenz, die zur Differentialdiagnose eines malignen Tumors Anlass gibt. Histologisch ist das Bild charakterisiert durch schaumzellig umgewandelte Makrophagen. Da die Fettresorption vergleichsweise langsam verläuft, bildet sich in manchen Fällen noch vor vollständiger Resorption eine Bindegewebskapsel um das nekroti-

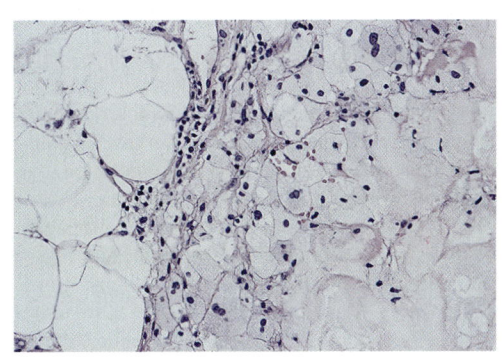

Abb. 3.8: Enzymatische Fettgewebsnekrose (rechts) im Stadium der Abräumung durch schaumzellig umgewandelte Makrophagen (Mitte).

sche Gewebe, in dem dann lichtmikroskopisch die Kontur der Fettzellen noch lange Zeit erkennbar bleibt.

Käsige Nekrose

Die käsige Nekrose ist ein Charakteristikum bei manchen so genannten spezifischen Entzündungen, insbesondere bei der Tuberkulose (siehe Kap. 6.3.2). In den Anfangsstadien handelt es sich um eine mattweiße, krümelig-brüchige Masse, die lichtmikroskopisch als blass eosinophiles, homogenes Material imponiert. Im Lungengewebe bleibt innerhalb verkäsender Herde das Gerüst der elastischen Fasern oft erhalten. Im Randgebiet der Nekrose findet man meist das typische epitheloide Granulationsgewebe mit Riesenzellen vom Typ Langhans. Im weiteren Verlauf kommt es entweder zur Kalkablagerung in den Nekrosemassen (Verkreidung) und bindegewebigen Abkapselung oder zur Verflüssigung der Nekrosen (sog. kalter Abszess) und bei Drainage der Nekrosenmassen über ein Hohlsystem zur Kaverne (Lunge, Niere). Die käsige Nekrose ist für die Tuberkulose charakteristisch, aber nicht spezifisch. Zur Sicherung der Diagnose bedarf es des lichtmikroskopischen Nachweises von Tuberkelbakterien (Auraminfärbung, fluoreszenzmikroskopische Untersuchung), die in der käsigen Nekrose manchmal in großen Mengen enthalten sind.

> **Merke!**
>
> **Käsige Nekrose:** charakteristisch bei spezifischen Entzündungen (z. B. Tuberkulose), typisch ist die krümelig-brüchige Masse mit epitheloidem Granulationsgewebe im Randgebiet.

Fibrinoide Nekrose

Die Bezeichnung fibrinoid (= fibrinähnlich) rührt von früherer Unsicherheit bezüglich der Anwesenheit von Fibrin in solchen Nekrosen, worüber es aber inzwischen keine Zweifel mehr gibt. Fibrinoide Nekrosen entstehen im Bindegewebe oder in glatter Muskulatur und stellen ein Gemisch aus Fibrin, veränderten oder desintegrierten Kollagenfasern, nekrotischen Zellen, Interzellularsubstanz und Blutplasmabestandteilen dar. Gemeinsame histologische Kennzeichen sind eine sehr ausgeprägte Eosinophilie und eine mehr oder weniger homogene Beschaffenheit bei oft unscharfer Begrenzung.

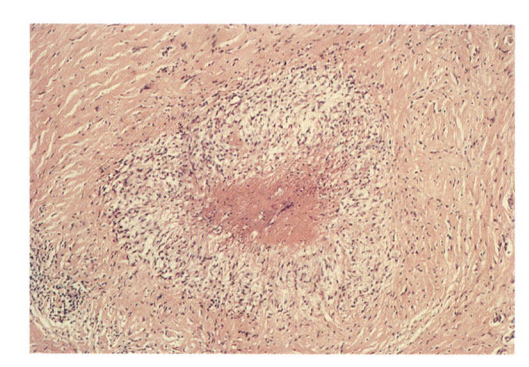

Abb. 3.9: Fibrinoide Nekrose (Mitte) bei Rheumatismus nodosus.

In vielen Fällen treten fibrinoide Nekrosen im Rahmen von Autoimmunkrankheiten auf, wobei insbesondere Immunkomplexmechanismen (siehe Kap. 5.2.2) von Bedeutung sind. Man findet fibrinoide Nekrosen bei der Panarteriitis nodosa (siehe Kap. 5.2.4), bei rheumatischer Endo- und Myokarditis im Rahmen des rheumatischen Fiebers und beim Rheumatismus nodosus (rheumatisches Fieber mit Weichteilgranulomen). Für den Rheumatismus nodosus ist eine histiozytäre Infiltration im Randgebiet der Nekrose mit palisadenähnlicher Anordnung der Histiozyten charakteristisch (Abb. 3.9). Ohne Bezug zu immunpathologischen Phänomenen findet man eine fibrinoide Nekrose regelmäßig beim Magen- und Duodenalulkus (siehe Kap. 15.2.3). Die Nekrose grenzt hier zur Tiefe hin an unspezifisches Granulationsgewebe.

> **Merke!**
>
> **Fibrinoide Nekrose:** entweder bei Autoimmunkrankheiten (z. B. rheumatisches Fieber) oder bei peptischen Magen- und Duodenalulzera; typisch ist das Gemisch aus Fibrin, veränderten oder desintegrierten Kollagenfasern, nekrotischen Zellen, Interzellularsubstanz und Blutplasmabestandteilen.

Gangränöse Nekrose

Der Begriff gangränöse Nekrose wird verschieden gebraucht. Zum einen kennzeichnet er nekrotisierende Prozesse, bei denen Fäulniserreger (anaerobe Mikroorganismen) beteiligt sind, also eine gangräneszierende Entzündung (siehe Kap. 6.3.1) besteht, wie z. B. die Lungengangrän oder die gangräneszierende Appendizitis. Zum anderen bezeichnet man als Gangrän Nekrosen, die sich im Gefolge von ischämischen Infarkten im distalen

Bereich der Extremitäten entwickeln (siehe Kap. 9.12.2). Neben arteriellen Embolien kommt als Ursache v.a. die Atherosklerose in Betracht, besonders beim Diabetes mellitus (siehe Kap. 12.1), weshalb die diabetische Gangrän eine häufige Form der Extremitätengangrän ist. Wegen der oberflächlichen Lage tendieren solche Nekrosen zur Austrocknung; die Oberfläche ist dann gerunzelt und schwarzbraun verfärbt, man spricht von trockener Gangrän. Werden die Nekrosen von außen durch Fäulnisbakterien besiedelt, so verwandeln sie sich in eine schmierige, übel riechende Masse, die so genannte feuchte Gangrän.

> **Merke!**
>
> **Gangränöse Nekrose:** entweder als durch Fäulnisbakterien hervorgerufener, übel riechender Gewebszerfall, z.B. bei Lungengangrän, oder als durch Ischämie hervorgerufene (trockene oder feuchte) Extremitätengangrän.

Hämorrhagische Nekrose

Bei der hämorrhagischen Nekrose wird die Qualität der Nekrose durch Beimengung erheblicher Blutmengen bestimmt. Dies ist der Fall, wenn eine lokale Durchblutungsstörung durch einen venösen Verschluss entsteht und die kollateralen Abflussmöglichkeiten weitgehend fehlen, z.B. beim hämorrhagischen Niereninfarkt durch Nierenvenenthrombose oder beim hämorrhagischen Dünndarminfarkt durch Verschluss der Mesenterialvene. Auch arterielle Verschlüsse können hämorrhagische Nekrosen nach sich ziehen, z.B. beim Darm- oder Lungeninfarkt. Beim Darminfarkt strömt über das reich anastomosierende Venensystem Blut in die ischämische Nekrose ein; der hämorrhagische Lungeninfarkt entsteht, wenn der Lungenvenendruck erhöht ist (Mitralstenose, Linksherzinsuffizienz) und eine Lungenarterienembolie dazu führt, dass das über die Bronchialarterien zugeführte Blut in die Alveolen gepresst wird (siehe Kap. 9.11.1). Eine Hirnerweichung (siehe Kap. 17.1.2) kann bei Erhöhung des Venendrucks (Rechtsherzinsuffizienz) ebenfalls sekundär hämorrhagisch durchsetzt werden.

Schicksal und Folgen von Nekrosen

Beseitigung der Nekrose

Nekrotische Zellen und nekrotisches Gewebe veranlassen das umgebende vitale Gewebe zu Reaktionen, die zunächst darauf abzielen, die abgestorbene Masse zu beseitigen. Bei Einzelzelluntergängen vom Typ der Apoptose (siehe Kap. 3.4.1) genügt die Aufnahme via Phagozytose in einen Makrophagen, dessen lysosomale Verdauungskapazität ausreicht, das Material in niedermolekulare (größtenteils wieder verwendbare) Substanzen aufzuspalten. Bei zusammenhängenden Gewebenekrosen werden kompliziertere Mechanismen in Form von Entzündungsreaktionen (siehe Kap. 6) in Gang gesetzt. So wandern bei Koagulationsnekrosen (z.B. Herzinfarkt, Niereninfarkt) zunächst große Mengen von neutrophilen Granulozyten in das Randgebiet ein und bewirken durch Freisetzung von Proteasen eine partielle Auflösung der zunächst kompakten Nekrosemasse. Diese wird so der Phagozytose durch Makrophagen zugänglich. Im Fall von Kolliquationsnekrosen, z.B. im Hirngewebe, sind Granulozyten zur Vorbereitung der Abräumung nicht erforderlich.

Für das im Zug der Nekroseabräumung „frei" werdende Gebiet kommen verschiedene Folgevorgänge in Betracht:

Regeneration

Der eingetretene Zell- und Gewebsverlust kann durch Regeneration gedeckt werden. Voraussetzung ist, dass die funktionstragenden Zellen der Umgebung zu den mitotischen (labilen) oder reversiblen postmitotischen (stabilen) Elementen gehören (siehe Kap. 7.1) und dass die für die Architektur des Gewebes maßgeblichen Leitstrukturen (z.B. Retikulinfaserwerk des Leberläppchens, Basalmembran des Nierentubulus) während der für die Regeneration erforderlichen Zeit erhalten bleiben.

Narbenbildung

Ein Einwachsen von Bindegewebe und damit die Entstehung von Fibrosen (siehe Kap. 3.5.3) oder von Narben ist zu erwarten, wenn das betreffende Gewebe grundsätzlich oder temporär zur Regeneration nicht in der Lage ist, aber auch, wenn die schon erwähnten Leitstrukturen durch den nekrotisierenden Prozess zerstört sind. So können im – prinzipiell regenerationsfähigen – Lebergewebe ausgedehnte Nekrosen und v.a. chronisch rezidivierende Parenchymuntergänge (chronische Hepatitis, chronischer Alkoholschaden) zu einer funktionsgefährdenden, weil mit Umbau der Läppchenarchitektur einhergehenden Narbenbildung (Leberzirrhose) führen.

Am Beispiel des Schicksals einer Infarktnekrose im Herzmuskel lässt sich zeigen, dass die Narbenbildung in verschiedenen Stadien abläuft:
- Zunächst bildet sich nach Abräumung der Nekrose ein zellreiches, locker strukturiertes und gut durchblutetes Bindegewebe. Es enthält oft noch mit Zeroidpigment beladene Makrophagen (siehe Kap. 3.3.2) als Hinweis für die vorausgegangene Nekroseresorption.
- Im Verlauf von Wochen nehmen der Zellgehalt und der Gehalt an kollagenen Fasern zu, sodass im Endeffekt die wichtige Funktion einer solchen Narbe, nämlich die Aufrechterhaltung der mechanischen Stabilität des Herzventrikels, gewährleistet ist.

Nicht immer geht der Narbenbildung die komplette Abräumung der Nekrosen voraus. So sind in einem narbig umgewandelten Niereninfarkt (z.B. nach arterieller Embolie) die Strukturen der zusammengesinterten Glomeruli auch nach vielen Jahren noch erkennbar. In traumatischen Fettgewebsnekrosen (siehe oben) kann eine zellarme und dann weitgehend undurchlässige Narbenkapsel gebildet sein, noch bevor die nekrotischen Fettzellen durch Makrophagen abgeräumt sind.

Entstehung von Pseudozysten

In dem durch Abräumung einer Nekrose entstandenen Raum kann die Narbenbildung aber auch völlig unterbleiben. Teleologisch gesehen sinnvoll ist dies im Hirngewebe, wo Narbenbildung und die damit immer verbundene Schrumpfung für das umgebende, noch funktionstüchtige Gewebe nachteilig wäre. Der frei gewordene Raum wird hier von Liquor eingenommen, und es entstehen so genannte Pseudozysten. Darunter versteht man generell mit Flüssigkeit gefüllte Räume, die nicht von einem Epithel ausgekleidet werden. Eine Umwandlung in Pseuozysten ist auch manchmal das Schicksal von großen autodigestiven Pankreasnekrosen.

Entstehung eines Ulkus

Nekrosen, die an Oberflächen (der Haut oder einer Schleimhaut) entstehen, werden i.d.R. nicht komplett resorbiert, sondern nach außen oder in das betreffende Hohlsystem abgestoßen. Den dadurch entstehenden Defekt bezeichnet man als Ulkus (= Geschwür). Wenn die zugrunde liegende Schädigung, beispielsweise Hyperazidität beim Ulcus ventriculi und duodeni (siehe Kap. 15.2.3) oder Zirkulationsstörungen beim Ulcus cruris (siehe Kap. 9.10.4), über lange Zeit einwirkt, so entstehen chronische Ulzera, bei denen die in der Tiefe entstehende Vernarbung die Heilung beeinträchtigen und im Fall von Hohlorganen erhebliche Stenosierungen hervorrufen kann.

3.5 Extrazelluläre Veränderungen

Zu den extrazellulären Veränderungen gehören abnorme Flüssigkeitsansammlungen sowie Veränderungen der extrazellulären Matrix, also der bindegewebigen Grundsubstanzen und der darin enthaltenen Kollagenfaserstrukturen. Flüssigkeit kann sich im extravasalen Interstitium ansammeln, was als Ödem bezeichnet wird, oder in präformierten Hohlräumen, z.B. einer serösen Höhle oder Gelenkhöhle, wofür die Bezeichnung Erguss steht. Von den Veränderungen der extrazellulären Matrix werden hier Fibrosen, bindegewebiges und vaskuläres Hyalin, angeborene Matrixdefekte und Ablagerungen von Amyloid besprochen.

3.5.1 Ödem !

Definition Unter Ödem versteht man eine Flüssigkeitsvermehrung im interstitiellen Gewebsraum. Traditionsgemäß, wenn auch nicht ganz zutreffend, wird der Begriff gelegentlich aber auch bei Flüssigkeitsansammlungen in kleinen präformierten Hohlräumen verwendet, z.B. in den Alveolen beim Lungenödem.

Pathogenese Für die Pathogenese von Ödemen sind von Bedeutung:
- Behinderung des Flüssigkeitsrückstroms über Venen
- Behinderung des Flüssigkeitsrückstroms über Lymphgefäße
- Steigerung der Kapillarpermeabilität
- Minderung des onkotischen Drucks in der Blutflüssigkeit
- allgemeine „Überwässerung" bei Störungen der Nierenfunktion

Ödemarten

Man unterscheidet die nachfolgend genannten Arten eines Ödems (siehe auch Abb. 3.10).

3.5 Extrazelluläre Veränderungen

Hämodynamisches Stauungsödem

Durch Behinderungen des venösen Abstroms entstehen hämodynamische Stauungsödeme lokal, z. B. bei Thrombosen (siehe Kap. 9.10) und tumorbedingten Kompressionen, oder generalisiert bei Erhöhung des zentralen Venendrucks, z. B. bei Rechtsherzinsuffizienz. Es entsteht eine teigige Schwellung der Subkutis, v.a. der unteren Extremitäten. Bei waagerechter Körperlage ist das Ödem rückbildungsfähig. Bei Stauung im kleinen Kreislauf (z. B. durch Linksherzinsuffizienz) droht das Lungenödem, während bei Abflussbehinderung im Pfortadersystem (Pfortaderthrombose, Leberzirrhose) neben der Bildung von Aszites ein Ödem der Darmwand charakteristisch ist.

Lymphödem

Lymphödeme sind das Resultat einer Behinderung oder Blockade des über die Lymphgefäße stattfindenden Rückstroms an interstitieller Flüssigkeit. Mögliche Ursachen sind:
- metastasierendes Tumorwachstum in Lymphgefäßen oder in Lymphknoten (siehe Kap. 8.6)
- Parasiten, wenn sie, wie die Filarien, in Lymphgefäßen der Inguinalregion siedeln. Es resultieren mächtige Ödeme der unteren Extremitäten (sog. Elephantiasis)
- Verödung der Lymphgefäße nach Entzündungen oder nach hoch dosierter Strahlentherapie
- operative Entfernung von Lymphknotengruppen, beispielsweise der Achsellymphknoten bei metastasierendem Mammakarzinom.

Toxisches Ödem

Eine gesteigerte Kapillarpermeabilität ist bei toxischen Ödemen von Bedeutung, z. B. beim Lungenödem nach Einwirkung von nitrosen Gasen oder Phosgen. Hierher gehören auch das entzündliche Ödem (siehe Kap. 6.3.1) und manche Formen des Hirnödems (siehe Kap. 17.1.3).

Eiweißmangelödem

Eine Verringerung des onkotischen Drucks im Blut führt dazu, dass das im arteriellen Kapillarschenkel filtrierte Serum im venösen Schenkel nur noch unvollständig in die Kapillare zurückströmt. Ursache ist in erster Linie ein Mangel an Albumin, entweder infolge verminderter Synthese (z. B. bei Leberzirrhosen) oder bei erhöhtem Verlust über die Nieren (beim nephrotischen Syndrom). Solche Eiweißmangelödeme können auch bei Fehlernährung oder bei chronischem Hunger auftreten.

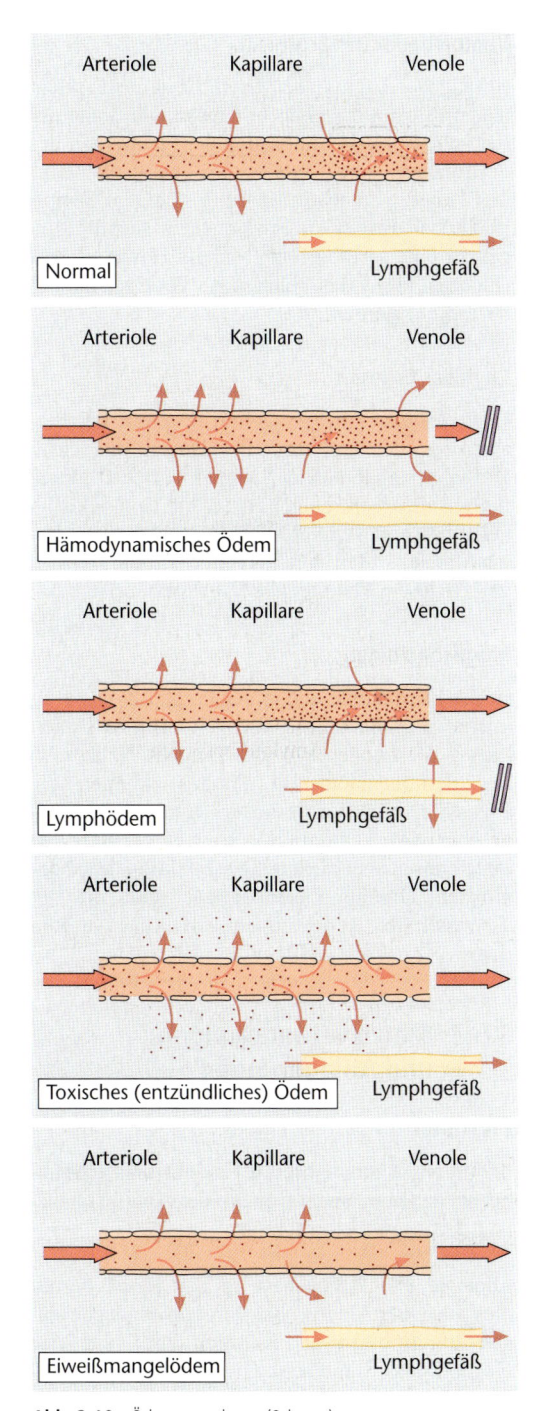

Abb. 3.10: Ödementstehung (Schema).

Allgemeine Flüssigkeitsretention

Zu einer allgemeinen Flüssigkeitsretention kommt es v.a. bei <mark>Funktionsstörungen der Nieren</mark> meist im Gefolge einer Störung der Natriumelimination. Als Fehlregulation ist dies auch bei anderen Ödemformen von Bedeutung, wenn als Folge der Reduktion des intravasalen Flüssigkeitsvolumens vermehrt Aldosteron ausgeschüttet wird, was im Sinn eines Circulus vitiosus zur Natrium- und Flüssigkeitsretention führt.

3.5.2 Erguss

Definition Als Erguss bezeichnet man die Ansammlung von Flüssigkeit in serösen Körperhöhlen oder in Gelenkhöhlen.

Ergussformen

Stauungserguss

In den serösen Höhlen sind Ergüsse oft hämodynamisch bedingt, z. B. Pleuraergüsse bei Herzinsuffizienz und Aszites bei portaler Hypertension. Solche Ergüsse sind klar und eiweißarm; sie werden auch als Transsudat bezeichnet.

Entzündlicher Erguss

Demgegenüber sind Ergüsse, die durch eine Permeabilitätssteigerung (siehe Kap. 6.1.3) zustande kommen, als so genannte Exsudate eiweißreich; sie enthalten oft Fibrinflocken und/oder Entzündungszellen. Als weitere zelluläre Bestandteile findet man in Ergüssen seröser Höhlen meist Mesothelzellen in unterschiedlichen Aktivierungszuständen.

> **Merke!**
> **Transsudat:** klarer, eiweißarmer Erguss, oft hämodynamisch bedingt.
> **Exsudat:** eiweißreicher Erguss, oft durch entzündliche Permeabilitätssteigerung bedingt.

Tumorbedingter Erguss

Ursache eines Ergusses kann auch Tumorwachstum in serösen Häuten sein (Pleura-, Perikard- oder Peritonealkarzinose), wobei sich meist auch Tumorzellen in die Ergussflüssigkeit hinein ablösen.

Hämorrhagischer Erguss

Enthält der Erguss auch Erythrozyten, so spricht man von hämorrhagischem Erguss. Dies kann der Fall sein, wenn die Infiltration der Pleura oder des Peritoneums durch Tumorzellen (siehe oben) für den Erguss verantwortlich ist. Von einem hämorrhagischen Erguss zu unterscheiden sind Blutungen in eine seröse Höhle, die als Hämatothorax (Pleurahöhle) oder Hämaskos (Peritonealhöhle) bezeichnet werden.

Chylöser Erguss

Eine besondere Ergussqualität resultiert bei Blockierung oder Verletzung des Ductus thoracicus. Die in der abdominalen Lymphe (Chylus) mitgeführten Chylomikronen treten in die Ergussflüssigkeit über und verleihen ihr eine milchartige Beschaffenheit. Man spricht von chylösem Aszites und chylösem Pleuraerguss (Chylothorax).

Mögliche Folgen

In der Pleurahöhle und in der Perikardhöhle konkurrieren größere Ergussmengen mit dem Raumbedarf der Lungen bzw. des Herzens. Ergüsse in der Peritonealhöhle (= Aszites) können die Zwerchfellexkursion beeinträchtigen und damit eine pulmonale Ventilationsstörung hervorrufen. Sie interferieren aber nicht mit der Funktion der abdominalen Organe. Gelenkergüsse sind oft mit schmerzhafter Bewegungseinschränkung verbunden.

3.5.3 Matrixveränderungen und Ablagerungen !

Fibrosen

Definition Unter Fibrosen versteht man Zustände, bei denen in einem Gewebe der Anteil kollagenen Bindegewebes erhöht ist.

Ätiologie und Pathogenese In der Regel beruht dies auf einer Mehrproduktion von bindegewebiger Grundsubstanz und Kollagen durch aktivierte Fibroblasten. Stimulierend wirken dabei Wachstumsfaktoren, die entweder aus dem Serum stammen oder lokal freigesetzt werden, z. B. der „Platelet Derived Growth Factor (PDGF)" aus aggregierten Thrombozyten. Anfangs überwiegt i.d.R. die Produktion von Kollagen Typ III, wogegen in späteren Stadien Kollagen Typ I den Hauptanteil bildet. Dieses „reife" Bindegewebe ist flüssigkeitsarm und bedingt eine Verhärtung des betroffenen Gewebes, sodass von Sklerose oder bei größeren zusammenhängenden Formationen von Schwielen gesprochen wird.

Kausalpathogenetisch kommen in Betracht:
- bindegewebiger Ersatz von Nekrosen
- Bindegewebsneubildung im Bereich chronischer Ödeme
- Bindegewebsneubildung in der Spätphase einer akuten oder bei einer chronischen Entzündung.

Nekrosen von Parenchymzellen führen immer dann zu einer **Fibrose**, wenn eine komplette Regeneration nicht erfolgt, z. B. bei Faseruntergängen im Herzmuskel bei relativer Koronarinsuffizienz (siehe Kap. 9.4) oder in der Leber bei chronisch einwirkender, z. B. alkoholtoxischer Schädigung. In diesen Fällen entstehen fein verteilte „gitterartige" oder „netzartige" Fibrosen im Gegensatz zu größeren zusammenhängenden Narben beim Herzinfarkt (siehe Kap. 9.5) oder bei der Wundheilung.

Ödeme, besonders die eiweißreichen Formen, sind oft ein Stimulus zur Fibroblastenproliferation, z. B. bei der Fibrose der Kutis nach Einwirkung ionisierender Strahlen oder bei der Fibrose der Alveolarsepten im Gefolge eines interstitiellen Ödems bei chronischer Lungenstauung als Beispiel für eine hämodynamisch bedingte Stauungsinduration. Zu nennen ist hier auch die Intimafibrose im Gefolge einer Intimaläsion in Frühstadien der Atherosklerose (siehe Kap. 9.1).

Bei akuten **Entzündungen** kann sich eine Restfibrose in Abhängigkeit vom Ausmaß der während der Entzündung eingetretenen Gewebezerstörung entwickeln (z. B. narbige Fibrose nach akuter Appendizitis) oder bei unvollständiger Lösung eines entzündlichen Exsudats (z. B. karnifizierende Pneumonie). Ausgeprägte Fibrosen entstehen auch bei den verschiedensten chronischen Entzündungen, beispielsweise bei rheumatoider Arthritis (siehe Kap. 5.2.4), bei Colitis ulcerosa (siehe Kap. 6.3.4) oder bei chronischer Tuberkulose (siehe Kap. 5.2.3).

Bindegewebiges und vaskuläres Hyalin

Definition Wie in Kap. 3.1.3 bereits definiert, meint Hyalin mikroskopisch homogene, Licht brechende und eosinophile Strukturen. Eine derartige Veränderung betrifft nicht nur Zellen, sondern auch extrazelluläre Matrix. Sind Bindegewebsstrukturen betroffen, spricht man von bindegewebigem Hyalin. Hyaline Veränderungen von Gefäßwänden werden als vaskuläres Hyalin bezeichnet.

Bindegewebiges Hyalin

Es kommt an serösen Oberflächen vor, v.a. im Bereich der Milzkapsel, wo es auf ungeklärte Weise wahrscheinlich über eine Plasmaexsudation entsteht und porzellanweiße Platten bildet (sog. Zuckergussmilz). Häufiger ist die Hyalinisierung des kollagenen Bindegewebes im Rahmen von Fibrosen und Vernarbungen. Beispiele dafür sind Hyalinisierungen beim Narbenkeloid (siehe Kap. 7.1.4) in Pleuraschwielen, bei Silikose und im Mammagewebe bei fibröser Mastopathie. Elektronenmikroskopisch findet man anstelle der normalerweise parallel verlaufenden kollagenen Fibrillenbündel ein ungeordnetes Netzwerk von Elementarfibrillen. Von ähnlicher Beschaffenheit sind die so genannten hyalinen Pleuraplaques, die häufig eine Begleiterscheinung einer asbestinduzierten Lungenentzündung darstellen (siehe Kap. 4.1.5).

Vaskuläres Hyalin

Das so genannte vaskuläre Hyalin betrifft v.a. die Wand von Arteriolen, so beim Bluthochdruck in den Nieren (Vas afferens) und beim Diabetes mellitus im Rahmen der diabetischen Mikroangiopathie, von der in der Niere auch das Vas efferens betroffen sein kann. Zugrunde liegt eine vermehrte Bildung von Glykoproteinen und – beim Bluthochdruck – ein erhöhter Einstrom von Blutplasmabestandteilen in die Gefäßwand. Vaskuläres Hyalin lässt sich wegen des hohen Gehalts an Glykoproteinen mit der PAS-Reaktion darstellen.

Sonstige Matrixveränderungen

Eine Vermehrung von stark Wasser bindenden Proteoglykanen führt zu so genannten **mukoiden Veränderungen,** wie sie z. B. bei degenerativen Erkrankungen des Bewegungsapparats oder im Bereich von Gefäßwänden (Aorta) und von Herzklappen bekannt sind. Bei degenerativen Erkrankungen der Menisken (z. B. im Kniegelenk) können **Lipide** auch extrazellulär zwischen Kollagenfaserbündeln abgelagert werden. Störungen in der Zusammensetzung der bindegewebigen Matrix kommen auch durch **Mangel an Vitamin C** zustande, da dieses als Kofaktor für die Prolinhydroxylase eine wichtige Rolle bei der Kollagensynthese spielt.

3.5.4 Angeborene Matrixdefekte

Störungen in der Zusammensetzung der extrazellulären Matrix können auch durch angeborene Defekte bedingt sein, die einen der vielen für die Kollagensynthese und -reifung erforderlichen Teilschritte betrifft.

Ehlers-Danlos-Syndrom

Definition Als Ehlers-Danlos-Syndrom bezeichnet man eine Gruppe von angeborenen Erkrankungen, bei denen die Haut abnorm dehnbar, die Gelenke überstreckbar und manchmal Haut und Gefäße abnorm leicht zerreißbar sind.

Typen Je nach zugrunde liegendem Defekt unterscheidet man verschiedene Typen des Ehlers-Danlos-Syndroms. Am besten charakterisiert ist der Typ VI. Hier resultiert aus einem Defekt der Lysylhydroxylase eine mangelhafte Quervernetzung der Kollagentypen I und III. Der Typ IV des Ehlers-Danlos-Syndroms betrifft ausschließlich das Kollagen III, wobei eine Sekretionsstörung angenommen wird. Beim Ehlers-Danlos-Syndrom Typ VII schließlich ist die Umwandlung des Prokollagens in Kollagen Typ I blockiert; es fehlt die Prokollagen-N-Peptidase.

Osteogenesis imperfecta

Die Osteogenesis imperfecta stellt ebenfalls eine Gruppe von Störungen der Kollagensynthese dar, von denen v.a. die Entwicklung des knöchernen Skeletts betroffen ist. Veränderungen treten aber auch in den Skleren, den Gelenkkapseln, den Zähnen und in der Haut auf. Gestört ist die Synthese des Kollagens Typ I, welches die Hauptmenge des Knochenkollagens darstellt. Besonders dramatisch äußert sich die Erkrankung bei den Frühformen, die infolge multipler Knochenfrakturen u.a. des knöchernen Thorax nicht lebensfähig sind.

3.5.5 Amyloidose !!!

Definition Unter Amyloidose versteht man die Ablagerung einer Substanz, die lichtmikroskopisch der Definition des extrazellulären Hyalins entspricht. Zusätzliche färberische Eigenschaften erfordern aber eine Abgrenzung von den übrigen Hyalinformen.

Erscheinungsbild

Färbung

Nur noch historisch interessant ist die Blaufärbung nach Behandlung mit Lugollösung und verdünnter Schwefelsäure, die ursprünglich – fälschlicherweise – an eine chemische Verwandtschaft mit Stärke (Amylum, davon abgeleitet Amyloid = stärkeähnlich) denken ließ. Diagnostisch entscheidend ist die Färbbarkeit mit dem Farbstoff Kongorot, der sich physikochemisch dergestalt an das Amyloid bindet, dass polarisationsmikroskopisch das Phänomen der Doppelbrechung verbunden mit einem Farbumschlag nach grün (Dichroismus) entsteht.

Feinstruktur

Ein eindeutiger Unterschied zu den verschiedenen Formen des Hyalins besteht auch in der elektronenmikroskopisch fassbaren Feinstruktur des Amyloids. Hauptkomponente (etwa 90%) sind 7–10 nm dicke Proteinfibrillen, deren gemeinsames Bauprinzip die so genannte antiparallele β-Faltblattstruktur ist. Diese bedingt eine erhebliche Resistenz der Amyloidfibrillen gegenüber proteolytischen Enzymen, sodass einmal gebildetes Amyloid nur sehr schwer wieder zurückgebildet werden kann.

Am Aufbau dieser Fibrillen können ganz unterschiedliche Proteinkomponenten (Molekulargewichte zwischen 8000 und 12 000) beteiligt sein (Tab. 3.1). Die wichtigsten Proteine sind:
- Amyloidprotein A (AA), ein Serumprotein der α-Globulinfraktion aus der Gruppe der so genannten Akute-Phase-Proteine
- Amyloidprotein L (AL), enthält Sequenzen der Leichtketten (kappa oder lambda) der Immunglobuline (Abb. 3.11)
- Amyloidproteine E (AE, E für endokrin), bestehen aus Peptidhormonen (z.B. Insulin, Kalzitonin, atrialer natriuretischer Faktor)
- Amyloidprotein P (AP, P für Präalbumin = Transthyretin)
- Amyloidproteine S (AS, S für Senium), sind nicht näher identifiziert.

Bei einer weiteren, unter Langzeithämodialyse auftretenden Amyloidvariante besteht das Amyloidprotein (AB) aus $β_2$-Mikroglobulin.

Ein zweiter obligater, wenn auch mengenmäßig weit weniger ins Gewicht fallender Anteil ist die so genannte Amyloidkomponente P, die aus einem

3.5 Extrazelluläre Veränderungen

Tab. 3.1: Amyloide und Amyloidosen

Amyloidvorläufer		Vorkommen	Lokalisation
AA	Amyloidprotein A (Akute-Phase-Protein)	chronische Entzündungen, Tumoren, „idiopathisch"	Niere, Leber, Milz, Nebenniere
AB	β_2-Mikroglobulin	Langzeithämodialyse	Sehnenscheiden, Ligamente, Knochen, Gefäße
AE	Peptidhormone		
	Inselamyloidpeptid	Diabetes mellitus Typ II	Pankreasinseln
	Kalzitonin	C-Zellen-Karzinom der Schilddrüse	Karzinomgewebe
	atriales natriuretisches Hormon	sporadisch	Vorhofmyokard
AL	Immunglobulinleichtketten (kappa oder lambda)	Plasmozytom, Immunozytom, „idiopathisch"	Niere, Leber, Milz, Muskelgewebe, Gefäße
AP	Präalbumin (Transthyretin)	erbliche Neuropathie	peripheres Nervengewebe
AS	A4 (β-Protein)	Morbus Alzheimer	ZNS (Gefäße, Plaques)

α_1-Glykoprotein besteht und stäbchenförmige Strukturen von etwa 7 nm Durchmesser bildet.

Formen der Amyloidose

Generalisierte Amyloidosen

Wie die unterschiedliche chemische Natur der fibrillären Amyloidproteine bereits erwarten lässt, hat man verschiedene Formen von Amyloidosen zu unterscheiden. In der Mehrzahl der Fälle handelt es sich um generalisierte Amyloidosen, wobei sich die Amyloidvorläufer mit der Blutzirkulation im Organismus verteilen und die Amyloidablagerungen dementsprechend in verschiedenen Organen auftreten.

Sekundäre Amyloidosen Man bezeichnet generalisierte Amyloidosen als sekundär (Begleitamyloidosen), wenn sie sich im Rahmen einer andersartigen Erkrankung und ursächlich damit verknüpft entwickeln. Bei chronisch entzündlichen Prozessen (chronische Osteomyelitis, rheumatoide Arthritis und bei Colitis ulcerosa), bei malignen Tumoren und beim familiären Mittelmeerfieber wird dabei Amyloidprotein A gebildet. Es lagert sich charakteristischerweise in kleinen Gefäßen (Arteriolen) sowie an anderen Stellen der Nieren, Nebennieren, Leber (siehe Abb. 3.11a), der Milz und des Darms ab. Im Gefolge von Tumoren der B-Reihe des lymphatischen Systems, speziell beim Plasmozytom und Immunozytom (siehe Kap. 8.4.4), mit dem klinischen Befund der monoklonalen Gammopathie entsteht dagegen Amyloidprotein L (siehe

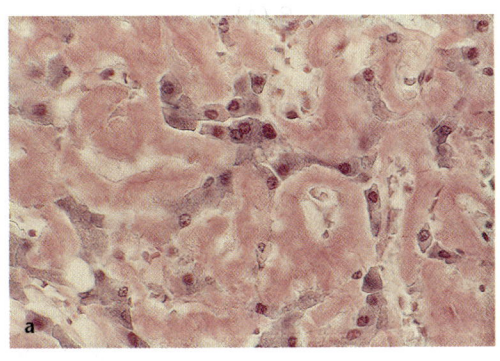

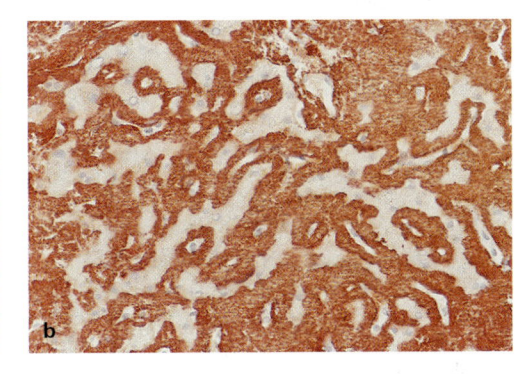

Abb. 3.11: Amyloidose der Leber.
a Amyloidose mit hochgradiger Atrophie der Leberzellen.
b Immunhistochemische Charakterisierung mit einem Antikörper gegen Amyloidleichtkettenprotein (AL).

Abb. 3.11b), welches sich unter anderem auch in Arterien, in der Zungenmuskulatur und in der Herzmuskulatur nachweisen lässt. Das so genannte Dialyseamyloid wird v.a. in den Strukturen des Bewegungsapparats (Ligamente, Gelenkkapseln, Gelenkknorpel) abgelagert.

Primäre Amyloidosen Primären (idiopathischen) Amyloidosen, d.h. solchen ohne eine manifeste Grundkrankheit, kann sowohl der Typ AA als auch der Typ AL zugrunde liegen. Bei der familiären, autosomal-dominant vererbten Amyloidose vom Typ AP (Präalbumin) sind v.a. periphere Nerven betroffen.

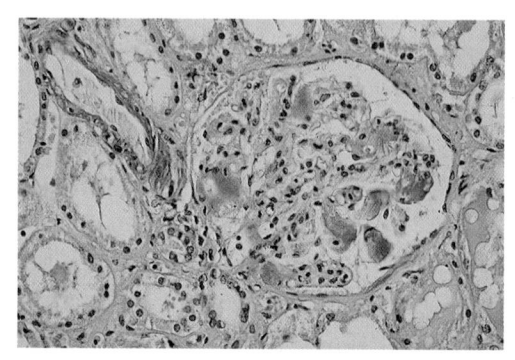

Abb. 3.12: Anfangsstadium einer Nierenamyloidose mit Ablagerung von Amyloid (rot) im Mesangium und entlang der Kapillarschlingen sowie in der Wand der zuführenden Arteriole. Kongorotfärbung.

Lokalisierte Amyloidosen

Lokalisierte Amyloidosen entstehen, wenn die Amyloidvorläufer nicht in die Zirkulation abgegeben, sondern am Ort ihrer Entstehung abgelagert werden. Dies gilt für die endokrinen Amyloide (AE), z.B. das Inselamyloid im Pankreas beim Diabetes mellitus Typ II (siehe Kap. 12.1.1) oder die Amyloidablagerungen im C-Zell-Karzinom der Schilddrüse. Dazu kommen lokalisierte Plasmozytome und Immunozytome, in denen Amyloid in so großen Mengen entstehen kann, dass die Tumorzellen selbst mengenmäßig ganz in den Hintergrund treten. So entstehen so genannte Amyloidtumoren, wie sie v.a. im oberen Respirationstrakt bekannt sind. Zu den lokalisierten Amyloidosen rechnet man auch das senile Amyloid mit der Amyloidkomponente AS und bevorzugter Lokalisation im Herzmuskel und in kleinen Hirngefäßen.

Auswirkungen auf Organe

Amyloidablagerungen bewirken eine Verfestigung der betroffenen Organe bis hin zur Brüchigkeit des Gewebes. Die Schnittflächen sind von stumpfem Glanz, und die Gewebescheiben sind vermehrt transparent.

Niere Von besonderer klinischer Bedeutung ist der Amyloidbefall der Nieren. Hier bewirken die Ablagerungen, die im Lauf der Zeit vom ursprünglichen Ablagerungsort des glomerulären Mesangiums auf die Kapillarschlingen übergreifen (Abb. 3.12), eine zunehmende Permeabilitätsstörung, sodass ein typisches nephrotisches Syndrom resultiert, die so genannte Amyloidnephrose. Bei weiterem Fortschreiten kommt es wegen des gleichzeitigen Befalls der Arteriolen zu schweren Durchblutungs- und Filtrationsstörungen mit der Konsequenz einer zunehmenden Parenchymschrumpfung, der Amyloidschrumpfniere, mit nachfolgender chronischer Niereninsuffizienz.

Leber Die Leber ist beim Befall mit Amyloid meist erheblich vergrößert. Es wird bevorzugt im Disse-Raum abgelagert. Durch Einengung der Sinusoide und Verlängerung der Transitstrecken kommt es zur Atrophie der Leberzellen (siehe Abb. 3.11a) bis hin zum völligen Untergang. Wegen der großen funktionellen Reserve der Leber treten Funktionsstörungen erst in sehr fortgeschrittenen Stadien in Erscheinung.

Nebennieren Ähnliches gilt für Amyloidosen der Nebennieren. Hier findet man die Ablagerungen längs der Faszikulatazellstränge und eine dadurch bedingte Zellatrophie. Nur in seltenen Fällen resultiert daraus aber ein Morbus Addison (siehe Kap. 11.4.2).

Milz In der Milz sind zwei verschiedene Ablagerungsmuster zu unterscheiden. Im einen Fall findet man das Amyloid in den Lymphfollikeln (Follikelamyloid), sodass auf der Schnittfläche glasige Knötchen imponieren (sog. Sagomilz), im anderen ist die Pulpa der Milz diffus befallen (Pulpaamyloid), sodass die Schnittflächen gleichmäßig graurötlich gefärbt sind (sog. Schinkenmilz).

Herzmuskel Durch Ablagerungen von Amyloid im Interstitium des Herzmuskels wird die Kontraktion der Herzmuskelzellen behindert, sodass klinisch das Bild einer restriktiven Kardiomyopathie resultiert.

3.5 Extrazelluläre Veränderungen

Darmschleimhaut Bei Befall der Darmschleimhaut kann es in fortgeschrittenen Fällen zur Malabsorption kommen. Man findet die Amyloidablagerungen hier zunächst in der Wand kleiner Blutgefäße, weshalb für diagnostische Zwecke eine Rektumbiopsie stets auch Anteile der Submukosa enthalten muss. Wegen der leichten Zugänglichkeit der Rektumschleimhaut ist dieses Verfahren i.d.R. der erste Schritt zur histologischen Sicherung einer Amyloidose. Daneben spielt auch die Untersuchung von Nieren- und Leberbiopsien eine Rolle.

Zur Wiederholung

Amyloidose • Amyloidprotein A • antrakotisches Pigment • Apoptose • **D**ystrophie • **E**isenpigment • Eiweißmangelödem • Ehlers-Danlos-Syndrom • Erguss • **F**ettgewebsnekrose • Fettkörnchenzellen • Fibrose • **G**angrän • **H**yalin (zelluläres, bindegewebig-vaskuläres) • hydropische Zellschwellung • **K**oagulationsnekrose • Kolliquationsnekrose • **L**eberdystrophie • Leichtkettenamyloid • Leukodystrophie • Lipomatose • Lipopigmente• Lymphödem • **M**allory-Hyalin • Muskeldystrophie • **N**arbe • Nekrose • Nekrose (käsige, fibrinoide) • **Ö**dem • Osteogenesis imperfecta • **P**igmentablagerung • Pseudozyste • **S**chaumzellen • Stauungsödem • **U**lkus • **V**erfettung • **Z**ellalterung

4 Exogene Krankheitsursachen

U. Pfeifer

Ein wichtiger Gesichtspunkt bei der Bewertung von Krankheitsursachen (Noxen) ist die Frage, ob exogene Faktoren verantwortlich zu machen sind oder ob die Krankheit endogener Natur ist, also unabhängig von exogenen Einflüssen entsteht, wie z. B. angeborene Stoffwechselkrankheiten (siehe Kap. 12) oder familiäre maligne Tumoren (siehe Kap. 8.5.1). Eine endogene Komponente (Disposition) ist aber auch bei manchen exogen verursachten Erkrankungen (z. B. Infektionen) von Bedeutung, und exogene Faktoren können Einfluss auf die Manifestation einer endogen verursachten Erkrankung haben.

Unter den vielen von außen auf den Organismus einwirkenden Schädlichkeiten sind chemisch (siehe Kap. 4.1) und physikalisch (siehe Kap. 4.2) definierte Noxen von denen zu unterscheiden, die als belebte (oder jedenfalls vermehrungsfähige) Erreger krankhafte Veränderungen hervorrufen (siehe Kap. 4.3).

4.1 Chemische Noxen

Zu berücksichtigen sind hier Substanzen, die als von vorneherein unerwünscht oder unbeabsichtigt mit dem Organismus in Kontakt geraten. Erwähnt werden aber auch Genussmittel mit schädlicher Wirkung. Als chemische Noxen können darüber hinaus Metabolite wirken, die bei Stoffwechselerkrankungen akkumulieren, so Phenyläthylamin bei der Phenylketonurie oder Galaktitol bei der Galaktosämie (siehe Kap. 12.4.1). Diese können aber nicht den exogenen Noxen zugerechnet werden. Auch Arzneimittel können im Sinn der unerwünschten Nebenwirkung eine Schädigung, beispielsweise der Leber oder der Nieren, verursachen.

Kanzerogene Substanzen, also chemische Substanzen, deren Einwirkung auf Zellen und Gewebe, auch unabhängig von einer beruflichen Exposition (siehe Kap. 4.1.5), zur Entwicklung von (malignen) Tumoren führt, werden im Einzelnen in Kap. 8.5.2 besprochen.

4.1.1 Stoffe mit schädlicher Wirkung

Relevant sind sowohl anorganische als auch organische Verbindungen.

Anorganische Verbindungen

Beispiele für schädliche anorganische Verbindungen sind:
- gasförmige Stoffe wie Kohlenmonoxid, Ozon, Stickoxide, Schwefeldioxid
- staubförmig anfallende, in Asbest und Tonerde enthaltene Silikate und die im Steinstaub vorkommenden Kieselsäurekristalle
- Metalle wie Blei, Kadmium und Quecksilber.

Organische Verbindungen

Unter den organischen Giften findet man eine ganze Reihe von Naturstoffen, z. B.
- das für die Giftwirkung des Knollenblätterpilzes verantwortliche α-Amanitin oder
- das Nahrungsmittelvergiftungen verursachende Botulinumtoxin, ein Exotoxin von Clostridien, deren Sporen die sonst wirksamen Konservierungsverfahren überstehen können.

In früheren Zeiten waren Intoxikationen mit Secalealkaloiden häufig, die durch Beimengung des so genannten Mutterkorns, einer Überwinterungsform des Pilzes Claviceps purpurea zu Getreideprodukten zustande kamen.

Von heute weit größerer Relevanz sind unter den organischen Verbindungen die vielfältigen Chemieprodukte, die in verschiedensten technischen Bereichen und in der Agrarindustrie genutzt werden. Dazu gehören:
- Lösungsmittel, z. B. Benzol und Chloroform
- Insektizide vom Typ der chlorierten Kohlenwasserstoffe (DDT) oder der organischen Phosphorverbindungen (Parathion)
- Herbizide (z. B. Paraquat)
- Polychlorierte Biphenyle (PCB), die bis 1977 für verschiedenste technische Zwecke eingesetzt wurden.

4.1.2 Aufnahme, Speicherung, Metabolisierung, Ausscheidung

Aufnahme

Die Aufnahme (Inkorporation) derartiger Substanzen in den Organismus kann
- durch Inhalation von Gasen oder von Schwebeteilchen zusammen mit der Atemluft
- durch Ingestion kontaminierter Nahrung oder
- durch Resorption von der äußeren Haut aus erfolgen.

Nicht selten sind mehrere dieser Mechanismen verantwortlich. So kann Blei sowohl über die Atemluft als auch über den Intestinaltrakt aufgenommen werden, und bei der Resorption von Insektiziden können alle drei Inkorporationswege, Inhalation, Ingestion und kutane Resorption, bedeutsam werden.

Das Ausmaß der Folgen einer Inkorporation toxischer Substanzen hängt davon ab, wie lange und in welcher Konzentration die Substanz auf das Gewebe einwirken kann.

Speicherung

Insektizide und polychlorierte Biphenyle sind beispielhaft für viele schädliche Verbindungen, die weder durch körpereigene noch durch natürliche Degradationsmechanismen der Umwelt abgebaut werden können. Ihre Fettlöslichkeit bedingt eine Ablagerung v. a. im Fettgewebe, woraus eine kumulative Toxizität resultiert. Zu den schwer eliminierbaren Schadstoffen gehören z. B. auch Cadmium und Blei. Letzteres wird nach der Resorption zu 80–85 % im Knochengewebe abgelagert, von wo es infolge einer Hemmung der Osteoklastenaktivität nur sehr langsam wieder freigesetzt wird. Durch diese Freisetzung können nach Expositionsende noch für Monate bis Jahre kritische Blutspiegel aufrechterhalten werden. Die Elimination über die Nieren erfolgt nur langsam.

Metabolisierung

Der Organismus verfügt hauptsächlich, aber keineswegs ausschließlich, in der Leber über eine ganze Reihe von Enzymen, die in der Lage sind, von außen aufgenommene Substanzen zu metabolisieren. In einer Phase I finden Oxidations- und seltener auch Reduktionsschritte statt (P450). Die entstandenen Produkte können für toxische Effekte verantwortlich sein. In vielen Fällen ist eine Phase II erforderlich, bei der z. B. durch Glukuronierung ausscheidungsfähige Produkte entstehen. Diese Metabolisierungswege betreffen keineswegs nur toxische Substanzen, sondern z. B. auch Medikamente.

Die schädlichen Effekte werden in vielen Fällen nicht durch die zugeführte Substanz als solche, sondern erst durch Metabolisierungsprodukte bewirkt, z. B. beim Tetrachlorkohlenstoff (siehe unten), beim Äthylalkohol und bei zahlreichen chemischen Kanzerogenen (siehe Kap. 8.5.2).

Ausscheidung

Viele Stoffe mit schädlicher Wirkung werden in Form der bei der Metabolisierung entstandenen Produkte über die Nieren ausgeschieden (eliminiert). Voraussetzung ist dafür, dass sie in eine wasserlösliche Form überführt werden können. Auch eine Elimination über die Galle ist in manchen Fällen möglich. Schließlich können gasförmige Stoffe naturgemäß auch über die Lungen mit der Ausatmungsluft den Körper verlassen.

> **Merke!**
> In manchen Fällen kann die Substanz weder abgebaut noch ausgeschieden werden, was ihre Speicherung im Gewebe zur Folge hat. Andere Toxine unterliegen nach der Inkorporation einer Metabolisierung, d. h. es entstehen Zwischenprodukte, die einerseits selbst schädigende Wirkung haben können, andererseits eine Voraussetzung für die Elimination aus dem Organismus sein können.

4.1.3 Mechanismen der Schädigung !

Von den verschiedenen Mechanismen der Zell- und Gewebeschädigung durch Stoffe mit schädlicher Wirkung seien hier beispielhaft die Bildung freier Radikale, die Interaktion mit funktionell wichtigen Proteinen und die Bildung von DNA-Addukten genannt.

Schädigung durch freie Radikale

Eine Schädigung durch freie Radikale ist unter vielen verschiedenen Bedingungen von Bedeutung, z.B.
- bei der akuten Entzündungsreaktion, insbesondere bei der Bakterienabtötung (siehe Kap. 4.3.2)
- beim Strahlenschaden (siehe Kap. 4.2.4) oder auch
- beim Reperfusionsschaden nach Ischämie.

Tetrachlorkohlenstoff

Unter den chemisch definierten Noxen sei hier die Leberschädigung durch Tetrachlorkohlenstoff genannt. Dieses Lösungsmittel wurde früher auch zu gewerblichen Zwecken (z.B. chemische Reinigung) viel genutzt. CCl_4 ist per se nicht toxisch; erst durch Metabolisierung in der Leber wird es in das sehr kurzlebige Radikal CCl_3 umgewandelt, welches durch Sekundärreaktionen eine Peroxidation von Membranlipiden und damit eine schwere, bei genügender Konzentration letale Zellschädigung verursacht. Verantwortlich für die ungünstige Metabolisierung sind die im glatten ER lokalisierten mischfunktionellen Oxidasen, die sonst der Entgiftung von Stoffwechselprodukten oder von Fremdsubstanzen dienen. Sie sind hauptsächlich läppchenzentral lokalisiert, weshalb der Parenchymschaden unabhängig von der Frage der Sauerstoffversorgung sich meist ausschließlich in den Läppchenzentren manifestiert.

Sauerstoffradikal

Autokatalytisch verlaufende Peroxidationsreaktionen können auch durch das Sauerstoffradikal Superoxid ($O_2^{\cdot}$) hervorgerufen werden, wie es unter der Einwirkung hoher Konzentrationen von Sauerstoff (z.B. künstlicher Beatmung) oder von Ozon entsteht. Folgereaktionen sind die Bildung von Wasserstoffsuperoxid (H_2O_2) und des Hydroxylradikals ($OH^{\cdot}$). Die Bildung solch freier Radikale ist auch der primäre Mechanismus einer durch das Insektizid Paraquat verursachten Lungenschädigung.

Schädigung durch Interaktion mit Proteinen

Kohlenmonoxid

Klassisches Beispiel für die Interaktion einer chemischen Noxe mit funktionell wichtigen Proteinen ist die Vergiftung mit Kohlenmonoxid. Es bindet mit hoher Affinität (bis 300fach gegenüber Sauerstoff) an den Sauerstoffträger der roten Blutkörperchen, das Hämoglobin. Das entstehende Carboxyhämoglobin fällt für den O_2-Transport aus und interferiert darüber hinaus mit der Freisetzung von Sauerstoff aus Oxyhämoglobin. Eine Hypoxidose (siehe Kap. 4.1.7) von klinischer Relevanz entsteht bereits bei einem Anteil von 20–30 % Carboxyhämoglobin. Beträgt dieser Anteil 60–70 %, so besteht Lebensgefahr.

Bleivergiftung

Zahlreich sind die Beispiele einer Interaktion toxischer Substanzen mit Enzymproteinen. So führt bei der chronischen Bleivergiftung die Bindung an die Aminolävulinsäuredehydratase und an die Ferrokatalase zu einer Schädigung des Einbaues von Eisen in das Hämmolekül. Auch die Funktion mitochondrialer Enzyme kann durch Blei behindert werden, was v.a. bei der akuten Vergiftung zu einer Störung der oxidativen Phosphorylierung führt.

α-Amanitin

α-Amanitin wirkt durch Bindung an die große Untereinheit der RNA-Polymerase II. Der dann fehlende Nachschub an mRNA wirkt sich erst nach mehreren Stunden aus, besonders in Organen mit hoher Proteinsyntheseleistung wie der Leber.

Parathion, Botulinumtoxin

Verhängnisvoll ist auch die Bindung, die das früher viel verwendete Insektizid Parathion (E 605) mit der Acetylcholinesterase eingeht. Dem daraus resultierenden cholinergischen Exzess entgegengesetzt ist die Wirkung des Botulinumtoxins, welches an parasympathische Vesikel cholinerger Nerven bindet und dadurch die cholinerge Erregungsübertragung blockiert.

4 Exogene Krankheitsursachen

Schädigung durch Interaktion mit DNA

Organische Verbindungen können sich auch durch Bindung an DNA schädigend auswirken. Beispiele dafür sind insbesondere bei der Krebsentstehung durch chemische Noxen bekannt. Die einschlägigen chemischen Kanzerogene (siehe Kap. 8.5.2) bilden so genannte Addukte mit nukleärer DNA. Werden dabei Sauerstoffatome der Nukleotide alkyliert, kommt es bei der DNA-Synthese zu Fehlpaarungen und damit zu Punktmutationen, die für die Umwandlung einer normalen Zelle in eine Tumorzelle von Bedeutung sein können.

4.1.4 Wichtige Zielorgane

Die besprochenen Prinzipien lassen verstehen, dass von den durch chemische Noxen hervorgerufenen Zell- und Gewebeschäden nicht alle Organe in gleicher Weise betroffen sind.

Leber

Als Organ mit besonders vielfältigen metabolischen Funktionen ist die Leber sehr häufig das Zielorgan einer chemisch-toxischen Wirkung.

Äthylalkohol

In den Wohlstandsländern spielt dabei der Äthylalkohol bei weitem die wichtigste Rolle. Initial führt die toxische Wirkung des Intermediärprodukts Acetaldehyd hauptsächlich nur zur Verfettung der Parenchymzellen (siehe Kap. 3.1.2 und Kap. 4.1.4). Bei chronischer Einwirkung resultieren aus der Schädigung Zelluntergänge, die durch Bindegewebe ersetzt werden, was im Verlauf von Jahren schließlich zum zirrhotischen Umbau führt.

Vergiftungen

Zu Verfettung und Zelluntergängen kommt es auch bei Vergiftungen mit Insektiziden vom Typ des DDT oder mit Lösungsmitteln. Besonders massive Leberparenchymnekrosen können bei der Knollenblätterpilzvergiftung auftreten (akute gelbe Leberdystrophie, siehe Kap. 3.2).

Nieren

Die Nieren sind teilweise durch Metabolisierung, v.a. aber im Rahmen der Ausscheidung und der damit zusammenhängenden Konzentrierungsmechanismen von der Wirkung schädlicher Stoffe bedroht. Vergiftungen mit dem früher als Desinfektionsmittel verwendeten Sublimat ($HgCl_2$) führten nicht selten zu einer massiven, mit Nekrosen des tubulären Parenchyms einhergehenden Nierenschädigung. In weniger schwerer Form kann das Nierenparenchym auch bei der Knollenblätterpilzvergiftung geschädigt sein. Chronische, mit interstitieller Fibrose einhergehende Funktionsstörungen der Niere sind bei Vergiftungen mit DDT, Kadmium und Blei bekannt.

Zentrales Nervensystem

Schäden am ZNS können aus der Einwirkung ganz verschiedener Giftstoffe resultieren.

Äthylalkohol

Beim chronischen Alkoholismus tritt häufig eine Polyneuropathie mit Untergang sowohl markhaltiger Nervenfasern als auch von Axonen auf. Im ZNS beobachtet man relativ oft die so genannte Wernicke-Enzephalopathie: In den Corpora mamillaria, periaquäduktal und im Vaguskerngebiet kommt es zu Astrozytenschwellungen, gelegentlich Kapillarneubildungen und, fakultativ, Mikroblutungen.

Leberzirrhose

Ähnliche Bilder können bei chronischen Lebererkrankungen gesehen werden (Leberzirrhose): Der Kleinhirnoberwurm ist atrophiert. Pathogenetisch wird eine metabolische Störung postuliert; ähnliche Gewebeveränderungen lassen sich tierexperimentell durch Vitamin-B_1-Mangelzustände erzeugen.

Weitere Schädigungen

Chronische Expositionen an organischen Lösungsmitteln rufen meist Polyneuropathien hervor. Gegenüber chronischen Bleivergiftungen ist das kindliche Gehirn besonders empfindlich. Es kommt zur Demyelinisierung, zum Untergang von kortikalen Neuronen und zur diffusen Astrozytenproliferation. Eine schädigende Wirkung haben am ZNS auch Insektizide vom Typ des DDT und Kohlenmonoxid mit dem für subakute Verläufe charakteristischen Korrelat der doppelseitigen Pallidumnekrosen. Auch von der zytotoxischen Wirkung des α-Amanitins können Neurone betroffen sein.

Knochenmark

Gifte wirken manchmal auch auf das Blut bildende System des Knochenmarks. Eine komplette Unterbrechung der Blutbildung mit dem Resultat einer so genannten aplastischen Anämie und dem Symptom der Panzytopenie im peripheren Blut kann durch Einwirkung von Benzol und organischen Arsenverbindungen hervorgerufen werden. Als (dosisunabhängige) Überempfindlichkeitsreaktion kann derartiges auch nach Exposition gegenüber Insektiziden (DDT, Parathion) zustande kommen. Die bereits erwähnte Störung des Eiseneinbaus in das Häm (siehe oben) führt zu einer mikrozytären hypochromen Anämie.

Knochen

Im Knochen wird die überwiegende Menge des resorbierten Bleis abgelagert, auch in den Fuß- und Zehennägeln, in den Zähnen und in den Haaren. Von dort aus wird es sehr langsam, z. B. durch die Wirkung der osteoklastischen Riesenzellen, in das Blut abgegeben. Das Skelettsystem bezeichnet man daher auch als „Bleispeicher", was bei chronischen Bleivergiftungen zu beachten ist. Auch Strontium wird bevorzugt im Knochengewebe gespeichert. Dies spielt eine Rolle bei möglichen atomaren Unfällen, bei denen viel radioaktives Strontium freigesetzt wird.

Fortpflanzungsorgane

Die Reproduktionsorgane werden z. B. bei chronischem Alkoholismus geschädigt. Bei Männern ist infolge der alkoholbedingten Leberschädigung (siehe Kap. 14.4) der Abbau und die Ausscheidung von Östrogenen gehemmt. Es resultieren eine partielle Atrophie des Keimepithels in den Hodenkanälchen, Potenz- und Libidoverlust sowie eine partielle Feminisierung, z. B. in Form einer Gynäkomastie. Bei der Frau wirkt Alkohol mit Sicherheit schädigend auf die wachsende Frucht. Viele Noxen, wie z. B. die Sauerstoffradikalbildner, Schwermetalle und chronischer Alkoholismus, beeinträchtigen den Menstruationszyklus, viele Arzneimittel, insbesondere natürlich Zytostatika, schädigen die Ovarien.

Haut

Die Haut wird durch direkte Einwirkung vieler Metalle geschädigt. Am bekanntesten ist das Arsen, welches zur Arsenkeratose und zu Hautkrebs führen kann. Als in den 30er-Jahren Arsen als Schädlingsbekämpfungsmittel im Weinbau angewandt wurde, war der Arsenkrebs der Haut ein typischer „Winzerkrebs". Heute sind die meisten Hautschäden medikamentöser Natur. Die Haut ist das häufigste Manifestationsorgan für medikamentös ausgelöste Überempfindlichkeitsreaktionen. Am bekanntesten ist das „Nesselfieber", ein urtikarielles Exanthem aufgrund einer exsudativen Entzündung, ausgelöst durch eine Typ-I-Immunreaktion, also eine Anaphylaxie (siehe Kap. 5.2.2).

4.1.5 Schadstoffe als Ursachen anerkannter Berufskrankheiten !

Definition Als Berufskrankheiten bezeichnet man Krankheiten, die durch solche Einwirkungen verursacht werden, denen Personen durch ihre berufliche Tätigkeit in erheblich höherem Grad als die übrige Bevölkerung ausgesetzt sind.

Einteilungen und Vorkommen

Die Kosten für die Behandlung derartiger Erkrankungen und für Entschädigungsleistungen übernehmen die Berufsgenossenschaften. In der von der Bundesregierung veröffentlichten Liste der derzeit 67 anerkannten Berufskrankheiten werden unter teils ätiologisch, teils anatomisch definierten Gesichtspunkten folgende Gruppen unterschieden:
- durch chemische Einwirkungen verursachte Erkrankungen
- durch physikalische Einwirkungen verursachte Erkrankungen
- durch Infektionen verursachte Erkrankungen
- Erkrankungen der Atemwege und der Lungen, des Rippenfells und Bauchfells
- Hautkrankheiten
- Krankheiten sonstiger Ursache.

1998 wurden in Nordrhein-Westfalen 1852 Berufskrankheitenrenten neu zuerkannt. Mehr als die Hälfte der Fälle (55 %) gehörten zur Gruppe der Erkrankungen der Atemwege und der Lungen. Davon werden hier beispielhaft diejenigen besprochen, die durch Inhalation von Stäuben verursacht werden. Staubpartikel in der Größe von bis etwa 5 µm Durchmesser können mit der Atemluft bis in die Alveolen gelangen und dort zur Ursache von krankhaften Veränderungen werden. Man unterscheidet zwischen anorganischen Stäuben und organischen Stäuben.

4 Exogene Krankheitsursachen

> **Merke!**
> Anorganische Stäube können im Lungengewebe akkumulieren und eine Fibrose (siehe Kap. 3.5.3) bewirken. Man spricht von Staublungenerkrankungen (= Pneumokoniosen). Demgegenüber führen organische Stäube i.d.R. zu immunologisch vermittelten Entzündungsreaktionen in Form der exogen-allergischen Alveolitis (Immunkomplexreaktion, siehe Kap. 5.2.2). Von manchen Autoren werden die durch organische Stäube verursachten Erkrankungen ebenfalls zu den Pneumokoniosen gerechnet.

Anorganische Stäube

Von erheblicher Relevanz für berufsbedingte Staublungenerkrankungen sind Quarzstaub, Silikatstaub und Asbeststaub.

Quarzstaub

Vorkommen Quarzpartikel (SiO_2) waren in früheren Zeiten oft in hoher Konzentration Bestandteile der Atemluft bei Bergarbeitern, Tunnelarbeitern, Steinhauern und bei Arbeiten mit dem Sandstrahlgebläse. Die nach jahrelanger Exposition entstehende Krankheit Silikose ist infolge von Schutzmaßnahmen in den letzten Jahrzehnten weltweit rückläufig. 1998 wurden in Nordrhein-Westfalen nur noch 215 Renten wegen einer Silikose zuerkannt.

Pathogenese und Verlauf Die Alveolarmakrophagen bilden nach der Aufnahme von Quarzpartikeln zunächst knötchenförmige Ansammlungen (sog. Staubmakula). Durch die Quarzpartikel werden die Makrophagen geschädigt bis hin zur Nekrose, wodurch nicht nur die Quarzpartikel wieder freigesetzt, sondern auch Entzündungsmediatoren und Fibroblasten stimulierende Wachstumsfaktoren generiert werden. Der resultierende Circulus vitiosus zieht die Entwicklung immer größer werdender und vernarbender Bindegewebsproliferate nach sich. Es entstehen so genannte Silikoseknötchen. Die mit der Vernarbung einhergehenden Schrumpfungsvorgänge führen zur Emphysembildung im umgebenden Lungengewebe (Narbenemphysem, siehe Kap. 13.2.3). Durch Drainage von Quarzstaubpartikeln in die Hiluslymphknoten können sich diese vergrößern und in den verschwielenden Prozess einbezogen werden. Es droht die chronische respiratorische Insuffizienz und die Überlastung des rechten Herzventrikels (Cor pulmonale) durch Widerstandserhöhung im kleinen Kreislauf (siehe Kap. 13.6).

Mischstaubsilikosen Das Bild einer reinen Silikose kann in verschiedener Form abgewandelt sein, wenn die Quarzpartikel nur Anteil eines Staubgemisches sind, wie bei der im Kohlebergbau früher häufigen Anthrakosilikose. Man spricht dann von Mischstaubsilikosen.

Silikatstäube

Lungenerkrankungen meist geringeren Schweregrads als bei den Silikosen werden durch Silikatpartikel (Talkum, Glimmer, Kaolin) in der Atemluft hervorgerufen. Die dabei entstehenden Veränderungen des Lungengewebes sind diffuser, hauptsächlich handelt es sich um eine Verbreiterung des Interstitiums durch Makrophagen, in seltenen Fällen aber auch um eine progrediente Fibrosierung.

Asbeststaub

Vorkommen Wegen günstiger Materialeigenschaften wurde Asbest bis in die 70er-Jahre vielseitig genutzt (Wärmeisolierung, Bremsbeläge, Filtermaterialien, Dachplatten). Sowohl bei der Herstellung als auch bei der Nutzung derartiger Produkte gelangen Asbestfasern als Schwebeteilchen in die Atemluft. Obwohl eine Exposition gegenüber Asbeststaub heutzutage weitestgehend vermieden werden kann, ist wegen der langen Entwicklungszeit der Erkrankung noch für mehrere Jahre nicht mit einem Rückgang der Erkrankungshäufigkeit zu rechnen. 1998 wurden in Nordrhein-Westfalen 481 Renten für Krankheiten durch Asbestexposition neu zuerkannt.

Pathogenese und Verlauf Als faserförmige Siliziumverbindung ist Asbest erst in den letzten Jahrzehnten als Ursache von Erkrankungen der Lunge und der Pleura erkannt worden. Asbestfasern induzieren eine Freisetzung von Mediatoren aus Alveolarmakrophagen und durch unmittelbare Stimulation von Fibroblasten eine interstitielle Lungenfibrose (Asbestose) und plattenförmige Hyalinisierungen der Pleura. Ein Teil der Asbestfasern – sie sind als solche im Lichtmikroskop nicht erkennbar – wird von eisenhaltigen Glykoproteinkomplexen umhüllt. Es resultieren so genannte Asbestkörperchen (Abb. 4.1), die aber nicht in allen Fällen einer Asbestose vorhanden sind. Für eine schlüssige Beurteilung ist deshalb die Ermittlung der Faserzahl nach Feuchtveraschung des Lungengewebes erforderlich. Neben der Lungenfibrose droht langjährig Asbestexponierten die Entstehung maligner Tumoren (Pleuramesotheliom, Bronchialkarzinom).

4.1 Chemische Noxen

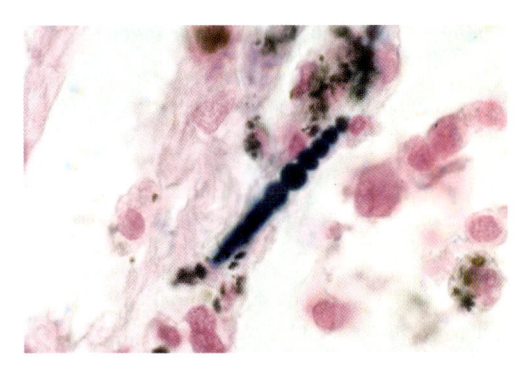

Abb. 4.1: Asbestkörperchen im Lungengewebe bei Asbestose.

Organische Stäube

Organische Stäube können Überempfindlichkeitsreaktionen vom Typ III (Immunkomplexreaktion und Granulombildung) auslösen (siehe Kap. 5.2.2). Beispiele sind die so genannte Farmerlunge (siehe Kap. 5.2.2), die bei Inhalation von Getreidestaub entstehen kann. Ähnliche Krankheitsbilder wurden auch bei Taubenzüchtern beschrieben, wobei der aus vertrockneten Exkrementen bestehende Staub als Ursache identifiziert werden konnte.

Organische Stäube können aber auch Überempfindlichkeitsreaktionen vom Typ I (Atopie) auslösen, z. B. bei der Mehlstauballergie, die bei Bäckern manchmal einen Berufswechsel erforderlich macht.

Schließlich kann bei manchen Holzarten (Eiche, Buche) eine chronische Exposition gegenüber Holzstaub krankhafte Veränderungen im oberen Respirationstrakt, insbesondere die Entstehung von Karzinomen in den Haupt- und Nebenhöhlen der Nase, begünstigen.

Maligne Tumoren als Berufskrankheit

Wie anhand der bereits genannten Beispiele (Lungenkarzinom oder Pleuramesotheliom durch Asbest, Nasenhöhlenkarzinome durch Holzstaub) gezeigt, können auch maligne Tumoren die Kriterien einer Berufskrankheit erfüllen. Beispiele aus früheren Zeiten sind der Skrotalkrebs der Schornsteinfeger, der Schneeberger Lungenkrebs, der Harnblasenkrebs der Anilinarbeiter, Hautkrebse der Teerarbeiter, Arsenkrebse der Winzer und aus neuerer Zeit die malignen Lebertumoren der Arbeiter der Kunststoffindustrie, die dem Monomer Vinylchlorid ausgesetzt waren (siehe Kap. 8.5.2).

4.1.6 Fremdkörper und inertes Fremdmaterial !

Definition Als Fremdkörper werden von außen in den Körper eingedrungene oder eingebrachte Partikel bezeichnet.

Fremdkörpergranulome

Häufig lösen sie eine charakteristische Gewebsreaktion aus, nämlich die Bildung so genannter Fremdkörper- oder Fremdkörpergranulome (siehe Kap. 4.1.8). Auch flüssiges Material kann dafür verantwortlich sein, z. B. ölhaltige Präparate, wie sie zur Verödung von Hämorrhoiden injiziert werden (Ölgranulome). Körpereigene Substanzen, z. B. plattenepitheliales Keratin oder Schleime, können eine vergleichbare Reaktion verursachen (sog. endogene Fremdstoffreaktionen).

Implantatproblematik

Bei der Entwicklung prothetischer Implantate, z. B. künstliche Herzklappen, Gefäßprothesen, Augenlinsen, Gehörknöchelchen, plastische Implantate nach operativer Entfernung der weiblichen Brustdrüse, Osteosyntheseplatten zur stabilen Versorgung von Frakturen, intraossäre Verankerungen zum Aufbau eines Zahnersatzes u. a., ist es durch Wahl des Materials und Modifikation der Oberflächenbeschaffenheit in vielen Fällen gelungen, eine solche Fremdstoffreaktion weitestgehend zu verhindern. Auch bei sehr guter Gewebsverträglichkeit kann eine unerwünschte Reaktion dadurch zustande kommen, dass im Lauf der Zeit feinste Partikel freigesetzt werden, z. B. Kunststoffabrieb in einer Gelenkprothese, wodurch Makrophagen stimuliert werden (sog. Abriebsynovialitis).

4.1.7 Hypoxidosen

Definition Als Hypoxidosen bezeichnet man alle Zustände einer Störung der oxidativen Energiegewinnung einschließlich der dabei zu beobachtenden morphologischen Veränderungen.

Ätiologie und Einteilung Nur in einem Teil der Fälle, z. B. Vergiftungen mit Kohlenmonoxid (siehe oben) oder Zyanid (siehe unten) liegen exogene Noxen zugrunde. Im weiteren Sinne könnte man dazu auch den Mangel an Sauerstoff in der Atemluft rechnen.

Aus Studien zu den daraus resultierenden Schäden ist die Lehre von den Hypoxidosen ursprünglich entstanden, was der Grund dafür sein mag, dass sie im Gegenstandskatalog den „exogenen" Noxen zugerechnet worden ist, obwohl letztere in vielen Fällen allenfalls indirekt oder überhaupt nicht maßgeblich sind.
- Hypoxämische Hypoxidosen beruhen auf einer mangelhaften Sauerstoffsättigung im arteriellen Blut. Die pathogenetischen Einzelschritte sind unten dargestellt.
- Ischämische Hypoxidosen beruhen auf einer mangelhaften oder aufgehobenen Perfusion der Endstrombahn, was nicht nur eine verminderte O_2-Versorgung, sondern auch eine Drosselung der Substratbereitstellung und des Abtransportes von Metaboliten zur Folge hat.
  - Eine generalisierte Ischämie spielt bei den verschiedenen Formen des Kreislaufschocks eine Rolle (siehe Kap. 9.9.1).
  - Vielfältiger ist das Spektrum der lokalisierten Durchblutungsstörungen, die entweder eine absolute oder eine relative Ischämie zur Folge haben (siehe Kap. 9.12).
- Bei den histiotoxischen Hypoxidosen wird die Störung der oxidativen Energiegewinnung durch eine Blockierung der Atmungskettenenzyme oder der ATP-Bildung verursacht. Beispiele sind die Hemmung der Cytochromoxidase durch das sehr rasch tödlich wirkende Gift Cyanid oder die Entkopplung zwischen Elektronentransport und oxidativer Phosphorylierung durch Dinitrophenol, die unmittelbare Hemmung der ATP-Synthese durch Valiomycin und schließlich die Beeinträchtigung der für die oxidative Energiegewinnung wichtigen Ionengradienten durch so genannte Ionophore.
- Beispiele für hypoglykämische Hypoxidosen sind die hypoglykämischen Zustände bei Hyperinsulinismus (siehe Endokrine Pankreastumoren, Kap. 11.2.1), bei Hypophyseninsuffizienz (siehe Kap. 11.4.2) und bei der später besprochenen Glykogenose Typ I (siehe Kap. 12.4.2).

Akute Hypoxidose im Experiment

Experimentell besonders gut untersucht ist das Modell des akuten ischämischen Zell- und Gewebeschadens, beispielsweise nach Abklemmung einer Nierenarterie oder bei Inkubation von nativen Gewebeschnitten in einer feuchten Kammer. Die nach Sistieren der Zirkulation eintretenden Veränderungen sind chemisch-metabolischer und struktureller Natur.

Chemisch-metabolische Veränderungen

Durch die Unterbrechung der oxidativen Phosphorylierung nimmt die Konzentration der energiereichen Phosphate (Kreatinphosphat, ATP) innerhalb weniger Minuten stark ab, anorganisches Phosphat entsprechend zu. Solange noch Substrate zur Verfügung stehen (z. B. Glykogen), ist anaerobe Glykolyse möglich; die entstehende Milchsäure bedingt eine Azidose, welche für die Zelle unter den hypoxischen Bedingungen einen gewissen Schutzeffekt darstellt.

Morphologische Veränderungen

Reversible Stadien Lichtmikroskopisch sind in den ersten Stunden nach Unterbrechung der Blutzufuhr keine den Schaden eindeutig belegenden Veränderungen nachweisbar. Die früheste elektronenmikroskopisch fassbare Veränderung ist eine schon nach wenigen Minuten eintretende fokale Kondensation des Chromatins im Zellkern. Danach nimmt der Wassergehalt des Zytoplasmas zu (Zellödem). Durch Wassereinstrom erweitern sich die Zisternen des ER (Hydrops) und die Matrix der Mitochondrien schwillt an. Außerdem verschwinden die Kalzium bindenden Matrixgranula in den Mitochondrien. Diese bei Normothermie innerhalb der ersten 30–60 Minuten auftretenden Veränderungen sind im Prinzip reversibel.

Irreversible Stadien Ein wichtiges Zeichen der irreversiblen Zellschädigung sind flockige Proteinverdichtungen in der Mitochondrienmatrix. Die Irreversibilität beruht auf einem Zusammenbruch des an der inneren Mitochondrienmembran erzeugten elektrochemischen Protonengradienten. Es ist dann keine ATP-Bildung mehr möglich, selbst wenn die einzelnen Enzyme der Atmungskette und die ATPase noch intakt sind und Sauerstoff und Substrate wieder zugeführt werden. Die Zellen gehen in den Zustand der Nekrose (siehe Kap. 3.4.2) über. Rupturen beispielsweise der Plasmamembran oder der Lysosomenmembran sind spät auftretende Effekte.

Chronische Hypoxidose

Eine chronische Hypoxidose entsteht, wenn die Substrat- oder Sauerstoffzufuhr zwar vermindert, aber nicht vollständig unterbrochen ist. In manchen Fällen resultiert dann eine allmähliche Reduktion der Zellmasse (Atrophie, siehe Kap. 2.1). In Parenchymzellen, in denen normalerweise Fettsäuren oxidiert werden, z. B. in der Leber oder im

Herzmuskel, kommt es zur Ablagerung von Neutralfett (siehe Kap. 3.1.2).

Reversibilität, Toleranz, Vulnerabilität, Lokalisation

Reversibilität

Die Reversibilität einer durch absolute Ischämie hervorgerufenen Gewebeschädigung hängt nicht nur vom Ausmaß der Schädigung des Parenchyms ab; schon vor Eintritt der irreversiblen Zellschädigung können Endothelschäden eintreten, die bei Wiedereröffnung der verschlossenen Arterien Zirkulationsstörungen im Bereich der Endstrombahn nach sich ziehen (Phänomen des „Non Reflow"), sodass die Ischämie anhält und das Parenchym in die Phase der irreversiblen Schädigung gerät.

Toleranz (Gewebeempfindlichkeit)

Je nach ihrem normalen O_2- oder Substratumsatz sind verschiedene Zellen gegenüber Hypoxidosen unterschiedlich empfindlich. So wird bei Normothermie das Stadium der irreversiblen Zellschädigung bei absoluter Ischämie nach unterschiedlicher Zeit erreicht (Herz 30 min., Leber, Niere 60 min., Bronchialepithel 180 min.).

Vulnerabilität

Innerhalb eines Gewebes sind diejenigen Zellen gegenüber Hypoxidosen besonders vulnerabel, deren Funktion an einen hohen oxidativen Stoffwechsel gebunden ist. Beispiele dafür sind die elektiven Parenchymnekrosen im ZNS (siehe Kap. 17.1.2) oder die disseminierten Faserausfälle im Herzmuskel beim Angina-pectoris-Syndrom (siehe Kap. 9.4). Die Vulnerabilität hängt außerdem von der Lage der Zellen entlang der Zirkulationseinheit im Bereich der Endstrombahn ab. So sind in der Leber die in der Umgebung der Zentralvene lokalisierten Zellen wegen des längs der Sinusoide bestehenden O_2- und Substratgradienten eher von hypoxidotischen Schäden betroffen als die periportal gelegenen, was im Fall einer generalisierten Zirkulationsinsuffizienz dazu führt, dass läppchenzentrale Lebernekrosen entstehen, wogegen läppchenperipher lediglich reversible Schäden auftreten.

Empfindlich gegenüber Zuständen einer Hypoxidose sind auch die sich entwickelnden Gewebe eines Fetus. In Experimenten konnte durch Hypoxie der Muttertiere ein großes Spektrum an inneren und äußeren Fehlbildungen erzeugt werden.

Lokalisation

Die Lokalisation der bei chronischer Hypoxidose, z.B. bei Anämien, auftretenden Verfettung erfolgt nach denselben Prinzipien. Andere Unterschiede in der Topik hypoxidotischer Gewebeschäden sind weniger leicht erklärbar, beispielsweise die bevorzugte Entstehung von Hirngewebenekrosen im Pallidum bei CO-Vergiftung gegenüber der bei generalisierter Zirkulationsinsuffizienz üblichen Lokalisation im Striatum und in der Groß- und Kleinhirnrinde (zur Vulnerabilität des frühkindlichen Gehirns; siehe Kap. 17.1.2).

4.2 Physikalische Noxen

Neben den zahlreichen Möglichkeiten der mechanisch induzierten Verletzungen (Haut- und Weichgeweberverletzungen, Frakturen) sind unter den durch physikalisch bedingte Zell- und Gewebeschäden v.a. die Einwirkung von Hitze, von Kälte, von elektrischem Strom und von energiereichen Strahlen von Bedeutung.

4.2.1 Veränderungen durch lokale Hitzeeinwirkung

Definition Unabhängig von der Art der Hitzeeinwirkung (brennende Gase, heiße feste Gegenstände, heiße Flüssigkeiten) spricht man bei Veränderungen durch lokale Hitzeeinwirkung von Verbrennungen.

> **Merke!**
>
> Ausmaß und Reversibilität hitzebedingter Zell- und Gewebeschäden sind abhängig von der Einwirkungszeit und von der im Gewebe erreichten Temperatur. Naturgemäß ist in den allermeisten Fällen die Körperoberfläche, also die Haut, betroffen.

Pathogenese Pathogenetisch ist neben einer Alteration mit Freisetzung von Entzündungsmediatoren (siehe Kap. 6.2.2) v.a. die hitzebedingte Proteindenaturierung von Bedeutung. Neben den lokal auftretenden Veränderungen (Tab. 4.1) spielen in der Praxis die als Folgezustände bekannten allgemeinen Auswirkungen eine große Rolle.

4 Exogene Krankheitsursachen

Tab. 4.1: Verbrennungsgrade und ihre Folgen

Grad	Auswirkung	Heilung
I	Rötung, Schwellung	Restitutio ad integrum
II	Brandblasen	Restitutio ad integrum
III	Nekrose des dermalen Bindegewebes	Heilung unter Narbenbildung
IV	Verkohlung der Haut und tiefer gelegenen Gewebes	große Narben, evtl. Amputation

Morphologie Bei leichter und kurzzeitiger Hitzeeinwirkung entsprechen die morphologisch fassbaren Veränderungen einer milden Entzündungsreaktion.

Bei einer **Verbrennung I. Grades** kommt es lediglich zur Rötung und leichten Schwellung des betroffenen Hautbezirks, bedingt durch Weitstellung und Permeabilitätssteigerung der Kapillaren und Venolen. Die Veränderungen sind vollständig reversibel.

Bei **Verbrennungen II. Grades** wird zwar die Epidermis irreversibel geschädigt, das dermale Bindegewebe des Papillarkörpers bleibt aber intakt. Die Entzündungsreaktion führt dann zum Übertritt von serösem Exsudat in einen subepithelial entstandenen Spaltraum und so zur Bildung von „Brandblasen". Eine Restitutio ad integrum ist möglich durch Epithelregeneration entweder von basalen Epithelresten oder vom Epithel der stets erhaltenen Hautanhangsgebilde aus (siehe Kap. 7.1.4).

Verbrennungen III. Grades liegen vor, wenn auch das dermale Bindegewebe irreversibel geschädigt ist. Die dort entstehenden Nekrosen werden stets durch entzündliche Demarkation abgestoßen. In den resultierenden Geschwüren ist die Tendenz zur Wundheilung meist sehr schlecht. Das Resultat ist im Gegensatz zu Verbrennungen I. und II. Grades in jedem Fall eine Narbe; die starke Schrumpfung des Bindegewebes führt dabei oft zu Narbenkontrakturen. Durch frühzeitige Entfernung der Nekrosen und plastische Deckung der Defekte mit Epidermisläppchen lassen sich die Heilungsergebnisse erheblich verbessern.

Bei sehr hohen Temperaturen, wie sie unter anderem auch bei Schädigungen durch elektrischen Strom (Hochspannungsunfälle) bedingt sein können, resultiert eine Verkohlung des Gewebes, die auch als **Verbrennung IV. Grades** bezeichnet wird.

Allgemeinveränderungen In Abhängigkeit von der Ausdehnung des Hitzeschadens können unmittelbar im Anschluss an die Hitzeeinwirkung oder 1–2 Wochen danach schwere, oft lebensbedrohliche Allgemeinveränderungen auftreten.

> **Merke!**
> Kritisch sind zweit- bis drittgradige Verbrennungen schon, wenn 20–30 % der Körperoberfläche betroffen sind; bei Kleinkindern ist bereits ein Befall von 10 % gefährlich.

In den ersten Stunden nach einer entsprechend großflächigen Verbrennung drohen Zustände des schweren Kreislaufschocks (siehe Kap. 9.9.1), für den in erster Linie neurogene (reflektorische) und kreislaufdynamische Faktoren (Flüssigkeitsverlust in das kutane Ödem) verantwortlich zu machen sind. Ein tödlicher Verlauf in dieser Phase (Frühtod) ist bei den heute etablierten Methoden der Schockbekämpfung selten geworden. Im weiteren Verlauf können jedoch schwere Organschäden auftreten, für deren Entstehung neben dem initialen Schock im Verbrennungsgebiet entstehende Toxine diskutiert werden, deren genauere Natur aber noch nicht aufgeklärt ist.

4.2.2 Veränderungen durch lokale Kälteeinwirkungen

Pathogenese Obwohl Zellen und Gewebe unter geeigneten osmotischen Bedingungen in tiefgefrorenem Zustand (–80 °C) nahezu beliebig lange lebensfähig gehalten werden können, bewirkt eine lokale Kälteeinwirkung besonders in peripheren Körperteilen (Füße, Finger, Ohren) oft irreversible, d. h. bis zur Nekrose führende Gewebeschäden. Sie manifestieren sich bei Wiederherstellung der Normaltemperatur und Wiederdurchblutung, wobei Endothelschäden und Freisetzung von Entzündungsmediatoren die pathogenetisch entscheidende Rolle spielen (sog. Perfusionsschaden).

Morphologie Ähnlich wie bei der Verbrennung sind unterschiedliche Schweregrade einer Erfrierung zu unterscheiden:
- entzündliche Hyperämie (Grad I)
- Blasenbildung (Grad II)
- gangränöse Gewebenekrosen (Grad III)
- komplette Vereisung und Gewebezerstörung (Grad IV).

Begünstigt wird die Entstehung solcher Erfrierungen durch körperliche Inaktivität (Übermüdung, Bewusstlosigkeit) oder durch vorbestehende Erkrankungen, die mit einer Störung der Wärmeregulation einhergehen. Als Spätschäden nach Erfrierungen können sich stenosierende und obliterierende chronische Gefäßerkrankungen entwickeln (Endangitis obliterans).

4.2.3 Veränderungen durch elektrischen Strom

Gefahren drohen bei Einwirkung elektrischen Stroms v.a. durch funktionelle Folgen wie
- Überkontraktion der Muskulatur, der Herzmuskulatur oder
- Herzrhythmusstörungen bis hin zum Kammerflimmern.

Gewebeschädigende Wirkungen entfaltet der elektrische Strom meist nur an den Ein- und Austrittsstellen, i.d.R. umschriebene Hautbezirke, die im Vergleich zu den dazwischenliegenden Gewebepartien einen höheren Widerstand besitzen, sodass hier hohe Temperaturen (Joule'sche Wärme) zu einer Koagulationsnekrose der Epidermis führen (sog. Strommarken). Bei Hochspannungsunfällen können tiefer reichende Verbrennungen und Verkohlungen entsprechend einer Verbrennung IV. Grades entstehen.

4.2.4 Veränderungen durch Einwirkung von Strahlen

Obwohl auch Lichtstrahlen, insbesondere deren kurzwelliger Anteil (UV-Strahlen), als Ursache einer Gewebeschädigung in Betracht kommen, werden hier nur die Folgen ionisierender Strahlen besprochen, also
- elektromagnetische Wellenstrahlung (Röntgenstrahlen, Gammastrahlen)
- Korpuskularstrahlen (Neutronen-, Protonen- und Elektronenstrahlen).

Einflussfaktoren

Allgemeine Einflussfaktoren

Entscheidend ist die am Ort des Auftreffens auf Atome frei werdende Energie, durch die Elektronen aus der Atomschale herausgeschlagen werden (Ionisierung). Wichtig für die Wirkung im biologischen System ist v.a. die Radiolyse des Wassers, wobei freie Radikale ($O\cdot$, $HO\cdot$) entstehen. Diese und sekundäre Produkte wie H_2O_2 führen dann zu Interaktionen mit Makromolekülen, z.B. zu schädlichen Peroxidationsreaktionen. Daher ist das Ausmaß einer Strahlenschädigung generell abhängig von folgenden Faktoren:
- linearer Energieverlust der Strahlung (Strahlendosis)
- Wassergehalt
- O_2-Konzentration
- Verfügbarkeit an Antiperoxidanzien (z.B. Glutathion)
- Strahlensensibilität der Gewebe
- Phase der Zellteilung im Gewebe.

Strahlensensibilität der Gewebe

> **Merke!**
> Generell hängt die Strahlenempfindlichkeit eines Gewebes davon ab, ob dort Zellteilungen in rascher Folge ablaufen oder nicht. Dabei sind radiosensible Gewebe solche mit hoher Zellteilungsrate, während in radioreagierenden Geweben nur wenige Zellen neu gebildet werden und in radioresistenten Geweben postpartal keine Zellteilung mehr stattfindet.

Wechselgewebe Gewebe mit hoher Zellteilungsrate („labile" Gewebe oder Wechselgewebe, siehe Kap. 7.1.1) sind generell **radiosensibel.** Unterschiede in der zeitlichen Manifestation eines Strahlenschadens beruhen hier auf dem unterschiedlichen Verhalten der Endzellen:
- Im Fall des lymphatischen Gewebes sind die an sich langlebigen Lymphozyten auch außerhalb des Zellzyklus strahlenempfindlich, sodass es unter Bestrahlung zu einem raschen Schwund dieser Zellen kommt.
- In allen anderen Wechselgeweben sind die Endzellen wenig strahlenempfindlich. Haben sie eine kurze Lebensdauer (z.B. Granulozyten, Thrombozyten, Darmepithel, Epithel der Haarwurzel, Spermien), so wird der Schaden früher manifest als bei langer Lebensdauer der Endzellen (Erythrozyten, Monohistiozyten, Plasmazellen, Epidermis).
- Grundsätzlich radiosensibel ist auch fetales Gewebe.

Stabile Gewebe, Dauergewebe Gewebe mit nur geringer Zellneubildung (stabile Gewebe, siehe Kap. 7.1.2) sind entsprechend weniger strahlensensibel und werden als **radioreagierend** bezeichnet. Dazu gehören die Schleimhaut von Magen und Dickdarm, die Leber, die Niere, exokrine und

4 Exogene Krankheitsursachen

endokrine Drüsen sowie Bindegewebe und Endothelzellen. Diese Gewebe sind in der akuten Phase der Strahleneinwirkung wenig empfindlich, können aber von Spätschäden in mehr oder weniger erheblichem Maße betroffen sein.

Im Prinzip gilt dies auch für die so genannten **radioresistenten** Gewebe, in denen eine Zellteilung postpartal nicht mehr stattfindet, also für Herz- und Skelettmuskulatur sowie für Ganglienzellen. Diese erleiden auch bei hoher Strahlendosis keine eindeutig nachweisbare Schädigung. Kritisch können aber auch hier Spätveränderungen der Blutgefäße werden (Abb. 4.2).

Morphologie und zeitliche Sequenz des zellulären Strahlenschadens

Primär- und Sekundäreffekte

Abgesehen von bereits erwähnten Faktoren (Wassergehalt, O_2-Konzentration) ist die strahlenbedingte Schädigungsfolge abhängig davon, in welcher Phase des Zellzyklus eine Zelle von der ionisierenden Strahlung getroffen wird. Besonders empfindlich sind die späte G_1- und die frühe S-Phase sowie die G_2- und Mitosephase.

Primäreffekte Unmittelbar nach Beginn der Strahlenexposition kommt es, schon bei niedriger Strahlendosis, zu einer Blockierung der Mitose (Primäreffekt). Bei höherer Dosis sterben Zellen ab, wobei zwischen Interphase-Zelltod und reproduktivem Zelltod zu unterscheiden ist.
- Beim Interphase-Zelltod werden Mechanismen der Apoptose induziert (siehe Kap. 3.4.1). Dementsprechend beobachtet man hauptsächlich Kernpyknosen als Zeichen der irreversiblen Schädigung. Irreversible zytoplasmatische Läsionen auf dem Boden von Membranschäden entstehen nur bei sehr hoher Strahlendosis.
- Der so genannte reproduktive Zelltod, also ein Absterben der Zelle während der Mitose, kann unmittelbar nach Einwirkung der Strahlendosis auftreten.

Sekundäreffekte Auch nach längerer Zeit können Zellen, die in der stationären G_0-Phase den Strahlen ausgesetzt waren, während einer später stattfindenden Mitose zugrunde gehen. Zu den Sekundäreffekten gehören auch Mitosestörungen mit der Entstehung von hyperdiploiden und aneuploiden Zellkernen, chromosomale und Genmutationen sowie die Entstehung von Tumoren (siehe Kap. 8.5.3).

Strahlenvaskulopathie

Zusätzlich zu den oben dargestellten zellulären Phänomenen sind beim Zustandekommen von strahlenbedingten Gewebeschäden Veränderungen maßgeblich, die sich an Blutgefäßen abspielen und deshalb als Strahlenvaskulopathie (Abb. 4.2) bezeichnet werden.

Unter Einwirkung der Strahlen wird das Endothel kleiner Arterien und Venen vermehrt durchlässig, sodass Blutplasma in die Gefäßwand eindringt. Dadurch werden Fibroblasten zur Zellteilung und zur Produktion von Proteoglykanen und Kollagen stimuliert, was zu einer stenosierenden, nicht mehr reversiblen Intimafibrose führt, sodass die Durchblutung im betroffenen Gewebebereich auf Dauer vermindert ist. Durch Übertritt eiweißreicher Flüssigkeit über vermehrt permeabel gewordene Kapillaren in das Bindegewebe selbst wird auch hier die Neubildung kollagener Fasern induziert, sodass Fibrosen (siehe Kap. 3.5.3) ein häufiger Folgezustand in bestrahltem Gewebe sind. Die Spätfolgen einer Strahlenschädigung sind zu einem wesentlichen Teil durch diese Veränderungen bedingt.

Gewebeschäden nach lokaler Strahleneinwirkung

Nach lokaler Einwirkung von Strahlen, wie sie heute v.a. bei der Therapie von Tumoren durchgeführt wird, besteht also das Risiko von Gewebe- und Organschäden. Ihr Schweregrad hängt einerseits von der Strahlenempfindlichkeit des spezifischen Parenchyms und andererseits von der Reagibilität des gefäßführenden Bindegewebes ab. Meist ist eine akute Phase von einer chronischen Phase zu unterscheiden, wobei die Letztere oft durch irreparable Schäden gekennzeichnet ist (Tab. 4.2).

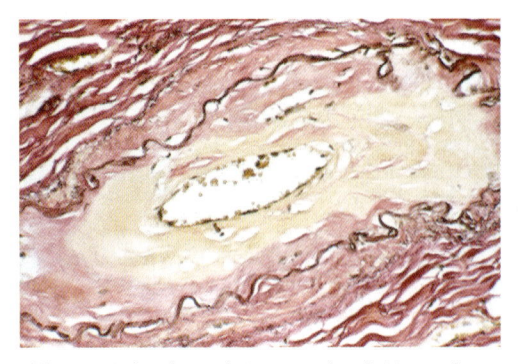

Abb. 4.2: Hochgradige Verbreiterung und Hyalinisierung der Intima einer kleinen Arterie bei Strahlenvaskulopathie.

4.2 Physikalische Noxen

Tab. 4.2: Lokale Strahlenschädigung

Organ	Frühe Reaktion	Spätfolgen
Haut	Entzündung, Haarausfall	Atrophie, Fibrose, Geschwüre, Narben
Schleimhäute	Entzündung	Geschwüre, Narben, Stenosen
Lungen	interstitielle Entzündung	Fibrose, Cor pulmonale
Gonaden	Zerstörung der Keimzellen	Atrophie
lymphatische Organe	Schwund der Lymphozyten	Atrophie, Fibrose
Knochenmark	Hemmung der Granulopoese und Thrombopoese	Atrophie, Vakatwucherung des Fettmarks

Haut

An der äußeren Haut ist die akute Phase stets durch eine Entzündungsreaktion charakterisiert, die so genannte Radiodermatitis. Die Störung der Zellneubildung führt zunächst nur selten zu einem Integritätsverlust der Epidermis, kann aber einen Haarausfall zur Folge haben. Im chronischen Stadium ist v.a. die narbige Fibrose von Bedeutung, in deren Bereich die Hautanhangsgebilde und der Papillarkörper meist völlig geschwunden sind. Die gleichzeitige Strahlenvaskulopathie bedingt eine mangelhafte Durchblutung, was eine Atrophie (siehe Kap. 2.1) bis hin zu schlecht heilenden Defekten (Strahlenulkus) nach sich ziehen kann.

Schleimhäute

Auch Schleimhäute, z.B. der Mundhöhle, des Ösophagus, des Dickdarms und der Harnblase reagieren auf eine Bestrahlung hauptsächlich mit einer Entzündungsreaktion und nachfolgender Fibrose und Strahlenvaskulopathie. Die Schrumpfung des Narbengewebes kann in der chronischen Phase Stenosen (z.B. im Ösophagus) zur Folge haben. Mangelhafte Durchblutung führt auch hier manchmal zu Ulzera oder zu Fisteln. Im Dünndarm stehen in der akuten Phase die Störung der hier sehr raschen Epithelneubildung (strahlensensible Zellpopulation) und daraus resultierende Epitheldefekte im Vordergrund (siehe unten).

Parenchymatöse Organe

In parenchymatösen Organen sind wegen der geringen Zellneubildungsrate meist nur die am Gefäßbindegewebe auftretenden Effekte von Bedeutung, so in Speicheldrüsen, in denen Fibrose und Gefäßverödung zu einer ausgeprägten Atrophie (siehe Kap. 2.1) der Drüsenendstücke führen. Auch in den Nieren sind Schäden an den Glomeruli und an den kleinen Gefäßen bekannt. Die resultierende Glomerulosklerose und Arteriolosklerose sowie interstitielle Läsionen können einen nephrogenen Hochdruck und eine Niereninsuffizienz nach sich ziehen. In der Leber sind nennenswerte Schäden durch Bestrahlung so gut wie nicht bekannt. Ernsthafte Komplikationen können aber nach Einwirkung von Strahlen im Lungengewebe auftreten, im akuten Stadium in Form einer so genannten „Röntgen-Pneumonitis", im chronischen als Lungenfibrose mit der Gefahr der Störung des Gasaustauschs (siehe Hypoxidosen) und der pulmonalen Hypertonie mit Entwicklung eines Cor pulmonale.

Gonaden

In den Gonaden tritt schon bei vergleichsweise geringer Dosis eine reversible oder irreversible Schädigung der Keimzellen auf. Im Ovar resultiert ein Schwund zunächst der Sekundärfollikel, bei höherer Dosis auch der Primordialfollikel (Röntgen-Kastration). In den Hoden kommt es nach Untergang der Spermatogonien zu einer tubulären Atrophie und Azoospermie, wogegen die Leydig-Zellen auch höhere Strahlendosen überstehen, sodass die Androgenproduktion i.d.R. erhalten bleibt.

Lymphatisches Gewebe

Das lymphatische Gewebe (Thymus, Lymphknoten, Milz) reagiert bereits auf geringe Strahlendosen mit einem Schwund der Lymphozyten; bei lang dauernder Einwirkung resultiert, wie in anderen Organen auch, eine Fibrose.

Knochenmark

Auch im Knochenmark werden die proliferierenden Blut bildenden Zellen rasch zerstört, was bei der Granulopoese und Thrombopoese eher Schäden nach sich zieht als bei der Erythropoese. Bei lokaler Strahleneinwirkung wird der betreffende

Bereich später nicht wieder besiedelt, sondern in Bindegewebe und Fettgewebe umgewandelt.

Zentrales Nervensystem

Das typische Bild der Strahlenspätschädigung im ZNS besteht aus einer Mischung von ausgedehnten Koagulationsnekrosen, Gefäßsklerosen, bindegewebig vernarbten Arealen und reaktiver Gliaproliferation. Diese Veränderungen können raumfordernd wirken und somit klinisch einen Tumor (Rezidiv) vortäuschen.

Ganzkörperbestrahlung

Von den lokalen strahlenbedingten Gewebeschäden zu unterscheiden sind die Folgen einer kurzfristig einwirkenden Ganzkörperbestrahlung. Je nach Höhe der eingestrahlten Dosis werden Krankheitserscheinungen vonseiten unterschiedlicher Organe und nach unterschiedlicher Zeit führend, weshalb man die folgenden „Strahlensyndrome" unterscheidet.

Knochenmarksyndrom

Charakteristika Ein Knochenmarksyndrom tritt bereits nach einer insgesamt geringen Strahlendosis von 1–5 Gy auf. Betroffen sind hier nur die proliferierenden Vorläuferzellen des Knochenmarks. Das erhebliche Reservoir an ausreifenden Zellen gewährleistet im Fall der Granulozyten über etwa 10 Tage eine ausreichende Versorgung der Peripherie. Erst dann fallen die Granulozytenzahlen im peripheren Blut ab.

Verlauf Nach etwa drei Wochen besteht eine schwere Granulozytopenie, die eine hochgradige Infektanfälligkeit bedingt. Bakteriell verursachte Ulzerationen im Tonsillenbereich sowie im Darm sind die Folgen. Oft kommen Bronchopneumonien dazu, die sich vom gewöhnlichen Bild dadurch unterscheiden, dass das Exsudat zwar Fibrin, aber keine Granulozyten enthält. Oft ist der Verlauf auch durch Auftreten einer Sepsis kompliziert, in späteren Stadien manchmal auch durch thrombopenische Blutungen. Das histologische Bild im Knochenmark ist durch den Schwund der Blut bildenden Zellen gekennzeichnet. Der frei gewordene Raum wird v.a. durch ektatische Sinus und durch ein eiweißreiches Ödem eingenommen. Bereits zur Zeit der maximalen Granulozytopenie können kleine hämatopoetische Inseln als Zeichen einer beginnenden Regeneration vorhanden sein.

Gastrointestinales Syndrom

Charakteristika Bei mittlerer Strahlendosis (6–15 Gy) treten zunächst Symptome vonseiten des ZNS auf, wie Übelkeit, Erbrechen und Kopfschmerzen (Strahlenkater). Der weitere Verlauf wird durch Schädigung der rasch proliferierenden Zellen bestimmt, wobei wegen der gegenüber den Knochenmarkzellen geringeren Reserve an differenzierten Zellen Schäden am Dünndarm das Bild des so genannten gastrointestinalen Syndroms bestimmen.

Verlauf Schon nach Stunden kommt es zum Zelluntergang in der Proliferations- und Reifungszone der Dünndarmkrypten, sodass die im Zottenbereich im Rahmen der physiologischen Zellmauserung zugrunde gehenden Zellen nicht mehr ersetzt werden können. Nach 3–5 Tagen kommt es zu Epitheldefekten und zu Flüssigkeitsverlusten in den Darm sowie zu schweren, manchmal blutigen Diarrhöen. Da zu diesem Zeitpunkt Granulozyten noch zur Verfügung stehen, findet man im Bereich der Schleimhautdefekte ein entzündliches Exsudat, welches neben Fibrin auch Granulozyten enthält. Im oberen Dosisbereich (13–15 Gy) endet das Syndrom immer letal. Bei einer Dosis von 5–6 Gy wird die akute Phase durch Flüssigkeitsbilanzierung manchmal überstanden; allerdings werden dann die im Folgenden dargestellten Schäden vonseiten des Blut bildenden Gewebes manifest.

Zentralnervöses Syndrom

Charakteristika Beim zentralnervösen Syndrom bewirkt eine sehr hohe Strahlendosis (20–100 Gy) sehr rasch, d.h. innerhalb von Stunden, eine allgemeine Permeabilitätssteigerung der kleinen Gefäße.

Verlauf Es kommt zu einem Flüssigkeitsverlust ins Gewebe mit nachfolgendem hypovolämischen Schock, und v.a. zu einem schweren Hirnödem mit Hirndruck (siehe Kap. 17.1.3). Letzteres bestimmt die klinische Symptomatik mit Übelkeit, Erbrechen und neurologischen Störungen. Die Erkrankung verläuft innerhalb von 1–2 Tagen in jedem Fall tödlich.

Zell- und Gewebeschädigung durch Inkorporation radioaktiver Isotope

Nicht nur von außen auf den Organismus treffende Strahlen verursachen Zell- und Gewebeschäden, sondern auch radioaktive Isotope, wenn sie in den

Körper aufgenommen und in Zellen und Gewebe inkorporiert werden. Radioaktive Isotope werden zwar auch in der Diagnostik und Therapie eingesetzt, z. B. Jod 131 (siehe oben). Durch Einwirkung radioaktiver Isotope können aber nachteilige Folgen bis hin zur Tumorentstehung resultieren.

> **Aus der Praxis**
>
> Ein bekanntes Beispiel ist **Thorotrast**, eine kolloidale Lösung von Thoriumoxid, welches wegen seiner hohen Strahlendichte als Kontrastmittel zur röntgenologischen Darstellung von Blutgefäßen zu einer Zeit (1928–1955) verwendet wurde, als über die Spätfolgen noch nichts bekannt war. Das Kolloid wird von Makrophagen durch Endozytose aufgenommen und erst beim Absterben dieser Zellen wieder freigesetzt. Die von dem sehr langlebigen Isotop ausgehende Strahlung induziert über vasale Permeabilitätsstörungen eine zunehmende Fibrose, v.a. in der Milz, wo es zur hochgradigen Schrumpfung (Atrophie) kommt, und in der Leber. Viele Jahre nach den mit Thorotrast durchgeführten Röntgenuntersuchungen traten bei manchen Patienten zusätzlich zur oben beschriebenen Fibrose maligne Tumoren auf (Leberzellkarzinome, Gallengangskarzinome).

Induktion maligner Tumoren durch ionisierende Strahlen

Isotope

Mit einer Induktion maligner Tumoren (wie im Beispiel Thorotrast genannt) ist als Spätfolge in allen Fällen einer Strahlenexposition zu rechnen. Diese ist im Prinzip unabhängig von der Art der einwirkenden Strahlung und von der Strahlenquelle. Neben dem Thorotrast gibt es weitere Isotope, die zwar keine Gewebeschäden mit Fibrose verursachen, aber ebenfalls nach jahrelanger Latenz maligne Tumoren induzieren.
- Radium 226 kann mit Atemluft oder mit der Nahrung aufgenommen werden. Es wird v.a. im Knochen abgelagert und kann Knochentumoren (Osteosarkome) erzeugen. Radiumhaltige Stäube (Emanation) haben zu früherer Zeit in einzelnen Bergbaubetrieben (Schneeberg, Joachimsthal) Lungenkarzinome in hoher Zahl entstehen lassen.
- Die potenzielle Gefahr radioaktiver Isotope ist zuletzt durch die Folgen der Reaktorkatastrophe in Tschernobyl demonstriert worden. Die freigesetzten Isotope, v.a. Jod 131 sowie Cäsium 134 und Cäsium 137 wurden durch die Luft weit in die Umgebung verschleppt und haben in der Folgezeit die Inzidenz maligner Tumoren, insbesondere von Schilddrüsenkarzinomen bereits bei Kindern (!) dramatisch ansteigen lassen.

Exogene Strahlung

Auch exogene Strahlung kann maligne Tumoren hervorrufen. Nachuntersuchungen an Überlebenden der Atombombenexplosionen von Hiroshima und Nagasaki haben ergeben, dass eine Ganzkörperbestrahlung von 1 Gy das Risiko, später an malignen Neoplasien zu erkranken, erhöht, und zwar 5fach für Leukämien, 3fach für maligne Lymphome und 2fach für Karzinome der Mamma, der Ovarien und der ableitenden Harnwege. Schon vorher war bekannt, dass nach wiederholter Bestrahlung der äußeren Haut die Frequenz an Hautkarzinomen erheblich ansteigt, so z.B. früher bei Röntgenärzten vor Einführung entsprechender Schutzvorschriften. Die Prinzipien der strahlenbedingten Kanzerogenese werden an anderer Stelle abgehandelt (siehe Kap. 8.5.3).

Wirkung ionisierender Strahlen auf maligne Tumoren

Antitumoröse Effekte

Diese lassen sich aus den vorher besprochenen Prinzipien der strahlenbedingten Zell- und Gewebeschädigung ableiten. Je nach Anteil der im Tumor zur Zeit der Straheneinwirkung proliferierenden Zellen erleidet ein mehr oder weniger großer Teil der Tumorzellen den „reproduktiven Zelltod".

Hinzu kommt die auch hier sich entwickelnde Strahlenvaskulopathie, die eine Verminderung der Blutversorgung des Tumorgewebes nach sich zieht – hier im Gegensatz zur Wirkung auf andere Gewebe ein erwünschter Effekt, der manchmal zu ausgedehnten konfluierenden Nekrosen im Tumor führt.

Strahlensensibilität von Tumoren

Wie die normalen Gewebe, so sind auch Tumoren in unterschiedlichem Ausmaß strahlensensibel. Ein gutes Ansprechen auf die Strahlenbehandlung zeigen z.B.
- Tumoren des lymphatischen Gewebes, wie der Morbus Hodgkin (siehe Kap. 8.4.3) oder
- undifferenzierte Tumoren wie das kleinzellige Bronchialkarzinom (siehe Kap. 8.4.2).

Aber auch weniger strahlensensible Tumoren sind manchmal wegen günstiger lokaler Zugänglichkeit für eine Bestrahlungstherapie geeignet, beispielsweise Plattenepithelkarzinome der Haut, der Mundhöhle oder der Cervix uteri.

Im Fall von Schilddrüsenkarzinomen kann eine therapeutische Strahlendosis auch dadurch erreicht werden, dass man das radioaktive Isotop Jod 131 systemisch appliziert, welches sich in den Karzinomzellen anreichert.

> **Merke!**
>
> Die krankheitserzeugende Wirkung einer Infektion kann auch ganz überwiegend auf Reaktionen des Wirtsorganismus beruhen. Im Wesentlichen sind dies die Mechanismen der unspezifischen und spezifischen Abwehr (siehe Kap. 5). Wie am Beispiel der Virushepatitis noch zu besprechen sein wird, sind oft Krankheitserscheinungen weniger durch die Pathogenität der Viren, als vielmehr durch die Reaktion des Immunsystems geprägt.

4.3 Belebte Noxen (Infektionen)

Definition Zu den belebten Noxen zählen alle schädlichen Agenzien, die in den Organismus eindringen, vermehrungsfähig sind und Krankheitserscheinungen verursachen.

Mit Ausnahme mancher Zwischenwirtsituationen bei Parasiten (Protozoen und Helminthen) findet die Vermehrung im betroffenen Organismus statt. Das ungemein vielfältige Spektrum solcher Krankheitserreger reicht vom 20 nm großen Poliovirus bis zum mehrere Meter langen Rinderbandwurm. Auch die Interaktionen zwischen dem jeweiligen Erreger und dem befallenen Organismus (Wirt) sind vielfältig.

Pathogenität

Die krankheitserzeugenden Eigenschaften eines Erregers in ihrer Gesamtheit werden als Pathogenität bezeichnet. Zu den Pathogenitätsfaktoren gehört generell die Fähigkeit, eine Infektion zu etablieren. Bei Bakterien kommt z.B. die Produktion und Abgabe von zellabtötenden Toxinen oder von gewebsauflösenden Enzymen hinzu, aber auch beispielsweise die Fähigkeit, sich in Konkurrenz mit den Eisen bindenden Prinzipien des Wirts (Ferritin, Laktoferrin) mit Fe^{3+} zu versorgen.

Virulenz

Als Virulenz bezeichnet man den Grad der Pathogenität eines einzelnen Erregerstamms innerhalb einer Art. So produzieren hoch virulente Stämme von Corynebacterium diphtheriae sehr viel Toxin, andere gering oder nicht virulente wenig oder gar kein Toxin.

Opportunistische Infektion

Ist eine adäquate Leistung des Immunsystems nicht verfügbar (Immundefekte, siehe Kap. 5.3), so werden Erreger pathogen, die normalerweise keine Krankheit erzeugen. Man spricht dann von opportunistischen Infektionen.

Einteilungsprinzipien

Unabhängig von der Erregerart sind je nach Lebensraum generell zu unterscheiden:
- obligat intrazelluläre Erreger (sämtliche Viren, Chlamydien, manche Protozoen)
- fakultativ intrazelluläre Erreger (manche Bakterien, manche Protozoen)
- extrazelluläre Erreger, die sich entweder im Gewebe oder auf Oberflächen der Haut, des Respirationstrakts und des Darmkanals vermehren (Tab. 4.3).

Nicht wenige Infektionen, v.a. solche, die durch Parasiten (Protozoen, Helminthen) und manche Pilze hervorgerufen werden, sind an bestimmte geographische Situationen gebunden, so z.B. die so genannten Tropenkrankheiten, die aber durch die weltweit hohen Reiseaktivitäten nicht selten auch in mitteleuropäischen Ländern zu beobachten sind.

4.3.1 Viren

Aufbau und Schädigungsmechanismen
Aufbau und Vermehrung

Diese infektiösen Agenzien sind per se nicht vermehrungsfähig, sondern benötigen zu ihrer Vermehrung Syntheseeinrichtungen lebender Zellen. Sie verfügen über ein Genom, welches aber nicht alle zur Vermehrung erforderlichen Produkte kodiert. Das Genom besteht entweder aus (meist doppelsträngiger) DNA oder aus (meist einsträngi-

4.3 Belebte Noxen (Infektionen)

Tab. 4.3: Belebte (infektiöse) Krankheitserreger

Erregerart	Größe	Lebensraum	Errergerbeispiele	Krankheit
Viren	20–30 nm	obligat intrazellulär	Poliovirus	Poliomyelitis
Chlamydien	200–1000 nm	obligat intrazellulär	Chlamydia trachomatis	Trachom
Bakterien Spirochäten, Mykobakterien	0,8–15 nm	• kutan • mukosal • extrazellulär • fakultativ intrazellulär	Staphylococcus epidermidis Vibrio cholerae Streptococcus pneumoniae Mycobacterium tuberculosis	Wundinfektion Cholera Pneumonie Tuberkulose
Pilze	2–200 nm	• kutan • mukosal • extrazellulär • fakultativ intrazellulär	Trichophyton sp. Candida albicans Sporothrix schenckii Histoplasma capsulatum	Tinea pedis Soor Sporotrichose Histoplasmose
Protozoen	1–50 nm	• mukosal • extrazellulär • fakultativ intrazellulär • obligat intrazellulär	Giardia lamblia Trypanosoma gambiense Trypanosoma cruzi Leishmania donovani	Lambliasis Schlafkrankheit Chagas-Krankheit Kala-Azar
Helminthen	3 mm–10 m	• mukosal • extrazellulär • intrazellulär	Enterobius vermicularis Wucheria bancrofti Trichinella spiralis	Oxyuriasis Filariasis Trichinose

Tab. 4.4: Wichtige Virustypen

DNA-Viren		Erregerbeispiele	Krankheit
„nackt"	Adenoviren		Atemwegsinfekte
	Papovaviren	humane Papillomviren (HPV) JC-Virus	Kondylome progressive multifokale Leukoenzephalopathie
„umhüllt"	Poxviren	Pockenvirus Molluscum contagiosum	Pocken Hautwarzen
	Herpesviren	Herpes-simplex-Virus (HSV) Varicellen-Zoster-Virus (VZV) Epstein-Barr-Virus (EBV) Zytomegalievirus (CMV)	Herpes Windpocken, Gürtelrose infektiöse Mononukleose Zytomegalie
	Hepadnaviren	Hepatitis-B-Virus (HBV)	Hepatitis B
RNA-Viren		**Erregerbeispiele**	**Krankheit**
„nackt"	Picornaviren	Hepatitis-A-Virus (HAV) Poliovirus Coxsackieviren	Hepatitis A Poliomyelitis Myokarditis
	Rhinoviren		Infektion des oberen Respirationstrakts
„umhüllt"	Orthomyxoviren	Influenzaviren	Grippe
	Flaviviren	Hepatitis-C-Virus	Hepatitis C
	Paramyxoviren	Masernvirus, Mumpsvirus	Masern, Mumps
	Retroviren	Humane Immunodeficiency Virus (HIV)	AIDS
	Togaviren	Rötelnvirus	Röteln

ger) RNA. Manche RNA-Viren (sog. nackte Viren) benötigen für die Vermehrung eine reverse Transkriptase, welche von der RNA einen komplementären DNA-Abdruck herstellt. In jedem Fall ist die Nukleinsäure des Virus von so genannten Kapsidproteinen umgeben. Manche Viren bestehen ausschließlich aus solchen Nukleokapsiden (sog. **nackte Viren**). Bei anderen ist das Nukleokapsid von einer Hülle (engl. „envelope") umgeben, in der Glykoproteine, Glykolipide u.a. Lipide enthalten sind (sog. **umhüllte Viren**). Das Hüllmaterial stammt teilweise aus zellulären Membranen, die beim Ausstülpen des Virus aus der Zelle (engl. „budding") mitgenommen werden. Einen Überblick über die Einordnung wichtiger Viren gibt Tab. 4.4.

Infektionsmechanismen

Die typische virale Infektion läuft in den folgenden Schritten ab:

- Adsorption: Um eine Infektion hervorzurufen, muss das Virus an die Zelloberfläche binden. In manchen Fällen sind die dafür verantwortlichen Rezeptoren bekannt, so das CD4-Antigen der T-Helferzellen als Rezeptor für das AIDS-Virus (HIV).
- Penetration: Nach der Adsorption dringt das Virus in die Zelle ein. Bei umhüllten Viren fusioniert die Hülle mit der Plasmamembran, sodass in jedem Fall nur das Nukleokapsid das Zellinnere erreicht.
- Uncoating: Im Zellinneren wird die Nukleinsäure freigesetzt. Dies ist der entscheidende Schritt für die Synthese von Virusnukleinsäure und -proteinen.
- Reifung: Virusnukleinsäure und -proteine werden bei der Reifung neu gebildeter Viren zu Nukleokapsiden zusammengesetzt.
- Ausschleusung: Die Viren werden aus der Zelle ausgeschleust, wobei sie ggf. eine Hülle aus zellulärer Membran (siehe oben) mitnehmen.

Veränderungen in Zellen und Geweben

Hinsichtlich der bei Virusinfektionen mikroskopisch erkennbaren Veränderungen in Zellen und Geweben hat man die unmittelbar durch das Virus und die Virusreplikation verursachten Phänomene von den Wirtsreaktionen zu unterscheiden, die in manchen Fällen Art und Ausmaß einer Zell- und Gewebeschädigung wesentlich mitbestimmen.

Viral bedingte Veränderungen

Nekrosen der virusreplizierenden Zellen Ein Beispiel für diesen so genannten zytopathischen Effekt ist das **Poliovirus,** welches in den infizierten motorischen Neuronen des Rückenmarks die Translation der wirtseigenen Messenger-RNA und damit die Synthese lebenswichtiger zelleigener Proteine unterbricht. Bis zum Absterben der Zellen werden dann ausschließlich nur noch Virusbestandteile synthetisiert. Die resultierende Entzündung (Poliomyelitis) ist anfangs die unspezifische Reaktion auf das nekrotische Material. Einen zytopathischen Effekt haben auch Viren der Herpes-Gruppe (HSV, CMC), manche Adenoviren und Paramyxoviren (Masern).

Kern- und Zytoplasmainklusionen Sie kommen dadurch zustande, dass in einer virusreplizierenden Zelle Virusproteine oder fertiggestellte Nukleokapside in großen Mengen akkumulieren.

Virusbedingte **Kerneinschlüsse** sind ein charakteristisches Kennzeichen für Infektionen mit dem Herpes-simplex-Virus (siehe Abb. 4.5), für die Zytomegalie (Abb. 4.3) und für den Befall von Astrozyten durch das JC-Virus bei der progressiven multifokalen Leukoenzephalopathie. Sie sind gelegentlich auch bei Adenovirusinfektionen und bei Masern nachweisbar. Mittels Immunhistochemie und/oder In-situ-Hybridisierung sind Virusbestandteile nachzuweisen, auch wenn ihre Menge nicht ausreicht, einen mikroskopisch erkennbaren Einschluss zu bilden (Abb. 4.4a). **Zytoplasmatische Einschlusskörperchen** sind ein eindrucksvolles Zeichen des Molluscum contagiosum, einer durch Kontakt übertragenen warzenartigen Hyperplasie der Epidermis. Ähnlich wie bei der durch ein Papillomvirus induzierten gewöhnlichen Hautwarze (Verruca vulgaris) verläuft die lokal sich ausbreitende Infektion selbstlimitierend, d.h. die Hautläsion verschwindet nach einiger Zeit (Wochen bis Monate) spurlos. Zytoplasmainklusionen sind auch bei der Zytomegalie, bei Pocken und bei Masern zu beobachten. Sehr auffällige Zytoplasmaveränderungen können bei chronischer Infektion mit dem Hepatitis-B-Virus zustande kommen, wenn das Oberflächenantigen HBs im Überschuss produziert wird (Abb. 4.4b). Es bilden sich dann große, bis 20 µm messende Areale im Zytoplasma, die aus Aggregaten glatter Zisternen und darin eingeschlossenem Oberflächenprotein des Virus bestehen. Wegen der lichtmikroskopisch homogenen Beschaffenheit und der fehlenden Färbbarkeit mit Eosin werden derartige veränder-

4.3 Belebte Noxen (Infektionen)

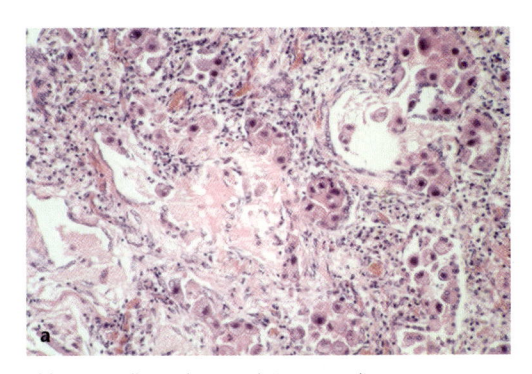

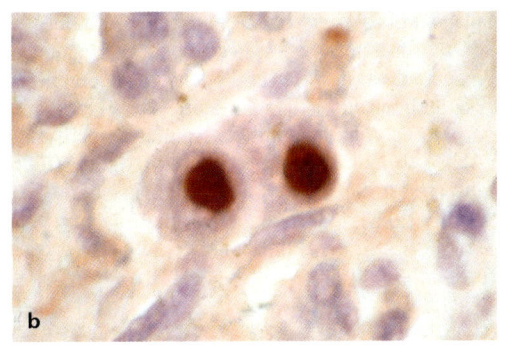

Abb. 4.3: Zellveränderungen bei Zytomegalie.
a Zytomegalieinfektion der Lunge. Zahlreiche zytomegale Zellen (sog. Eulenaugenzellen).
b Nachweis von Zytomegalievirus-DNA mittels In-situ-Hybridisierung.

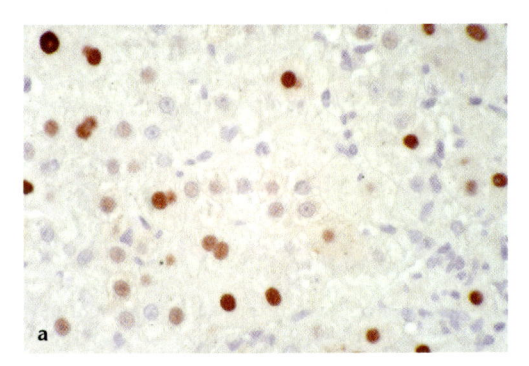

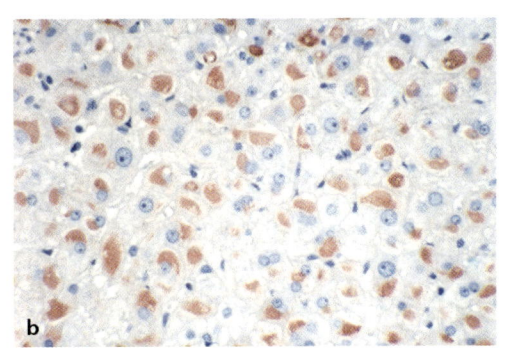

Abb. 4.4: Veränderungen durch das Hepatitis-B-Virus.
a Immunhistochemischer Nachweis des B-Virus-Core-Antigens (HBc) in Hepatozytenkernen bei chronischer Hepatitis B.
b Immunhistochemischer Nachweis des B-Virus-Oberflächenantigens (HBs) im Zytoplasma vieler Hepatozyten (sog. Milchglashepatozyten) bei chronischer Hepatitis B.

te Leberparenchymzellen als Milchglashepatozyten bezeichnet.

Fusionsriesenzellen Diese enthalten mehrere Zellkerne und sind das Resultat einer Verschmelzung mehrerer Zellen (siehe Kap. 7.2). Die für die Fusion verantwortliche Destabilisierung der Plasmamembran ist im Fall virusinduzierter Riesenzellen durch die Inkorporation von Virusproteinen verursacht. Die Fähigkeit mancher Viren, Zellfusion zu erzeugen, wird bei der Etablierung so genannter Hybridomzellen zur Gewinnung monoklonaler Antikörper ausgenutzt. Typische Beispiele für virusinduzierte Fusionsriesenzellen gibt es bei Masern, insbesondere bei Masernpneumonien (Warthin-Finkeldey-Riesenzellen), bei Herpes-simplex-Infektionen (Abb. 4.5) und bei der HIV-Krankheit (Lymphadenopathie, Enzephalopathie).

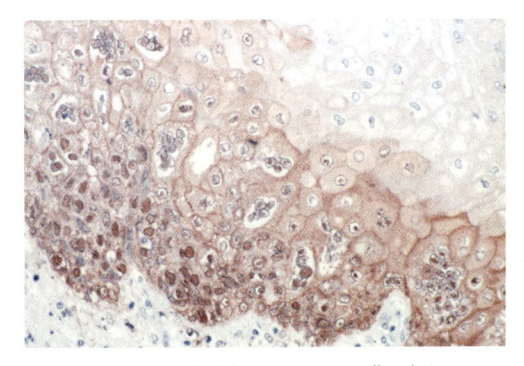

Abb. 4.5: Plattenepitheliale Fusionsriesenzellen bei Herpes-simplex-Infektion der Rachenschleimhaut. Immunhistochemischer Nachweis von Virusantigenen (braun) in Kerneinschlüssen und im Zytoplasma.

4 Exogene Krankheitsursachen

Solche mikroskopisch erkennbaren Veränderungen treten keineswegs mit genügender Regelmäßigkeit auf, als dass sie für die Diagnostik einer Virusinfektion ausreichend wären. Der Nachweis von Virusproteinen mittels Immunhistochemie. (Abb. 4.4b und 4.5) und von viraler Nukleinsäure mittels der In-situ-Hybridisierung (siehe Abb. 4.3b) hat die Möglichkeiten der mikroskopischen Diagnostik viraler Infektionen erheblich verbessert.

Wirtsreaktion

Dass bei einer Virusinfektion Krankheitserscheinungen erst durch die so genannte Wirtsreaktion ausgelöst werden, sei hier am Beispiel der akuten B-Virus-Hepatitis dargestellt (siehe auch Kap. 6).

Aus der Praxis

Das **Hepatitis-B-Virus** wird parenteral übertragen (z. B. Bluttransfusion, Nadelstichverletzungen). Nach Aufnahme in die Hepatozyten wird es dort vermehrt, ohne einen zytopathischen Effekt hervorzurufen. Noch während der 4–26 Wochen dauernden Inkubationszeit sind das Antigen der Virushülle (HBs) und ein Kapsidprotein (HBs) im Serum nachweisbar. Mit Auftreten des gegen das Coreprotein gerichteten Antikörpers IgM-Anti-HBc beginnt die Erkrankung zunächst mit uncharakteristischen Symptomen (Abgeschlagenheit, Übelkeit, Appetitverlust), die i.d.R. vom Auftreten eines Ikterus gefolgt sind. Histologisch findet man jetzt die Zeichen einer Parenchymschädigung bis hin zu hepatozellulären Nekrosen (oft nach Art der sog. Councilman-Körperchen, siehe Abb. 3.5), eine Vermehrung und Schwellung von Sinusoidwandzellen, v. a. der Kupffer-Sternzellen, die in unterschiedlichen Mengen Zeroidpigment enthalten. Weiterhin sind die Portalfelder entzündlich infiltriert. Nach heutigem Verständnis beruhen die Veränderungen auf einer humoralen und zellulären zytotoxischen Immunreaktion (siehe Kap. 5.2.2), durch die virusinfizierte Hepatozyten eliminiert werden. Bei unkompliziertem Verlauf wird der Parenchymbestand durch Teilung nicht infizierter Zellen wieder hergestellt. Komplikationsträchtig sind schwere Verläufe mit massiven Nekrosen und chronische Verläufe, bei denen die Elimination des Virus nicht gelingt, was in ungünstigen Fällen zur Entwicklung einer Leberzirrhose führt. Beim Hepatitis-A-Virus sind chronische Verläufe unbekannt. Beim **Hepatitis-C-Virus** ist der Übergang in eine chronische Hepatitis häufig.

Onkogene Viren

Beispielhaft für ein onkogenes Virus wird hier das Epstein-Barr-Virus (EBV) erwähnt.

Aus der Praxis

Das **Epstein-Barr-Virus** (EBV) ist ein Virus der Herpesgruppe, ein DNA-Virus, welches i.d.R. B-Lymphozyten infiziert. Es transformiert diese zu Lymphoblasten, und bei Jugendlichen entsteht dadurch die infektiöse Mononukleose. Hierbei handelt es sich nicht um eine Tumorkrankheit, sondern um eine akute Allgemeinerkrankung, die mit einer charakteristischen Lymphknotenschwellung, insbesondere im Halsbereich, einhergeht. Eintrittspforte ist der Mund-Rachen-Bereich, und so findet sich denn meist am Anfang auch eine Tonsillitis, die unter dem Begriff des **Pfeiffer-Drüsenfiebers** seit langem bekannt ist. Die onkogene Wirkung des Virus in den B-Lymphozyten wird durch aktivierte T-Lymphozyten verhindert. Im Blut findet man eine massive T-Lymphozytose. Die infektiöse Mononukleose ist ein Beispiel für eine gelungene Kompensation von prinzipiell malignen proliferierenden Zellen – hier B-Lymphozyten – durch aktivierte T-Killerzellen. Wenn dies den T-Lymphozyten nicht gelingt, entsteht als Folge der EB-Virusinfektion ein malignes Lymphom vom Burkitt-Typ, wozu allerdings eine später noch genauer zu erörternde Gentranslokation erforderlich ist (siehe Kap. 8.5.4).

Prionen (Slow-Virus-Infektionen)

Bei manchen chronisch degenerativen Gehirnerkrankungen – wichtigstes Beispiel ist die **Creutzfeldt-Jakob-Krankheit** (siehe Kap. 17.6.2) – hat man lange Zeit Viren als Erreger angesehen und in Anbetracht der langsamen Entwicklung derartiger Krankheiten von Slow-Virus-Infektionen gesprochen. Die vermuteten Viren konnten aber nicht isoliert und charakterisiert werden. Inzwischen hat sich herausgestellt, dass es sich um **Proteine** handelt, die nach Umwandlung der α-Helikalen in eine β-Faltblatt-Konformation infektiöse Eigenschaften aufweisen. Solche Prionen (Proteinaceous Infectious Particles) sind äußerst resistent gegenüber proteolytischem Zugriff. Sie können sich zwar nicht durch Replikation vermehren, sind aber offenbar in der Lage, normalerweise vorkommende α-helikale Proteine in die β-Faltblatt-Konformation zu überführen. Dieses Prionenmaterial akkumuliert dann in Neuronen und zieht Schäden nach sich, die zu einer mikroskopisch erkennbaren schwammigen Gewebeauflockerung führen. Man spricht daher von „spongiösen Enzephalopathien". Die Creutzfeldt-Jakob-Erkrankung kann auch durch genbedingte Änderungen der Proteinstruktur entstehen. Langfristig kommt es spontan zum Übergang in die β-Faltblatt-Konformation. Auch das dabei entstehende Material ist infektiös.

Prionenerkrankungen sind auch im Tierreich bekannt, v.a. im Zusammenhang mit der Verfütterung von Tiermehl, wie bei der **bovinen spongiformen Enzephalopathie (BSE)**, die als „Rinderwahnsinn" in den letzten Jahren große Aufmerksamkeit auf sich gezogen hat. Eine in England beobachtete Variante der Creutzfeldt-Jakob-Erkrankung wird als Folge einer über die Nahrungskette erfolgten Infektion mit BSE-Prionen angesehen.

4.3.2 Bakterien !!

Schädigungs- und Abwehrmechanismen

Schädliche Wirkungen

Mikrobielle Erreger mit komplettem genetischem Apparat (d.h. eigener DNA und RNA) sind i.A. nicht von einem Eindringen in die Zelle abhängig, sondern können im Extrazellularraum existieren und sich vermehren. Schädliche Wirkung entfalten sie,
- indem sie bei extrem schnellem Wachstum dem Wirtsgewebe Substrate entziehen
- durch die Produktion von Exotoxinen und Endotoxinen oder
- indem sie wirtseigene Abwehrmechanismen provozieren (Entzündung), die eine Schädigung auch des Wirtsgewebes in Gang setzen können (siehe Kap. 6).

Abwehrmechanismen

Ein wichtiger körpereigener Abwehrmechanismus ist die **Phagozytose,** d.h. die Ingestion durch Einstülpung der Plasmamembran und die Bildung von Phagosomen, in denen nach Fusion mit Lysosomen die lysosomale Verdauung des Erregers stattfinden kann. Die zur Phagozytose besonders befähigten Zellen, die neutrophilen Granulozyten und die Makrophagen, verfügen in diesem Zusammenhang über einen zusätzlichen bakterienabtötenden Mechanismus: mittels der NADH-Oxidase und in Anwesenheit überschüssiger Protonen wird in der Phagozytosevakuole H_2O_2 generiert, welches durch die aus Lysosomen stammenden Myeloperoxidase in Anwesenheit von Cl^- in HOCl (Hypochlorsäure), eine aggressive Verbindung, umgewandelt wird (Abb. 4.6). Angeborene Defektzustände können der Funktion dieses bakterienabtötenden Systems entgegenstehen (septische Granulomatose des Kindesalters, Myeloperoxidasemangel).

Die Mechanismen der Phagozytose und der Bakterizidie können aber auch durch die Erreger selbst

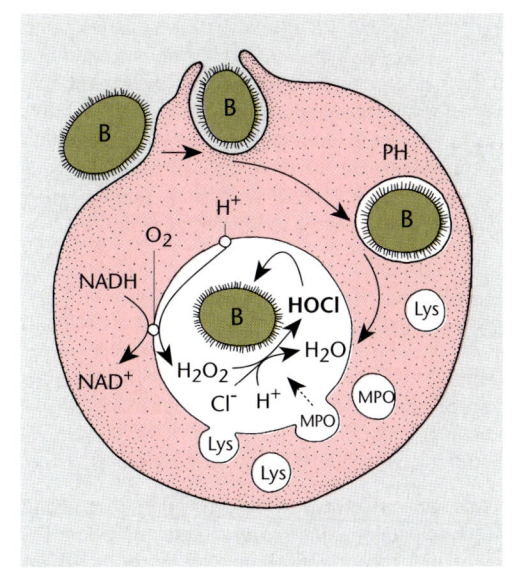

Abb. 4.6: Phagozytose und Bakterizidie. Durch Adsorption und Ingestion wird das Bakterium (B) in ein Phagosom (PH) eingeschlossen. Durch fusionierende Lysosomen (Lys) werden hydrolytische Verdauungsenzyme und Myeloperoxidase (MPO) in das Phagosom eingebracht. Die Peroxidase katalysiert eine Reaktion, bei der aus H_2O_2 und Cl^- die aggressive Hypochlorsäure (HOCl) gebildet wird. Bei der Bildung von H_2O_2 wird Sauerstoff verbraucht (engl. „respiratory burst"). Im Verlauf dieser Reaktionen wird das Bakterium abgetötet und lysosomal abgebaut.

außer Kraft gesetzt werden, u.a. durch die so genannten Strategien des intrazellulären Überlebens.

Obligat intrazelluläre Erreger: Chlamydien

Chlamydien

Zu den obligat intrazellulären Erregern gehören Chlamydien, die zwar bezüglich ihrer Replikation autark sind, nicht aber bezüglich des Energiestoffwechsels. Deshalb sind sie auf einen möglichst engen Kontakt zum Zytoplasma einer Wirtszelle angewiesen. Durch nicht näher definierte Stoffwechselprodukte des Erregers wird die Fusion zwischen Phagosomen und Lysosomen verhindert; die Chlamydien sind im Phagosom vermehrungsfähig und bilden schon lichtmikroskopisch erkennbare zytoplasmatische Einschlusskörperchen.

Chlamydienerkrankungen

Für eine hoch infektiöse Bindehautentzündung (Einschlusskörperkonjunktivitis) sind sie namen-

4 Exogene Krankheitsursachen

gebend. Eine gefürchtete Variante ist das Trachom, eine in Wüstenländern bei Nomaden häufige, durch rezidivierende Chlamydieninfektionen hervorgerufene chronische Entzündung der Konjunktiven, Skleren und der Cornea, die zur Erblindung führen kann. Chlamydien sind auch die Erreger des Lymphogranuloma venereum, einer sexuell übertragenen Lymphknotenerkrankung.

Fakultativ intrazelluläre Erreger: Mykobakterien

Definition Erreger, die von der Möglichkeit des intrazellulären Überlebens Gebrauch machen können, aber nicht darauf angewiesen sind, werden als fakultativ intrazelluläre Erreger bezeichnet.

Wichtige Vertreter sind die Mykobakterien. Eine Infektion mit *Mycobacterium tuberculosis,* dem Erreger der Tuberkulose, kann erst nach Induktion einer zellgebundenen Immunität (T-Lymphozyten) bewältigt werden (siehe Kap. 5.2.3). Charakteristisches Korrelat ist eine epitheloidzellig-granulomatöse Gewebereaktion, oft verbunden mit einer käsigen Nekrose (siehe Kap. 3.4.2).

Tuberkulose

Die Infektion erfolgt typischerweise aerogen. Im zuerst befallenen Lungengewebe entsteht nach Etablierung der zellulären Immunität ein verkäsender und granulomatös abgekapselter Primärherd, der zusammen mit den regionären Hiluslymphknoten den so genannten Primärkomplex bildet. Bei ausreichend entwickelter Immunität heilt er unter kreideartiger Verkalkung ab. Im Zuge einer in der Primärperiode erfolgten Verschleppung der Erreger mit dem Blutstrom kann eine so genannte Miliartuberkulose entstehen, die durch das Auftreten multipler miliarer Tuberkel (d.h. kleiner hirsekorngroßer Granulomherde) in verschiedenen Organen (Lunge, Milz, Leber, Nieren, Meningen) charakterisiert ist. Inapparente Streuherde (z.B. in den Lungenspitzen) können nach vielen Jahren, d.h. in einer postprimären Periode Ausgangspunkt einer progressiven Organtuberkulose werden, z.B. einer Lungentuberkulose, einer Knochen- oder Gelenktuberkulose oder einer Urogenitaltuberkulose. Auch solche Manifestationen der Tuberkulose können zum Ausgangspunkt einer miliaren Streuung werden.

> **Merke!**
> **Primärkomplex:** Manifestation der verkäsenden und granulomatösen Entzündung im Primärherd und in regionären Hiluslymphknoten
> **Miliartuberkulose:** multiple miliare Tuberkel in verschiedenen Organen.

Extrazelluläre Erreger: Spirochäten

Ähnlich stadienhaft wie manche Fälle einer Tuberkulose verläuft die durch Sexualkontakt übertragene Lues (= Syphilis), hervorgerufen durch einen extrazellulären Erreger, *Treponema pallidum*.

Syphilis

Im Primärstadium (10–90 Tage nach der Infektion) entwickelt sich am Ort der Eintrittsstelle ein ulzerierender Entzündungsherd unter Beteiligung von Plasmazellen, Makrophagen und Lymphozyten, oft gekennzeichnet durch eine entzündliche Proliferation der Arterienintima (obliterierende Endarteriitis). Das Sekundärstadium (bis zu 6 Monaten nach der Infektion) ist charakterisiert durch generalisierte, an der Haut und an Schleimhäuten auftretende Läsionen, in denen die Entzündungsreaktion im Vergleich zum Primäraffekt abgeschwächt abläuft. Dazu kommen manchmal eine Meningitis, Hepatitis, Periostitis oder eine durch Immunkomplexe hervorgerufene Glomerulopathie. Im heute sehr seltenen Tertiärstadium (Jahre bis Jahrzehnte nach der Erstinfektion) droht die in der thorakalen Aorta entstehende Mesaortitis syphilitica mit der Komplikation des luetischen Aortenaneurysmas, eines Aneurysma verum (siehe Kap. 9.3). Außerdem können Komplikationen vonseiten des ZNS und granulomatös-nekrotisierende Gewebezerstörungen (sog. Gummata) in Leber, Knochen, Hoden u.a. Organen entstehen. Die Lues kann auch von der Mutter auf den Fetus übertragen werden. Es resultiert das Krankheitsbild der Lues connata.

Exotoxin bildende Bakterien

Unter den extrazellulär vermehrungsfähigen Bakterien gibt es eine ganze Reihe, bei denen die Produktion von Exotoxinen für die Krankheitserscheinungen maßgeblich ist:
- Die von *Clostridium perfringens* produzierten toxisch wirkenden Proteasen verursachen beim so genannten **Gasbrand** ausgedehnte Weichteilzerstörungen.

4.3 Belebte Noxen (Infektionen)

- Auch *Clostridium tetani* wirkt mittels eines Exotoxins, welches den so genannten **Wundstarrkrampf** (Tetanus) auslöst. Das in einer keimbesiedelten Wunde produzierte Toxin erreicht via Blutstrom periphere Nervenendigungen und breitet sich längs der Nervenbahnen bis in das Rückenmark aus. Inhibitorische spinale Interneurone werden blockiert, was die Erhöhung des Muskeltonus und die Neigung zu Muskelkrämpfen schon durch minimale Stimuli erklärt.
- Bei der **Diphtherie** verursachen die dafür verantwortlichen Corynebakterien nicht nur eine durch fibrinreiches (pseudomembranöses) Exsudat gekennzeichnete Entzündung der oberen Luftwege, sondern durch Einschwemmung des Diphtherietoxins in die Blutbahn (reversible) Schäden am Herzmuskel, an den peripheren Nerven und selten auch an anderen Organen.
- Das für die **Cholera** verantwortliche Toxin wird von *Vibrio cholerae* produziert, einem Erreger, der nicht ins Gewebe eindringt, sondern sich im Darmlumen vermehrt. Das Toxin führt zu einer Überproduktion von zyklischem AMP mit dem Resultat eines dramatischen Flüssigkeitsverlustes in den Darm (reiswasserähnliche Stuhlentleerungen) und eines rasch eintretenden hypovolämischen Schocks.
- Auch der Erreger des **Keuchhustens,** *Bordetella pertussis,* dringt nicht in Gewebe ein, sondern vermehrt sich auf der Oberfläche respiratorischer Epithelien. Das Exotoxin dieses Erregers verursacht die für die Erkrankung charakteristische Lymphozytose und erhöht generell die Empfindlichkeit gegenüber Histamin.

Zoonosen: Borrelien

Borrelien gehören zu den bakteriellen Erregern, die von Tieren auf den Menschen übertragen werden (Zoonosen).

Lyme-Krankheit

Beim endemischen Rückfallfieber und bei der Lyme-Krankheit (benannt nach einer Kleinstadt in Connecticut, USA) werden die Erreger durch Zecken übertragen. Der Erreger der Lyme-Krankheit, *Borrelia burgdorferi,* wurde erst 1983 isoliert. Die Erkrankung beginnt mit einer fleckigen Hautrötung (Erythema migrans) und führt im weiteren Verlauf zu vielfältigen Krankheitserscheinungen vonseiten des Herzens, der Gelenke und des ZNS.

Legionellen

Auch die durch Legionellen hervorgerufenen Erkrankungen sind erst in neuerer Zeit (1976) bekannt geworden. Die im Wasser lebenden Erreger können über Klimaanlagen als Aerosol verteilt werden und kommen damit auch als Ursache von Hospitalinfektionen in Betracht.

Legionärskrankheit

Durch aerogene Infektion meist älterer oder resistenzgeschwächter Individuen verursachen die Erreger bei der so genannten Legionärskrankheit oft schwere Entzündungen im Lungengewebe (Pneumonien) mit Entwicklung konfluierender Herde eines intraalveolären Exsudats bis hin zu kleinen abszessartigen Nekrosen. Im Rahmen der Erkrankung kann sich auch eine Schocksymptomatik durch disseminierte intravasale Koagulation (DIC) entwickeln.

Eitererreger

Zur Gruppe der Eitererreger werden Bakterien zusammengefasst (Tab. 4.5), bei denen das entzündliche Exsudat reich an neutrophilen Granulozyten ist und durch den fortgesetzten Zerfall die Qualität so genannten Eiters annehmen kann (siehe Kap. 6.1.2).

Staphylokokken

Dazu gehören die verschiedenen Formen einer Infektion mit Staphylokokken (insbesondere *Staphylococcus aureus*), z. B. im Bereich der Haarfollikel in Form des Furunkels (oder konfluierend des Karbunkels), in Form von Wundinfektionen oder von Bronchopneumonien. Beim Eindringen der Erreger in die Blutbahn entstehen Septikopyämien (siehe Kap. 6.3.3), in deren Zusammenhang es

Tab. 4.5: Bakterien als Eitererreger

Bakterien	typische Infektionen
Staphylokokken	Furunkel, Karbunkel, Wundinfektion, Bronchopneumonie, Endokarditis, toxisches Schocksyndrom
Streptokokken	Erysipel, Lobärpneumonie, rheumatisches Fieber
Meningokokken	Meningitis, Waterhouse-Friderichsen-Syndrom
Gonokokken	Gonorrhö

auch zur Besiedelung von Herzklappen und zur Entwicklung einer bakteriellen Endokarditis kommen kann. Staphylokokken sind auch für das so genannte toxische Schocksyndrom verantwortlich, welches durch Infektion von Vaginaltampons zustande kommen kann.

Streptokokken

Auch durch verschiedene Streptokokkenarten kann eine eitrige Entzündung hervorgerufen sein, so z. B. beim Erysipel, einer von kleinen Verletzungen ausgehenden Infektion der Kutis unter dem Bild einer phlegmonösen Entzündung, oder bei der durch Pneumokokken hervorgerufenen Lobärpneumonie mit ihrem fibrin- und granulozytenreichen intraalveolären Exsudat. Daneben sind Streptokokken aber auch häufig Ursache von Immunkomplexerkrankungen, z. B. des rheumatischen Fiebers oder der Poststreptokokkenglomerulonephritis.

Meningokokken

Zu gefürchteten Eitererregern gehören weiterhin Vertreter aus der Familie der Neisserien, so die Meningokokken, die meist von einer Besiedelung des Nasen-Rachen-Raums aus hämatogen (Bakteriämie) die Meningen erreichen und dort eine eitrige Entzündung (Meningitis) hervorrufen. Kommt es zu einer Sepsis, so verläuft diese oft unter dem Bild des so genannten Waterhouse-Friderichsen-Syndroms mit Hautblutungen und bilateralen Nebennierennekrosen.

Gonokokken

Gonokokken verursachen die sexuell übertragene Gonorrhö. Die resultierende eitrige Entzündung betrifft beim Mann v.a. die Urethra, in nicht frühzeitig behandelten Fällen auch die Prostata, die Samenblasen und die Nebenhoden. Bei der Frau ist v.a. der Befall der Tuben von Bedeutung. Aus der eitrigen Salpingitis kann sich bei entzündlich bedingtem Verschluss der Tubenenden ein Tubenempyem (Pyosalpinx) entwickeln. Der Übertritt des Erregers in die Peritonealhöhle verursacht eine meist im kleinen Becken lokalisierte Peritonitis, manchmal auch eine Entzündung der Leberkapsel (Perihepatitis).

Weitere durch Bakterien hervorgerufene Erkrankungen

Aktinomykose

Eitererreger sind häufig Begleitbakterien bei einer Aktinomykose, einer oft von kleinen Verletzungen der Mundhöhle ausgehenden, die Weichteile des Halses und des Gesichts betreffende chronische Entzündung. Die am häufigsten durch *Actinomyces israelii* hervorgerufene Infektion setzt eine Reduktion der Sauerstoffspannung voraus, beispielsweise in durchblutungsgestörtem oder mischinfiziertem Gewebe.

Morbus Whipple

Eine eigentümliche, offenbar wirtsspezifische Reaktion auf ganz verschiedene, im Einzelnen oft nicht genau identifizierte Bakterien ist der Morbus Whipple. Wahrscheinlich liegt eine Störung der Makrophagenfunktion vor. Hauptsächlich betroffen ist der Dünndarm. Die Schleimhaut wird von dichtgelagerten Makrophagen durchsetzt, die im Zytoplasma PAS-positive Einschlüsse, darunter auch stäbchenförmige Mikroorganismen enthalten. Es resultierte eine Behinderung des Chylustransports und damit ein Malabsorptionssyndrom.

4.3.3 Pilze

Infektion und Mykoseformen

Unter den überaus zahlreichen Pilzarten gibt es nur vergleichsweise wenige, die für den Menschen pathogen werden können.

Vermehrung

Pilze vermehren sich im Gewebe
- entweder durch Aussprossung und Bildung kleiner rundlicher Zellen (Sprosspilze) oder
- durch Entwicklung lang gestreckter, oft verzweigter röhrenförmiger Strukturen, so genannter Hyphen oder Myzelien (z. B. Schimmelpilze).

Manche Pilze bilden in der freien Natur ein Myzel, sind aber im Wirtsgewebe lediglich zu sprosspilzartiger Vermehrung in der Lage (sog. dimorphe Pilze).

Wirtsreaktion

Die Reaktion des Wirtsgewebes umfasst das gesamte Repertoire der akuten und chronischen Entzündungsreaktion, einschließlich der Granulombildung (Kap. 6).

4.3 Belebte Noxen (Infektionen)

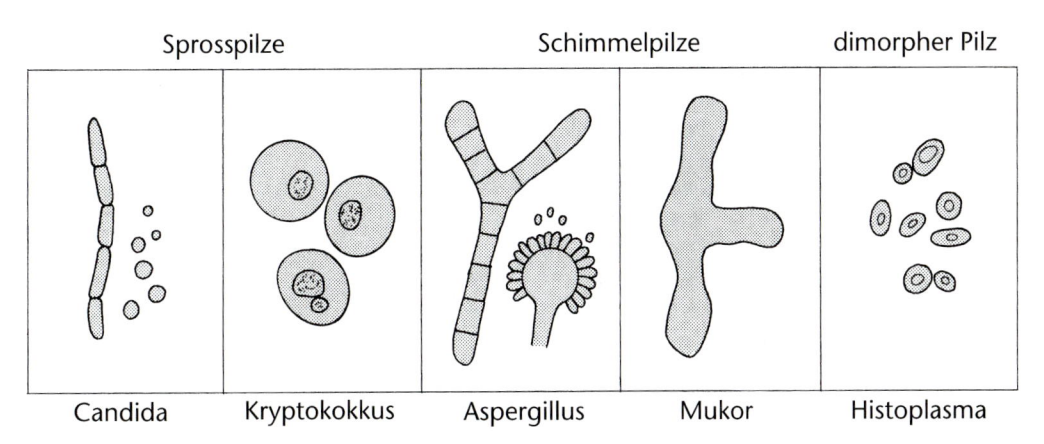

Abb. 4.7: Morphologie einiger für den Menschen pathogener Pilze.

Oberflächliche Mykosen

Die oberflächlichen Mykosen werden durch Epidermophyten hervorgerufen, die in der Lage sind, Keratinsubstanzen (Hornschicht der Epidermis, Nägel, Haare) enzymatisch aufzulösen. Bei der so genannten Tinea kommt es in der Epidermis zur Bildung kleiner Vesikel; die resultierenden Läsionen (Kratzeffekte) können durch Bakterien superinfiziert werden. Die Epidermophyten sind nicht in der Lage, in das vaskularisierte Gewebe einzudringen.

Tiefe Mykosen

Erreger der tiefen Mykosen können sich in den verschiedensten Geweben vermehren und ausbreiten, i.d.R. allerdings nur bei Störung der unspezifischen oder spezifischen Resistenz (siehe Kap. 5.1). Wichtige Erreger tiefer Mykosen sind in Abb. 4.7 dargestellt.

Sprosspilze

Soor

Unter den Sprosspilzen spielt *Candida albicans* eine wichtige Rolle. Er kommt regelmäßig in der Mundhöhle vor; sein Wachstum wird aber durch die normale Mundflora inhibiert. Erst bei einer Störung derselben, z.B. durch Antibiotikabehandlung, überwuchert er die Schleimhautoberfläche und bildet weißliche Beläge (sog. Soor). Bei genereller Immunschwäche kann er in tiefere Gewebsschichten eindringen, z.B. in der Lunge eine Pilzpneumonie verursachen, und bei Verschleppung in die Blutbahn eine Sepsis (Pilzsepsis) auslösen (Abb. 4.9). Letztere ist auch bei zentralvenösen Zugängen (Katheter) eine gefürchtete Komplikation.

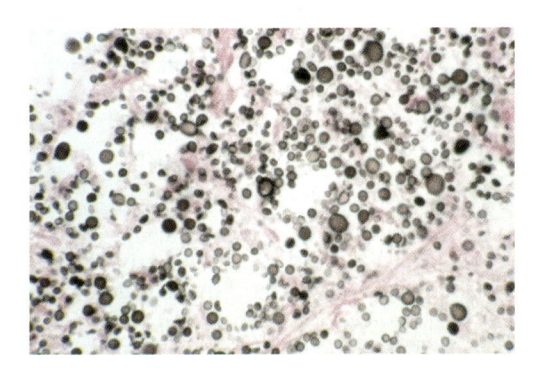

Abb. 4.8: Kryptokokkose bei AIDS. Ausgedehnte Pilzkolonie im Lebergewebe.

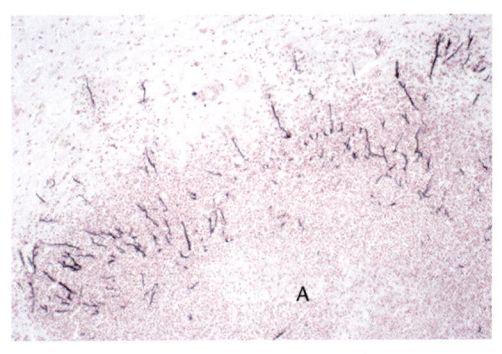

Abb. 4.9: Abszess **(A)** im Hirngewebe bei Pilzsepsis *(Candida)*. Darstellung der Sprosspilze durch die Versilberungsreaktion nach Grocott.

4 Exogene Krankheitsursachen

Kryptokokkose

Infektionen mit dem Sprosspilz *Cryptococcus neoformans* sind bei Abwehrgesunden nur bei massiver Exposition beschrieben. Bei Immunsuppression, insbesondere bei der HIV-Krankheit, können hämatogen verschleppte Kryptokokken in den verschiedensten Organen riesige Kolonien bilden (Abb. 4.8), die aufgrund der sehr kräftig entwickelten Schleimkapsel des Erregers eine gallertige Beschaffenheit aufweisen.

Schimmelpilze

Aspergillose

Unter den Schimmelpilzen sind Aspergillen, v.a. *Aspergillus fumigatus* und *Aspergillus niger* vergleichsweise häufig Erreger einer tiefen Mykose. Besonders oft ist die Lunge in Form einer herdförmigen Pneumonie betroffen. Die septierten Myzelien haben die Tendenz, auch Gefäßwände zu durchsetzen, sodass Blutungen sowie Thrombosierungen und dadurch bedingte ischämische Nekrosen das Bild mitbestimmen. Hämatogene Aussaat und Entwicklung multipler Nekroseherde in den verschiedensten Organen sowie pilzbedingte Klappenendokarditiden sind möglich. Eine Besonderheit ist die Fähigkeit der Aspergillen, in vorgegebenen Räumen, z.B. in einer Lungenkaverne oder im Bereich von Bronchiektasen kompakte Massen zu bilden (sog. Aspergillome). Außerdem können Bestandteile von Aspergillen auch ausgeprägte allergische Reaktionen auslösen, z.B. bei der so genannten Farmerlunge (siehe Kap. 5.2.2).

Mukormykose

Eine andere Schimmelpilzgruppe ist für die (seltenen) Mukormykosen verantwortlich. Die nicht septierten, oft rechtwinklig verzweigten Myzelien können ebenfalls gefäßinvasiv wachsen und verursachen charakteristischerweise eine rhinozerebrale Mykose.

Dimorphe Pilze

Histoplasmose

Zu den dimorphen Pilzen gehört das *Histoplasma capsulatum*. Infektionen treten endemisch, d.h. an eine bestimmte geographische Situation gebunden, im Gebiet des Ohio und des Mississippi (USA) auf. Der Pilz wächst in mit Vogelkot verunreinigter Erde als Myzel, in Form von so genannten Makronidien und Mikrokonidien. Die Letzteren sind infektiös und gelangen durch Staubinhalation in den Respirationstrakt. Im Gewebe bilden sie kein Myzel aus, sondern vermehren sich nach Art von Sprosspilzen unter Entwicklung kleiner hefeähnlicher Formen. Die pulmonale Histoplasmose kann chronisch verlaufen und dabei über eine epitheloidzellig-granulomatöse Gewebsreaktion ähnlich wie eine Tuberkulose ausgedehnte Gewebezerstörungen verursachen. Bei Immundefekten können generalisierte Infektionen entstehen. Das feingewebliche Bild ist dann durch eine Akkumulation von Makrophagen gekennzeichnet, die große Erregermengen im Zytoplasma beherbergen (Abb. 4.10).

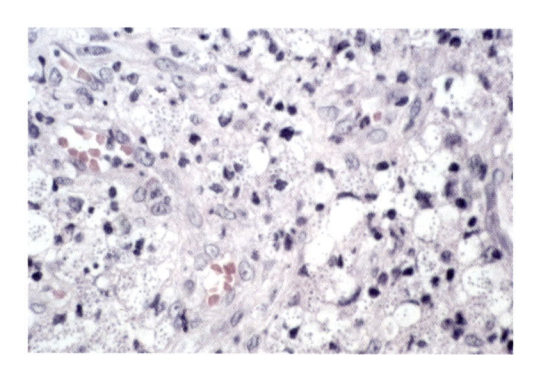

Abb. 4.10: Histoplasmose im Lymphknoten bei AIDS. Zahlreiche Erreger in den stark vermehrten Makrophagen, dargestellt als kleine Punkte im Zytoplasma.

Pneumocystis carinii

Pneumocystis-Pneumonie

Die Zuordnung des Erregers *Pneumocystis carinii* war lange Zeit ungeklärt. Neuere Genomanalysen sprechen für die Zugehörigkeit zu den Pilzen. Der Erreger ist ubiquitär vorhanden; Kinder haben bis zum 2. Lebensjahr i.d.R. Antikörper dagegen gebildet. Bei angeborenen oder erworbenen Immundefekten kann er aerogen das Lungengewebe erreichen und sich in den Alveolarräumen vermehren. Bei der früher häufigen Infektion Frühgeborener entstand eine plasmazellreiche interstitielle Pneumonie (Abb. 4.11a). Bei der Pneumocystis-Pneumonie im Rahmen der AIDS-Krankheit (siehe Kap. 5.3.2) findet man das reaktionsarme Bild des diffusen Alveolarschadens mit pulmonalen hyalinen Membranen. Die Erreger sind mit der Versilberung nach Grocott selektiv darstellbar (Abb. 4.11b). Bei prolongierten und rezidivierenden Verläufen kann die Infektion auch mit ausgedehnter Gewebedestruktion einhergehen und sogar hämatogen generalisieren.

4.3 Belebte Noxen (Infektionen)

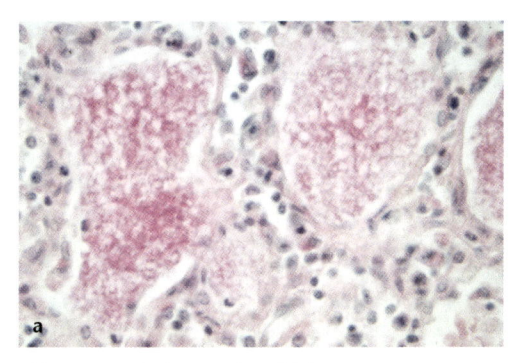

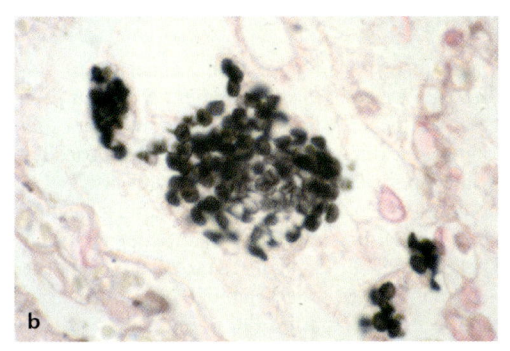

Abb. 4.11: Veränderungen bei Infektionen mit *Pneumocystis carinii*.
a Klassische interstitielle, plasmazellreiche Pneumonie beim Frühgeborenen. Die intraalveolären Erregerkolonien imponieren bei der PAS-Reaktion als ein schaumartiges Material.
b Pneumocystisinfektion der Lunge bei AIDS. Darstellung der Erreger mit der Versilberungsreaktion nach Grocott. Eine zelluläre Entzündungsreaktion kommt hier nicht zustande.

4.3.4 Parasiten*

Unter der Bezeichnung Parasiten werden drei Gruppen von Krankheitserregern zusammengefasst:
- Protozoen (Einzeller)
- Helminthen (Würmer)
- Arthropoden (Gliederfüßler).

Nicht selten werden die Krankheiten durch Tiere übertragen. Viele dieser Erkrankungen sind an bestimmte geographische Voraussetzungen gebunden, was beispielsweise in der Bezeichnung Tropenkrankheiten zum Ausdruck kommt.

Protozoen

Protozoen können ausschließlich auf Schleimhautoberflächen parasitieren, die Fähigkeit zur Invasion ins Gewebe haben, überwiegend im Blut transportiert und vermehrt werden und schließlich die Fähigkeit des intrazellulären Überlebens entwickelt haben.

Trichomoniasis und Lambliasis

Trichomonaden gehören zu den geißeltragenden Protozoen (Flagellaten). Da sie keine außerhalb des Organismus überlebensfähigen Dauerformen (Zysten) bilden, sind sie nur durch unmittelbaren Schleimhautkontakt (beim Geschlechtsverkehr) übertragbar. Die Erreger verursachen eine oberflächliche, nicht eitrige Entzündung der Vaginal- und Urethralschleimhaut.

Ebenfalls zu den Flagellaten gehört ein häufig vorkommender, an der Schleimhautoberfläche des Dünndarms lebender Parasit, *Giardia lamblia* (= *Lamblia intestinalis*), der oft keine Symptome verursacht, manchmal allerdings eine chronische Entzündung der Schleimhäute mit partieller Zottenatrophie unterhält. Mit dem Stuhl ausgeschieden werden vierkernige Zysten, durch die auch die Infektion übertragen wird.

Amöbenruhr, Amöbenabszess

Schwerwiegender sind i.d.R. Infektionen mit dem im Dickdarm vermehrungsfähigen Protozoon *Entamoeba histolytica*, welches – wie der Name schon andeutet – nicht nur die epitheliale Oberfläche besiedelt, sondern auch Gewebedefekte verursachen kann, wobei es i.d.R. zu keiner stärkergradigen Entzündungsreaktion kommt. Die Gewebezerstörung schreitet zunächst unter der Schleimhautoberfläche fort, sodass charakteristische unterminierende Ulzerationen und eine entsprechende Durchfallserkrankung (Amöbenruhr) resultieren. Vom Darm aus können die Amöben mit dem Blutstrom in die Leber verschleppt werden und größere reaktionsarme Nekrosen verursachen (sog. Amöbenabszess). Die kugelförmig gestalteten Erreger verfügen über eine vergleichsweise große Zytoplasmamasse, die sich aufgrund ihres hohen Glykogengehalts mit der PAS-Reaktion färberisch gut darstellen lässt. Die mit dem Stuhl ausgeschiedenen vierkernigen Zysten (Dauerformen) sind glykogenfrei.

---
* Herrn Professor Dr. med. H.-M. Seitz, Direktor des Instituts für Medizinische Parasitologie der Universität Bonn, danke ich für Hinweise und Ratschläge zu diesem Abschnitt.

4 Exogene Krankheitsursachen

Malaria

Die Erreger der in tropischen Ländern weit verbreiteten Malaria, die Plasmodien, gelangen nach geschlechtlicher Vermehrung im Darm von Anopheles-Mücken beim Insektenstich als Sporozoiten in die Blutbahn und parasitieren zunächst in Leberparenchymzellen, die sie nach ungeschlechtlicher Vermehrung als Merozoiten wieder verlassen. Diese sind in der Lage, in Erythrozyten einzudringen und sich von deren Hämoglobin zu ernähren. Sie wachsen zu Trophozoiten und teilen sich als Schizonten. Beim Zerfall der parasitierten Erythrozyten werden wiederum Merozoiten freigesetzt, die erneut Erythrozyten besiedeln.

Bei fortgeschrittener Malaria treten periodische Fieberschübe auf (wichtige Ausnahme Malaria tropica: meist keine Fieberschübe, oft Continua). Ihre Rhythmik entspricht den intraerythrozytären Vermehrungszyklen (48 oder 72 h). Bei der unbehandelt oft tödlichen, durch *Plasmodium falciparum* verursachten Variante aggregieren die geschädigten Erythrozyten in den Kapillaren, besonders des Gehirns und verursachen schwere zerebrale Zirkulationsstörungen. Hier wie auch in anderen Organen (Leber, Milz) findet man als Produkt eines inkompletten Hämoglobinabbaus so genanntes Malariapigment (Hämozoin, Abb. 4.12), stark Licht absorbierende, d.h. tiefschwarze, im polarisierten Licht bei gekreuztem Strahlengang aufleuchtende (d.h. doppeltbrechende) Granula. Infolge des stark gesteigerten Blutzerfalls wird die Phagozytosekapazität der Makrophagen v.a. in der Milz enorm beansprucht, was zu einer Hyperplasie des Milzgewebes (sog. Milztumor) mit Gewichten bis über 1000 g führt.

Leishmaniosen

Ein bekanntes Beispiel für eine Erkrankung durch Leishmanien ist **Kala-Azar** (schwarzes Fieber), hervorgerufen durch *L. donovani*. Der Erreger vermehrt sich in begeißelter Form (Promastigot) extrazellulär im Darm Blut saugender Mückenweibchen. Ist er durch Mückenstich auf den Menschen übertragen, wandelt er sich in die unbegeißelte Form (Amastigot) um. Er ist in Makrophagen intrazellulär lebens- und vermehrungsfähig (Abb. 4.13). Deren reaktive Vermehrung führt zu einer Vergrößerung von Leber, Milz und Lymphknoten. Im Knochenmark kann die normale Blutbildung verdrängt werden mit dem Resultat einer Panzytopenie im peripheren Blut.

Von dieser so genannten viszeralen Leishmaniose zu unterscheiden sind **kutane Leishmanieninfektionen,** z.B. durch *L. tropica, L. mexicana* oder durch *L. brasiliensis*.

Toxoplasmose

Erkrankungen durch Infektionen mit dem global verbreiteten Erreger *Toxoplasma gondii* sind an keine bestimmte klimatische Situation gebunden. Die geschlechtliche Vermehrung findet im Darm von Katzen statt. Die mit dem Kot ausgeschiedenen Oozysten sind infektiös. Nach Aufnahme mit der Nahrung findet im Menschen oder auch in anderen Spezies zuerst eine Ausbreitung der intrazellulären Tachyzoiten von einer Zelle zur anderen statt. Im weiteren Verlauf werden intrazellulär Zysten mit Bradyzoiten gebildet (Abb. 4.14). Durch Genuss rohen Fleisches können Bradyzoiten die Infektion vermitteln. Sie verläuft in vielen Fällen inapparent, ruft aber auch entzündliche

Abb. 4.12: Malariapigment in Kupffer-Sternzellen der Leber bei nicht erkannter und deshalb unbehandelt gebliebener Infektion mit *Plasmodium falciparum*.

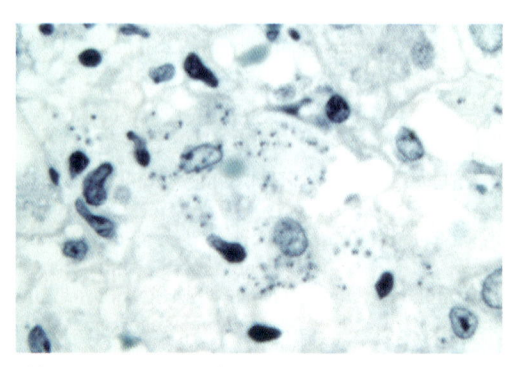

Abb. 4.13: Viszerale Leishmaniose (Kala-Azar) im Lebergewebe. Die Lebermakrophagen (Kupffer-Sternzellen) beherbergen die obligat intrazellulären Erreger in großer Zahl.

4.3 Belebte Noxen (Infektionen)

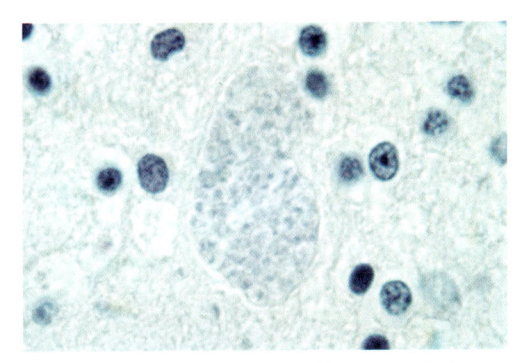

Abb. 4.14: Toxoplasmosezyste mit zahlreichen Bradyzoiten im Gehirn bei AIDS.

Veränderungen der Lymphknoten hervor (sog. Piringer-Lymphadenitis). Gefährlicher ist die Übertragung der Parasiten von der Mutter auf den Fetus in utero. Hier kann es zu schweren Zerstörungen im Gehirn und über eine Verlegung der Liquorwege zum Hydrozephalus kommen. Schwere, mit Hirngewebezerstörung einhergehende Verläufe sind auch bei der HIV-Krankheit (siehe Kap. 5.3.2) bekannt.

Helminthen (= Würmer)

Diese Gruppe stellt die größten belebten Krankheitserreger überhaupt, z.B. bis 30 cm lange Spulwürmer oder die bis mehrere Meter lang werdenden Bandwürmer. Der Mensch kann Wirt der ausgewachsenen und vermehrungsfähigen Würmer sein; in vielen Fällen beherbergt er aber ausschließlich nur Larvenstadien, fungiert also als Zwischenwirt. Krankheitserscheinungen können hervorgerufen sein durch:
- Konkurrenz um Nahrungsstoffe; z.B. beim im Darm parasitierenden Fischbandwurm *(Diphyllobothrium latum)*, der als seltene Folge einen Vitamin-B$_{12}$-Mangel hervorrufen kann
- Würmer, z.B. Askariden, die wichtige Passagewege wie den Darm oder den Ductus choledochus blockieren
- Eindringen von Larvenstadien oder von Eiern ins Gewebe, die Entzündungsvorgänge auslösen
- Überempfindlichkeitsreaktionen.

Rundwürmer (Nematoden): Oxyuriasis, Askariasis, Trichinose

Mehrere Beispiele für im ausgewachsenen Zustand im Darm parasitierende Würmer gibt es bei den Rundwürmern. In der Regel harmlos ist die Besiedelung mit **Oxyuren** *(Enterobius vermicularis)*, die maximal nur 13 mm lang werden und somit auch in der Appendix – man findet sie dort nicht selten im Appendektomiepräparat – keine mechanisch ausgelöste Störung verursachen. Charakteristisch für die im Kindesalter häufige Infektion ist nächtlicher Juckreiz in der Analregion, der dadurch hervorgerufen wird, dass das Weibchen ihre Eier bevorzugt dort ablegt. Diese werden über verschmutzte Finger oder als Staubbeimengung wieder oral aufgenommen, wodurch der Infektionszyklus geschlossen wird. Sehr selten erreichen Oxyuren via Vagina, Uterus und Tuben das Beckenperitoneum und rufen dort eine Entzündung hervor.

Weit größer, nämlich bis zu 30 cm (Weibchen) und 20 cm lang (Männchen) werden die im Dünndarm lebenden **Askariden** *(Ascaris lumbricoides)*, die eine lokale Obstruktion der Darmpassage oder beim Einwandern in den Ductus choledochus einen Verschlussikterus hervorrufen können. Auch Perforationen der Appendix sind beschrieben. Die Infektion erfolgt durch die mit dem Stuhl nach außen beförderten Eier, in denen jedoch zunächst im Freien die Embryonalentwicklung stattfinden muss, und die mehrere Monate infektionstüchtig bleiben. Nach oraler Aufnahme schlüpfen im Duodenum die Larven. Sie dringen in die Schleimhaut ein und erreichen via Blutstrom Leber und Lunge. Ein bekanntes klinisches Korrelat ist ein (flüchtiges) Lungeninfiltrat, verbunden mit einer starken Bluteosinophilie. Die Larven erreichen dann via Bronchiolen und Bronchien die Trachea und den Larynx, von wo aus der Weg in den Magen-Darm-Trakt offen steht. Im Dünndarm wachsen sie zu geschlechtsreifen Parasiten heran.

Für einen weiteren, an keine bestimmte Spezies gebundenen Rundwurm, *Trichinella spiralis*, endet das Larvenstadium im Gewebe, genauer in der quergestreiften Muskulatur, sofern diese nicht als rohes Fleisch einem anderen Individuum als Nahrung dient. In diesem Fall wachsen die Larven im Dünndarm zu geschlechtsreifen Würmern heran. Die befruchteten Weibchen dringen in die Dünndarmmukosa ein und setzen dort über einen Zeitraum von 2–3 Monaten Larven frei, die via Blutstrom in die Willkürmuskulatur eindringen. Diese Larven haben eine sehr komplizierte Strategie des intrazellulären Parasitierens entwickelt. In quergestreiften Muskelzellen bilden sie eine kapselartige Hülle, über die eine Versorgung mit Substraten aus dem Stoffwechsel der Wirtszelle möglich ist.

Befallen sind bei der **Trichinose** aktive Muskeln, (Augenmuskeln, Zwerchfell und Interkostalmus-

4 Exogene Krankheitsursachen

keln, Larynxmuskulatur und M. deltoideus). In der Phase der Larveninvasion resultieren entsprechende bewegungsabhängige Schmerzen. Im Blut sind die eosinophilen Granulozyten vermehrt. Die Larven sind jedoch innerhalb der Muskelzellen vor dem Zugriff des Immunsystems weitgehend geschützt. Nach etwa sechs Monaten entstehen kleine Verkalkungsherde, die z. B. im Schweinefleisch schon bei makroskopischer Inspektion eine Diagnose gestatten (Fleischbeschau).

Bandwürmer (Cestoden): Taeniasis, Zystizerkose, Echinokokkose

Durch Verzehr nicht ausreichend gekochten Fleisches können aus den darin enthaltenen Larven so genannte Skolices freigesetzt werden, die dann im Darm zum zweigeschlechtlichen Wurm heranwachsen, z. B. der **Rinderbandwurm** *(Taenia saginata)* oder der **Schweinebandwurm** *(Taenia solium)*. Die oft in großen Mengen produzierten Eier werden mit dem Stuhl nach außen abgegeben und können durch Aufnahme mit der Nahrung die entsprechenden Zwischenwirte wieder infizieren.

Beim Schweinebandwurm kann nach Aufnahme von Eiern auch der Mensch wie ein Zwischenwirt infiziert werden. Die sich aus dem Ei entwickelnden Embryonen dringen aus dem Darmlumen in die Blutbahn ein und entwickeln sich in den verschiedensten Organen zu bis 1,5 cm großen zystischen Larven (Zystizerken). Diese Zystenform ist langlebig. Nach vielen Jahren können degenerative Veränderungen eintreten, die eine granulomatöse Entzündungsreaktion hervorrufen. Nicht selten ist das Gehirn betroffen, sodass im Rahmen der so genannten **Zystizerkose** auch lebensbedrohliche Krankheitsbilder entstehen können.

Ausschließlich Zwischenwirt ist der Mensch bei den **Echinokokkosen,** hervorgerufen durch die Larven von Hunde- und Fuchsbandwürmern. Bei *Echinococcus cysticus (= E. granulosus)* werden aus den vom Hund mit dem Kot ausgeschiedenen Eiern nach deren Aufnahme mit verunreinigter Nahrung im Darm die Larven freigesetzt. Sie etablieren sich in den meisten Fällen in der Leber, gelegentlich auch in der Milz, der Lunge oder sogar im Knochen und wachsen im Verlauf von Jahren zu großen Zysten heran (Abb. 4.15). Die innere Oberfläche dieser Zysten besteht aus dem lebenden Anteil des Erregers, der so genannten Keimschicht, in der sich Brutkapseln mit der Kopfanlage des späteren Wurms (Protoskolices) entwickeln. Die äußere, vom Parasiten gebildete Hülle (Kutikula) be-

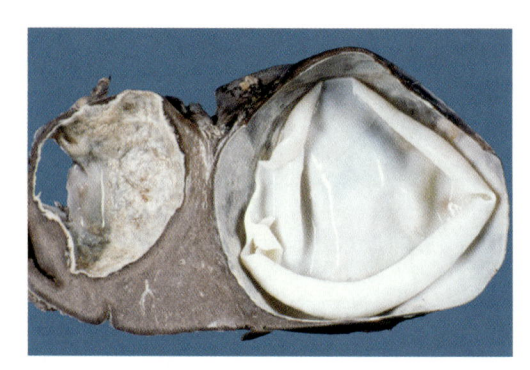

Abb. 4.15: Echinococcus cysticus in der Milz.

steht aus lamellär geschichtetem zellfreiem Material. Sie wird von entzündlich-granulomatös verändertem Wirtsgewebe umgeben. Stirbt das Parasitengewebe im Zug der chronischen Entzündungsreaktion ab, so sind die in den Protoskolices bereits differenzierten Häkchen oft einziger mikroskopischer Hinweis auf die Art der Läsion.

Beim *Echinococcus multilocularis (= E. alveolaris)* breiten sich nach Aufnahme der Eier des Fuchsbandwurms die Zysten unter Entwicklung einer granulomatösen Entzündungsreaktion invasiv und destruktiv im Wirtsgewebe aus, sodass tumorartige Infiltrate entstehen, hauptsächlich in der Leber.

Saugwürmer (Trematoden): Schistosomiasis

Bei der in tropischen und subtropischen Ländern sehr verbreiteten Schistosomiasis (weltweit 200 Mio. Erkrankte) kommt die Infektion durch im Wasser lebende Larven (sog. Zerkarien) der Schistosomen (Pärchenegel) zustande, die die Haut sehr rasch penetrieren können und dann als junge Würmer in die Blutbahn eindringen. Sie erreichen schließlich die Venengeflechte des tiefen Beckens und des Peritonealraums, wo die Weibchen ihre Eier ablegen. Die Krankheitserscheinungen werden durch das Eindringen dieser Eier in das Gewebe verursacht. Sie unterhalten

- in der Harnblasenwand *(Schistosoma hämatobium)* oder in der Darmwand
- sowie in der Leber *(Schistosoma mansoni)*

eine granulomatöse Entzündungsreaktion, die nach Absterben der im Ei enthaltenen Larven (Mirazidien) unter Narbenbildung zum Stillstand kommt. Im Zug eines Leberbefalls kann eine die Gefäße einbeziehende portale Fibrose mit der Konsequenz einer Behinderung des portalen Blutflusses (portale Hypertension) resultieren. In

4.3 Belebte Noxen (Infektionen)

Harnblase und Darm können die Eier ins Lumen freigesetzt und mit dem Harn bzw. dem Stuhl nach außen abgegeben werden. Gelangen sie ins Wasser, so werden die Mirazidien frei. Sie dringen in Wasserschnecken ein, verlassen diese nach ungeschlechtlicher Vermehrung und Differenzierung als infektionsfähige Zerkarien und beschließen damit den Infektionszyklus.

Zur Wiederholung

Aktinomykose • Äthylalkohol • Asbest • Aspergillose • **B**akterien • Bakterizidie • Bandwürmer • BSE • **c**hemische Noxen • Chlamydien • **D**NA-Viren • **E**rfrierung • **f**reie Radikale • Fremdkörper • **G**anzkörperbestrahlung • **H**elminthen • Hypoxidose • **K**anzerogene • Korpuskularstrahlen • **L**egionellen • **M**alaria • Milchglashepatozyten • Mykobakterien • **N**oxen • **o**pportunistische Infektionen • **P**arasiten • Pilze • Pneumokoniosen • Pneumocystis carinii • Prionen • Protozoen • **R**NA-Viren • Rundwürmer • **S**augwürmer • Silikosen • Soor • Spirochäten • Strahlenempfindlichkeit • Strahlenschaden • Strahlenvaskulopathie • Strommarke • **T**etrachlorkohlenstoff • Thorotrast • **V**erbrennung • Virus • Virushepatitis • **W**ellenstrahlung

5 Immunpathologie

H.K. Müller-Hermelink

Immunsystem Das Immunsystem verteidigt den Wirt gegen Infektionen. Diese Aufgabe setzt unterschiedliche Erkennungssysteme voraus und benötigt ein breites Spektrum von Effektormechanismen, um die unterschiedlichsten Pathogene an den verschiedenen Orten im Körpergewebe und an den Körperoberflächen aufzuspüren und zu eliminieren. Die **angeborene, natürliche Immunität** wirkt hierbei als eine erste Verteidigungslinie. Bestimmte Pathogene werden jedoch nicht erkannt und eine protektive Immunität, die in der Lage ist, die Reinfektion zu verhindern, entsteht nicht. Die **erworbene, adaptive Immunität** basiert auf klonalen Selektionsprozessen aus einem Repertoire von Lymphozyten, die hoch spezialisierte Antigenrezeptoren besitzen und jedes Fremdantigen erkennen können. Sie proliferieren auf Antigenkontakt und differenzieren in Effektorzellen oder bilden Effektormoleküle, die die Pathogene zerstören oder eliminieren. Gleichzeitig werden Gedächtnislymphozyten als Grundlage des immunologischen Gedächtnisses gebildet, das auf Reinfektion rascher und effektiver reagieren kann.

Immunologie Die Regulation der Immunantwort, ihre spezifische Beeinflussung sowie die Funktionsweisen der molekularen und zellulären Komponenten sind wesentliches Forschungsziel der medizinischen Immunologie.

Immunpathologie Die Immunpathologie beschäftigt sich mit dem Zuviel oder Zuwenig an Immunreaktion, fehlerhaften Regulationen oder dem falschen Erkennen von Selbststrukturen sowie den daraus resultierenden Krankheiten.

5.1 Grundlagen der Immunreaktionen

Funktionsspektrum

Das Immunsystem garantiert durch seine vielfältigen Funktionen die körpereigene Homöostase. Hierfür hat sich in der Ontogenese eine sichere Erkennung aller „Selbst"-Strukturen entwickelt, durch die alle körperfremden Stoffe, die dem Immunsystem folglich unbekannt sind, entdeckt werden und durch unterschiedliche und dem auslösenden Agens angepasste Effektormechanismen zerstört oder eliminiert werden. Man bezeichnet dies auch als „Individualitätswahrung". Das adaptive Immunsystem wirkt im Konzert mit den Mechanismen der natürlichen Immunität (siehe Kap. 5.1.3). Die immunologischen Effektormechanismen können als alleiniger Träger einer Abwehrfunktion wirken – viel häufiger modifizieren oder verstärken sie jedoch die Elemente der natürlichen Immunität. Ein normal reagierendes Immunsystem richtet seine Aktivitäten v.a. gegen pathogene Erreger (Viren, Bakterien, Protozoen, Pilze, metazoale Erreger; siehe Kap. 4.3). Aufgrund von Ähnlichkeiten des Erkennungsprinzips werden auch endogene Neoantigene, z.B. tumorassoziierte Antigene (siehe Kap. 5.5) und auch fremde Organe oder Zellen bei Transplantation oder Transfusion (siehe Kap. 5.4) erkannt und zerstört.

> **Merke!**
> Individualitätswahrung: sichere Erkennung der Selbststrukturen, Entdeckung und Zerstörung/Eliminierung der körperfremden Stoffe durch dem auslösenden Agens angepasste Effektormechanismen.

5 Immunpathologie

Effektoren des Immunsystems

Das Immunsystem übt seine Funktion lokal und systemisch aus. Beteiligt sind verschiedene Zellarten und die von ihnen gebildeten, in der Extrazellularflüssigkeit und im Blutplasma gelösten Moleküle (Antikörper, Zytokine und Wachstumsfaktoren, siehe Kap. 5.1.5). Hierdurch kann das Immunsystem nach einer primären Sensibilisierung auch an Orten schützen, die weit vom ursprünglichen Eintritt der Erreger entfernt liegen, und kann Mechanismen der unspezifischen Resistenz rekrutieren und regulieren.

Lymphatisches Gewebe

Geweblich und zellulär ist die adaptative immunologische Reaktivität im lymphatischen Gewebe repräsentiert. Dieses besteht aus den **Zentralorganen,**
- dem Knochenmark und
- dem Thymus,

wo sich Vorläuferzellen zu reifen reaktionsfähigen Lymphozyten mit unterschiedlichen Funktionen und Differenzierungspotential entwickeln, sowie aus dem **peripheren lymphatischen Gewebe,**
- dem schleimhautassoziierten lymphatischen System (der Konjunktiva, dem Waldeyer-Rachenring, dem lymphatischen Gewebe des Darms an den so genannten Peyer-Plaques und den solitären Lymphozytenknötchen des Dünn- und Dickdarms),
- den Lymphknoten und
- der Milz.

Diese hoch organisierten Abwehrstationen sind als Kontrollstationen an den Eintrittspforten der Schleimhautbarrieren, eingeschaltet in den interstitiellen Säftestrom der Lymphe und als Filterorgan des Blutes, strategisch ausgebildet. Sie stehen untereinander über die im Blut zirkulierenden Lymphozyten in Verbindung. Fakultativ können fast an jedem Ort des Körpers im Rahmen chronischer Entzündungsprozesse entsprechende lymphatische Gewebestrukturen neu entstehen. Die hoch regulierten Prozesse und zellulären Interaktionen der Antigenerkennung und Bildung spezifischer Effektorzellen sind an die gewebliche Struktur des lymphatischen Gewebes gebunden, das überall ein prinzipiell gleichartiges strukturelles Muster von T- und B-Zell-Arealen aufweist. Effektorzellen und -moleküle können dann über den Blutstrom an jeden Ort des Körpers gelangen und dort ihre spezifische Wirkung entfalten.

Pathologische Immunreaktionen

Im Allgemeinen wird die Aufgabe des Immunsystems als protektiv für den Organismus angesehen. Doch gibt es viele Beispiele schädigender Wirkungen, auch im Verlauf normaler Abwehrreaktionen. Die Immunpathologie beschäftigt sich mit einer verschiedenartigen Gruppe von Krankheiten und von krankhaften und/oder krank machenden Mechanismen des Immunsystems. Hierzu zählen:
- Regulationsstörungen der normalen Immunreaktion, insbesondere Überempfindlichkeitsreaktionen (siehe Kap. 5.2) und Autoimmunerkrankungen (siehe Kap. 5.2.4)
- angeborene und erworbene Immundefekte (siehe Kap. 5.3)
- Infektionspathologie, besonders die gewebsschädigenden antiinfektiösen Immunreaktionen (z. B. Tuberkulose, siehe Kap. 5.2.3)
- Transplantationspathologie mit Organabstoßungsreaktionen und Transplantat-gegen-Wirt-Reaktion (Graft Versus Host Reaction; siehe Kap. 5.4)
- Tumorimmunologie (siehe Kap. 5.6)
- Immunpathologie der maternofetalen Einheit (Kap. 5.5).

5.1.1 Komponenten des Immunsystems !!

Das Abwehrsystem gegen pathogene Mikroorganismen ist funktionell und im zeitlichen Ablauf hierarchisch aufgebaut. Obwohl die einzelnen Komponenten mitunter überlappend verwendet werden, lassen sich die folgenden Faktoren unterscheiden (siehe Kap. 5.1.3):
- epithelial überkleidete Barrieren und Faktoren der allgemeinen Resistenz
- unspezifische entzündliche Abwehrmechanismen
- Systeme der natürlichen Immunität
- spezifische adaptative Immunreaktionen.

Sie beeinflussen und ergänzen sich auf vielfältige Weise gegenseitig (Tab. 5.1).

Resistenz

Eine allgemeine **Resistenz** gegen Krankheitserreger ist angeboren und wird über unspezifische Resistenzfaktoren vermittelt. Hierzu zählen u.a. genetische Faktoren, Ernährungszustand, hormoneller Status, psychosomatische Bedingungen des Gesamtorganismus.

5.1 Grundlagen der Immunreaktionen

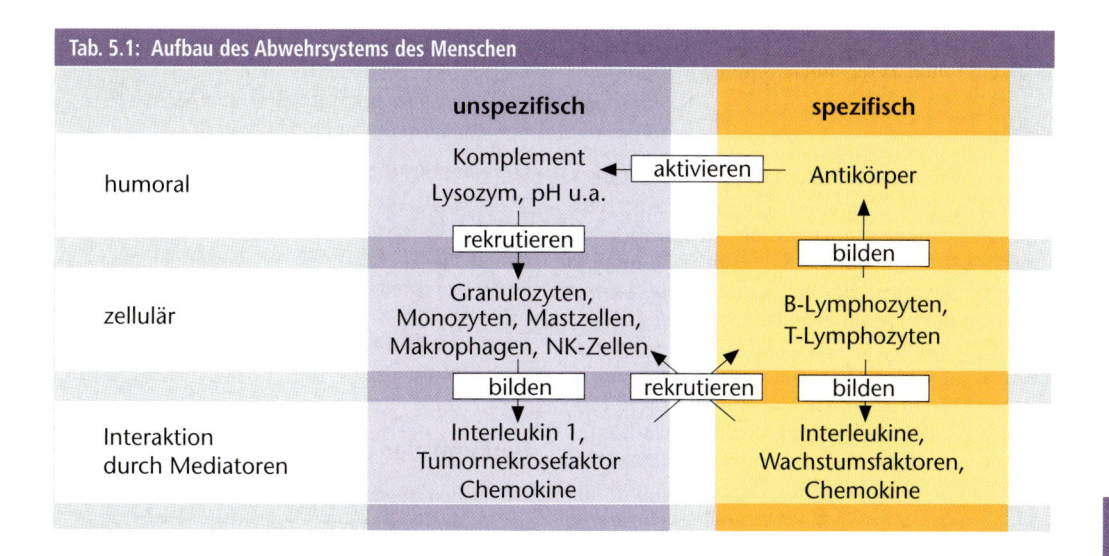

Tab. 5.1: Aufbau des Abwehrsystems des Menschen

	unspezifisch	spezifisch
humoral	Komplement ←aktivieren― Antikörper Lysozym, pH u.a.	
	↓ rekrutieren	↑ bilden
zellulär	Granulozyten, Monozyten, Mastzellen, Makrophagen, NK-Zellen	B-Lymphozyten, T-Lymphozyten
	↓ bilden ←rekrutieren→	↓ bilden
Interaktion durch Mediatoren	Interleukin 1, Tumornekrosefaktor Chemokine	Interleukine, Wachstumsfaktoren, Chemokine

Unspezifische Abwehrsysteme der Entzündung
(siehe Kap. 6)

Die **Granulozyten** und **Monozyten** des Blutes und die Makrophagen im Gewebe sind die wichtigsten **zellulären Komponenten** des entzündlichen Abwehrsystems gegen in den Körper eingedrungene Mikroorganismen. Auf der **molekularen (humoralen) Ebene** ist hierbei das **Komplementsystem** besonders wichtig (siehe Kap. 5.1.3).

Angeborene, natürliche Immunität (unspezifische Abwehr)

Unter natürlicher Immunität versteht man die Funktion bestimmter Lymphozytenpopulationen (z.B. intraepitheliale Lymphozyten des Darms und der Haut, zirkulierende γ/δ-T-Zellen, natürliche Killerzellen) sowie bestimmter polyvalenter IgM-Antikörper, die präformiert schon während der Fetalentwicklung oder spätestens früh postnatal entstehen und keine adaptativen Reaktionen aufweisen. Ihre Wirkung ist sofort nach Antigeneintritt verfügbar.

Erworbene, adaptative Immunität (spezifische Abwehr)

Während unspezifische Abwehrmechanismen bei allen Erregern und auch bei anderen entzündungsauslösenden Noxen stets in gleicher Weise vorhanden und sofort oder zumindest innerhalb von Stunden wirksam sind, entsteht bei den adaptativen Immunreaktionen eine spezifische und selektive Immunität, die sich gegen einzelne Determinanten (Antigene) der Erreger richtet. Immunreaktionen werden durch die verschiedenen Subpopulationen der Lymphozyten und die aus ihnen abgeleiteten Zellformen (z.B. Plasmazellen) und deren Sekretionsprodukte (Antikörper, Lymphokine, hämatopoetische Wachstumsfaktoren) vermittelt. In einer primären Phase der antigenspezifischen Auseinandersetzung (Sensibilisierung) entsteht das „immunologische Gedächtnis". Jeder weitere Antigenkontakt kann dann wesentlich schneller, effektiver und spezifischer beantwortet werden. Man nennt dies eine anamnestische Reaktion.

Antigen

Als Antigene bezeichnet man Substanzen, die eine immunologische Reaktion in Gang setzen. Chemisch sind es meist Proteine, Glykoproteine, Lipoproteine, Proteoglykane u.a. hochmolekulare Polysaccharide. Ungekoppelte Nukleinsäuren und reine Lipide sind i.A. nicht immunogen. Ein Antigen wirkt immunogen, wenn auf seinen Reiz im Organismus sensibilisierte Lymphozyten oder Antikörper gebildet werden. Es wirkt tolerogen, wenn auf seinen Reiz Immuntoleranz entsteht.

Hapten

Die Haptene sind niedermolekulare Substanzen, die nicht immunogen wirken, aber mit vorhandenen Antikörpern reagieren können. Haptene können nach Kopplung an Makromoleküle (sog. Trägerproteine) immunogen wirken, was besonders bei allergischen Reaktionen gegen Medikamente (z. B. bei echter Penicillinallergie) bedeutsam ist.

Epitop

Nur kleinste Bezirke und Gruppierungen eines Makromoleküls lösen die Immunreaktion aus, und nur mit ihnen reagieren die entsprechenden Antikörper. Man nennt diese Bezirke antigene Determinante oder Epitope. Große Moleküle haben nicht nur eine antigene Determinante in Vielzahl (Polyvalenz), sondern auch viele verschiedene Determinanten (Polyspezifität), wobei gleichartige Determinanten auch in verschiedenen Molekülverbänden vorkommen können. Antikörper reagieren in diesem Fall also mit allen Molekülen, die eine bestimmte antigene Determinante besitzen. Dies ist die molekulare Grundlage der Partialantigengemeinschaft bzw. der Antikörperkreuzreaktivität.

Immuntoleranz

Unter Immuntoleranz versteht man die Unfähigkeit eines Individuums, auf ein bestimmtes Antigen mit einer Immunreaktion zu reagieren, wobei die Reaktivität gegen alle anderen Antigene ungestört ist. Immuntoleranz entsteht als Toleranz gegen die Antigene des eigenen Körpers (Selbsttoleranz) während der fetalen Entwicklung des Immunsystems durch Selektionsprozesse im Thymus. Die Immuntoleranz verhindert protektiv die Schädigung der körpereigenen Selbststrukturen. Die Störung von Immuntoleranzmechanismen wird als Grundlage der Autoimmunerkrankungen angesehen.

5.1.2 Erworbene, adaptative Immunität (spezifische Abwehr) !

Die Basisfunktionen im Ablauf einer spezifischen Immunreaktion gegen exogenes Antigen sind in den letzten Jahrzehnten detaillierter verstanden worden und umfassen die folgenden Schritte:
- Antigenaufnahme, -verarbeitung und -präsentation in speziellen, antigenpräsentierenden Zellen (APC)
- Erkennung des Antigens durch determinantenspezifische immunreaktive Lymphozyten
- Aktivierung und Differenzierung der spezifisch reagierenden Zellklone und Sekretion von Effektormolekülen
- Rekrutierung und Interaktion mit unspezifischen Effektormechanismen
- Diskriminierung von Selbst und Nicht-Selbst
- Regulation der Immunantwort.

Die Kenntnis dieser Normalabläufe ist Voraussetzung für das Verständnis pathologischer Vorgänge. In der folgenden Besprechung werden die für die pathologische Analyse besonders wichtigen zellulären und geweblichen Verhältnisse besprochen, für eine detaillierte Beschreibung der molekularen Prozesse wird aber auf Lehrbücher der Immunologie verwiesen.

Herkunft der Immunzellen

Die Zellen des Immunsystems (siehe Tab. 5.1) leiten sich ebenso wie die Zellen der unspezifischen Abwehr und die anderen Blutzellen (Granulozyten, Monozyten, Makrophagen, Thrombozyten, Erythrozyten und Gewebsmastzellen) von der **pluripotenten hämatopoetischen Stammzelle** ab. Anders als bei den anderen Blutzellen, die nach dem Export aus dem Knochenmark nach unterschiedlich langer Zeit in Erfüllung ihrer Funktion zugrunde gehen, folgt bei der Lymphozytenentwicklung auf eine primäre antigenunabhängige Bildungs- und Differenzierungsphase eine sekundäre (periphere) antigenabhängige Reaktions- und Differenzierungsphase, die die reaktionsfähigen Lymphozyten potenziell unsterblich macht. Schon während der ersten fassbaren Entwicklungsschritte teilt sich die Lymphopoese auf in
- das B-Lymphozyten-System und
- das T-Lymphozyten-System.

B-Lymphozyten Das B-Lymphozyten-System ist für die Antikörperbildung verantwortlich. Es entwickelt sich bei Vögeln in der **B**ursa Fabricii, einem separaten darmassoziierten lymphatischen Organ, während bei Säugetieren (und dem Menschen) analoge Entwicklungsstadien im Knochenmark (**B**one Marrow) nachweisbar sind. Im Knochenmark reifen B-Lymphozyten bis zum Stadium der primären Antigenreaktivität aus.

T-Lymphozyten Für die Entwicklung des T-Lymphozyten-Systems ist sowohl bei Vögeln wie bei Säugern der **T**hymus verantwortlich. Stammzellen des T-Zell-Systems werden vom Knochenmark hämatogen in den Thymus verlagert. Das spezielle Milieu (Mikroenvironment) des Thymus induziert die Proliferation sowie die verschiedenen Selektions- und Differenzierungsschritte (siehe unten).

5.1 Grundlagen der Immunreaktionen

B-Lymphozyten-System

Entwicklungsschritte im Knochenmark

Prä-B-Zellen Die frühen Differenzierungsschritte der B-Lymphozyten machen nur etwa 10 % der Knochenmarklymphozyten und 1–2 % der Knochenmarkzellen beim Erwachsenen aus. Ihr Anteil ist bei Kleinkindern und während der Fetalentwicklung höher. Im Knochenmark bilden sich über verschiedene Zwischenstufen, die so genannten Prä-B-Zellen, reife B-Lymphozyten.

Charakteristika der ausgereiften B-Zelle Reife, immunreaktive B-Lymphozyten zeigen eine komplizierte Oberflächenstruktur mit zahlreichen Membranproteinen und Rezeptoren, die für die Antigenerkennung und für die Regulation der Immunantwort wichtig sind:
- Antigenrezeptor, bestehend aus membranständigem Immunglobulin der Klassen IgM und IgD
- Rezeptoren für das Fc-Fragment des IgG
- Komplementrezeptoren; einer der beiden Rezeptoren für die Komplementkomponente C3 auf B-Lymphozyten fungiert auch als Virusrezeptor für das Epstein-Barr-Virus (EBV) und ist deshalb für den Tropismus dieses wichtigen humanpathogenen Herpesvirus verantwortlich.

Zusätzlich gibt es weitere B-Zell-spezifische Membranantigene (CD19, CD20, CD22 u. a.), Lektinrezeptoren und eine Expression von Antigenen des Haupthistokompatibilitätskomplexes MHC (= Major Histocompatibility Complex, siehe Kap. 5.1.3) der Klassen I und II. Diese sind für die Antigenaufnahme und Präsentation an T-Lymphozyten besonders wichtig.

Durch heute verfügbare monoklonale Antikörper können alle diese Membraneigenschaften selektiv im Gewebe dargestellt und so B-Lymphozyten und ihre Abkömmlinge erkannt und im pathologischen Prozess lokalisiert werden.

Immunglobulin-M-Rezeptor Wichtigstes molekulares Ereignis dieses Reifungsprozesses ist die Bildung des membranständigen Immunglobulin-M-Rezeptors. Dies erfolgt durch Umlagerung und interstitielle Deletion bestimmter Immunglobulin-Genabschnitte (sog. Rearrangements) und durch Translation und Transkription des Immunglobulinmoleküls und schließlich dessen Integration in die Membran. Der primäre Membranimmunglobulin-M-Rezeptor der B-Lymphozyten besitzt eine sehr breite Spezifität und verhält sich damit polyvalent.

Interessanterweise richten sich die primären Antigenspezifitäten auch gegen Antigene, die im Körper selbst vorkommen und damit Autoantigenen entsprechen. Da die Antigenbindung am Immunglobulinrezeptor einen Wachstumsreiz für die Zellen darstellt, und ohne diese Bindung Prä-B-Zellen offensichtlich rasch zugrunde gehen, besitzen diese primären autoantigenen Determinanten möglicherweise eine funktionelle Bedeutung.

Reife B-Lymphozyten werden rasch aus dem Knochenmark exportiert. Alle weiteren Entwicklungsphasen vollziehen sich unter Antigeneinwirkung im peripheren lymphatischen Gewebe.

Weiterentwicklung im peripheren lymphatischen Gewebe

Follikel Die B-Lymphozyten-Areale des peripheren lymphatischen Gewebes sind in den Primär- und Sekundärfollikeln organisiert. Sie finden sich in der äußeren Lymphknotenrinde, in der weißen Milzpulpa und in den Peyer-Plaques des Magen-Darm-Trakts. Sie können sich auch im Rahmen chronischer Entzündungen an anderen Lokalisationen des Körpers neu bilden (z. B. bei der Hashimoto-Thyreoiditis, siehe Kap. 5.2.4).

> **Merke!**
> Lymphfollikel sind Orte der Interaktion zwischen exogenem Antigen und B-Zell-System.

Aktivierung der ruhenden B-Zelle und primäre Reaktionsphase

Aktivierung Die antigenabhängige Aktivierung und Differenzierung der ruhenden B-Lymphozyten entsteht durch Bindung der antigenen Determinante am Immunglobulinrezeptor der B-Lymphozyten. Nur bestimmte Polysaccharidantigene, die eine repetitive molekulare Struktur aufweisen, können B-Lymphozyten direkt aktivieren (sog. T-Zell-unabhängige Antigene). In den meisten Fällen setzt die B-Zell-Aktivierung den Einfluss („Hilfe") von regulierenden T-Lymphozyten voraus (T-Zell-abhängige Antigene) im Rahmen einer hoch regulierten Kooperation, an der kostimulierende Membranrezeptoren und Liganden (z. B. CD40/CD40-Ligand) und mehrere von aktivierten T-Lymphozyten und von Makrophagen gebildete Zytokine und deren Rezeptoren beteiligt sind.

5 Immunpathologie

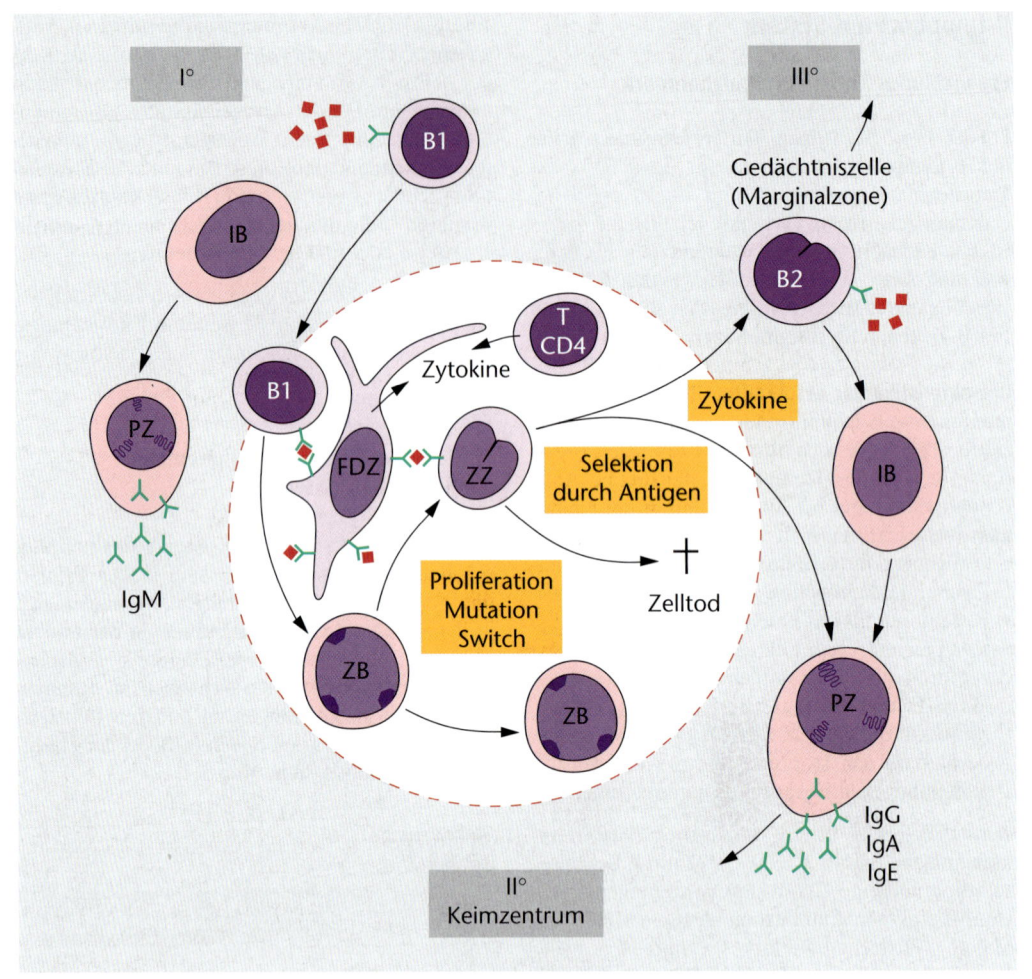

Abb. 5.1: Antigenabhängige Reaktionen und Differenzierungsschritte im B-Lymphozyten-System.
Antigen wird in der Primärreaktion (I°) extrafollikulär von B1-Lymphozyten durch ihre Membran-IgM-Rezeptoren erkannt. Es folgt eine Aktivierung zu proliferationsaktiven Immunoblasten (IB), die dann zur Bildung der relativ kurzlebigen IgM-produzierenden Plasmazellen führt (PZ). Der späten Primärreaktion folgt durch die Präsentation des Antigens an follikulären dendritischen Zellen (FDZ) die Sekundärreaktion (II°; Keimzentrumsreaktion). Diese ist gekennzeichnet durch die Proliferation der Zentroblasten (ZB), verbunden mit somatischen Mutationen am variablen Teil der Immunglobulingene und einem Klassenwechsel der Schwerkettengene. Die neuen Immunglobulinmembranrezeptoren auf Zentrozyten (ZZ) führen zur Selektion durch Antigenbindung an den Ausläufern der follikulären dendritischen Zellen. Rezeptoren mit geringer oder fehlender Bindungsstärke führen zum Zelltod der betreffenden Zentrozyten, während Rezeptoren mit hoher Bindungsstärke durch zusätzliche Signale aus FDZ und CD4⁺-T-Lymphozyten zur Differenzierung von Plasmoblasten und Plasmazellen oder zu Gedächtnislymphozyten führen. Letztere sind in der Follikelaußenzone (Marginalzone) lokalisiert und können auf erneute Antigengabe sofort mit einer Transformation zu Immunoblasten und Plasmoblasten reagieren (III°).

Plasmazellen aus der primären Reaktionphase Das Ergebnis der primären Reaktionsphase (Phase I° in Abb. 5.1) sind IgM-bildende Plasmazellen, deren sezernierte Antikörper dem membranständigen IgM der B-Lymphozyten entsprechen. Eine Spezifitätssteigerung durch somatische Mutation und Klassenwechsel der Immunglobuline findet in der Primärreaktion noch nicht statt. Diese Reaktion entsteht am Rande der Primärfollikel in der Lymphknotenrinde. Hier gelegene ruhende B-Lymphozyten wandeln sich in blastäre Zellformen, so genannte Immunoblasten und Plasmoblasten, um und differenzieren in wenigen Tagen in IgM-bildende Plasmazellen. Außerdem vermehren sich

5.1 Grundlagen der Immunreaktionen

auch die reaktionsfähigen Lymphozyten, die dann bei späterem erneutem oder bei länger persistierendem Antigeneinfluss in höherer Zahl vorhanden sind und weiter proliferieren können.

Keimzentrumsreaktion und sekundäre Reaktionsphase

Keimzentrumsbildung, Sekundärfollikel 4–5 Tage nach antigener Primärstimulation entsteht dann die äußerst komplexe Follikelreaktion mit Bildung des so genannten Keimzentrums (Phase II° in Abb. 5.1, Abb. 5.2). Die lymphozytenreichen Primärfollikel wandeln sich dabei in so genannte Sekundärfollikel um, die aus dem in der Mitte gelegenen Keimzentrum und einem schmalen Lymphozytensaum (Lymphozytenmantel) bestehen. Neben den sich hier entwickelnden B-Lymphozyten-Populationen wird die Follikelregion v.a. durch die ortsständigen Retikulumzellen, die so genannten follikulären dendritischen Zellen (FDZ) charakterisiert. An der Oberfläche dieser Zellen wird nicht denaturiertes Antigen gebunden und den B-Lymphozyten präsentiert. Sie besitzen multiple Zellausläufer und Membranfaltungen und damit eine enorm vergrößerte Zelloberfläche, an der Antigen lange Zeit, zumindest über mehrere Monate, persistieren und endogen B-Lymphozyten restimulieren kann. Über die Bildung von Zytokinen (besonders Interleukin 6) und durch membranabhängige Signale wird die weitere Entwicklung der B-Lymphozyten zu Plasmazellvorläufern und Gedächtniszellen beeinflusst.

Keimzentrumsreaktion Die Keimzentrumsreaktion ist abhängig von der Kooperation durch T-Lymphozyten. Sie verläuft phasenhaft. Initial kommt es zu einer enormen Proliferation von blastären B-Lymphozyten, den so genannten Zentroblasten. Aus ihnen entwickeln sich etwas kleinere, unregelmäßig geformte Zentrozyten, sodass wenige Tage nach der Entwicklung des Keimzentrums ein zonaler Aufbau aus den an der Basis proliferierenden Zentroblasten und den apikal gelegenen Zentrozyten und follikulären dendritischen Zellen entsteht. In der apikalen Zone findet sich auch eine besondere Subpopulation von T-Lymphozyten, während in der zelldichteren, basalen Zone große aktivierte Makrophagen zu finden sind.

Selektion der antigenspezifischen B-Lymphozyten

Fast alle B-Lymphozyten des Keimzentrums proliferieren. Mit jeder Zellteilung entstehen neue somatische Mutationen, die in den Antigenbindungszonen, den hypervariablen Ketten des Immunglobulinrezeptors, angehäuft sind und die Bindungseigenschaften des Immunglobulinrezeptors verändern. Man bezeichnet diesen Vorgang als somatische Hypermutation des Immunglobulinrezeptors. Nur solche B-Lymphozyten, die eine genaue und hochaffine Bindung an das durch FDZ präsentierte Antigen aufweisen, können überleben und werden durch diese Bindungseigenschaften vor dem sonst unweigerlich eintretenden apoptotischen Zelltod „gerettet". Die anderen Zentroblasten und Zentrozyten mit geringen und im Hinblick auf Antigenbindung unsinnigen Rezeptoren gehen durch Apoptose zugrunde und werden von den dort vorhandenen Makrophagen abgebaut. Im Rahmen der Umstrukturierung der Immunglobulinrezeptoren kommt es im Keimzentrum auch zu einem Wechsel der Immunglobulinklasse von dem primär exprimierten IgM-Rezeptor zu IgG und IgA in Folge der Ankopplung der durch die variablen

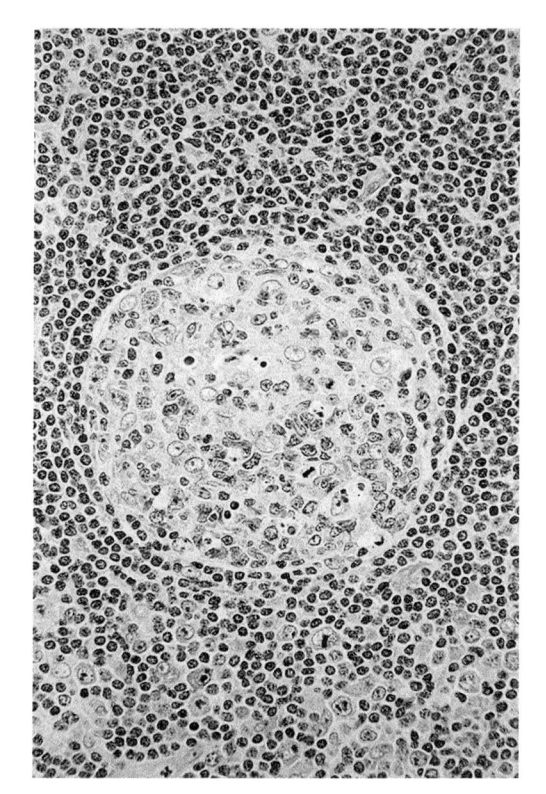

Abb. 5.2: Keimzentrum im zervikalen Lymphknoten bei eitriger Tonsillitis. Zonaler Aufbau mit zentroblastenreicher, dunkler Zone basal und zentrozytenreicher Zone apikal. Das Keimzentrum ist durch die Lymphozyten der Mantelzone scharf demarkiert.

Ketten definierten Rezeptorstruktur an ein anderes Immunglobulinschwerkettengen.

Weitere B-Zell-Entwicklung und Tertiärreaktion

Aufgrund bislang noch nicht genauer bekannter Signale, die z.Z. durch die follikulären dendritischen Zellen vermittelt werden, z.Z. durch T-Lymphozyten, entwickeln sich die Zentrozyten weiter (Phase III° in Abb. 5.1). Entweder entstehen B-Lymphozyten, die sich besonders in den äußeren Regionen des Follikelmantels (sog. Follikelaußenzone) lokalisieren und erneut in eine zelluläre Ruhephase nicht proliferierender Gedächtnislymphozyten übergehen. Oder sie entwickeln sich direkt zu proliferierenden Vorläuferzellen der Plasmazellentwicklung, so genannten Plasmoblasten weiter, die auch das Keimzentrum verlassen und sich über mehrere Teilungsschritte vermehren und in eine terminale Plasmazelldifferenzierung einmünden.

Gedächtnis-B-Lymphozyten

Gedächtnis-B-Lymphozyten können bei später erneuter Antigenexposition direkt in eine Plasmazellbildung übergehen. Sie stehen aus der Sekundärreaktion in wesentlich größerer Zahl zur Verfügung, sind schon auf das Antigen spezifisch geprägt und bilden hochspezifische biologisch aktive IgG- und IgA-Antikörper (anamnestische Reaktion, immunologisches Gedächtnis).

Die hier getrennt besprochenen Reaktionen der primären (I°), sekundären (II°) und tertiären (III°) Reaktionsphasen laufen in den natürlichen Infektionen parallel und damit gleichzeitig ab. So bildet sich in der späten primären Antigenstimulation schon eine Keimzentrumsreaktion. Diese wird unter experimentellen Bedingungen bei zweiter Antigengabe verstärkt in Erscheinung treten. Bei Persistenz des Antigens oder erneuter Antigenphase tritt sie parallel zu einer dann stärker im Vordergrund stehenden extrafollikulären Plasmazellbildung in Erscheinung.

Plasmazellen aus der sekundären Reaktionsphase

Plasmazellvorläufer und Gedächtniszellen reifen zu Plasmazellen aus. Diese entwickeln sich über mehrere Zwischenstufen (sog. Plasmoblasten und Proplasmazellen) und finden sich als reife Zellformen im Lymphknotenmark, in den Pulpasträngen der roten Milzpulpa sowie in den subepithelialen Zonen des schleimhautabhängigen lymphatischen Gewebes. Plasmazellvorläufer werden auf dem Blutweg auch in das Knochenmark verlagert, wo sie sich besonders periarteriolär ansammeln und langfristig überleben.

Polyklonale B-Zell-Aktivierung

Neben den hier beschriebenen antigenspezifischen Proliferations- und Differenzierungsschritten der B-Lymphozyten werden unter der Einwirkung von Interleukinen aktivierter T-Lymphozyten und dem Einfluss der FDZ und von Makrophagen bei starker immunologischer Stimulation auch lokale Gedächtnislymphozyten vorübergehend aktiviert. Diese so genannte polyklonale Aktivierung der B-Lymphozyten besitzt möglicherweise physiologisch eine Bedeutung in der frühen Phase bakterieller Infektionen, kann aber auch für pathologische Autoimmunphänomene verantwortlich sein, wenn die gebildeten Antikörper autoimmune Determinanten erkennen.

Immunglobuline (humorale Antikörper)

Definition Die Immunglobuline sind große Proteine mit Antikörperfunktion. Membranständig wirken sie als Antigenrezeptoren und übertragen die Bindung des Antigens als Signal auf zytoplasmatische Second-Messenger-Systeme und den Zellkern. Als sezernierte Effektormoleküle im Blutserum und in der extrazellulären Flüssigkeit (gelöst oder über Fc-Rezeptoren an andere Zellen angeheftet) vermitteln sie vielfältige Effektor- und Regulatorfunktionen und werden dann als Antikörper bezeichnet.

Aufbau der Immunglobuline

Alle Immunglobuline zeigen im Prinzip einen gleichartigen Aufbau (Abb. 5.3). Sie bestehen aus
- zwei über Disulfidbrücken verbundenen schweren Ketten (H-Kette; h = heavy) und
- zwei über Disulfidbrücken an die schweren Ketten angehefteten leichten Ketten (L-Kette, l = light).

Völlig übereinstimmend bei allen Immunglobulinen kann das Molekül in etwa gleich große, von unterschiedlichen Gensegmenten kodierte Domänen eingeteilt werden, die durch innerhalb der Kette gelegene Disulfidbrücken gefaltet werden.

Man unterscheidet fünf verschiedene schwere Ketten, die mit den griechischen Buchstaben Alpha,

5.1 Grundlagen der Immunreaktionen

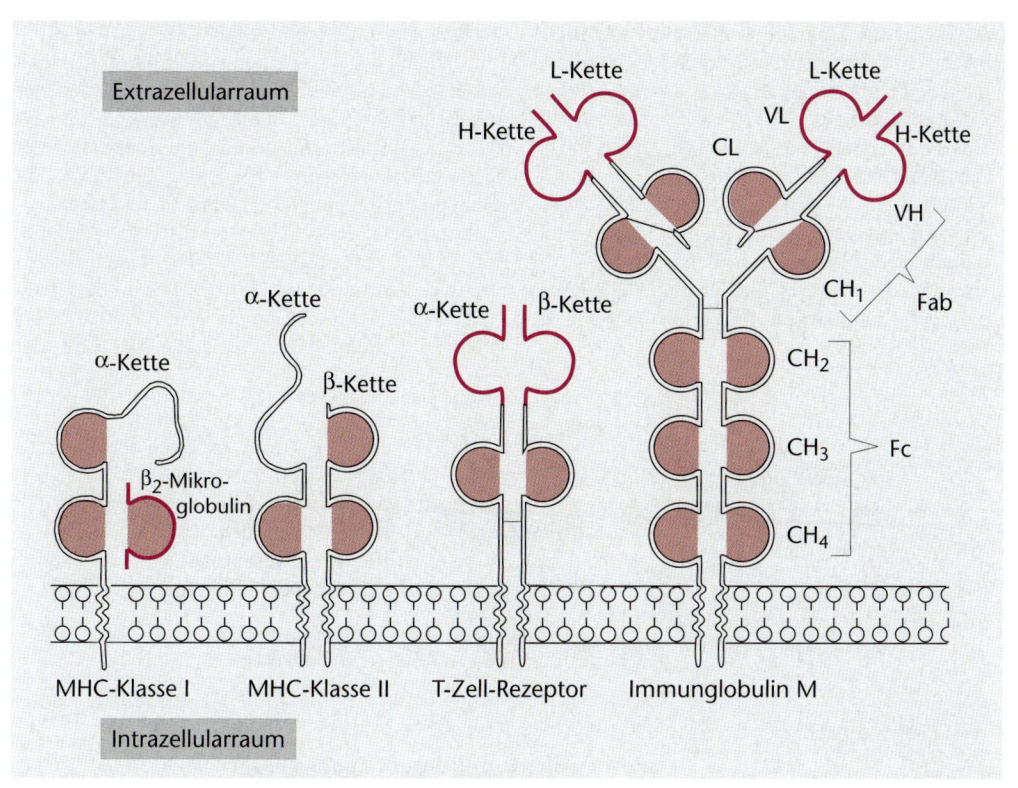

Abb. 5.3: Ähnlichkeit der membranständigen Immunglobulinstrukturen mit der von MHC-Determinanten und T-Zell-Rezeptoren. Die gefüllten Halbkreise entsprechen über Disulfidbrücken verbundenen Moleküldomänen, die typisch für die Moleküle der Immunglobulinsuperfamilie sind. Das N-terminale Ende der Proteinkette (jeweils oben) liegt extrazellulär, das C-terminale Ende (unten) im Zytoplasma. D- und J-Ketten des Immunglobulinmoleküls befinden sich zwischen V- und C-Region der leichten und schweren Kette (rechts oben) und sind hier nicht eingezeichnet. Fab = antigenbindendes Fragment, Fc = konstantes Fragment, MHC = Major Histocompatibility Complex.

Gamma, My, Delta und Epsilon bezeichnet werden. Die leichten Ketten, die bei allen Immunglobulinen identisch sind, heißen Kappa und Lambda.

> **Merke!**
> Die schwere Kette definiert die Art des Immunglobulins (IgA, IgG, IgM, IgD und IgE).

Variable und konstante Region Bei Vergleich unterschiedlicher Immunglobulinmoleküle der gleichen Klasse findet man eine hohe Frequenz von Aminosäurevariationen, die für die unterschiedliche sterische Konfiguration dieser Region und damit für die unterschiedliche Bindungsspezifität verantwortlich sind. Entsprechend wird diese Domäne der Schwerkette und Leichtkette als variable Region (V_H und V_L) bezeichnet. An diese Region anschließend liegen bei der Leichtkette stets eine, bei den Schwerketten 3–4 Domänen der konstanten Region (CL, CH 1–4 in Abb. 5.3 rechts). Zwischen variablem und konstantem Teil finden sich bei einigen Immunglobulinen kurze zusätzliche Immunglobulinketten, die ebenfalls eine hohe Variabilität aufweisen (D- und J-Ketten).

Die variablen Anteile der schweren und leichten Ketten zeigen hypervariable und konstantere Anteile. Durch komplexe Faltungen der Peptidketten ordnen sich die hypervariablen Regionen zu einer in ihrer sterischen Struktur definierten Antigenbindungsstelle (Complement Determining Region – CDR), während die konstanteren Regionen die Stabilität der Bindungszone (Framework Region – FR) bedingen.

Etwa in der Mitte des Moleküls liegen die zwei Disulfidbrücken, die die schweren Ketten untereinander verbinden. In dieser Region zwischen der ersten und zweiten konstanten Domäne ist das Molekül plastisch verbiegbar. Die Protease Papain

5 Immunpathologie

spaltet hier das Molekül, wobei zwei identische Fab-Fragmente mit den Antigenbindungsregionen und ein Fc-Fragment aus den konstanten Regionen CH 2–4 entstehen.
- Das Fc-Fragment der Antikörper definiert deren biologische Eigenschaften und Wirkungsweisen.
- Die Fab-Fragmente bilden die Antigendeterminanten und bestehen aus den variablen Abschnitten der schweren und leichten Kette (Abb. 5.3). Sie vermitteln die Spezifität des Antikörpers (Abb. 5.3).

Aufbau und Antikörpervielfalt Die fast unglaubliche Vielfalt der Antikörper wird durch eine klonalfixierte unterschiedliche Kopplung verschiedener Gensegmente der Immunglobulingene erzielt (Abb. 5.4). Diese Umlagerung und Elimination der dazwischen gelegenen genomischen DNA-Abschnitte der Immunglobulingene findet ausschließlich in frühen Entwicklungsschritten der Lymphopoese statt (entsprechende Umlagerungen vollziehen sich auch an den im Prinzip gleichartig gebauten T-Zell-Rezeptor-Genen). Das Genrearrangement der Immunglobuline (Abb. 5.4) und der

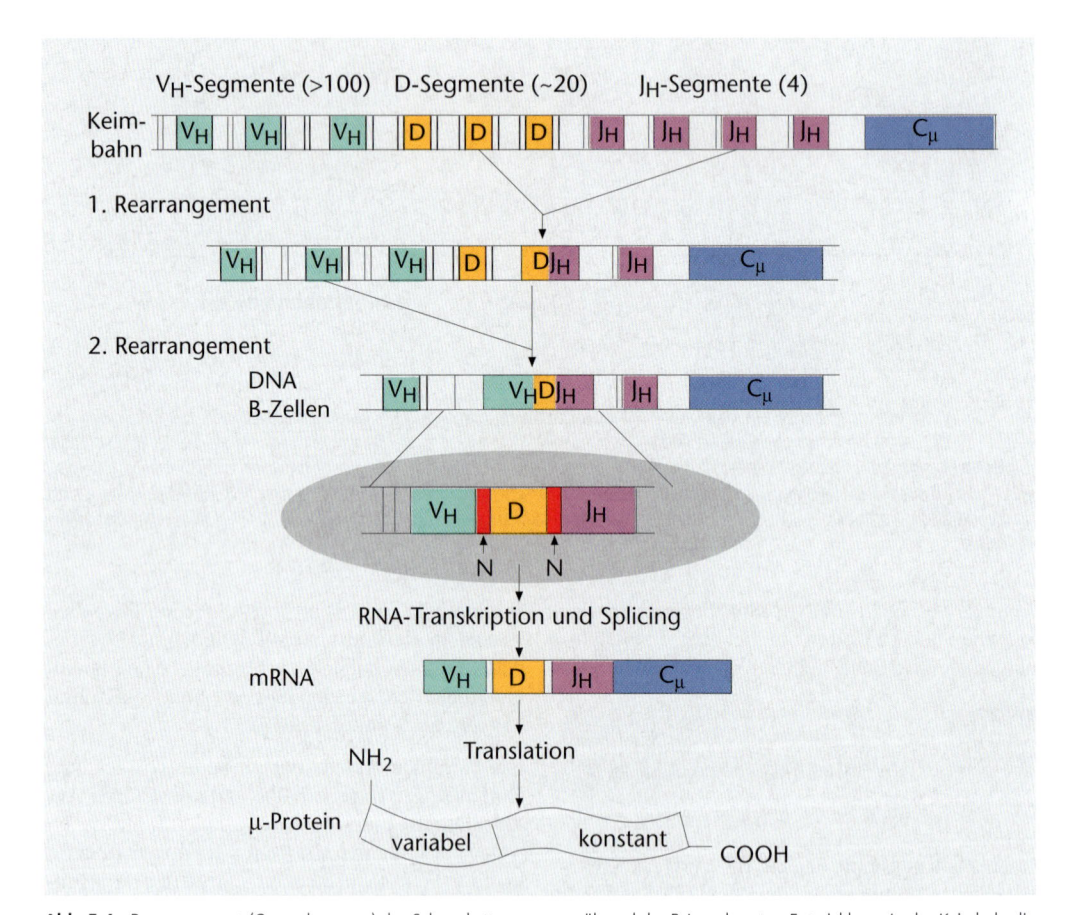

Abb. 5.4: Rearrangement (Genumlagerung) des Schwerkettengens μ während der B-Lymphozyten-Entwicklung: In der Keimbahn liegen auf Chromosom 14 die Gensegmente für die variablen Domänen der Schwerkette VH, die D-Segmente und die JH-Segmente sowie das Gen für die konstanten Domänen (Cμ) hintereinander. In einem ersten Rearrangementschritt werden D- und JH-Segment durch eine Schlingenbildung der dazwischen gelagerten Genomanteile hintereinander geschaltet und die dazwischenliegende Schlinge enzymatisch entfernt. In einem zweiten Rearrangement wird auf die gleiche Weise ein V_H-Segment vorgeschaltet und schließlich das gebildete VDJ-Segment mit dem konstanten Gensegment verbunden. Die dazwischenliegenden Genomanteile werden jeweils enzymatisch entfernt. So entsteht schließlich in der unreifen B-Zelle des Knochenmarks eine einzigartige Kombination aus $V_H DJ_H$, J_H- und Cμ, wobei die Variabilität noch durch kurze, zwischen V und D sowie D und J gelegene Zwischenkodons (N) erhöht wird. Dieses Gen wird in eine mRNA transkribiert und führt nach Translation zur Bildung des Schwerkettenproteins μ, bestehend aus dem konstanten und dem variablen Anteil.

5.1 Grundlagen der Immunreaktionen

T-Zell-Rezeptor-Gene geschieht während der primären Reifung im Knochenmark bzw. im Thymus und hat für Diagnostik und theoretisches Verständnis der Immunreaktionen größte Bedeutung. Hierdurch wird bewirkt, dass T-Zellen und B-Zellen mit einer Vielzahl unterschiedlicher antigener Rezeptoren entstehen. Die Rezeptorvielfalt wird dann in Abhängigkeit von antigenen Reaktionen bei den B-Lymphozyten durch somatische Hypermutation beliebig erhöht, wobei aus einer noch beschränkten Zahl polyvalenter Primärspezifitäten der B-Lymphozyten über die beschriebenen Selektions- und Mutationsvorgänge im Keimzentrum hochspezifische und hochavide Antikörpermoleküle gebildet werden. Im Gegensatz zu den B-Lymphozyten bleibt die primäre Spezifität der T-Zell-Rezeptoren nach Verlassen des Thymus auch bei massiver antigener Stimulation weitgehend konstant.

Bedeutung der Klonalität von B-Zell-Proliferation

Auf einem praktischen und diagnostischen Niveau erlaubt die Kenntnis, dass jede B-Zelle und jede T-Zelle ihre einzigartige DNA-Umlagerung besitzt, eine diagnostische Unterscheidung zwischen polyklonalen Proliferationen, die fast immer reaktiver Natur sind, und monoklonalen neoplastischen Proliferationen, die bei den malignen Lymphomen (siehe Kap. 8.4.3) vorkommen. Eine weitere Möglichkeit des Nachweises monoklonaler Proliferationen bei B-Lymphozyten besteht in der Bestimmung der leichten Ketten der Immunglobuline im Gewebe: Aufgrund einer bislang ungeklärten Regulation besitzen Antikörpermoleküle aller Immunglobulinklassen entweder die Leichtkette Kappa oder die Leichtkette Lambda, wobei die einzelne Plasmazelle entweder nur Lambda oder nur Kappa bildet. Das Verhältnis der Lambda- zu den Kappa-produzierenden Plasmazellen im Gewebe beträgt meist etwa 1:2–3. Bei monoklonalen Proliferationen leiten sich alle Zellen von einer Stammzelle ab, die entweder Kappa oder Lambda bildet, sodass sich im Gewebe bei immunhistochemischem Nachweis der Leichtketten erkennen lässt, ob Plasmazellen reaktiver (beide Leichtketten nachweisbar) oder monoklonaler Natur (nur eine Leichtkette) sind. Da formal die Klonalität nicht bewiesen wird, spricht man in diesem Fall von monotypischen Lymphozyten oder Plasmazellpopulationen.

Immunglobulingruppen

Die wichtigsten Eigenschaften der Immunglobuline sind in Tab. 5.2 zusammengefasst.

Tab. 5.2: Eigenschaften der Immunglobuline					
Eigenschaften	IgG	IgM	IgA	IgD	IgE
Serumspiegel (mg/ml)	12 ± 5	1,4 ± 0,7	2,1 ± 1,4	0,12 ± 0,04	$0,33 \times 10^{-3}$
Molekulargewicht	160 000	900 000	170 000 (sekr. 390 000)	185 000	200 000
schwere Ketten (Isotypen)	γ 1, 2, 3, 4	μ	α 1, 2	δ	ε
leichte Ketten	Kappa und Lambda bei allen Typen				
J-Kette	–	+	+	–	–
Kohlenhydratanteil	2,9 %	11,8 %	7,5 %	14,8 %	10,7 %
Halbwertszeit (Tage)	20–25	5	7	2,8	2,5
Plazentagängigkeit	+	–	–	–	–
exokrine Sekretion	+	+	+++	±	±
Komplementbindung	+	+	–	–	–
zytophil für Makrophagen	+	–	–	–	–
zytophil für Mastzellen	?	–	–	–	+++
antibakterielle Lyse	+	+++	+	?	?
antivirale Aktivität	+	+	+++	?	?

+++ stark vorhanden, + vorhanden, ± vorhanden oder nicht vorhanden, – nicht vorhanden, ? fraglich

5 Immunpathologie

IgM Das IgM liegt in der B-Lymphozyten-Membran als Monomer, im Serum jedoch überwiegend als Pentamer vor. Es ist das erste nach Antigenkontakt gebildete Immunglobulin mit niedriger Bindungsstärke, jedoch erheblicher biologischer Aktivität, die sich in vitro durch Antigenaggregation, Agglutination, Opsonierung und Komplementaktivierung nachweisen lässt.

IgG Das IgG ist das hauptsächliche Serumimmunglobulin. Es ist auch im Extrazellularraum und im Liquor etwa in Serumkonzentration enthalten. IgG wird in der späten Primärreaktion und besonders bei sekundärem Antigenkontakt gebildet, wobei auf klonaler Ebene ein Wechsel des primären IgM zu IgG durch Rekombination der konstanten Schwerkettengene erfolgt. Für diesen Wechsel ist der Einfluss von T-Lymphozyten erforderlich.

> **Aus der Praxis**
>
> IgG ist plazentagängig und überträgt damit die mütterliche Immunität auf den Fetus. Bei Rh-Sensibilisierung der Mutter kann es hierdurch den **Morbus haemolyticus neonatorum** hervorrufen.
> Der Abfall mütterlicher Immunglobuline im Serum neugeborener Kinder und der Beginn einer eigenen Immunglobulinproduktion des Neugeborenen erfolgt normalerweise während der ersten Lebensmonate und ist etwa nach sechs Monaten abgeschlossen.

IgA Das IgA wird von den Plasmazellen als Monomer gebildet. Es ist das wichtigste Immunglobulin der sekretorischen Schleimhautimmunität und wird durch die Enterozyten und Epithelien der Schleimdrüsen geschleust. Dabei wird IgA durch ein von diesen Epithelzellen gebildetes „sekretorisches Stück" zu einem Dimer verbunden, das dann im Sekret und an der Schleimhautoberfläche vorkommt. IgA hat eine besonders hohe virusneutralisierende Wirkung (Poliomyelitisschluckimpfung!). Es besitzt jedoch nur eine geringe komplementaktivierende Wirkung, die über den alternativen Weg erfolgt.

IgD Das IgD kommt praktisch ausschließlich als Membranrezeptor reifer B-Lymphozyten vor und wird i.d.R. mit IgM koexprimiert. Es besitzt regulatorische Funktionen für die Interaktion von T- und B-Lymphozyten. Im Einzelnen ist die spezifische Wirkungsweise dieses Immunglobulins noch weitgehend ungeklärt.

IgE Das IgE kommt besonders bei atopischen (allergischen) Reaktionen (siehe Kap. 5.2.2) vor und wird bei normalen Immunreaktionen nur in geringster Menge gebildet. Es ist durch seinen Fc-Teil zytophil für Gewebemastzellen und bewirkt nach Antigen-(Allergen-)kontakt eine Degranulation dieser Zellen, mit Freisetzung biogener Amine und chemotaktischer Faktoren. Eine physiologische Bedeutung der IgE-Reaktion wird bei der Abwehr von Parasiten vermutet.

T-Lymphozyten-System

> **Merke!**
>
> Das T-Zell-System besteht aus dem zentralen Bildungsorgan, dem Thymus, den peripheren T-Zell-Regionen des lymphatischen Gewebes und den zirkulierenden T-Lymphozyten.

Entwicklungsschritte im Thymus

Unreife präthymische Vorläuferzellen, die so genannten Pro-T-Zellen des Knochenmarks treten in den Thymuskortex ein und proliferieren und differenzieren unter dem Einfluss der dort gelegenen spezialisierten Epithelzellen zu reifen T-Lymphozyten. Diese Entwicklung der T-Lymphozyten lässt sich in mehrere Stadien unterteilen, die sich in der Veränderung und Entwicklung ihrer Membranrezeptoren definieren (Abb. 5.5). Schon in den unreifen Zellen wird der für den Thymuskortex typische Membranrezeptor CD1 exprimiert. Dann treten Pan-T-Zell-Antigene (CD5) hinzu. Auf dem Stadium der unreifen Prä-T-Zelle (ISP – Immature Single Positive Prä-T-Zelle) wird CD4 exprimiert, sodann auch CD8 koexprimiert. Diese doppelt positiven (DP) Thymozyten machen die weitaus größte Zahl der Thymuskortex-Lymphozyten aus. Sie reifen weiter zu den einfach positiven, CD4- oder CD8-naiven T-Zellen aus, die den Thymus verlassen und die peripheren lymphatischen Organe besiedeln. Die wichtigste funktionelle Entwicklung vollzieht sich auf dem Stadium der DP-Thymozyten, die zunächst auf DNA-Ebene und dann auf dem Niveau der Expression und Proteine αβ-T-Zell-Rezeptoren bilden, die das primäre Repertoire der T-Zell-Spezifitäten bestimmen.

Selektion des T-Zell-Rezeptors im Thymus

Positive Selektion Mit der Expression des T-Zell-Rezeptors vollziehen sich zwei wesentliche Selektionsprozesse im Thymus. Im ersten Schritt erfolgt eine positive Selektion von T-Lymphozyten-Vor-

5.1 Grundlagen der Immunreaktionen

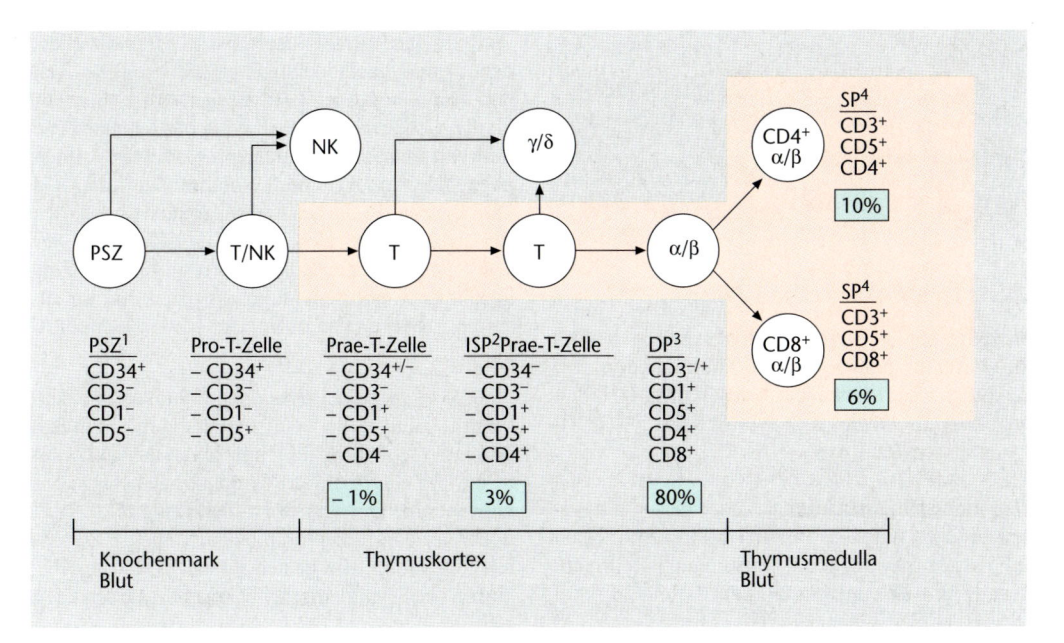

Abb. 5.5: Entwicklungsschritte der T-Lymphozyten. Aus der pluripotenten Stammzelle des Knochenmarks (PSZ) entwickelt sich die determinierte Vorläuferzelle des T- und NK-Zell-Systems (T/NK). Diese bilden auf bislang noch nicht geklärte Weise die peripheren NK-Zellen. Im Thymus ist die unreife Vorläuferzelle (Prä-Zelle) durch den Erwerb des Thymuskortex-Antigens CD1 und einzelner Pan-T-Zell-Marker charakterisiert. Aus ihr bildet sich eine unreife, einfach positive CD4-exprimierende Prä-T-Zelle (ISP), die in die doppelt exprimierende CD4+- und CD8+-Thymuskortexzelle übergeht. Mit dem Erwerb des Antigenrezeptors (α/β) finden Selektionsschritte statt, nach denen sich die Vorläuferzellen in reife, naive, einfach positive CD4- oder CD8-exprimierende T-Lymphozyten der Thymusmedulla und des Blutes entwickeln. γ/δ-T-Lymphozyten entwickeln sich aus den unreifen Vorläuferzellen in einem extrathymischen Entwicklungsweg.

läuferzellen, deren Rezeptor mit den an den Epithelzellen exprimierten, individualspezifischen Histokompatibilitätsantigenen der Klasse I und II reagieren. Zellen, die eine spezifische Bindung aufweisen, durchlaufen weitere Reifungs- und Differenzierungsschritte, während nicht reaktionsfähige Zellen durch Apoptose (siehe Kap. 3.4.1) zerfallen. Man schätzt, dass etwa 80 % der neu gebildeten, hoch proliferativen Thymozytenvorläuferzellen im Thymuskortex durch Apoptose zerfallen und abgebaut werden. Funktionell wird mit diesem Selektionsprozess gewährleistet, dass T-Lymphozyten das „selbst" determinierende, polymorphe Histokompatibilitätsantigensystem erkennen. Diese „Prägung" ist in den Stammzellen nicht vorgegeben, sondern wird erst durch die positive Selektion im Thymuskortex erworben.

> **Aus der Praxis**
>
> Dieser Vorgang hat für die Effizienz der therapeutisch wichtigen **allogenen Knochenmarktransplantation** (siehe Kap. 5.4) große Bedeutung, weil sich durch die Übertragung von pluripotenten Stammzellen im Empfänger ein neues, auf den Empfänger geprägtes Immunsystem bilden kann, während die Übertragung von reifen T-Lymphozyten im Zustand der Immunsuppression oder Immundefizienz unweigerlich zur Graft Versus Host Reaction (GVHR) führt.

Negative Selektion In einem zweiten Selektionsschritt, der negativen Selektion, werden dann die T-Zell-Klone, die mit autoantigenen Peptiden reagieren, eliminiert. Autoantigene werden zusammen mit Determinanten des MHC-Komplexes (siehe Kap. 5.1.4) durch makrophagenähnliche dendritische Zellen im Bereich der Mark-Rinden-Grenze des Thymus präsentiert. Starke Bindungen der unreifen T-Lymphozyten-Rezeptoren an den dort präsentierten Autoantigenen führen auf bislang nicht eindeutig geklärte Weise zu einer Elimination dieses Zellklons oder zu einer klonalen Inaktivierung. Möglicherweise spielen hierbei so genannte regulatorische T-Lymphozyten, eine hoch effiziente T-Zell-Population, die nicht zu einer Aktivierung von Effektormechanismen führen, sondern gerade diese supprimieren, eine bedeutsame Rolle.

5 Immunpathologie

> **Merke!**
> Durch die beiden Selektionsprozesse im Thymus wird bewirkt, dass die peripheren T-Lymphozyten ihrer wesentlichen Funktion, der Unterscheidung von „Selbst" und „Nicht-Selbst" entsprechen können, ohne dass es zu schädigenden Reaktionen mit Autoantigenen des eigenen Körpers kommt.

Charakteristika der reifen T-Zellen

Antigene Reife T-Lymphozyten lassen sich nach ihren Membranantigenen und Funktionen in zwei Zelllinien unterscheiden: die $CD4^+$-T-Helferlymphozyten sowie die zytotoxischen $CD8^+$-T-Lymphozyten.

Weitere Membranstrukturen Außer diesen Antigenen besitzen reife T-Lymphozyten Rezeptoren für Schafserythrozyten (CD2) bzw. Pan-T-Zell-Antigene (z.B. CD5) und ein mit dem T-Zell-Rezeptor in Verbindung stehendes Antigensystem, den sog. T-3-Komplex (CD3), der aus mindestens vier verschiedenen Proteinen besteht. CD3 überträgt die über den Rezeptor erkannte Antigenbindung auf Signalwege, die letztlich in die T-Zell-Aktivierung einmünden.

Aktivierung der ruhenden T-Zelle

Ort der Aktivierung Ruhende T-Zellen können im Prinzip überall aktiviert werden, wo Antigen aufgenommen, prozessiert und als antigenes Peptid von Determinanten des Haupthistokompatibilitätskomplexes (MHC) präsentiert wird. Die komplexen Interaktionen in der T-Zell-Aktivierung und den davon abhängigen Immunreaktionen laufen jedoch, ähnlich wie dies für das B-Zell-System besprochen wurde (siehe oben), in den organisierten T-Zell-Arealen des peripheren lymphatischen Gewebes ab.

Bei der Aktivierung exprimieren T-Zellen weitere Membranrezeptoren (z.B. CD25, IL-2-Rezeptor), sie werden größer und proliferieren. Verschiedene T-Zell-Subpopulationen können so im Gewebe mit monoklonalen Antikörpern definiert werden (z.B. eine CD2, CD3, CD4 und CD25 exprimierende Zelle ist eine aktivierte T-Zelle).

T-Zell-Regionen Diese T-Zell-Areale finden sich im tiefen Kortex des Lymphknotens. Sie werden wegen ihres mitunter knotigen Charakters auch als Tertiärknötchen bezeichnet. Hier finden sich $CD4^+$- und $CD8^+$-T-Lymphozyten in engem Kontakt zu den interdigitierenden Retikulumzellen, den professionellen antigenpräsentierenden Zellen, deren Vorläufer (z.B. Langerhans-Zellen der Haut) nach Antigenaufnahme in das lymphatische Gewebe einwandern und die prozessierten Antigene an T-Lymphozyten präsentieren und mit diesen interagieren. In der weißen Milzpulpa liegt die im Prinzip ähnlich strukturierte T-Zell-Region in der Umgebung der Zentralarteriolen und in den Peyer-Plaques sowie dem mukosaassoziierten Immunsystem zwischen den dort meist großen Lymphfollikeln.

Am Rand der T-Zell-Regionen finden sich spezialisierte Blutgefäße, die epitheloiden Venolen, durch deren Endothel Lymphozyten aus dem Blut in die T-Zell-Areale des lymphatischen Gewebes einwandern. Der Ort der T-Zell-Emigration wird über spezielle Rezeptoren (sog. Homing-Rezeptoren) vermittelt, die in den unterschiedlichen Regionen des lymphatischen Gewebes verschieden sind.

Blutlymphozyten, naive und Gedächtniszellen

Blutlymphozyten Die Blutlymphozyten bestehen zu ca. 70–80% aus T-Lymphozyten mit einem Verhältnis von CD4- zu CD8-Lymphozyten von etwa 2:1. Die meisten Blutlymphozyten sind rezirkulierende Zellen, die in das Lymphgewebe einwandern und von dort über die Lymphbahnen wieder dem Blut zugeführt werden, so lange, bis sie wieder an einer Stelle des Körpers das für sie relevante Antigen aufspüren. Es kommt dann zur Aktivierung der T-Lymphozyten, sie wandeln sich um in Immunoblasten, die wiederum zu spezialisierten T-Gedächtniszellen und Effektor-T-Lymphozyten werden.

Naive und Gedächtniszellen Naive T-Lymphozyten (vor Antigenkontakt) und T-Gedächtniszellen lassen sich durch spezielle Membranrezeptoren unterscheiden und weisen darüber hinaus Unterschiede in der Produktion von Effektormolekülen auf.

T-Zell-Rezeptor

Der T-Zell-Antigenrezeptor kommt in zwei unterschiedlichen, jedoch prinzipiell gleichartig gebauten Typen vor: jeweils zwei unterschiedliche Proteinketten bilden ein über Disulfidbrücken gekoppeltes heterodimeres Glykoprotein, das strukturell in seiner Domänenstruktur Ähnlichkeiten mit den Immunglobulinen aufweist (siehe Abb. 5.3). Ganz überwiegend liegen T-Zell-Rezeptoren vom α/β-

Typ vor. α- und β-Kette haben jeweils ein Molekulargewicht von ca. 40 kD und eine variable und konstante Domäne.

α- und β-Rezeptoren werden ganz überwiegend in der thymischen Lymphopoese selektiert und gebildet. Ein zweiter Rezeptor, der γ/δ-Typ des T-Zell-Rezeptors ist wesentlich weniger polymorph und entsteht in einer so genannten extrathymischen Lymphopoese, wahrscheinlich in der Leber und im Magen-Darm-Trakt. Er findet sich nur in wenigen zirkulierenden Lymphozyten, aber besonders bei intraepithelialen Lymphozyten der Haut und der gastrointestinalen Schleimhaut. Zellen mit diesem Rezeptortyp besitzen eine zytotoxische und antibakterielle Aktivität. Sie finden sich auch in Epitheloidzellgranulomen vermehrt und stellen eine funktionelle intermediäre Reaktivität zwischen den Prinzipien der natürlichen Immunität und der adaptativen Immunität dar.

Polyklonale T-Zell-Aktivierung

Die Bindung von Antigen und MHC-Molekül führt nicht direkt zur T-Zell-Aktivierung, sondern zur Konformationsänderung in den assoziierten CD3-Glykoproteinen, die als Signalproteine wirken. Aus diesem Grund können Antikörper, die direkt an CD3 binden (monoklonales Anti-CD3), und verschiedene Lektine unabhängig von der Antigenbindung zu einer T-Zell-Stimulation aller CD3-tragenden T-Lymphozyten führen. Man bezeichnet diesen Prozess als polyklonale Aktivierung. Die funktionelle Bedeutung liegt in der u.U. erheblichen antigenunabhängigen Reaktionsverstärkung durch Lymphokinproduktion.

5.1.3 Angeborene, natürliche Immunität (unspezifische Abwehr) !!

Komponenten der natürlichen Immunität

Haut-/Schleimhautbarriere

Zur angeborenen **unspezifischen Resistenz** gehören die physikalischen Bedingungen der intakten Haut- und Schleimhautoberflächen. An Letzteren ist die Funktion des ziliaren Transports und des Schleimflusses, die so genannte muköziliäre Clearance, entscheidend. Störungen führen zum Stau des Schleims und zu gehäuften Infektionen.

> **Aus der Praxis**
>
> Solch eine Störung der Schleimbeschaffenheit besteht bei der **Mukoviszidose**. Dies ist eine autosomal-rezessive Erkrankung; fast 5 % unserer Bevölkerung sind heterozygote Träger dieses Gens. Aufgrund einer Störung des intrazellulären Kalziumtransports entsteht stets ein abnormer visköser Schleim, der in sekrethaltigen Retentionszysten des Bronchialsystems gespeichert wird und zur Atembehinderung und zu rezidivierenden bronchopulmonalen Infekten führt. Abnorme Schleimsekretion des Pankreas und der Schleimdrüsen des Duodenums verursachen dort einen Schleimstau und zystische Ausweitungen der Drüsenausführungsgänge. Bei Neugeborenen führt dies zum Mekoniumileus.

Die Drüsen von Haut und Schleimhaut enthalten und bilden verschiedene antibakteriell oder bakteriostatisch wirkende Faktoren: Im Schweiß und in der Tränenflüssigkeit ist das antibakterielle Enzym Lysozym enthalten. Eine Schweißdrüsenatrophie begünstigt daher die Entstehung bakterieller Hauterkrankungen. Ein saurer pH-Wert und Verdauungsenzyme des oberen Magen-Darm-Trakts sind eine beträchtliche Barriere gegen Infektionen. Zusätzlich werden antibakterielle und antimykotische Peptide z.B. von Paneth-Zellen des Darms gebildet, und ähnliche antimikrobielle Peptide sind auch in Epithelien der Haut und des Respirationstrakts nachgewiesen worden. In der Lunge wirken die Surfactantproteine A und B durch Bindung an Bakterienoberflächen phagozytosesteigernd und verhindern dadurch eine Infektion.

Zelluläre und humorale Komponenten der Entzündung

Gelingt es Mikroorganismen, die Barriere und die in diesem Bereich wirksamen natürlichen Abwehrmechanismen zu überwinden und in den Körper einzudringen, werden sie von ubiquitär im Gewebe verteilten **Makrophagen** aufgenommen. Bei Vermehrung der Mikroorganismen entsteht dann ein infektiöser Fokus, der die **Granulozyten** und **Monozyten** des Blutes sowie viele **Serumfaktoren** rekrutiert und eine allgemeine Entzündungsreaktion auslöst (siehe Kap. 6). Hierbei spielt das **Komplementsystem** eine besondere Rolle. Neben der immunologisch mediierten Aktivierung durch Antigen-Antikörper-Komplexe (sog. klassischer Weg) kann eine Komplementaktivierung im „alternativen Weg" auch an Bakterienoberflächen oder durch das im Serum vorhandene Mannan bindende Lektin durch bestimmte Zuckerreste in der Bakterienmembran aktiviert werden (siehe Kap. 6).

Die Komplementaktivierung ist für viele Entzündungserscheinungen verantwortlich (siehe unten). Ein angeborener und erblicher Mangel von Komplementfaktoren ist für fast alle Komplementkomponenten beschrieben. Am häufigsten ist der C2-Mangel, der jedoch ebenso wie der Mangel anderer Komplementfaktoren des klassischen Wegs (C1 und C4) die Anzahl von Infektionen nur geringfügig steigert, da die Komplementaktivierung durch die biologischen Leistungen anderer Komplementfaktoren und Aktivierungswege kompensiert wird. Diese Patienten erkranken aber an einer Glomerulonephritis (siehe Kap. 5.2.2) und an Lupus-erythematodes-ähnlichen Erkrankungen, da gebildete Immunkomplexe im Gewebe abgelagert und nicht adäquat abgebaut werden können. Ein angeborener Mangel der zentralen Komplementfaktoren C3 und C5 ist mit einer signifikanten Störung der Bakterienbekämpfung verbunden und begünstigt rezidivierende, eitrige Entzündungen.

Lymphozyten der natürlichen Immunität

Während Makrophagen, Monozyten und Granulozyten gegen eingedrungene pathogene Bakterien und Protozoen besonders effektiv sind, ist zur Abwehr und Elimination der Viren und in der Reaktion gegen Tumorzellen ein anderes Prinzip bedeutsam. Die zwischen die Epithelzellen der Haut und Schleimhäute eingelagerten so genannten intraepithelialen Lymphozyten gehören unterschiedlichen zytotoxisch wirkenden Lymphozytenpopulationen an, die in der Lage sind, infizierte (besonders virusinfizierte) Epithelzellen durch verschiedene aktivierende und inhibierende Rezeptoren zu erkennen und durch Induktion von Apoptose zu zerstören. Zum System der intraepithelialen Lymphozyten zählen T-Lymphozyten mit unterschiedlichen Rezeptoren und NK-Zellen.

Auch unter den B-Lymphozyten und den von ihnen gebildeten IgM-Antikörpern existieren vorwiegend gegen Polysaccharidepitope gerichtete Antikörper, die keiner adaptativen Reaktion unterliegen und eine funktionelle Intermediärstellung zwischen den Mechanismen der natürlichen Resistenz und adaptativen Immunität darstellen.

NK-Zellen

Aufbau und Funktionsprinzipien

NK-Zellen (natürliche Killerzellen, Natural Killer Cells) entwickeln eine zytotoxische Aktivität besonders gegen Tumorzellen und gegen virusinfizierte Zellen und zählen zu den Zellen der unspezifischen Abwehr. Sie entstehen im Knochenmark aus pluripotenten Stammzellen oder frühen Vorläuferzellen der determinierten lymphatischen Vorläuferzellen. Sie zirkulieren im Blut und treten als Fraktion der Lymphozyten auf, die interstitiell im Gewebe und intraepithelial in epithelialen Oberflächen und Organen zu finden sind. Im Blut sind sie morphologisch an großen, azurophilen Granula zu erkennen, was auch zur Bezeichnung „Large Granular Lymphocytes (LGL)" führte, bevor ihre genaue Funktion und Wirkungsweise bekannt war. In diesen Granula sind stark amphiphile Proteine und Lipoproteine gespeichert, die nach Aktivierung den zytotoxischen Zelltod der Zielzellen bewirken. Ein Hauptprotein der Granula, das Perforin, besitzt große Homologien zum C9-Protein des Komplements und induziert kanalähnliche Poren in Zellmembranen und Bakterienmembranen. Ein weiteres Protein, das Enzym Granzym B, gelangt durch diese Poren in das Zytosol der Zielzellen und induziert Apoptose (siehe Kap. 3.4.1). Schließlich exprimieren aktivierte NK-Zellen den Fas-Liganden und können Fas-exprimierende Zielzellen zur Apoptose induzieren.

Funktionsmechanismen

Diese sehr effektiven zytotoxischen Prinzipien werden normalerweise durch inhibitorische Rezeptoren (Killer Inhibitory Receptors – KIR) unterdrückt. KIR binden an MHC-Moleküle der Klasse I und nichtpolymorphe MHC-ähnliche Membranrezeptoren (Abb. 5.6). Diese Bindung wirkt inhibitorisch auf die NK-Zelle und verhindert ihre Aktivierung. Insofern sind NK-Zellen besonders effektiv gegenüber Zielzellen, die keine oder niedrige Expression von MHC-Klasse-I-Molekülen aufweisen. Eine veränderte MHC-Klasse-I-Expression findet sich besonders bei Zellen, die mit intrazellulären Pathogenen (Viren) infiziert sind und auch bei Tumorzellen. Durch fehlende MHC-Klasse-I-Bindung überwiegen aktivierende Signale, die die zytotoxische Kaskade initiieren.

Die Expression solcher KIRs ist nicht auf NK-Zellen beschränkt, sondern findet sich auch in Subpopulationen zytotoxischer T-Lymphozyten (sog. T/NK-Zellen), die ebenfalls in der extrathymischen T-Zell-Lymphopoese als Elemente der natürlichen Immunität gebildet werden. Bei bestimmten schweren kombinierten Immundefekten und auch bei der thymuslosen Nacktmaus finden sich NK-Zellen und extrathymisch gebildete T/NK-Zellen

5.1 Grundlagen der Immunreaktionen

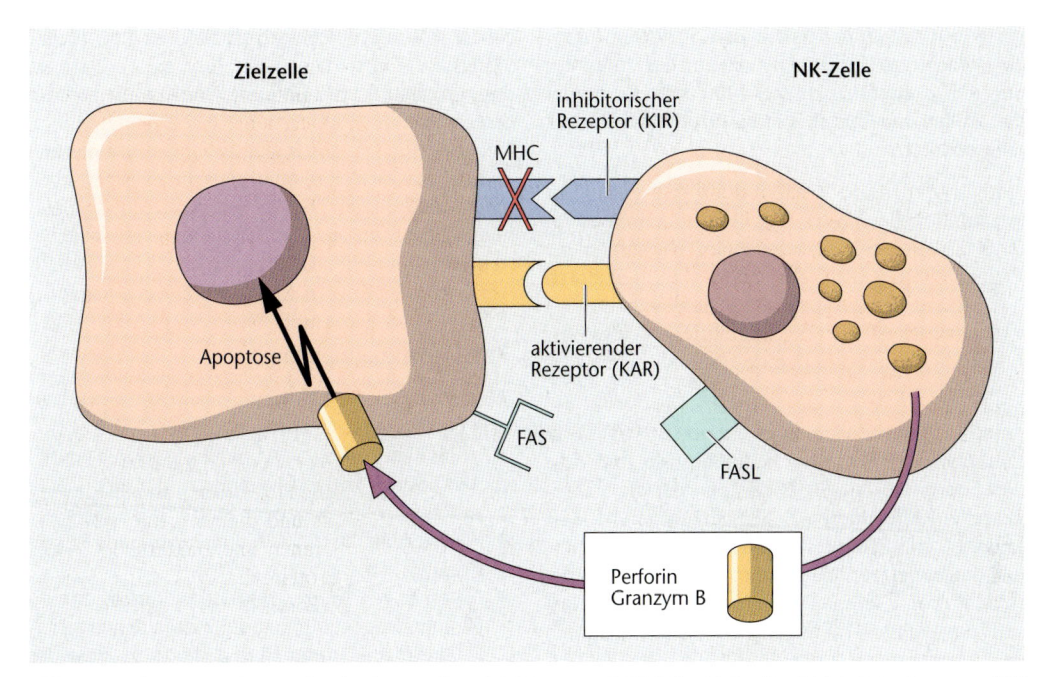

Abb. 5.6: Funktionsweise der NK-Zellen (und T/NK-Zellen mit NK-Rezeptoren): NK-Zellen binden über inhibitorische Rezeptoren (KIR) an MHC-Klasse-I-Determinanten oder MHC-ähnliche Moleküle. Hierdurch wird die Aktivität der aktivierenden Rezeptoren (KAR) unterdrückt. Bei einem Ungleichgewicht, z. B. dem Fehlen von MHC Klasse I auf Zielzellen (Tumorzellen), wird die NK-Zelle aktiviert und setzt Granulainhalt (Perforine, Granzym B u. a.) frei oder induziert über Fas und Fas-Ligand (FASL) die Apoptose der Zielzellen.

in normaler oder gesteigerter Anzahl und bewirken eine gewisse Infektionskontrolle. Zirkulierende NK-Zellen (LGL) des Menschen zeigen eine Expression von CD57 (Leu7), aktivierte NK-Zellen im Gewebe besitzen auch einen Membranrezeptor CD56 (N-CAM), der diagnostisch bei malignen Lymphomen dieses Zellsystems eingesetzt wird.

Monozyten-Makrophagen-System

Definition Unter Steady-State-Bedingungen sind Makrophagen und Makrophagenabkömmlinge in allen Geweben vorhanden, wobei sich ganz spezielle morphologische und funktionelle Differenzierungsformen entwickelt haben. Man nennt die Gesamtheit dieser Phagozyten das Monozyten-Makrophagen-System.

Bedeutung Monozyten und die aus ihnen abgeleiteten Makrophagen zählen zu den wichtigsten Zellen der unspezifischen Infektabwehr (siehe Kap. 5.1.1). Bei dieser wandern Monozyten in das Entzündungsfeld und wandeln sich in reife Makrophagen um (sog. Exsudatmakrophagen).

Bestandteile Zum Makrophagensystem zählen:
- Mikroglia des Gehirns
- Alveolarmakrophagen der Lunge
- Kupffer-Zellen der Leber
- Hofbauer-Zellen der Plazenta
- Osteoklasten des Knochens
- Peritonealmakrophagen
- Makrophagen der Synovia
- Langerhans-Zellen der Haut
- interdigitierende Zellen des lymphatischen Gewebes
- dendritische Zellen in allen interstitiellen Geweben
- spezialisierte Makrophagen des lymphatischen Gewebes in den Keimzentren oder der Pulpa der Milz und Lymphknoten
- Exsudatmakrophagen und Epitheloidzellen der chronischen Entzündungsreaktionen.

Zelltypen Ein Teil dieser Zellen sind konstitutionelle Phagozyten: So sind die Kupffer-Zellen der Leber und die Sinusmakrophagen der Milz in die Blutzellmauserung und Aufnahme partikulärer Substanzen aus dem Blutstrom eingeschaltet. Die Alveolarmakrophagen nehmen inhalierte Staubpartikel u.a. auf und bauen den Surfactantfaktor ab (siehe Kap. 13.2.3). Histiozyten des Interstitiums phagozytieren exogenes Material oder sind in den Abbau und Umsatz der extrazellulären Matrix eingeschaltet.

Andere Zellen des Phagozytensystems sind als konstitutionelle (professionelle) antigenpräsentierende Zellen (APZ) zu bezeichnen. Hierzu zählen:
- Langerhans-Zellen der Haut und der durch Plattenepithel ausgekleideten Schleimhäute
- dendritische Zellen der interstitiellen Gewebe
- interdigitierende Zellen des lymphatischen Gewebes.

Manche dieser Zellen besitzen hochspezialisierte Funktionen in der Gewebehomöostase und dem Gewebeumsatz, wie Osteoklasten oder die Mikrogliazellen. Allen diesen Zellen gemeinsam ist, dass sie über zirkulierende Vorläuferzellen regeneriert und umgesetzt werden und nicht oder nur z. T. ortsständig proliferieren. Sie exprimieren MHC-Klasse-I- und -Klasse-II-Antigene. Sie besitzen dadurch die Grundvoraussetzung, die für eine Antigenpräsentation an T-Lymphozyten zu fordern ist. Somit stehen in allen Geweben Zellen zur Verfügung, die exogene und endogene partikuläre Antigene aufnehmen und präsentieren können. Phagozytose und Antigenpräsentation stehen in einem engen funktionellen Zusammenhang. Auch wenn sich für beide Funktionen spezialisierte Zellen herausgebildet haben, bestehen vielfältige Überlappungen.

Das Komplementsystem

Definition Das Komplement des Blutserums wurde ursprünglich so benannt, weil es die Wirkung von Antikörpern komplementiert und verstärkt. Es besitzt für die Abwehr bakterieller Infektionen größte Bedeutung.

Aufbau und Funktion

Das Komplementsystem besteht aus etwa 20 verschiedenen Proteinen, wobei die reagierenden Eiweißkörper als C1 bis C9, B und D bezeichnet werden. Weitere Proteine treten als Regulatoren hinzu. Das Ziel einer kaskadenartigen, durch limitierte Proteolyse aktivierten Reaktion besteht in der Bildung von so genannten „Membranangriffskomplexen". Diese Komplexe bilden Poren in den Zytomembranen von Mikroorganismen oder von Organellen und bewirken hierdurch eine Zytolyse. Gleichzeitig werden durch den Aktivierungsprozess kleine proteolytische Eiweißfragmente abgespalten, die als biologische Mediatoren der Entzündungsreaktion wirken (siehe Kap. 6.2.2). Darüber hinaus verstärkt die Bindung von Komplement an Zielzellen oder Bakterien die Anheftung und Phagozytose der Makrophagen, was als Opsonierung bezeichnet wird. Patienten mit einem genetischen oder erworbenen Defekt der zentralen Komplementkomponenten (z.B. C3) leiden an rezidivierenden bakteriellen Infektionen ebenso wie Patienten, die eine gestörte Antikörperbildung haben.

Komplementaktivierung

Aktivierungswege Das Komplementsystem wird auf drei unterschiedlichen Wegen aktiviert (Abb. 5.7):
- „klassischer Weg": Aktivierung durch durch Antikörper-Antigen-Komplexe oder eine Reihe anderer großmolekularer Stoffe (z.B. CRP)
- Aktivierung durch das Mannan bindende Lektin (MBL)
- „alternativer Weg": Initiierung durch direkte Bindung von Komplementfaktoren an bakterielle Oberflächen unter Einfluss und verstärkender Hilfe weiterer Serumfaktoren; eines der wirksamsten Prinzipien der unspezifischen Infektresistenz.

Alle Aktivierungswege führen zur Spaltung des C3-Proteins, der wichtigsten Komplementkomponente. Diese Spaltung wird durch multimolekulare Serinproteasen bewirkt, die hierdurch C3, selbst ein Proenzym, aktivieren. Diese C3-Konvertasen sind für die drei Aktivierungswege unterschiedlich. Da jedes aktivierte Enzym viele Moleküle des nächsten Proenzyms in der Kette spaltet und hierdurch aktiviert, entsteht eine sich verstärkende proteolytische Kaskade, die schließlich zahlreiche Membranangriffskomplexe ankoppelt.

Klassischer Weg der Komplementaktivierung Die Komplementkomponente C1, ein großer Molekülkomplex aus drei Proteinen, bindet an die freiliegenden konstanten Fc-Anteile der Immunglobuline IgG und IgM. Hierdurch wird eine proteolytische Kaskade induziert, da die als Protease wirkende Komponente C1s das im Serum vorhandene C4 in zwei Fragmente spaltet, wobei das größere Fragment (C4b) als Protease die Komplementkomponente C2 ankoppelt und aktiviert. C4b2a wirkt als C3-Konvertase des klassischen Wegs.

Der C1-Komplex im Serum ist sehr labil. Seine spontane Aktivierung wird durch einen Serinproteaseninhibitor, den C1-Inhibitor, verhindert. Erst nach Bindung an die Fc-Fragmente von Antikör-

5.1 Grundlagen der Immunreaktionen

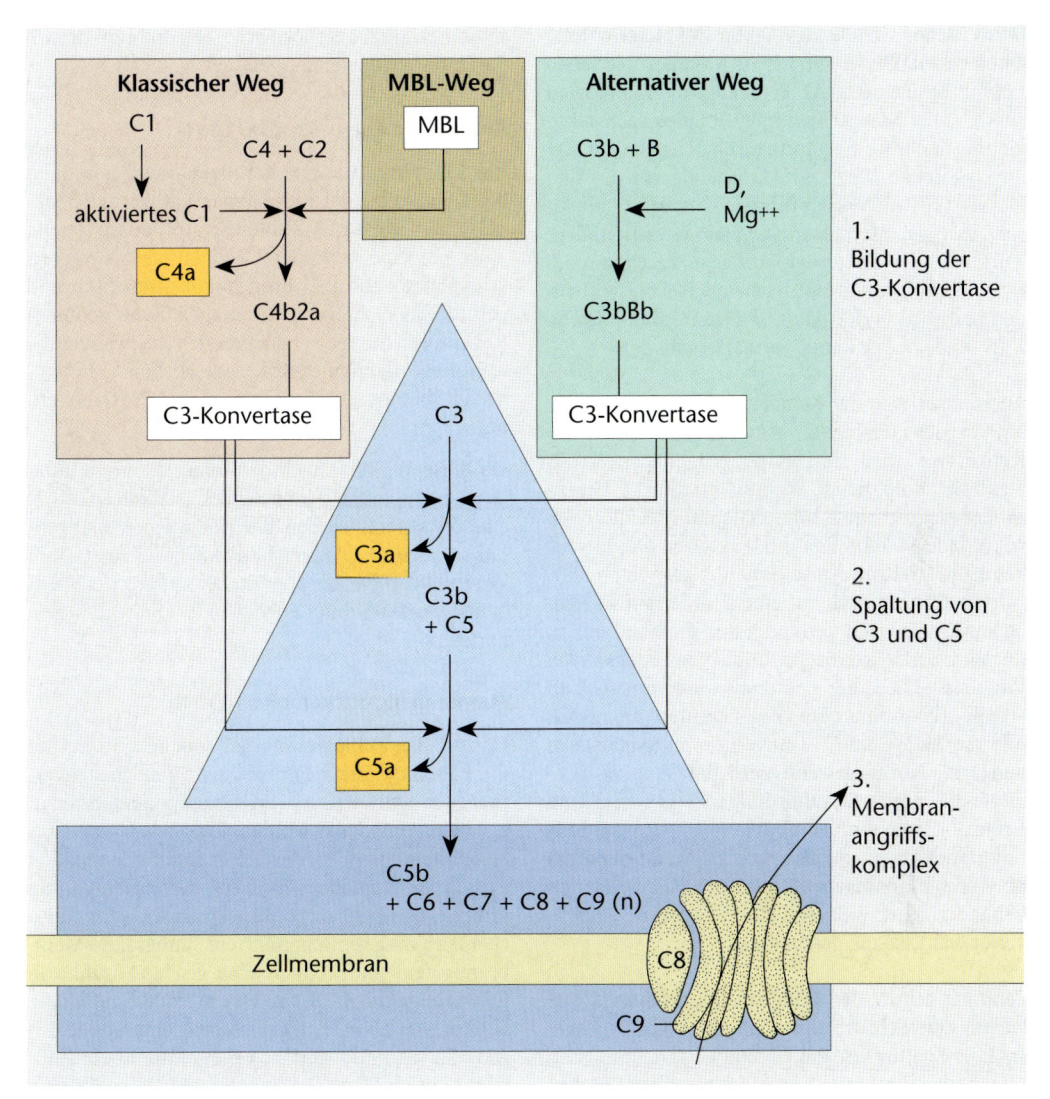

Abb. 5.7: Komplementaktivierung (Schema): Der klassische Weg und der sehr ähnliche MBL-Weg führen durch C4- und C2-Spaltung zur C3-Konvertase, während im alternativen Weg spontan aktiviertes C3b und B unter der stabilisierenden Einwirkung von Komponente D-Properdin und Magnesiumionen zur C3-Konvertase führen. Unter Einwirkung der C3-Konvertasen werden im zentralen Schritt der Komplementaktivierung C3 und C5 gespalten. Aktiviertes C5b koppelt im Bereich der Zellmembran der Zielzellen C6, C7, C8 und C9 an und bildet porenartige Membranangriffskomplexe, die zur Zellzerstörung führen. Die kleinen Spaltprodukte C4a, C3a und C5a sind hochaktive Entzündungsmediatoren (Anaphylatoxine). $n = 8-18$.

pern kann die Reaktion auch in Gegenwart dieses Inhibitors ablaufen.

Aus der Praxis

Bei genetischem Defekt oder einem durch Autoantikörper bedingten Mangel an C1-Inhibitor entsteht das klinische Bild des **hereditären Angioödems** bzw. eine phänomenologisch identische, erworbene Erkrankung. Es handelt sich um Permeabilitätsstörungen in der Mikrozirkulation des Bindegewebes, in den Schleimhäuten von Lippen, Magen-Darm-Trakt und Bronchialsystem, die der Ödembildung bei akuten Entzündungsprozessen ähnlich sind (siehe Kap. 6.1.2). Diese fast spontan auftretenden Ödeme werden auch als **Quincke-Ödem** bezeichnet. Sie entsprechen in ihrer klinischen und pathologischen Manifestation den bei anaphylaktischem Schock auftretenden Ödemen (siehe Kap. 5.2.2).

Durch Mannan bindendes Lektin (MBL) vermittelte Komplementaktivierung Das Mannan bindende Lektin besitzt gewisse molekulare Homologien zum C1 des Komplements und bindet nach Aktivierung mehrere Serinproteasen, die ähnlich wie im klassischen Weg zur Aktivierung von C4 und C2 als C3-Konvertase führen. Das MBL bindet spezifisch an Mannosereste und gewisse andere Zucker an der Bakterienoberfläche. Es ist in niedriger Konzentration im normalen Plasma vorhanden und wird in der Akute-Phase-Reaktion (siehe Kap. 6.1.4) in der Leber vermehrt gebildet.

Alternativer Weg der Komplementaktivierung Die antikörperunabhängige Aktivierung einer C3-Konvertase wird durch unterschiedliche, i.d.R. nichtimmunologische Stimuli induziert. Hierzu zählen aggregiertes Immunglobulin, Endotoxin, bakterielle Membranen u.a. Faktoren. Die hierbei gebildete C3-Konvertase besteht aus spontan aktiviertem C3b, das sich mit einem im Serum vorhandenen Proenzym B verbindet und dieses aktiviert. Die aktive C3-Konvertase C3bBb des alternativen Wegs spaltet C3, das sich dann wiederum als C3b an die Bakterien oder Zellmembran ankoppelt und die Menge an C3-Konvertase autokatalytisch verstärkt. Normalerweise wird das spontan aktivierte C3 durch Serumproteasen (Faktor H und Faktor 1) sehr rasch inaktiviert. Es kann jedoch funktionell dann wirksam werden, wenn es an die polysaccharidhaltigen Membranen von Bakterien gebunden wird, weil hier die Wirkung der inaktivierenden Enzyme gehemmt ist.

Zentraler Schritt der Komplementaktivierung Die wichtigsten Schritte der Komplementaktivierung sind die Spaltungen von C3 und C5. Die im klassischen oder alternativen Weg der Komplementaktivierung gebildeten C3-Konvertasen spalten C3 in der Nähe von zellulären und bakteriellen Oberflächen in zwei Spaltprodukte. Das größere Spaltprodukt C3b bindet sich kovalent an die Zelloberfläche. In dieser Form bleibt es kurzfristig aktiv und ermöglicht eine Ankopplung von im Serum vorhandenen C5. C5 wird durch die an die Zelloberfläche gebundene C3-Konvertase, die dann als C5-Konvertase wirkt, in zwei Fragmente gespalten. Dabei bindet sich kovalent wiederum das größere Fragment C5b an die Zelloberfläche, während das kleinere Fragment C5a in die flüssige Phase diffundiert. Gleichzeitig wird C3b durch aktive Serumproteasen inaktiviert. Membrangebundenes C3b wirkt auch ohne Aktivierung weiterer Schritte der Komplementkaskade stark opsonierend. Für die Opsonierung sind spezifische Rezeptoren für C3 auf den Phagozyten ausgebildet.

Anaphylatoxine (C4a, C3a, C5a)

Für die Vermittlung von Entzündungsreaktionen besitzen die bei der Komplementaktivierung abgespaltenen kleineren Proteinspaltprodukte (siehe Abb. 5.7) eine besondere Bedeutung. Sie wirken vasodilatatorisch und bronchokonstriktorisch und vermitteln nach Bindung an spezifische zelluläre Rezeptoren auf Gewebemastzellen die Freisetzung weiterer Entzündungsstoffe wie Histamin, Leukotriene, chemotaktische Faktoren und Prostaglandine.

Da diese Wirkung auch den immunologisch induzierten anaphylaktischen Schock (siehe Kap. 5.2.2) charakterisiert, werden die Komplementspaltprodukte auch als Anaphylatoxine bezeichnet. Ihre Wirkung ruft das bei allergischer Antikörper-Antigen-Komplexbildung entstehende Quincke-Ödem hervor.

Membranangriffskomplex (C5b-9)

Das an die Zellmembran gebundene C5b besitzt die Fähigkeit, die im Prinzip sehr ähnlich strukturierten weiteren Komplementkomponenten anzukoppeln. Hierdurch werden C5b, C6, C7 und C8 zunehmend fest an die Zellmembran gebunden und in die Lipiddoppelschicht der Zellmembran integriert. C8 ist aufgrund charakteristischer biochemischer Eigenschaften ein integrales Membranprotein und koppelt eine große Anzahl von C9-Molekülen (8–18) an. Der hierdurch gebildete Komplex (C5b, 6, 7, 8, 9n) besitzt amphiphile Eigenschaften und lagert sich porenartig in die Zellmembran ein. Der Durchmesser der so gebildeten Poren lässt sich elektronenmikroskopisch mit ca. 120 Å bestimmen. Hiermit wird die Zellmembran durchlässig: Kleine Moleküle diffundieren aus dem Zytoplasma heraus, Wasser diffundiert in die Zelle hinein, die Zelle schwillt rasch an und platzt. Dieser Mechanismus ist auch gegen membranumschlossene Viruspartikel wirksam. Ein einzelner solcher Porus (Membranangriffskomplex) reicht aus, um z.B. einen Erythrozyten zu zerstören.

5.1 Grundlagen der Immunreaktionen

5.1.4 Funktionelle Interaktionen immunkompetenter Zellarten !

Das T-Zell-System besitzt eine führende Rolle in der Einleitung der meisten immunologischen Reaktionen. Dies gilt für die Bildung spezifischer Immunglobuline ebenso wie für die zellulären Immunreaktionen, die über T-Lymphozyten und ihre Mediatormoleküle und dann sekundär durch Makrophagen u. a. Zellarten vermittelt werden.

Antigenpräsentation

Die Aktivierung von T-Lymphozyten (Abb. 5.8) setzt eine Präsentation des aufbereiteten Antigens in Verbindung mit den MHC-Antigenen der Klassen I oder II in Verbindung mit zahlreichen kostimulierenden Zellrezeptor- und Ligandensystemen voraus. Die Präsentation wird typischerweise über professionelle Antigenpräsentierzellen verursacht. Eine Präsentation ohne gleichzeitige Aktivierung der kostimulierenden Moleküle auf der Oberfläche von T-Lymphozyt und Antigenpräsentierzelle führt nicht zur Aktivierung der T-Lymphozyten, sondern wirkt als peripheres, tolerogenes Signal.

> **Merke!**
> Nur in Verbindung von Antigenpräsentation und der Bindung kostimulierender Moleküle findet eine Aktivierung der T-Lymphozyten statt.

Präsentationswege

Je nach Herkunft und Art der Antigene wird ein exogener und ein endogener Präsentationsweg unterschieden. Der T-lymphozytäre Antigenrezeptor reagiert mit Peptidepitopen, die in einer grübchenförmigen Molekülregion des MHC-Moleküls eingelagert sind. Diese antigenen Polypeptide binden sterisch in diese Grube und werden komplementär vom Antigenrezeptor erkannt. Im Fall des MHC-II-Moleküls bestehen die antigenen Peptide aus 11–13 Aminosäuren, während sie im MHC-Klasse-I-Molekül nur aus 6–9 Aminosäuren bestehen. Die Antigene werden also in den antigenpräsentierenden Zellen zunächst proteolytisch verdaut, worauf intralysosomal und im Bereich des Ergastoplasmas die neu gebildeten und translozierten MHC-Moleküle passiv mit bindungsaktiven Peptiden beladen werden. Diese werden dann an die Zellmembran transportiert und dort den T-Lymphozyten präsentiert.

- Exogener Präsentationsweg: Exogene Antigene, also solche, die von bakteriellen oder protozoalen Erregern stammen, sowie andere Makromoleküle, die in löslicher oder partikulärer Form in den Körper kommen, werden von Makrophagen, von professionellen Antigenpräsentierzellen oder von B-Lymphozyten aufgenommen und endolysosomal verdaut und abgebaut. Die Antigendeterminanten aus diesem lysosomalen Kompartiment werden zusammen mit den MHC Klasse-II-Antigenen über die Golgi-Region zur Zellmembran transportiert und dort exprimiert.
- Endogener Präsentationsweg: Dagegen werden Antigene, die endogen im Zytoplasma gebildet werden, also insbesondere virale Antigene, die durch virale DNA oder RNA kodiert und transkribiert sind, in den Antigenfurchen von MHC-Klasse-I-Molekülen gebunden und von diesen im Bereich der Zellmembran präsentiert.

> **Merke!**
> Dies bewirkt, dass schon nach der Herkunft des Antigens unterschiedliche Effektormechanismen rekrutiert werden können: MHC-Klasse-II-Antigene präsentieren ihr antigenes Peptid nur an $CD4^+$-T-Lymphozyten und MHC-Klasse-I-Antigene ihr antigenes Peptid nur an $CD8^+$-T-Lymphozyten.

Beide Subpopulationen der T-Lymphozyten setzen unterschiedliche Effektormechanismen in Gang. Bei fakultativ intrazellulären Erregern (z. B. Mykobakterien, Protozoen) werden beide Präsentationswege beschritten. Deshalb sind die nekrotisierenden Epitheloidzellgranulome der Tuberkulose die Folge komplexer Reaktionen, die sowohl durch MHC-Klasse-II-aktivierte $CD4^+$-T-Lymphozyten wie auch durch zytotoxische $CD8^+$-T-Zellen ausgelöst werden.

Antigenpräsentation durch MHC-Klasse II

Die Antigenpräsentation durch unterschiedliche Antigenpräsentierzellen (dendritische Zellen) beeinflusst Reaktionstypen in der nachfolgenden Immunreaktion. Entweder überwiegen die so genannten zellulären, T-Zell-vermittelten Effektormechanismen oder humorale (B-Zell-vermittelte, antikörpermediierte Mechanismen). Hierbei werden funktionell verschiedene $CD4^+$-T-Lymphozyten-Populationen aktiviert (die T-Helferlymphozyten Typ 1 [TH_1] und die Helferlymphozyten TH_2). Die Entscheidung, welcher Typ von TH-Zelle aktiviert wird, entsteht schon früh in der Immunreaktion und hängt von verschiedenen Faktoren ab, die

5 Immunpathologie

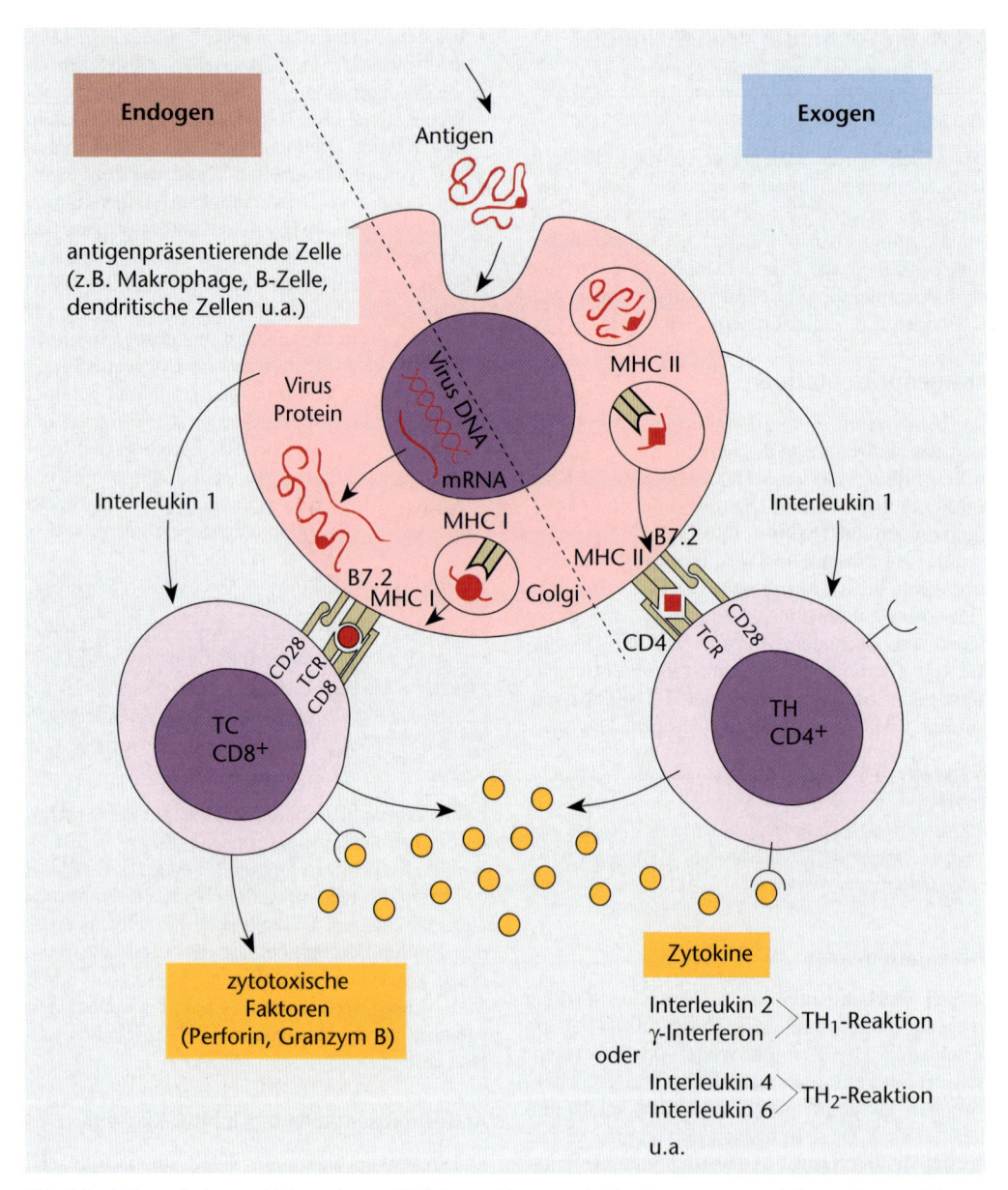

Abb. 5.8: Antigenaufnahme und Präsentation am T-Zell-System: Man unterscheidet einen exogenen und einen endogenen Präsentationsweg durch die antigenpräsentierenden Zellen (Makrophagen, B-Lymphozyten, interdigitierende und dendritische Zellen).
Beim exogenen Präsentationsweg wird Antigen aufgenommen und in Endolysosomen in kleine Fragmente gespalten. Diese kleinen Spaltprodukte binden an MHC-Klasse-II-Determinanten und gelangen über den Golgi-Apparat in die Zytomembran. Dort wird MHC der Klasse II mit Antigen an CD4$^+$-T-Helferzellen (THCD4$^+$) präsentiert.
Endogene Antigene (z. B. durch Virus-DNA oder -RNA gebildete Proteine) werden im glatten endoplasmatischen Retikulum an MHC der Klasse I gebunden, ebenfalls über den Golgi-Apparat zur Zellmembran transportiert und dort zytotoxischen CD8$^+$-T-Zellen (TC CD8$^+$) präsentiert. Die reagierenden T-Lymphozyten werden durch Interleukin 1 aus den präsentierenden Zellen zur Ausbildung von Interleukin-2-Rezeptoren und zur Interleukin-2-Bildung stimuliert. Hierdurch kommt es zur autokrinen oder parakrinen Proliferationsstimulation und zur Produktion weiterer Interleukine oder zytotoxischer Faktoren.
TH$_1$ = T-Helferlymphozyten Typ 1; TH$_2$ = T-Helferlymphozyten Typ 2; TCR = T-Zellrezeptor.

in ihrem Zusammenspiel noch nicht gänzlich verstanden werden. Die der adaptativen Immunreaktion vorausgehende Aktivierung der natürlichen Immunität und dort gebildete Mediatoren und Zytokine sind ebenso bedeutsam wie kostimulierende Faktoren oder direkte Einflüsse der die Reaktion auslösenden Pathogene.

- Der erste Reaktionsweg stellt den Typ der zellulären Immunreaktion dar. Hierbei aktivierte TH_1-Zellen produzieren vor allen Dingen Interleukin 2 und γ-Interferon und aktivieren andere T-Helferlymphozyten und Makrophagen in der Effektorphase. Die Makrophagen reagieren mit verstärkter Phagozytoseleistung und Epitheloidzellbildung (siehe Kap. 6.1.2).
- Der zweite Reaktionsweg kommt besonders in der Interaktion und Aktivierung von TH_2-Zellen mit antigenspezifischen B-Lymphozyten, wie sie in der Keimzentrumsreaktion beschrieben wurde, zum Tragen. Sie besteht in der Produktion von Interleukinen IL4, 6, 10, die für die B-Zell-Proliferation und Plasmazellreifung notwendig sind und darüber hinaus auch auf andere Zellarten (Makrophagen, Riesenzellen) wirken. Es ist wahrscheinlich, dass diese Reaktion besonders bei Antigenpräsentation durch B-Lymphozyten beschritten wird.

Antigenpräsentation durch MHC-Klasse I

Die Aktivierung von zytotoxischen $CD8^+$-T-Lymphozyten durch MHC-Klasse-I-gebundenes Antigen führt zur Zerstörung der Zielzellen, die dieses Antigen mit MHC-Klasse I exprimieren. In der natürlichen Reaktion ist dies besonders bei Virusinfektionen von Bedeutung, wobei virusinfizierte Zellen zerstört und eliminiert werden. Um die pathologische Dimension dieser Aussage verständlich zu machen, seien zwei Beispiele angeführt:

> **Aus der Praxis**
>
> Nach unserer derzeitigen Kenntnis kann eine **Virushepatitis** mindestens durch vier unterschiedliche, völlig verschiedenen Virusspezies angehörende Erreger verursacht werden (Virushepatitis A–D). Dennoch ist der klinische Ablauf der manifesten Erkrankung oft recht ähnlich (siehe Kap. 4.3.1). Dies kommt daher, dass die Viren selbst die Leberzellen nicht zerstören oder nur einen geringen zytopathischen Effekt entwickeln. Die Leberzellzerstörung ist Folge der zytotoxischen Immunreaktion gegen die virusexprimierenden Hepatozyten. Diese zytotoxische Reaktion läuft ab ohne Rücksicht auf die Folgen für den Gesamtorganismus. Bei Geweben mit hoher Regenerationskapazität wie der Leber (siehe Kap. 7.12 und 14.1) ist prinzipiell eine Restitutio ad integrum möglich.

> **Aus der Praxis**
>
> Bei postmitotischen Geweben (siehe Kap. 7.1) wie dem Myokard sind im Falle einer Virusmyokarditis allenfalls Defektheilungen zu erreichen. Hierauf beruht nach heutiger Kenntnis ein Teil der **dilatativen Kardiomyopathien**.

Haupthistokompatibilitätskomplex (MHC)

Die immunregulatorische Funktion des T-Lymphozyten-Systems wird – wie bereits ausgeführt – vom Haupthistokompatibilitätskomplex (Major Histocompatibility Complex – MHC) vielfältig beeinflusst. Dieser Komplex wurde ursprünglich als Oberflächenantigen entdeckt, der zur Abstoßung transplantierter Organe führt und deshalb als Transplantationsantigen oder humanes Leukozytenantigen (HLA) bezeichnet. Die genomische Struktur des MHC-Lokus auf dem kurzen Arm des Chromosoms 6 ist genau bekannt. Die kodierten Proteine dieses hochpolymorphen Genorts sind ebenfalls bekannt. Man unterscheidet die Proteine des MHC-Klasse-I- und MHC-Klasse-II-Lokus, die in der T-Zell-Aktivierung unterschiedliche Funktionen besitzen.

Vererbung

Bisher wurden mehr als 100 HLA-Determinanten definiert, die von den fünf Genorten (HLA-A, -B, -C, -D/DR) auf dem kurzen Arm des Chromosoms 6 kodiert werden. Die MHC-Antigene werden kodominant vererbt, sodass bei jedem Individuum mit diploidem Chromosomensatz und im Fall einer Heterozygotie der Merkmale bis zu zehn verschiedene HLA-Gene bzw. -Antigene exprimiert werden, fünf vom Vater und fünf von der Mutter vererbt. Hierdurch wird es biologisch unwahrscheinlich, dass nicht verwandte Individuen in ihren Transplantationsantigenen übereinstimmen (zur Bedeutung der MHC-Antigene für die T-Lymphozytenfunktion siehe Kap. 5.1.2 und für die Krankheitsentstehung siehe Tab. 5.3).

> **Merke!**
>
> Nur eineiige Zwillinge besitzen ein gleiches MHC-Muster. Geschwister weisen mehr oder weniger starke Unterschiede auf, und bei nicht verwandten Personen ist das MHC-Muster völlig verschieden.

5 Immunpathologie

Krankheitskategorien mit HLA-Assoziation

Folgende Krankheitskategorien mit HLA-Assoziation sind bekannt (Tab. 5.3):
- Entzündungskrankheiten, einschließlich der Spondylitis ankylopoetica (Morbus Bechterew) und schweren postinfektiösen Arthropathien, die mit HLA-B27, einer MHC-Determinante der Klasse I assoziiert sind. Dies wird bei nahezu 100 % der Patienten gefunden, in der Kontrollbevölkerung nur in ca. 9 %.
- Autoimmunerkrankungen, einschließlich autoimmuner Endokrinopathien, die mit den Allelen am DR-Lokus verbunden sind. Der Mechanismus der Krankheitsassoziation ist nicht bekannt. Die Bevorzugung der MHC-Klasse-II-Antigene legt den Schluss nahe, dass Autoimmunreaktionen durch eine fehlerhafte Präsentation bestimmter antigener Peptide durch diese MHC-Proteine und die dadurch bewirkte fehlerhafte T-Zell-Regulation begünstigt werden. Für manche Autoimmunerkrankungen ist eine Assoziation der Antigene der Klasse II mit solchen der Klasse I, der so genannte MHC-Haplotyp, bedeutsam.
- Einige metabolische Erkrankungen zeigen ebenfalls eine HLA-Assoziation, weil die defekten Gene im Bereich des HLA-Komplexes gelegen sind, und zwar meist zu Klasse-I-Antigenen. Beispielhaft seien die Hämochromatose (siehe Kap. 12.3) genannt und der 21-Hydroxylase-Mangel in der Kortisonsynthese, der zum klinischen Bild des adrenogenitalen Syndroms (siehe Kap. 11.4.3) führt.

Klassenunterschiede

MHC-Klasse-I-Moleküle rufen nach Injektion oder Transplantation in nichtidente Empfänger – auch bei Schwangeren – eine effektive Antikörperbildung hervor, durch die die unterschiedlichen Proteine jenes Genorts früher definiert wurden. Heute wird die Konfiguration der MHC-Moleküle molekularbiologisch definiert. Klasse-I-Moleküle und Klasse-II-Moleküle sind molekular unterschiedlich (siehe Abb. 5.3). Für detailliertere Daten wird auf Lehrbücher der Immunologie verwiesen.

Tab. 5.3: Beispiele der Beziehung verschiedener immunologischer Krankheiten zum HLA-System

Krankheit	HLA-Typ	Häufigkeit bei Patienten (%)	Kontrollen (%)
Morbus Bechterew	B27	100	9
postinfektiöse Arthritis	B27	90	9
Morbus Reiter	B27	79	9
akute Uveitis	B27	52	9
rheumatoide Arthritis	DR4	70	20
Pemphigus vulgaris	DR4	87	32
juvenile rheumatoide Arthritis	DR8	23	8
Psoriasis vulgaris	Cw6	87	33
Diabetes mellitus, Typ I	DR7	50	23
	DR3	56	28
	DR4	75	32
	DR2	10	31
Thyreotoxikose	DR3	56	26
Zöliakie (Sprue)	DR3	79	26
Morbus Addison (autoimmune Adrenalitis)	DR3	69	26
SLE (Lupus erythematodes visceralis)	DR3	70	28
Myasthenia gravis bei Frauen	B8	80	25
selektiver IgA-Mangel (Blutspender)	DR3	81	25

Bedeutung

Die Bedeutung des MHC-Komplexes wird in unterschiedlichen Bereichen der Immunpathologie deutlich:
- MHC-Moleküle sind für die Immunregulation bedeutsam, da T-Lymphozyten Fremdantigene oder endogene Antigene nur in Kombination mit diesen Molekülen erkennen und folglich auch nur gegen Zellen wirken können, die diese Glykoproteine exprimieren.
- Durch die erheblichen interindividuellen Unterschiede des MHC-Musters wird das HLA-System zu der wichtigsten Antigenbarriere für Organtransplantationen; Kap. 5.4).
- Viele Krankheiten zeigen eine Assoziation zu MHC-Determinanten (Tab. 5.3).

5.1.5 Zelluläre Mediatoren der Immunreaktionen !!

Die Regulation und Interaktion der am Immungeschehen beteiligten Zellen erfolgt über verschiedene, vorwiegend niedermolekulare biologische Mediatormoleküle. Im Gegensatz zu anderen Entzündungsmediatoren werden Interleukine und Zytokine erst im Verlauf der entzündlichen Reaktion von den beteiligten Zellen synthetisiert und deshalb als zelluläre Mediatoren bezeichnet.

Nomenklatur

Definition Unter Zytokinen als Oberbegriff versteht man Mediatormoleküle, die den Metabolismus und das Wachstum anderer Zellen beeinflussen.
- Interleukine wurden zunächst bei Lymphozyten und Makrophagen identifiziert.
- Hämatopoetische Wachstumsfaktoren wurden zuerst durch ihre Wirkung auf die Zielzellen identifiziert, ebenso wie eine Reihe anderer Wachstumsfaktoren (Angiogenesefaktoren, Fibroblast Growth Factor), oder sie wurden nach der Zellart ihrer ersten Isolierung bezeichnet (Platelet Derived Growth Factor).
- Bestimmte Faktoren wurden durch ihre transformierende Potenz identifiziert (TGF-β = Transforming Growth Factor β).
- Chemokine und Chemokinrezeptoren sind kleine Peptide und werden nach ihrer chemischen Struktur bezeichnet (Kap. 6.2.2). Sie sind nicht nur in chemotaktische Prozesse involviert, sondern an der gesamten Regulation der geweblichen Homöostase und der Migrationsvorgänge beteiligt.

> **Merke!**
> Zytokine lösen über hochspezifische Bindung an distinkte Rezeptoren auf Zielzellen viele unterschiedliche Effekte aus, die sowohl die lokale Reaktion der natürlichen und adaptiven Immunität regulieren als auch systemische Effekte hervorrufen.

Funktion und Wirkung

Alle entzündlichen Reaktionen, die Wundheilung, die Reparationsvorgänge und die Regulation der Immunantwort werden durch solche Mediatoren vermittelt. Ähnlich wie bei Peptidhormonen werden drei unterschiedliche Wirkprinzipien unterschieden:
- autokrine Wirkung: Hierunter versteht man die Reaktion eines Zytokins auf die Zytokin produzierende Zellart im Sinn einer positiven Rückkopplung (Proliferationssteigerung von Interleukin-2-Rezeptor tragenden T-Lymphozyten durch das von diesen Zellen gebildete Interleukin 2).
- parakrine Wirkung: Hierbei ist die Zytokin produzierende Zellart nicht identisch mit der Zielzelle, jedoch eng benachbart: Das von Makrophagen (u.a. Zellen) produzierte Interleukin 1 induziert die Produktion von Interleukin 2 bei T-Lymphozyten und die Expression von Interleukin-2-Rezeptoren auf diesen Zellen.
- endokrine Wirkung: Viele Interleukine wirken nicht nur lokal. Sie werden auch in den Blutstrom abgegeben und wirken weit entfernt auf Zellen, die hochaffine und spezifische Rezeptoren für das gebildete Zytokin besitzen.

Die Vorstellung, dass ein einziges niedermolekulares Polypeptid über völlig unterschiedliche Wirkungen verfügt, stieß auf beträchtliche Verständnisschwierigkeiten. Mit rekombinanten, d.h. molekular reinen Zytokinpräparaten wurde jedoch zweifelsfrei nachgewiesen, dass viele Zytokine und Interleukine tatsächlich über solche pleiotropen Effekte verfügen. Einige der für immunpathologische Prozesse wichtigen Faktoren seien im Folgenden beschrieben.

Mediatoren der unspezifischen Abwehr

Interleukin 1

Das Interleukin 1 (α, β) ist ein Lymphokin, das zunächst in Makrophagen und antigenpräsentierenden Zellen gefunden wurde, inzwischen aber auch in sehr vielen parenchymatösen Zellen nachweisbar ist. Bei Immunreaktionen führt Interleukin 1 in T-Lymphozyten zur Bildung von Interleukin 2 und zur Expression von Interleukin-2-Rezeptoren. Interleukin 1 initiiert damit zusammen mit der Antigenpräsentation die T-lymphozytäre Immunreaktion. Diese Wirkung ist für Interleukin 1 spezifisch. Darüber hinaus besitzt Interleukin 1 aber viele ganz unterschiedliche (pleiotrope) Effekte auf andere Zellen und Organe, die denen des Tumornekrosefaktors sehr ähnlich sind, die z. B. die bei septischen Infektionen (siehe Kap. 6.3.3) gefundene Allgemeinreaktion (Stressreaktion) hervorruft.

- Im ZNS bewirkt Interleukin 1 durch direkten Angriff im Hypothalamus eine Freisetzung von Prostaglandinen. Dies erhöht die Körpertemperatur (Fieber), verstärkt die Ausschüttung von ACTH, ändert den Schlaf-wach-Rhythmus und vermindert den Appetit.
- Auf Leberzellen wirkt Interleukin 1 mit einer verstärkten Produktion der so genannten Akute-Phase-Proteine, besonders CRP und Serumamyloid-A-Vorläuferprotein (SAA). Die Albuminsynthese wird vermindert, die Produktion von Komplementkomponenten vermehrt. Ähnliche Wirkungen auf Leberzellen entfaltet auch Interleukin 6.
- Interleukin 1 aktiviert Endothelien zur Bildung des koagulationsfördernden Prostazyklins und zur Expression von Adhäsionsmolekülen. Es erhöht damit die „Klebrigkeit" des Gefäßendothels und fördert die Adhäsion und Emigration der Entzündungszellen.
- Darüber hinaus steigert es im Knochenmark die Ausschwemmung reifer neutrophiler Granulozyten und fördert damit die entzündliche Leukozytose.
- Gleichzeitig stimuliert Interleukin 1 die Hämatopoese direkt und indirekt über die gesteigerte Produktion von Wachstumsfaktoren durch Makrophagen.
- Weiterhin werden Osteoklasten zur verstärkten Knochenresorption und Kalziumfreisetzung angeregt.
- Schließlich bewirkt die durch Interleukin 1 induzierte Prostaglandinfreisetzung eine Tachykardie und Blutdruckverminderung.

Tumornekrosefaktor α und β (TNF-α,-β)

Tumornekrosefaktor α ist ein in seiner Wirkung dem Interleukin 1 sehr ähnliches Zytokin, das vorwiegend von Makrophagen produziert wird, während Lymphotoxin (TNF-β) von Lymphozyten produziert wird. Beide Stoffe besitzen eine unterschiedliche molekulare Struktur und unabhängige Rezeptoren. Die gleichartige biologische Wirkung dieser Stoffe mit Interleukin 1 wird dadurch erklärt, dass sie wahrscheinlich intrazellulär auf identische Second-Messenger-Systeme wirken und damit identische Proteine induzieren. Zu den wirksamsten Induktoren einer vermehrten TNF-Produktion von Makrophagen zählen bakterielle Endotoxine (Abb. 5.9). TNF und Interleukin 1 unterscheiden sich in einigen Wirkungen. So besitzt TNF nicht die T-Lymphozyten-aktivierende Wirkung des Interleukin 1.

- TNF wirkt zytostatisch und antiproliferativ auf Tumorzellen und führt zur Tumornekrose in vivo.
- Systemisch gegeben wirkt TNF appetitreduzierend und bewirkt durch katabole Effekte an der Leber, am Fett- und Bindegewebe eine Kachexie.
- Auch bei Tumorpatienten werden im terminalen Stadium hohe Konzentrationen von TNF gefunden.
- Bei destruierenden Gelenkläsionen der rheumatoiden Arthritis werden in der Synovia hohe Konzentrationen von Interleukin 1 und TNF nachgewiesen.

Mediatoren der spezifischen Abwehr

Interleukin 2

Das Interleukin 2 ist ein mitogenes Polypeptid, das Interleukin-2-Rezeptor-tragende T-Lymphozyten zur Proliferation anregt. Einige B-Lymphozyten und aktivierte Makrophagen besitzen niedrig affine Interleukin-2-Rezeptoren, deren Funktion noch nicht geklärt ist.

Interleukin 3

Interleukin 3 wird von aktivierten T-Lymphozyten gebildet und bewirkt eine Stimulation der Hämatopoese in allen Zelllinien der Blutbildung.

Interleukin 4, 5, 6

Interleukin 4, 5 und 6 sind Wachstumsfaktoren, die von unterschiedlichen Zellarten gebildet werden

5.1 Grundlagen der Immunreaktionen

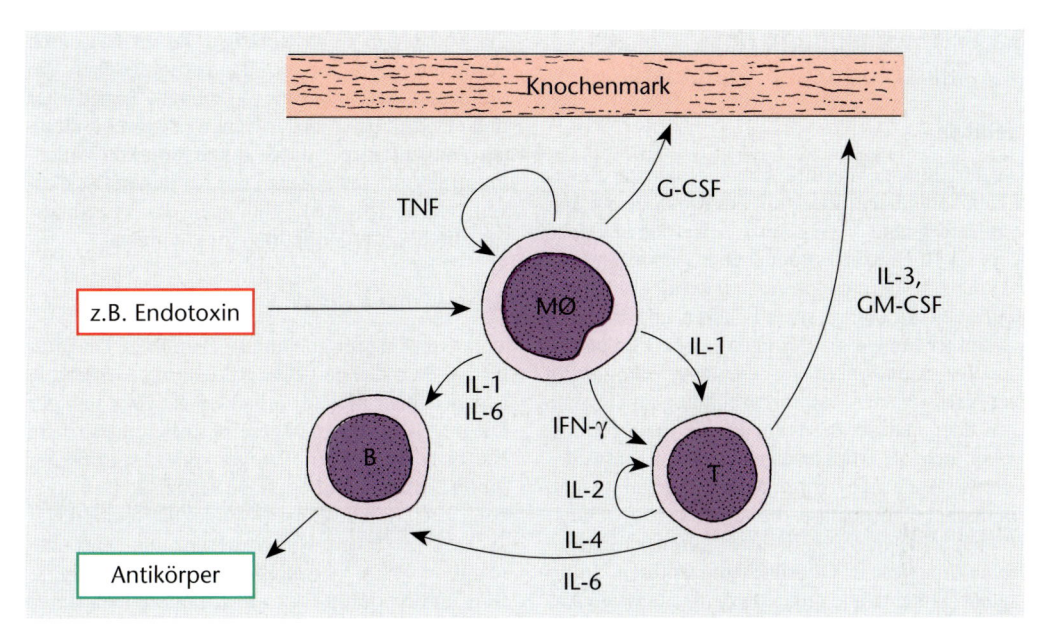

Abb. 5.9: Netzwerk der Zytokin- und Wachstumsfaktorreaktion (stark vereinfacht) bei der Makrophagenaktivierung: Endotoxin stimuliert Makrophagen (MØ) zur Bildung von Interleukinen (IL), Tumornekrosefaktor (TNF) und Wachstumsfaktoren (G-CSF), die auf verschiedene Zielzellen wirken und in diesen die Produktion weiterer in diesem u. a. Systemen wirksamer Interleukine (IL) und Wachstumsfaktoren induzieren. B = B-Lymphozyt; T = T-Lymphozyt; IFN-γ = Interferon γ; GM-CSF = Kolonie stimulierender Wachstumsfaktor für Granulozyten und Monozyten.

und die Proliferation der B-Lymphozyten sowie ihre Differenzierung zur Plasmazelle beeinflussen. Interleukin 4 und 6 sind bei Experimentaltieren die Interleukine, die von TH$_2$-Zellen gebildet werden. Sie sind darüber hinaus typische pleiotrope Zytokine, die auf viele andere Organe und Zellen wirken. So bewirkt Interleukin 6 auch eine gesteigerte Produktion von Akute-Phase-Proteinen in der Leber und stimuliert die Proliferation von Mesangiumzellen der Nieren. Eine pathologische autokrine Wachstumsstimulation von Interleukin 6 wird bei Plasmozytomen beobachtet und u. a. für die Proliferation dieser Tumorzellen verantwortlich gemacht. Inzwischen sind mehr als 15 Interleukine mit entsprechenden Rezeptoren definiert, sowie zahlreichen Chemokine und Chemokinrezeptoren (siehe Kap. 6.2.2). Hierzu wird auf Lehrbücher der Immunologie verwiesen.

Interferon

Die Interferone zählen ebenfalls zur Gruppe der Zytokine. Von aktivierten T-Lymphozyten wird Interferon γ (IFN-γ in Abb. 5.9) produziert, das stimulierende metabolische Aktivitäten an Makrophagen, antiproliferative Wirkungen auf Parenchymzellen sowie virustatische Funktionen besitzt.

Wachstumsfaktor β (Transforming Growth Factor, TGF-β)

Von den zahlreichen Wachstumsfaktoren und Angiogenesefaktoren, die inzwischen identifiziert wurden, sei besonders die Gruppe des Transforming Growth Factor β hervorgehoben. TGF-β wirkt proliferationssteigernd auf Fibroblasten und gleichzeitig immunsuppressiv. Er wird von Makrophagen und Parenchymzellen gebildet und scheint eine besondere Bedeutung für die Überwindung der akuten Entzündungsphase und die Einleitung reparativer Prozesse zu besitzen.

> **Merke!**
>
> So sind die wichtigsten an der Immunreaktion beteiligten Zellarten, die Makrophagen, T-Lymphozyten und B-Lymphozyten untereinander und mit den übrigen Gewebs- und Organsystemen in einem Netzwerk stimulierender und supprimierender Wirkungen durch Zytokine funktionell verbunden. Auf dieser Ebene sind diese Moleküle heute auch besonders interessant für neue Therapiemodalitäten, da sie alle durch molekularbiologische Techniken in reiner Form und prinzipiell unbegrenzt hergestellt und ihre immunmodulatorischen und sonstigen Effekte gezielt in Therapiestudien eingesetzt werden können.

5.1.6 Anwendung in der histologischen Diagnostik

Methode

Die ausgeprägte Spezifität immunologischer Reaktionen kann diagnostisch mit der Methode der **Immunhistochemie** eingesetzt werden (siehe Kap. 1.3.4). Hierfür wurden früher vorwiegend polyklonale Hyperimmunseren verwendet, während heute den wesentlich spezifischeren und in unbeschränkter Menge zur Verfügung stehenden monoklonalen Antikörpern der Vorzug gegeben wird. Der Nachweis der Antikörperbindung im Gewebe wird über markierte Sekundärantikörper geführt, wobei sich als Markierungsreagenzien entweder Fluorochrome oder Enzyme wie Peroxidase und alkalische Phosphatase bewährt haben. Damit können sehr viele spezifische Differenzierungsantigene von Zellen, Oberflächenrezeptoren, Intermediärfilamente und nukleäre Antigene sowie Antigene von Viren und Mikroorganismen, tumorassoziierte Antigene, extrazelluläre Matrixkomponenten, Immunkomplexe und vieles mehr im Gewebe nachgewiesen und lokalisiert werden. In der praktischen pathologischen Diagnostik finden immunhistochemische Verfahren besonders in der Tumordiagnostik und in der Analyse immunpathologischer Vorgänge Anwendung.

Entzündung

So lassen sich die am Entzündungsprozess beteiligten Zellarten (siehe Kap. 6.2.3) selektiv nachweisen. Es gelingt, die Anzahl und Lokalisation der T- und B-Lymphozyten allgemein und speziell der $CD8^+$- und $CD4^+$-Subpopulationen (siehe Kap. 5.1.2), aber auch ihren Proliferations- und Aktivierungsgrad zu bestimmen. Man kann Anzahl, Verteilung und Aktivierungsgrad der Makrophagen erkennen. Die von Plasmazellen produzierten Immunglobulinklassen (IgA, IgM, IgG) sind darstellbar, auch die Klonalität der Plasmazellpopulation durch Nachweis von Leichtketten, Kappa und Lambda (siehe Kap. 5.1.3). Schließlich kann man Immunglobulinablagerungen im Gewebe erkennen und u.U. das in Immunkomplexen gebundene Antigen nachweisen.

Autoimmunprozesse

Für immunpathologische Prozesse ist vielfach der Nachweis von Autoantikörpern in den pathologischen Läsionen oder im Serum der Patienten erforderlich. In den Gewebeläsionen lassen sich durch Antiimmunglobulinseren die pathologischen gebundenen Autoantikörper erkennen. Spezifischer und empfindlicher ist der Nachweis gewebeständiger Autoantikörper durch Inkubation von Patientenserum mit Testgewebe, um die äußerst selektiven und spezifischen Bindungen der krankheitsspezifischen Autoantikörper zu erkennen.

Grenzen und Ausblick

Voraussetzung für immunhistochemische Diagnostik ist, dass das gesuchte Antigen im Gewebe in ausreichender Menge vorhanden ist. Hier sind der Diagnostik oft Grenzen gesetzt, insbesondere beim Nachweis spezieller Erreger oder spezifischer Stoffwechselaktivitäten. Neue Möglichkeiten ergeben sich durch Einsatz molekularbiologischer Techniken (In-situ-Hybridisierung an Gewebeschnitten, DNA- und RNA-Analyse mit Southern-Blot und Northern-Blot an extrahierter Gewebe-RNA und -DNA sowie durch die hoch empfindlichen Techniken der Polymerasekettenreaktion).

5.2 Überempfindlichkeitsreaktionen (Hypersensitivitätsreaktionen)

5.2.1 Allgemeines

Pathogene Immunreaktionen

Fehlerhafte oder überschießende Reaktionen des Immunsystems können pathogene, d.h. gewebe- oder organschädigende Wirkungen hervorrufen und damit Krankheiten auslösen. Der von Pirquet (1906) geprägte Begriff der Allergie für eine veränderte Reaktionsbereitschaft nach Antigenerstkontakt wird heute übereinstimmend auf die pathogenen Immunreaktionen, die so genannten Überempfindlichkeitsreaktionen (Hypersensitivitätsreaktionen) angewandt. Die verschiedenen Formen dieser Erkrankungen können
- durch die Interaktion von Antigen und humoralen Antikörpern oder
- durch zelluläre Immunmechanismen

hervorgerufen sein.

5.2 Überempfindlichkeitsreaktionen (Hypersensitivitätsreaktionen)

> **Merke!**
>
> Pathogenen Immunreaktionen liegen die gleichen molekularen und zellulären Mechanismen zugrunde wie den schützenden Immunreaktionen. Der Unterschied wird durch die Folgen für den Organismus bestimmt. Er beruht auf quantitativen oder qualitativen Unterschieden der individuellen Immunantwort.

Gewebeschädigende Immunmechanismen können sich gegen exogene Antigene oder auch gegen körpereigene Substanzen richten:
- exogene Antigene: die meisten immunologisch bedingten Krankheiten; die jeweils relevanten Antigene kann man durch diagnostische Provokationstests (z. B. durch Intrakutantestung) erkennen
- körpereigene Substanzen: Autoimmunerkrankungen, die durch immunologische Sensibilisierung gegen körpereigene „Selbst"-Antigene entstehen.

Einteilung der Überempfindlichkeitsreaktionen

Hypersensitivitätsreaktionen werden von Coombs und Gell nach den der Gewebeschädigung zugrunde liegenden Immunmechanismen in vier Grundtypen unterteilt (Tab. 5.4):
- Der Typ I beschreibt die anaphylaktischen Reaktionen, die durch Freisetzung vasoaktiver und spasmogener Mediatoren aus Gewebsmastzellen und basophilen Blutgranulozyten hervorgerufen werden (siehe Abb. 5.10).
- Beim Typ II, den zytotoxischen Reaktionen, richten sich humorale Antikörper gegen Zelloberflächendeterminanten oder Antigene in direkter Nachbarschaft der Zelloberfläche und bewirken so eine Phagozytose oder Zellauflösung oder auch eine Rezeptorstimulierung oder -blockade.
- Typ-III-Erkrankungen werden als Antigen-Antikörper-Komplex-Erkrankungen definiert. Durch die Immunkomplexbildung wird Komplement aktiviert, wodurch charakteristische Entzündungsreaktionen entstehen.
- Typ IV beschreibt die zellulär vermittelten Überempfindlichkeitsreaktionen vom verzögerten Typ, hervorgerufen durch sensibilisierte T-Lymphozyten.

5.2.2 Überempfindlichkeitsreaktionen vornehmlich des humoralen B-Zell-Systems !!!

Anaphylaktischer Typ (Typ I)

Definition Anaphylaktische Reaktionen sind sich rasch, d. h. innerhalb von Minuten entwickelnde Immunreaktionen, die durch Bindung von Antigen an IgE-Antikörper (siehe Tab. 5.2) entstehen.

IgE IgE kommt nur in geringsten Quantitäten im Blutserum vor und besitzt eine physiologische Rolle besonders in der Reaktion gegen Protozoen und Wurminfektionen. In der TH_2-Immunreaktion (siehe Kap. 5.1.4) werden auf dem Boden einer genetischen Prädisposition vermehrt IgE-produzierende B-Zellen und Plasmazellen produziert. Diese IgE-Antikörper sind die Grundlage der heute so bedeutsamen und zunehmenden Allergien.

Reaktionsweisen

Anaphylaktische Reaktionen sind entweder systemisch oder lokal möglich. Lokale, IgE-vermittelte Hypersensitivitätsreaktionen werden auch als atopische Reaktionen, als atopische Allergie, bezeichnet.

Tab. 5.4: Einteilung der Hypersensitivitätsreaktionen nach Coombs und Gell

Typ	Bezeichnung	Kennzeichen
I	anaphylaktische Reaktion	Freisetzung vasoaktiver und spasmogener Mediatoren aus Gewebemastzellen und basophilen Blutgranulozyten
II	zytotoxische Reaktion	humorale Antikörper richten sich gegen Zelloberflächendeterminanten oder Antigene in direkter Nachbarschaft der Zelloberfläche
III	Antigen-Antikörper-Komplex-Erkrankungen	Komplementaktivierung durch Immunkomplexbildung
IV	verzögerter Typ	hervorgerufen durch sensibilisierte T-Lymphozyten

5 Immunpathologie

- Systemische (generalisierte) anaphylaktische Reaktionen entstehen i.d.R. nach Injektion des betreffenden Antigens. Innerhalb weniger Minuten kommt es zu einem schweren Schockzustand mit Kreislaufkollaps, dem anaphylaktischen Schock.
- Lokalisierte Formen prägen sich besonders an den Antigeneintrittsporten der Haut, der Schleimhäute des oberen und unteren Respirationstrakts und des Magen-Darm-Trakts aus, die zudem reich an Gewebemastzellen sind.

Die auslösenden Antigene für anaphylaktische Reaktionen sind unterschiedlich: Insektenbestandteile oder -sekrete, Nahrungsmittel, Kosmetika, Arzneimittel, artfremdes Serum, Metalloproteine, Gräserpollen, Hausstaub u.a.

> **Merke!**
> Je niedriger die Allergenmenge und das Eindringvermögen in den Körper sind, umso eher bleiben die Reaktionen örtlich begrenzt.

Pathogenese und Reaktionsablauf

Sensibilisierung Bei primärer Antigenexposition bilden sich bei entsprechend disponierten Individuen spezifische IgE-Antikörper, die in der Zirkulation nur kurzlebig sind, jedoch an Gewebsmastzelloberflächen lange persistieren. Man bezeichnet diesen Prozess als Sensibilisierung.

Freisetzung von Mediatoren Bei nachfolgendem Antigenkontakt bindet sich das Allergen an die auf der Gewebsmastzelloberfläche gebundenen IgE-Moleküle. Hierdurch wird eine Konformationsänderung des IgE bewirkt, die über den Fc-Rezeptor zu einer sofortigen Degranulation der Gewebsmastzellen mit Ausschüttung der Granulainhalte und sekundär zur Freisetzung von membranständigen Mediatoren führt (Abb. 5.10). In den Granula der Gewebsmastzellen sind Histamin, verschiedene Serinproteasen, Heparin, ein Eosinophilen-chemotaktischer Faktor und verschiedene weitere Zytokine enthalten. Aus den Membranen abgeleitete Mediatoren sind Prostaglandin E2, die Leukotriene C4, D4, E4 und thrombozytenaktivierender Faktor (PAF).

Folgen Die massive Freisetzung dieser Mediatoren bewirkt eine extrem übersteigerte initiale Entzündungsreaktion mit Vasodilatation und Permeabilitätsstörung, eine Kontraktion der glatten Muskulatur besonders im Bronchialsystem sowie eine Chemotaxis für neutrophile und eosinophile Granulozyten. Durch Reizung peripherer Nervenendigungen entstehen der charakteristische Juckreiz und schließlich Schmerzen. Der thrombozytenaktivierende Faktor (PAF) aktiviert das Gerinnungssystem und fördert die Entstehung von Mikrothromben.

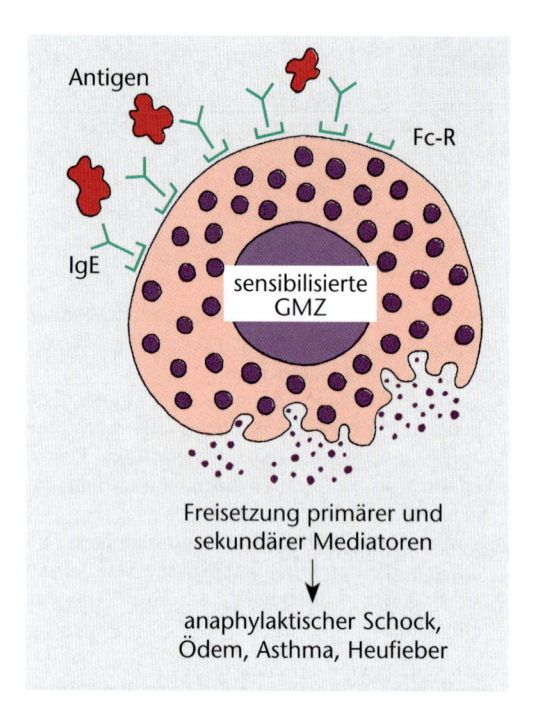

Abb. 5.10: Typ I der Überempfindlichkeitsreaktion (anaphylaktische Reaktion): Komplexe Antigene (Pollen, Medikamente u.Ä.) binden sich an über Fc-Rezeptoren (Fc-R) an Gewebsmastzellen gebundenes IgE (sensibilisierte Gewebsmastzelle, GMZ). Die Bindung über 2 Moleküle IgE führt zur sofortigen Freisetzung der in Granula gespeicherten primären Mediatoren und zur Produktion und Freisetzung sekundärer Mediatoren aus den Zellmembranen mit den entsprechenden pathologischen Folgen.

Sofort- und verzögerte Phase Je nach dem vorwiegenden Mediatortyp wird eine Sofortphase von der verzögerten Phase der Reaktion unterschieden:
- Die Sofortreaktion wird im Wesentlichen durch die massive Histaminfreisetzung ausgelöst. Es entstehen ein lokales Ödem sowie eine Bronchokonstriktion über eine direkte Reizung der glatten Muskulatur und des Parasympathikus.
- Die verzögerte Phase bildet sich erst nach Stunden, und zwar im Wesentlichen durch Prostaglandinwirkungen, mitgeprägt durch chemotaktische Faktoren und Mediatoren aus den Granula der infiltrierenden Entzündungszellen.

5.2 Überempfindlichkeitsreaktionen (Hypersensitivitätsreaktionen)

Diese Unterscheidung ist auch in therapeutischer Hinsicht bedeutsam: die erste Phase spricht auf Antihistaminika an, während die zweite Phase mit antiinflammatorisch wirkenden Medikamenten behandelt werden muss.

Klinik

Die klinischen Erscheinungen werden von den betroffenen Geweben wesentlich mitbestimmt.

Gastroenteritis, Urtikaria Bei Nahrungsantigenen kommt es zur allergischen Gastroenteritis mit Durchfallsymptomen oder dem typischen Bild der Urtikaria (Nesselfieber): einer systemischen, exanthematösen Rötung der Haut, in schweren Fällen mit Quaddelbildung und starkem Juckreiz.

Rhinitis Bei überwiegender Antigenlokalisation im Bereich des oberen Respirationstrakts entsteht die Heufieberrhinitis, die Rhinitis vasomotorica. Es handelt sich um eine ausgeprägte katarrhalisch-seröse Entzündung der Nase und Nasennebenhöhlenschleimhaut. In chronischen Fällen entstehen entzündliche Nasenpolypen.

Asthma Im Bereich des unteren Respirationstrakts kommt es zum exogen-allergischen Asthma bronchiale. In der Akutphase entsteht ein Schleimhautödem mit Bronchokonstriktion, das den Asthmaanfall auslöst. In späteren Phasen geht das Schleimhautödem über in eine entzündliche Schwellung mit Infiltration durch eosinophile und neutrophile Granulozyten (verzögerte Phase s.o.).

Systemische anaphylaktische Reaktion Eine massive systemische anaphylaktische Reaktion entsteht nach Injektion von Antigenen bei sensibilisiertem Organismus. Dies tritt besonders nach Injektion von Fremdserum ein, aber auch bei der Bienengiftallergie. Hierbei entsteht über eine generalisierte Kapillarektasie ein vasomotorischer Kollaps, der u.U. tödliche anaphylaktische Schock (siehe Kap. 9.9.1). In anderen Fällen manifestiert sich die systemische Reaktion in denjenigen Geweben, die besonders reich an Gewebemastzellen sind, also den Schleimhäuten des oberen und unteren Respirationstrakts und dem Magen-Darm-Trakt. Manchmal werden auch nur einzelne „Schockorgane" selektiv oder in Kombination betroffen (siehe Kap. 9.9.2). Man spricht von „Schockfragmenten" wie z. B. Glottisödem, Bronchospasmus u. a.

Morphologie, weitere Befunde

Sofortreaktion Pathologisch-anatomisch ist die Sofortreaktion im betroffenen Gewebe durch eine deutliche Kapillarektasie und ein seröses Ödem geprägt, mitunter mit Mastzellendegranulation. Die entzündliche zelluläre Infiltration ist nur gering und betrifft überwiegend eosinophile Granulozyten.

Verzögerte Phase In der verzögerten Phase nimmt die Ansammlung von eosinophilen und auch neutrophilen Granulozyten erheblich zu. Die Eosinophilie des Sputums und der Bronchialschleimhaut ist für das exogen-allergische Asthma bronchiale charakteristisch. Zerfallende eosinophile Granulozyten bilden die Charcot-Leyden-Kristalle im Sputum. Durch die Einwirkung bestimmter Mediatoren aus Gewebemastzellen (insbesondere der Serinproteasen Tryptase und Chymase) wird die Schleimsekretion der Bronchialdrüsen gesteigert und modifiziert. Es entsteht ein besonders zäher Bronchialschleim, der die Bronchien verstopft und zu korkenzieherartigen Schleimausgüssen im Sputum, den Curschmann-Spiralen, führt.

> **Merke!**
>
> Exogen-allergisches Asthma bronchiale: Charcot-Leyden-Kristalle im Sputum = zerfallende eosinophile Granulozyten, Curschmann-Spiralen = Schleimausgüsse im Sputum.

Mögliche Spätfolgen Bei länger bestehendem Asthma bronchiale wird die glatte Bronchialmuskulatur verdickt. Als Folge der dauernden Konstriktion der zirkulären Bronchialmuskulatur erscheint die Bronchialschleimhaut gefältelt. Die Basalmembran ist verdickt. Beim anfallsartigen Status asthmaticus sind die Lungen extrem überbläht (Volumen pulmonum acutum). Dennoch ist die Progression in ein substanzielles Lungenemphysem (siehe Kap. 13.2.3) beim allergischen Asthma relativ selten und kommt nur bei langem, Jahrzehnte dauerndem Verlauf vor.

Zytotoxischer Typ (Typ II)

Definition Beim zytotoxischen Typ der Überempfindlichkeitsreaktionen reagieren Antikörper der Klasse IgG und IgM mit Antigenen an der Oberfläche einer Zelle oder mit Antigenen extrazellulärer Gewebebestandteile, beispielsweise Basalmembranen. Diese Antigen-Antikörper-Reaktion kann die Komplementkaskade (siehe Kap. 5.1.3)

5 Immunpathologie

komplett aktivieren und führt damit zur Zytolyse (Abb. 5.11). Bei inkompletter Komplementaktivierung werden die Zellen meist durch Opsonierung phagozytiert. Dieser Reaktionstyp steht im Vordergrund vieler Autoimmunerkrankungen (z. B. hämolytische Anämien, Goodpasture-Syndrom, Myasthenia gravis etc.).

Reaktionen gegen Blutzellen

Zu diesem Reaktionstyp zählen die Transfusionszwischenfälle durch Alloantikörper, die entweder natürlicherweise vorhanden sind (z. B. im AB0-Blutgruppen-System die Isohämagglutinine Anti-A und Anti-B) oder nach Übertragung von inkompatiblen Erythrozyten (z. B. Rh-Antikörper) neu entstehen. Eine antikörperabhängige Zerstörung von Blutzellen spielt jedoch auch bei anderen Erkrankungen eine wichtige Rolle. Hierbei richten sich die pathologischen Antikörper gegen verschiedene autoimmune Determinanten auf Blutzellen oder sie richten sich gegen Haptene (z. B. Medikamente), die sich mit Zelloberflächenmolekülen verbunden haben und damit immunogene Eigenschaften erlangen. Die Folgen dieser Immunreaktionen manifestieren sich dann in zellartspezifischen oder auch mehrere Zellsysteme betreffenden hämatologischen Zytopenien.

Aus der Praxis

Bei Reaktionen gegen erythrozytäre Antigene entsteht die **immunhämolytische Anämie**. Bei Antikörpern gegen Blutplättchen entsteht die **idiopathische thrombozytopenische Purpura**. Weiterhin sind verschiedene Formen medikamentös ausgelöster Thrombozytopenien oder Granulozytopenien bekannt. Gegen Lymphozyten gerichtete Autoantikörper kommen bei der **rheumatoiden Arthritis** (siehe Kap. 5.2.4) und beim SLE vor.

Reaktionen gegen Basalmembrankomponenten

Nicht bei allen Erkrankungen des Typs II ist die antigene Determinante eine konstituierende Fraktion der Zellmembran. So werden hier auch die Erkrankungen genannt, bei denen Komplement bindende Antikörper gegen Basalmembrankomponenten gebildet werden.

Auch hierbei ist die Gewebespezifität der Reaktion bemerkenswert:

Aus der Praxis

Beim **Goodpasture-Syndrom** werden Antikörper gegen den nichtkollagenen (globulär strukturierten) Proteinanteil des Prokollagen IV von Basalmembranen der Lungen oder Nieren gebildet. Als isolierte Nierenerkrankung dieses Typs ist die (seltene) Anti-GBM-(Glomerulus-Basal-Membran-)Nephritis zu nennen. Immunhistologisch sieht man schmale, lineare Ablagerungen in den Glomerula (siehe Abb. 5.13). Beim **Pemphigoid** kommt es zur Antikörperbildung gegen Basalmembrankomponenten der dermoepidermalen Junktion und beim **Pemphigus vulgaris** zu solchen gegen die interzelluläre Kittsubstanz der Keratinozyten der Epidermis. Als Folge bilden sich Hautblasen.

Reaktionen mit Membranrezeptoren

Nicht in allen Fällen führen Antikörperreaktionen gegen Antigendeterminanten an Zelloberflächen zur Komplementaktivierung und damit zur Zytolyse. Richtet sich die Antikörperreaktion nämlich gegen einen zellulären Rezeptor oder gegen ein rezeptorabhängiges Kanalprotein, dann sind schwerwiegende Veränderungen der Zellfunktion die Folge. Wenn sich der Antikörper exakt mit dem aktiven Zentrum eines Zellrezeptors verbindet, kann es zu einer langfristigen Stimulation der Zelle kommen. Wird die Wirkung natürlicher Liganden am Rezeptor verhindert, dann tritt eine Blockierung des Rezeptors und der durch ihn ausgelösten Reaktionen ein.

Abb. 5.11: Typ II der Überempfindlichkeitsreaktionen (antikörpervermittelte zytotoxische Reaktionen und ihre Äquivalente):
1. Komplementabhängige Zytolyse: Antikörperbindung an zellständige Antigene und die darauf folgende Komplementaktivierung führen zur kompletten Zytolyse (terminale Komplementaktivierung) oder zur Opsonierung und Phagozytose bei inkompletter Komplementaktivierung. C' = Komplement.
2. Bei der antikörperabhängigen zellvermittelten Zytotoxizität (ADCC) führt über Fc-Rezeptoren an Effektorzellen gebundenes IgG zur Ankopplung an die antigentragenden Zielzellen. Durch Freisetzung von Enzymen und Perforinen aus NK-Zellen und Makrophagen werden sie zerstört.
3. Antikörperbindung an zellständige Rezeptoren kann zur Stimulation (z. B. beim Morbus Basedow) oder zur Blockierung des Rezeptors für die natürlichen Liganden (z. B. bei der Myasthenia gravis) führen. R = Rezeptor.

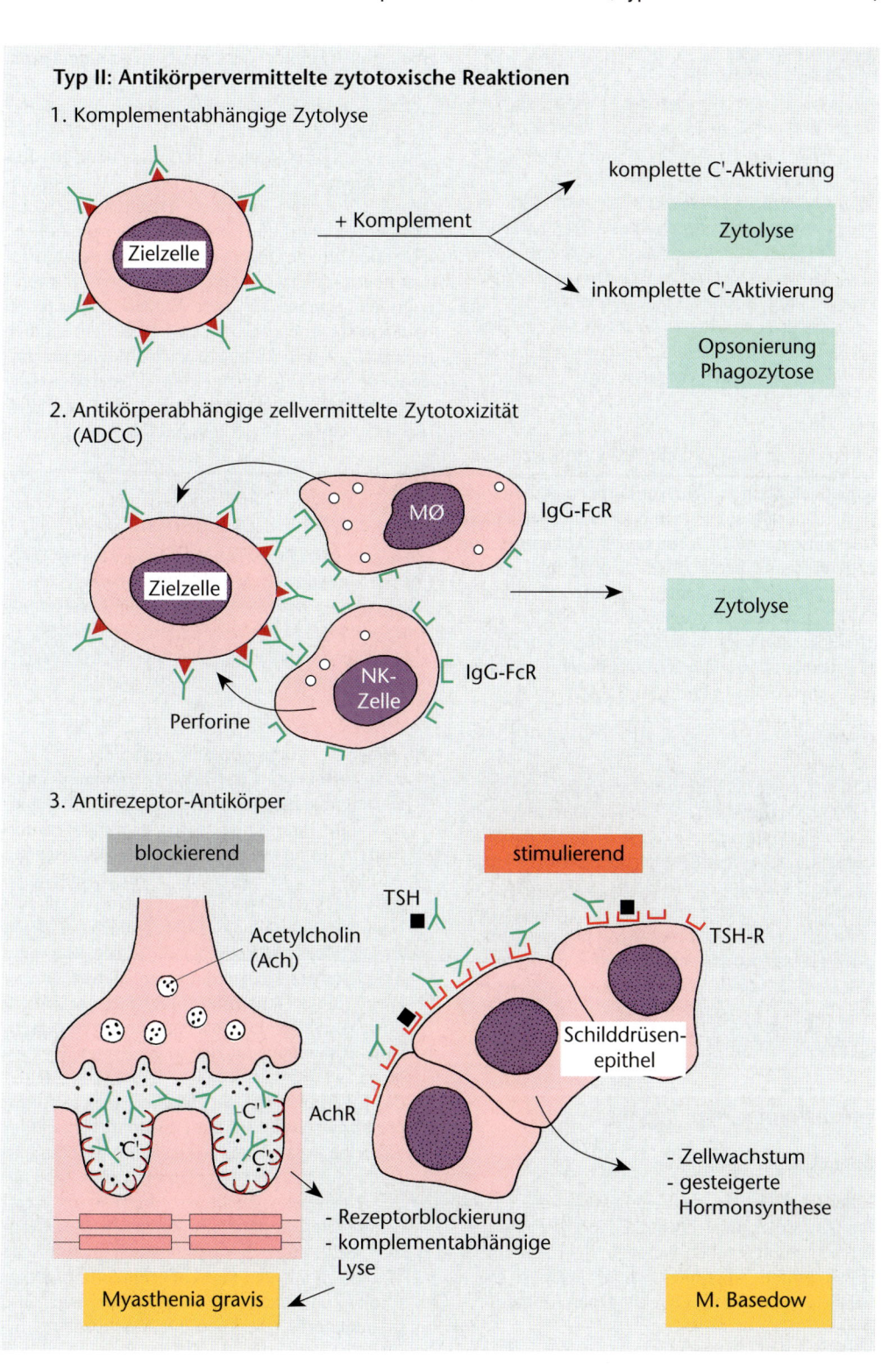

5.2 Überempfindlichkeitsreaktionen (Hypersensitivitätsreaktionen)

Typ II: Antikörpervermittelte zytotoxische Reaktionen

1. Komplementabhängige Zytolyse

Zielzelle + Komplement
- komplette C'-Aktivierung → Zytolyse
- inkomplette C'-Aktivierung → Opsonierung / Phagozytose

2. Antikörperabhängige zellvermittelte Zytotoxizität (ADCC)

Zielzelle, MØ (IgG-FcR), NK-Zelle (IgG-FcR), Perforine → Zytolyse

3. Antirezeptor-Antikörper

blockierend
- Acetylcholin (Ach)
- AchR, C'
- Rezeptorblockierung
- komplementabhängige Lyse
→ Myasthenia gravis

stimulierend
- TSH, TSH-R
- Schilddrüsenepithel
- Zellwachstum
- gesteigerte Hormonsynthese
→ M. Basedow

> **Aus der Praxis**
>
> Beispiel für eine antikörperabhängige Rezeptorstimulation ist der **Morbus Basedow**, bei dem sich Autoantikörper mit dem TSH-Rezeptor der Schilddrüsenepithelzellen verbinden und zu vermehrter T_4-Synthese führen (siehe Kap. 11.2.2). Beispiele für blockierende Antikörperwirkungen sind der **insulinresistente Diabetes mellitus** (siehe Kap. 12.1.1) mit Antikörpern gegen Insulinrezeptoren auf Fettzellen und Endothelien sowie die **Myasthenia gravis pseudoparalytica**, bei der Autoantikörper die Acetylcholinrezeptoren an der postsynaptischen Membran der neuromuskulären Synapse blockieren und damit eine abnorme Schwächung willkürlich innervierter Muskeln verursachen.

Antikörperabhängige zelluläre Zytotoxizität

Schließlich können sich Antikörper mit Zelloberflächendeterminanten verbinden und über andere Mechanismen als die Komplementaktivierung eine Zellschädigung hervorrufen. Ein Beispiel hierfür ist die antikörperabhängige zelluläre Zytotoxizität (ADCC), wobei Makrophagen oder NK-Zellen als Effektorzellen wirken, die einen Rezeptor für das Fc-Fragment des IgG besitzen (siehe unten, Hashimoto-Thyreoiditis; siehe Kap. 5.2.4).

> **Merke!**
>
> Charakteristische pathologisch-anatomische Befunde existieren für Typ-II-Reaktionen nicht. Das Spektrum reicht von den Befunden eines vermehrten Zellabbaus im lymphoretikulären Gewebe (hämolytische Anämie, thrombozytopenische Purpura) über die Befunde der endokrinen Stimulation (Morbus Basedow) zu den Schocksyndromen eines Transfusionszwischenfalls oder dem Morbus hämolyticus neonatorum. Häufig werden pathologisch-anatomische Befunde durch die Effekte einer Organinsuffizienz oder der Insuffizienz eines Zellsystems geprägt. Entzündliche Veränderungen sind hierbei weniger stark entwickelt.

Immunkomplextyp (Typ III)

Immunkomplexreaktionen

Definition Die Immunkomplexreaktionen vom Typ III werden, ähnlich wie bei Typ-II-Reaktionen, durch komplementaktivierende IgG-Antikörper hervorgerufen. Allerdings richten sich diese gegen lösliches, nicht gegen zellgebundenes Antigen.

Ätiologie und Pathogenese Antigen-Antikörper-Komplexe (Ag-Ak-Komplexe) werden auch normalerweise gebildet, um Antigene zu eliminieren. Große Immunkomplexe bei Antikörperüberschuss werden durch das Phagozytensystem rasch aus der Zirkulation eliminiert. Unter bestimmten Bedingungen, z. B. bei Antigenüberschuss oder gewebsgebundenem Antigen, lagern sich die Immunkomplexe jedoch im Gewebe ab. Dadurch wird Komplement aktiviert und es entsteht eine entzündliche Reaktion, die besonders durch vermehrtes Auftreten neutrophiler Granulozyten und von Fibrinpräzipitaten geprägt ist. Diese Entzündungsreaktion entsteht später als bei der Typ-I-Reaktion, nämlich innerhalb von 4–8 Stunden nach Bildung des Immunkomplexes. Abhängig vom Ort der Reaktion entstehen verschiedenartige Symptome und gelegentlich schwere Krankheiten (Abb. 5.12).

> **Merke!**
>
> Da Immunglobulinablagerungen durch Immunfluoreszenz sehr leicht identifiziert werden können, wurde ihre pathogenetische Bedeutung für die Entstehung von Gewebeläsionen sehr hoch bewertet. Neuerdings ist an vielen Beispielen gezeigt worden, dass T-lymphozytäre Immunmechanismen für die Initialphase und auch für die Unterhaltung des pathologischen Geschehens gleichermaßen wichtig sind.

Mögliche Reaktionsmechanismen sind:
- Arthus-Reaktion: Bei der experimentell induzierten so genannten Arthus-Reaktion findet eine lokale Interaktion zwischen intrakutan injiziertem, löslichem Antigen und zirkulierenden Antikörpern in der Wand kleiner Blutgefäße statt. Nach etwa vier Stunden kommt es zur Rötung und Schwellung, die sich nach 1–2 Tagen zurückbildet. Morphologisch findet sich eine Vaskulitis der kleinen dermalen Blutgefäße.
- Farmerlunge: Ähnliche, wenn auch wesentlich komplexere Reaktionen sind bei der Hypersensitivitätspneumonitis, der so genannten Farmerlunge, wirksam. Bei dieser Erkrankung findet die Reaktion zwischen zirkulierenden Antikörpern bzw. sensibilisierten T-Lymphozyten mit inhalierten organischen Antigenen (aus schimmeligem Heu) in der Alveolenwand statt. Obwohl der Nachweis spezifischer Antikörper gegen Schimmelpilzbestandteile diagnostisch verwendet wird, zeigt die pathologisch-anatomische Untersuchung der Gewebeveränderung neben Immunkomplexen (Typ-III-Reaktion) auch eine granulomatöse Reaktion mit lymphozytärer Infiltration, die dem Typ IV der Immunreaktion (siehe Kap. 5.2.3) entspricht.

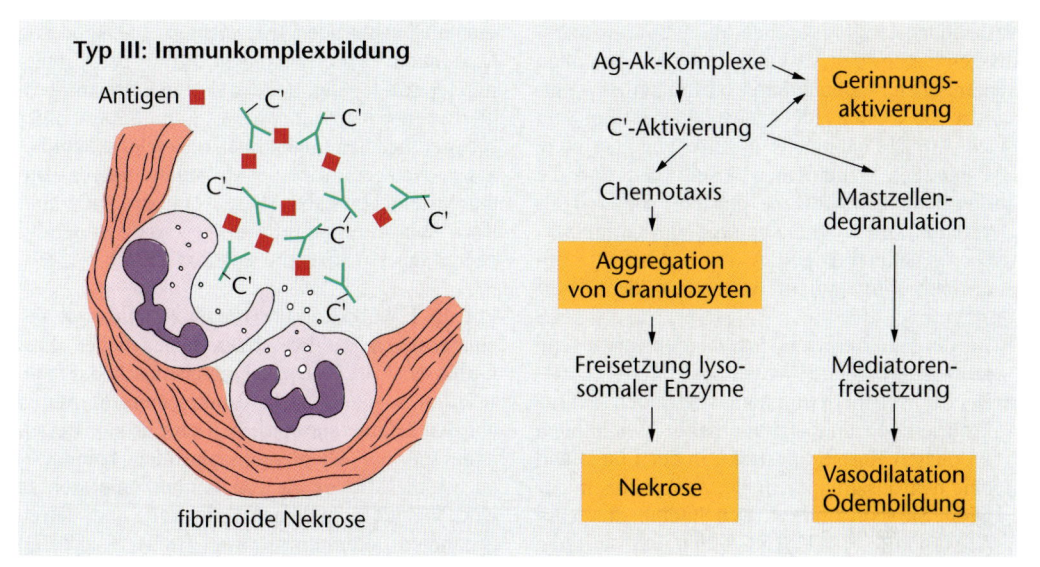

Abb. 5.12: Typ III der Überempfindlichkeitsreaktion (Immunkomplexbildung): Die Ausbildung von Antigen-Antikörper-Komplexen im Gewebe führt zur Aktivierung von Komplement (C') und Gerinnungskaskade. Für die Folgen im Gewebe ist die Chemotaxis und Aggregation von Granulozyten bedeutsam, da durch Freisetzung lysosomaler Enzyme eine Gewebenekrose entsteht. Die Freisetzung von Mediatoren verursacht Vasodilatation und Ödem, die aktivierte Gerinnungskaskade die Fibrinbildung und die fibrinoide Nekrose.

- **Serumkrankheit:** Die Serumkrankheit wurde früher recht häufig drei Tage bis drei Wochen nach Injektionen von Fremdserum beobachtet.
  - Nach einmaliger Injektion größerer Mengen von Fremdserum entsteht die akute Serumkrankheit mit Fieber, Abgeschlagenheit, Urtikaria, erythematösen Hautveränderungen, Arthralgien, Lymphknotenschwellung und Splenomegalie.
  - Bei kontinuierlicher oder mehrmaliger Zufuhr kleinerer Fremdserummengen entsteht die chronische Serumkrankheit, die durch Immunkomplexablagerungen in verschiedenen Geweben, besonders den Nierenglomeruli oder der Synovia, charakterisiert ist.

Immunkomplexerkrankungen

Definition Krankheiten, deren wesentliche klinische Erscheinungen auf der Bildung und Ablagerung von Immunkomplexen und deren Folgen beruhen, werden als Immunkomplexerkrankungen bezeichnet. Sie können generalisiert oder lokalisiert verlaufen.

Ätiologie Viele dieser Erkrankungen zählen zu den Autoimmunerkrankungen (siehe Kap. 5.2.4). Hierbei werden endogene Antigene als Reaktionspartner gefunden. Nicht selten sind jedoch auch Bakterienbestandteile oder injizierte Medikamente als exogene Antigene in den abgelagerten Immunkomplexen nachzuweisen. Die Immunkomplexerkrankung tritt dann para- oder postinfektiös in Erscheinung.

Rheumatoide Arthritis Generalisierte Immunkomplexerkrankungen kommen bei rheumatoider Arthritis vor (siehe Kap. 5.2.4). Die Immunkomplexe bestehen aus so genannten Rheumafaktoren, das sind Autoantikörper, die mit Immunglobulinen, besonders IgM, reagieren und diese im Bindegewebe oder auch in der Synovia präzipitieren.

Reaktive Arthritis Gelenkentzündungen unterschiedlichen klinischen Schweregrads kommen häufiger nach akuten, meist bakteriellen Entzündungen als so genannte reaktive oder postinfektiöse Arthritis vor. Hierbei wurden zirkulierende Immunkomplexe beobachtet.

SLE Auch beim SLE (Lupus erythematodes visceralis) kommen neben pathologischen zellulären Immunphänomenen Zeichen einer generalisierten Immunkomplexerkrankung vor. Bei dieser Krankheit treten v.a. spezielle Autoantikörper gegen doppelsträngige DNA auf, die auch in Immunkomplexen gefunden werden und das diagnostische LE-Zell-Phänomen hervorrufen.

5 Immunpathologie

Vaskulitiden Nekrotisierende Gefäßwandentzündungen (Arteriitis, Vaskulitis) können bei allen systemischen Immunkomplexerkrankungen entstehen. Sie können jedoch auch lokalisiert im Sinn eines Arthus-Phänomens in Erscheinung treten. Bei manchen systemischen Arteriitiden sind die auslösenden Autoantigene bekannt. Sie sind als Bestandteile der Granula neutrophiler Granulozyten, so genannter P-ANCA und C-ANCA (Antineutrophil Cytoplasmatic Antibodies) identifiziert worden:
- Bei der Panarteriitis nodosa werden vorwiegend größere, muskuläre Arterien betroffen.
- Bei der Wegener-Granulomatose finden sich nekrotisierende und granulomatöse Vaskulitiden im oberen Respirationstrakt, in der Lunge und eine nekrotisierende Glomerulonephritis in der Niere. Sie ist in ihrem aktiven Stadium durch hohe Serumtiter von C-ANCA charakterisiert, die diagnostisch wegweisend sind.
- Bei der Zeek-Hypersensibilitätsvaskulitis sind kleinere Arteriolen und präkapilläre Gefäßstrecken befallen (sog. mikroangiopathische Vaskulitis), wobei häufiger exogene Antigene (Medikamente, Nahrungsbestandteile, Bakterienbestandteile) ursächlich sind. Doch kann eine Vaskulitis auch ohne andere Zeichen einer generalisierten Krankheit auftreten.

Glomerulonephritiden Die wichtigste Gruppe von Immunkomplexerkrankungen stellen die Glomerulonephritiden dar. Bei der akuten exsudativ-proliferativen Glomerulonephritis kommt es zu einer subendothelialen (endokapillären) oder subepithelialen Ablagerung dieser Immunkomplexe: Immunhistologisch haben diese Komplexe ein granuläres Ablagerungsmuster im Gegensatz zu dem linearen des Goodpasture-Syndroms (Abb. 5.13).

Für die Lokalisation der Immunkomplexe an der glomerulären Basalmembran spielen neben ihrer Größe auch ihre physikalisch-chemischen Eigenschaften sowie spezielle Komplementrezeptoren auf den Glomerulusepithelien eine Rolle. Bei einem Teil der Glomerulonephritiden kommt es auch ohne Mitwirkung von Immunkomplexen zu einer lokalen Komplementaktivierung über den so genannten alternativen Weg (siehe Kap. 5.1.3) oder durch die Komplementaktivierung über den C5 aktivierenden C5a-Nephritisfaktor (bei der membranoproliferativen Form der Glomerulonephritis). Fast bei einem Drittel der Glomerulonephritiden ist der Hauptimmunoglobulinanteil IgA (die sog. IgA-Nephritis).

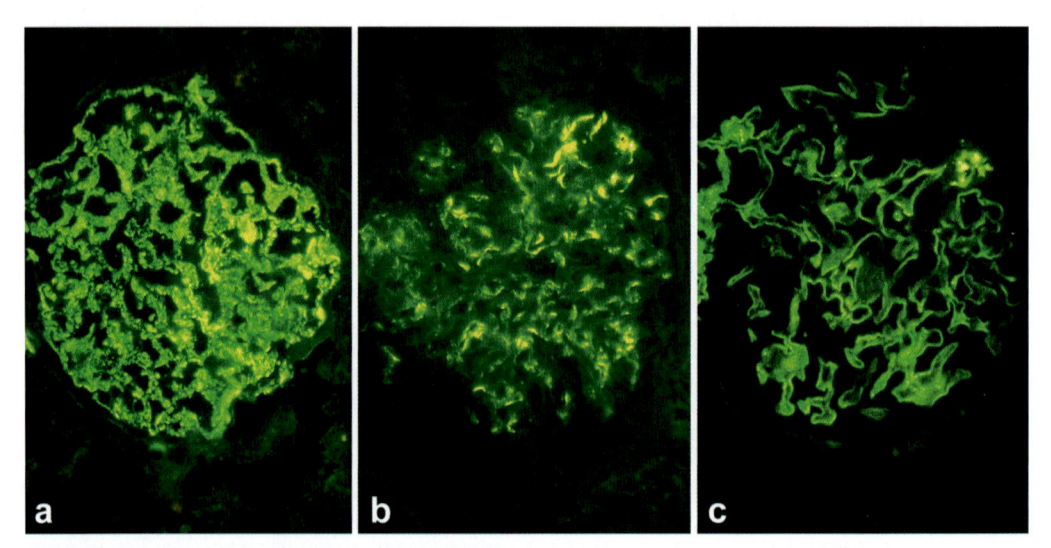

Abb. 5.13: Verschiedene immunhistologische Muster bei Glomerulonephritis.
a Granuläres Ablagerungsmuster bei Immunkomplexglomerulonephritis (Poststreptokokkenglomerulonephritis mit entsprechenden Reaktionen bei Nachweis von IgG, C1Q und C3).
b Grobe mesangiale IgA-Ablagerungen bei IgA-Glomerulonephritis.
c Lineare Ablagerung von IgG bei Glomerulonephritis vom Antibasalmembrantyp (Goodpasture-Syndrom).

5.2 Überempfindlichkeitsreaktionen (Hypersensitivitätsreaktionen)

> **Merke!**
>
> Die Antigene in den Ag-Ak-Komplexen der Glomerulonephritiden sind außerordentlich heterogen: Medikamente, Fremdserum, bakterielle, parasitäre, virale oder mykotische Antigene, wie auch Autoantigene und Tumorantigene wurden nachgewiesen. Für die krankheitsspezifische Entwicklung einer Glomerulonephritis spielt also nicht nur die Ausscheidung der Immunkomplexe, sondern auch die lokale Bindung von Immunkomplexen in der Basalmembran eine Rolle, wobei sich entweder die Antigene oder die Immunglobuline im Molekülgitter der Basalmembran binden und dann durch Hinzutreten des zweiten Reaktionspartners zu Immunkomplexen verbinden.

5.2.3 Überempfindlichkeitsreaktionen des T-Zell-Systems, Reaktion vom verzögerten Typ (Typ IV) !!!

Ätiologie und Pathogenese

Der Mechanismus der zellulären (Typ IV) Überempfindlichkeitsreaktionen beruht auf der Reaktion sensibilisierter T-Lymphozyten. Antikörper spielen hierbei keine Rolle. Als Antigene wirken
- Zellwandbestandteile
- an Zellen angelagerte Determinanten
- Determinanten von Bakterien, Viren, Protozoen oder Pilzen,

die zusammen mit den MHC-Klasse-II-Antigenen präsentiert werden. Im Gegensatz zu den von Antikörpern vermittelten Reaktionen, bei denen die antikörperbildenden Plasmazellen meist entfernt vom Ort des entzündlichen Infiltrats gelegen sind und die lokale Reaktion durch Freisetzung von Mediatoren oder Komplementaktivierung verursacht wird, ist das zelluläre entzündliche Infiltrat bei der Typ-IV-Reaktion durch sensibilisierte und aktivierte T-Lymphozyten geprägt. Daneben kommen die über Lymphokine und Interleukine rekrutierten Zellarten, die eosinophilen Granulozyten und Makrophagen in einer charakteristischen zellulären Zusammensetzung vor. Den Reaktionsweg zeigt Abb. 5.14.

Die lokale Entwicklung der zellulären Überempfindlichkeitsreaktionen ist langsamer als bei Typ I und III. Man spricht deshalb von der Hypersensitivitätsreaktion vom verzögerten Typ. Als klassisches Beispiel gilt die Tuberkulinreaktion.

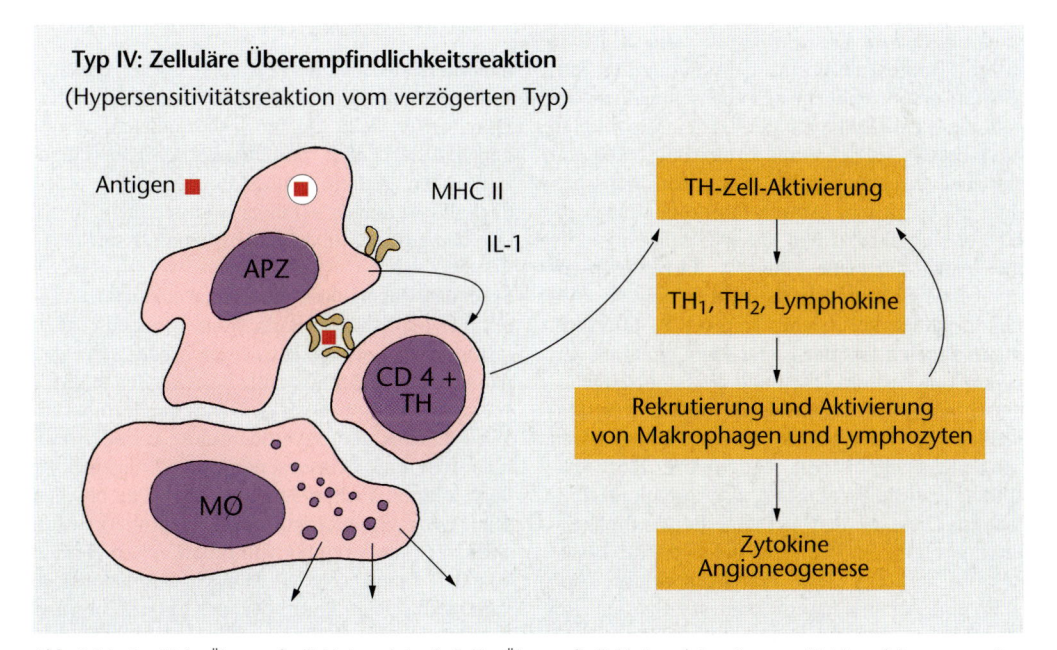

Abb. 5.14: Typ IV der Überempfindlichkeitsreaktion (zelluläre Überempfindlichkeitsreaktion, Hypersensitivitätsreaktion vom verzögerten Typ): Antigen führt über den exogenen Präsentationsweg antigenpräsentierender Zellen zur Aktivierung von CD4$^+$-T-Lymphozyten und zur Bildung von Zytokinen. Hierdurch werden Makrophagen (MØ) aktiviert, die weitere Zytokine und Wachstumsfaktoren produzieren und u.U. eine Granulombildung bewirken.

5 Immunpathologie

Beispiel Tuberkulose

Sensibilisierung Die Sensibilisierung des Organismus erfolgt bei Kontakt mit Tuberkelbakterien entweder im Rahmen einer Infektion oder einer aktiven Immunisierung mit BCG.

Hauttest Bei derart sensibilisierten Individuen, jedoch nicht bei Personen, die sich mit Tuberkelbakterien nicht auseinander gesetzt haben, entsteht auf eine intrakutane Injektion von Tuberkuloprotein (des sog. Tuberkulins) nach 48–72 Stunden eine entzündliche Hautreaktion. Diese kommt dadurch zustande, dass Tuberkulin mit sensibilisierten T-Lymphozyten reagiert und durch Freisetzung von Mediatoren andere Lymphozyten und Makrophagen chemotaktisch anlockt und aktiviert. Zytologisch sieht man eine massive zelluläre perivaskuläre Infiltration der Dermis, die vorwiegend aus Makrophagen und aktivierten T-Lymphozyten besteht. Eine positive Reaktion dieses Hauttests lässt auf spezifische Abwehrfähigkeit des Organismus schließen und beweist, dass eine Auseinandersetzung mit Tuberkelbakterien stattgefunden hat. Allerdings besteht auch bei positiver Tuberkulinreaktion kein kompletter Schutz vor einer Infektion mit *Mycobacterium tuberculosis*. Etwa 90 % aller Erwachsenen sind im Tuberkulintest positiv.

Primärtuberkulose Die Primärtuberkulose ist in unseren Breiten meist eine Erkrankung des Kindesalters und jugendlichen Erwachsenenalters, obwohl diese Erkrankung in den letzten Jahrzehnten durch bessere Hygiene- und Ernährungsbedingungen stark abgenommen hat. Bei einem Menschen ohne die spezifische Abwehrfähigkeit werden inhalierte Tuberkelbazillen meist subpleural aktiv und bilden dort eine zunächst unspezifisch erscheinende Entzündung, die bald in typische Epitheloidzelltuberkel (siehe Kap. 6.1.3) übergeht. Dieser Primäraffekt der Lunge kann einen Durchmesser von 1 cm erreichen und ist dann röntgenologisch nachweisbar. Sehr rasch werden Tuberkelbazillen über das Lymphsystem in die regionären Lungenhiluslymphknoten abdrainiert. Dort entsteht die gleiche Entzündung mit Epitheloidzelltuberkeln. Diese werden in Lunge und Lymphknoten nekrotisch, wobei stets die typische käsige Nekrose entsteht. Die Primärtuberkulose löst i.d.R. eine Immunreaktion vom verzögerten Typ (Typ IV) aus, womit der Organismus eine spezifische Immunität gewonnen hat. Der Primärkomplex vernarbt oft mit Verkalkung der vorangegangenen verkäsenden Nekrose. Auch völlig verkalkte tuberkulöse Herde können noch vitale Tuberkelbakterien enthalten.

Bei Infektion über den Darm entsteht der tuberkulöse Primärkomplex bevorzugt im distalen Ileum mit Beteiligung des oder der regionalen Lymphknoten. Auch von hier aus kann es zur tuberkulösen Bakteriämie und damit zur Miliartuberkulose kommen.

Fortschreitende Primärtuberkulose Wenn die Immunreaktion nicht ausreicht, oder wenn der Organismus durch Mangelernährung oder kräftezehrende Erkrankungen geschädigt ist, kann eine fortschreitende Primärtuberkulose folgen. Diese kann sowohl vom Lungenprimärherd als auch vom Lymphknotenprimärherd ihren Ausgang nehmen. Andere Teile der Lungen können befallen werden bis zur ganze Lappen zerstörenden so genannten käsigen Pneumonie, ein heute freilich seltenes Ereignis. Häufiger ist das Fortschreiten der Lymphknotentuberkulose, indem auf dem Lymphwege weitere Lymphknoten von Tuberkelbazillen befallen werden und sich dort wiederum ein spezifisches Granulationsgewebe mit nachfolgender käsiger Nekrose bildet. Durch Anschluss an das Blutsystem über den lymphatischen Ductus thoracicus können Tuberkelbazillen in das Blut kommen, womit eine tuberkulöse Bakteriämie vorliegt.

Miliartuberkulose Die Folge einer solchen hämatogenen Streuung ist die Miliartuberkulose, d.h. das Durchsetzen vieler Organe, insbesondere der Lungen und der Leber, mit hirsekorngroßen (Hirsekorn = lat. milium) Tuberkeln. Hierbei werden auch die Meningen befallen, wodurch die gefürchtete hämatogene tuberkulöse Meningitis entsteht.

Sekundäre Tuberkulose Von einer sekundären Tuberkulose spricht man dann, wenn Tuberkelbazillen im Organismus wieder aktiv werden, oder wenn eine massive Zweitinfektion trotz bestehender relativer Immunität pathogen wirkt. Die Sekundärtuberkulose geht i.d.R. als Organtuberkulose in eine chronische Tuberkulose insbesondere der Lungen über, doch können auch andere Organsysteme befallen sein (Urogenitaltuberkulose, Gelenktuberkulose). Typisch ist die Streuung von tuberkulösen Herden von den Lungenspitzen. Je nach Immunitätslage kann sie ausheilen, kann aber auch fortschreiten und zu größeren Gewebseinschmelzungen mit bronchogener Drainage führen. Damit entsteht eine kavernöse Tuberkulose mit unterschiedlich großen Kavernen (= Höhlen) im Lungengewebe.

> **Merke!**
>
> Eine ausgeheilte Primärtuberkulose kann durch andere Erkrankungen, z. B. durch andere Infektionen, aber auch einen malignen Tumor, insbesondere aber durch erworbene Immundefekte (siehe Kap. 5.3.2) wieder aktiv werden. Solche Exazerbationen der Tuberkulose verlaufen oft besonders schwer.

Indurierend-zirrhotische Lungentuberkulose Wenn die tuberkulösen Herde vernarben, bildet sich die indurierend-zirrhotische Lungentuberkulose mit Vernarbungen und anschließendem perifokalem Emphysem. Bei allen aktiven Lungenaffektionen kann auch die Pleura beteiligt sein (= Pleuritis tuberculosa).

Weitere Typ-IV-Reaktionen

T-lymphozytäre Überempfindlichkeitsreaktionen vom verzögerten Typ sind auch für den Verlauf anderer Infektionskrankheiten von entscheidender Bedeutung. Dies gilt insbesondere auch für virale Infekte.

Kontaktdermatitis Die T-Zell-Reaktion vom verzögerten Typ erklärt auch die Kontaktdermatitis. Sie ist die Folge einer Antigenaufnahme durch die Haut, z. B. bei eng anliegenden Kleidungsstücken oder bei Auftragen von Lösungen. An den Kontaktstellen entstehen kleine Hautbläschen innerhalb der meist stark geröteten Haut. Sekundär kommt es zu reaktiven Verhornungen mit Verbreiterung der Epidermis und dichten lymphozytären Infiltraten als Ausdruck der übersteigerten T-Lymphozyten-Reaktion.

Granulomatöse Reaktion Eine besondere Form der verzögerten Überempfindlichkeitsreaktion findet sich bei nicht oder nur schwer durch Makrophagen degradierbaren Antigenen. Es kommt dann durch TH_1-Zytokine, Interferon γ und unter der Wirkung von Interleukin 2 und TNF-α zu einer massiven Makrophagenaktivierung und -akkumulation sowie zu einer morphologischen Transformation in Epitheloidzellen. Diese Mechanismen sind die immunologische Grundlage der granulomatösen Reaktion. Epitheloidzellen sind nicht phagozytisch aktiv, sie können aber Fremdantigene vom gesunden Gewebe demarkieren und bewirken durch verstärkte O_2-Radikalproduktion und NO-Synthese extrazellulär zyto- und bakterizide Funktionen (siehe Kap. 6).

Zytotoxische T-Zellen Eine weitere Variante der Typ-IV-Hypersensitivität besteht in der Effektorfunktion der zytotoxischen $CD8^+$-T-Zellen, die antigentragende Zielzellen zerstören. Diese wichtige Reaktion in der Elimination virusinfizierter Zellen und in der Tumorimmunologie kann im Fall einer Hypersensitivität auch zu erheblichen Zell- und Organnekrosen führen und stellt einen wichtigen Mechanismus in der Transplantatabstoßungsreaktion (siehe Kap. 5.4) dar.

> **Merke!**
>
> Bei vielen Krankheiten wirken verschiedene Effekte und Systeme der immunologischen Überempfindlichkeitsreaktionen zusammen, wie dies etwa bei der Farmerlunge (siehe Kap. 5.2.2) besprochen wurde.

5.2.4 Autoimmunkrankheiten (Autoaggressionskrankheiten) !!

Definition Als Autoimmunkrankheiten oder Autoaggressionskrankheiten bezeichnet man jene meist chronisch verlaufenden Krankheiten, deren Ursache auf immunologischen, schädigenden Reaktionen gegen körpereigene Strukturen beruht. Die spezifische Immuntoleranz gegenüber normalen Bestandteilen des eigenen Körpers wird als Autotoleranz bezeichnet.

Allgemeines

Autotoleranz

Autotoleranz bedeutet nicht, dass normalerweise keine Antikörper gegen „Selbst" (= Autoantikörper) gebildet werden können. Die Autotoleranz ist zellulär repräsentiert, wobei T- und B-Lymphozyten nicht in gleicher Weise betroffen sind. Gegenüber vielen, nur in geringer Konzentration in Körperflüssigkeiten vorkommenden Autoantigenen besteht nur T-, aber nicht B-Lymphozyten-Toleranz. Bei T-abhängigen Antigenen genügt dies funktionell, um eine immunologische Reaktion zu verhindern. Durch verschiedene spezifische oder unspezifische Amplifikationsmechanismen kann u.U. eine Autoantikörperbildung stattfinden, besonders wenn Suppressormechanismen defekt sind. Erst wenn Autoantikörper zu einer Gewebsschädigung führen, spricht man von einer Autoimmunkrankheit.

5 Immunpathologie

> **Merke!**
> In aller Regel bleibt eine Autoantikörperbildung ohne pathogenen Effekt und damit klinisch irrelevant.

Ätiologie und pathogenetische Mechanismen

Die Häufigkeit von Autoantikörpern im Serum klinisch gesunder Menschen nimmt mit dem Alter zu und ist bei einem Normalkollektiv jenseits des 60. Lebensjahrs größer als 10 %. Schädigende Autoreaktivität führt zu Autoimmunerkrankungen. Hierfür sind dann zusätzliche Mechanismen, wie genetische Disposition, pathologische Immunregulation durch lokale oder allgemeine Verminderung von immunologischen Suppressormechanismen oder chemische Modifikation des Autoantigens, wirksam. Die pathogenetischen Faktoren können bei verschiedenen Autoimmunerkrankungen durchaus unterschiedlich sein und werden im Folgenden einzeln diskutiert.

Freisetzung von versteckten Antigenstrukturen Die Induktion und Unterhaltung einer spezifischen Autotoleranz setzt die Zugänglichkeit und Präsentation des Autoantigens (Tolerogens) während der Ontogenese und im späteren Leben voraus. Wenn Antigene innerhalb eines Organs oder im Zellinneren durch anatomische und/oder funktionelle Barrieren vom Kontakt mit dem lymphoretikulären System ausgeschlossen werden, kann sich keine Autotoleranz bilden. Ein im späteren Leben eintretender Gewebeschaden wird dann zu einer Autoantikörperbildung führen. Meist entstehen dabei dann organtypische Autoimmunphänomene, z. B. spermaspezifische Antikörper nach Vasektomie; Antikörper gegen Linseneiweiß, Linsenkapsel und/oder Antigene der sensorischen Netzhaut bei Glaukomoperationen und Verletzungen des Auges; Antikörperbildung gegen Herzmuskelantigene bei Myokardinfarkt; Antikörper gegen Schilddrüsenkolloidbestandteile und Thyreoglobulin u. a. Meist sind diese Autoimmunreaktionen jedoch vorübergehend und ohne klinische Folgen. Eine progressive Autoimmunerkrankung scheint die persistierende Antigenpräsenz in immunogener Konzentration und adäquater Präsentation für das T-Zellen-System zur Voraussetzung zu haben.

Thymusdefekt Ein weiterer pathogenetischer Faktor kann ein Thymusdefekt sein – setzt doch die normale T-Lymphozyten-Ausreifung einen intakten Thymus voraus (siehe Kap. 5.1.2). Im Thymus erfolgt die Selektion von nicht autoreaktiven Zellklonen und die Induktion einer „klonalen Anergie".

> **Aus der Praxis**
> Die wichtigste Erkrankung im Zusammenhang mit einem Thymusdefekt ist die **Myasthenia gravis pseudoparalytica**. Es handelt sich um eine erworbene Muskelschwäche durch Autoantikörper und eine T-Zell-Reaktivität gegen den postsynaptischen nikotinischen Acetylcholinrezeptor, der normalerweise die Reize vom Nerv auf den Muskel überträgt. Bei über 90 % der Patienten bestehen Thymusveränderungen: in den meisten Fällen eine Entzündung mit B-Lymphozyten und Keimzentren (= lymphofollikuläre Thymitis). Etwa ein Fünftel dieser Patienten haben epitheliale Thymustumoren.

Genetische Disposition u. a. Faktoren Außerdem spielen genetische Dispositionen bei der Entstehung von Autoimmunkrankheiten eine erhebliche Rolle, insbesondere die Konstellation der Antigene des Haupthistokompatibilitätskomplexes (MHC) der Klasse II (siehe Tab. 5.3). In diesem Zusammenhang ist auch eine besondere hormonelle Determination zu erwähnen, da fast alle Autoimmunerkrankungen bei Frauen häufiger sind als bei Männern. Diskutiert wird außerdem eine virale Induktion der Autoreaktivität. Viren können insbesondere den Bruch der Autotoleranz der T-Lymphozyten erklären.

Schließlich kann ein Bruch der Autotoleranz durch so genannte Partial-Antigen-Gemeinschaften entstehen.

> **Aus der Praxis**
> Bei der **Chagas-Erkrankung** bestehen Partial-Antigen-Gemeinschaften zwischen dem Trypanosoma cruzi und Herzmuskelzellen und sind Ursache für die oft letale Herzmuskelbeschädigung.

Viele Autoimmunerkrankungen sind durch eine Unterfunktion oder durch einen Mangel von Suppressormechanismen und regulatorische T-Zellen charakterisiert, die normalerweise den Ablauf der Immunreaktionen und die Antikörperbildung gegenregulieren. Welcher der hier beschriebenen pathogenen Mechanismen den Bruch der Selbsttoleranz im Einzelfall bedingt und welcher die Progression der Autoimmunkrankheiten bestimmt, ist noch nicht in allen Fällen geklärt.

5.2 Überempfindlichkeitsreaktionen (Hypersensitivitätsreaktionen)

Krankheitsbilder

Lymphozytäre Thyreoiditis (Hashimoto)

Definition Die lymphozytäre Thyreoiditis (Hashimoto), eine autoimmune Schilddrüsenentzündung, ist die extreme Verlaufsform der klinisch oft stumm oder oligosymptomatisch verlaufenden Immunthyreoiditis (siehe Kap. 11.4.2).

Ätiologie und Pathogenese Als relevantes Autoantigen werden Antikörper gefunden gegen:
- Thyreoglobulin
- mikrosomale Antigene
- Membranantigene von Schilddrüsenepithelien.

Neben der direkten Antikörperwirkung werden als zellschädigende Mechanismen die antikörperabhängige, durch Makrophagen vermittelte Zytotoxizität und T-lymphozytäre Effektormechanismen diskutiert.

Morphologie und Klinik Die Erkrankung betrifft Frauen mittleren Alters mindestens fünfmal häufiger als Männer. Die Schilddrüse ist vergrößert, und zwar durch ausgedehnte lymphozytäre Infiltrate mit Bildung florider Keimzentren (Abb. 5.15). Dabei werden die Schilddrüsenfollikel zerstört. Die noch erhaltenen Epithelien zeigen eine oxyphile (onkozytäre) Transformation. Mit progressiver Epithelzerstörung treten die klinischen Zeichen der Schilddrüsenunterfunktion ein, und die entzündliche Reaktion geht zurück, sodass zuletzt eine komplette Organatrophie resultieren kann. Bei den Patienten besteht eine Prävalenz von HLA-DR8 und HLA-DR3. Außerdem koexistiert diese Erkrankung gehäuft mit anderen Autoimmunerkrankungen, wie z.B. perniziöse Anämie, Sjögren-Syndrom, chronische aktive Hepatitis, Lupus erythematodes visceralis, rheumatoide Arthritis, Diabetes mellitus Typ I, Morbus Addison. Eine familiäre Häufung dieser Erkrankungen ist bekannt.

Lupus erythematodes visceralis

Definition Der Lupus erythematodes visceralis ist der Prototyp einer Multiorganerkrankung autoimmunologischer Genese.

Ätiologie Eine große Zahl ganz unterschiedlicher Autoantikörper wird gefunden. Charakteristisch sind besonders die antinukleären Autoantikörper (ANA), die gegen Doppelstrang-DNA und gegen bestimmte Ribonukleoproteine gerichtet sind. Andere antinukleäre Spezifitäten der Autoantikörper kommen beim Sjögren-Syndrom (siehe unten), beim CREST-Syndrom und bei der Sklerodermie (siehe unten) vor.

Morphologie und Klinik Wie bei den meisten Autoimmunerkrankungen sind Frauen wesentlich häufiger betroffen als Männer (M:F = 1:9). Das Erkrankungsalter liegt im Mittel zwischen 20 und 60, doch

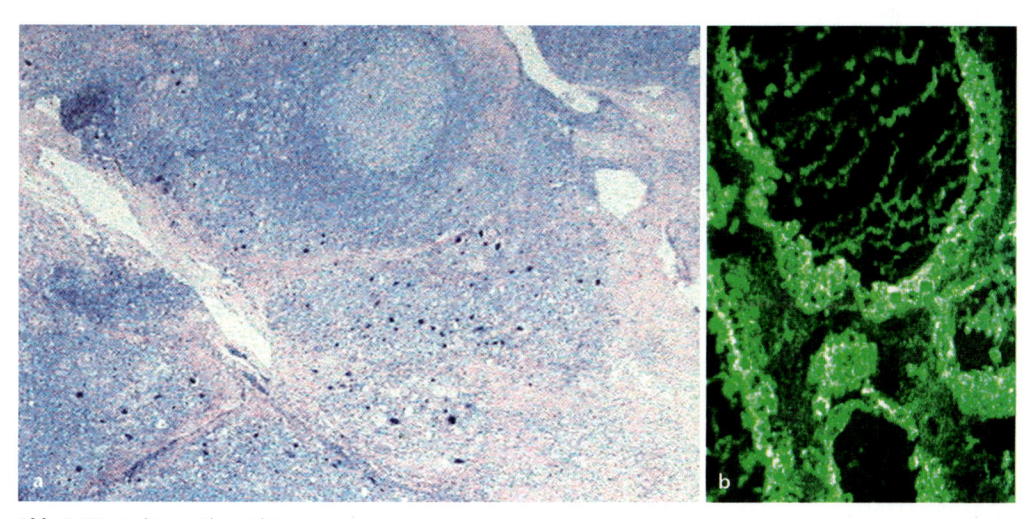

Abb. 5.15: Hashimoto-Thyreoiditis.
a Keimzentrumsreaktion in der Schilddrüse. Man sieht die dichte lymphozytäre Infiltration mit Keimzentren, daneben Reste von Schilddrüsengewebe.
b Autoantikörpernachweis im Serum von Patienten mit Hashimoto-Thyreoiditis. Die starke grünliche Fluoreszenz zeigt die Anwesenheit von spezifischen, gegen Schilddrüsengewebe (mikrosomale, zytoplasmatische Antigene) reagierenden Autoantikörpern.

können alle Altersgruppen, auch Kinder, betroffen sein. Klinisch kann die Erkrankung akut oder schleichend beginnen und ist durch einen chronischen, oft in Schüben verlaufenden, manchmal fieberhaften Krankheitsverlauf charakterisiert, bei dem vorwiegend die Haut, die Gelenke, die Nieren und seröse Membranen (Pleura, Peritoneum, Perikard) befallen sind. Viszerale Läsionen werden typischerweise durch Immunkomplexablagerungen verursacht (Typ III der Überempfindlichkeitsreaktion). Vor dem Nachweis spezifischer Autoantikörper galt der LE-Test als diagnostisch. Hierbei wurden Granulozyten mit Patientenserum inkubiert. Durch Bindung der antinukleären Antikörper an zerfallene Granulozyten und Zellkerne werden diese durch noch vitale Zellen phagozytiert und bilden das LE-Zellphänomen. Ähnliche Phänomene liegen den in viszeralen Läsionen der Erkrankung nachgewiesenen so genannten Hämatoxylinkörperchen zugrunde, wo sie diagnostische Beachtung finden.

Organbefunde und -beteiligung sind äußerst variabel. Typische Veränderungen sind:
- nekrotisierende Vaskulitis der kleinen Arterien und Arteriolen
- unterschiedliche morphologische Formen einer Glomerulonephritis mit immer vorhandenen granulären mesangialen Immunkomplexablagerungen
- schmetterlingsförmiges makulopapilläres Exanthem des Gesichts mit Atrophie der Epidermis
- rezidivierende serofibrinöse Entzündungen der Serosaoberflächen, v.a. des Perikards und der Pleura
- nichtbakterielle verruköse Endokarditis, die so genannte Libman-Sacks-Endokarditis.

Differentialdiagnose Der Lupus erythematodes visceralis muss differentialdiagnostisch gegen rein kutane Formen des Lupus erythematodes discoides abgegrenzt werden. Bei bestimmten Medikamenten (z.B. Hydralazinen, Procainamid, Penicillamin) kann ein Syndrom auftreten, das dem Lupus erythematodes sehr ähnlich ist. In letzter Zeit ist eine dem Lupus erythematodes visceralis klinisch identische Erkrankung definiert worden, das so genannte Sneddon-Syndrom. Dabei sind keine antinukleären Autoantikörper nachzuweisen, aber charakteristische Antikörper gegen bestimmte Lipoproteine (Antikardiolipinantikörper), die auch bei Lupus erythematodes visceralis gefunden werden. Die Antikardiolipinantikörper können zu Thrombosen kleiner Arteriolen in verschiedenen Organen führen.

Sjögren-Syndrom

Definition Das Sjögren-Syndrom ist eine Erkrankung, die durch Trockenheit der Augen (Keratoconjunctivitis sicca) und Trockenheit des Mundes (Xerostomie) charakterisiert ist und durch eine immunologisch bedingte Zerstörung der Tränen- und Speicheldrüsen hervorgerufen wird.

Formen Es tritt auf
- als primäre Form (sog. Sicca-Syndrom) oder
- häufiger in Verbindung mit anderen systemischen Autoimmunerkrankungen (sekundäre Form), wobei die Assoziation mit einer rheumatoiden Arthritis oder dem Lupus erythematodes visceralis besonders häufig ist.

Ätiologie und Morphologie Charakteristisch sind Autoantikörper gegen Ribonukleoproteine (SS-A und SS-B), die bei bis zu 90 % der Patienten gefunden werden. Pathologisch-anatomisch diagnostisch ist die myoepitheliale Sialadenitis eine ausgeprägte periduktale lymphozytäre Infiltration der Speicheldrüsengänge mit Atrophie des Drüsenparenchyms und Proliferation myoepithelialer Zellen. Aus dieser Veränderung kann sich sekundär ein malignes Lymphom der Speicheldrüsen entwickeln.

Rheumatoide Arthritis

Definition Die rheumatoide Arthritis (RA) ist eine chronische entzündliche Erkrankung, die primär die Synovialmembran der kleinen Gelenke betrifft und mit vielen extraartikulären Veränderungen einhergehen kann.

Ätiologie und Pathogenese Es besteht eine Prävalenz der Erkrankten für HLA-DR4 und Dw4 (siehe Tab. 5.3). Als charakteristisches Autoimmunphänomen findet man so genannte Rheumafaktoren im Serum, die eine Heteroagglutination von Schafserythrozyten bewirken (Waaler-Rose-Test). Es handelt sich dabei um große Immunkomplexe, die aus IgM und IgG bestehen. Dabei wirkt IgM als Antikörper, der ein Antigen auf dem Fc-Fragment des IgG bindet. Kleinere Rheumafaktoren bestehen aus IgG-Anti-IgG und IgA-Anti-IgG. Diese Rheumafaktoren aktivieren Komplement. Es können dann rheumatoide (fibrinoide) Nekrosen und Rheumaknoten (siehe Kap. 3.4.2, Abb. 3.9) im Bereich der Gelenkkapsel und in extraartikulären Organen (Herz, Lunge) entstehen.

5.2 Überempfindlichkeitsreaktionen (Hypersensitivitätsreaktionen)

> **Merke!**
> Trotz des Nachweises pathologischer Autoantikörper (Rheumafaktoren) ist wahrscheinlich das T-Zell-System für die Entwicklung und Progredienz der Erkrankung entscheidend.

Morphologie und Klinik Die RA befällt etwa 1 % der erwachsenen Bevölkerung mit Überwiegen des weiblichen Geschlechts (M:F = 1:3). Jedes Gelenk kann betroffen sein, doch beginnt die Erkrankung in typischer Weise symmetrisch in den Metakarpophalangeal- und Metatarsophalangealgelenken sowie den proximalen Interphalangealgelenken und betrifft später Knie und Ellenbogen. Auch Sehnenscheiden und Bursen können befallen sein. Durch die Bildung eines entzündlichen Pannus aus Makrophagen, Fibroblasten und Lymphozyten kommt es zur Gelenkzerstörung, besonders im Bereich der Grenze zwischen Synovia und Gelenkknorpel. Die histologischen Veränderungen der Synovia zeigen bei etablierter RA eine starke Infiltration mit T-Lymphozyten, wobei die T-Helferlymphozyten überwiegen. Daneben kommen aktivierte Makrophagen, B-Lymphozyten und Plasmazellen als Effektorzellen der Immunreaktion vor.

Folgende Stadien können unterschieden werden:
- Initialphase: Die entzündlichen Phänomene sind uncharakteristisch. Die Synovia ist verdickt durch Makrophageninfiltration der synovialen Deckzellschicht und ein entzündliches Infiltrat mit Überwiegen der T-Helferlymphozyten. Es bestehen ein synoviales Ödem und ein Gelenkerguss.
- Stadium der etablierten RA: Es treten proliferative und destruktive Veränderungen am Knorpel und am subchondralen Knochen sowie im Bereich der Synovia hinzu.
- Endstadium: Der Gelenkknorpel ist völlig zerstört und es bildet sich eine fibrös fixierte Gelenkversteifung.

Sklerodermie

Definition Die Sklerodermie ist eine durch progressive Sklerose nicht nur der Haut, sondern auch der viszeralen Organe charakterisierte Autoimmunerkrankung.

Morphologie und Klinik Nach der klinischen Erscheinungsform werden heute zwei Gruppen der Erkrankung unterschieden:
- diffuse Sklerodermie: Vorwiegend ist die Haut betroffen, später kommt es zur Progression mit viszeraler Beteiligung.
- CREST-Syndrom: Das Syndrom fasst die Symptome Kalzinose, Raynaud-Phänomen, Ösophagusbefall, Sklerodaktylie und Teleangiektasien zusammen. Die Haut ist nur wenig betroffen, vorwiegend an den Fingern und im Gesicht.

Auf diese Erkrankung passt am ehesten der Name **„Kollagenose"**, der für alle diese systemischen Autoimmunerkrankungen des sog. rheumatischen Formenkreises geprägt wurde, jedoch unpassend ist, da die Kollagenveränderungen des interstitiellen Gewebes keine primäre Erkrankung des Kollagens darstellen, sondern sekundäre Folgen des pathologischen Immunprozesses sind. Pathologisch-anatomisch findet man bei Sklerodermie eine hochgradige Vermehrung des dermalen Kollagens mit Atrophie der Adnexstrukturen und der Epidermis. Hinzu kommt eine eigenartige Veränderung kleiner Arterien besonders in den Nieren, die zu dem für die Krankheit typischen Nierenversagen führen.

Weitere Kollagenosen Zu den Kollagenosen im weiteren Sinn wurden auch die Polymyositis bzw. Dermatomyositis gezählt. Hierbei handelt es sich um chronische entzündliche Erkrankungen der Haut und Muskulatur ungeklärter Ursache mit sehr unterschiedlichen pathologischen Immunphänomenen, die nicht nur idiopathisch, sondern auch als paraneoplastische Immunkrankheit bei verschiedenen Karzinomen auftreten kann.

Panarteriitis nodosa

Die Pathogenese der Panarteriitis nodosa wie auch der anderen Hypersensitivitätsarteriitiden wurde bei den Immunkomplexerkrankungen (Typ III) der Hypersensitivitätsreaktionen besprochen.

Morphologie und Befund Die Panarteriitis nodosa ist selten und betrifft Männer etwas häufiger als Frauen (M:F = 2,5:1) mit einem mittleren Erkrankungsalter von 45 Jahren. Eine autoimmune Genese der Erkrankung ist nicht gesichert.

Pathologisch-anatomisch besteht eine segmental ausgeprägte nekrotisierende **Arteriitis** mit fibrinoider Wandnekrose und dichter, v.a. in den akuten Stadien granulozytärer und monozytärer Wandinfiltration (Abb. 5.16). Es kommt zu sekundären Lichtungseinengungen und Thrombosen mit arteriellen Gefäßverschlüssen, die zu Infarkten in den betroffenen Organen führen. Pulmonale Arterien werden üblicherweise ausgespart. Durch die Wandzerstörung können kleine Aneurysmen entstehen.

5 Immunpathologie

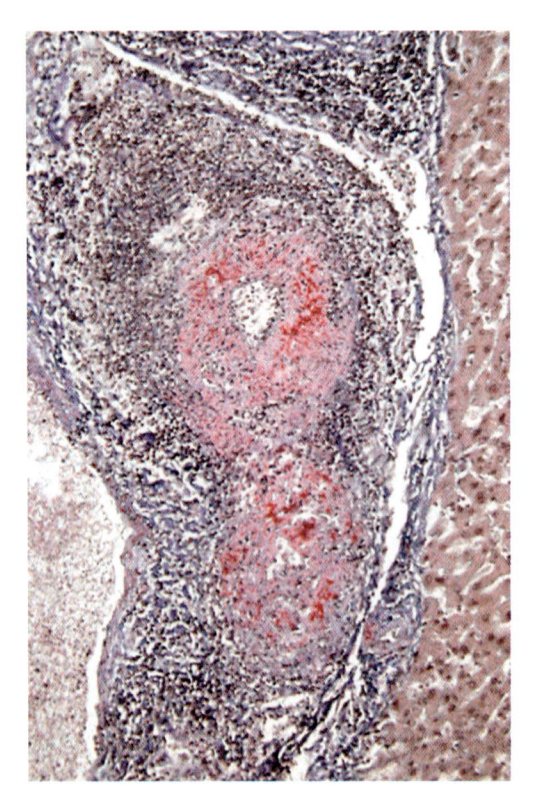

Abb. 5.16: Panarteriitis nodosa mit ausgedehnter fibrinoider Wandnekrose einer mittelgroßen Arterie.

Eine Beteiligung der Nierenglomeruli führt zu einer **nekrotisierenden Glomerulonephritis.** Bei 30 % der Patienten besteht eine Hepatitis-B-Antigenämie. Es wurden zirkulierende Immunkomplexe mit Hepatitis-B-Antigen gefunden und mit Immunfluoreszenz in der Wand befallener Blutgefäße nachgewiesen. Dies weist auf pathologische Immunphänomene mit Immunkomplexbildung als Krankheitsursache hin.

Weitere Vaskulitiserkrankungen Neben der klassischen Panarteriitis nodosa existieren zahlreiche weitere klinische Syndrome, die durch nektrotisierende Vaskulitiden charakterisiert sind. Auch hierfür werden verschiedene Immunmechanismen angeschuldigt (mikroangiopathische Vaskulitis, Wegener-Granulomatose, Churg-Strauss-Syndrom).

5.3 Immundefekte

Einteilung Man unterscheidet
- angeborene Formen und
- sekundäre, während des Lebens sich entwickelnde, erworbene Immundefekte.

Ätiologie

Störungen der normalen Abwehrreaktion können viele Ursachen haben. Üblicherweise wird bei den angeborenen Formen eine genetische Ursache vermutet, die jedoch nicht in jedem Fall bewiesen werden kann. Angeborene Immundefekte können nämlich auch Sekundärmanifestationen intrauteriner Infektionen (z. B. bei Röteln) oder einer Organanlagestörung sein. Angeborene und genetisch bedingte Immundefekte sind darüber hinaus häufig nicht schon zu Beginn des Lebens manifest. So zeigt sich eine Abwehrstörung auch bei den schwersten Immunmangelzuständen erst nach Abfallen der mütterlichen Immunglobuline (etwa ab dem 6. Lebensmonat). Die komplexeren und weniger stark ausgeprägten Immunmangelzustände zeigen sich erst im späteren Leben oder bei Infektion mit bestimmten Keimen, gegen die ein selektiver Immunmangel besteht. Immundefekterkrankungen wurden seit jeher trotz ihrer Seltenheit als „Experimente der Natur" beobachtet, da sie die ersten klinischen Evidenzen für Funktionsweise und Aufbau des menschlichen Immunsystems boten.

Defektzuordnung

Die genetischen Formen der Immundefekte werden traditionell den normalen Differenzierungsschritten der Lymphopoese zugeordnet, wobei der resultierende Defekt umso schwerwiegender ist, je früher er in der Lymphozytenentwicklung auftritt oder je bedeutender sich das Fehlen eines bestimmten Rezeptors oder regulatorischen Proteins für die Lymphozytenentwicklung oder die Funktionsweise der Immunreaktionen auswirkt:
- Eine Störung auf dem Niveau der lymphatischen Stammzelle und ihrer frühen Entwicklungsschritte führt zu einem schweren, kombinierten Immundefekt, also einem Versagen des T- und des B-Zell-Systems.
- Eine Entwicklungsstörung in den frühen Entwicklungsschritten des B-Zell-Systems hat eine Agammaglobulinämie zu Folge.
- Das Fehlen oder eine schwere Bildungsstörung des Thymus ruft einen isolierten T-Lymphozyten-Defekt hervor.

Aufgrund der komplizierten molekularen Interaktionen im normalen Immunsystem werden bei Fehlen bestimmter wichtiger Effektor- und Funktionsmoleküle schwerwiegende Immundefekte resultieren, auch wenn die verschiedenen Lymphoyztensubpopulationen vorhanden sind.

> **Merke!**
> Nicht alle genetischen Immundefekte sind also durch das primäre Fehlen der entsprechenden Lymphozytensubpopulation im peripheren Blut oder in den Geweben charakterisiert.

5.3.1 Angeborene Immundefekte

Schwerer kombinierter Immundefekt

Syn. Severe Combined Immunodeficiency, SCID, Schweizer Typ des Immundefekts

Sowohl die T- als auch die B-zelluläre Immunität fehlen, wobei das T-Zell-System führend ist und mitunter noch B-Lymphozyten im Blut gefunden werden. Man kennt geschlechtsgebundene rezessiv vererbte, autosomal-rezessiv vererbte und sporadische Formen.

Ätiologie Der schwere kombinierte Immundefekt stellt eine Gruppe molekular heterogener Krankheiten dar. Bei der häufigsten Form, dem geschlechtsgebundenen SCID, erkranken männliche Neugeborene, die eine inaktivierende Mutation in der für viele Zytokinrezeptoren gemeinsamen γ-Kette besitzen. Bei anderen, selteneren, autosomal vererbten Erkrankungen fehlen die MHC-Klasse-II-Expression oder bestimmte Enzyme, die für die T-Lymphozyten-Entwicklung und -Rezeptorbildung im Thymus bedeutsam sind (siehe unten).

Morphologie und Klinik Meist erkranken Kinder im Alter von 6 Monaten (nach Verlust der durch mütterliche Antikörper transferierten Immunität) an rekurrierenden viralen, bakteriellen, mykotischen und protozoalen Infekten.

Periphere Lymphozyten fehlen oder sind hochgradig reduziert. Bei immunologischer Austestung finden sich, wenn überhaupt, nur B-Lymphozyten. In den peripheren lymphatischen Organen sind entweder keine Lymphozyten oder nur Primärfollikel von B-Lymphozyten nachzuweisen.

Therapie Viele dieser Defekte der Lymphozytenentwicklung können durch eine allogene Knochenmarktransplantation überwunden werden, die die defektiven Zellpopulationen ersetzt und bei vorhandener Thymusfunktion zur Ausbildung eines funktionstüchtigen Immunsystems führt. Da heute viele der molekularen Defekte identifiziert sind, besteht eine neue Therapieform in der Übertragung genetisch manipulierter, eigener Knochenmarkstammzellen, der viel diskutierten somatischen Gentherapie.

Immundefekterkrankungen mit Enzymdefekten

Ätiologie Enzymdefekte machen wahrscheinlich weniger als 15 % der Immundefekterkrankungen aus. Doch werden sehr wahrscheinlich zusätzliche Enzymdefekte bei bislang ungeklärten Immunmangelzuständen gefunden werden. Die bislang bekannten Enzymdefekte betreffen fast ausschließlich den Nukleinsäureabbau. Bei selteneren, schweren kombinierten Immundefekten findet sich ein Defekt der für die Rekombination des T-Zell-Rezeptors verantwortlichen Enzyme (RAG-1 und RAG-2) (Omenn-Syndrom), wodurch keine normalen T-Zell-Rezeptoren gebildet werden können.

Pathogenese und Befund Es besteht ein schwerer kombinierter Immundefekt (SCID) bei Fehlen der Adenosindesaminase. Bei Purin-Nukleosid-Phosphorylase-Mangel resultiert ein isolierter T-Zellen-Defekt, während bei bestimmten B-Zell-Immundefekten ein Mangel an 5-Nukleotidase beobachtet wird. Die Ursache des Immundefekts liegt offensichtlich in der intrazellulären Anhäufung toxischer intermediärer Stoffwechselprodukte in den Vorläuferzellen der T- und B-Lymphozyten.

Therapie Da das Enzym Adenosindesaminase in Erythrozyten vorhanden ist, kann bei diesem Enzymdefekt eine Behandlung mit bestrahlten Bluttransfusionen erfolgreich sein.

Di-George-Syndrom (Thymusaplasie, Thymushypoplasie)

Die kongenitale Thymusaplasie oder -hypoplasie ist i.d.R. Teil eines komplexen Fehlbildungssyndroms, welches sofort nach der Geburt manifest ist.

Ätiologie und Befund Aus der fehlenden Ausbildung oder Fehlbildung der 3. und 4. Schlundtasche und der sie versorgenden Gefäße resultieren ein komplexes Herzvitium, eine Thymusaplasie oder

-hypoplasie und ein Fehlen der Nebenschilddrüsen. Die Initialsymptome nach der Geburt werden durch die Fehlbildung der Parathyroideae (Tetanie) und die Herzfehlbildung bewirkt. Man kann dann immunologisch auch die fehlende T-Zell-Immunität beweisen. Häufig besteht jedoch lediglich eine Thymushypoplasie und -heterotopie mit nur temporär gestörter oder quantitativ reduzierter T-Lymphozytenbildung.

Geschlechtsgebundene kindliche A- und Hypogammaglobulinämie (Typ Bruton)

Dieses 1952 von Bruton bei einem Knaben beschriebene Krankheitsbild stellt wohl das als erstes erkannte Immundefektsyndrom dar.

Klinik und Befund Charakteristischerweise beginnen Symptome mit rekurrierenden eitrigen Infektionen im Alter von 5–6 Monaten, wenn die mütterlichen Immunglobulinspiegel im Serum der Säuglinge abgesunken sind. Alle fünf Klassen der Immunglobuline fehlen vollständig oder sind stark vermindert. B-Lymphozyten sind im peripheren Blut meist nicht nachzuweisen. Auch im peripheren lymphatischen Gewebe fehlen in klassischen Fällen die B-Lymphozyten mit den B-lymphozytären Follikelstrukturen. Plasmazellen werden nicht gefunden, weder in der Lamina propria des Intestinaltrakts noch im Knochenmark.

> **Merke!**
> Bei dieser Erkrankung besteht ein Differenzierungsblock in der frühen B-Zell-Entwicklung. Die T-lymphozytären Vorläuferzellen zeigen eine regelhafte Differenzierung.

Der Differenzierungsblock in der frühen B-Zell-Entwicklung beruht auf dem Fehlen einer Proteintyrosinkinase Btk (Brutons Tyrosinkinase), die in B-Lymphozyten und neutrophilen Granulozyten enthalten ist. Funktionell defekt sind aber bei diesen Patienten nur die B-Lymphozyten. Die T-Lymphozyten-Vorläuferzellen zeigen entsprechend eine regelhafte Differenzierung.

Andere Formen des Immunglobulinmangels Andere Formen des Immunglobulinmangels entstehen durch eine Störung der Interaktion zwischen T- und B-Lymphozyten, die vor allen Dingen durch den CD40-Liganden auf aktivierten T-Lymphozyten vermittelt wird. Ein Defekt dieses Moleküls ruft das geschlechtsgebundene Hyper-IgM-Syndrom hervor, das einen schweren T-Zell-Defekt und eine schwere Immunglobulinbildungsstörung von Immunglobulinklassen außer IgM und IgD aufweist. Pathologisch-anatomisch findet sich in diesen Fällen ein Fehlen der Keimzentren in den peripheren lymphatischen Geweben.

Variable Immundefekte (Common Variable Immunodeficiency)

Dieser Defekt wird durch Immunglobulinmangelzustände charakterisiert, die erst später im Leben manifest werden. Das Erkrankungsalter ist das frühe Erwachsenenalter. Dabei fehlen meist die B-Zellen und Immunglobuline nicht vollständig, sondern sind hochgradig vermindert, wobei bestimmte Immunglobulinklassen (besonders IgG und IgA) bevorzugt sind. Bei diesen Fällen bestehen Differenzierungsblock oder Regulationsstörungen der Plasmazellentwicklung.

5.3.2 Erworbene (sekundäre) Defekte des Immunsystems !

Zahlreiche Bedingungen und Krankheiten führen zu einer sekundären Beeinträchtigung der normalen (optimalen) immunologischen Reaktionslage. Diese Beeinträchtigungen können

- vorübergehender Natur sein, wie bei verschiedenen Infektionen (z. B. Tuberkulose, Diphtherie, Masern, Varizellen), oder
- dauerhaft sein (z. B. konnatale Rötelninfektion).

Bezüglich ihrer Entstehung können sie
- endogen durch den physiologischen Alterungsprozess verursacht sein, durch Sexualhormone oder Nebennierenrindenhormone mediiert werden oder aber durch
- äußere Einflüsse entstehen (iatrogen bei immunsuppressiver und zytostatischer Therapie, durch Mangelernährung oder durch Infektion mit dem HI-Virus).

Altersbedingte Defekte

Der normale Alterungsprozess betrifft in besonderer Weise das Immunsystem. Obwohl messbare Defekte der Immunfunktion nicht bei jedem älteren Individuum auftreten müssen, differieren jedoch alle Messparameter älterer Populationen von denen der jüngeren. Eine charakteristische Altersveränderung ist die Involution des Thymus, die schon in früher Jugend beginnt. Trotz etwa gleich bleibender Mengen zirkulierender T- und B-Lymphozyten lässt mit zunehmendem Alter die zelluläre Immunität nach und die Autoantikörperbildung nimmt zu. Die humorale Antikörperbildung bei Primärreaktionen des B-Lymphozyten-Systems ist bei alten Personen beeinträchtigt, was möglicherweise auf eine nachlassende T-Helfer-Lymphozyten-Aktivität zurückzuführen ist. Dieser komplexe Immundefekt ist die Ursache für die vermehrte Infektanfälligkeit im Alter und steht auch in Beziehung zum Auftreten maligner Neoplasien und Autoimmunerkrankungen in dieser Population.

Medikamentös bedingte Defekte

Besonders bedeutsam sind die medikamentös bedingten Defekte des Immunsystems bei Langzeitbehandlung mit Immunsuppressiva, Zytostatika, Kortikoiden und Röntgenstrahlen. Immunsuppressiva (Azathioprin, Kortikoide, Ciclosporin) greifen an verschiedenen Stellen in die Proliferation und Differenzierung des Immunsystems ein und führen hierdurch zu einer therapeutisch gewünschten Verminderung der Immunreaktivität. Dieser Vorgang ist nicht selektiv, sodass neben dem erwünschten therapeutischen Effekt eine u.U. gefährliche Infektanfälligkeit entsteht. Zytostatika und Röntgenstrahlen wirken direkt zytostatisch oder zytotoxisch auf proliferierende Zellen (siehe Kap. 4.2.4). Hierdurch wird bei allgemeiner Applikation eine schwere Störung der Lymphozytenbildung und der proliferativen Reaktionen der Immunantwort hervorgerufen.

Toxischer-Schock-Syndrom, septischer Schock

Eine massive Immuninsuffizienz liegt durch eine Paralyse des gesamten T-Zell-Systems bei massiver polyklonaler Aktivierung im Toxischer-Schock-Syndrom und bei septischem Schock vor. Ursächlich liegt dem Toxischer-Schock-Syndrom ein bakterielles Toxin (Toxic Schock Syndrome Toxin-1) zugrunde, das von verschiedenen Bakterien gebildet wird. Es wirkt als bakterielles Superantigen und komplexiert die T-Zell-Rezeptor-β-Kette und die MHC-Moleküle antigenpräsentierender Zellen. Hierdurch werden $CD4^+$-T-Zellen aktiviert und zu einer massiven Produktion von Zytokinen angeregt, die den Organismus überschwemmen und das klinische Schocksyndrom bewirken.

Bei septischem Schock, der besonders durch gramnegative Erreger bewirkt wird, findet eine massive Zytokinproduktion durch Makrophagen statt, die durch bakterielle Endotoxine (LPS) aktiviert werden und über einen Makrophagenrezeptor (Toll-like Receptor 4) zur Bildung von Zytokinen, besonders TNF-α aktiviert werden. Die Überschwemmung des Organismus mit in der Immunreaktion bedeutsamen und diese initiierenden Zytokinen führt neben der systemischen Wirkung dieser Zytokine (siehe Kap. 5.1.5) auch zu einer Inaktivierung und Regulationsunfähigkeit spezifischer immunologischer Reaktivität.

Multiorganversagen

Eine deutlich gesteigerte Infektanfälligkeit findet sich auch bei Patienten auf Intensivstationen und mit Multiorganversagen. Neben den besonderen Virulenzfaktoren der Hospitalkeime („Hospitalismus") besteht hier eine erheblich gesteigerte Infektanfälligkeit v.a. gegenüber terminalen respiratorischen Infekten (Bronchopneumonie), deren Ursache komplexer Natur ist.

Erworbenes Immundefektsyndrom (AIDS)

Definition Das erworbene Immundefektsyndrom (Acquired Immunodeficiency Syndrome – AIDS) ist eine durch das humane, nichttransformierende Retrovirus HIV übertragene Erkrankung, die durch eine Störung der zellulären Immunität und einen ausgeprägten Mangel an T-Helferzellen gekennzeichnet ist.

Ätiologie und Epidemiologie Vom HI-Virus existieren zwei **Serotypen,** HIV-1, das für die meisten Erkrankungen weltweit, besonders in den USA, anderen westlichen Ländern und Zentralafrika, und HIV-2, das in Westafrika und auch im indischen Subkontinent für eine im Prinzip gleichartige Erkrankung verantwortlich ist. Die ersten Fälle dieser „modernen Pest" wurden 1981 berichtet. Es ist jedoch klar, dass diese Fälle zumindest vier Jahre vor ihrer Definition unerkannt bestanden haben. Schätzungen der WHO gehen davon aus, dass heute etwa 20 Mio. Menschen seit dem Beginn der Erkrankung an ihren Folgen gestorben sind und etwa 50 Mio. Menschen mit einer HIV-Infektion befallen sind, von denen die meisten südlich der Sahara in Afrika leben. Hier sind durchschnittlich 7 % der jungen Erwachsenen infiziert und in einigen Ländern dieser Region, wie z.B. Zimbabwe und Botswana über 25 %. Die weltweite Zunahme an HIV-Infektionen beträgt noch mehrere Mio. pro Jahr, während in den USA und Westeuropa glücklicherweise durch Aufklärung und Prävention jetzt die

5 Immunpathologie

Zahlen auf hohem Niveau stagnieren (Nordamerika ca. 1 Mio., Europa ca. 500 000 Erkrankte).

Die **Übertragung des HI-Virus** erfolgt durch Geschlechtsverkehr, durch parenterale Übertragung mit Injektionen oder Übertragung von Blut und Serumprodukten und durch die Übertragung von der Mutter auf das neugeborene Kind. Als besondere Risikogruppen sind deshalb homosexuelle Männer mit häufigem Partnerwechsel, Drogenabhängige und Hämophiliekranke bekannt. Durch Screeningmaßnahmen der Blutspender sowie der Blutprodukte und Inaktivierung von Plasmakonzentraten ist das Risiko einer Übertragung von HIV durch Bluttransfusion oder durch lyophilisierte Faktor-VIII-Konzentrate inzwischen so gut wie ausgeschlossen. Zunehmende Erkrankungszahlen finden sich aber inzwischen auch bei Frauen durch heterosexuellen Kontakt mit infizierten Männern. Heterosexuelle Übertragung überwiegt in Afrika und Asien. Eine Übertragung von Mutter auf Kind mit der Folge eines pädiatrischen AIDS erfolgt entweder transplazentar während der Gravidität, unter der Geburt durch den infizierten Geburtskanal oder nach der Geburt durch infizierte Brustmilch. Das perinatale Infektionsrisiko kann durch Behandlung mit Zidovudine (Azidothymidin – AZT) fast vollständig verhindert werden.

Pathogenese Das HIV infiziert CD4$^+$-T-Zellen (Abb. 5.17), Makrophagen und dendritische Zellen, also alle Zellarten des Immunsystems und mononukleären Phagozytensystems, die CD4 exprimieren. Als Korezeptor wirken Chemokinrezeptoren, die auf Lymphozyten und Makrophagen unterschiedlich sind (auf Makrophagen CCR5 und auf Lymphozyten CXCR4). Die Bindungsfähigkeit für diese Chemokinkorezeptoren ist in unterschiedlichen Stämmen von HIV verschieden, sodass besonders lymphotrope und makrophagentrope Stämme auftreten. Hierdurch werden auch Unterschiede im klinischen Verlauf und in der Symptomatik verständlich (siehe unten).

CD4$^+$-Zellen im Verlauf Der typische Verlauf der Erkrankung lässt sich an der Zahl peripherer CD4$^+$-T-Lymphozyten ablesen (Abb. 5.18). Obwohl im klinischen Verlauf eine Latenz über Jahre beobachtet wird, während der die Patienten asymptomatisch sind, besteht keine echte virologische Latenz. Das Virus wird durch eine antivirale Immunantwort kontrolliert, jedoch nicht eliminiert. Die relativ konstanten (jedoch erniedrigten) Zahlen peripherer CD4$^+$-T-Lymphozyten in der asymptomatischen Phase stellen die Resultante aus kontinuierlich neu gebildeten CD4$^+$-T-Lymphozyten und der durch das Virus und die antiviralen Immunreaktionen zerstörten T-Lymphozyten dar. Durch Insuffizienz der Neubildung, wahrscheinlich im Thymus, und durch das Auftreten von lymphotropen Varianten des HIV-Virus in den späteren Erkrankungsphasen beschleunigt sich der Verlust von CD4$^+$-Lymphozyten.

> **Merke!**
>
> Ab 200 CD4$^+$-T-Zellen/µl Blut geht man von einer manifesten AIDS-Erkrankung aus, die dann auch durch definierende Erkrankungen und Symptome in Form der konstitutionellen Erkrankung, neurologischer AIDS-Erkrankung, aber besonders in Form opportunistischer Infektionen oder sekundärer Tumoren in Erscheinung tritt. Neben der Zahl peripherer CD4$^+$-T-Lymphozyten ist die Virämie, die Kopienzahl von HIV-RNA/ml Plasma, die sensitivste Messmethode zum Nachweis der HIV-Erkrankungsprogression.

Klinik und Verlauf Die Erkrankung verläuft in verschiedenen Phasen:

- asymptomatische Phase: Nach der Infektion kommt es zu einer unterschiedlich langen Inkubations- und asymptomatischen Erkrankungsphase (die im Hinblick auf die manifeste AIDS-Erkrankung fälschlicherweise als Inkubationsphase bezeichnet wurde).
- uncharakteristischer Infekt: Nach einigen Wochen manifestiert sich die Infektion zunächst in einem uncharakteristischen influenzaähnlichen Infekt. Hierbei tritt eine Serokonversion ein, ab der die Patienten positive Anti-HIV-Titer im Serum aufweisen, aber noch keinen nachweisbaren Immundefekt haben. Die Anzahl der CD4$^+$-

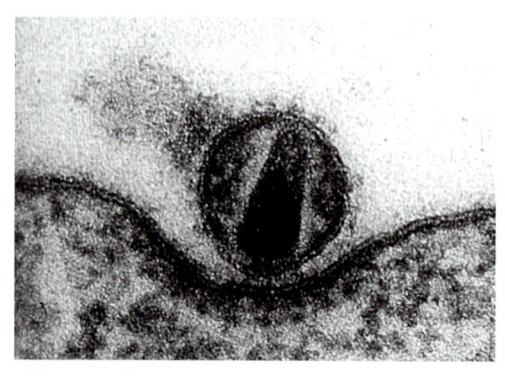

Abb. 5.17: Elektronenmikroskopisches Bild eines HI-Virus, das spezifisch über Membranrezeptoren an eine CD4$^+$-T-Zelle bindet.

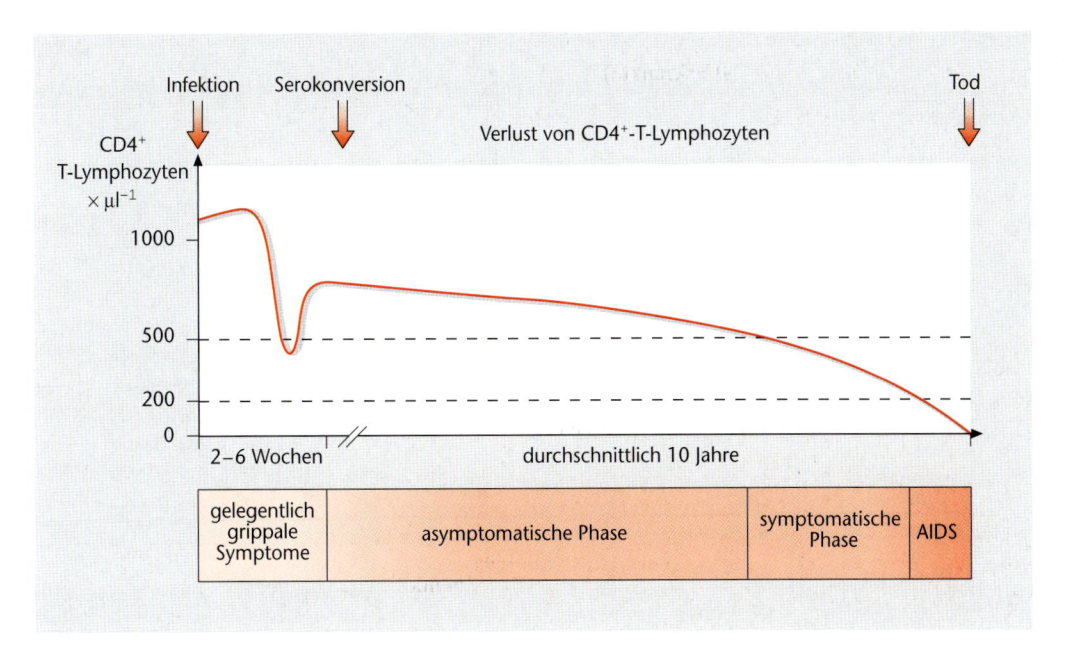

Abb. 5.18: Verlauf der CD4⁺-T-Lymphozyten im Blut von Patienten mit HIV-Infektion und Beziehung zur klinischen Manifestation der Erkrankung.

T-Lymphozyten im peripheren Blut ist zu diesem Zeitpunkt mäßig erniedrigt.
- Latenzzeit, Lymphadenopathie: Nach einer oft jahrelangen asymptomatischen Phase (Latenzzeit) treten unerklärt generalisierte, aber meist zervikal in Erscheinung tretende Lymphknotenschwellungen auf (persistierende generalisierende Lymphadenopathie – PGL). Die Patienten sind auch darüber hinaus klinisch symptomatisch und zeigen vegetative Allgemeinsymptome (Fieber, Nachtschweiß), meist auch einen Gewichtsverlust und Diarrhöen. Im Blut ist die Zahl der CD4⁺-T-Lymphozyten deutlich vermindert und meist < 500/μl Blut. Dieses Vorstadium der manifesten AIDS-Erkrankung charakterisiert den Beginn der immunologischen Dekompensation, die Eskalation der Virämie und den Beginn der terminalen Krise (AIDS-Erkrankung).
- manifeste AIDS-Erkrankung: Die manifeste AIDS-Erkrankung (Krise) zeigt dann den Zusammenbruch der immunologischen Abwehr, einen schwerwiegenden T-Zell-Defekt mit Auftreten AIDS-definierender sekundärer Erkrankungen. Hierzu zählen v.a. opportunistische Infektionen, sekundäre maligne Tumoren, die i.d.R. durch inzwischen bekannte Tumorviren bedingt sind oder einen ausgeprägten zentralnervösen Befall, die so genannte HIV-Enzephalopathie (AIDS-Dementia-Komplex). AIDS-definierende, opportunistische Infektionen und Tumoren sind in Tab. 5.5 aufgeführt und werden in Kap. 5.3.3 besprochen.

Ohne Therapie erkranken die meisten, jedoch nicht alle Patienten nach einer chronischen (asymptomatischen) Phase von 7–10 Jahren manifest an AIDS. Ausnahmen von diesem typischen Verlauf finden sich bei so genannten **Langzeit-nicht-Progressoren** oder raschen Progressoren, deren chronische Phase weniger als 2–3 Jahre dauert. Nicht-Progressoren sind HIV-1-Infizierte, die länger als 10 Jahre oder mehr asymptomatisch bleiben, mit stabilen CD4⁺-T-Zell-Zahlen und geringer Plasmavirämie. Diese Gruppe, die natürlich hohe Aufmerksamkeit in der Hoffnung auf eine effektive Behandlungsmöglichkeit erfahren hat, ist offensichtlich heterogen. Bei einem kleinen Teil der Nicht-Progressoren liegen inaktivierende Mutationen des HIV vor, andere zeigen eine sehr effiziente zytotoxische antivirale Immunreaktion, die offensichtlich in der Lage ist, das Virus zu kontrollieren. Schließlich zeigen sich Mutationen oder Defekte der Chemokinkorezeptoren, sodass HIV nicht oder nur in bestimmte Zielzellen eindringen kann und die Virusaufnahme verhindert wird.

Von besonderer Bedeutung ist der **ZNS-Befall** durch das HI-Virus, der bei 40–60 % der AIDS-Er-

5 Immunpathologie

Tab. 5.5: AIDS-definierende opportunistische Infektionen und Tumoren, die bei Patienten mit HIV-Infektion gefunden werden

Infektionen

Infektionen durch Protozoen und Wurmbefall	• Kryptosporidiose oder Isosporidiose (Enteritis) • Pneumocystis pneumoniae (Pneumonie oder disseminierte Infektion) • Toxoplasmose (Pneumonie oder ZNS-Infektion)
Pilzinfektionen	• Kandidainfektion der Speiseröhre, der Luftröhren oder pulmonal • Kryptokokkose • Kokkidiomykose
bakterielle Infektionen	• atypische Mykobakteriose, z. B. Histoplasmose (disseminiert), *M. avium* (subzellular, disseminiert oder extrapulmonal), *M. tuberculosis* (pulmonal oder extrapulmonal) • Nokardiose (Pneumonie, Meningitis, disseminiert) • Salmonellose (disseminiert)
virale Infektionen	• Zytomegalievirusinfektion (pulmonale, intestinale oder ZNS-Infektion) • Herpes-simplex-Infektion (lokalisiert oder disseminiert) • Varizella-Zoster-Infektion (lokalisiert oder disseminiert) • progressive multifokale Leukoenzephalopathie

Tumoren

	• Kaposi-Sarkom • B-Zell-Non-Hodgkin-Lymphom • primäres Non-Hodgkin-Lymphom des Gehirns • invasives Karzinom der Cervix uteri

krankten manifest ist. Das HI-Virus infiziert besonders Zellen der Mikroglia und führt zu einer disseminierten, chronischen Enzephalitis, die je nach Verteilung zu unterschiedlichen, klinischen Bildern und u.U. auch zu einer hochgradigen Hirnatrophie (Abb. 5.19) führt. Wegen des besonderen Tropismus für Zellen der Mikroglia wird die zentralnervöse Erkrankung vor allen Dingen durch makrophagentrope Stämme des HIV verursacht.

Therapie Die heutige medikamentöse Therapie richtet sich als Kombinationstherapie gegen die Virusreplikation. Die Kombination von Nukleosidanaloga (Zidovudine – AZT), Proteaseinhibitoren

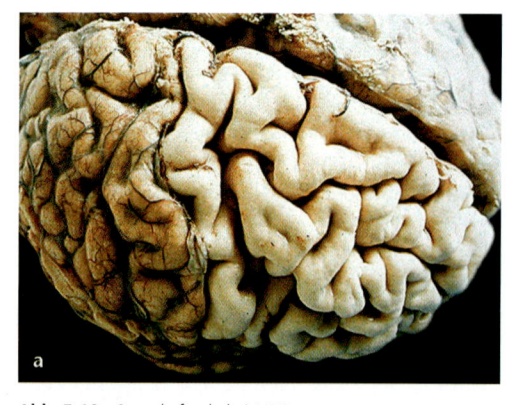

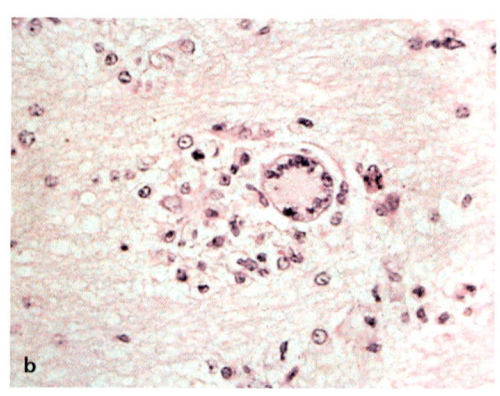

Abb. 5.19: Organbefunde bei AIDS.
a Ausgeprägte Hirnatrophie mit hochgradig verschmälerten Hirnwindungen und tiefen Furchen bei einem AIDS-Patienten (30 Jahre, männlich, homosexuell) mit AIDS-Dementia-Komplex.
b Histologisches Bild der HIV-bedingten Enzephalitis mit typischer Riesenzellbildung.

und Reverse-Transkriptase-Inhibitoren wird möglichst früh nach der Infektion erstmalig gegeben und muss kontinuierlich ohne Pause fortgesetzt werden. Wegen der hohen Mutationsrate des HIV entstehen rasch resistente Varianten, wobei die Wahrscheinlichkeit, dass gleichzeitig gegen alle Medikamente Resistenz entsteht, bei gleichzeitiger Gabe stark reduziert wird und dadurch die Effizienz der Behandlung begründet ist.

5.3.3 Allgemeine Folgen von Immundefekten

Infektionsabwehr

Bei allen Formen der Immundefekte ist das klinische Bild durch eine verminderte Infektionsresistenz gegen verschiedenartige Erreger geprägt, was die Bedeutung des immunologischen Abwehrsystems für die Bewältigung auch banaler, eitriger Infektionen unterstreicht.

- Bei vorherrschendem Immunglobulinmangel und Defekten des Komplementsystems stehen bakterielle und mykotische Infektionen im Vordergrund des klinischen Bilds. Häufige Erreger sind *Streptococcus pneumoniae* und *Haemophilus influenzae*.
- Dagegen stehen bei Immundefekten der T-Zell-vermittelten Immunität, auch bei AIDS, virale und protozoale Erreger im Vordergrund, oder Infekte, die durch Erreger aus der Gruppe der fakultativ intrazellulären Parasiten hervorgerufen werden. Man findet dann schwere, auch letale Infektionen durch normalerweise nur niedrig-pathogene Erreger (sog. opportunistische Infektionen, siehe Tab. 5.5). Hierzu zählen *Pneumocystis carinii* (interstitielle Pneumonie, Abb. 5.20c), die generalisierte Zytomegalieinfektion, atypische Mykobakterien *(Mycobacterium avium)*, Kryptosporidien (Diarrhöen, Abb. 5.20b), Papovaviren (progressive multifokale Leukoenzephalopathie) und Pilzinfektionen (besonders *Candida*).

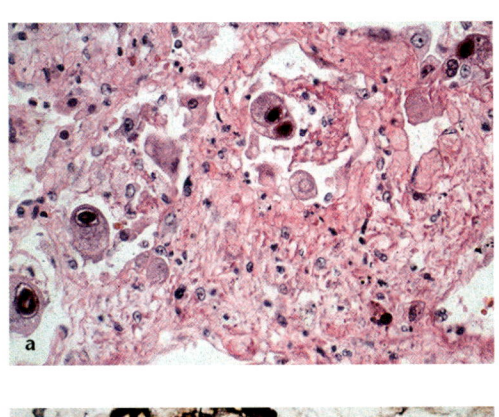

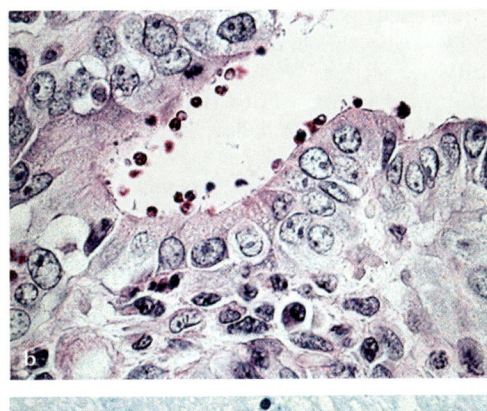

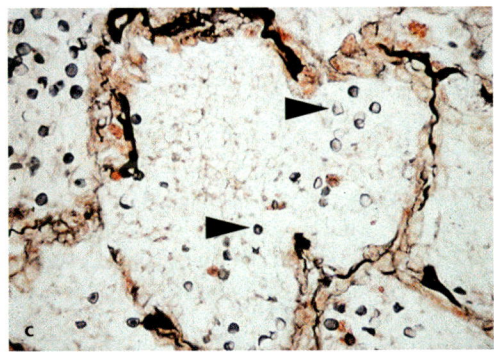

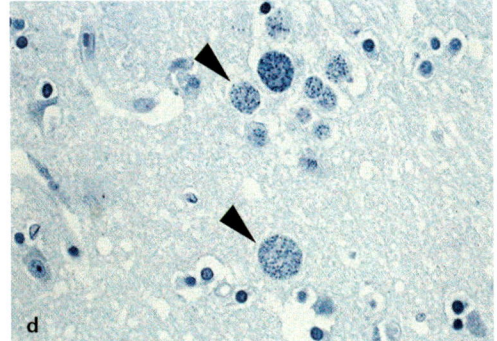

Abb. 5.20: Typische opportunistische Infektionen bei Immundefekten.
a Ausgeprägte Zytomegaliepneumonie nach allogener Knochenmarktransplantation.
b Kryptosporidiose im Dünndarm bei AIDS.
c Pneumocystis-carinii-Pneumonie mit den typischen Pilzsporen (▶) in der Alveole bei AIDS.
d Zerebrale Toxoplasmose mit zwei Toxoplasmosezysten (▶) bei AIDS.

> **Merke!**
>
> Immunglobulinmangel und Defekte des Komplementsystems → vorwiegend bakterielle und mykotische Infektionen, Defekte der T-Zell-vermittelten Immunität → vorwiegend Infektionen durch virale, protozoale Erreger oder Erreger aus der Gruppe der fakultativ intrazellulären Parasiten.

„Tumorabwehr"

Tumoren und zelluläre Abwehr

Entgegen den Postulaten der „Immune Surveillance"-Theorie von Burnet, die eine Tumorentstehung als Defekt der zellulären Immunüberwachung erklärt, finden sich solide Tumoren bei genetischen und erworbenen Immundefekten nicht nennenswert vermehrt. Auch entsprechende Tiermodelle, z.B. die thymuslose Nacktmaus, zeigen keine spontan gesteigerte Tumorinzidenz.

Abwehr von virusinduzierten Tumoren

Andererseits besteht offensichtlich eine wichtige Rolle für die Abwehr der meisten viral induzierten EBV-assoziierten Virustumoren. Dies zeigt sich in einer erheblich vermehrten Häufigkeit von malignen Lymphomen von hohem Malignitätsgrad bei schweren primären T-Zell-Defekten oder bei AIDS. Etwa 10 % der Patienten mit AIDS entwickeln hochmaligne Non-Hodgkin-Lymphome der B-Zellreihe, die häufig und besonders bei Auftreten in den terminalen Erkrankungsphasen EBV-vermittelt sind. Andere pathogenetische Faktoren beruhen auf der massiven polyklonalen B-Zell-Aktivierung während der HIV-Infektion und einer vermehrten Bildung von Interleukin 6, einem wichtigen Wachstumsfaktor für B-Zellen. Die Lymphome bei AIDS entstehen häufig außerhalb des organisierten lymphatischen Gewebes (z.B. im Gehirn).

Charakteristisch für AIDS ist auch das rasch generalisierende Kaposi-Sarkom, eine maligne Neoplasie der Blutgefäße, die bei Patienten mit AIDS nicht nur die Haut, sondern auch viszerale Organe ausgedehnt befällt. Diese Neoplasie wird durch ein neu definiertes humanes Herpesvirus (HHV8) hervorgerufen. Dieses Virus befällt auch B-Lymphozyten und kann zu seltenen B-Zell-Lymphomen im Bereich seröser Häute (Peritoneum, Pleura) führen.

Schließlich ist bei AIDS-Patientinnen das Zervixkarzinom stark vermehrt. Es treten auch vermehrt Viruswarzen und Papillome der Schleimhäute auf, also insgesamt Tumorerkrankungen, die durch humane Papillomviren verursacht sind.

5.4 Transplantationspathologie

5.4.1 Grundlagen, Begriffsdefinitionen !

Definition Unter Transplantation versteht man die Übertragung von Organen oder Geweben. Eine Übertragung von Zellsuspensionen (z.B. Bluttransfusion) wird üblicherweise nicht als Transplantation bezeichnet. Eine Ausnahme bildet die Knochenmarktransplantation.

Übertragungsmöglichkeiten

Generell ist diese Übertragung möglich:
- innerhalb eines Individuums (autolog)
- zwischen genetisch identischen Individuen (isolog = syngen; z.B. bei eineiigen Zwillingen oder experimentell bei Inzuchtstämmen)
- zwischen genetisch verschiedenen Individuen einer Spezies (allogen = homolog)
- zwischen verschiedenen Spezies (xenogen = heterolog).

Für den Menschen sind vor allen Dingen allogene Organ- oder Gewebstransplantationen von Bedeutung, da für autologe Transplantate nur gewisse Gewebe geeignet sind (Haut, Knochenmark) und die syngene (isologe) Transplantation auf eineiige Zwillinge beschränkt ist. Nachdem heute die zunächst erheblichen chirurgischen Probleme gelöst sind, hängt das Überleben von Empfänger und Transplantat wesentlich von der immunologischen Interaktion und Verträglichkeit bzw. einer effektiven therapeutischen Manipulation der immunologischen Auseinandersetzung zwischen Transplantat und Wirt ab. Die Generierung von Organ- oder Zellersatztherapien aus nichtimmunogenen, embryonalen Stammzellen ist eine wegen ihrer ethischen Implikation stark diskutierte, praktisch gesehen jedoch utopische Maßnahme.

Transplantatverträglichkeit

Antigenkonstellationen Von Bedeutung für die Transplantatverträglichkeit sind zunächst die Blutgruppenantigene, da zumindest im AB0-System schon präformierte Antikörper, die Isohämaggluti-

5.4 Transplantationspathologie

nine, vorhanden und diese Strukturen auf den meisten Körperzellen exprimiert sind.

Die immunologische Auseinandersetzung wird darüber hinaus entscheidend durch die so genannten Transplantationsantigene beeinflusst, deren wichtigstes System der Haupthistokompatibilitätskomplex (MHC) mit den HLA-Antigenen
- der Klasse I (HLA-A, -B, -C) und
- der Klasse II (HLA-D/DR, siehe Kap. 5.1.4; HLA = Human Leucocyte Antigen, da die Antigene ursprünglich auf Blutleukozyten definiert wurden).

Bei der heute üblichen Gewebetypisierung, die sowohl die Antigenkonstellation der Klasse I wie auch der Klasse II berücksichtigt, wird also der relative Grad der Gewebeverträglichkeit bestimmt. Nach der Organtransplantation ist zur Verhinderung von Abstoßungsreaktionen eine immunsuppressive Therapie erforderlich.

Organspezifität der Verträglichkeit Experimentelle Organtransplantationen zwischen genetisch definierten Inzuchtstämmen bei Ratten haben ebenso wie die klinische Erfahrung beim Menschen gezeigt, dass die Immunogenität und damit die Wahrscheinlichkeit zur Transplantatabstoßung bei verschiedenen Organen und Geweben recht unterschiedlich ist. Zu den stärksten Abstoßungsreaktionen kommt es bei Haut-, Dünndarm- und Knochenmarktransplantation. Für die Transplantation von Pankreas und Pankreasinseln liegen noch keine ausreichenden Erfahrungen vor, doch scheint hier ebenfalls ein sehr hoher Immunogenitätsgrad vorzuliegen. Die Organtransplantation von Herz und Nieren nimmt in immunologischer Sicht einen intermediären Grad ein, während Abstoßungsreaktionen bei Lebertransplantationen geringer ausgeprägt sind und hier auch zwischen genetisch differenten Individuen Spontantoleranz auftreten kann.

Nichtimmunologische Aspekte Für den Erfolg einer Organtransplantation sind auch nichtimmunologische Voraussetzungen von Bedeutung. Diese betreffen v.a. die Zeit zwischen Explantation und Transplantation, da für verschiedene Gewebe ganz unterschiedliche „extrakorporale Überlebenszeiten" gelten. Die relative Unempfindlichkeit der Niere lässt eine Organkonservierung über ca. 48 Stunden zu, was eine genaue Testung der Transplantations-Antigen-Konstellation zwischen Spender und Empfänger ermöglicht und auch einen Versand des Organs erlaubt, sodass optimale Spender-Empfänger-Kombinationen gewählt werden können. Bei anderen Organen (Herz, Leber) sind die Überlebenszeiten weit geringer, sodass hier auf eine exakte Histokompatibilitätstestung verzichtet werden muss. Mit den Fortschritten der Immunsuppression durch Ciclosporin haben sich hier die Transplantationsergebnisse erheblich verbessert.

Immunologische Transplantaterkennung und -abstoßung

Direkter und indirekter Weg Transplantatreaktionen sind komplizierte, durch zelluläre und humorale Mechanismen vermittelte Reaktionen. Man unterscheidet einen indirekten und direkten Weg der Transplantaterkennung:
- Beim direkten Weg erkennen T-Lymphozyten die allogenen MHC-Determinanten direkt.
- Beim indirekten Weg übernehmen professionelle antigenpräsentierende Zellen im transplantierten Organ selbst oder im regionären lymphatischen Gewebe (ähnlich wie bei Antigenaufnahme und -reaktion von bakteriellen Pathogenen) die Aufnahme, Prozessierung und schließlich Präsentation von spenderspezifischen Determinanten und Peptiden des transplantierten Organs an die Empfängerlymphozyten.

T-lymphozytäre Mechanismen Die Abstoßung von Allotransplantaten wird im Wesentlichen über T-lymphozytäre Mechanismen vermittelt. Zytotoxische $CD8^+$-T-Lymphozyten reagieren gegen MHC-Klasse-I-Antigene, während $CD4^+$-Lymphozyten vorwiegend MHC-Klasse-II-Antigene erkennen. In den Transplantatabstoßungsreaktionen sind weit mehr T-Lymphozyten als bei anderen antigenspezifischen T-Zell-Reaktionen beteiligt, weil durch den dualen Erkennungsprozess der T-Lymphozyten (siehe Kap. 5.1.2) eine Differenz der MHC-Antigene zu einer polyklonalen T-Zell-Aktivierung führt. Hinzu treten weitere Amplifikations- und Effektormechanismen, die über Lymphokine und Makrophagen induziert werden.

> **Merke!**
> Neben dem Grad der Histoinkompatibilität bestimmen auch die unterschiedliche Antigenexpression auf verschiedenen Zellen, die metabolischen Aktivitäten der Organzellen und ihr Regenerationsvermögen den Verlauf und die pathologisch-anatomische Ausprägung einer Abstoßungsreaktion.

Zielgewebe Alle klinischen Untersuchungen der Abstoßungsreaktionen verschiedener Organtransplantate deuten darauf hin, dass das Gefäßendothel des Transplantats eines der wichtigsten Zielobjekte der immunologischen Attacke darstellt. Die am Gefäßendothel ablaufenden Immunreaktionen sind oft viel ausgeprägter und folgenschwerer als die entsprechenden Reaktionen an den Parenchymzellen. Die Gefäßendothelien weisen beim Menschen eine sehr starke Expression von Histokompatibilitätsantigenen der Klasse I und II auf.

Humorale Beteiligung Neben die initialen, T-Zell-vermittelten Abstoßungsreaktionen treten in späteren Phasen auch humorale Reaktionen. Antikörper werden bevorzugt gegen MHC-Klasse-I-Antigene gebildet. Besonders die späten vaskulären Veränderungen am Transplantat sind Folgen humoraler Effektormechanismen.

Immunprivilegierte Gewebe Transplantatabstoßungsreaktionen setzen neben der prinzipiellen Immunogenität des Transplantats auch die Akzessibilität der Effektormechanismen voraus. Eine Besonderheit stellen deshalb jene Transplantate dar, die an einem vom immunologischen System nicht erreichbaren oder nicht erreichten Ort vorgenommen werden.

> **Aus der Praxis**
>
> Ein Beispiel hierfür ist die **Cornea-Transplantation**. Die Vorderkammer des Auges gilt als „immunologisch privilegierter" Ort, an dem eine immunologische Abstoßung nicht möglich ist. Solange die Hornhaut avaskulär ist, kann deshalb ein zentrales Transplantat unabhängig vom Grad der Histoinkompatibilität einheilen und persistieren.

5.4.2 Abstoßungsreaktionen bei Organtransplantation

Nierentransplantation

In vielen Ländern ist heute die Nierentransplantation bei Patienten mit terminaler Niereninsuffizienz ein Routineverfahren. Mit der modernen Spender- und Empfängerauswahl und der Immunsuppression durch Ciclosporin beträgt die Transplantatüberlebenszeit nach einem Jahr ca. 80 % und nach drei Jahren 60 %. Die Patientenüberlebenszeit liegt nach drei Jahren zwischen 90 und 95 %.

Man unterscheidet verschiedene Verlaufsformen und Phasen der Abstoßungsreaktionen.

Hyperakute Abstoßungsreaktion

Hierbei sind präformierte Antikörper des Empfängers gegen das Transplantat vorhanden. Diese Form der Abstoßungsreaktion wird heute aufgrund der Spender- und Empfängerselektion nach Blutgruppen und einer direkt vor Transplantation durchgeführten Kreuzprobe nicht mehr beobachtet. Die histologischen Zeichen bestanden in einer überall im Kapillarbett des Transplantats ablaufenden Arthus-Reaktion (siehe Kap. 5.2.2) mit Fibrinpräzipitation und Granulozyteninfiltration, die in wenigen Stunden zum kompletten Organversagen führte.

Akute tubulointerstitielle Abstoßungsreaktion

Hierbei handelt es sich um die Reaktion sensibilisierter T-Lymphozyten gegen die Transplantationsantigene des Organspenders. Man findet eine ausgeprägte zelluläre Infiltration mit T-Lymphozyten und Makrophagen im Bereich kleiner interstitieller Blutgefäße in und um die Glomeruli und in der Umgebung der proximalen und distalen Rindentubuli. Immunhistologisch überwiegen meist $CD4^+$-T-Lymphozyten, was als Hinweis auf eine Reaktion gegen Klasse-II-Antigene gewertet werden kann. Akute Abstoßungsreaktionen führen klinisch zu einem rasch progredienten Organversagen, wenn sie nicht sofort therapiert werden.

Subakute und chronische vaskuläre Abstoßungsreaktion (Transplantatvaskulopathie)

Hierbei handelt es sich um eine vorwiegend humoral bedingte, nach Wochen bis Monaten auftretende Veränderung an mittelgroßen und großen arteriellen Blutgefäßen des Transplantats (Abb. 5.21). Die Intima wird von T-Lymphozyten und Makrophagen infiltriert. Es kommt zu einer subintimalen Proliferation von Myofibroblasten und glatten Muskelzellen, die einer Arteriosklerose sehr ähnlich ist. Schließlich entsteht eine erhebliche Gefäßstenose, die durch Mangeldurchblutung die Atrophie der abhängigen Parenchymareale bewirkt. Nach Monaten und Jahren bleibt als Restzustand eine ausgeprägte interstitielle Transplantatsklerose übrig, die dem irreversiblen Transplantatversagen entspricht.

5.4 Transplantationspathologie

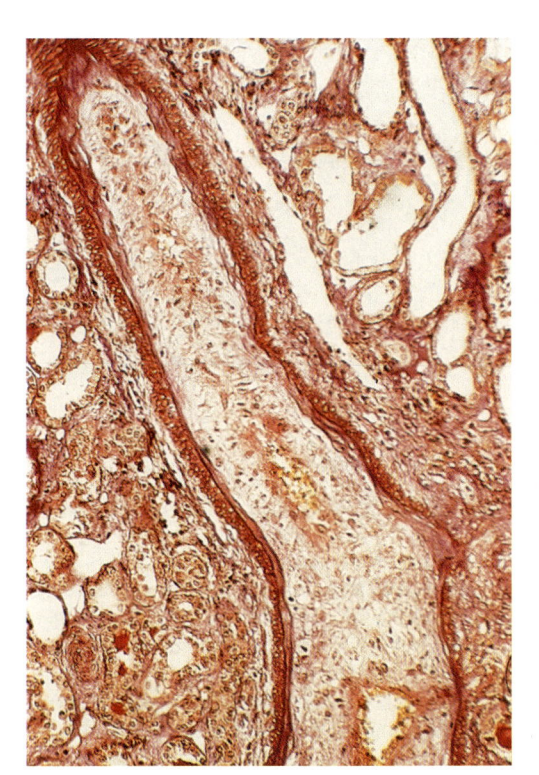

Abb. 5.21: Subakute vaskuläre Abstoßungsreaktion eines Nierenallotransplantats. Starke entzündliche Infiltration im Bereich einer mittelgroßen Arterie mit Intimaproliferation und entzündlicher Lumeneinengung.

Lebertransplantation

Bei Lebertransplantaten kann wegen der kurzen extrakorporalen Überlebenszeit (kalten Ischämiezeit) der Leber, anders als bei der Nierentransplantation, keine HLA-Kreuzprobe zwischen Spender und Empfänger durchgeführt werden. Dennoch sind Abstoßungsreaktionen oft weniger ausgeprägt als bei den Nieren. Dies hängt mit der nur geringen Expression von MHC-Antigenen in Leberepithelien und mit der hohen Regenerationsfähigkeit der Leber zusammen.

Akute Abstoßungsreaktion

Eine akute Abstoßungsreaktion wird innerhalb der ersten Monate beobachtet und besteht in einer Infiltration der Portalfelder aus Lymphozyten, neutrophilen und eosinophilen Granulozyten, die besonders die kleinen Gallengänge betrifft und zerstört. Außerdem zeigen sich eine entzündliche Infiltration sowie eine Schwellung und ein Ödem der Endothelzellen in portalen und zentralen Venen (sog. Endothelitis).

Chronische Abstoßungsreaktion, Transplantatvaskulopathie

Die chronische Abstoßungsreaktion ist eine chronische, entzündliche Infiltration der Portalfelder. Hinzu treten eine hochgradige Zerstörung kleiner Gallenwege und schließlich eine deutliche Transplantatvaskulopathie in portalen Gefäßen und kleinen Arteriolen. Diese entspricht den beschriebenen Gefäßveränderungen im Nierentransplantat (siehe Abb. 5.21).

Mit den heutigen Methoden der Immunsuppression lassen sich die vorwiegend durch T-Lymphozyten induzierten akuten Abstoßungskrisen oft effektiv und ohne größere Komplikationen behandeln. Eine Transplantatvaskulopathie ist durch die heute übliche Immunsuppression nicht sicher beeinflussbar und stellt daher den wichtigsten Risikofaktor für ein sekundäres Transplantatversagen dar.

5.4.3 Graft Versus Host Reaction !!

Ätiologie

Die Interaktion zwischen Wirt und Transplantat ist nicht nur unilateral in dem Sinn, dass ein allogenes Transplantat vom Wirt abgestoßen wird. Bei Übertragung größerer Mengen vitaler allogener Lymphozyten (z. B. bei Knochenmarktransplantation oder großen Mengen von Frischblut und experimentell bei Milzzellen und bei Dünndarmtransplantation) ist eine umgekehrte Reaktion dieser immunkompetenten Zellen gegen die Transplantationsantigene des Empfängers möglich.

> **Merke!**
> Normalerweise überwiegt die Abstoßungsreaktion, doch kann die Transplantat-gegen-Wirt-Reaktion (Graft Versus Host Reaction – GVHR) klinisch führend werden, wenn der Empfänger abwehrschwach ist und wenn die Histoinkompatibilität zwischen Spender und Empfänger groß ist.

Risikogruppen und Reaktionsformen

Immunologische Abwehrschwäche besteht bei primären und erworbenen Immundefekten und bei therapeutisch eingesetzter Immunsuppression, die besonders bei der allogenen Knochenmarktrans-

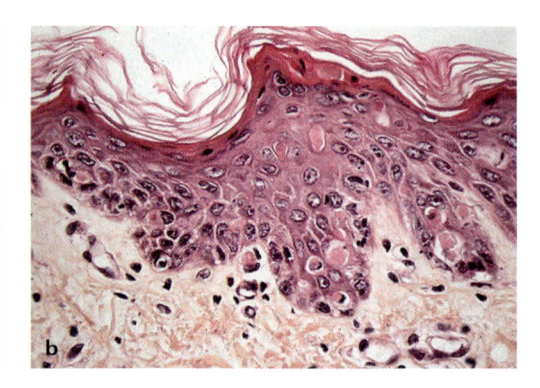

Abb. 5.22: Akute Graft Versus Host Reaction.
a Typisches palmares Erythem am 25. Tag nach allogener Knochenmarktransplantation.
b Histologisches Bild mit Apoptosekörpern in der Epidermis und Infiltration durch Lymphozyten.

plantation zur Konditionierung des Empfängers notwendig wird, um die Transplantatabstoßung zu verhindern. So wird bei dieser Therapieform aplastischer Anämien sowie von Leukämien und bestimmten angeborenen Stoffwechselerkrankungen die Graft Versus Host Reaction zu einem der wichtigsten klinischen Probleme.

Man unterscheidet
- eine akute GVHR (innerhalb der ersten Wochen nach Knochenmarktransplantation) und
- eine chronische Verlaufsform (mehr als drei Monate nach Knochenmarktransplantation), die nach einer akuten GVHR oder primär entstehen kann.

Akute GVHR Die akute Form ist eine selbstlimitierte generalisierte Erkrankung mit mehr oder weniger ausgeprägter Krankheitsdominanz eines Organsystems. Sie manifestiert sich v.a. in der Haut (Abb. 5.22), in epidermal ausgekleideten Schleimhäuten, im Magen-Darm-Trakt und in der Leber. Klinisch ist der Beginn durch ein von den Handinnenflächen und Fußsohlen ausgehendes, rasch generalisierendes Exanthem geprägt, das in verschiedenen Schweregraden bis hin zu Epidermolysen führt. Der Befall der Schleimhäute manifestiert sich in blutigen und wässrigen Durchfällen. Der Befall der Leber führt zum Ikterus und zum progredienten Leberversagen. Die histologische Basisreaktion in allen untersuchten Organen besteht in einer lymphozytären Infiltration der epithelialen Verbände mit dem Nachweis der zytotoxischen Epithelschädigung. Bei der allogenen Knochenmarktransplantation überwiegen zytotoxische $CD8^+$-T-Lymphozyten in den Infiltraten.

Chronische GVHR Die chronische GVHR zeigt, über das Spektrum der akuten GVHR hinausgehend, weitere Organ- und Gewebeveränderungen. Der Verlauf ist schleichend. Es treten Veränderungen der Speicheldrüsen, der serösen Häute und der interstitiellen Gewebe hinzu. Lokalisierte Formen mit Befall eines Organs sind beschrieben. Von Interesse ist, dass die chronische Graft Versus Host Reaction in ihrer klinischen Manifestation und ihrem Verlauf den systemischen Autoimmunerkrankungen gleichkommt und sich wie diese an zahlreichen Gewebesystemen manifestiert. Sklerodermie, Lupus erythematodes visceralis und rheumatoide Arthritis (siehe Kap. 5.2.4) können hierbei imitiert werden, was insbesondere im Hinblick auf den der GVHR zugrunde liegenden Pathomechanismus von großem Interesse ist.

5.5 Immunpathologie der maternofetalen Einheit

Immunologische Beziehung zwischen Mutter und Fetus

Besonderheiten Die immunologische Beziehung zwischen Mutter und Fetus bei Wirbeltieren und beim Menschen widerspricht offensichtlich fundamentalen Prinzipien der Transplantationsimmunologie: Der implantierte Fetus muss als ein histoinkompatibles Transplantat betrachtet werden, das dem aggressiven Immunsystem der Mutter exponiert ist, aber von ihm toleriert wird. Weshalb die Mutter gegen die vom Vater übertragenen Transplantationsantigene, die die Hälfte aller Transplantationsantigene jeder Körperzelle ausmachen und die schon früh beim Fetus exprimiert werden, nicht reagiert, ist zumindest teilweise ungeklärt. Der Fetus entgeht einer immunologischen Destruktion, obwohl humorale wie zelluläre Komponenten des mütterlichen Immunsystems gegen die väterlichen Antigene aktiviert werden und z. B. als Anti-MHC-Antikörper im Schwangerenserum nachgewiesen werden können.

Mechanismen mütterlicher Immuntoleranz Verschiedene Mechanismen wurden zur Erklärung herangezogen:
- Die physikalische oder anatomische Barrierefunktion des Trophoblasten, der den Fetus umgibt und das Eindringen mütterlicher lymphoider Zellen in den Fetus verhindert.
- Das Fehlen oder die inkomplette Ausprägung der väterlichen HLA-Antigene auf der äußeren Schicht des Trophoblasten, die deshalb die mütterlichen Effektorfunktionen nicht aktivieren können.
- Eine Suppressoraktivität fetaler Lymphozyten, der Plazentazellen und der Schwangerschaftshormone.

Diese Mechanismen, allein oder in Kombination, verhindern die immunologische Attacke des mütterlichen Immunsystems. Andere, früher diskutierte Hypothesen (Uterus als privilegierter immunologischer Ort, Schwächung des mütterlichen Immunsystems während der Gravidität) sind inzwischen widerlegt.

Immunerkrankungen aus mütterlicher Ursache

Schwere Erkrankungen des Fetus und des Neugeborenen können allerdings als Folgen des Übertritts plazentagängiger IgG-Moleküle mit antifetaler Aktivität beobachtet werden.

Rh-Sensibilisierung Das bekannteste Beispiel betrifft die Folgen einer Rh-Sensibilisierung bei Rh-negativer Mutter und Rh-positivem Fetus. Die schwerste Verlaufsform mit intrauterinem Fruchttod wird als Hydrops fetalis bezeichnet. Aufgrund des gesteigerten Erythrozytenabbaus und effektiver Regenerationsphänomene kommt es zum Morbus haemolyticus neonatorum mit Blutbildung an sekundären und tertiären Blutbildungsorten in parenchymatösen Organen. Der Ikterus gravis des Neugeborenen ist die Folge der immunologisch verstärkten Hämolyse. Die stärksten klinischen Symptome treten hierbei am Ende der Gravidität in Erscheinung, wenn größere Mengen von mütterlichen Ig-Molekülen in die fetale Zirkulation übertreten. Dieser Übertritt ist normalerweise von großer biologischer protektiver Bedeutung, da hierdurch dem Neugeborenen eine adoptive immunologische Resistenz durch mütterliche Immunglobuline vermittelt wird.

Maternofetale Transfusion Nur selten treten mütterliche immunkompetente Lymphozyten in die fetale Zirkulation über, z. B. bei der maternofetalen Transfusion unter der Geburt. Wenn zu diesem Zeitpunkt ein transitorischer oder genetisch fixierter Immundefekt besteht, kann das neugeborene oder tot geborene Kind Zeichen einer Graft Versus Host Reaction aufweisen.

5.6 Tumorimmunologie

Obwohl sich die zentralen Postulate der „Immune Surveillance"-Theorie von Burnet nicht bestätigt haben (siehe Kap. 5.3.3), besteht kein Zweifel, dass die Interaktion zwischen Tumor und Immunsystem unter transplantationsimmunologischen Vorstellungen betrachtet werden muss. Es existieren vielfältige Evidenzen, dass zumindest für bestimmte Tumoren und unter bestimmten Bedingungen immunologische Faktoren das Tumorwachstum begrenzen können, und – ob effektiv im Sinn der Tumorabwehr oder nicht – spezifische Immunreaktionen gegen Tumorantigene auftreten. Beispiele hierfür sind:
- partielle spontane Tumorregressionen
- Regression von Metastasen nach Entfernung des Primärtumors oder niedrig dosierter Chemotherapie
- Nach Entfernung des Haupttumors kann auch experimentell ein Schutz vor Metastasierung bei Infektion von Tumorzellen nachgewiesen werden.

Effektive antitumorale Aktivitäten werden besonders durch aktivierte NK-Zellen (siehe Kap. 5.1.3) und durch Makrophagen vermittelt.

Perifokale Entzündung

Ein weiterer Hinweis auf die Interaktion zwischen Immunsystem und Tumor ist die fast regelmäßig beobachtete Infiltration des Tumorstromas mit T-Lymphozyten, Makrophagen und Plasmazellen, die sog. perifokale Entzündung (siehe Kap. 8.3.1). Für einige Tumoren wurde eine bessere Prognose in Abhängigkeit von der Stärke der lymphozytären Stromareaktion beobachtet (z. B. Seminom). In anderen Fällen lässt sich dieser Zusammenhang nicht bestätigen (z. B. malignes Melanom).

Selektion, Enhancement

Tumoren unterliegen einem Selektionsdruck durch die gegen sie initiierten Immunmechanismen. So können Tumorzellen die für das Immunsystem relevanten Antigene im Verlauf ihres Wachstums verlieren und sich einer weiteren immunologischen Kontrolle entziehen (z. B. Unterschiede des Antigenmusters zwischen Primärtumor und Metastasen). Inadäquate Immunreaktionen, die nicht zur Zerstörung der Zellen, sondern lediglich zur Blockierung entsprechender Antigendeterminanten durch zirkulierende Antikörper führen, können zumindest unter experimentellen Bedingungen sogar das Tumorwachstum beschleunigen (sog. Enhancement-Phänomen).

Ursachen ineffektiver Tumorabwehr

Die Ineffektivität des Immunsystems bei der Tumorabwehr hat viele Ursachen: Bei malignen Tumoren steht das Immunsystem einer sich stetig vermehrenden Antigenmasse gegenüber, die in Dosisbereichen beginnt, in denen durch spezifische, regulatorische T-Lymphozyten Toleranz induziert werden kann (Low Zone Tolerance). Hierdurch wird eine effektive immunologische Reaktion während der vulnerablen Phase des Tumorwachstums verhindert.

Später hat auch eine Aktivierung des Immunsystems nur eine endliche Effektivität gegen Tumoren. Hohe Tumorzelldosen, entsprechend einer großen Tumormasse, führen zum Zusammenbruch der immunologischen Abwehr: Vom Tumor freigesetzte lösliche Antigene bewirken eine Blockierung von Effektorzellen. Schließlich werden von Tumorzellen lösliche Faktoren gebildet (z. B. Prostaglandine), die die Aktivität der Immunreaktionen supprimieren.

Ziele immunologischer Reaktionen

Folgende antigene Strukturen werden als Zielobjekte immunologischer Reaktionen bei Tumoren experimentell und klinisch beobachtet:

Tumorspezifische Transplantationsantigene

Hierbei handelt es sich um individualspezifische (also auch bei Tumoren gleicher Histogenese nicht kreuzreagierende) Antigene, die experimentell bei chemisch induzierten Tumoren (z. B. nach Methylcholanthren) beobachtet wurden.

Tumorassoziierte Antigene

Hierunter werden klinisch alle Antigenstrukturen zusammengefasst, die durch Heteroimmunisierung mit Tumorzellen erzeugt werden und Merkmale erkennen, die auf Tumorzellen besonders exprimiert werden und im Normalgewebe nicht oder nur in geringer Menge vorkommen. Viele dieser tumorassoziierten Antigene sind so genannte onkofetale Antigene, die in bestimmten Entwicklungsphasen der Ontogenese physiologischerweise vorhanden sind und auf Tumoren, im Gegensatz zu Normalgeweben, neu exprimiert werden (z. B. CEA = karzinoembryonales Antigen, α-Fetoprotein und viele andere). Diese Antigene eignen sich bei positiv reagierenden Tumoren zur posttherapeutischen Überwachung, da sich Rezidive durch steigende Serumtiter andeuten. Da diese onkofetalen Antigene und u. U. auch andere charakteristische Zellbestandteile aus Tumorzellen auch im Blutserum nachgewiesen werden können, eignen sie sich als so genannte Tumormarker in der klinischen Diagnostik.

Tumorassoziierte Virusantigene

Bei virusinduzierten Tumoren des Menschen werden auf Tumorzellen Antigene exprimiert, die vom viralen Genom kodiert sind (siehe Kap. 8.5.4). Da diese Antigene oft Ziele einer effektiven Immunabwehr sind, treten virusinduzierte Tumoren gehäuft bei allgemeiner Immundefizienz auf (siehe Kap. 5.3). Typische Tumorviren zeigen deshalb auch keinen kompletten Viruszyklus. Sie sind latent in der Zelle bzw. der DNA integriert und entfalten ihre Wirkung durch transaktivierende Gene oder Dysregulierung zellulärer Gene. Hierbei werden dann viruskodierte Proteine nicht oder nur selten für das Immunsystem erkennbar exprimiert.

Tumorassoziierte Autoantigene, paraneoplastische Autoimmunität

Wesensmäßig handelt es sich bei der immunologischen Tumorabwehr um einen Prozess der Autoimmunität. Tumorspezifische Autoantigene stellen möglicherweise eine zweite Gruppe tumorspezifi-

5.6 Tumorimmunologie

scher Antigenstrukturen dar. Auch beim Menschen ist experimentell nachgewiesen, dass bestimmte tumorspezifische Translokationen und auch die idiotypischen Determinanten der B-Zell-Non-Hodgkin-Lymphome zu einer immunologischen Reaktion im Tumorwirt führen können. Dies ist insofern nicht verwunderlich, da die tumorcharakteristischen Translokationen zu Fusionsproteinen mit neuen Sequenz- und konformationsspezifischen Determinanten führen, die vom Immunsystem als fremd erkannt werden und außerdem die antiidiotypische Regulation der B-Zell-Antwort auch physiologische (s. Lehrbücher der Immunologie) Bedeutung besitzt.

Darüber hinaus sind weitere, kreuzreagierende tumorassoziierte Antigene, die eine humorale oder zelluläre Immunreaktion im Tumorträger induzieren, gut bekannt und Ursachen **immunologisch bedingter paraneoplastischer Syndrome** (siehe Kap. 8.7.3). Das sind bei bestimmten Tumoren gehäuft auftretende immunologisch vermittelte Phänomene, die weit vom Tumor entfernt in Erscheinung treten (z. B. Polyneuritis, Endokarditis, Glomerulonephritis, zentralnervöse Demyelinisierung oder Dermatomyositis). Als ursächlich für diese paraneoplastische Autoimmunerkrankungen wird eine Partialantigengemeinschaft zwischen Tumorzellen und den betroffenen Organen angesehen.

Histokompatibilitätsantigene

Histokompatibilitätsantigene sind auf menschlichen Tumoren oft nur unvollständig und partiell exprimiert. Dies bedingt zumindest eine partielle Insuffizienz des T-lymphozytären Systems der Tumorantigenerkennung.

Weitere Reaktionen

Eine besondere, wahrscheinlich immunologisch verursachte Reaktion findet sich gelegentlich in tumordrainierenden Lymphknoten als so genannte **Sarkoid Like Lesions.** Es handelt sich dabei um großherdige Epitheloidzellreaktionen ohne Verkäsung, die ähnlich dem Lymphknotenbefund bei Sarkoidose sind (siehe Kap. 6.1.3). Da es sich um ein lokalisiertes Phänomen handelt, wird angenommen, dass bislang ungeklärte Substanzen aus Tumor oder Tumorzellen zu dieser granulomatösen Reaktion geführt haben. Granulomatöse Reaktionen im Primärtumor selbst werden besonders häufig bei den EBV-induzierten Nasopharynxkarzinomen und bei bestimmten embryonalen Tumoren (besonders beim Seminom) gefunden. Paraneoplastische Granulombildungen kommen beim Morbus Hodgkin (siehe Kap. 8.4.3) in Leber und Milz vor, auch wenn diese Organe durch die Erkrankung nicht befallen sind.

> **Merke!**
>
> Obwohl auf dem Gebiet der Tumorimmunologie viele Fragen noch offen sind und die komplexe Interaktion zwischen Tumorträger und Neoplasie wahrscheinlich auf individueller Basis betrachtet werden muss und deshalb klinisch experimentell nur schwer analysierbar ist, werden für die Zukunft auf dem Gebiet der Immuntherapie der Tumoren beträchtliche Erfolge erwartet. Heute werden bestimmte immuntherapeutische Ansätze zur Krebsbekämpfung schon intensiv geprüft.

Zur Wiederholung

Antigen • Antigenpräsentation • Arteriitis • Autoimmunerkrankung • Autotoleranz • **B**-Lymphozyten • **E**pitop • **G**raft Versus Host Reaction • **H**apten • Hashimoto-Thyreoiditis • Histokompatibilitätsantigene • Homöostase • Hypersensitivitätsreaktionen • **I**mmundefekt • Immunglobulin • Immunität • Immunpathologie • Immunsystem • Immuntoleranz • **K**omplementsystem • **M**ediatoren • Monozyten-Makrophagen-System • **N**K-Zellen • **R**esistenz • rheumatoide Arthritis • **S**ensibilisierung • systemischer Lupus erythematodes • **T**hymus • T-Lymphozyten • Transplantatabstoßung • Transplantation • Tumorimmunität

6 Entzündung

J. Müller, H.K. Müller-Hermelink

Definition Entzündung ist die Reaktion vaskularisierten Gewebes auf eine Gewebeschädigung (zu Ursachen und Formen der Gewebeschädigung siehe Kap. 3 und 4).

Geschichte Die bereits vor Galen von Celsus (1. Jh. vor Christus) beschriebenen, aber auch bereits in einem ägyptischen Papyrus 3000 vor Christus erwähnten klassischen vier Kardinalsymptome der Entzündung wurden von Virchow um das fünfte Symptom, die Functio laesa, ergänzt. Diese klinischen Symptome sind das makroskopische Äquivalent der entzündlichen Gefäßreaktion, die Ende des letzten Jahrhunderts von Julius Cohnheim (1839–1884) in heute noch vollständig gültiger Form beschrieben wurde. Cohnheim widerlegte die damals noch allgemein gültige mittelalterliche Säftelehre, indem er mit dem Mikroskop dünne Häutchenpräparate wie das Maus-Omentum, die Froschzunge und das Kaninchenohr nach Reizung der Oberflächen durch verschiedene Chemikalien beobachtete und die exakt zeitlich reproduzierbaren Vorgänge der Hyperämie, entzündlichen Stase, Leukozytenmargination und der Emigration von Blutzellen in das Interstitium beschrieb. Dass Zellen Grundlage von Krankheiten sein sollten, wurde lange Zeit nicht akzeptiert und stark bekämpft. In den letzten Jahrzehnten des 19. Jahrhunderts wurden in rascher Folge die anderen Grundpfeiler der Entzündungen entdeckt. Mit Farbstoffpartikeln gelang dem russischen Zoologen Elie Metchnikoff (1845–1916) 1882 die Entdeckung der Phagozytose. Diese Beobachtungen der zellulären Reaktion wurden erweitert durch die Beschreibungen humoraler, neutralisierender Abwehrprinzipien (den späteren Antikörpern) durch Paul Ehrlich (1854–1915). Metchnikoff und Ehrlich erhielten für diese beiden verschiedenen Prinzipien der zellulären bzw. humoralen Abwehrreaktion 1908 den Nobelpreis. Erste Beschreibungen chemischer Mediatoren stammen von dem Briten Sir Thomas Lewis, der in den Cohnheim-Experimenten Histamin als den zentralen Mediator der entzündlichen Gefäßreaktion entdeckte.

6.1 Ursachen und Erscheinungsformen

6.1.1 Ursachen

Die Frage nach der Ätiologie einer Erkrankung ist die Frage des Betroffenen nach der Ursache seiner Erkrankung („Warum ich?"). Bei Entzündungen ist dies also die Frage nach der Ursache der Gewebeschädigung: Erreger (Bakterien, Viren, Pilzen, Protozoen, Helminthen; siehe Kap. 4.3), physikalische (mechanisch, thermisch, oder aktinisch) und chemische Noxen (siehe Kap. 4.2). Eine sehr häufige Ursache bakterieller Infektionen sind Ulzerationen, also die Zerstörung der Barrierefunktion der Haut oder Schleimhäute. Diese sind an der Haut meist mechanischer Genese. Bei der Appendizitis geht die Schleimhautulzeration in zumindest zwei Drittel der Fälle auf Koprolithen (steinartig eingedickter Darminhalt) zurück, die ischämische Druckulzerationen des Oberflächenepithels verursachen und damit den Weg der Darmbakterien in das Gewebe eröffnen. Aber auch Gewebeuntergänge anderer Ätiologie wirken als Reiz und verursachen entzündliche Reaktionen. Beispiele sind die ischämisch bedingten Nekrosen wie z.B. die

Herzmuskelnekrose beim Herzinfarkt oder Gewebeuntergänge, wie sie bei der Organisation eines Hämatoms oder einer Thrombose auftreten.

> **Merke!**
> Es existiert nichts in unserem Organismus, was nicht zur Entzündung führen kann – überall im Körper und auf jede Störung der geweblichen Homöostase.

6.1.2 Phänomenologie und Histopathologie

Typische Entzündung

Entzündungen sind im „typischen Fall" außerordentlich schmerzhaft; das betroffene Gewebe ist erheblich geschwollen, hochrot, stark überwärmt (ent-„zündet" im Wortsinn) und wird dann zwangsläufig „geschont". Hieraus leiten sich die fünf Kardinalsymptome der akuten Entzündung ab.

> **Merke!**
> Die fünf Kardinalsymptome der akuten Entzündung sind Tumor (Schwellung), Rubor (Rötung), Calor (Erwärmung), Dolor (Schmerz) und Functio laesa (eingeschränkte Funktion).

Histopathologie

Die Entzündungssymptome stellen das klinische Korrelat charakteristischer histopathologischer Veränderungen dar: Im klassischen Fall sind Bakterien in das Gewebe eingedrungen, und Moleküle aus ihrer Zellwand und ihrem Stoffwechsel setzen eine ganze Kaskade von Reaktionen in Gang. Das Prinzip ist dabei absolut martialisch: „Waffen", die im Knochenmark, der Leber und/oder im Lymphknoten gebildet wurden, werden über das Blut an den Ort der bakteriellen Invasion rekrutiert und können dann in hoher Konzentration zur Zerstörung der eingedrungenen Erreger eingesetzt werden (Abb. 6.1).

Vaskuläre Reaktion

Zellen und nichtzelluläre „Waffensysteme" wie die Komplementfaktoren oder die Antikörper können die Gefäße nur verlassen, weil es am Ort der Entzündung zur gezielten Aktivierung der Endothelzellen kommt. Diese vaskuläre Reaktion besteht in einer Weitstellung (Vasodilatation) und damit einer erhöhten Durchblutung (Hyperämie) der Gefäße, gefolgt von einer Permeabilitätssteigerung und einer Leukozytenmigration aus den Gefäßen am Entzündungsherd.

Gewebeschädigung

Nicht nur die Auslöser einer Entzündung, also z.B. eingedrungene Bakterien oder Viren, schädigen das betroffene Gewebe, sondern auch viele ungerichtet wirkende Abwehrmechanismen. Zerfallende neutrophile Granulozyten und Makrophagen setzen aktive Sauerstoffradikale und lysosomale Enzyme in das Interstitium frei und führen zum extrazellulären Verdau. Eiter besteht aus zerfallenden Bakterien sowie lysierter interstitieller Matrix und den Bestandteilen zerfallender körpereigener Zellen einschließlich der selber auch zerfallenden Entzündungszellen. Die Entzündung verursacht also häufig auch per se eine Gewebeschädigung. Insbesondere bei chronischen Entzündungen ist es deswegen ein sehr häufig angewandtes therapeutisches Prinzip, medikamentös die Entzündung zu hemmen und so die chronisch fortschreitende Zerstörung des betroffenen Gewebes zu dämpfen.

Entzündung und Heilung

Simultan mit der Ausbildung der Entzündung im engeren Sinn, also der Abwehr des schädigenden Agens, setzen zwei weitere Prozesse ein: die Abräumung des zerstörten Gewebes und der Prozess der Heilung (siehe auch Kap. 7). Entzündung und Heilung sind konzeptionell und didaktisch gut trennbar. Entzündung in diesem Sinn ist die lokale Ansammlung und Aktivierung von Abwehrfaktoren am Ort des Geschehens. Bei der Reparation dagegen werden lokal bereits vorhandene Parenchym- und Bindegewebszellen zur Proliferation angeregt.

> **Merke!**
> Vereinfachend kann man also den akkumulativen Prozessen der Entzündung die proliferativen Prozesse der Regeneration gegenüberstellen.

6.1.3 Einteilung

Das prinzipiell gleichartige Grundmuster entzündlicher Reaktionen unterliegt zahlreichen Modifikationen. Diese Vielfalt hat zu verschiedenen und sich überlappenden Einteilungsprinzipien geführt, die im Folgenden besprochen werden.

6.1 Ursachen und Erscheinungsformen

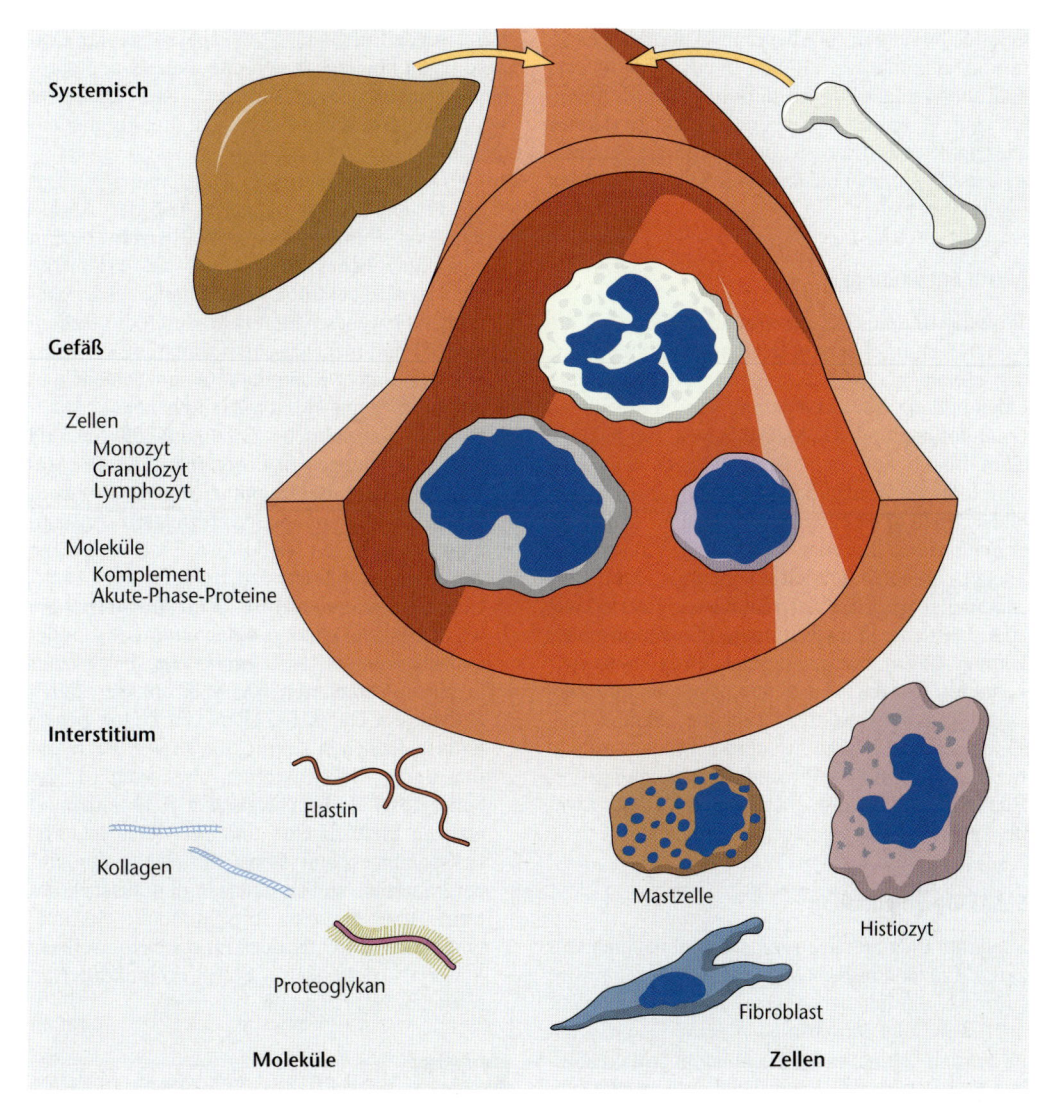

Abb. 6.1: Bei der Entzündung werden systemisch produzierte Abwehrfaktoren (Zellen und Moleküle) über das Blut an den Entzündungsort transportiert und dort über die entzündliche Gefäßreaktion freigesetzt. Sie interagieren dann mit den ortsständigen Zellen und den Matrixmolekülen zur Abwehr des entzündlichen Reizes und zur Wiederherstellung des Gewebes.

Nach dem zeitlich-klinischen Verlauf

Nach dem zeitlich-klinischen Verlauf werden folgende Entzündungsformen unterschieden:
- perakute, innerhalb von Minuten ablaufende Entzündungen
- akute Entzündungen (Tage)
- subakute Entzündungen (Wochen)
- chronische Entzündungen (Monate, Jahre und/oder Jahrzehnte).

Nach dem morphologischen Bild (parallel zum zeitlichen Ablauf)

Perakute Entzündung

Perakuten Entzündungen liegt die Initialphase der entzündlichen Gefäßreaktion zugrunde. Es kommt zur akuten Weitstellung der Gefäße und zur Permeabilitätssteigerung des Endothels, sodass im betroffenen Gewebe ein interstitielles Ödem entsteht. Beispiele sind allergische Reaktionen wie die

Quaddelbildung nach Allergeninokulation. Derartige Ödembildungen können unmittelbar lebensbedrohend sein, wenn sie im Bereich des Kehlkopfes zum Verschluss der oberen Luftwege (akutes allergisches Glottisödem) oder wenn sie generalisiert wie beim anaphylaktischen Schock auftreten (siehe Kap. 5.2.2).

Akute Entzündung

Typische Beispiele akuter Entzündungen sind die bakteriellen Infektionen. Bei ihnen kommt es nach der initialen Gefäßreaktion mit Hyperämie und Ödembildung zur Exsudation von neutrophilen Granulozyten und von Makrophagen. Bei bakteriellen Infektionen sind die klassischen Kardinalsymptome der Entzündung am deutlichsten ausgebildet. Nicht alle akuten Entzündungen zeigen ein granulozytäres Exsudat. Sehr viele Viruserkrankungen verlaufen zeitlich gesehen als akute Entzündungen. Hier ist der manifesten Erkrankung aber meist eine klinisch stumme Inkubationsphase vorangegangen, in der sich das Virus im Körper vermehrt. Erst nach Ausbildung einer immunologischen Reaktion resultiert dann die „akute" Entzündung. Diese beginnt wiederum mit der vaskulären Reaktion, die bei Virusinfektionen als Typ-IV-Reaktion (Kap. 5.2.3) mit Exsudation von Lymphozyten und Makrophagen einhergeht.

Subakute Entzündung

Subakute Entzündungen zeigen oft nebeneinander akute Entzündungserscheinungen und reparative Prozesse, die mit der Ausbildung von Granulationsgewebe und Vernarbungen einhergehen. Kleine Narben können sich zurückbilden, größere Narben persistieren aber lebenslänglich. Ursache subakuter Entzündungen sind entweder größere oder wiederholt auftretende Gewebeschäden, z.B. durch Infektion von Hautwunden oder durch wiederholte mechanische Schädigungen. Wegen des Verlaufs über einige Wochen sind die entzündlichen Reaktionen subakuter Entzündungen oft von immunologischen Reaktionen (durch T- und B-Lymphozyten) überlagert.

Chronische Entzündung

Chronische Entzündungen verlaufen über Monate, Jahre und/oder Jahrzehnte. Ursache ist immer eine Persistenz der Gewebeschädigung (chronisch schwelende Entzündung) oder eine immer wiederholt auftretende Gewebeschädigung (chronisch rezidivierende Entzündung). Wie bei subakuten Entzündungen überlagern sich dabei akute und chronische Entzündungsphänomene und reparative Vorgänge. Morphologisch werden drei Formen unterschieden:

- Chronisch-granulierende Entzündungen: Das geschädigte Gewebe reagiert mit der Ausbildung von Granulations- und Narbengewebe. Ein charakteristisches Beispiel ist die chronische Cholezystitis bei Cholezystolithiasis, bei der chemische Gewebeschäden (z.B. durch die Gallensäuren) und mechanische/ischämische Gewebeschäden durch Kompression der Schleimhaut durch die Steine Hand in Hand gehen.
- Chronisch-atrophische Entzündungen: Sie sind eine sehr häufige Folge der Infektion des Magens mit dem Bakterium *Helicobacter pylori*. Auch die immunologisch bedingten Autoimmunerkrankungen (siehe Kap. 5.2.4) sind meist chronisch-atrophische Entzündungen.
- Chronisch-granulomatöse Entzündungen: Sie werden in zwei Untergruppen unterteilt. Epitheloidzellgranulome sind immer eine Folge einer massiven Stimulation von Makrophagen durch aktivierte CD4$^+$-TH$_1$-Zellen. Sie treten bei so unterschiedlichen Erkrankungen wie der Infektion durch Mykobakterien, aber auch bei der Sarkoidose, bei hyperergischen Reaktionen auf manche Medikamente und bei vielen anderen Erkrankungen auf (siehe Tab. 6.4). Fremdkörpergranulome stellen dagegen den Versuch des Organismus dar, eine fortschreitende Gewebeschädigung durch Sequestration des jeweiligen Materials (siehe Kap. 4.1.6) in Fremdkörperriesenzellen zu verhindern.

> **Merke!**
> Allgemein sind alle Formen chronischer Entzündungen durch eine Reaktion hauptsächlich von Lymphozyten, Makrophagen und Plasmazellen charakterisiert. Sie sind also Ausdruck einer Immunreaktion mit Ausbildung spezifischer T- und B-Lymphozyten.

Nach der vorherrschenden azellulären oder zellulären Entzündungskomponente

Im Verlauf der Evolution hat das Immunsystem seine Reaktionen an die ganz verschiedenen Charakteristika der jeweiligen Gewebeschäden angepasst, sodass die Zusammensetzung des entzündlichen Transsudats oder Exsudats oft einen Hinweis auf die Ätiologie der Entzündung ergibt.

- Das zellfreie **Transsudat** (Ödemflüssigkeit) ist durch den Übertritt von Serum (Wasser und niedermolekulare Bestandteile) aus der Blutbahn in das Interstitium charakterisiert, ist also eiweißarm und hat deswegen ein spezifisches Gewicht < 1015.
- Das zellfreie **Exsudat** ist durch den Übertritt von Plasma (sämtliche gelösten einschließlich höhermolekularer Bestandteile wie Fibrinogen, Antikörper, Akute-Phase-Proteine etc.) aus der Blutbahn in das Interstitium charakterisiert, ist also eiweißreich mit einem spezifischen Gewicht > 1020.

> **Merke!**
> Die pathologische Klassifikation der Entzündungen erfolgt nach der vorherrschenden azellulären oder zellulären Komponente des entzündlichen Infiltrats.

Seröse und serös-schleimige Entzündung

Seröse Entzündungen (siehe Abb. 6.10 und Kap. 6.3.1) sind durch ein Transsudat charakterisiert und entsprechen zeitlich gesehen oft den perakuten Entzündungen. Sie treten in der Initialphase fast aller anderen Entzündungsformen auf, und bei etablierten anderen Entzündungsformen in deren Randbereichen. Makroskopisch resultiert eine fast wasserklare Gewebeschwellung. Wenn das Transsudat von einer zellulären Komponente begleitet wird, dann handelt es sich fast ausschließlich um Lymphozyten, begleitet von einzelnen Makrophagen. Beispiele sind allergische Quaddelbildungen, toxische Schleimhautschäden oder viele Virusinfekte. Häufigstes Beispiel ist die Infektion durch Rhinoviren, die zur serösen Entzündung der Schleimhäute der oberen Luftwege, und auch zum Austritt des entzündlichen Transsudats an die Schleimhautoberfläche, und damit zum Katarrh (καταρεω – ich fließe herab) führt. Beim Schnupfen kommt es meist zusätzlich zur stark vermehrten Schleimproduktion, sodass eine serös-schleimige Entzündung resultiert.

Hämorrhagische Entzündung

Manche zytopathogene (zum Untergang der infizierten Zelle führende) Viren, die primär Endothelzellen befallen, verursachen die gefürchteten hämorrhagischen Entzündungen (Grippe, tropische hämorrhagische Fieber, z. B. Dengue).

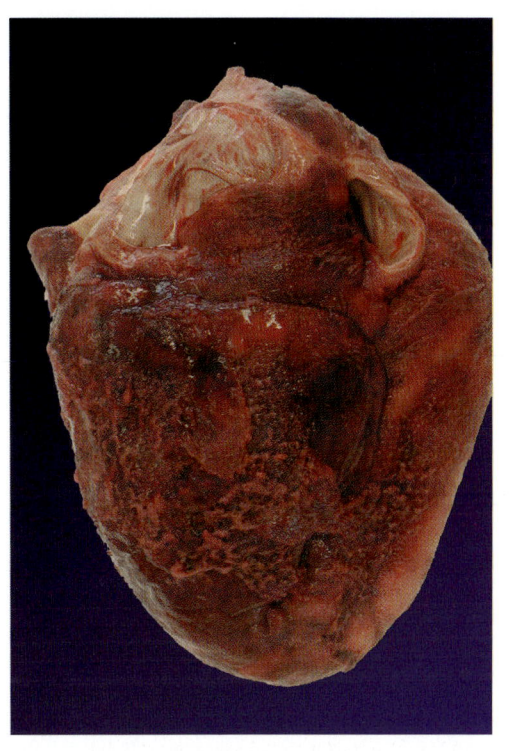

Abb. 6.2: Fibrinöse Perikarditis bei Pericarditis carcinomatosa. Dieser Patient klagte wenige Wochen vor dem Tod über Zeichen der Herzinsuffizienz. Es wurden ein massiver Herzbeutelerguss von 1,8 Litern abpunktiert und zytologisch Zellen eines Adenokarzinoms nachgewiesen. Erst bei der Autopsie konnte ein kleiner Primärtumor in der Lunge gefunden werden.

Fibrinöse Entzündung

An Körperoberflächen und serösen Häuten findet sich häufig eine fibrinöse Entzündung (Abb. 6.2), wie sie auch als „Schorf" auf Haut- und Schleimhautverletzungen entsteht. Da außerhalb des Geweberverbands fibrinolytische Prinzipien ungenügend sind, überwiegt die Gerinnungsaktivierung und Fibrinbildung.

Eitrige Entzündung

Viele Bakterien führen zur eitrigen Infektion mit Ausbildung eines Exsudats und einer Reaktion von Neutrophilen.

Chronisch-granulomatöse Entzündung

Intrazelluläre Bakterien, z. B. Mykobakterien, verursachen eine chronisch-granulomatöse Entzündung mit Ausbildung von Epitheloidzellgranulomen. Umkehrschlüsse sind in der Medizin meist falsch, und so gilt auch hier, dass Epitheloidzellgranulome nicht spezifisch für Mykobakterien sind, sondern auch bei vielen nicht erregerbedingten Erkrankungen auftreten (siehe Tab. 6.4, Epitheloidzellgranulome). Auch bei traumatischen und ischämischen Gewebeschäden kommt es zu einer ersten Phase der granulozytären Abräumung untergegangener Zellen (siehe Kap. 7).

Chronisch-granulierende und chronisch-atrophische Entzündung

Auch das Ausmaß der Gewebeschädigung und der zeitliche Verlauf beeinflussen die Zusammensetzung des entzündlichen Exudats. Große Gewebeschäden oder am gleichen Ort immer wiederkehrende Gewebeschädigungen führen entweder zu einer chronisch-granulierenden oder zu einer chronisch-atrophischen Entzündung.

Sonderformen

Gangränöse Entzündung

Die Gangrän ist nicht einheitlich definiert (siehe Kap. 3.4.2) und wird im Folgenden als bakterielle Infektion nekrotischen Gewebes bezeichnet (Abb. 6.3). Sie ist durch ein massives bakterielles Infiltrat, ein granulozytäres Exsudat und letztlich durch eine komplette Lysierung des Gewebes charakterisiert (siehe Kap. 6.3.1).

Nekrotisierende Entzündung

Auch die nekrotisierende Entzündung ist nicht einheitlich definiert und wird im Folgenden als bakterielle Infektion zunächst vitalen Gewebes bei Agranulozytose, also im Zustand einer extremen Abwehrschwäche, definiert (siehe Kap. 6.3.1).

6.1.4 Entzündung als lokales und systemisches Phänomen

Ausbreitungswege

Ausbreitung per continuitatem

Infektionserreger breiten sich häufig entlang vorgegebener Strukturen und mit Transportmitteln des Wirts aus. Bei der Ausbreitung per continuitatem infiltrieren der Erreger und das entzündliche Infiltrat unmittelbar benachbartes Gewebe. Oft nutzen Erreger die Kompartimentierung der Gewebe durch Faszien oder andere Strukturen wie z. B. Gefäß-Nerven-Bündel als Leitschienen. Gewinnen sie Anschluss an die präformierten Körperhöhlen, können sie sich sehr weit ausbreiten.

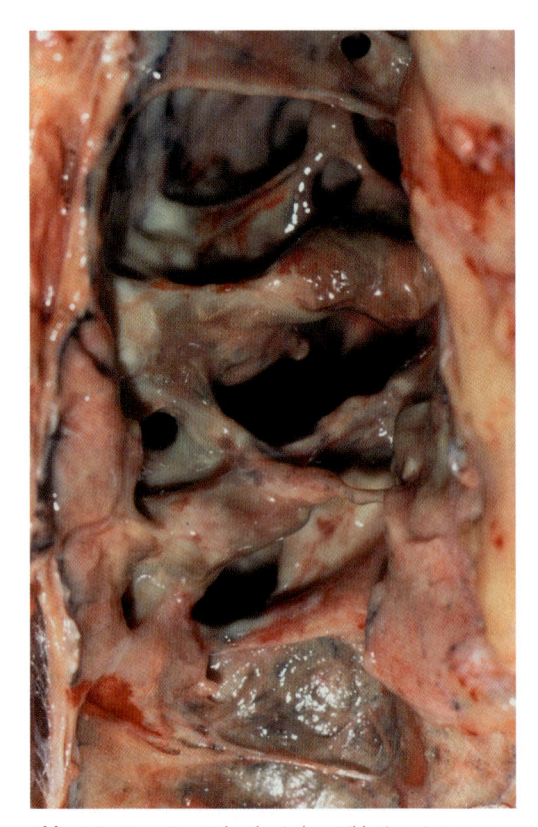

Abb. 6.3: Gangrän. Makroskopisches Bild einer Lungengangrän (superinfizierter Lungeninfarkt) mit Zerfall des Lungengewebes zwischen Brustwand (linker Bildrand) und Mediastinum (rechter Bildrand).

> **Aus der Praxis**
>
> Eitrige Infekte können sich von der Fingerspitze entlang der Faszien und Sehnen in die Hohlhand ausbreiten. Abszesse im Halsbereich können sich entlang der Faszien auf das Mediastinum ausbreiten. Ausgehend von einer perforierten Appendizitis oder Divertikulitis kann eine diffuse Peritonitis entstehen.

Kanalikuläre Ausbreitung

Ein wichtiger Ausbreitungsweg für Infektionen ist die kanalikuläre Ausbreitung, also die Ausbreitung der Infektion in Hohlorganen. Dies ist regelmäßig sowohl in den Luftwegen der Nase und ihrer Nebenhöhlen einschließlich des Mittelohrs als auch in den tiefen Luftwegen im Bereich der Bronchien der Fall. Wenn bei der Tuberkulose ein verkästes Epitheloidzellgranulom eine Bronchuswand zerstört, dann kann sich der infektiöse Inhalt des Granuloms kanalikulär entlang der Bronchien auf benachbarte Lungenlappen (azinös-nodöse Ausbreitung der Tuberkulose) und nach Aushusten auf benachbarte Menschen ausbreiten (offene Tuberkulose). Das so entleerte Epitheloidzellgranulom wird als Lungenkaverne bezeichnet.

> **Aus der Praxis**
>
> In den Bronchien führt die kanalikuläre Ausbreitung von der eitrigen Bronchitis zur Bronchopneumonie; weitere typische Beispiele für eine kanalikuläre Ausbreitung sind die aszendierte Pyelonephritis, die aszendierte Cholangitis, die eitrige Adnexitis der Frau oder die eitrige Epididymitis des Mannes.

Lymphogene Ausbreitung

Erreger nutzen für ihre Ausbreitung oft die Transportmechanismen des Organismus. So können sich eitrige Infektionen lymphogen z.B. von einem Hautfurunkel zum regionären Lymphknoten ausbreiten, wo sie zur eitrigen Lymphadenitis führen.

Hämatogene Ausbreitung

Ein besonders häufig benutzter Transportweg ist die hämatogene Streuung über die Blutbahn. Hoch virulente Bakterien gelangen z.B. direkt an der Eintrittsstelle in den Organismus in die Blutbahn. So können kleine, scheinbar harmlose Hautverletzungen, wie sie z.B. im medizinischen Bereich durch Stichverletzungen bei der Versorgung infizierter Wunden auftreten können, dem Erreger direkten Zugang zu eröffneten Blutgefäßen geben und damit unmittelbarer Ausgangspunkt einer Bakteriämie werden. Bakterien können aber auch von zunächst lokalisierten eitrigen Infektionen in die Blutbahn gelangen. Diese Komplikation der systemischen Streuung bei einer zunächst lokalisierten eitrigen Infektion tritt besonders in gut durchbluteten Organen wie bei den Pneumonien oder der eitrigen Pyelonephritis, oder eitrigen Infektionen des Zahnfleischs auf, kann aber auch von allen anderen eitrigen Infektionen ausgehen.

Andere Erreger haben komplizierte Mechanismen entwickelt, um in die Blutbahn zu gelangen. Beispielsweise nutzen die Plasmodien der Malaria den Stich der Anophelesmücke, um direkt die Barriere der Haut zu überwinden, in die Blutbahn zu gelangen und sich dort in Erythrozyten „einzunisten". Viren „reisen" oft innerhalb infizierter Zellen in der Blutbahn. Das Epstein-Barr-Virus nutzt hierfür B-Lymphozyten, das HI-Virus Makrophagen und T-Zellen. Würmer bilden Larven, die im Darm ausschlüpfen, über die Pfortader die Leber erreichen, um von da hämatogen weiter in die Lunge zu gelangen, wie dies bei Ascaris der Fall ist.

Infektion des Gehirns

Das Gehirn ist durch seine Lage vor direkten Infektionen besonders geschützt. Wenn es infiziert wird, dann meist auf hämatogenem Weg. Die Erreger können aus der Blutbahn direkt in das Hirnparenchym eintreten (Enzephalitis) oder in den Liquor (Meningitis) gelangen. Nach einer traumatischen Eröffnung des Liquorraums oder bei Abszessen im Bereich der Stirnhöhle, der Ethmoidalzellen oder des Mittel- und Innenohrs kann es auch zur direkten Infektion des Liquors kommen. Eine Streuung über den Liquorweg kann auch bei Hirnabszessen auftreten, die ihrerseits Anschluss an den Liqour gefunden haben.

Spezielle Transportmöglichkeiten

Andere Erreger haben weitere, ganz spezielle „Transportmöglichkeiten" entdeckt. Herpes-simplex-Virus I und II nutzen z.B. den axonalen Transport, um vom Ganglion zum Plattenepithel zu gelangen. Listerien nutzen das Actin der Wirtszelle als Motor, um in die Nachbarzelle zu kommen. Manche Viren verursachen eine Zellfusion, und können sich so auf Nachbarzellen ausbreiten.

Einflussfaktoren

Fördernde Faktoren

Für die Ausbreitung per continuitatem haben manche Erreger spezielle Virulenzfaktoren entwickelt. Beispielsweise bilden bestimmte Staphylokokkenstämme Hyaluronidasen und Kollagenasen, die die interstitielle Matrix abbauen. Einige Streptokokkenstämme bilden die Fibrin auflösenden Enzyme Fibrinolysin und Streptokinase.

Weitere Virulenzfaktoren für die Erregerausbreitung per continuitatem sind die Möglichkeiten der aktiven Bewegung im Gewebe. Dies ist bei Bakterien an das Vorkommen von Geißeln gebunden. Das klinische Korrelat sich derart diffus ausbreitender Infektionen ist die Phlegmone (siehe Kap. 6.3.1).

Hemmende Faktoren

Andererseits hat der Wirt viele Faktoren entwickelt, die die Ausbreitung der Erreger im Gewebe hemmen. Hierzu zählen die Exsudation von Fibrin in das Gewebe. Das dichte Maschenwerk der Fibrinpolymere behindert die Erregerausbreitung erheblich. Außerdem behindern auch viele Enzyme des Wirts die Bewegung der Erreger. Kann ein Erreger nicht eliminiert werden, dann wird der Entzündungsherd durch die Bildung von Granulations- und von Narbengewebe „abgekapselt". Das klinische Korrelat dieser Abgrenzung ist der Abszess (siehe Kap. 6.3.1). Auch die Epitheloid- und die Riesenzellgranulome haben diese Barrierefunktion.

Systemische Reaktion, Akute-Phase-Reaktion

Wie z.B. beim Schnupfen treten bei einer Entzündung systemische Reaktionen auf. Diese auch als Akute-Phase-Reaktion bezeichneten Symptome sind neben dem Fieber ein schlechter, unruhiger und flacher Schlaf, eine Hypotension (man fühlt sich „schlapp") u.a. Kreislaufveränderungen sowie ein reduzierter Appetit. Laborchemisch finden sich die Synthese der Akute-Phase-Proteine durch die Leber (z.B. C-reaktives Protein – CRP) sowie die Veränderungen des Blutbilds wie Leukozytose oder beschleunigte Blutkörperchensenkungsgeschwindigkeit.

Zytokine als Auslöser

Ausgelöst werden diese Akute-Phase-Reaktionen durch Zytokine. IL-1, IL-6 und TNF-α sind die hierfür wesentlichen. IL-1 und IL-6 haben für die Akute-Phase-Reaktion vergleichbare Wirkungen. Beide lösen Fieber aus, indem sie an Rezeptoren im Thermoregulationszentrum des Thalamus binden. Entweder direkt, wahrscheinlich aber indirekt über eine lokale Produktion von Prostaglandin E, wird die Information vom vorderen zum hinteren Hypothalamus zum Vasomotorenzentrum vermittelt. Die resultierende Sympathikusstimulation führt dann zur Vasokonstriktion der Hautgefäße und damit letztlich zur Reduktion der Wärmeabgabe und zum Anstieg der Körpertemperatur.

Akute-Phase-Proteine, erhöhte BSG

Insbesondere IL-6 führt in Hepatozyten zur gesteigerten Bildung der Akute-Phase-Proteine des Serums. Zu diesen gehören u.a. das C-reaktive Protein, Serumamyloid-A-Protein und die Proteine der Gerinnungs- und Komplementkaskade. Deren gesteigertes Vorkommen im Serum ist eine der Ursachen der erhöhten Blutkörperchensenkungsgeschwindigkeit (BSG) bei Entzündungen.

Leukozytose

Die Leukozytose ist wie die erhöhte Senkung ein häufiges Zeichen der Entzündung. Dabei kommt es bei bakteriellen Entzündungen zur Erhöhung der neutrophilen Granulozyten, die im Blut oft Werte von 10 000–20 000/µl erreichen, und in Extremfällen bis zu 50 000/µl (leukämoide Reaktion) ansteigen können. Diese Vermehrung der Neutrophilen im Blut geht zunächst auf eine erhöhte Ausschüttung aus dem Knochenmark zurück. IL-1 und TNF stimulieren darüber hinaus aber auch die Proliferation der myeloischen Stammzellen, indem sie die Bildung koloniestimulierender Faktoren in Makrophagen (GM-CSF u.a.) steigern. Im Knochenmarkschnitt resultiert eine quantitative Vermehrung der Zellen der Granulopoese und, wegen der früheren Abgabe von reifen Neutrophilen, Stabkernigen, und auch von Metamyelozyten, eine Linksverschiebung mit relativer Vermehrung der Promyelozyten und Myelozyten (Abb. 6.4).

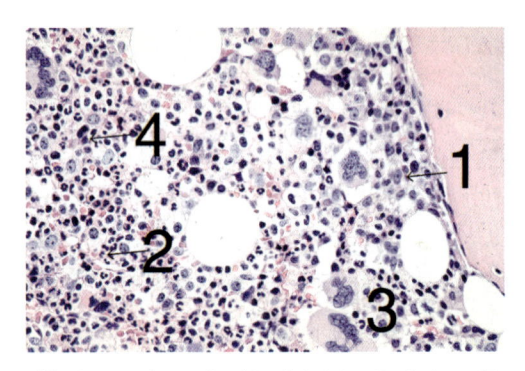

Abb. 6.4: Knochenmarkreaktion bei eitriger Entzündung. 67-jährige Frau mit schwer verlaufender eitriger Bronchopneumonie und einer Blutleukozytose von 43 000/µl. Der Zellgehalt des Knochenmarks ist von etwa 50 % (Normwert in diesem Alter) auf über 90 % erhöht, hauptsächlich durch die Hyperplasie und Linksverschiebung der Granulopoese. Man sieht peritrabekulär (in der „Bildungszone") zahlreiche Promyelozyten und Myelozyten (1), die zur Markraummitte hin zu segmentkernigen Neutrophilen (2) ausreifen. Daneben vermehrt Megakaryozyten (3). Die Zellen der Erythropoese sind an den chromatindichten runden Kernen zu erkennen (4) und stehen hier quantitativ ganz im Hintergrund, weil die normentsprechende Relation von Granulo- zu Erythropoese von etwa 3:1 hier ganz zugunsten der hyperplastischen Granulopoese verschoben ist.

Andere Reaktionen

Die meisten bakteriellen Infektionen verursachen eine Neutrophilie. Andere Infektionen, wie z.B. die infektiöse Mononukleose, Masern oder Mumps, führen dagegen zu einer Lymphozytose durch aktivierte $CD8^+$-T-Zellen, und Wurminfektionen verursachen meist eine Eosinophilie. Es gibt aber auch Infektionen mit gegenteiliger Reaktion des Blutbilds wie z.B. dem Typhus, der mit einer Leukopenie einhergeht.

6.2 Pathologie der Entzündung

6.2.1 Entzündliche Kreislaufstörung

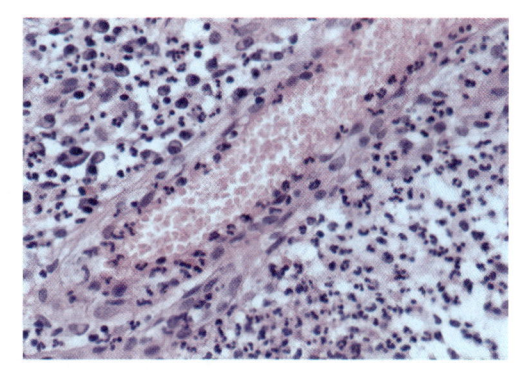

Abb. 6.5: Margination und Transmigration neutrophiler Granulozyten bei einer eitrigen Entzündung.

Phasen der Entzündungsreaktion

Die Entzündungsreaktion beginnt mit einer Veränderung der Mikrozirkulation am Ort der Gewebeschädigung, sie ist gebunden an diese Gefäßveränderungen und kann deswegen auch nur in vaskularisiertem Gewebe auftreten.

Arterioläre Kontraktion

Wenige Sekunden nach Einsetzen eines entzündlichen Reizes kommt es über nervöse Reize und durch chemische Mediatoren (z.B. Adrenalin) zu einer kurzfristigen arteriolären Kontraktion, die nur Sekunden bis Minuten anhält.

Vasodilatation

Sie wird gefolgt von der wesentlich bedeutsameren Phase der Vasodilatation. Zwischen Arteriole und Venole breitet sich das Wundernetz der Kapillaren, das normalerweise nur partiell durchströmt wird. Durch eine Dilatation der Arteriolen und Öffnung der präkapillären Sphinkteren kommt es zur kapillären und venösen Hyperämie mit so hochgradiger Weitstellung der Kapillaren, dass eine Verlangsamung des Blutflusses im Kapillargebiet bis hin zur Stase resultiert. Die Stase ist bereits 15–30 Minuten nach Eintritt der Schädigung ausgebildet und ermöglicht den Endothelkontakt der normalerweise im Zentralstrom der Blutgefäße schwimmenden Leukozyten.

Margination

Videomikroskopische Untersuchungen an Häutchenpräparaten haben die alten Beschreibungen von Cohnheim exakt bestätigt und gezeigt, dass die Leukozyten tatsächlich am Endothel kleben, also nicht mehr frei mit der Blutströmung transportiert werden können. Durch die Scherkräfte der Blutströmung rollen die Leukozyten auf dem Endothel langsam voran. Diesen Prozess bezeichnet man als Margination. Er geht dem Durchtritt der Leukozyten durch das Endothel, der Transmigration (Diapedese), voraus (Abb. 6.5).

Leukozytendiapedese

Auf molekularer Ebene sind vier Stadien zu unterscheiden (Abb. 6.6):
1. Die Expression von Selektinen (E-, P- und L-Selektin) vermittelt kurzfristige Bindungen, die für ein **Rollen** der Leukozyten auf dem Endothel Voraussetzung sind. Damit können die Leukozyten in Kontakt mit chemotaktischen Faktoren kommen.
2. Diese Chemokine veranlassen als zweiten Schritt die **Aktivierung** der Leukozyten, die jetzt ihrerseits Adhäsionsmoleküle, die Integrine, aktivieren.
3. Integrine vermitteln den dritten Schritt, die **feste** und **länger haltende Bindung.**
4. Die Transmigration (Diapedese) der Leukozyten beginnt mit einer Abflachung auf dem Endothel, und durch Lücken zwischen den sich kontrahierenden Endothelzellen hindurch wandern die Leukozyten dann aktiv in das Interstitium ein. Dabei muss zunächst die Basalmembran lysiert werden. Im Interstitium dient dann das Konzentrationsgefälle chemotaktischer Faktoren als Wegweiser zum Ort der Entzündung.

6 Entzündung

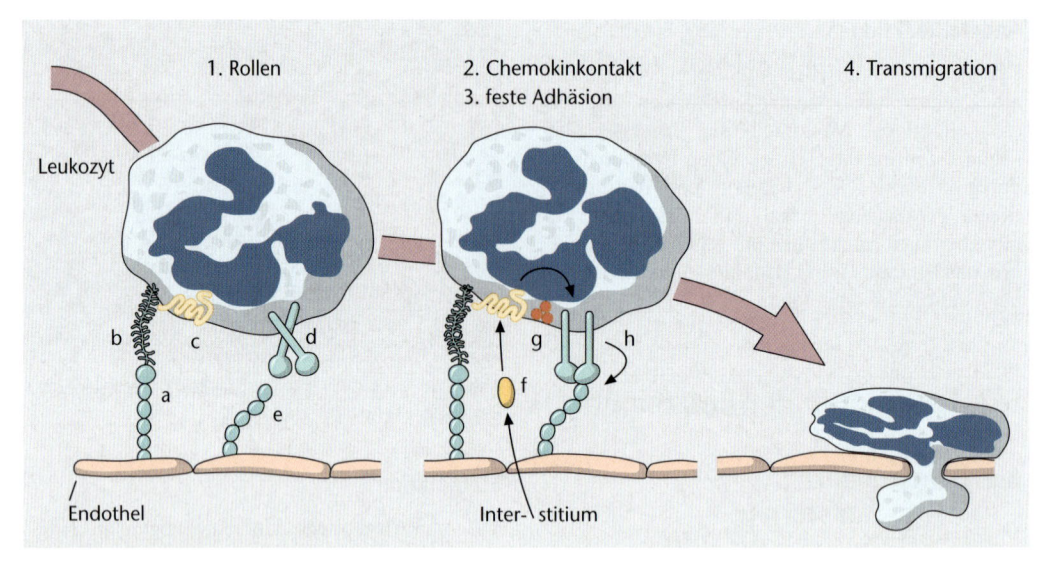

Abb. 6.6: Molekulare Faktoren der Leukozytendiapedese.
1. Schritt: Die Selektinbindung zwischen Endothel und Leukozyt führt zur Marginalisation, Abbremsung und zum Rollen der Leukozyten auf dem Endothel.
2. Schritt: Wenn Chemokine (f) auf dem Endothel präsentiert werden, erfolgt die Aktivierung des Chemokinrezeptors (c), der seinerseits über G-Proteine (g) die Integrine von der inaktiven (d) in die bindungsfähige Konformation (h) überführt.
3. Schritt: Es resultiert die feste Integrin-vermittelte Adhäsion des Leukozyten auf dem Endothel.
4. Schritt: Bei der eigentlichen Diapedese retrahiert sich das Endothel, die Basalmembran muss fokal lysiert werden, und der Leukozyt migriert in das Interstitium, indem er Pseudopodien bildet.
a = E-Selektin, **b** = Selektinligand (Proteoglykan der Zellmembran), **c** = Chemokinrezeptor (7fach Transmembranrezeptor), **d** = Integrin (inaktive Konformation), **e** = Adhäsionsmolekül (z. B. ICAM), **f** = Chemokin, **g** = aktiviertes G-Protein, **h** = Integrin (aktivierte Konformation).

Für die Transmigration der Leukozyten in den Entzündungsort nutzt der Körper die gleichen Mechanismen wie auch an anderer Stelle. Zum Beispiel ist die physiologische Lymphozytenrezirkulation zwischen Blut, Thymus, Lymphknoten und extranodalem lymphatischem Parenchym über Selektine und Integrine gesteuert. Die dafür spezialisierten Endothelien kommen z.B. in den epitheloiden Venolen des lymphatischen Parenchyms vor. Man hat die für bestimmte Organe charakteristischen Kombinationen von Chemokinen auf der einen und Adhäsionsmolekülen auf der anderen Seite mit einem mehrstelligen Flächencode wie z.B. dem Postleitzahlensystem verglichen.

Aktive Zellwanderung und Gewebeumbau („Tissue Remodeling")

Zellwanderung

Zellen können sich durch die sehr dichte Matrix nur bewegen, wenn sie filamentäre Matrixmoleküle (Kollagen IV in Basalmembranen, Kollagen I und III oder Proteoglykane im Interstitium sowie die elastischen Fasern) sowie die zahlreichen anderen quervernetzenden und nichtfilamentären Matrixmoleküle enzymatisch spalten können. Dies geschieht meist durch Matrixmetalloproteinasen. Andererseits sind die Zellen unseres Organismus, da sie nicht über Geißeln oder andere eigene Antriebsmechanismen verfügen, für jede Fortbewegung auf Adhäsionsmoleküle angewiesen, mit denen sie sich an Matrixmolekülen festhalten können. Diese Zell-Matrix-Adhäsion wird meist durch Integrine vermittelt, die im Zellinneren direkt mit dem Zytoskelett der Zelle verbunden sind. Durch Kontraktion des Aktinzytoskeletts ziehen sich die Zellen an den Matrixmolekülen entlang.

Gewebeumbau

Enzyme, die die Interzellularsubstanz abbauen (Matrixmetalloproteinasen) sind nicht nur für die Migration einzelner Zellen entscheidend. Sie sind auch Voraussetzung für die Gefäßneubildung, wie sie im Granulationsgewebe stattfindet, und für die

Rückbildung des Granulations- und Narbengewebes. Wenn der entzündliche Reiz nicht beseitigt werden kann, dann kann dieser Abb- und Umbau der Matrixmoleküle aber auch zu ausgedehnten Gewebe- und Organzerstörungen führen – z.B. kann das chronisch-kallöse Magenulkus die Magenwand penetrieren und Nachbarorgane wie das Pankreas oder die Leber infiltieren und destruieren. Das Granulationsgewebe, das sich bei der chronischen Polyarthritis entwickelt, kann den Gelenkknorpel und den benachbarten Knochen zerstören. Fisteln können organ- und kompartmentüberschreitende Gewebedestruktionen verursachen.

6.2.2 Mediatoren der entzündlichen Reaktion

Definition Entzündungsmediatoren sind chemische Vermittler, d.h. Substanzen, die bei der Entstehung der Entzündung mitwirken.

Zeitablauf der Mediatorwirkungen

Sofort- und verzögerte Reaktion

Man unterscheidet die Sofortreaktion, die innerhalb von Sekunden bis Minuten einsetzt, von der verzögerten Reaktion, bei der die Mediatoren erst neu gebildet werden müssen und deswegen frühestens nach 2–3 Stunden zur Verfügung stehen (Tab. 6.1 und Abb. 6.7). Die Sofortreaktion ent-

Tab. 6.1: Zeitablauf der Mediatorwirkungen

Charakteristika	Mediatoren
Sofortreaktion (Sekunden bis Minuten) • Hyperämie • Vasodilatation • Permeabilitätssteigerung • Ödem	Histamin, Komplement (C3a, C5a), Kininsystem
Verzögerte Reaktion (Beginn nach etwa 2–3 h, Dauer wenige Tage) • Leukozytenemigration • Zellaktivierung • Phagozytose • Respiratory Burst • Weiterführung der Gefäßreaktion	Komplement (C5a), Leukotriene (LTB4), Prostaglandine, NO, PAF, Interleukine und Chemokine
Spätreaktion (wenige Tage bis Monate) • Elemente der Sofort- und der verzögerten Reaktion werden rezidivierend aktiviert • zusätzlich Aktivierung des adaptativen Immunsystems	

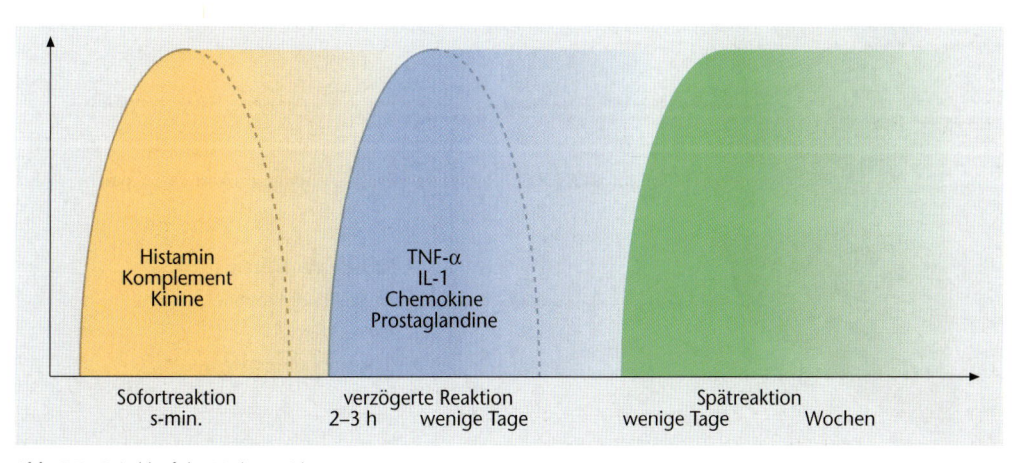

Abb. 6.7: Zeitablauf der Mediatorwirkungen.

6 Entzündung

spricht im Wesentlichen der Gefäßreaktion, während bei der verzögerten Reaktion die Leukozyten in das Gewebe emigrieren und dort zusammen mit den Gewebezellen aktiviert werden.

Spätreaktion

Wenn der entzündliche Reiz längere Zeit besteht, werden sowohl die Mediatoren der Sofortreaktion als auch die der verzögerten Reaktion (Spätreaktion) wiederholt aktiviert. Die Spätreaktion weist neben den entzündlichen auch immunologische Reaktionen auf, die morphologisch durch ein lymphozytäres Infiltrat (= chronische Entzündung) charakterisiert sind.

Herkunft der Mediatoren

Am Entzündungsort

Ein Teil der Mediatoren wird am Ort der Entzündung gebildet (Abb. 6.8). Diese können in Zellen bereits präformiert vorliegen, wie das Histamin in den Mastzellgranula. Oder sie werden durch Genregulation erst neu gebildet, wie die Chemokine und Interleukine, und stehen dann frühestens nach 2–4 Stunden zur Verfügung. Auch viele lysosomale Produkte haben, neben ihrer zytotoxischen Wirkung, indirekt auch Mediatorwirkungen. So können aktivierte lysosomale Enzyme das Komplement- und Kininsystem sowie das Plasminsystem aktivieren. Die für die verzögerte Reaktion ganz zentrale Mediatorgruppe der Prostaglandine, Leukotriene und Lipoxine wird aus Membranphospholipiden synthetisiert, steht also auch erst nach vielen Stunden zur Verfügung.

Systemisch (Leber)

Andere Mediatoren werden als inaktive Vorstufen systemisch, meist in der Leber, gebildet. Es handelt sich um die Komplementfaktoren und das Kininsystem. Diese Enzyme können am Entzündungsort innerhalb von Sekunden aktiviert werden und sind damit wesentliche Effektoren der Sofortreaktion. Die ebenfalls in der Leber gebildeten zahlreichen Akute-Phase-Proteine haben sehr unterschiedliche pro- und antiinflammatorische Funktionen.

Mastzellen

Diese meist perivaskulär gelegenen Zellen speichern Histamin in ihren Granula und können auf einen Reiz hin Histamin innerhalb von Sekunden freisetzen. Mastzellen im Gewebe sind labil und

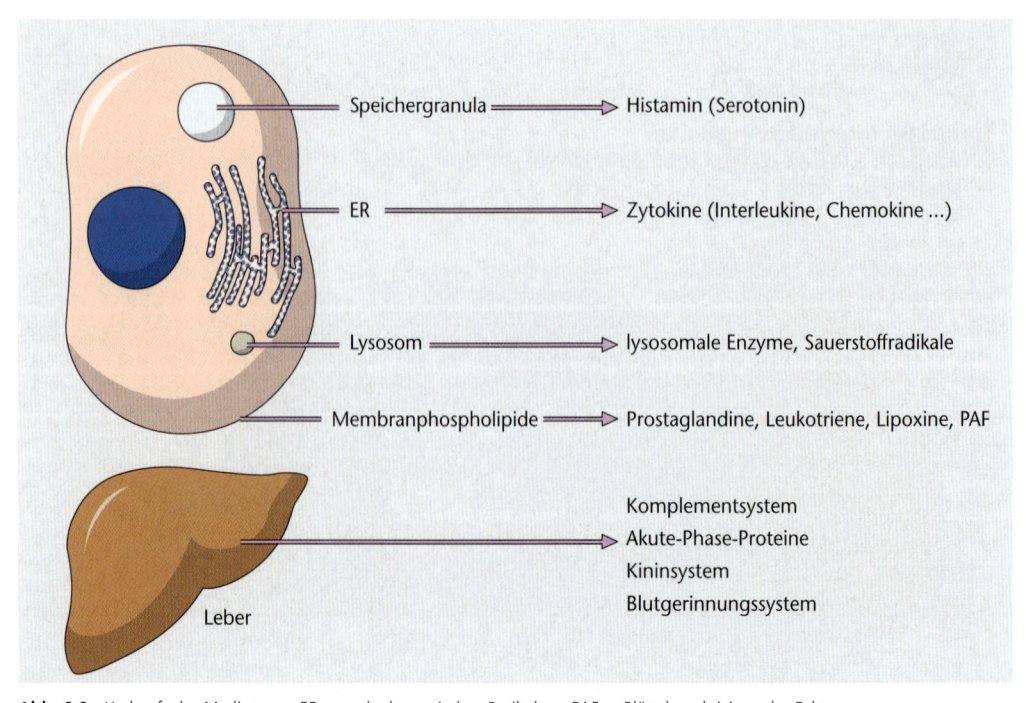

Abb. 6.8: Herkunft der Mediatoren. ER = endoplasmatisches Retikulum, PAF = Plättchenaktivierender Faktor.

reagieren auf fast jeden Reiz direkt oder über rezeptorvermittelte Aktivierung mit einer Ausschüttung von Histamin, also einer Mastzellendegranulation. Mastzellen werden durch physikalische Reize, durch Mediatoren der Sofort- und der verzögerten Reaktion oder durch Mediatoren des adaptativen Immunsystems aktiviert. Über weitere proinflammatorische Funktionen der Mastzellen siehe Kap. 6.2.3.

> **Merke!**
> Mastzellen werden in der Initialphase der Entzündung aktiviert und schütten innerhalb von Sekunden präformiertes Histamin sowie viele weitere proinflammatorische Mediatoren aus.

Mediatoren der Sofortreaktion

Histamin

Histamin wird durch die Histidindecarboxylase aus Histidin gebildet und kommt v.a. in Mastzellen, aber auch in Basophilen und in Thrombozyten des Bluts vor.

> **Merke!**
> Histamin ist der wichtigste Mediator für die Vasodilatation und Permeabilitätssteigerung der Kapillaren bei der Entzündung.

Histamin hat an unterschiedlichen Gefäßen unterschiedliche Wirkungen: Die lokale Freisetzung im geschädigten Gewebe führt zur Erschlaffung der glatten Muskulatur der benachbarten Arteriolen, was zur lokalen Steigerung der Durchblutung des nachgeschalteten Kapillarbetts führt. Zusätzlich bewirkt Histamin an Kapillaren und besonders an Venolen eine Kontraktion des Endothels. Dies führt in den dilatierten Kapillaren und Venolen zur Lückenbildung zwischen den Endothelzellen, und damit zur erheblichen Steigerung der Permeabilität.

„Anaphylatoxine" C3a und C5a

Das Komplementsystem, insbesondere der alternative Weg der Komplementaktivierung, ist Teil des natürlichen Immunsystems, mit dem eingedrungene Erreger sofort (innerhalb von Sekunden und Minuten) erkannt werden (siehe Kap. 5.1.3). Die sich selbst verstärkende Enzymkaskade der Komplementaktivierung führt zu zahlreichen Effektor- und Mediatorwirkungen. Die wichtigsten Mediatorwirkungen sind die Auslösung der entzündlichen Gefäßreaktion durch C3a und C5a und die Chemotaxie (siehe Kap. 6.2.2) für neutrophile Granulozyten.

Kinine

Faktor XII, Kallikrein Der im Blut in inaktiver Form zirkulierende Hagemann-Faktor (Faktor XII der Blutgerinnung) wird durch Bindung an negativ geladene Oberflächen (bei einem Endothelschaden sind das z.B. die Basalmembran oder Kollagene, bei Infektionen kann es auch die Bakterienmembran, die Virushülle oder die Oberfläche von Parasiten sein) aktiviert. FXIIa (Syn. Präkallikrein-Aktivator) konvertiert Plasmapräkallikrein in das aktive Kallikrein. Aktiviertes Kallikrein seinerseits aktiviert weitere Moleküle des Hagemann-Faktors, sodass hier eine autokatalytische Selbstverstärkung besteht. Diese Enzyme, die nur im Komplex und nur in Bindung an eine feste Oberfläche Substrate spalten können, spalten dann HMW-Kininogen (High Molecular Weight) in den eigentlichen Effektor, das Nonapeptid Bradykinin.

Bradykinin Bradykinin erhöht die Gefäßpermeabilität, senkt den Blutdruck durch Dilatation der glatten Gefäßmuskulatur, während die übrige glatte Muskulatur zur Kontraktion angeregt wird, und aktiviert die Nozizeptoren, löst also Schmerz aus. Bradykinin wird im Blut mit einer Halbwertszeit von 0,5 s inaktiviert, indem es z.B. durch ACE (Angiotensin Converting Enzyme) gespalten wird.

Kallikrein ist ein Beispiel für die enge Verknüpfung von Blutgerinnung, Entzündung, Abbau der Matrixmoleküle und Schmerz. Kallikrein wirkt chemotaktisch, es kann direkt C5a bilden, es spaltet Plasminogen in Plasmin und aktiviert damit die Fibrinolyse, es aktiviert indirekt über Plasmin z.B. auch C3a oder die MMPs (Matrixmetalloproteinasen), und es aktiviert den Hagemann-Faktor und kann damit die Blutgerinnung auslösen.

> **Aus der Praxis**
> Die enge Koppelung von Blutgerinnung und Entzündung wird klinisch manifest z.B. bei der **Thrombophlebitis** der tiefen Bein- und Beckenvenen. Hier kommt es meist aus Gründen der Strömungsverlangsamung zunächst zur Thrombose (siehe Kap. 9.10.1), die dann sekundär zu einer durch die Blutgerinnung ausgelösten sterilen Entzündung führt. Eine Aktivierung des Kininsystems ist auch bei der **Pankreati-**

6 Entzündung

tis möglich. Wenn aktivierte Pankreasenzyme, insbesondere Trypsin, in die Blutbahn gelangen, kann es zur generalisierten Aktivierung des Kininsystems kommen. Folgen sind ein schwerer Blutdruckabfall und eine disseminierte intravasale Gerinnung (DIC, Verbrauchskoagulopathie).

Mediatoren der verzögerten Phase

Prostaglandine, Leukotriene, Lipoxine

Wirkung Prostaglandine wurden zuerst im Prostatasekret beschrieben und deswegen als „Prostaglandine" bezeichnet. Es zeigte sich aber schon sehr bald, dass es sich hier um ubiquitär vorkommende Stoffe handelt. Prostaglandine können ebenso wie Leukotriene von vielen Zellen gebildet werden. Sie haben starke Wirkungen z.B. auf glatte Muskelzellen, Endothelzellen, zahlreiche Epithelzellen und viele andere Zellarten. Ihre Wirkungen sind aber zeitlich und räumlich stark limitiert, da die Halbwertszeit der aktiven Metaboliten sehr kurz ist: die meisten werden innerhalb von Sekunden oder Minuten entweder metabolisiert oder zerfallen spontan. Prostaglandine und Leukotriene wurden deswegen auch als „Gewebehormone" bezeichnet.

Arachidonsäure Ihr Stoffwechsel beginnt mit der Aufnahme ungesättigter Fettsäuren mit der Nahrung, wobei hauptsächlich die 4fach ungesättigten Fettsäuren metabolisiert werden. Die Arachidonsäure ist die wichtigste Fettsäure für die Prostaglandin- und Leukotriensynthese. Sie ist als Bestandteil eines Triglycerids fest in die Zellmembran integriert und muss zur Bildung der Metaboliten zunächst mobilisiert werden. Die hierzu notwendige „Membranaktivierung" führt zu einer Aktivierung der Phospholipase A_2, die die freie Arachidonsäure bildet (Abb. 6.9). Die Phospholipase A_2 kann durch mechanische Reize oder durch die Aktivierung von Membranrezeptoren und Zell-Zell-Kontakten aktiviert werden.

Lipoxygenase- und Zyklooxygenaseweg Danach sind es zwei Hauptwege des Metabolismus, die nach den Hauptenzymen als Lipoxygenase- und als Zyklooxygenaseweg bezeichnet werden. Der Zyklooxygenaseweg führt zur Bildung der Prostaglandine G_2 und H_2, aus denen dann die Prostaglandine D_2, E_2 und $F_{2\alpha}$, sowie das Prostazyklin (PGI_2) und das Thromboxan A_2 gebildet werden. Der Lipoxygenaseweg führt über die 5-Hydroxyeicosatetraensäure (5-HETE) zur Bildung der Leukotriene A, C, D, E, und des LTB.

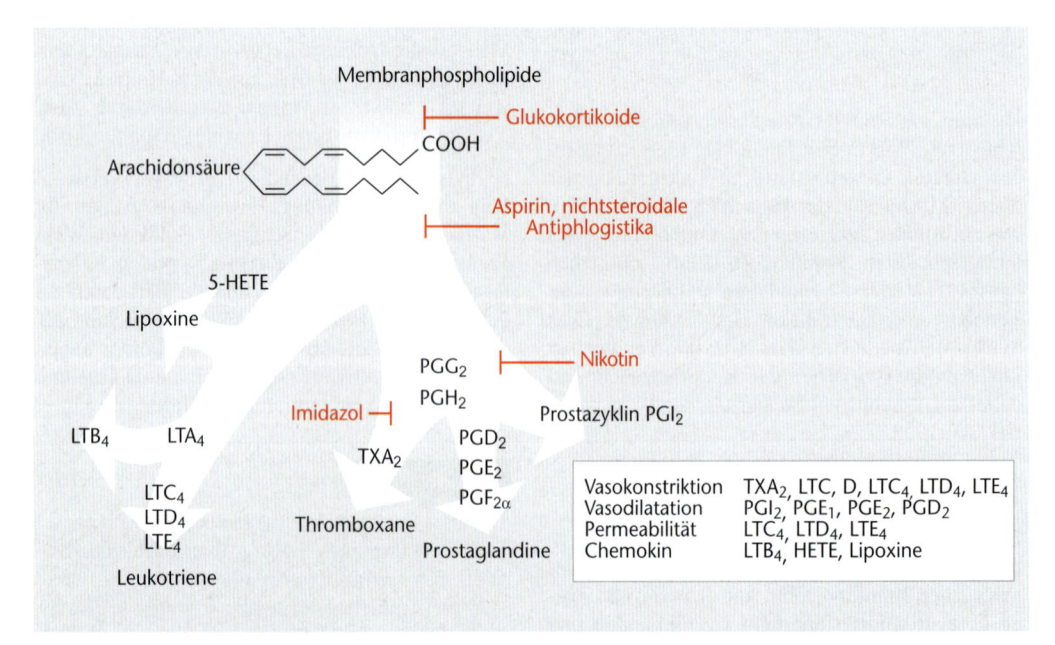

Abb. 6.9: Schema der Prostaglandin-, Leukotrien- und Lipoxinsynthese und ihrer pharmakologischen Hemmung.
LT = Leukotrien. PG = Prostaglandin. HETE = Hydroxyeicosatetraensäure. Die nachgestellte Zahl gibt die Anzahl ungesättigter Kohlenstoffverbindungen der Fettsäuren wieder.

TXA$_2$ Die Bildung der jeweiligen Metaboliten ist abhängig von der Enzymausstattung der jeweiligen Zelle. Thrombozyten haben z. B. die Thromboxansynthetase und bilden dementsprechend hauptsächlich TXA$_2$. TXA$_2$ ist ein starker Faktor der Plättchenaggregation und Vasokonstriktion. TXA$_2$ ist unstabil und zerfällt spontan in das inaktive TXB$_2$.

Prostazyklin Das Gefäßendothel dagegen weist keine Thromboxansynthetase auf, hat aber dafür Prostazyklinsynthetasen und bildet dementsprechend Prostazyklin (PGI$_2$). Prostazyklin ist ein Vasodilatator und Inhibitor der Thrombozytenaggregation. Die Wechselwirkung zwischen TXA$_2$ und PGI$_2$ ist wesentlich für die Regulation von Gefäßweite und Thrombozytenaggregation, und ermöglicht unter normalen Umständen eine Feinregulation der Gefäßweite. Unter pathologischen Umständen, durch Wegfall des einen und verstärkte Bildung des anderen, kann eine sehr starke Reaktion induziert werden.

> **Merke!**
>
> Insgesamt haben die Prostaglandine proinflammatorische und schmerzauslösende Funktionen. Dies wird am besten durch die Hemmwirkung der nichtsteroidalen Antirheumatika (siehe Abb. 6.9) dokumentiert. Insbesondere die weite Verbreitung der Hemmstoffe der Zyklooxygenase dokumentiert deren proinflammatorische Wirkung und ihren wesentlichen Einfluss auf die Schmerzbildung.

Zytokine

Definition Zytokine sind ganz allgemein körpereigene Stoffe, die während einer Immunantwort von aktivierten T-Zellen (u. a. Zellen) freigesetzt werden. Chemokine sind meist von Makrophagen gebildete Zytokine mit zwei wesentlichen Wirkungscharakteristika: Aktivierung anderer Zellen und Chemotaxie.

Aktivierung Aktivierung einer Entzündungszelle bedeutet, dass die vorhandenen Funktionen, also z. B. in Blutmonozyten die Adhäsion an das Endothel, die Diapedese durch das Endothel und seine Basalmembran in das Gewebe und im Gewebe die Phagozytose oder der Respiratory Burst oder die Produktion zahlreicher verschiedener Mediatoren, ausgelöst werden. So wird aus dem Blutmonozyten der Gewebehistiozyt. Die Aktivierung der Entzündungszellen vollzieht sich in mehreren Schritten. Sie beginnt mit bakteriellen Produkten wie z. B. LPS (Lipopolysaccharid, ein Bestandteil der Zellmembran gramnegativer Bakterien) oder Mediatoren des natürlichen Immunsystems wie z. B. den Komplementfaktoren. Derart aktivierte Zellen, insbesondere die Histiozyten, fangen dann an, die nächste Welle von Mediatoren zu produzieren und zu sezernieren.

Chemotaxie Chemotaxie bedeutet, dass aktivierte Leukozyten die sehr geringen Konzentrationsdifferenzen der chemotaktischen Faktoren entlang ihrer Zellmembran messen können und gezielt auf den Ort der höchsten Konzentration zuwandern. Chemotaktische Faktoren werden in exogene und endogene unterteilt.
- Die wichtigsten exogenen chemotaktischen Faktoren sind die N-Formyl-Peptide, die nur im bakteriellen Eiweißstoffwechsel, aber nicht im Warmblüterstoffwechsel gebildet werden.
- Wichtige endogene chemotaktische Faktoren sind Produkte des Komplementsystems (C5a), des Prostaglandin/Leukotrien-Systems (LTB4) und Zytokine (die Chemokine).

Chemokine Chemokine spielen bei den Mediatoren eine zentrale Rolle, weil sie Zellen aktivieren und chemotaktisch wirken. Chemokine sind Peptide von 8–10 kD Größe, die an ganz spezielle Rezeptoren, die 7fach-Transmembranrezeptoren, binden (Tab. 6.2). Alle am Entzündungsgeschehen beteiligten Zellen haben diese Rezeptoren und werden durch die Chemokinbindung proinflammatorisch aktiviert. Speziell wird die Funktion der Endothelzellen bei der vaskulären Reaktion, die Auswanderung der Leukozyten aus der Blutbahn, die Wanderung der Leukozyten im Gewebe an den Ort des Geschehen (Chemotaxie), die Aktivierung der Leukozyten für die Erregerabwehr, sowie die spätere Ausbildung der Abräumung des „Schlachtfelds" und die Heilung durch zahlreiche verschiedene Chemokine gesteuert.

Die Chemokine werden nach einer konservierten Anordnung von Cysteinen in CXC-, CC-, XC-, und CX$_3$C-Chemokine eingeteilt (siehe Tab. 6.2). Für die meisten Gruppen sind multiple Rezeptoren bekannt. Die meisten Chemokine können an verschiedene Rezeptoren binden, und die meisten Zellen haben mehrere verschiedene Chemokinrezeptoren. So binden fast alle CXC-Chemokine sowohl an den CXCR$_1$ wie auch an den CXCR$_2$. Die letztliche Wirkung auf eine Zelle ist also nur aus dem Zusammenspiel verschiedener Chemokine und Interleukine zu verstehen.

Tab. 6.2: Chemokine: Nomenklatur und Beispiele

Klasse (Zahl bislang beschriebener Chemokine)	Rezeptoren	Liganden (Beispiele)	Zielzellen (Beispiele)
$CXCL_{1-15}$	$CXCR_{1-5}$	$CXCL_1$ (Gro α) $CXCL_8$ (IL-8)	Neutrophile Neutrophile
CCL_{1-28}	CCR_{1-10}	CCL_2 (MCP1) CCL_5 (RANTES) CCL_{11} (Eotaxin)	Makrophagen Makrophagen Eosinophile
XCL_{1-2}	XCR_{1-2}		
CX_3CL_1	CX_3CR_1		

C = Cystein, X = andere Aminosäuren, L = Ligand

Diese während der Evolution ausgebildete Vielfalt und Redundanz der Zytokin- und Chemokinwirkungen hat vielfältige Vorteile: Zunächst ist ein solches System sehr „sicher". Auch wenn ein Erreger ein Chemokin oder seinen Rezeptor blockiert, stehen immer noch mehrere alternative Mediatorwege zur Abwehr dieses Erregers zur Verfügung. Darüber hinaus dürfte die Vielfalt der Chemokine und ihrer Rezeptoren eine sehr genaue Feinsteuerung der Entzündung ermöglichen. Aber auch die oft sehr ausgeprägten interindividuellen Unterschiede in der Stärke einer entzündlichen Reaktion dürften auf Polymorphismen der einzelnen Chemokine zurückgehen.

Chemokine liegen oft gebunden an Heparin und Glykosaminoglykane der Zellmembranen vor. So werden z. B. die für die Leukozytendiapedese wichtigen Chemokine auf der Oberfläche „aktivierter" Endothelzellen den im Blutstrom vorbeifließenden Leukozyten präsentiert. Die Art der hier versammelten Chemokine bestimmt die Auswahl und die Menge der aus dem Blut in das Gewebe übertretenden Leukozyten und damit die Zusammensetzung des entzündlichen Exsudats (siehe Kap. 6.1.3): z. B. Neutrophile und Makrophagen bei der akuten eitrigen Entzündung, Lymphozyten bei den viralen und den chronischen Entzündungen oder Eosinophile bei den allergischen Entzündungen und bei vielen Infektionen durch Parasiten.

Priming Wichtig für diese Prozesse der Aktivierung von Endothelzellen und Leukozyten sind nicht nur die Chemokine. Vielmehr gibt es Mechanismen, die eine Aktivierung der Neutrophilen und Endothelzellen bereits durch normalerweise nicht ausreichende Chemokinkonzentrationen ermöglichen. Diese als Priming bezeichneten Vorgänge werden z. B. durch TNF-α und IL-1 induziert.

Interleukin 1 und TNF-α

Die bislang besprochenen Mediatoren haben eine lokale Wirkung. Entzündungen gehen aber mit systemischen Reaktionen einher, um die Bereitstellung der verschiedenen Abwehrfaktoren, die ja „dezentral" produziert werden, zu regulieren. Diese systemischen Reaktionen werden insbesondere von IL-1, IL-6 und TNF-α gesteuert (siehe auch Kap. 5.1.5). IL-1 und TNF-α haben ein sehr breites Wirkungsspektrum (Tab. 6.3), während die Wirkung von IL-6 besonders die Steuerung der Akute-Phase-Reaktion der Hepatozyten betrifft.

Plättchenaktivierender Faktor (PAF)

Ähnlich wie die Prostaglandine ist auch der plättchenaktivierende Faktor (PAF) ein auf allen Ebenen proinflammatorischer Mediator. Er wird ebenfalls aus Phospholipiden der Zellmembranen gebildet. Basophile, Neutrophile, Monozyten, Endothelzellen u. a. sezernieren diesen Faktor in der Initialreaktion und können damit neben der ursprünglich beschriebenen plättchenaggregierenden Wirkung auch die Vasodilatation, die Gefäßpermeabilität, die Leukozytenemigration u. a. proinflammatorische Mechanismen stimulieren.

Stickoxid (NO)

NO ist ein lösliches Gas mit vielen Wirkungen im Normalzustand und bei der Entzündung. Es wurde entdeckt als ein von Endothelzellen produzierter Mediator, der durch eine Relaxation der glatten Gefäßmuskulatur vasodilatatorisch wirkt (Endothelium-Derived Relaxing Factor).

6.2 Pathologie der Entzündung

Tab. 6.3: Wirkungen von Interleukin 1 und TNF-α

Systemische Reaktionen	
Leber	Akute-Phase-Reaktion: Produktion und Sekretion von CRP, SAA, Fibrinogen u.v.a.m
Knochenmark	Gesteigerte Bildung und schnellere Ausschwemmung von Neutrophilen und Thrombozyten (führt zur Leukozytose und „Linksverschiebung" des Blutbilds)
ZNS	Veränderung des Schlafs, des Appetits und der Thermoregulation
Lokale Reaktionen	
Endothel	Verstärkung aller Aspekte der entzündlichen Gefäßreaktion
Fibroblasten	Proliferation, gesteigerte Kollagensynthese, gesteigerte Sekretion von Kollagenase u. a. Proteasen, gesteigerte Prostaglandin-E-Synthese
Leukozyten	gesteigerte Zytokinsekretion, „Priming", d.h. die Bildung proinflammatorischer Mediatoren wird allgemein erhöht

CRP = C-reaktives Protein, SAA = Serumamyloid-A-Protein

NO-Synthetasen NO wird durch NO-Synthetasen produziert, bei denen man konstitutiv aktive endotheliale (eNOS) und neuronale (nNOS) von induzierbaren NO-Synthetasen (iNOS) unterscheidet. eNOS und nNOS können nach Zellaktivierung die NO-Synthese innerhalb von Sekunden erheblich steigern. Das Enzym iNOS wird nach TNF-α oder IFN-γ-Stimulation neu gebildet.

NO-Wirkungen NO wirkt nicht nur vasodilatatorisch, sondern auch entzündungshemmend, indem es die Plättchenaggregation, die Leukozytenemigration aus der Blutbahn und die Mastzellaktivierung hemmt. Die Blockierung der NO-Synthese ist pathogenetisch mit Hypertonie, Arteriosklerose und Diabetes mellitus assoziiert. NO hat aber auch Funktionen bei der Erregerabwehr, indem es zusammen mit Sauerstoffradikalen antimikrobielle Stickstoffmetaboliten bildet.

Tab. 6.4: Wirkungen der Mediatoren

Mediator	Vasodilatation und Permeabilität	Chemotaxie	Schmerz	Zytotoxizität	Fieber	Systemische Reaktionen
Histamin	X					
C3a	X					
C5a	X	X				
Kinine	X		X			
LTC, LTD, LTE	X					
PAF	X					
PgD	X		X		X	
LTB4		X				
Chemokine		X				
IL-1, TNF-α		fördern die Wirkung der Chemokine	X		X	• Leukozytose • Fieber • Akute-Phase-Reaktionen
lysosomale Produkte (Enzyme, Sauerstoffradikale)				X		
NO	X			X		

6 Entzündung

Kontrolle und Beendigung der Mediatorwirkungen

Die bislang angesprochenen Mediatoren sind proinflammatorisch aktiv und verfügen oft über eine selbstverstärkende Wirkung (Tab. 6.4). Ihre Wirkung ist aber durch viele Mechanismen streng kontrolliert. Dies soll gewährleisten, dass die aggressive und auch selbstzerstörerische Kette der entzündlichen Reaktionen zeitlich und räumlich limitiert wird.

Negative Regulationen proinflammatorischer Mediatoren liegen zum einen in der chemischen Natur dieser Mediatoren selber: Prostaglandine und Leukotriene zerfallen spontan nach wenigen Minuten in inaktive Metaboliten. Die aktivierten Komplementfaktoren oder Bradykinin werden ständig enzymatisch wieder inaktiviert, z. B. durch ACE (Angiotensin Converting Enzyme). Die konformationsabhängige Aktivierung der Integrine ist nach Wegfall des Signals spontan reversibel. Sie bedarf also für die Aufrechterhaltung einer entzündlichen Reaktion der ständig erneuten Aktivierung. Interleukine haben eine kurze Plasmahalbwertszeit. Alle diese Faktoren bremsen und reduzieren ständig die Wirkung der proinflammatorischen Mediatoren. Sie gewährleisten, dass sich unter normalen Umständen keine entzündliche Reaktion ausbilden kann, dass bei bereits ausgebildeter Entzündung diese streng räumlich begrenzt ist, und dass sich die Entzündung sofort zurückbildet, wenn die aktivierenden Faktoren, hauptsächlich also die Chemokine, wegfallen.

6.2.3 Zellen der entzündlichen Reaktion

Definition Die Zellen der entzündlichen Reaktionen rekrutieren sich aus den zirkulierenden weißen Blutkörperchen. Sie werden im Knochenmark aus den pluripotenten Stammzellen gebildet.

Riesenzellen vom Langhans-Typ oder vom Fremdkörpertyp werden in Kap. 7.2 beschrieben. Zu den B- und T-Lymphozyten, den NK-Zellen und den Plasmazellen siehe Kap. 5.1.3.

Mastzellen und Basophile

Trotz vieler morphologischer Ähnlichkeiten handelt es sich um distinkte Zelltypen, die nach gegenwärtiger Kenntnis nicht direkt ineinander übergehen können. Basophile werden im Knochenmark gebildet, zirkulieren in geringer Zahl im Blut, gelangen aber nicht direkt in die Gewebe. Mastzellen dagegen kommen nur im Gewebe vor. Sie liegen meist in unmittelbarer Umgebung der Blutgefäße und sind in allen Geweben in hoher Zahl vorhanden. Mit ihrem Mediator Histamin steuern sie die Gefäßweite und Gefäßpermeabilität in der akuten Phase der Entzündung. Mastzellen produzieren Prostaglandine und Leukotriene sowie viele weitere Entzündungsmediatoren und sind zentraler Bestandteil der Auslösung einer Entzündung (siehe Kap. 5.1.5).

Neutrophile Granulozyten

Täglich werden beim Erwachsenen etwa $1,6 \times 10^9$ neutrophile Granulozyten pro kg Körpergewicht im Knochenmark neu gebildet, zirkulieren etwa 4–8 Stunden im strömenden Blut und treten dann in die Gewebe über, wo sie unter nichtentzündlichen Normalbedingungen wenige Tage leben, bevor sie apoptotisch werden und von Makrophagen abgebaut werden. Neutrophile können, genauso wie Makrophagen und im Gegensatz zu den Lymphozyten, nicht rezirkulieren, sie können also nicht aus dem Gewebe wieder in das Blut übertreten. Die neutrophilen Granulozyten sind die ersten Zellen des Organismus, die in nekrotisches Gewebe, also Gewebe ohne direkte Sauerstoffversorgung und mit entsprechend niedrigem pH-Wert, aktiv einwandern können.

> **Aus der Praxis**
>
> α_1-Antitrypsin (α_1-AT) ist ein von den Hepatozyten gebildetes Akute-Phase-Protein, das von Neutrophilen und Makrophagen aufgenommen wird. Kommt es zur Freisetzung geringer Mengen lysosomaler Enzyme aus diesen Zellen, dann werden diese Enzyme durch α_1-AT sofort neutralisiert. Die Bedeutung dieses Mechanismus wird bei dem seltenen Krankheitsbild des angeborenen **α_1-Antitrypsinmangels** deutlich: diese Patienten entwickeln mit 20–30 Jahren Gewebeschäden, insbesondere ein Lungenemphysem. Pathogenetisch kommt es durch den ständigen Spontanzerfall der Neutrophilen zu einem Verdau der interzellulären Matrix, und dieser wirkt sich besonders in den extrem matrixarmen Alveolarsepten der Lungen aus.

Im Krankheitsbild des α_1-Antitrypsinmangels wird exemplarisch ein Prinzip der Natur deutlich: Es kommt ständig und überall im Organismus zu minimalen entzündlichen Reaktionen,
- die zur Vermeidung von Gewebeschäden im Normalzustand auf vielfältige Weise supprimiert oder neutralisiert werden müssen

- die im Fall einer Entzündung aber sofort und überall aktiviert und verstärkt werden können.

Weitere Mechanismen betreffen die Inaktivierung von Komplementkomponenten (z. B. CD59), von Sauerstoffradikalen (z. B. Glutathion), von IL-1 (durch löslichen IL-1-Rezeptor) u. a.

Monozyten und Makrophagen

Definition Die Bezeichnung **„Makrophage"** stammt von Metchnikof, der diese „große Partikel aufnehmende Zelle" den „Mikrophagen", also nur ganz kleine Farbstoffpartikel aufnehmenden Neutrophilen gegenüberstellte. **Monozyten** werden im Knochenmark gebildet, zirkulieren im Blut und werden, wenn sie die Blutbahn verlassen haben und im Gewebe liegen, als Histiozyten oder Gewebemakrophagen bezeichnet. Die Phagozytose (siehe Kap. 4.3.2 und Abb. 4.6) ist nur eine der vielfältigen Funktionen dieser Zellen (siehe Kap. 5.1.3).

Langlebige Gewebehistiozyten Bei den Monozyten sind die ständig in einem Organ sesshaften „residenten" Histiozyten, wie z. B. die Kupffer-Sternzellen oder die Mikrogliazellen zu unterscheiden von den bei einer Entzündung akut in das Gewebe einströmenden „Exsudatmakrophagen". Die „residenten" Histiozyten haben eine sehr lange (viele Monate und Jahre) Lebensdauer und spezialisierte Funktionen für die Homöostase des jeweiligen Organs und des Gesamtorganismus (siehe Kap. 5.1.3).

Kurzlebige Exsudatmakrophagen Exsudatmakrophagen sind bei der akuten und der chronischen Entzündung aktiv aus dem Blut eingeströmte Blutmonozyten, die sich im Gewebe zu wichtigen Effektorzellen der Entzündung differenzieren und nach Abklingen der Entzündung zerfallen.

Makrophagen sind wesentliche Produzenten von Entzündungsmediatoren, Zytokinen, Chemokinen, Wachstumsfaktoren und Differenzierungsfaktoren. Sie haben entscheidende Aufgaben für die Zusammensetzung des entzündlichen Exsudats und steuern die Gewebeneubildung und -regeneration. Zur Erfüllung dieser Aufgaben haben sie viele Oberflächenrezeptoren. Das Zusammenspiel von Makrophagen und Lymphozyten steuert z. B. die Menge von Neutrophilen am Ort der Entzündung, das Ausmaß der Gefäßneubildung, das Ausmaß der Fibroblastenproliferation oder die Bildung von Kollagen und Hyaluronsäure.

Makrophagen sind auch bei der Ausbildung einer spezifischen Immunantwort beteiligt. Sie können exogene Antigene phagozytieren, das Antigen prozessieren (d. h. die jeweilige antigene Determinante aus dem Gesamtantigen isolieren), und diese meist 8–9 Aminosäuren langen Peptidfragmente auf der Zelloberfläche auf MHC-II-Molekülen präsentieren. Sie können weiterhin kostimulatorische Signale exprimieren. Damit sind sie in der Lage, antigenspezifische T- und B-Zellen zu aktivieren und können so eine spezifische zelluläre und humorale Immunantwort einleiten (siehe Kap. 5).

Epitheloidzellen

Definition Epitheloidzellen stellen besonders aktivierte Histiozyten dar.

Morphologie Morphologisch sind sie durch ein breites, eosinophiles Zytoplasma und durch vergrößerte, oft „katzenzungenförmige", also zentral taillierte Kerne charakterisiert. Epitheloidzellen liegen meist im dichten Verband und weisen in diesem eine spezielle, „organoide" oder strukturierte Anordnung auf. Dabei ist die Struktur jeweils auf das Antigen oder Zentrum der Läsion hin ausgerichtet. Beides, Zytologie und dichte Lagerung dieser Zellen, führte zu dem namengebenden „epithelähnlichen" Erscheinungsbild dieser Zellen. Sie haben eine Barrierefunktion und sind gleichzeitig nach derzeitiger Kenntnis maximal zytolytisch aktiviert.

Eosinophile Granulozyten

Eosinophile treten im entzündlichen Exsudat hauptsächlich bei allergischen Entzündungen, in der Abheilphase eitriger Entzündung („Morgenröte" der Heilung) und bei Parasiteninfektionen auf. Ihre Funktion ist vielfältig. Sie können sowohl entzündungshemmend sein, sie enthalten aber auch zahlreiche gewebezerstörende Substanzen. Möglicherweise wird ihre Ansammlung durch ein für Eosinophile spezifisches Chemotaxin, das Eotaxin, vermittelt.

Endothelzellen

Endothelzellen spielen eine entscheidende und aktive Rolle bei der Einwanderung von Entzündungszellen aus dem Blut in das Gewebe. Unter normalen – „nichtentzündlichen" – Umständen wird diese Einwanderung durch die intakte luminale Endothelzelloberfläche verhindert. Der Umschwung in das genaue Gegenteil ist sehr genau und durch eine Vielzahl von Mediatoren reguliert. Endothelzellen sind darüber hinaus entscheidender Bestandteil des Granulationsgewebes. Hier kommt es zu einer Gefäßneubildung, bei der die Endothelzellen proliferieren und seitliche Aussprossungen aus den vorhandenen Kapillaren bilden. Diese neu gebildeten Kapillaren weisen zunächst noch Lücken zwischen den Endothelien und nur eine inkomplette Basalmembran auf, was zu einer interstitiellen Ödembildung im Granulationsgewebe beiträgt.

Fibroblasten

Sie bilden die verschiedenen Matrixmoleküle des Granulations- und Narbengewebes und ermöglichen damit die Defektdeckung. Matrixmoleküle sind die verschiedenen Kollagene, aber auch Hyaluronsäure und Mucopolysaccharide, die die Hydratation der Interzellularsubstanz entscheidend bestimmen. Hyaluronsäuren und Mucopolysaccharide haben wesentlichen Einfluss auf die Zelldifferenzierung. Eine überschießende Fibroblastenaktivität kann hypertrophe Narben und Keloidbildungen verursachen. Die Aktivität der Fibroblasten wird durch IL-1 und TNF sowie durch andere Mediatoren beeinflusst. Ihrerseits bilden Fibroblasten mit den FGF (Fibroblast Growth Factors) wichtige Wachstumsmediatoren für Endothelien u.a. Zellen.

> **Merke!**
> Ein seröses Transsudat der Körperhöhlen ist aber nicht immer Folge einer Entzündung, sondern oft auch Folge einer Stauung mit Erhöhung des intravasalen hydrostatischen Drucks, und/oder eines Eiweißmangels mit Reduktion des intravasalen onkotischen Drucks.

Pathogenetisch sind seröse Entzündungen immer durch eine Histaminfreisetzung aus Mastzellen, mit der dann innerhalb von Sekunden folgenden Permeabilitätssteigerung der Kapillaren und postkapillären Venolen charakterisiert (siehe Kap. 5.2.2, Hyperimmunreaktion vom Typ I oder anaphylaktische Reaktion). Neben der Sofortreaktion kann ein massives entzündliches Ödem auch durch Mediatoren der verzögerten Reaktion, insbesondere durch Prostaglandine (PgD) und Leukotriene (LTC, LTD, LTE), aufrechterhalten werden. Dies ist Ursache der bei Allergikern nach monate- und jahrelangem Verlauf gehäuft auftretenden Nasenpolypen (Abb. 6.10). Seröse Entzündungen können auch durch Toxine ausgelöst sein wie bei Insektenstichen oder der Cholera.

Klinik Sehr charakteristische Beispiele seröser Entzündungen sind die allergische Rhinitis oder Sinusitis, Quaddelbildungen und Urtikaria oder das Quincke-Ödem der Larynxschleimhaut.

6.3 Formen der Entzündung

6.3.1 Entzündungsformen, benannt nach der vorherrschenden Komponente !!!

Seröse Entzündungen

Ätiologie und Pathogenese Seröse Entzündungen treten im Randbereich jeder anderen Entzündung auf. Wenn diese Entzündung in der Nähe einer Körperhöhle liegt, resultiert aus dieser Randreaktion die seröse Perikarditis, Pleuritis oder Peritonitis, die jeweils durch einen serösen Erguss charakterisiert sind.

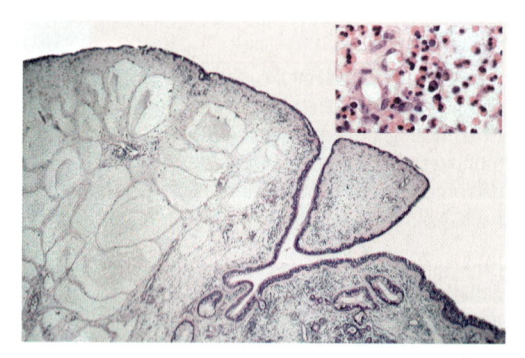

Abb. 6.10: Allergischer Nasenpolyp. Diese oft mehrere Zentimeter groß werdenden, makroskopisch glasig-durchscheinenden Polypen gehen auf ein massives, seenartiges Schleimhautödem zurück, das durch Mastzellmediatoren über Wochen und Monate aufrechterhalten werden kann. Diese Polypen treten in der Nase und den Nasennebenhöhlen auf und können erhebliche Passagehindernisse und bei Verlegung der Öffnungen der Nasennebenhöhlen auch Mukozelen verursachen. Bei stärkerer Vergrößerung (Inset rechts oben) sind sie durch die Exsudation von Eosinophilen und das interstitielle Ödem charakterisiert.

6.3 Formen der Entzündung

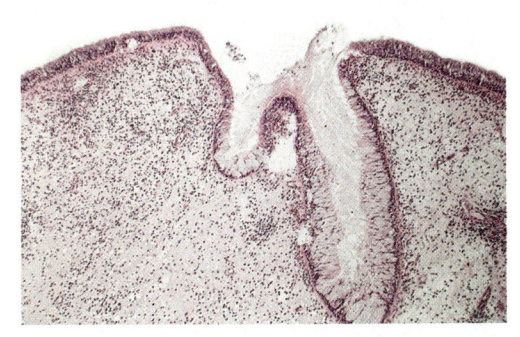

Abb. 6.11: Serös-schleimige Entzündung. Bei einem chronischen Allergiker war es neben allergischen Schleimhautpolypen (siehe Abb. 6.10) zur vermehrten Schleimproduktion aufgrund einer fokalen mukoiden Metaplasie des drüsenartig eingefalteten Oberflächenepithels gekommen.

Serös-schleimige Entzündung

Das typische Beispiel der serös-schleimigen Entzündung ist der **Schnupfen**. Dieser wird in über 50 % der Fälle durch Rhinoviren ausgelöst. Rhinoviren gehören zur Familie der Picorna-Viren und bestehen aus einem einzelnen RNA-Strang und einer eicosahedrischen Proteinhülle. Dieses Kapsid bindet an ICAM-1. Rhinoviren können also per Tröpfcheninfektion Primaten infizieren, die ICAM-1 auf ihren Epithelien exprimieren. Die Rhinoviren vermehren sich am besten bei 33–35 °C, wenn also die Schleimhäute unterkühlt sind, sodass die Infektion hauptsächlich den oberen und nicht den unteren Respirationstrakt betrifft. Die Schädigung der virusinfizierten Epithelzellen ist meist leicht. Die starke Schleimexkretion wird durch maximale Stimulierung der Schleimdrüsen der Nase erreicht (Abb. 6.11). Diese wird durch Mediatoren, wie z. B. Prostaglandine und Bradykinin, vermittelt. Erst wenn es sekundär, als Komplikation, zu einer zusätzlichen bakteriellen Infektion kommt, kommt zu der serös-schleimigen Entzündung auch eine granulozytäre eitrige Komponente hinzu.

Hämorrhagische Entzündung

Sie sind durch eine Zerstörung des Endothels und die sich daraus ergebenden Blutungen charakterisiert. Ätiologisch kann dies zumeist durch Infektionserreger verursacht sein: Grippe-(Influenza-)Viren) führen zur hämorrhagischen Pneumonie, Herpesviren können in seltenen Fällen zur hämorrhagischen Enzephalitis führen, und viele der gefürchteten tropischen hämorrhagischen Fieber gehen auf Virusinfekte zurück. Das weltweit häufigste ist das Dengue-Fieber, während das sehr viel bekanntere Ebola-Virus extrem selten auftritt. Selten kann es aber auch zur Endothelzerstörung durch Rickettsien (Typhus) oder chemisch-toxisch, wie z. B. bei fortgeschrittener Urämie, kommen.

Fibrinöse Entzündung

Ätiologie und Pathogenese Fibrinöse Entzündungen treten besonders an Oberflächen auf. Nicht nur bei Verletzung der Hautoberfläche, sondern auch bei jeder anderen Verletzung von Organoberflächen kommt es zu fibrinösen Entzündungen. Sehr häufige Beipiele sind die fibrinösen Entzündungen der serösen Häute, also die fibrinöse Pleuritis, Perikarditis oder Peritonitis. Pathogenetisch kann sowohl der Schaden des Mesothels durch physikalische Faktoren, bei Operationen z. B. durch Austrockung oder mechanischen Abrieb erfolgen, als auch durch sonstige Gewebeschäden, wie sie bei Entzündungen oder Durchblutungsstörungen auftreten. Auch toxische Schäden können das Mesothel zerstören.

> **Aus der Praxis**
>
> Ein charakteristisches Beispiel hierfür ist die **Urämie**. Können bei Niereninsuffizienz toxische harnpflichtige Substanzen nicht mehr durch die Nieren ausgeschieden werden, erfolgt eine Ausscheidung über die Serosa, mit der Folge irreversibler Zellschäden des Mesothels, die dann eine fibrinöse Serositis auslösen. Auch bei **Autoimmunerkrankungen** (z. B. beim systemischen Lupus erythematodes, SLE) kann es zur fibrinösen Polyserositis kommen.

Einzelne Erreger sind ebenfalls charakteristischerweise mit einer überwiegend fibrinösen Exsudation assoziiert. *Corynebacterium diphtheriae*, der Erreger der Diphtherie, befällt den oberen Respirationstrakt und zerstört das respiratorische Epithel. *Clostridium difficile*, der Erreger der pseudomembranösen Kolitis, befällt den Dickdarm und verursacht hier die Zerstörung des intestinalen Oberflächenepithels. In beiden Fällen ist die Epithelschädigung durch die Bildung bakterieller Exotoxine verursacht.

Quantitativ geringe Fibrinausschwitzungen können resorbiert werden, und bei kleinen Defekten kann das Mesothel zur Restitutio ad integrum regenerieren. Bei größeren oder länger bestehenden Mesotheldefekten können aber gravierende Defektheilungen resultieren. Dann induziert nämlich die Fibrinexsudation die Ausbildung eines Granulationsgewebes, und letztlich resultiert eine Narbe.

Klinik Narben an Pleura oder Perikard werden als **Schwielen** bezeichnet. Aufgrund ihrer mechanischen Steifheit können sie erhebliche Bewegungseinschränkungen der Brustwand (bei Schwielen der Pleura parietalis), der Lungen (bei Schwielen der Pleura visceralis) oder des Perikards verursachen. Wenn eine Perikardschwiele zirkulär ausgebildet ist, kann sie aufgrund der Narbenschrumpfung zur Pericarditis constrictiva und damit zur schweren, manchmal letalen Herzinsuffizienz führen.

Abdominal sind nach einer fibrinösen Peritonitis Verklebungen zwischen Darmschlingen oder anderen intraperitonealen Organen möglich. Daraus entstehen typischerweise **Motilitätsstörungen.** Nach einer Adnexitis können die Tuben mit Nachbarorganen verkleben, sodass eine **Sterilität** entsteht. Bei einer chronischen Cholezystitis kann es aufgrund einer lokalen Pericholzystitis zur fibrinösen Peritonitis im Oberbauch mit Verklebung von Gallenblase, Colon transversum, Duodenum, Magen und Leber und der Folge einer gestörten Motilität und Funktion dieser Organe kommen. Dünndarmschlingen können miteinander verwachsen und durch solche Briden stark komprimiert oder ganz verschlossen werden **(Bridenileus).** Nach einer diffusen Peritonitis resultiert ein diffuser Verwachsungsbauch mit ganz erheblichen Funktionsstörungen aller abdominaler Organe.

Fibrinös-eitrige Entzündung

Definition Die Lobärpneumonie (Abb. 6.12) ist eine Sonderform einer bakteriell-eitrigen Entzündung. Bei einer Lobärpneumonie ist synchron der

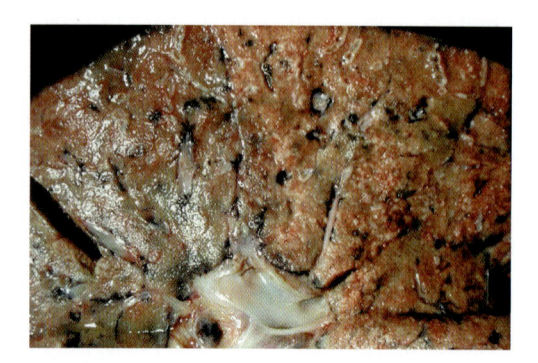

Abb. 6.12: Lobärpneumonie. Makroskopischer Befund eines Lungenlappens bei grauer Hepatisation.

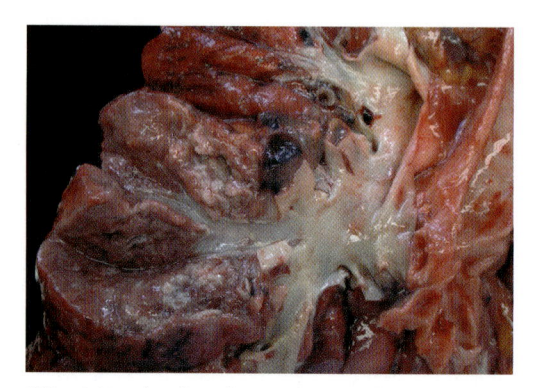

Abb. 6.13: Abszedierende Bronchopneumonie. Makroskopischer Befund mit Abszessen (hellgraue Herde) im Mittellappen. Daneben vergrößerte peribronchiale Lymphknoten entsprechend der lokalen eitrigen Lymphadenitis.

ganze Lungenlappen von der Pneumonie betroffen. Bei der Herd- oder Bronchopneumonie (Abb. 6.13) entstehen dagegen viele nichtsynchrone Herde eitriger Entzündungen.

Ätiologie Lobärpneumonien treten oft bei geschwächter Immunabwehr wie z.B. fortgeschrittenen Leberzirrhosen auf. Sie werden durch Pneumokokken, aber auch durch Staphylokokken ausgelöst.

Pathogenese und **Morphologie** Wegen der Synchronität des Befalls lässt sich bei einer Lobärpneumonie exemplarisch das makroskopische Korrelat der verschiedenen Stadien, die prinzipiell jede eitrige Entzündung durchläuft, studieren.
- Das erste Stadium, die rote Hepatisation, stellt allerdings eine Besonderheit dar, weil es hier zu einem zunächst zellarmen fibrinreichen Exsudat kommt, das die Alveolen ausfüllt, wodurch Gasaustauschfläche verloren geht und die Steifigkeit der Lunge erhöht wird. Hieraus resultiert die namengebende, leberähnliche Konsistenz der Lunge (Hepatisation) bei Lobärpneumonie. Diese rote Hepatisation ist nach 2 Tagen maximal ausgebildet und geht nach 3–4 Tagen in die graue Hepatisation über.
- Die graue Hepatisation ist durch einen – zwar schon nach einigen Stunden beginnenden, aber erst nach mehreren Tagen maximalen – Granulozyteneinstrom charakterisiert.
- In der gelben Hepatisation nach 5–7 Tagen kommt es zur intraalveolären Eiterbildung (gelbe Hepatisation) und danach zur Lyse.

Wenn die Alveolarsepten von der Entzündung bzw. den Erregern nicht zerstört wurden, kann der

Eiter ausgehustet werden und es zur Restitutio ad integrum kommen. Wenn dagegen auch die Alveolarsepten zerstört werden, können große Abszesse oder bei Nekrose auch eine Lungengangrän resultieren. Wegen der großen entzündeten Bereiche sind Lobärpneumonien oft mit schweren systemischen Reaktionen (toxische Kreislaufdepression) bis hin zum evtl. letalen septisch-toxischen Schock assoziiert.

Eitrige Entzündung

Es werden vier Unterformen der eitrigen Entzündung unterschieden: die eitrig-exsudative Entzündung, das Empyem, die Phlegmone und der Abszess. Hinzu kommen die beiden Sonderformen Gangrän und nekrotisierende Entzündung.

Eitrig-exsudative Entzündung

Definition Eitrig-exsudative Entzündungen sind das Initialstadium jeder eitrigen Entzündung, sie sind die häufigste Reaktion auf eine bakterielle Infektion.

Die Entzündung ist durch ein Ödem und ein vorherrschend granulozytäres Exsudat charakterisiert. In Hohlorganen wie den Luftwegen, dem Magen-Darm-Trakt oder dem Urogenitaltrakt, aber auch auf der Haut gehen eitrige Infektionen meist mit Defekten des Oberflächenepithels, einer Ulzeration, einher.

Ätiologie und Prädisposition Die eitrige Bronchitis geht auf eine aerogene bakterielle Infektion zurück. Stadtbewohner inhalieren täglich im Mittel 10 000 infektiöse Erreger (Viren, Bakterien, Pilze). Die Mehrzahl dieser Erreger wird auf dem respiratorischen Epithel der Luftwege in der Schleimschicht gebunden und mit dem ziliaren Transport wieder eliminiert. Prädisponierende Faktoren für die Ausbildung einer bakteriellen Infektion sind alle Faktoren, die diesen mukoziliären Schutzmechanismus stören: Rauchen u. a. schädliche Gase, aber auch vorangegangene Virusinfekte oder generelle Störungen der Abwehrlage zerstören die Kinozilien. Erst nach Regeneration des Flimmerepithels stehen auch wieder funktionsfähige Zilien zur Verfügung.

Verlauf und Folgen Eine eitrige Bronchitis verläuft zumindest über 4–5 Tage, bevor es zur Zerstörung der Bakterien, zum Zerfall der Entzündungszellen und des zerstörten Gewebes (also zur Eiterbildung) gekommen ist und nach Aushusten des gelblichen oder grünlichen eitrigen Sputums das Bronchialepithel regeneriert. Zumeist kommt es zur Restitutio ad integrum. Die eitrige Bronchitis und Bronchiolitis kann sich aber auch kanalikulär auf die Alveolen ausdehnen und dann zur Bronchopneumonie führen.

> **Merke!**
> Bronchopneumonien sind, neben dem Rechtsherzversagen, die häufigsten Todesursachen alter, geschwächter und/oder kranker Menschen. Hier ist dann der entscheidende prädisponierende Faktor die Abwehrschwäche. Häufige Komplikationen sowohl der Lobär- als auch der Bronchopneumonien sind seröse, fibrinöse oder fibrinös-eitrige Pleuritiden.

Empyem

Definition Empyeme sind eitrige Entzündungen in präformierten Körperhöhlen.

Vorkommen Beispiele sind das Pleuraempyem bei eitriger Pneumonie, das Peritonealempyem (eitrige Peritonitis) bei eitriger Appendizitis, Adnexitis oder Divertikulitis (also bei Perforation abdominaler Hohlorgane), das Gallenblasenempyem, Empyeme im Hohlsystem des Urogenitaltrakts, den Nasennebenhöhlen, oder das Gelenkempyem.

> **Aus der Praxis**
> Speziell im Abdomen kann ein Empyem bzw., wie hier bezeichnet, die diffuse **eitrige Peritonitis** nach Perforation eines Hohlorgans entstehen. Typische Beispiele sind das perforierte Ulcus pepticum des Magens oder Duodenums, die Perforation von Gallenblase oder Appendix bei gangränöser Cholezystitis oder gangränöser Appendizitis oder die Perforation eines Darmdivertikels (die meist im Sigma liegen, aber auch in allen anderen Darmabschnittten vorkommen können).

Phlegmone

Definition Eine Phlegmone ist eine eitrige Entzündung, die sich diffus im Gewebe ausbreitet.

Pathogenese Die Phlegmone entsteht immer dann, wenn die Körperabwehr die Erreger nicht lokal eindämmen kann. Es kommt dann zur diffusen Ausbreitung der Erreger und der eitrigen Entzündung im Gewebe (Abb. 6.14). Streptokokken bilden eine Hyaluronidase, die ihnen die diffuse Ausbreitung im Gewebe ermöglicht.

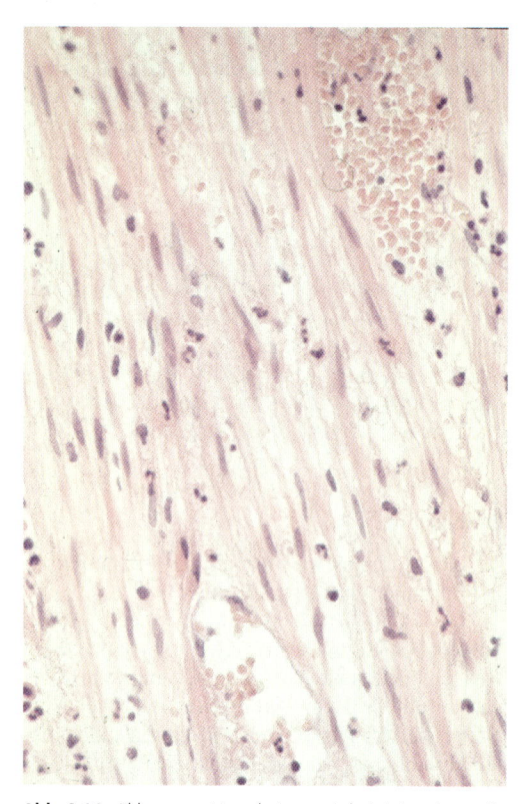

Abb. 6.14: Phlegmone. Muscularis propria bei eitriger Appendizitis. Das hier noch geringe granulozytäre Exsudat breitet sich diffus in der Appendixwand aus.

Klinik Diese meist in der Haut oder im Subkutangewebe auftretende Infektion verursacht eine flächenhafte Rötung und Schwellung des Gewebes und damit das typische klinische Bild des Erysipels. Unbehandelt kann sich diese Infektion diffus auf alle angrenzenden Gewebe ausbreiten und lebensbedrohlich werden.

> **Aus der Praxis**
>
> Weitere **häufige Phlegmonen** sind das Stadium der eitrig-phlegmonösen Appendizitis und Cholezystitis sowie die Wundphlegmone.

Abszess

Definition Abszesse sind allseitig abgegrenzte, nach 4–5 Tagen zentral eitrig einschmelzende Entzündungen.

Ätiologie Abszesse sind meist bakteriell verursacht, und die typischsten Erreger sind Staphylokokken. Abgestorbene Parasiten bzw. deren Reste sind weitere Ursachen, während Pilze nur in sehr seltenen Fällen zu Abszessen führen.

Morphologie Die Entzündung beginnt mit einem granulozytären Exsudat, in dem sich nach 4–5 Tagen eine zentrale Einschmelzung, der Eiter bildet. Makroskopisch braucht der Abszess also knapp eine Woche zur „Reifung". Dann ist er durch folgenden zonalen Aufbau charakterisiert: außen ein hyperämischer, also makroskopisch roter Randsaum, der den zentral gelegenen, gelben Eiterherd umgibt. Bei der Rückbildung eines Abszesses muss der Eiter durch Makrophagen abgeräumt, lysiert und metabolisiert werden. Dieser Prozess kann chirurgisch („ubi pus, ibi evacua") beschleunigt werden. Besteht ein Abszess über 1–2 Wochen, entwickelt sich um die zentrale Einschmelzung herum Granulationsgewebe.

> **Aus der Praxis**
>
> **Haut:** Typische Beispiele von Hautabszessen sind Furunkel, bei denen die Bakterien über den Haarfollikel in das Gewebe gelangt sind. Sind mehrere benachbarte Follikel betroffen, spricht man von einem Karbunkel. Rupturierte Atherome (Epidermis- und Trichilemmzysten) sind ebenfalls häufige Ursache von Hautabszessen.
> **Lunge:** In der Lunge entstehen Abszesse oft um Bronchiektasen, können aber auch bei schweren Bronchopneumonien oder distal von Bronchusverschlüssen durch Karzinome in der so genannten Retentionspneumonie entstehen.
> **Gehirn:** Hirnabszesse sind meist hämatogen entstanden, können aber auch fortgeleitet vom Mittelohr oder natürlich nach Traumen, z. B. über Liquorfisteln, entstehen.
> **Abdomen:** Abdominelle Abszesse sind häufig. Von einer Appendizitis ausgehende Abszesse sind die perityphlitischen Abszesse, die zwischen Coecum, Appendix und überdeckenden Dünndarmschlingen bzw. dem Omentum majus liegen. Darmdivertikel sind häufiger Ausgangspunkt von Abszessen (Abb. 6.15) und können wegen der oft unmittelbar subserösen Lage sehr schnell perforieren und dann eine kotige Peritonitis verursachen.
> **Harnwege:** Urogenital sind Abszesse häufig in den Nieren, und zwar sowohl bei der hämatogen entstandenen Herdnephritis wie auch bei der meist kanalikulär-aszendierend entstandenen Pyelonephritis. In der Prostata entstehen Abszesse entweder bei kanalikulär-aufsteigender Infektion wie z. B. der Gonorrhö, oder bei chronischer Harnabflussstörung wegen adenomyomatöser Prostatahyperplasie.

6.3 Formen der Entzündung

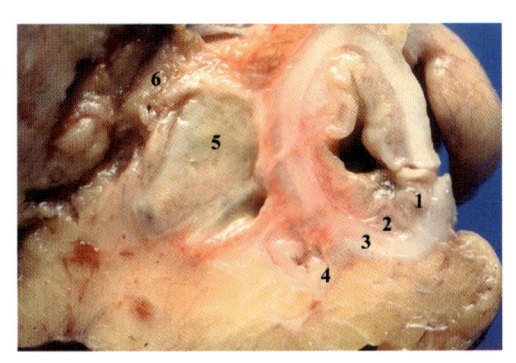

Abb. 6.15: Eitrig abszedierte Sigmadivertikulitis. Ausgehend vom Darmlumen entwickelt sich eine sackartige Ausstülpung der Mukosa (1) durch die Submukosa (2) und Muscularis propria (3) in das perikolische Fettgewebe und bildet dort ein Divertikel (4). Daneben ein eitergefüllter Abszess (5), der unmittelbar unter der Serosaoberfläche (6) liegt und hier perforiert war. *In situ* war dieser Abszess vom Omentum majus und von benachbarten Dünndarmschlingen allseits umgeben („Schlingenabszess"), sodass sich noch keine diffuse Peritonitis entwickelt hatte. Der Patient klagte über Schmerzen im linken Unterbauch, zeigte 38,3 °C Fieber, eine Leukozytose von 11 000, eine BSG von 30/70 und ein CRP von 37 mg/l.

Gangrän

Definition   Eine Gangrän ist eine eitrige Infektion von nekrotischem Gewebe.

Vorkommen und Klinik

- Bei der **gangränösen Cholezystitis** kommt es zuerst zur Gewebenekrose durch einen akuten Gallenblasenhydrops und sekundär zur bakteriellen Besiedelung.
- Bei der **gangränösen Appendizitis** entwickelt sich die Gewebenekrose im zeitlichen Ablauf der eitrigen Infektion (Ulzeration nach wenigen Stunden – Phlegmone nach etwa einem Tag – Gangrän und Perforation nach etwa 3–4 Tagen).
- Eine sehr häufige Form der Gangrän ist die **Zehen-/Vorfuß-/Beingangrän** des Diabetikers, bei der es durch arteriosklerotische und arteriolosklerotische Gefäßverschlüsse zur Gewebenekrose und dann zur sekundären bakteriellen Infektion kommt. Klinisch wird manchmal zwischen einer trockenen Gangrän, die der noch nicht infizierten Gewebenekrose entspricht, und der feuchten Gangrän nach bakterieller Infektion unterschieden.
- Bei der **Gasgangrän** handelt es sich um eine Infektion mit *Clostridien* (*C. perfringens*, *C. septicum* oder anderen), die nekrotisches Gewebe besiedeln können. Durch Toxine (DNAsen, Kollagenasen, Phospholipasen) kann *C. perfringens* oder *C. septicum* aber auch selber die Gewebenekrose und damit die strikt anaerobe Umgebung induzieren.
- Die **Angina Plaut-Vincent** wird durch das gemeinsame Auftreten von Fusobakterien (z. B. *Fusobacterium necrophorum* oder *Eubacterium plautii*) und von Spirochäten (z. B. *Treponema vincenti*) charakterisiert und stellt einseitige, scharfrandige gangränöse Entzündungen der Tonsillen, aber auch des Zahnfleisches und der Mund-Rachen-Schleimhaut dar (Gingivitis oder Stomatitis/Pharyngitis ulceromembranacea).

Bei Unterernährung und/oder nach schweren Virusinfekten (besonders Masern) kann sich besonders in Ländern der Dritten Welt die gefürchtete **Mund-** und **Wangengangrän** mit perforierenden Gewebedefekten (Noma) entwickeln.

Nekrotisierende Entzündung

Definition   Unter nekrotisierender Entzündung versteht man eine bakterielle Infektion vitalen Gewebes bei Agranulozytose, d.h im Zustand extremer Abwehrschwäche.

Pathogenese und Klinik   Nekrotisierende Entzündungen sind eine gefürchtete Komplikation der Knochenmarkaplasie, z. B. nach Zytostatikatherapie. In der Phase der Agranulozytose, wenn also keine Neutrophilen zur Verfügung stehen, kann es zu vielerlei areaktiven Entzündungen kommen – areaktiv, weil die zelluläre (granulozytäre) Reaktion fehlt. Häufige Beispiele sind die tiefen Mykosen, also die Infiltration der Gewebe durch Schimmelpilze wie *Aspergillus* oder durch Hefen wie *Candida*, die meist ihren Ausgang von oberflächlichen Mykosen der Schleimhäute oder Haut nehmen. Besonders häufig betroffen sind die Lungen. Im Darm kann es zur neutropenischen Kolitis und damit zur Infektion durch verschiedenste Darmbakterien bis hin zur endogenen Clostridieninfektion kommen.

6.3.2 Chronische Entzündungen   !!!

Chronische Entzündungen resultieren immer dann, wenn der auslösende Reiz nicht beseitigt werden kann. Sie können nach verschiedenen Gesichtspunkten unterteilt werden: nach der Pathogenese, nach der pathologisch-anatomischen Form der Organdestruktion oder nach dem auslösenden Agens.

Einteilung chronischer Entzündungen

Nach der pathologisch-anatomischen Form

Nach der pathologisch-anatomischen Form der Organdestruktion sind
- chronisch-granulierende und vernarbende Entzündungen
- chronisch-granulomatöse Entzündungen und
- chronisch-atrophische Entzündungen

zu unterscheiden. Beispiele chronisch-granulierender Entzündungen (Abb. 6.16) sind das Magenulkus oder die chronische Cholezystitis. Chronisch-granulomatöse Entzündungen treten bei der Tuberkulose (Abb. 6.17) und bei vielen anderen Erkrankungen auf. Chronisch-atrophische Entzündungen sind sehr häufige „Volkskrankheiten" und sind u. a. bei der chronischen Gastritis und chronischen Bronchitis zu finden. Auch viele Autoimmunerkrankungen, z.B. die Typ-A-Gastritis oder die lymphozytäre Thyreoiditis Hashimoto, führen zur Atrophie und damit zum Funktionsverlust des jeweils betroffenen Organs oder Gewebes.

Nach der Pathogenese – rezidivierende Infektion

Einwirkung des Agens Chronische Entzündungen können auf die stets wiederholte Einwirkung eines schädigenden Agens am gleichen Ort zurückgehen. Beispiel sind die chronische Kontaktdermatitis (chronisches Ekzem) oder die chronische Laryngitis und Bronchitis des Rauchers. Man kann diese chronischen Entzündungen entsprechend ihrer Pathogenese auch als Resultante vieler einzelner akuter Entzündungsreaktionen beschreiben.

Anatomische Veränderung Diese Art einer chronisch-rezidivierenden Entzündung entsteht auch dann, wenn anatomische Veränderungen die normale Ausscheidungsfunktion von Mikroorganismen behindern und somit einer fortdauernden oder einer ständig rezidivierenden Infektion Vorschub leisten. Diese Form der chronischen Entzündung ist in allen kanalikulären Organsystemen des Organismus ein wichtiges pathogenetisches Prinzip (aszendierte Pyelonephritis, chronische Bronchitis, rezidivierende Cholezystitis, aszendierte Adnexitis, aszendierte Epididymitis, rezidivierende Otitis media). Die zugrunde liegenden anatomischen Veränderungen sind oft Narben (narbige Strikturen der Harnwege oder Gallenwege), Steine, Tumoren oder anatomische Fehlbildungen. Zum Beispiel sind angeborene Engen der Ostien der Nasennebenhöhlen eine häufige Ursache rezidivierender (und dann klinisch „chronischer") eitriger Sinusitiden oder der rezidivierenden Otitis media. Die normale Ausscheidungsfunktion der Bronchien über den mukoziliaren Transport kann sehr schnell durch Inhalation toxischer Gase zerstört werden. Bereits das einmalige inhalative Rauchen einer Zigarette verursacht schwere und irreversible Zerstörungen der Ultrastruktur der Kinozilien, deren Funktion erst nach Neubildung der ganzen Flimmerepithelzelle wieder hergestellt werden kann.

Nach der Pathogenese – persistierende Infektion

Helicobacter pylori Ein weiterer wichtiger pathogenetischer Faktor chronischer Entzündungen sind persistierende Infektionen. Das häufigste Beispiel hierfür ist die Infektion durch *Helicobacter pylori*, der im Magenschleim eine ökologische Nische gefunden hat, wo er von unserem Immunsystem nur sehr schwer entfernt werden kann.

Malaria Andere Erreger verstecken sich in körpereigenen Zellen vor dem Zugriff des Immunsystems. Das weltweit häufigste Beispiel hierfür ist die Malaria, bei der sich die Erreger in Erythrozyten vermehren können. Da Erythrozyten keine Kerne haben, können sie sich nicht „wehren", ja sie können nicht einmal Erregerantigene auf MHC-Molekülen präsentieren, da Erythrozyten weder Lysosomen noch die Mechanismen der MHC-Beladung im endoplasmatischen Retikulum haben (Kap. 5).

Mykobakterien Mykobakterien gehören zu den intrazellulären Erregern und können in phagozytischen Vakuolen überleben. Die Folge ist eine immunologische Makrophagenaktivierung mit Ausbildung von Epitheloidzellgranulomen.

Weitere Ursachen

- Anorganisches Material: Eine chronische Makrophagenaktivierung resultiert auch aus wiederholten und längeren Expositionen gegenüber nicht abbaubarem anorganischem Material wie z.B. Quarzpartikeln, Asbestnadeln oder größeren Fremdstoffmaterialien.
- Immunologische und metabolische Ursachen: Schließlich kann eine Fehlsteuerung des Immunsystems selber Ursache der chronischen Entzündung sein. Dies ist bei den Autoimmunerkrankungen der Fall (siehe Kap. 5.2.4). Metabolische Dispositionen führen gelegentlich zu vermehrtem Angehen von rezidivierenden In-

fektionen, z. B. bei Abwehrschwäche oder beim Diabetes mellitus. Schließlich gibt es chronische immunologische Entzündungen, deren Ätiologie und Pathogenese nicht genau bekannt sind. Dies ist z. B. beim Morbus Crohn und der Colitis ulcerosa der Fall.

Chronisch-granulierende Entzündung

Granulationsgewebe ist die Grundlage der „(Defekt-)Heilung" des Herzinfarkts, bildet sich am Grund des peptischen Magen- und Duodenalulkus, ist Grundlage der Wundheilung, ist aber auch der Mechanismus, mit dem eine intravasale Thrombose organisiert wird.

Entstehung von Granulationsgewebe Subakute, also über Wochen verlaufende Entzündungen, führen meist zu einer Ausbildung von Granulationsgewebe (Tab. 6.5). Dies beginnt mit der Stimulierung des Gefäßendothels, das proliferiert und neue Kapillarsprossen bildet (Abb. 6.16a und b). Die begleitenden Fibroblasten beginnen ab der 2. Woche mit der Kollagensynthese. In älterem Granulationsgewebe verschiebt sich die Relation von Gefäßen zu interstitiellem Kollagenfasergehalt zunehmend zugunsten des Kollagens (Abb. 6.16c).

Bei einer Thrombose kommt es aufgrund der intravasalen Lage zu bestimmten Modifikationen. Bei arteriellen und bei venösen Thrombosen geht die Granulationsgewebsbildung von der Gefäßwand aus, bis das kapillarreiche Granulationsgewebe den gesamten Thrombus durchsetzt („organisiert") hat. Ein Teil der Kapillaren des Granulationsgewebes kann dann Anschluss an das proximal und distal des thrombotischen Verschlusses gelegene Gefäßlumen gewinnen, erweitert sich zunehmend, und kann so letzlich zu einer kompletten Rekanalisierung führen. In anderen Fällen bleibt ein „Strickleiter" genanntes zartes Maschenwerk von Narbengewebe übrig, das das Gefäßlumen netzförmig durchzieht. Es gibt alle Übergänge von der vollständigen Rekanalisation über die Strickleitern bis zur persistierenden narbigen Obliteration des Gefäßlumens.

Morphologie Makroskopisch ist das frische Granulationsgewebe, wie man es z. B. direkt in Hautwunden beobachten kann, wegen der hohen Kapillarisierung dunkelrot und höckrig (granuliert, daher auch der Name) konfiguriert. Diese Form resultiert aus der Gefäßarchitektur des Granulationsgewebes, wobei die kleineren Kapillaren allseitig aus kleinen Arterien aussprossen und so ein lobuläres Gefäßmuster ausbilden (Abb. 6.16a). Älteres Granulationsgewebe geht zunehmend in Narbengewebe über, wird also derber, und die Gefäßdichte nimmt zugunsten der Kollagendichte ab, sodass sich die Farbe über rosa in grau und zuletzt in weiß ändert.

Tab. 6.5: Entwicklung des Granulationsgewebes und einer Narbe	
Zeit	Veränderung
0	Beginn der Zellschädigung
Sekunden bis Minuten	Histamin, Komplement
Minuten bis Stunden	Reaktionen des natürlichen Immunsystems: Phagozytose, Respiratory Burst, bei Verletzungen an Oberflächen Ausbildung des Fibrinschorfs
3–4 Stunden	entzündliche Gefäßreaktion mit Beginn der Leukozytendiapedese, Prostaglandin-/Leukotrien-Bildung: u. a. Schmerz
2–3 Tage	Endothelproliferation und -migration
5 Tage	primitive neu gebildete Gefäße
ab 5 Tage	Einwanderung von Fibroblasten entlang neu gebildeter Gefäße
10 Tage	Beginn der Kollagensynthese
etwa 1–2 Wochen	kapillarreiches Granulationsgewebe ist ausgebildet
2–3 Wochen	Bildung kollagenreicher Matrix
3–5 Wochen	rote (gefäßreiche) Narbe
2–3 Monate	weiße (gefäßarme, kollagenreiche) Narbe

6 Entzündung

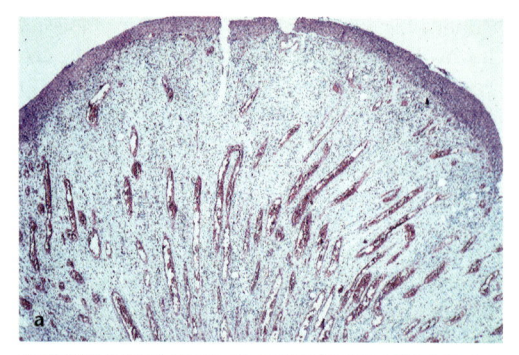

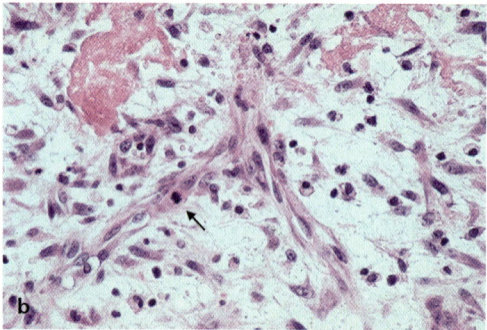

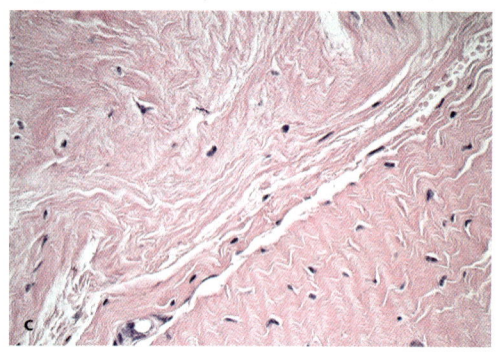

Abb. 6.16: Chronisch-granulierende Entzündung und Narbe.
a Schorfbedecktes Granulationsgewebe mit typischer Kapillarproliferation, die von einem zentralen Gefäß ausgeht.
b Die etwa ab Tag 5 neu gebildeten Kapillaren zeigen eine Proliferation des Endothels (Pfeil = Mitose einer Endothelzelle), zunächst noch ohne Lumen.
c Alte kollagenfaserreiche Narbe (mindestens 2–3 Monate alt), in der so gut wie keine Kapillaren und Entzündungszellen mehr enthalten sind. Daneben Reste von Fasziengewebe mit paralleler Anordnung der kollagenen Fasern (rechts unten), während die Kollagenfasern in der Narbe ungeordnet sind (links oben).

Aus der Praxis

Die **mechanische Festigkeit** einer Wunde ist in den ersten 1½ Wochen durch Fibrin und beginnende Kapillarsprossen gering. Erst nach etwa zehn Tagen ist der Wundverschluss durch die Kollagenbildung belastbar. Kleine Wunden in regenerationsfähigen Organen, z. B. der Haut oder dem Magen-Darm-Trakt, können bereits ab einer Woche reepithelialisiert sein.

Folgen und Störungen Folgende Störungen bei der Bildung von Granulationsgewebe können auftreten:
- postthrombotisches Syndrom: Bei persistierenden postthrombotischen Stenosen kann es zum postthrombotischen Syndrom kommen, das sich in zwei Drittel der Fälle tiefer Beinventhrombosen ausbildet (siehe Kap. 9.10.4). Dieses verursacht eine schwere venöse Abflussbehinderung und damit natürlich auch eine Behinderung des arteriellen Zuflusses. Folgen sind eine Stauungsdermatose, das schlecht oder gar nicht heilende Ulcus cruris, und natürlich schwere Funktionseinschränkungen der betroffenen Extremität.
- überschießendes Granulationsgewebe: In Abhängigkeit von einer individuellen Disposition kann es zur überschießenden Granulationsgewebebildung kommen. Dies führt entweder zum Granulationsgewebepolypen bzw. in der Mundschleimhaut zur Epulis granulomatosa oder zur hypertrophen Narbe und in seltenen Fällen zum Narbenkeloid.
- ossäre Metaplasie: Eine weitere Störung des Granulationsgewebes ist die Metaplasie der Fibroblasten zu Osteoblasten, sodass sich zuerst faseriges und später lamelläres Knochengewebe in Narben entwickeln kann. Dies wird sowohl in Narben des Bindegewebes wie auch in Narben verschiedener Organe, z. B. der Schilddrüse oder der Lunge, beobachtet. In größeren Arealen einer derartigen ossären Metaplasie kann sich sogar Knochenmark etablieren und eine ausreifende Hämatopoese ansiedeln.
- zu wenig Granulationsgewebe: Eine weitere häufige Störung der Wundheilung ist die zu geringe Ausbildung von Granulations- und/oder Narbengewebe bei Unterernährung oder schweren Grundkrankheiten wie z. B. fortgeschrittenen Tumorleiden.

Chronisch-granulomatöse Entzündungen

Definition „Granum" ist die lateinische Bezeichnung für Korn, und „Granulum" für Körnchen. Granulom ist die rein deskriptive Bezeichnung für eine lokalisierte, knotige Anordnung von Makrophagen. Zwei Grundformen von Granulomen sind morphologisch zu unterscheiden, Epitheloidzellgranulome und Fremdkörpergranulome.

Epitheloidzellgranulome

Morphologie und **Vorkommen** Epitheloidzellen sind nicht nur „epithelähnlich" aufgrund ihres breiten, eosinophilen Zytoplasmas, sondern insbesondere wegen ihrer Lagerung. Im Granulom liegen die einzelnen Epitheloidzellen unmittelbar zusammen und bilden dadurch scharf gegen das übrige entzündliche Infiltrat abgegrenzte Herde. Diese im histologischen Schnitt vor dem „bunten" Hintergrundbild der chronischen Entzündung sehr auffällige Struktur wurde Anfang des 20. Jahrhunderts fälschlich als „spezifische" Entzündung bezeichnet, und zwar als spezifisch für die Tuberkulose. Dies ging auf die damals geringen histologischen Kenntnisse und die hohe Inzidenz der Tuberkulose zurück.

> **Merke!**
>
> Aus dem Gewebebild der Entzündung können kaum jemals direkte und beweisende Schlüsse auf ein definiertes infektiöses Agens abgeleitet werden. Spezifisch ist nicht die entzündliche Reaktion, sondern immer nur der direkte Nachweis des Erregers selber.

Die Art und Ausprägung der entzündlichen Reaktion geht aber immer auf die Wechselwirkung zwischen den Effektormechanismen des Erregers und der Art der Immunreaktion zurück, und erlaubt damit eine differentialdiagnostische Eingrenzung der infrage kommenden Erreger. Granulome treten nicht nur bei verschiedenen Infektionskrankheiten, sondern auch bei vielen anderen Erkrankungen auf (Tab. 6.6).

Tuberkulosegranulom Das klassische Granulom der Tuberkulose weist eine zentrale käsige Nekrose auf (Abb. 6.17a). Diese wird kranzartig von Epitheloidzellen und Langhans-Riesenzellen umgeben. In einer dritten Zone liegen Lymphozyten, bei denen es sich um antigenspezifische T-Helferzellen (CD4$^+$) sowie um zusätzliche, nicht Tbc-antigenspezifische CD4$^+$-T-Zellen handelt, die durch die Wirkung des IL-2 der antigenspezifischen T-Zellen ebenfalls zum Verweilen und zur IL-2-Produktion angeregt werden. Weiterhin kommen Tbc-spezifische zytotoxische CD4$^+$- und CD8$^+$-T-Zellen sowie γ/δ-T-Zellen und NK-Zellen in dieser Zone vor (Abb. 6.18). In der äußersten Zone liegen Fibroblasten, die bei längerem Bestehen Kollagen und Narbengewebe produzieren. Die lange bestehende Tuberkulose führt also in der Peripherie der Granulome zu einer chronisch-vernarbenden Entzündung.

Sarkoidosegranulom Noch stärker ausgebildet ist die Fibroblastenaktivierung und Vernarbung bei den Granulomen der Sarkoidose. Bei dieser Erkrankung weisen die Granulome, im Gegensatz zur Tuberkulose, keine zentralen Nekrosen auf. Der im Übrigen gleiche Aufbau der Granulome lässt aber doch an eine ähnliche Immunpathogenese denken. Bislang konnte bei der Sarkoidose allerdings kein ursächlicher Erreger identifiziert werden.

Funktion Immunologisch und funktionell sind bislang nur Teilaspekte der Riesenzellbildung bekannt. Bei der Tuberkulose bilden sich Epitheloidzellen immer dann aus Histiozyten, wenn ein Antigen nicht eliminiert werden kann, sodass eine verlängerte und verstärkte T-Zell-Stimulation durch IL-2, IL-12 und insbesondere durch IFN-γ zu einer besonders starken Aktivierung der Monozyten

Tab. 6.6: Epitheloidzellgranulome

Ursache	Beispiel
infektiös	Tuberkulose (Lepra, Lues, Yersinien)
immunologisch-hyperergisch	Sarkoidose, Morbus Crohn, destruierende Cholangitis, Tuberkuloid (nach Applikation eines Extrakts abgetöteter Mykobakterien)
medikamentös induziert	oft in der Leber
Schwermetalle	Beryllium, Titan
peritumorös	Sarkoid-like Lesion um verschiedenste Neoplasien
idiopathische Erkrankungen	Morbus Wegener, Riesenzellarteriitis

6 Entzündung

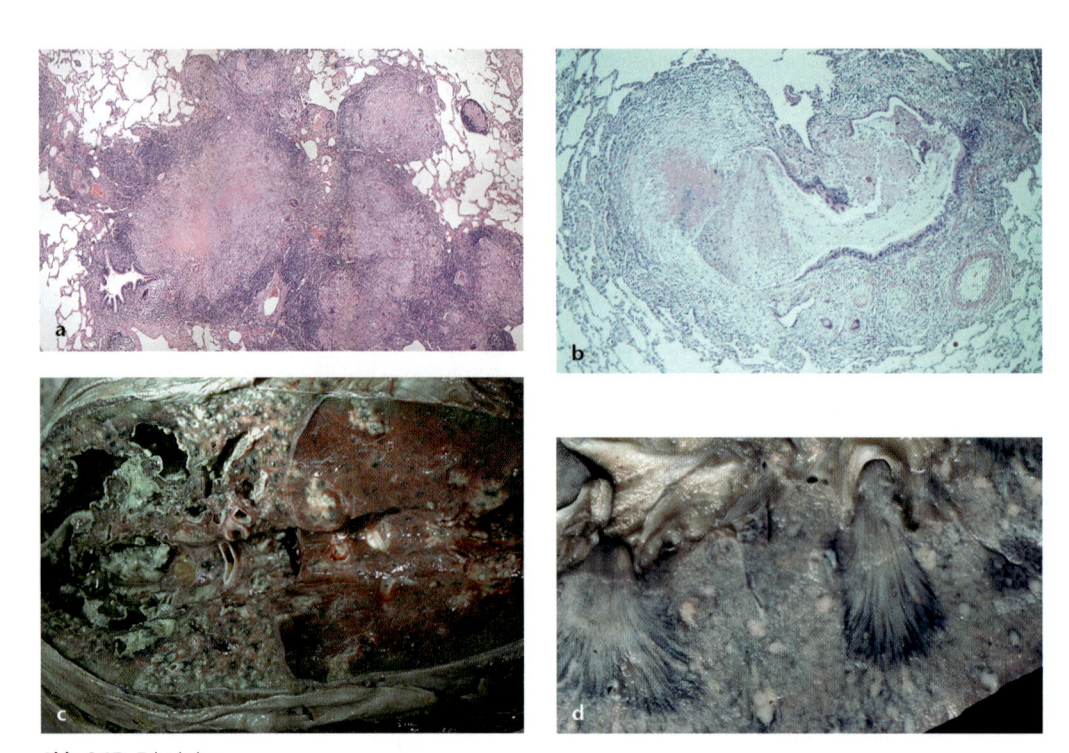

Abb. 6.17: Tuberkulose.
a Verkästes Epitheloidzellgranulom. Die zentrale käsige Nekrose wird zirkulär von einem epithelähnlich oder palisadenförmig angeordneten Saum von Epitheloidzellen, in dem auch Riesenzellen vom Langhans-Typ liegen, umgeben. Als dritte Zone folgen die pathogenetisch entscheidenden Lymphozyten (aktivierte CD4+-T-Zellen vom TH$_1$-Phänotyp). Bei älteren Epitheloidzellgranulomen folgt als vierte Zone Granulations- und Narbengewebe.
b Offene Tuberkulose mit Bronchuseinbruch eines Epitheloidzellgranuloms. Erreger können mit dem Sputum ausgehustet und als Aerosol Menschen in wenigen Metern Umkreis infizieren.
c Kavernenbildung in der Lunge mit azinös-nodöser Streuung entlang der Bronchien im befallenen und geringer auch im benachbarten Lungenlappen.
d Hämatogene Streuung in die Niere (Miliartuberkulose oder Sepsis Landouzy).

führt. Dieses Zytokinmuster entspricht einer TH$_1$-Reaktion (Abb. 6.18). Ein Beweis für die zentrale Bedeutung von IFN-γ (und IFN-α) für diese hyperergische Granulombildung ist die Ausbildung identischer Epitheloidzellgranulome, die in den letzten Jahren nach IFN-Therapie chronischer Virushepatitiden beobachtet werden.

Fremdkörpergranulome

Fremdkörperriesenzellen unterscheiden sich morphologisch von Langhans-Riesenzellen durch ihr meist viel größeres Zytoplasma und ihre höhere Kernzahl, sie werden nicht von Epitheloidzellreaktionen begleitet und initiiert, und sie sind immunologisch wahrscheinlich durch eine anderes Zytokinmuster der T-Zellen ausgelöst, wobei in vitro IL-4 allein die Fusion menschlicher Blutmonozyten zu Fremdkörperriesenzellen auslösen kann (siehe Abb. 6.18). Diese dem TH$_2$-Typ zuzurechnende Riesenzellbildung ist auch Grundlage der Granulombildung bei der Bilharziose. Interessant ist, dass die Granulombildung bei der Sarkoidose sowohl morphologisch, mit starker Epitheloidzellreaktion und Riesenzellen mehr vom Langhans-Typ, als auch immunologisch der TH$_1$-Reaktion zuzurechnen ist.

Granulomformen

Granulome treten in unterschiedlichen Formen auf. Die klassischen Granulome sind rund, wie bei den Epitheloidzellgranulomen der Sarkoidose oder des Morbus Crohn. Es gibt aber auch längliche Granulome, wie z. B. die Aschoff-Knötchen. Ein Teil der Granulome weist zentrale Nekrosen

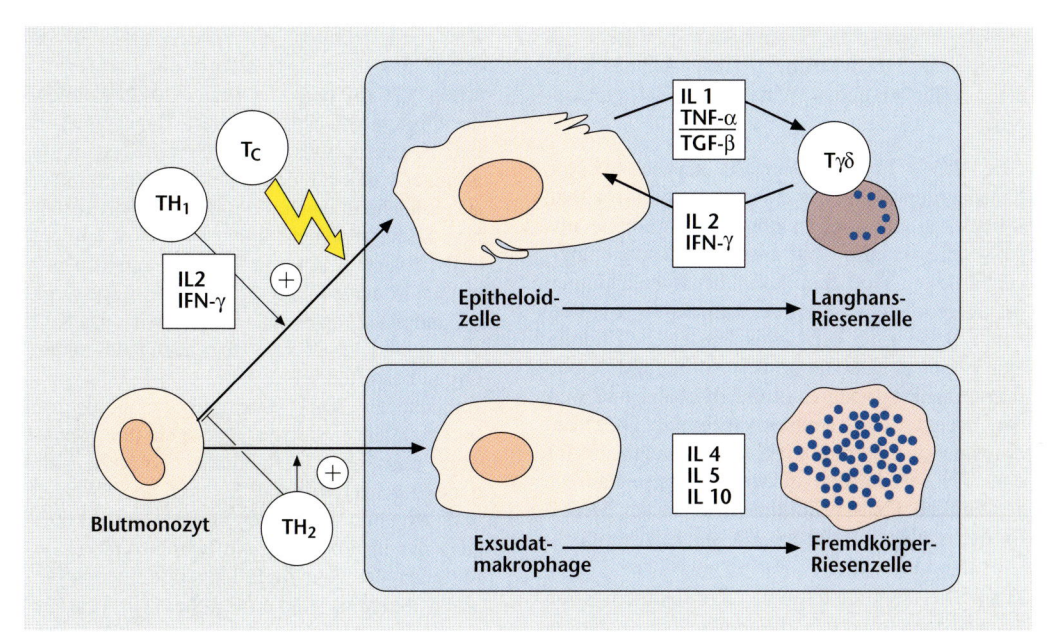

Abb. 6.18: Epitheloidzellgranulome und Riesenzellen vom Langhans-Typ gehen auf eine Sekretion von TH$_1$-Mediatoren (IL-2, IFN-γ) der Lymphozyten zurück. Fremdkörpergranulome sind dagegen durch TH$_2$-Mediatoren (IL-4, IL-5, IL-10) charakterisiert. (Zeichnung der Riesenzellen in separatem Maßstab).

auf. Dies ist bei der käsigen Nekrose der Tuberkulose oder der fibrinoiden Nekrose der rheumatoiden Arthritis (siehe Kap. 5.2.4), beim Granuloma anulare oder den Granulomen der tertiären Lues der Fall. Dann sind die Epitheloidzellen kreisförmig um die Nekrosezone herum angeordnet, wobei die Längsachse der Kerne dieser Epitheloidzellen immer zum Zentrum der Nekrose weist. Die Kerne sind deswegen parallel angeordnet, was als palisadenförmige Anordnung bezeichnet wird.

6.3.3 Bakterielle Sepsis

Definition und Abgrenzung Bakteriämie ist das Vorkommen von Bakterien im Blut. Eine Pyämie ist immer dann gegeben, wenn Eiter mit virulenten Erregern in das Blut gelangt ist und in anderen Organen zu metastatischen Abszessen führt. Als Sepsis wird das durch hohes Fieber, Entzündungszeichen und eine septisch-toxische Kreislaufdepression charakterisierte Krankheitsbild bezeichnet.

Die **Bakteriämie** ist ein häufiges Ereignis, das z. B. nach dem Zähneputzen oder anderen Minimalläsionen auch bei jungen und völlig gesunden Probanden fast regelmäßig auftritt. Es handelt sich dabei immer um nur wenige, nicht virulente Bakterien, die längstens nach einer halben Stunde wieder vollständig aus dem Blut entfernt sind. Hauptfaktoren für die erfolgreiche Elimination dieser Erreger sind ein intaktes Makrophagensystem in Milz, Leber, Knochenmark und Lunge, also die unspezifische Abwehr.

Streuquelle bei einer **Pyämie** kann z. B. die eitrige Endokarditis mit Streuung im arteriellen Kreislauf (z. B. Hirn, Knochen, Nieren, Haut, Gelenke) sein. Viele andere eitrige Infektionen können, ausgehend von einer lokalen eitrigen Thrombophlebitis, venös in die Leber (Pfortader-Typ) oder die Lunge (Kavatyp der hämatogenen Streuung) streuen. Eintrittspforte der Erreger sind meist infizierte Verletzungen der Haut oder Schleimhautulzerationen. Weitere häufige Streuquellen einer Pyämie sind Pneumonien, die eitrige Pyelonephritis, Abszesse im Mund-Hals-Bereich oder andere großflächige eitrige Infektionen. Eine Pyämie kann manchmal klinisch sehr schwer zu erkennen sein, weil sie auch ohne den klinischen Symptomenkomplex der Sepsis verlaufen kann.

Pathogenese Wesentliche pathogenetische Faktoren für die Entstehung einer Pyämie sind entweder auf Erregerseite hohe Virulenz und/oder hohe Erregerzahlen oder auf der Seite des Wirts eine reduzierte unspezifische und/oder spezifische Infektabwehr. Hochvirulente Erreger können auch einen völlig gesunden Wirt „erfolgreich" infizieren.

Eine Sepsis bzw. genauer die septisch-toxische Kreislaufdepression und der septisch-toxische Schock werden durch bakterielle Endotoxine ausgelöst, müssen also nicht mit einer Pyämie einhergehen. Diese septischen Krankheitsbilder können bei ausgedehnten bakteriellen Infektionen entstehen, z. B. bei einer Peritonitis. Bakterielle Endotoxine gelangen über die große resorbierende Oberfläche des Peritoneums in die Blutbahn und werden im gesamten Organismus verbreitet. Diese Endotoxine sind extrem wirksame Stimulanzien für eine TNF-Produktion in Makrophagen, und die systemische TNF-Produktion ist dann der Mediator der schweren toxischen Kreislaufdepression.

Klinik Die septisch-toxische Kreislaufdepression kann so gravierend sein, dass ein Schock, in diesem Fall also ein **toxischer Schock,** resultiert, mit all den Komplikationen wie Nierenversagen, Lungenschädigung, Leberschädigung, ZNS-Schädigung bis zum Koma und letzlich dem Tod im Multiorganversagen. Oft ist der septisch-toxische Schock zusätzlich durch eine generalisierte intravasale Auslösung der Blutgerinnung kompliziert. Es bilden sich so zahlreiche Mikrothromben, dass sowohl die Thrombozyten als auch die Gerinnungsfaktoren verbraucht werden. Klinisch resultiert eine extreme Thrombopenie und ein extremer Abfall des Quickwerts, und als Folge der Verbrauchskoagulopathie kommt es zu der paradoxen Situation zahlloser petechialer Blutungen – trotz systemisch aktivierter Gerinnung.

Häufig **betroffene Organe** septikopyämischer Abszesse sind die Leber, Nieren, Lunge, das Herz, die Haut, das Gehirn und das Knochenmark. Aber auch in der Muskulatur und den übrigen Organen kommt es zur Abszessbildung.

Ein zentraler Ort für die Streuung der Eitererreger ist die Besiedelung der **Herzklappen.** Am häufigsten betroffen sind die Mitral- und Aortenklappe. Hier kann es zu Ulzerationen kommen oder es bilden sich bakteriell infizierte Thromben. Die Erreger können von hier aus arteriell streuen, und bei Ablösung infizierter Thromben kommt es zu septischen Thrombembolien mit Ausbildung septischer Infarkte:
- Endocarditis ulcerosa, Endocarditis ulceropolyposa: Bei der Endocarditis ulcerosa steht die Klappendestruktion im Vordergrund. Sie ist durch eine hohe Aggressivität der Erreger, raschen Verlauf und/oder schlechte Abwehrlage des Organismus charakterisiert. Dagegen ist bei der E. ulceropolyposa die Gewebedestruktion geringer, und auf dem Endotheldefekt bilden sich manchmal einige Zentimeter große Thromben. Diese „Polypen" können abgelöst und embolisch verschleppt werden, was dann zu infizierten Infarkten führt. Häufig betroffene Organe sind das ZNS, die Nieren, die Milz, das Knochenmark, letztlich kann aber auch jedes andere Organ betroffen sein.
- Endocarditis lenta: Während die E. ulcerosa und die E. ulceropolyposa meist ein über wenige Tage sehr rasch verlaufendes Krankheitsbild darstellen, verläuft die E. lenta über Wochen und Monate. Wegen der chronischen Aktivierung des histiozytären und lymphozytären Systems der Milz geht die E. lenta mit einer chronischen „Splenitis" und erheblicher Milzvergrößerung („Lenta-Milz") einher.
- Endocarditis rheumatica: Die Herzklappen können auch immunologisch (abakteriell) zerstört werden. Dies ist bei der E. rheumatica der Fall.
- Endocarditis verrucosa: Schließlich können bei schweren Allgemeinerkrankungen, Mangelernährung und/oder Kachexie im Bereich mikroskopischer Endotheldefekte am Klappenschließungsrand Mikrothromben auftreten und zur E. verrucosa (Libman-Sacks) führen. Diese ist klinisch asymptomatisch und führt nicht zur Klappendestruktion.

6.3.4 Morbus Crohn, Colitis ulcerosa !!

Definition Morbus Crohn und Colitis ulcerosa sind chronisch-entzündliche Darmerkrankungen, deren Ätiologie trotz intensiver Forschungen noch weitgehend unbekannt ist. Bei beiden Erkrankungen ist die chronische Entzündung Ursache einer Zerstörung der Darmschleimhaut.

Pathogenese Pathogenetisch sind die beiden Erkrankungen typische Beispiele einer schubweise verlaufenden und dadurch chronischen Entzündung. Die Gewebedestruktion geht dabei nur zum kleineren Teil auf die „chronischen", also die lymphozytären und histiozytären Komponenten der Entzündung zurück. Überwiegend findet die Gewebedestruktion im „akuten Schub" der chronischen Entzündung statt.

6.3 Formen der Entzündung

Morphologie Es kommt dabei zur massiven Ansammlung von Neutrophilen, das Oberflächenepithel wird zerstört, und es entwickeln sich Ulzerationen. Die Zerstörung des Kryptenepithels führt zu Kryptenabszessen. Beim Morbus Crohn können sich Fisteln bilden. Es handelt sich dabei morphologisch um Areale eines Granulationsgewebes mit dichter granulozytärer Infiltration, das sich unterschiedslos durch die Weichgewebe ausdehnt und dabei gangartige Hohlräume hinterlässt, die sekundär sogar wieder von Darmschleimhaut epithelialisiert werden können.

Verlauf Diese fistelnde Entzündung „frisst" sich tunnelartig durch die Darmwand und kann auf die Serosa durchbrechen und dann Ursache einer Peritonitis werden. Fistelgänge können aber auch auf Nachbarorgane wie z. B. die Harnblase oder andere Darmabschnitte übergreifen. Besonders in Operationsnarben können Fistelgänge die Haut erreichen und dann zu Dünndarm-Bauchhaut-Fisteln oder zu analen Fisteln führen.

> **Merke!**
> Pathogenetisch sind **Morbus Crohn** und **Colitis ulcerosa** eindrucksvolle Beispiele der destruktiven Kraft einer Entzündung, die hier umso deutlicher wird, als keine exogene Ursache wie z. B. ein Erreger oder Fremdkörper bekannt ist. Vielmehr stellt man sich pathogenetisch eine Fehlsteuerung der aggressiven Komponenten der Entzündung vor. Neuere Daten deuten auf eine pathologisch gesteigerte Wirkung proinflammatorischer Zytokine, die zu überschießenden, inadäquaten Immunreaktionen führt.

Differentialdiagnose Der Morbus Crohn und die Colitis ulcerosa unterscheiden sich in der klinischen Symptomatik, der pathologischen Manifestation und im Verlauf sowie den Komplikationen. Es gibt aber kein einzelnes, klar differenzierendes Kriterium, sodass letzlich die Diagnose der beiden Erkrankungen immer die gleichzeitige Berücksichtigung vieler Einzelbefunde erfordert (Tab. 6.7).

Typisch für den **Morbus Crohn** ist zunächst das Verteilungsmuster der befallenen Darmsegmente: meist sind scharf abgegrenzte Segmente des Dünndarms oder Dickdarms, seltener auch des Magens oder der Mundhöhlen- und Ösophagusschleimhaut betroffen, und nur in Ausnahmefällen kommt es zum kontinuierlichen Befall des gesamten Dünn- oder Dickdarms. Typisch ist die transmurale, also alle Schichten der Darmwand betreffende Entzündung. Typisch ist ferner die Form der Schleimhautulzerationen, die fissural ausgebildet sind, also ausgehend von einem schmalen Epitheldefekt weit in die Tiefe führen. Sie sind Ausgangspunkt von Fisteln, die die gesamte Darmwand fuchsbauartig durchziehen können. Typisch ist ferner das Auftreten längs verlaufender, am Mesenterialansatz gelegener Schleimhautulzerationen, der so genannten „Schneckenspuren"-Ulzerationen.

Die **Colitis ulcerosa** befällt dagegen meist den Dickdarm, ist kontinuierlich ausgebildet, nimmt nach distal, also zum Rektum hin zu, und führt überwiegend zu flächigen Ulzerationen. Fisteln kommen nicht vor. Eine seltene, aber wichtige Komplikation der über Jahre und Jahrzehnte bestehenden Colitis ulcerosa ist die Entwicklung von

Tab. 6.7: Differentialdiagnose von Colitis ulcerosa und Morbus Crohn

	Colitis ulcerosa	Morbus Crohn
Gemeinsamkeiten		
Verlauf	chronisch-rezidivierende Entzündung mit schubweisem Verlauf, evtl. mit Auftreten von Remissionen	
Unterschiede (klinisch und pathologisch)		
charakteristische Einzelläsion	Kryptenabszesse, flächige Schleimhautulzerationen	fissurale Entzündungen (schmale, tief reichende Defekte) Epitheloidzellgranulome
betroffene Wandschichten	Mukosa, evtl. Submukosa	transmurale Entzündung
betroffene Darmabschnitte	kontinuierlich, ausgehend vom distalen Kolon	diskontinuierlich, Dünn- und Dickdarm; evtl. auch oberer Magen-Darm-Trakt
akute Komplikationen	toxisches Megakolon	toxisches Megakolon, Fisteln
Spätkomplikationen	Dysplasien, multifokale Karzinome	selten Neoplasien

Dysplasien. Diese sind meist flach, endoskopsich also nicht unmittelbar sichtbar, und somit nur durch histologische Untersuchung zahlreicher Biopsien der Dickdarmschleimhaut erkennbar. Diese Dysplasien treten multifokal auf und gehen in Dickdarmkarzinome über. Bei Nachweis schwerer Dysplasien ist die prophylaktische totale Kolektomie indiziert, um die Entwicklung eines Dickdarmkarzinoms zu verhindern.

Klinische Aspekte Die Zerstörung der Darmschleimhaut führt zu Ulzerationen, die letzlich Ursache der klinischen Symptomatik mit abdominalen Schmerzen und oft hämorrhagischen Durchfällen sind. Beide Erkrankungen stellen aufgrund ihres Verlaufs oft über Jahrzehnte nicht nur eine schwere somatische, sondern auch eine schwere psychische Belastung für den Patienten dar.

6.3.5 Entzündliche und degenerative Erkrankungen mit rheumatischer Symptomatik !!

Arthrosen

Definition Der Begriff „Arthrosis deformans" bezeichnet rein deskriptiv eine Gelenkerkrankung (-ose), die mit einer Deformierung der Gelenkarchitektur einhergeht. Eine „aktivierte Arthrose" bezeichnet den Zustand der sekundären Entzündung nach mechanisch verursachter Knorpelschädigung.

Knorpel und Umbau Knorpel besteht aus Chondrozyten, die eine spezialisierte Interzellularsubstanz bilden. Diese besteht aus Kollagenen und verschiedenen Proteoglykanen. Es handelt sich dabei um einen Polypeptidgrundfaden, an dem zu allen Seiten wie die Äste eine Baums Kohlenhydratketten hängen. Proteoglykane können um zentrale Hyaluronsäuremoleküle bis zu 1 µm lange Molekülkomplexe bilden. Die Wasserbindung an die polaren Oberflächengruppen der Kohlenhydrate ist der entscheidende Faktor für die hohe Druckfestigkeit und die gleichzeitig niedrigen Scherkräfte zwischen den beiden Knorpeloberflächen. Diese Riesenmolekülaggregate unterliegen einem ständigen Umbau. Dabei gibt es eine Fülle synthetisierender Enzyme für die verschiedenen Proteine und Kohlenhydrate. Andere Enzyme sind wichtig für die „Reifung", also für die sterische Anordnung der einzelnen Bausteine. Wieder andere Enzymgruppen sind mit dem ständigen Umbau der Kohlenhydratseitenketten (Sulfatierungen, Phosphatierungen, Oxydierungen, Nitrierungen) beschäftigt. Diesen synthetisierenden Enzymen stehen diverse hemmende und degradierende Enzymgruppen gegenüber. Gebildet werden diese vielen Enzyme von den Chondrozyten, aber auch von anderen Zellen. Im Einzelnen sind die Regulationen und das Zusammenspiel dieser Enzyme noch nicht beschrieben.

Pathogenese Neben mechanischen Zerstörungen des Knorpels führen also auch Faktoren, die die **Enzymphysiologie** des Knorpels verändern, zu Störungen der Knorpelfunktion. Dies ist die Grundlage von Knorpelschäden im Gefolge von Entzündungen der Gelenke bzw. der Synovialmembran. Neutrophile und Makrophagen, aber auch die Entzündungsmediatoren in der Synovialflüssigkeit aktivieren die die Proteoglykane abbauenden Enzyme und schädigen so die Interzellularsubstanz des Knorpels. Wichtig ist natürlich auch die Ernährung des Knorpels, die nicht direkt über das Blut erfolgt, sondern indirekt von der Gefäßbahn über die Gewebelage der Synovialmembran.

Eine sehr häufige Ursache für die Arthrosis deformans sind **Inkongruenzen der Gelenkflächen.** Diese können auf anlagebedingte Varianten der Knochenform (z. B. die Hüftdysplasien) zurückgehen, können aber auch Folge von Fehlbelastungen sein (z. B. der Wirbelsäule). Es ist unmittelbar einleuchtend, dass es hierdurch zu lokalen Überbelastungen des Gelenkknorpels kommt, von dem bei den Gelenkbewegungen jeweils kleine Stücke rein mechanisch abgeschert werden können.

Morphologie Dies kann zum kompletten Verlust des Gelenkknorpels und damit zur „Knochenglatze" führen. Es resultiert eine Fibrose des angrenzenden Markraumgewebes und es können sich subchondrale Geröllzysten bilden, in denen Knorpel- und Knochenfragmente, Fibrin und Makrophagen abgelagert sind. Diese schweren Gelenkveränderungen verursachen reaktiv einen gesteigerten Knochenanbau und führen so zur auch radiologisch gut sichtbaren Osteosklerose. Im nicht belasteten Randbereich des geschädigten Knochens führt die gesteigerte Knochenneubildung zur Ausbildung der Osteophyten.

Klinik Diese oft „degenerativ" genannten Erkrankungen sind volkswirtschaftlich von eminenter Bedeutung. Sie sind sehr häufig, und sie betreffen Wirbelsäule und Gelenke, und damit zentrale

Punkte für die Mobilität und körperliche Belastbarkeit des Menschen. Beides sind wesentliche Faktoren unserer Arbeitswelt. Demensprechend häufig sind sie Ursache von kurzzeitiger oder dauernder Arbeitsunfähigkeit. Im Einzelfall ist es oft schwer oder sogar unmöglich, Schäden durch äußere Faktoren (Überlastung oder Trauma) von Schäden durch innere Faktoren (Degeneration im eigentlichen Sinn) abzugrenzen.

Aktivierte Arthrose Eine primär rein mechanische Knorpelschädigung wie z. B. bei der Koxarthrose kann sekundär zur Entzündung führen. Man spricht dann von einer **„aktivierten" Arthrose.** Diese tritt immer dann auf, wenn durch erhebliche Knorpeldeformitäten inkongruente Bestandteile des Gelenkknorpels abgeschert werden. Diese lagern sich in der Synovia ab. Dort werden sie phagozytiert, es kommt zur Makrophagenaktivierung, und damit sekundär zur Auslösung entzündlicher Reaktionen, die den enzymatischen Knorpelabbau beschleunigen.

Meniskopathien

Menisken bestehen aus Faserknorpel, der ebenso wie der hyaline Gelenkknorpel gefäßfrei ist. Die für die Arthrosis deformans geschilderten pathogenetischen Grundlagen der Knorpelschädigung sind direkt auf die Menisken übertragbar. Sie unterscheiden sich aber in ihrer relativen Häufigkeit. Während bei der Koxarthose Gelenkinkongruenzen zu den häufigsten Ursachen zählen, sind Meniskusschäden sehr häufig traumatischer Genese und treten oft beim Sport auf. Wie beim hyalinen Gelenkknorpel führen auch bei den Menisken länger bestehende Entzündungen der Synovialmembran zur enzymatischen Schädigung der Interzellularsubstanz der Menisken.

Ochronose

Die Alkaptonurie ist eine seltene angeborene Erkrankung des Tyrosinmetabolismus. Das Fehlen des Enzyms Homogentisinsäureoxidase führt zur verstärkten Ausscheidung von Homogentisinsäure im Urin, aber auch zur Bindung oxidierter und deswegen dunkelbraun gefärbter Homogentisinsäurepolymere an Kollagen. Die Patienten sind klinisch zunächst asymptomatisch, bis sich als Folge der Kristallablagerungen im Knorpel der Gelenke, Menisken und Bandscheiben eine schwere Arthrosis deformans entwickelt.

Akutes rheumatisches Fieber

Definition Das akute rheumatische Fieber ist eine immunologisch bedingte Erkrankung, die einem Infekt der oberen Luftwege durch β-hämolysierende Streptokokken der Gruppe A folgen kann.

Akutes Krankheitsbild

Pathogenese Wenige Wochen nach dem bakteriellen Infekt kommt es bei den betroffenen Kindern erneut zu einer akuten fieberhaften Erkrankung. Die damit einhergehenden akuten Symptome sind nicht direkt durch Streptokokken ausgelöst. Vielmehr nimmt man an, dass die im Anschluss an den bakteriellen Infekt gebildeten Antikörper gegen die Streptokokken auch mit Epitopen in den Gelenken, dem Herz oder der Haut kreuzreagieren.

Morphologie Morphologisch finden sich in der akuten Phase sog. Aschoff-Knötchen. Es handelt sich dabei um längliche fibrinoide Nekrosen mit einem Epitheloidzellsaum und gelegentlichem Auftreten von Riesenzellen. Aschoff-Knötchen kommen subkutan oder im Gelenkbereich vor und können im Herzen sowohl das Endokard als auch Myokard und Epikard befallen. Die klinisch relevante Komplikation besteht in einer Vernarbung, Verklebung und Verkürzung der Sehnenfäden der Mitralklappe mit der Folge einer Mitralstenose oder eines kombinierten Mitralvitiums (Stenose und Insuffizienz).

Klinik Die Symptomatik besteht in einer akuten Arthritis, die nacheinander mehrere große Gelenke befällt. Weiterhin kommt es zu einer Myokarditis und zu Hautmanifestationen. Bei schwerer Myokarditis kann es zum Tod im akuten rheumatischen Fieber kommen. Zumeist ist die gesamte Symptomatik des akuten rheumatischen Fiebers jedoch gering und auch ohne ärztliche Intervention nach wenigen Tagen spontan reversibel.

> **Merke!**
> Ein akutes rheumatisches Fieber tritt aber nur bei einem kleinen Teil (etwa 3 %) der Kinder mit einem entsprechenden Streptokokkeninfekt auf, und es ist im Einzelfall nicht bekannt, welche Faktoren für seine Manifestation und den Übergang in die chronische Endokarditis verantwortlich sind.

Herzklappenfehler

Entstehung An den Herzklappen kommt es bei einem Teil der Betroffenen zu einer chronisch-granulierenden und vernarbenden Entzündung. Diese kann nach jahrzehntelangem Verlauf zu gefürchteten Herzklappenfehlern führen. Am häufigsten betroffen ist die Mitralklappe, gefolgt von der Aortenklappe, während die Trikuspidalklappe kaum und die Pulmonalklappe nicht betroffen ist.

Morphologie Pathologisch findet sich in der Mitralklappe als Folge der chronischen Entzündung eine Verdickung, Verklebung und Schrumpfung der Sehnenfäden, eine Schrumpfung der betroffenen Klappensegel sowie eine Vernarbung der Synechien, sodass meist die einzelnen Klappensegel zu einer starren Narbenplatte verbacken sind. Funktionell resultiert immer eine Klappenstenose, evtl. mit einer zusätzlichen Insuffizienz. Darüber hinaus stellt die vorgeschädigte Klappe einen Locus minoris resistentiae dar und wird gehäuft von einer bakteriellen Endokarditis betroffen.

Gicht und Pseudogicht

Definition Die Gicht ist eine Stoffwechselerkrankung, die mit Erhöhung des Harnsäurespiegels einhergeht. Urat ist dabei zunächst im Blut gelöst, kann aber bei Überschreiten des Löslichkeitsproduktes in Geweben ausfallen und bildet dort dann kristalline Harnsäureablagerungen. Die Pseudogicht oder Kalziumpyrophosphatarthropathie ist ätiologisch nicht mit der Gicht assoziiert, aber auch bei ihr werden kristalline Substanzen im Gelenkbereich abgelagert.

Gicht

Besonders betroffen sind bradytrophe periartikuläre Gewebe wie Sehnenansätze, Gelenkscheiben und die Synovia. Sobald der Harnsäurespiegel im Blut gesenkt wird, kann auch die auskristallisierte Harnsäure wieder mobilisiert und ausgeschieden werden. Bleibt der erhöhte Harnsäurespiegel aber bestehen, dann führt die Harnsäure, obwohl sie ein körpereigenes Molekül ist, in der kristallinen Form zu einer Makrophagen- und Fremdkörperreaktion. Weil Harnsäurekristalle wesentlich größer sind als Makrophagen, können sie nicht phagozytiert werden. Es kann also eine chronische Makrophagenaktivierung über Jahre und Jahrzehnte resultieren. Folgen sind, wie bei jeder chronischen Entzündung, eine Destruktion von benachbarten Geweben und letzlich eine Vernarbung. Dies kann zur schweren Zerstörung von Gelenken führen.

Klinik Die Gicht ist bei Männern häufiger als bei Frauen. Die Ausfällung der Harnsäurekristalle ist abhängig vom pH (saurer pH in bradytrophen Geweben) und von der Temperatur (geringere Temperatur im Extremitätenbereich). Kristallablagerungen treten deswegen z. B. typischerweise im Bereich des Großzehengrundgelenks oder als subkutane Tophi auf.

Pseudogicht

Bei der Pseudogicht wird Kalziumpyrophosphat abgelagert. Dieses stammt aus dem ATP-Metabolismus, hat also keinerlei Beziehungen zur Stoffwechselstörung der Gicht. Die Kalziumpyrophosphatablagerungen treten nur im Knorpel auf, und zwar sowohl im hyalinen Knorpel der Gelenke als auch im Faserknorpel der Menisken oder Bandscheiben. Pathogenetisch verursachen diese Kristallablagerungen im nicht vaskularisierten Knorpel zunächst keine Makrophagenaktivierung, sondern eine Zerstörung des jeweils betroffenen Knorpels. Die Pseudogicht ist also eine der vielen verschiedenen Ursachen einer Arthrosis deformans, die dann erst sekundär zur aktivierten Arthrose mit entzündlicher Reaktion seitens der Synovia führen kann.

6.4 Folgereaktionen und Residuen

Entzündung ist die Reaktion vaskularisierten Gewebes auf eine Zellschädigung. Aber auch bei der Entzündung selbst kommt es oft zu einer zusätzlichen Gewebezerstörung, sodass – insbesondere chronische – Entzündungen schwere Gewebeschäden hinterlassen können. Gelingt es nicht, den Entzündungsherd zu begrenzen, kann das Entzündungsgeschehen auf angrenzende Hohlorgane oder die Blutbahn übergreifen und diese zerstören.

Lunge

Tuberkulose

In der Lunge kann die Tuberkulose Anschluss an das Bronchuslumen erhalten, sodass bis zu mehrere Zentimeter große Kavernen resultieren. In Umgebung der Granulome kommt es zur Narbenbildung, und wenn die Lunge von zahlreichen derartigen Narben durchsetzt wird, kann eine narbige Phthise, d.h. Zerstörung des gesamten Lungenparenchyms resultieren.

Bronchitis

Aber auch Entzündungen anderer Ätiologie können das Lungengewebe zerstören. Das häufigste Beispiel ist die chronische Bronchitis (Kap. 13.2.1). Komplikationen können zum einen die Zerstörung der Bronchuswand mit der Folge einer Ausweitung des Bronchus, einer Bronchiektase, sein. Derartig sackartig erweiterte Bronchien sind häufiger Ausgangspunkt von Lungenabszessen. Zum Lungenemphysem siehe Kap. 13.2.2.

ZNS

Komplikationen von Entzündungen des ZNS sind zunächst natürlich die Funktionsausfälle des unmittelbar betroffenen Hirnparenchyms. Langfristig kann es nach einer Enzephalitis zu Krampfanfällen und nach einer Meningitis zu Verklebungen der Meningen und damit zu Liquorzirkulationsstörungen kommen.

Herz

Herzinfarkt

Nach einem Herzinfarkt bildet sich immer eine Herzwandnarbe. Diese kann sich aneurysmatisch aussacken. Derartige Herzwandaneurysmen behindern die Kontraktion des restlichen Myokards, und sie sind eine Prädilektionsstelle für Thrombosen, die Quelle arterieller Thrombembolien sein können.

Endokarditis, Myokarditis

Nach einer Endokarditis können Vernarbungen der betroffenen Herzklappe persistieren. Residuen einer bakteriellen oder viralen Myokarditis kann das postmyokarditische Schwielenherz mit schwerer Kontraktionsstörung der Herzwand darstellen.

Magen

Magenulkus

Im Magen sind zwei wesentliche Folgezustände chronischer Entzündungen zu nennen. Zum einen das chronische Ulcus pepticum. Dieses kann nicht nur perforieren, sondern es kann zu verschiedenen Komplikationen durch das in seiner Umgebung ausgebildete Granulationsgewebe kommen. Dieses führt letzlich zur Vernarbung, und es resultiert das chronisch-kallöse Magenulkus. Bei Lage im pyloroduodenalen Übergang kann es zu Magenausgangsstenosen kommen, und bei Übergreifen des Ulkus auf die Nachbarorgane Pankreas oder Leber zu Funktionsstörungen dieser Organe. Man spricht dann von einem in die Nachbarorgane penetrierten Ulcus pepticum.

Gastritis

Die zweite Gruppe von Folgezuständen chronischer Entzündungen des Magens sind die chronisch-atrophischen Gastritiden mit den Folgen einer Achlorhydrie und/oder eines Mangels an Intrinsic-Faktor mit der Folge einer perniziösen Anämie. Chronische Gastritiden allgemein sind mit einer gering erhöhten Inzidenz maligner Magentumoren assoziiert.

Gelenke

Die Arthrosen, Bandscheibenschäden und chronischen Gelenkentzündungen können zur kompletten Destruktion befallener Gelenke und damit zu Schmerzen, Bewegungseinschränkungen oder völliger Bewegungsunfähigkeit führen. Manchmal resultiert eine knöcherne Ankylose, also die Versteifung des Gelenks durch Knochen.

Fisteln

Fisteln bestehen aus Granulationsgewebe, das sich durch Sekretion matrixspaltender Enzyme durch Nachbargewebe „frisst". Die Fistelbildung ist eine ursprünglich in der Evolution sinnvolle Reaktion zur Entfernung von Fremdkörpern aus dem Organismus. Sticht sich ein Tier einen Stachel in die Pfote, dann bildet sich über viele Wochen eine Fistel, aus der sich der Stachel – hoffentlich – löst. Danach vernarbt der Fistelgang und die Wunde schließt sich. Fisteln stellen also den ultimativen Versuch der Ausschleusung entzündeten Gewebes dar.

Der Mensch hat gelernt, Fremdmaterialien operativ zu entfernen, sodass in Gegenden mit chirurgischer Versorgung Fisteln seltener geworden sind. Sie treten aber nach wie vor als Analfisteln nach rezidivierenden Analfissuren auf. Außerdem gehören sie zum typischen Krankheitsbild des Morbus Crohn (siehe Kap. 6.3.4). Fisteln werden auch über einer chronischen Osteomyelitis beobachtet. Hier-

6 Entzündung

bei handelt es sich um auch heute noch manchmal kaum beeinflussbare bakterielle Entzündungen des Knochens bzw. des Knochenmarks. Die Bakterien gelangen entweder im Rahmen einer Pyämie auf hämatogenem Weg in den Knochen, oder es kommt bei einem Trauma oder einer Operation zur direkten Infektion. Bei schweren Fällen kommt es zur Nekrose des Knochens, zur sequestrierenden Osteomyelitis, und diese kann eine Fistelbildung induzieren.

Zur Wiederholung

Abszess • **A**rthrose • **B**akteriämie • **C**olitis ulcerosa • **D**iapedese • **E**mpyem • Entzündung • Entzündungsausbreitung • Eosinophile • Epitheloidzellgranulom • Erreger • Erysipel • Exsudat • **F**ibroblast • Fistel • Fremdkörpergranulom • Furunkel • **G**angrän • Gefäßreaktion • Gewebeschaden • Gicht • Granulationsgewebe • **H**istamin • **K**ardinalsymptome der Entzündung • Katarrh • **M**akrophage • Margination • Mastzelle • Morbus Crohn • **N**ekrose • Neutrophile • Noxen • **P**hagozytose • Phlegmone • Pseudogicht • Pyämie • **r**heumatisches Fieber • Riesenzelle • **S**epsis • **T**hrombus • Transsudat

7 Zell- und Gewebeersatz

U. Pfeifer

Bedeutung Auf die Fähigkeit, Zellen und Gewebestrukturen zu ersetzen, ist der Organismus lebenslang angewiesen. Zellverlust und Zellersatz finden bereits unter physiologischen Bedingungen statt (labile Zellpopulationen, siehe unten). Aber auch und besonders nach pathologischem Zell- und Gewebeverlust (siehe Kap. 3.4) und/oder Störung der Integrität eines Gewebeverbands ist es für den Organismus entscheidend, die verloren gegangenen Zellen ersetzen und/oder die Integrität des Gewebeverbands wiederherstellen zu können. Voraussetzung dafür sind die Vorgänge der Zellvermehrung (Proliferation) und der Zelldifferenzierung.

Proliferationsaktivität von Zellen Im konventionellen lichtmikroskopischen Präparat sind proliferierende Zellen nur während der Kern- und Zellteilung, also in Stadien der Mitose (Prophase, Metaphase, Anaphase und Telophase) zu identifizieren.
- Die Ermittlung der Anzahl von Mitosefiguren pro Flächeneinheit eines Gewebeschnitts oder pro Gesamtzellzahl (Mitoseindex) kann also Auskunft über die Proliferationsaktivität geben.
- Effizienter ist die immunhistochemische Darstellung proliferationsassoziierter Antigene, z.B. Ki-67 (in Paraffinschnitten z.B. mit dem Antikörper Mib-1), welches im Kern aller Zellen exprimiert ist, die sich im Zellzyklus (G_1-Phase, S-Phase, G_2-Phase, Mitosephase) befinden.

Beide Methoden, die Ermittlung des Mitoseindex und des Ki-67-Index, werden in der diagnostischen Pathologie angewendet. In experimentellen Modellen lassen sich Zellen, die die S-Phase durchlaufen, auch durch Inkorporation von DNA-Vorläufer-Nukleotiden (3H-Thymidin, Bromodesoxyuridin) detektieren. Schließlich kann man den Anteil von S-Phasen-Zellen anhand ihres DNA-Gehalts (zwischen diploid und tetraploid) auch zytophotometrisch ermitteln.

7.1 Regeneration, Reparatur und ihre Störungen

Gehen Zellen und/oder Gewebeteile unter der Einwirkung einer Schädigung verloren, so folgen Vorgänge, die als pathologische Regeneration (besser: Regeneration unter pathologischen Bedingungen) bezeichnet werden.

> **Merke!**
> Eine solche Regeneration kann in einer Weise vollständig sein, dass das Ergebnis vom ursprünglichen Zustand nicht zu unterscheiden ist. Nicht selten gelingt aber die Wiederherstellung nach Art einer Reparatur nur unvollständig, z.B. beim Ersatz einer Myokardnekrose durch Bindegewebe.

Zu einem Teil hängt dies vom physiologischen Proliferationsverhalten des jeweils betroffenen Gewebes ab. Man unterscheidet
- labile (mitotische) von
- stabilen (reversibel postmitotischen) und
- permanenten (irreversibel postmitotischen) Geweben.

Diese Einteilung bezieht sich allerdings nicht immer auf ein Gewebe als Ganzes, sondern i.d.R. nur auf die für das jeweilige Gewebe spezifische **Zellpopulation** (Tab. 7.1).

7 Zell- und Gewebeersatz

Tab. 7.1: Einteilung von Geweben und Zellpopulationen nach ihrem Proliferationsstatus

Proliferationsstatus	Beispiele
labile Zellpopulationen (mitotisch)	Epidermis, Schleimhautepithelien (z. B. Dünndarm), zellbildendes Knochenmark, lymphatisches Gewebe, Keimepithel der Spermiogenese
stabile Zellpopulationen (reversibel postmitotisch)	Leberparenchymzellen, Tubulusepithelien der Niere, Parenchymzellen exokriner und endokriner Drüsen, Bindegewebs- und Endothelzellen
permanente Zellpopulationen (irreversibel postmitotisch)	Ganglienzellen, Herzmuskelzellen, Skelettmuskelzellen

7.1.1 Labile Gewebe bzw. Zellpopulationen

Labile Gewebe bestehen aus undifferenzierten oder noch nicht endgültig ausdifferenzierten Zellen einerseits und differenzierten, kurzlebigen Zellen andererseits. In den labilen Geweben sind undifferenzierte oder noch nicht endgültig ausdifferenzierte Zellen die Träger der Proliferationsleistung (Basalzellen des Plattenepithels, Reservezellen in Schleimhautepithelien, Kryptenhalsepithelien der Dünndarmschleimhaut, Myeloblasten und Erythroblasten im Knochenmark), wohingegen die differenzierten Zellen der jeweiligen Population (Intermediär- und Superfizialzellen im Plattenepithel, Enterozyten und Becherzellen der Dünndarmschleimhaut, Myelozyten, Granulozyten und Erythrozyten) nicht mehr teilungsfähig sind. Da die Lebenszeit dieser differenzierten Zellen nur vergleichsweise kurz ist, existieren labile Zellsysteme immer nur als Gleichgewichtszustand zwischen Zellverlust und Zellneubildung. Nach pathologischem Zellverlust werden zunächst die undifferenzierten, teilungsfähigen Zellen vermehrt (z. B. erythropoetische Hyperplasie im Knochenmark nach Blutverlust), sodass anschließend auch der Verlust an differenzierten Zellen regeneratorisch wieder ausgeglichen wird.

7.1.2 Stabile Gewebe bzw. Zellpopulationen

Die stabilen Gewebe bestehen aus differenzierten langlebigen Zellen, die sich normalerweise im G_0-Zustand befinden, die aber nach Zell- und Gewebsverlust wieder in den Zellzyklus eintreten können.

Leber

Zu besonders eindrucksvoller Regenerationsleistung ist Lebergewebe befähigt (siehe auch Kap. 14.1), was offenbar schon in der Antike bekannt war. **Prometheus,** der den Menschen das bis dahin nur den Göttern vorbehaltene Feuer vom Himmel herabgebracht hatte, wurde zur Strafe an einen Felsen gekettet, und in regelmäßigen Abständen erschien ein Adler, der jeweils einen Teil der Leber des Prometheus fraß. Nach Entfernung von Teilen der Leber, z. B. nach partieller Resektion wegen eines Lebertumors, treten die Hepatozyten des verbleibenden Gewebes binnen 24 Stunden in den Zellzyklus ein. Entsprechend hoch ist dann der Mitoseindex und der Ki-67-Index. Auch die anderen lebereigenen Zellen (Gallengangsepithelien, Bindegewebe, Sinusoidwandzellen) werden zur Proliferation angeregt, und durch aussprossende Verzweigungen werden schließlich auch **neue histologische Einheiten** (Leberazini bzw. Leberläppchen) gebildet. Es resultiert innerhalb weniger Wochen eine komplette Regeneration (Abb. 7.1a). Ebenso effizient sind die Regenerationsleistungen

Abb. 7.1: Regeneration auf den verschiedenen Ebenen der biologischen Organisation.
a Regeneration von histologischen Einheiten am Beispiel der Leberregeneration nach partieller Resektion.
b Regeneration von Zellen nach läppchenzentralen Parenchymzellnekrosen in der Leber (oben) und nach Tubuluszellnekrosen in der Niere (unten). Nekrosen jeweils rot.
c Regeneration von Zellteilen am Beispiel proximaler Tubuluszellen der Niere nach ischämiebedingtem Verlust apikaler Zytoplasmabereiche (oben) und am Beispiel der Regeneration des Axons einer motorischen Vorderhornzelle nach Durchtrennung eines peripheren Nervs (unten). Verlorene Zellteile jeweils rot.

7.1 Regeneration, Reparatur und ihre Störungen

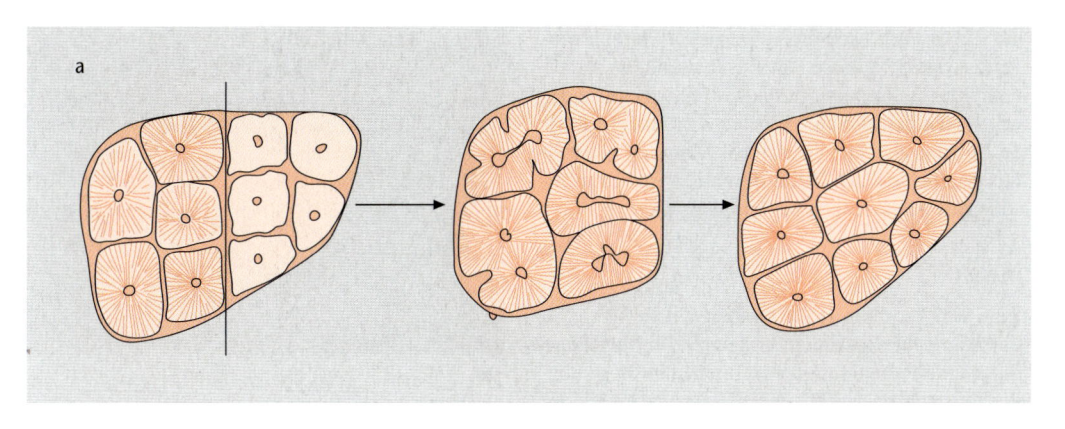

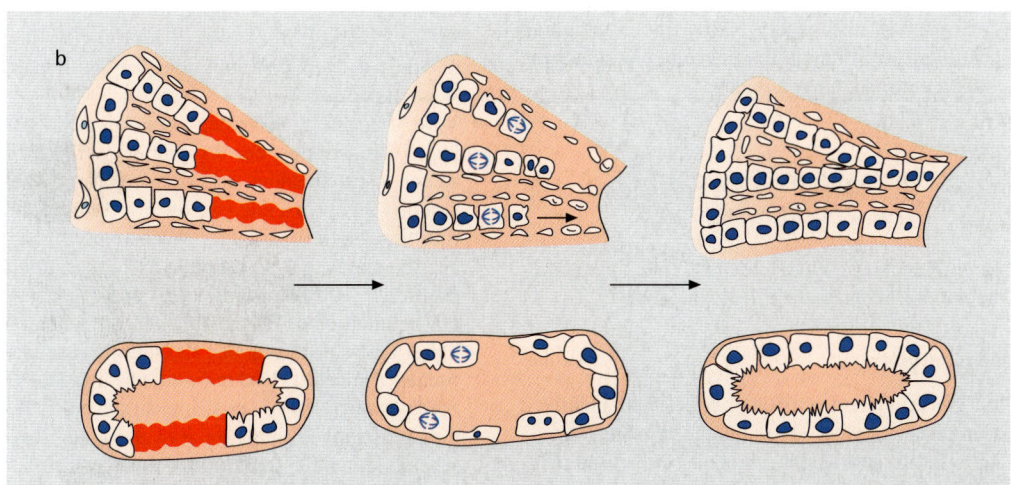

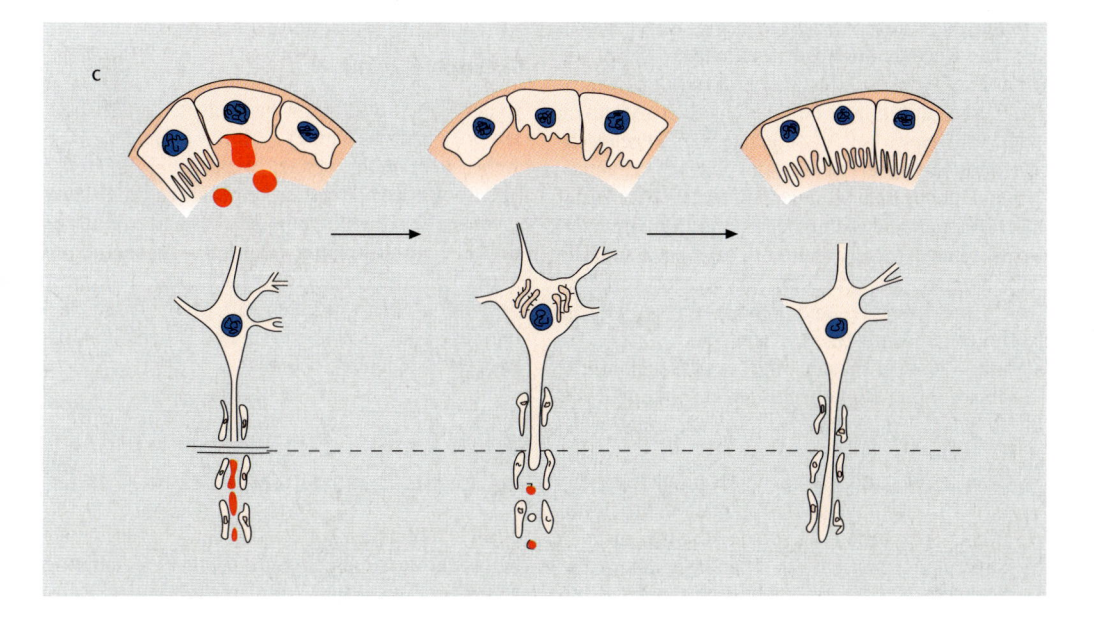

der Leber auch nach einem partiellen Parenchymverlust durch Nekrose (im Zusammenhang mit einem Kreislaufschock, durch Gifteinwirkung oder während einer akuten Virushepatitis) sofern diese Schädigung zeitlich begrenzt ist. Nur dann bleibt in den parenchymentblößten Bereichen das Gitterfasergerüst als „Leitschiene" erhalten (Abb. 7.1b).

Niere

Eine vergleichbare Rolle als **Leitschiene** haben in der Niere die Basalmembranen der Tubuli, längs derer eine Regeneration des Tubulusepithels möglich ist – z. B. nach schwerem Kreislaufschock oder nach Sublimatvergiftung (Abb. 7.1c). Anders als in der Leber ist aber in der Niere eine Neubildung histologischer Einheiten, also eine Vermehrung von Nephronen, nicht möglich.

7.1.3 Permanente Gewebe bzw. Zellpopulationen

In permanenten Zellsystemen ist eine Regeneration durch Zellersatz nicht mehr möglich.

Nervensystem

Im Nervensystem entsteht nach einem elektiven Ganglienzellverlust (z.B. durch schweren Kreislaufschock) eine Astrogliose und bei zusammenhängen Gewebenekrosen (Hirnerweichung) entwickelt sich eine Pseudozyste (siehe auch Kap. 18.8). Von umso größerer Bedeutung ist im Nervengewebe die **Regeneration von Zellteilen** (Abb. 7.1c), hier der Zytoplasmafortsätze in Form der Dendriten und Neuriten (Axone). Anschaulich lassen sich die Verhältnisse bei der so genannten **Regeneration peripherer Nerven** darstellen. Nach traumatischer Durchtrennung eines Nerven bleiben distal der Läsion die Schwann-Zellen und Perineuralzellen für längere Zeit erhalten. Die Axone und die zugehörigen synaptischen Strukturen verlieren rasch ihre Integrität und werden ebenso wie die zerfallenden Markscheiden von Makrophagen resorbiert. Das proximale, mit der Ganglienzelle noch in Verbindung stehende Axon wird durch von Schwann-Zellen produzierte Zytokine zum Wachstum veranlasst:

- Gelingt der Anschluss an den Nervenstrang distal der Läsion (am sichersten nach mikrochirurgischer Adaptation des proximalen und distalen Nerventeils), erreicht das Axon nach einem u.U. wochenlangen Intervall das Zielorgan und bil-

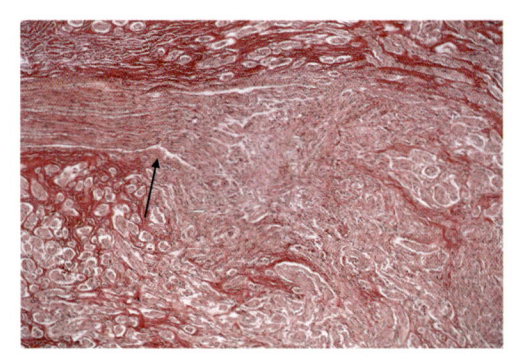

Abb. 7.2: Traumatisches Neurom. Der Pfeil markiert den Übergang zwischen noch intaktem Nervenanteil links und Neuromgewebe rechts. Kollagen rot (van-Gieson-Färbung).

det dort wieder eine funktionstüchtige Synapsenstruktur aus.
- Wird aber die „Leitschiene" in Form des distalen Nervenstrangs bei zu großer Entfernung zwischen proximalem und distalem Nerventeil von den aussprossenden Axonen nicht erreicht, resultiert ein ungeordneter Wachstumsvorgang, bei dem die Axone sowie ohne Richtungsimpuls proliferierende Schwann-Zellen und Fibroblasten beteiligt sind. Es entsteht ein oft schmerzhafter Gewebeknoten, der als **Neurom** (traumatisches Neurom, Diskontinuitätsneurom) bezeichnet wird, obwohl es sich nicht um einen Tumor im strengen Sinn, sondern um eine Überschussbildung als Reaktion auf den Versuch der Regeneration von Zellteilen (Axone) handelt (Abb. 7.2).

Skelettmuskulatur

In der Skelettmuskulatur kann ein (z. B. nach Trauma oder nach Ischämie) verloren gegangenes Gewebe nicht mehr ersetzt werden. Es entstehen ebenso wie nach Herzmuskelnekrosen bindegewebige Narben. In begrenztem Ausmaß können in der Skelettmuskulatur allerdings regenerationsähnliche Vorgänge dergestalt ablaufen, dass die so genannten Satellitenzellen mit geschädigten Skelettmuskelfasern fusionieren und deren Funktion wiederherstellen.

7.1.4 Komplexe reparative Heilungsvorgänge

Nach Durchtrennung eines Gewebezusammenhangs (Trauma, chirurgische Eingriffe) laufen in geordneter zeitlicher Abfolge eine ganze Reihe

7.1 Regeneration, Reparatur und ihre Störungen

verschiedener Vorgänge ab, nämlich Vorgänge der akuten Entzündung, der Migration und Proliferation von Parenchym- und Bindegewebszellen, der Synthese von Proteinen der extrazellulären Matrix und des nachträglichen Umbaus (Remodeling) des Bindegewebes und/oder Stützgewebes.

Heilung von Hautwunden

Primärheilung

Am übersichtlichsten sind die Verhältnisse bei der Schnittwunde (d.h. Durchtrennung der Epidermis, der Basalmembran, des Papillarkörpers und der Kutis), bei der Wundränder nahe zueinander adaptiert bleiben (spontan oder durch chirurgische Naht). In solchen Fällen ist eine Primärheilung (per primam intentionem) möglich (Abb. 7.3a, Tab. 7.2). Folgende Phasen sind zu unterscheiden:

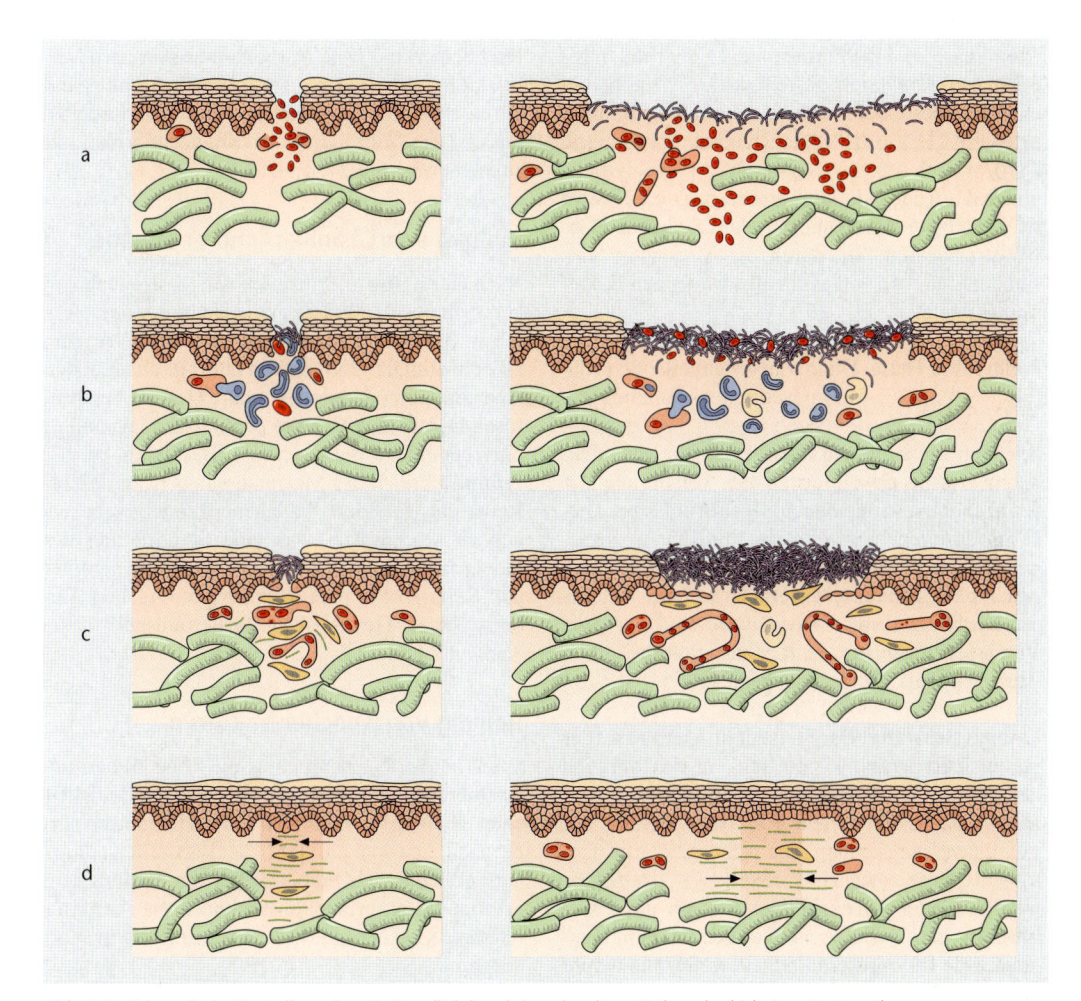

Abb. 7.3: Schematische Darstellung der primären (links) und der sekundären Heilung (rechts) einer Hautwunde.
a Stadium der Blutstillung.
b Stadium der Exsudation.
c Stadium der Proliferation.
d Stadium der narbigen Reparatur.
Erythrozyten rot, Fibrin violett, neutrophile Granulozyten blau, Makrophagen beige, Fibroblasten gelb, kollagene Fasern grün. Die Pfeile symbolisieren die Kontraktionskräfte in der letzten Phase der Wundheilung.

7 Zell- und Gewebeersatz

- Blutstillung (Abb. 7.3a)
- Exsudation und Resorption (Abb. 7.3b)
- Proliferation (Abb. 7.3c)
- narbige Reparatur (Abb. 7.3d).

Blutstillung Im Rahmen der Blutstillung wird der Wundspalt zunächst mit Bestandteilen geronnenen Bluts ausgefüllt, welches zur Oberfläche hin eintrocknet und in einen Schorf (Kruste) umgewandelt wird. Die dann folgenden Vorgänge laufen nach den Prinzipien der akuten Entzündung ab (siehe Kap. 6).

Exsudativ-resorptive Phase In der exsudativ-resorptiven Phase wird die Permeabilität der erhalten gebliebenen Kapillaren gesteigert. Es entsteht ein entzündliches Ödem, und es emigrieren Granulozyten (ab 24 h) sowie Monozytenmakrophagen (ab 48 h). Durch deren phagozytäre, proteolytische und bakterizide Aktivität (siehe Kap. 6.2.1) wird der Wundbereich von nekrotischen Zellen und Gewebefragmenten, die durch die Verletzung entstanden sind, und von evtl. eingedrungenen Bakterien gereinigt.

Proliferative Phase Die daran anschließende proliferative Phase (3.–6. Tag) ist durch die Bildung von Granulationsgewebe (siehe Kap. 6.3.2) gekennzeichnet. Die in diesem Zusammenhang neu gebildeten Gefäße gewährleisten die Versorgung der jetzt zahlreich vorhandenen Myofibroblasten. Diese produzieren extrazelluläre Matrix, v.a. Kollagenproteine, die zu kollagenhaltigen Fibrillen (zuerst Typ III, später Typ I) vernetzt werden. Mit dieser Neubildung von Bindegewebe sind auch die Voraussetzungen für die Regeneration des Oberflächenepithels (Epidermis) gegeben.

Narbige Reparatur Damit beginnt die Phase der narbigen Reparatur (7.–10. Tag), in der während der zweiten Woche Kollagenfasern zunehmender Dicke und Festigkeit den Wundspalt parallel zur Oberfläche durchziehen. Die während der proliferativen Phase reichlich vorhandenen Blutgefäße werden wieder zurückgebildet, was für das „Ausbleichen" der Narbe verantwortlich ist. Durch zunehmende Faserdicke und Quervernetzung nimmt die Festigkeit der Narbe weiter zu.

Sekundärheilung

Bei großen Wundflächen oder weit klaffenden (nicht adaptierten) Wundrändern ist nur eine Sekundärheilung (per secundam intentionem) möglich. Die der Phase der narbigen Reparatur vorgeschalteten Vorgänge benötigen dann mehr Zeit als bei der Primärheilung, so die entzündlich resorptive Phase, während der mehr nekrotisches Material zu beseitigen ist, und die proliferative Phase, während der große Mengen von Granulationsgewebe gebildet werden müssen, bevor die Epidermis vom Wundrand her oder von erhalten gebliebenen Hautanhangsgebilden aus den Defekt wieder besiedeln kann (Abb. 7.3b). Hautanhangsgebilde regenerieren nicht. Auch die feinere Struktur des Papillarkörpers wird nicht mehr aufgebaut. Bei der Sekundärheilung macht sich die während der Narbenbildung erfolgende Kontraktion manchmal störend bemerkbar (z.B. **Narbenkontraktur** nach Verbrennung III. Grades). Verantwortlich dafür sind die kontraktilen Eigenschaften der Myofibroblasten und die Verkürzung der Kollagenfibrillen mit zunehmender Quervernetzung.

Heilung von Läsionen innerer Organe

Nach gleichartigen Prinzipien wie die Heilung von Hautwunden verläuft auch die Heilung von Defekten in mit Schleimhaut ausgekleideten Organen, z.B. als primäre Heilung von chirurgisch gesetzten Anastomosen oder als sekundäre Heilung bei ulzerösen Defekten, z.B. beim peptischen Magenulkus oder bei einer Colitis ulcerosa. Besonders bei Ulzera im Bereich des Magenausgangs kann das zur Reparatur gebildete kollagene Bindegewebe erheblich schrumpfen, was eine Stenosierung des Magenausgangs nach sich zieht. Zur Regeneration und Reparatur in parenchymatösen Organen (Leber, Niere, Herzmuskel, Skelettmuskel) siehe Kap. 7.1.2 und 7.1.3.

Heilung von Knochenfrakturen

Spielt bei der Narbenbildung die Frage der Festigkeit bereits eine erhebliche Rolle (z.B. Festigkeit einer Hautnarbe, Festigkeit einer Herzmuskelnarbe nach Infarkt), so steht die Wiederherstellung der mechanischen Stabilität bei der Heilung von Kontinuitätsunterbrechungen knöcherner Strukturen, den Knochenfrakturen, herausragend im Vordergrund.

Primäre und sekundäre Heilung Auch hier kann man eine primäre Frakturheilung bei enger Vereinigung der Frakturflächen (z.B. bei primär unvollständiger, so genannter Grünholzfraktur, bei der das Periost erhalten bleibt, oder nach operativer Metallplattenosteosynthese) von einer sekundären

7.1 Regeneration, Reparatur und ihre Störungen

Tab. 7.2: Ablauf der Heilung einer Wunde und einer Knochenfraktur

Wundheilung	Frakturheilung	Zeitlicher Verlauf
1. Blutung, Blutgerinnung	1. Blutung, Blutgerinnung, Hämatom (Resorption)	sofort
2. Exsudation und Resorption (unter dem Schorf)		6 h bis 2 Tage
3. Proliferation, Granulationsgewebe	2. Proliferation, Granulationsgewebe, bindegewebiger Kallus	2–20 Tage
4. narbige Reparatur	3. Bildung von Geflechtknochen (provisorischer knöcherner Kallus)	10 Tage bis 4 Wochen
	4. knöcherner Umbau; Bildung von Lamellenknochen (endgültiger knöcherner Kallus)	4 Wochen bis mehrere Monate

Frakturheilung unterscheiden. Die Letztere wird erforderlich, wenn die Bruchflächen mehr als 1 mm voneinander entfernt und/oder gegeneinander verschoben (disloziert) sind. Vergleichbar mit den Vorgängen bei der Wundheilung der Haut lassen sich verschiedene Phasen unterscheiden (Tab. 7.2).

Frakturhämatom Zunächst resultiert aus der Zerreißung kleiner Gefäße eine Blutung in den Frakturspalt und in das umgebende Weichgewebe, das Frakturhämatom. Die für dessen Resorption erforderlichen exsudativen Phänomene beschränken sich im Wesentlichen auf die Einwanderung von Makrophagen.

Bindegewebiger Kallus Schon ab dem zweiten Tag beginnt die Einwanderung und Proliferation von Fibroblasten und Angioblasten, also die Entwicklung eines Granulationsgewebes, welches hier als bindegewebiger Kallus bezeichnet wird.

Geflechtknochen Anstelle der bei der Wundheilung dann stattfindenden Bildung von Narbengewebe differenzieren sich zwischen etwa 10 und 20 Tagen nach dem Fraktureignis aus dem ortsständigen Mesenchym Osteoblasten, die zunächst einen noch nicht belastungsfähigen Geflechtknochen (Faserknochen) bilden; er wird als provisorischer knöcherner Kallus bezeichnet.

Knöcherner Kallus Dieser Geflechtknochen wird während der folgenden Wochen sukzessive durch Osteoklasten abgebaut und gleichzeitig werden neuerlich Osteoblasten rekrutiert, die (ebenfalls sukzessive) einen belastungsfähigen Lamellenknochen bilden, den endgültigen knöchernen Kallus. Diese Restrukturierung erfolgt belastungsabhängig.

Störungen von Heilungsvorgängen

Alle bisher beschriebenen Heilungsvorgänge können durch lokale und durch systemische Einwirkungen gestört werden.

Lokale Störungen

Infektionen Zu den lokal bedeutsamen Störungen gehören Wundinfektionen, die lang dauernde entzündliche Prozesse unterhalten können, bis hin zur Osteomyelitis nach offener Knochenfraktur.

Fremdkörpergranulom Weniger bedrohlich, aber subjektiv lästig, da schmerzhaft, sind Fremdkörpergranulome (siehe Kap. 4.1.6), die bei postoperativer Wundheilung als Reaktion auf Fadenmaterial (Fadengranulom) oder auf Talkumpuder auftreten können.

Mechanische Störungen In erheblichem Maß können mechanische Unzulänglichkeiten Heilungsvorgänge beeinträchtigen. Unter Spannung können sich operativ gesetzte Bauchdeckendefekte wieder öffnen (Platzbauch) bevor die Narbe ausreichend fest ist – oder es entstehen **Narbenhernien.** Auch die Heilung von Anastomosen ist gefährdet, wenn diese unter Spannung angelegt sind. Von besonderer Bedeutung sind mechanische Faktoren bei der Knochenbruchheilung. Die Bildung von provisorischem und endgültigem knöchernen Kallus setzt mechanische Stabilität voraus. Ist diese nicht gewährleistet, so bleibt es bei der Überbrückung des Frakturspalts durch Bindegewebe, in dem dann nach Ausreifung (auch unter nachträglicher Ruhigstellung) keine Umwandlung in knöchernen Kallus mehr stattfindet. Die Bindegewebsbrücke gestattet eine gewisse Beweglichkeit der beiden durch Fraktur voneinander getrennten Knochenteile gegeneinander. Man spricht von einer **Pseudarthrose**.

Wildes Fleisch, Narbenkeloid Zu den lokal bedingten Störungen gehören auch Überschussbildungen, die in der proliferativen Phase auftreten können, so die überschießende Bildung von Granulationsgewebe als „wildes Fleisch" bei Hautwunden oder als **Granulationsgewebepolypen** im Bereich von Anastomosen. Bei der Heilung von Hautwunden bildet sich manchmal nach bereits abgeschlossener Epithelialisierung überschießendes Bindegewebe, welches aus groben hyalinisierten Bündeln besteht (bindegewebiges Hyalin, siehe Kap. 3.5.3). Es entsteht dann eine wulstige Verdickung im Verlauf der Narbe, die als **Narbenkeloid** bezeichnet wird. Bei der Heilung knöcherner Frakturen kann sowohl bindegewebiger als auch knöcherner Kallus im Übermaß gebildet werden (Kallus luxurians) und druckbedingte Schmerzen verursachen.

Systemische Störungen

Als Folge systemischer Störungen sind Heilungsvorgänge beeinträchtigt bei **Mangelernährung**, insbesondere bei Proteinmangel und ebenso bei Vitamin-C-Mangel; beides geht mit einer Beeinträchtigung der Kollagensynthese einher. **Glukokortikoide,** medikamentös verabreicht oder im Rahmen eines Morbus Cushing (siehe Kap. 11.2.1) vermehrt produziert, hemmen die entzündlich-resorptiven und proliferativen Vorgänge. Durch vergleichbare hemmende Einflüsse können Heilungsvorgänge auch während einer Therapie mit Zytostatika beeinträchtigt sein. Störungen der Wundheilung sind außerdem bei **Diabetes mellitus** bekannt. Maßgeblich ist dabei die mangelhafte Durchblutung im Rahmen einer Mikro- und Makroangiopathie (siehe Kap. 12.1).

7.2 Riesenzellen

Schon innerhalb des physiologischen Zellbestandes gibt es Zellarten, welche die Mehrzahl der Zellen an Größe um ein Vielfaches übertreffen, z.B. Megakaryozyten des Knochenmarks, manche Ganglienzellen mit Dendriten und Neuriten oder Osteoklasten. Treten derart übergroße Zellen unter pathologischen Bedingungen auf, so spricht man von Riesenzellen. Ihre Entstehung hat mit den Vorgängen des Zell- und Gewebeersatzes höchstens ausnahmsweise (myogene Riesenzellen) etwas zu tun. (Sie als Teil dieses Kapitels abzuhandeln, ist also eine Konzession an die Reihenfolge des Gegenstandskatalogs). Riesenzellen enthalten oft mehrere und nicht selten auch sehr viele Zellkerne (in der Größenordnung von 100 und mehr). Es gibt aber auch Formen mit nur einem, meist ebenfalls stark vergrößerten und abnorm gestalteten Zellkern.

7.2.1 Fusionsbedingte (synzytiale) Riesenzellen

Vielkernige Riesenzellen entstehen häufig durch Zellfusion. Besonders Zellen des Monozyten-Makrophagen-Systems sind unter bestimmten Bedingungen dazu in der Lage. Solche Riesenzellen sind grundsätzlich terminal differenzierte Elemente des Makrophagensystems.

Langhans-Riesenzellen

Dazu gehören die Langhans-Riesenzellen mit charakteristischerweise in der Peripherie gelagerten Zellkernen und einem großen kernfreien Zytoplasmafeld, welches die an einem Ort versammelten Zentriolen und Golgi-Felder enthält. Riesenzellen vom Typ Langhans sind charakteristisch bei der Tuberkulose (siehe Kap. 5.2.3, Kap. 6.3.2) und bei der Sarkoidose (siehe Kap. 6.3.2), aber auch bei anderen, mit granulomatöser Entzündungsreaktion einhergehenden Erkrankungen.

Fremdkörperriesenzellen

In den Fremdkörperriesenzellen (Abb. 7.4a) liegen die Kerne oft weniger geordnet. Ihre Entstehung wird als ein Versuch interpretiert, Partikel, die wegen ihrer Größe von einer Zelle nicht phagozytiert werden können, gemeinsam zu phagozytieren. Dies leuchtet insofern ein, als auch bei der gewöhnlichen Phagozytose eine Fusion von Teilen der Zellmembran erforderlich ist. Fremdkörperriesenzellen entstehen nicht nur als Reaktion auf exogene Fremdpartikel, sondern auch auf endogen entstandenes Material, z.B. Cholesterinkristalle, Keratinlamellen oder Harnsäurekristalle bei der Gicht.

Riesenzellen vom Typ der Osteoklasten

Die ebenfalls zum Monozyten-Makrophagen-System gehörenden Riesenzellen vom Typ der Osteoklasten treten nicht nur bei physiologischen und

7.2 Riesenzellen

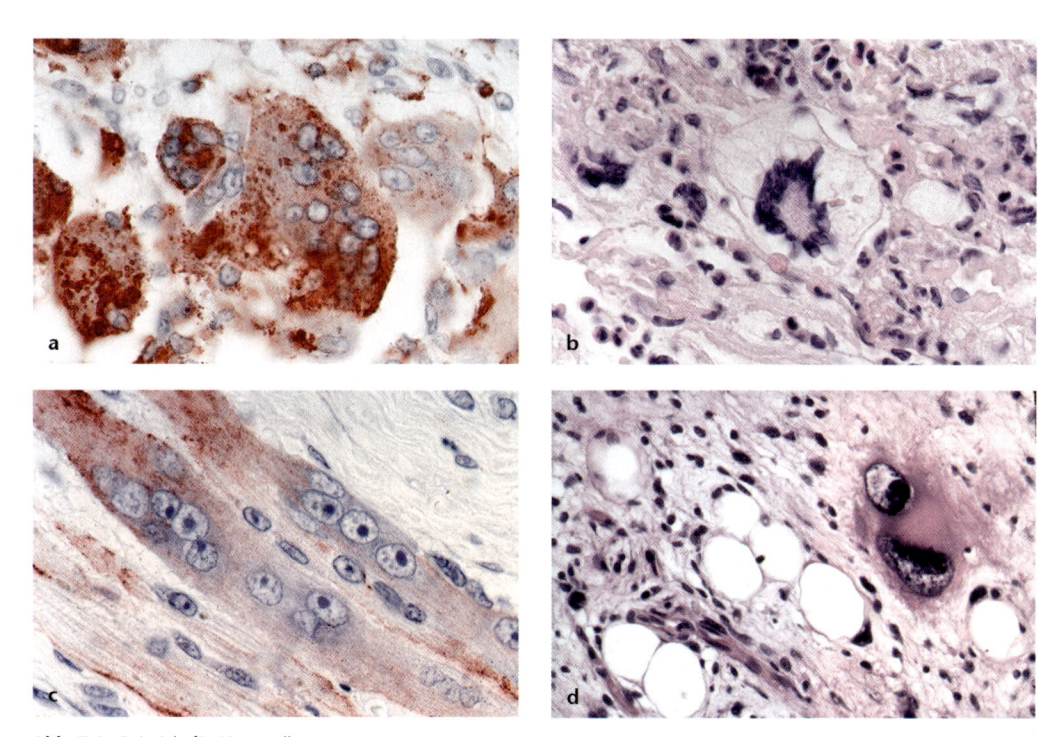

Abb. 7.4: Beispiele für Riesenzellen.
a Histiozytäre Riesenzelle (Fremdstoffriesenzelle) in einer durch Staubpartikel verunreinigten tiefen Wunde. Immunhistochemisch dargestellt ist das für histiozytäre Zellen charakteristische CD68 (rotbraunes Reaktionsprodukt).
b Touton-Riesenzelle.
c Myogene Riesenzelle in einer schon älteren Nekrose der Skelettmuskulatur. Immunhistochemische Darstellung von Desmin (rotbraunes Reaktionsprodukt).
d Tumorriesenzelle in einem Liposarkom.

pathologischen Abbau- und Umbauvorgängen im Knochen auf, sondern auch bei Tumoren des Knochens oder der Sehnenscheiden (Riesenzelltumoren). Auch bei der Epulis gigantocellularis kommen Riesenzellen vom Typ der Osteoklasten vor (Kap. 8.3.5).

Touton-Riesenzellen

Die Zugehörigkeit zum Makrophagensystem ist auch für die Touton-Riesenzellen (Abb. 7.4b) anzunehmen. Es handelt sich um mehrkernige Riesenzellen, deren Kerne zentral angeordnet sind und deren Zytoplasma durch Einlagerungen von Lipidtropfen unterschiedlicher Größe gekennzeichnet ist. Sie werden insgesamt nur selten beobachtet, meist in so genannten Xanthomen, worunter herdförmige oder tumorartige Ansammlungen von schaumzellig umgewandelten lipidspeichernden Makrophagen zu verstehen sind.

Myogene Riesenzellen

Fusionsriesenzellen können auch aus anderen Zellen als denen der histiozytären Reihe entstehen. Aus den ohnehin zur Fusion mit Skelettmuskelzellen vorgesehenen Satellitenzellen können bei Regenerationsversuchen durch Fusion untereinander und mit Muskelzellfragmenten myogene Riesenzellen (Abb. 7.4c) entstehen, z. B. im Lauf der Zerstörung von Muskelgewebe durch einen invasiv destruierend wachsenden malignen Tumor oder im Rahmen einer Myositis ossificans.

Riesenzellen bei Virusinfektion

Synzytiale Riesenzellen entstehend schließlich auch, wenn eine Virusinfektion dazu führt, dass an der Zelloberfläche virale Antigene exprimiert werden (sog. Fusionsproteine), die die Eigenschaften der Plasmamembran dergestalt verändern, dass Fusion eintritt. Das bekannteste Beispiel sind

Riesenzellen vom **Typ Warthin-Finkeldey,** wie sie bei der Maserninfektion in Geweben des lymphatischen Systems gesehen werden, z. B. aus Anlass einer Tonsillektomie oder einer Appendektomie. Diese durch Fusion infizierter Lymphozyten entstehenden Riesenzellen werden gelegentlich auch bei der HIV-Infektion beobachtet. Ebenso können epitheliale Zellen unter Bedingungen einer Virusinfektion, z. B. bei **Herpes simplex** (siehe Kap. 4.3.1), zu Riesenzellen fusionieren. Schließlich ist eine fusionsbedingte Entstehung auch für manche Riesenzellen anzunehmen, die aus Leberparenchymzellen entstehen, z. B. bei verschiedenen Formen der **Riesenzellhepatitis.**

7.2.2 Nichtfusionsbedingte Riesenzellen

Diese entstehen durch eine abnorme Ansammlung von DNA oder Protein in einer Zelle. Auch dafür kann eine Virusinfektion die Ursache sein. Namengebend ist das Phänomen der Riesenzellbildung bei der **Zytomegalievirusinfektion** (siehe Kap. 4.3.1) gewesen. Häufiger noch entstehen die nichtfusionsbedingten Riesenzellen bei Störungen im Mitoseablauf (DNA-Replikation ohne komplette Kernteilung und ohne Aufteilung der Zellmasse in zwei Tochterzellen). Solche Störungen sind für Zellen maligner Tumoren charakteristisch. **Tumorriesenzellen** (Abb. 7.4d) können beispielsweise das histologische Bild bei malignen Melanomen, Sarkomen und bei manchen Karzinomen prägen. Diagnostisch wichtig sind die Tumorriesenzellen beim Morbus Hodgkin, so die **Hodgkin-Riesenzellen** und die Riesenzellen vom Typ Reed-Sternberg (siehe Kap. 8.4.3).

7.3 Metaplasie !

Definition Obwohl im Kern einer jeden somatischen Zelle die gesamte genetische Information enthalten ist, wird das Differenzierungspotenzial im Lauf der Ontogenese mehr und mehr begrenzt und festgelegt. Trotzdem bleibt in manchen Zellsystemen des ausgewachsenen Organismus ein gewisser **Differenzierungsspielraum** erhalten. Dieser ist Grundlage dafür, dass unter pathologischen Bedingungen ein zunächst von der hier vorgesehenen Zellpopulation (z. B. Zylinderepithel) besiedeltes Terrain im Lauf eines Vorgangs der Umdifferenzierung **(Transdifferenzierung)** von einer andersartig differenzierten Zellpopulation (z. B. Plattenepithel) eingenommen wird. Diese Umdifferenzierung findet nicht auf der Ebene der ausdifferenzierten Zellen statt – eine zilientragende Epithelzelle kann sich nicht in eine Plattenepithelzelle umwandeln – sondern beruht darauf, dass die proliferationsfähigen undifferenzierten Reservezellen, also die Träger der physiologischen Regeneration, zu einer Änderung des Differenzierungsprogramms veranlasst werden. Das Produkt einer solchen Umdifferenzierung wird als Metaplasie bezeichnet.

Abgrenzung gegen Heterotopie Von einer Metaplasie zu unterscheiden sind Zustände, bei denen einer ortsfremden Gewebedifferenzierung eine Störung während der Embryonalentwicklung zugrunde liegt. Solche Zustände werden als Heterotopien bezeichnet. Beispiele dafür sind Pankreasheterotopien, die sich im Bereich der Magenwand oder der Leberpforte entwickeln können, oder Magenschleimhautheterotopien in einem Meckel-Divertikel.

Ätiologie Für die Entstehung von Metaplasien sind längerfristige Änderungen des Mikromilieus maßgebend, wie sie im Rahmen chronisch-entzündlicher Vorgänge, exogener (v.a. inhalativer) Noxen oder hormoneller Einwirkung auftreten.

7.3.1 Plattenepitheliale Metaplasie !

Luftwege

Der Ersatz respiratorischen Epithels durch ein, i.d.R. unverhorntes, Plattenepithel wird sowohl im Bereich der oberen Luftwege (z. B. Nasennebenhöhlen) wie der Trachea und der Bronchien beobachtet. Letztere sind häufig bei Rauchern betroffen. Zunächst kommt es nach Degeneration des Zylinderepithels zu einer Hyperplasie der Reservezellen, die sich dann in ein Plattenepithel differenzieren. Obwohl solche Plattenepithelmetaplasien bei Patienten mit Bronchialkarzinomen häufiger sind als bei anderen, sind sie – ebenso wie auch andere Metaplasien – per se nicht als präkanzeröse Läsion (siehe Kap. 8.2) zu bezeichnen, solange sie alle Charakteristika eines regelhaft ausdifferenzierten Plattenepithels besitzen (siehe aber atypische Metaplasien, Kap. 7.3.4).

Cervix uteri

Plattenepithelmetaplasien finden sich ebenfalls häufig im Bereich der Cervix uteri, insbesondere in der Junktionalzone zwischen endo- und ektozervikaler Schleimhaut. Auch hier ist zwischen einer ausreifenden Metaplasie (harmlos) und einer plattenepithelialen Dysplasie (potenzielle Präkanzerose) strikt zu unterscheiden.

Speicheldrüsen

Plattenepithelmetaplasien im Bereich kleiner Speicheldrüsen und deren Ausführungsgänge (Sialometaplasien) entwickeln sich nicht selten im Zusammenhang mit postoperativen Entzündungsprozessen und v.a. nach Bestrahlungstherapie. Sie sind, z.B. im Rahmen einer Schnellschnittdiagnostik, manchmal nur schwer von einem hochdifferenzierten Plattenepithelkarzinom zu unterscheiden.

Prostata

Ein Beispiel für endokrin induzierte Metaplasien sind die unter antiandrogener Therapie (z.B. wegen eines Prostatakarzinoms) in den Ausführungsgängen der Prostata entstehenden Plattenepithelmetaplasien.

> **Merke!**
> Die ausdifferenzierte Metaplasie ist nicht als Präkanzerose anzusehen.

7.3.2 Intestinale Metaplasie

Unter Bedingungen einer chronischen Entzündung kommt es in der Magenschleimhaut nicht selten zu Metaplasien, die eine intestinale Differenzierung aufweisen.
- Inkomplette intestinale Metaplasie: Anstelle foveolärer Epithelien und magenspezifischer Drüsenepithelien bilden sich aus den proliferationsfähigen Zellen des Drüsenhalsbereichs Drüsenschläuche, in denen Becherzellen enthalten sind.
- Komplette intestinale Metaplasie: Als noch weitergehende Umdifferenzierung können auch Epithelien vom Typ der Enterozyten und der Paneth-Körnerzellen gebildet werden.

Besonders ausgedehnt sind solche intestinalen Metaplasien bei der atrophischen Gastritis, insbesondere der autoimmunen Gastritis (siehe Kap. 5.2.4, Kap. 15.2.1). Obwohl auch hier ein statistischer Zusammenhang mit dem Auftreten von Magenkarzinomen besteht, ist die ausdifferenzierte Metaplasie nicht als eine präkanzeröse Läsion zu bezeichnen.

7.3.3 Metaplastische Knochenbildung

Auch mesenchymale Zellsysteme können sich in Richtung einer nicht ortsüblichen Differenzierung entwickeln. Bekanntes Beispiel ist die Entstehung von Geflechtknochen in Weichgewebsstrukturen. In sehr charakteristischer Weise kann davon das Muskelgewebe bei der **Myositis ossificans** betroffen sein. Mikrotraumen, z.B. im M. sartorius bei Reitern (Reiterknochen) oder im M. deltoideus bei Soldaten (Exerzierknochen) führen zu einer proliferativen Entzündungsreaktion, in deren Verlauf – ähnlich wie bei der Bildung eines provisorischen knöchernen Kallus (siehe Kap. 7.1.2) – Osteoblasten entstehen, die nicht mehr rückbildungsfähiges Knochengewebe bilden. In der proliferativen Phase kann dabei ein sehr zellreiches Gewebe entstehen, welches oft nur schwer von einem malignen Tumor (Osteosarkom) zu unterscheiden ist.

7.3.4 Atypische Metaplasien

Wie bereits mehrmals erwähnt, hat das Phänomen der Metaplasie mit präneoplastischen Veränderungen *per se* nichts zu tun. Wie im nichtmetaplastischen Zellverband können aber auch gleichzeitig mit der Umdifferenzierung Störungen der Differenzierung auftreten, die dann die Entstehung atypischer Zellen zur Folge haben. Das Auftreten solcher atypischer Zellen gehört zu den Merkmalen der so genannten Dysplasien (siehe unten). Atypische Zellen können also sowohl in einem ortsständigen als auch in einem metaplastischen Zellverband auftreten.

7.3.5 Anhang: Leukoplakie

Definition Unter Leukoplakie versteht man weißliche, nicht wegwischbare Schleimhautveränderungen, denen eine oberflächliche Verhornung zugrunde liegt.

Obwohl eine solche Verhornung auch im Bereich metaplastischen Epithels auftreten kann, stellt sie per se keine Transdifferenzierung im Sinn der Metaplasie dar, sondern die Realisation eines zusätzlichen Differenzierungsschritts. Für solche Vorgänge hat man auch den Begriff „Prosoplasie" vorgeschlagen.

Wie bei den Metaplasien kann auch einer Leukoplakie ein einwandfrei differenziertes Plattenepithel zugrunde liegen. Man spricht dann von **einfacher Leukoplakie** (Leukoplakia simplex) und hat diese (harmlose) Läsion von solchen zu unterscheiden, bei denen differenzierungsgestörte, atypische Zellen das Bild prägen und die je nach Dysplasiegrad auch als **präkanzeröse Leukoplakien** bezeichnet werden.

7.4 Dysplasie

Dieser Begriff wird in verschiedenem Sinn gebraucht. Zum einen kennzeichnet er Fehldifferenzierungen, die **während der Ontogenese** entstehen, z. B. Skelettdysplasien oder Nierendysplasien. Zum anderen wird er für erworbene Veränderungen in einem Zellsystem verwendet, welche als Vorstadien der Entstehung von Tumoren anzusehen sind, die als **präneoplastische (oder präkanzeröse) Dysplasie** von erheblicher diagnostischer Bedeutung sind. Sie werden im Tumorkapitel unter Präkanzerosen abgehandelt (siehe Kap. 8.2).

Zur Wiederholung

Dysplasie • **F**rakturheilung • **H**eterotopie • **i**ntestinale Metaplasie • **K**allus • Keloid • Knochenfraktur • **l**abile Gewebe • Leukoplakie • **M**etaplasie • Myositis ossificans • **n**arbige Reparatur • Narbenhernie • Neurom • **p**ermanente Gewebe • Plattenepithelmetaplasie • primäre Heilung • Proliferationsaktivität • Pseudarthrose • **R**egeneration • Riesenzellen • **s**ekundäre Heilung • stabile Gewebe • **w**ildes Fleisch • Wundheilung

8 Tumoren

A. ROESSNER, H. K. MÜLLER-HERMELINK

8.1 Definitionen

Definition und Abgrenzung gegen Regeneration

Die Regeneration strebt eine Wiederherstellung des Normzustands an. Wenn vermehrt Gewebe gebildet wird, sprechen wir von einer übersteigerten Regeneration (z.B. Kallus luxurians, siehe Kap. 7.1.4). Der Begriff Geschwulst (Tumor) trifft für eine Gewebevermehrung erst dann zu, wenn das Wachstum mit dem normalen Gewebe nicht mehr koordiniert ist und wenn das Wachstum auch dann anhält, wenn der auslösende Reiz nicht mehr direkt wirksam ist. Es kann damit folgende Tumordefinition gegeben werden:

Definition Ein Tumor ist eine abnorme Gewebeneubildung, die überschießend und ohne Koordination mit dem normalen Gewebe wächst und auch dann weiterwächst, wenn der auslösende Faktor nicht mehr besteht.

Diese Definition stellt den Tumor in einen klaren Gegensatz zur Regeneration. Sie beinhaltet eine Verselbstständigung des Wachstumsprozesses und auch des neu entstandenen Gewebes. Beide sind aus der Norm ausgeschert; es ist etwas Neues, Abnormes entstanden. Daher der oft synonym verwandte Begriff Neoplasma oder Neoplasie (= Neubildung). Die biologischen Eigenschaften, welche die Krebszellen als Voraussetzung für die Verselbstständigung ihres Wachstums aquiriert haben, sind in Abb. 8.1 zusammengefasst. Die Abgrenzung gegen weitere Begriffe der Neubildung bzw. der Vermehrung von Gewebe ist in Tab. 8.1 zusammengestellt.

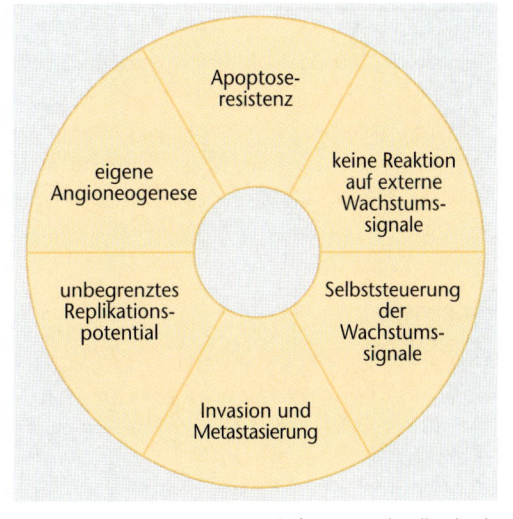

Abb. 8.1: Die wichtigsten Eigenschaften von Krebszellen (nach Hanahan und Weinberg 2000).

Abgrenzung zur Schwellung anderer Genese

Die Geschwulst ist streng von nichtneoplastischen Schwellungen zu trennen. So spricht man in der Klinik von einem „Milztumor", wenn die Milz vergrößert ist, ganz gleich ob ein maligner Tumor die Ursache ist oder eine stauungsbedingte bzw. entzündliche Schwellung. Tumor ist außerdem eines der Kardinalsymptome der Entzündung (neben Dolor, Calor u.a., siehe Kap. 6.1.1), also ebenfalls eine nichtneoplastische Schwellung des Gewebes, hier im Entzündungsherd.

8 Tumoren

Tab. 8.1: Begriffe rund um Gewebeneubildung, -umbildung oder -vermehrung

Begriff	Definition
Tumor (im eigentlichen Sinn)	abnorme Gewebeneubildung, die überschießend und ohne Koordination mit dem normalen Gewebe wächst und auch dann weiterwächst, wenn der auslösende Faktor nicht mehr besteht
Tumor (im weiteren Sinn)	nichtneoplastische Schwellung im Sinn der Größenzunahme eines Organs oder Gewebes
Neoplasie, Neoplasma	Neubildung, synonymer Gebrauch zu Tumor im eigentlichen Sinn
Dysplasie (siehe Kap. 7.4)	entweder Fehldifferenzierungen, die während der Ontogenese entstehen, z. B. Skelettdysplasien oder Nierendysplasien, oder erworbene Veränderungen in einem Zellsystem, welche als Vorstadien der Entstehung von Tumoren anzusehen sind
Metaplasie (siehe Kap. 7.3)	Vorgang der Umdifferenzierung, bei dem ein reifer, differenzierter Zell- oder Gewebetyp durch einen anderen reifen, differenzierten Zell- oder Gewebetyp ersetzt wird
Anaplasie	retrograde Metaplasie, d. h. Zellen werden umgewandelt und verlieren dabei den Grad ihrer Differenziertheit
Heterotopie	ortsfremde Gewebedifferenzierung auf der Basis einer Störung während der Embryonalentwicklung, z. B. Magenschleimhautheterotopien in einem Meckel-Divertikel
Hypertrophie (siehe Kap. 2.2.1)	Vorgang oder Zustand, bei dem die Masse eines Gewebes oder Organs durch Zellvergrößerung größer wird, und zwar als Anpassung an geänderte Bedingungen oder eine Reaktion darauf
Hyperplasie (siehe Kap. 2.2.2)	Vorgang oder Zustand, bei dem die Masse eines Gewebes oder Organs durch Zellvermehrung größer wird, und zwar als Anpassung an geänderte Bedingungen oder eine Reaktion darauf
Regeneration (siehe Kap. 7.1)	Vorgänge, mit denen der Verlust von Zellen und/oder Gewebeteilen wieder ersetzt wird, die unter der Einwirkung einer Schädigung verloren gegangen sind

> **Merke!**
> „Tumor" im weiteren Sinn bezeichnet also eine Größenzunahme eines Organs oder Gewebes. In den meisten Fällen benützt man den Tumorbegriff aber synonym für Geschwulst (= Neoplasma).

Dignität und Nomenklatur

Die hier gegebene Definition sagt noch nichts über die biologische Wertigkeit, die Dignität eines Tumors aus. Grob werden benigne und maligne Tumoren unterschieden (Kap. 8.3).

> **Merke!**
> Benigne Tumoren wachsen langsam und bleiben auf den Primärort beschränkt, sind i.d.R. gut zu entfernen und selten lebensbedrohend. Maligne Tumoren wachsen meist rasch und führen trotz aller Fortschritte der (Früh-)Diagnostik und Therapie in ihrer Mehrzahl zum Tod. Das ist der „Krebs" im öffentlichen Sprachgebrauch.

In der medizinischen Nomenklatur ist ein Karzinom eine bösartige (= maligne) Geschwulst, die aus epithelialen Zellen hervorgeht und besteht, ein Sarkom eine maligne Geschwulst aus Zellen des Mesenchyms. Die intermediären Tumoren beider Geschwulstformen liegen in ihrer Dignität zwischen den benignen und malignen Tumoren (siehe Kap. 8.3.3).

8.2 Präkanzerosen !

Definition Das Risiko, an Krebs zu erkranken, ist unter zahlreichen Bedingungen und bei zahreichen Erkrankungen größer als es der statistischen Erwartung entsprechen würde. Es kann sich hierbei um unterschiedliche klinische, genetische oder morphologische Konditionen und Erkrankungen handeln. Sofern das Risiko, dass aus der betreffenden Vorerkrankung Krebs entsteht, gering ist, sprechen wir von einer fakultativen Präkanzerose, ist das Risiko jedoch hoch, von einer obligaten Präkanzerose.

Obligate Präkanzerose

Zu den wichtigsten obligaten Präkanzerosen gehören:

- Carcinoma in situ der Cervix uteri (siehe Kap. 8.3.4)
- familiäre Polyposis coli (siehe Kap. 8.5.1)
- duktales und lobuläres Carcinoma in situ der Mamma (siehe Kap. 8.4.2)
- Dysplasien der Ösophagus-, Magen- und Kolonschleimhaut, z. B.
  - gastroösophageale Refluxkrankheit mit Barrett-Schleimhaut und Dysplasien (siehe Kap. 15.1)
  - Kolonadenom mit Dysplasien, bei dem sich die Akkumulation genetischer Veränderungen bei der Entwicklung eines Kolonkarzinoms besonders eindrucksvoll nachzeichnen lässt (siehe Kap. 15.4)
- prostatische intraepitheliale Neoplasie (PIN) als Vorstadium des Prostatakarzinoms.

Fakultative Präkanzerose

Als fakultative Präkanzerosen gelten v.a.:
- unterschiedliche chronische Entzündungen
  - chronisch-atrophische Gastritis mit intestinaler Metaplasie (siehe Kap. 15.2.1)
  - chronische Pankreatitis (das Karzinomrisiko ist statistisch erhöht, siehe Kap. 15.3.1)
  - chronische Cholezystitis
  - chronisch-entzündliche Darmerkrankungen (Colitis ulcerosa und Morbus Crohn, siehe Kap. 6.3.4)
- proliferative Prozesse
  - glandulär-zystische Hyperplasie des Endometriums
  - adenomatöse Hyperplasie des Endometriums.

8.3 Dignität von Tumoren

Benigne und maligne Tumoren werden im Wesentlichen nach ihrer Morphologie unterschieden (Abb. 8.2). Nach den morphologischen Kriterien können die meisten Tumoren sicher klassifiziert werden. Grundsätzlich gilt dabei, dass die Klassifizierung nach der jeweils höchsten Differenzierung des Tumors erfolgt. Es gibt nur seltene Fälle, in denen eine exakte Klassifikation auf dieser Basis nicht möglich ist. Dies darf aber nicht darüber hinwegtäuschen, dass alle histo- und zytologisch fassbaren Veränderungen der Tumorzellen Äußerungen einer zunehmenden **genetischen Instabilität** sind, die ursächlich auf eine Aktivierung oder Amplifikation von Onkogenen oder Mutatorgenen bzw. eine Inaktivierung von Suppressorgenen zurückzuführen ist (siehe Kap. 8.5). In der Praxis bleibt die konventionelle morphologische Untersuchung der Tumoren aber noch entscheidend. Der ergänzende Einsatz molekulargenetischer Parameter zur Bestimmung der Dignität befindet sich noch in der Entwicklung.

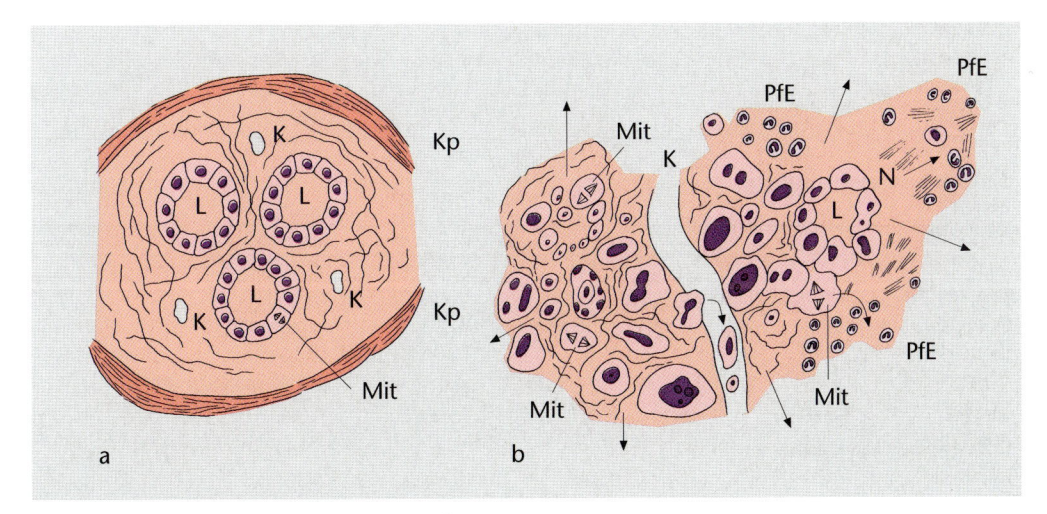

Abb. 8.2: Benignes und malignes Wachstum (Schema).
a Ein von einer bindegewebigen Kapsel (Kp) umgebenes Adenom.
b Anaplastisches, niedrigdifferenziertes Adenokarzinom.
L = Lumen einer Drüse, K = Kapillare, Mit = Mitose, PfE = perifokale Entzündung, N = Nekrose, Pfeile = invasives Wachstum.

8.3.1 Benigne Tumoren

Definition Gutartige Tumoren kopieren meist genau das Gewebe, aus welchem sie hervorgehen. So enthalten etwa benigne Tumoren des Drüsengewebes (Adenome) die gleichen Epithelzellen wie die Drüsenzellen ihrer Herkunft. Auch sind diese Zellen i.d.R. gut differenziert, und die Adenome der endokrinen und exokrinen Drüsen können auch funktionstüchtig sein.

Gutartige Tumoren der mesenchymalen Reihe, etwa der glatten oder quergestreiften Muskulatur, haben ihre Kontraktionsfähigkeit und damit ihre Funktion eingebüßt, obwohl man licht- oder elektronenmikroskopisch im Zytoplasma ihre funktionellen Strukturen erkennen kann. Im Groben gilt, dass benigne Tumoren langsam und expansiv wachsen. Sie verdrängen das umliegende Gewebe. Man sieht das makroskopisch z. B. im Uterus, wenn Leiomyome die Muskulatur komprimieren, aber scharf abgegrenzt sind und die Umgebung nicht zerstören. Auch in der Schilddrüse wachsen Adenome im Vergleich zu Karzinomen scharf begrenzt und gekapselt (Abb. 8.3a). Das verdrängende Wachstum kann durch Druck auf die Blutgefäße mit nachfolgender lokaler Hypoxie oder durch unmittelbaren Druck auf das Gewebe Kompressionsnekrosen verursachen. Bei Raumbeengung etwa im Schädel kann die Kompression tödlich sein (siehe Kap. 17.1.3).

Zytologische und histologische Charakteristika

Benigne Tumoren haben typische Kennzeichen (Tab. 8.2):
- Mikroskopisch weisen sie nur einzelne Kernteilungsfiguren auf, und ihre Zellen und Zellkerne gleichen weitgehend denen des Ausgangsgewebes.
- Insbesondere ist die Größenrelation von Zellkern und Zytoplasma (Kern-Plasma-Relation) in etwa dem normalen Ursprungsgewebe vergleichbar.
- Kernform und Chromatinstruktur sind gewebespezifisch, eine Hyperchromasie (d. h. Überfärbbarkeit der Kerne) fehlt, und Zahl und Größe der Kernkörperchen (Nukleolen) sind ebenfalls normal.
- Histologisch sind die Tumoren durch eine bindegewebige Kapsel scharf begrenzt (Abb. 8.2a) und zeigen die Charakteristika des expansiv-verdrängenden Wachstums (Abb. 8.3a).

Tab. 8.2: Merkmale benigner und maligner Tumoren

Merkmal	Gutartig	Bösartig
Klinische Charakterisierung		
Wachstum	langsam	rasch
Allgemeinstörung	meist leicht	zunehmend verschlechtert
Verlaufsdauer	meist lang	unterschiedlich
Metastasen	keine	häufig
Verhalten nach Resektion	geheilt	oft Rezidive
Zytologische Charakterisierung		
Zellgröße	gleich	verschieden
Zytoplasma	wie Ursprungszellen	meist basophil
Kern-Plasma-Relation	normal	verschoben zugunsten des Kerns
Kernform	typisch	atypisch
Chromatin	regelmäßig	unregelmäßig
Hyperchromasie	fehlt	vorhanden
Kernkörperchen	normal	in Zahl und Größe abnorm
Mitosen	selten	häufig
Histologische Charakterisierung		
Begrenzung	scharf	unscharf
Wachstumsart	verdrängend	invasiv und destruierend
perifokale Entzündung	fehlt	meist vorhanden
Differenzierung	hoch	sehr verschieden
Zellanordnung	meist noch organoid	meist ungeordnet

8.3 Dignität von Tumoren

- Eine umgebende (= perifokale) Entzündung fehlt.
- Die Gewebedifferenzierung ist hoch, die Zellanordnung meist noch organoid, d.h. dem Muttergewebe entsprechend.

Charakteristika des klinischen Bildes

Daraus ergibt sich das klinische Verhalten (Tab. 8.2): Gutartige Tumoren wachsen langsam, die Allgemeinstörung der Patienten ist meist leicht. Metastasen (= Tochtergeschwülste) treten nicht auf, und die Resektion des Tumors führt zur Heilung. Trotzdem sind die benignen wie die malignen Geschwülste i.d.R. autonome und – ohne Behandlung – stetig wachsende Neubildungen, die von teilungsfähigen Zellen ausgehen.

8.3.2 Maligne Tumoren !!!

Definition Bösartige Geschwülste lassen ebenfalls Strukturcharakteristika ihrer Ursprungsgewebe erkennen, aber in unterschiedlichem Ausmaß und v.a. in oft atypischer Ausprägung. Dies gilt sowohl für die Zellkerne als auch für die zytoplasmatischen Organellen. Die Strukturen sind sehr unterschiedlich und bestimmen das „Grading" (siehe unten). Bösartige Tumoren wachsen rasch, invasiv und destruierend. **Makroskopisch** ist die Abgrenzung unscharf (Abb. 8.3b).

Zytologische und histologische Charakteristika

Maligne Tumoren haben typische Kennzeichen (Tab. 8.2):
- Die Zellen haben morphologisch eine geringe Differenzierung.
- Die Zellkerne sind meist atypisch gestaltet, vergrößert und hyperchromatisch.
- Meist sind zahlreiche Mitosen nachweisbar.
- Histologisch fehlt eine Tumorkapsel (Abb. 8.2b). Die malignen Zellen schieben sich invasiv in das umgebende Gewebe vor, was die unscharfe Begrenzung verursacht. Dabei werden die Nachbarzellen zerstört; das ist das destruierende Wachstum.

Mit der Invasion in Blutgefäße und Lymphgefäße (siehe Abb. 8.2b) sind die Voraussetzungen der hämatogenen und lymphogenen Metastasierung gegeben (siehe Kap. 8.6.2). Die Tumorzellen brechen auch in präformierte Hohlräume ein mit nachfolgender intrakavitärer oder intrakanalikulärer Metastasierung.

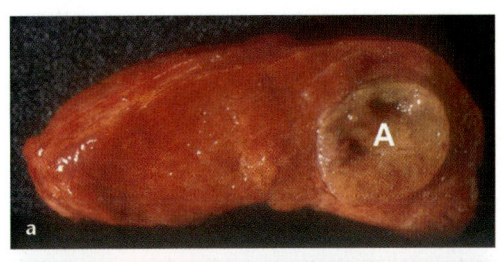

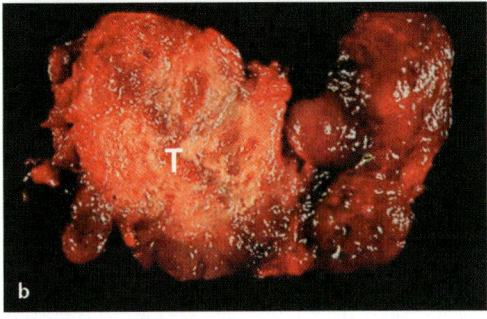

Abb. 8.3: Abgrenzung benigner und maligner Tumoren zum umliegenden Gewebe.
a Vollständig gekapseltes, expansiv wachsendes follikuläres Adenom der Schilddrüse mit scharfer Begrenzung zum umgebenden Drüsengewebe (A). Typisch für gutartige Tumoren ist die Verdrängung des umgebenden Gewebes.
b Schilddrüsenkarzinom. Unscharfe Begrenzung der Tumorwucherungen (T).

Perifokale Entzündung In unterschiedlichem Ausmaß sammeln sich in der Umgebung der Tumoren immunaktive Zellen an, wie T-Lymphozyten, Plasmazellen oder Makrophagen. Als Folge der Umgebungsdestruktion, aber auch wegen des Eigenverfalls der Tumorzellen wandern neutrophile Granulozyten ein. Das ist die „perifokale Entzündung" (PfE) in Abb. 8.2b.

Entdifferenzierung Die gewebetypische Differenzierung kann z.B. wie beim Schilddrüsenkarzinom lange erhalten bleiben, geht aber meist mit dem raschen Wachstum verloren, und die differenzierte Zellanordnung (organspezifische Drüsen, Schichtung des Plattenepithels u.a.) verschwindet. Auch die Einzelzellen verlieren die organeigenen Charakteristika, können sehr verschieden groß werden und mit atypischen Kernformen, verstärkter Kernanfärbbarkeit (= Hyperchromasie), unregelmäßigem Chromatin und in Zahl und Größe abnormen Nukleolen sich von den Ausgangszellen des Tumors deutlich unterscheiden. Auch entstehen polymorphkernige Riesenzellen. Man spricht von der Kernpolymorphie maligner Tumorzellen. Dabei ist die Kern-Plasma-Relation meist zugunsten der

8 Tumoren

Kerne verschoben, und das Zytoplasma ist oft basophil. Vermehrte und große Nukleolen und die Basophilie des Zytoplasmas, die elektronenmikroskopisch einer Vermehrung des Ergastoplasmas bzw. der Ribo- und Polysomen entspricht, sind Ausdruck eines vermehrten, gestörten, primär nur auf das Zellwachstum und die Zellvermehrung gerichteten Proteinstoffwechsels.

Grading

Definition Die Bestimmung des Malignitätsgrades eines Tumors wird als „Grading" bezeichnet. Dabei gilt die Regel, dass ein Tumor, dessen Differenzierung noch dem Ausgangsgewebe ähnelt, langsamer wächst, sich also klinisch benigner verhält als ein stark entdifferenzierter Tumor. Normalerweise werden 3–4 histologische Differenzierungsgrade unterschieden.

Diese genetisch bedingte, umgekehrte Proportionalität zwischen Ausreifung (Differenzierung) und Malignität (Abb. 8.4) hat praktisch-klinische Bedeutung: Das histologische Bild gibt anhand der durchschnittlichen Differenzierung Hinweise auf die Wachstumsgeschwindigkeit des Tumors und damit auf die Prognose der Erkrankung. Ein Plattenepithelkarzinom Grad I ähnelt noch der normalen Schichtung des Plattenepithels; es ist hochdifferenziert. Beim Grad II ist die Schichtung noch eben erkennbar, beim Grad III vollständig aufgehoben. Die letztgenannte Form wächst nicht nur schneller als die hochdifferenzierte, sondern auch stärker infiltrativ und destruierend. Sie zerstört auch rascher die Wände der Blut- und Lymphgefäße und setzt damit frühe und ausgedehnte Tochtergeschwülste (Metastasen). Dieses „Grading" gilt prinzipiell für alle malignen Tumoren.

> **Merke!**
>
> Je höher der Differenzierungsgrad, desto niedriger die Wachstumsintensität und damit die Malignität. Ein hoher Differenzierungsgrad (mit niedriger Malignität) ist gegeben, wenn das Ausgangsgewebe noch erkennbar ist; wenn umgekehrt die Gewebeherkunft der Zellen nicht mehr erkennbar ist, liegt ein anaplastischer Grad (und eine hohe Malignität) vor.

Staging

Definition Als Staging wird die Stadieneinteilung eines Tumors bezeichnet. Dabei werden die Größe und Ausbreitung eines Tumors innerhalb des betroffenen Organs bzw. die Ausbreitung in Lymphknoten oder Nachbarorgane und eine evtl. Metastasierung (Tochtergeschwülste eines Primärtumors) bestimmt.

Grundsätzlich ist die Stadieneinteilung klinisch nach einer ersten entsprechenden Diagnostik möglich und/oder postoperativ, wenn die histologischen Befunde hinzugezogen werden können. Die Verfahren des Staging sind je nach Tumorart verschieden; eines der am weitesten verbreiteten Systeme ist das TNM-System (Tab. 8.3).

Charakteristika des klinischen Bildes

Das Allgemeinbefinden des Patienten mit einem malignen Tumor ist anfangs nur wenig beeinflusst, was oft die Primärdiagnose verschleppt. Mit dem Wachstum der Geschwulst verschlechtert sich der Zustand aber oft rasch bis zur Tumorkachexie (siehe Kap. 8.7.2), besonders bei schnellem Wachstum und massiver Metastasierung. Die Verlaufsdauer kann sehr verschieden sein. Viele, besonders früh erkennbare Tumoren etwa des Uterus und der Mamma sind heute heilbar. Andere machen sich erst spät bemerkbar, wachsen – wie das Prostatakarzinom des alten Mannes – anfänglich nur langsam, verschlimmern sich aber und wuchern terminal rasch in die umgebenden Gewebe. Wenn der Primärtumor nicht vollständig entfernt wurde, treten lokale Rezidive auf, die oft einen höheren Malignitätsgrad besitzen, also rascher wachsen und verstärkt metastasieren.

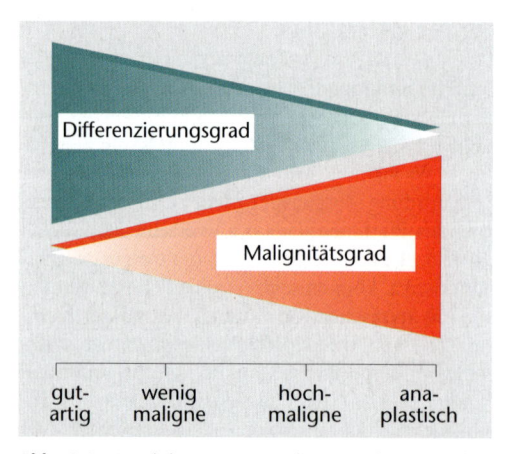

Abb. 8.4: Umgekehrte Proportionalität zwischen Ausreifung (Differenzierungsgrad) und Wachstum (Malignitätsgrad) maligner Tumoren.

8.3 Dignität von Tumoren

Tab. 8.3: Klassifizierung der malignen Tumoren nach dem TNM-System

Stadium	Beschreibung
T = Primärtumor	
T0	kein Anzeichen für einen primären Tumor
Tis	präinvasiver Tumor
T1	Tumor auf Ursprungsort beschränkt, gut beweglich
T2	Tumor hat Organgrenzen nicht überschritten, Beweglichkeit eingeschränkt
T3	Tumor hat Organgrenzen überschritten, ist fixiert
T4	Tumor wächst infiltrierend in umgebendes Gewebe
N = regionäre Lymphknotenmetastasen	
N0	keine Lymphknotenvergrößerungen
N1	Infiltration beweglicher regionärer Lymphknoten (Station 1)
N2	Infiltration beweglicher entfernterer Lymphknoten (Station 2)
N3	fixierte Lymphknotenmetastasen
NX	Lymphknotenmetastasen nicht einzuordnen
M = Fernmetastasen	
M0	keine Fernmetastasen
M1	Fernmetastasen vorhanden

Wird die Klassifikation vom Pathologen am Resektat vorgenommen, steht vor T, N und M ein p, also etwa pT3N2.

8.3.3 Übergänge und Grenzfälle !

Adenom-Karzinom-Sequenz

> **Merke!**
>
> Die meisten malignen Geschwülste entstehen spontan, vielfach über die bereits beschriebenen Dysplasien (siehe Kap. 7.4). Es kommt aber auch vor, dass sich zuerst eine benigne Geschwulst bildet, aus der in einem zweiten Schritt eine maligne wird. Man spricht von einer **malignen Entartung** eines primär benignen Tumors. Das gilt beispielhaft für die Adenome des Dickdarms und des Rektums.

Gleichmäßig aufgebaute Adenome mit tubulären (drüsigen) oder villösen (zottigen) Strukturen können schrittweise über dysplastische Atypien an mehreren Stellen entarten. Zuerst bildet sich eine Unordnung der Drüsengliederung mit zunächst einzelnen, dann größeren zusammenliegenden Zell- und Kernatypien, und schließlich wachsen die maligne gewordenen Zellen in die Submukosa ein, womit ein Karzinom entstanden ist.

> **Aus der molekularen Genetik**
>
> Epitheliale Tumoren im Dickdarm sind ein besonders eindrucksvolles Beispiel für die Adenom-Karzinom-Sequenz. Diese kann man anhand der morphologischen Veränderungen sehr detailliert nachzeichnen. Es ist darüber hinaus gelungen, gewissermaßen parallel zu der Morphologie der Progression und Evolution dieser Tumoren die molekulargenetischen Veränderungen zu beschreiben. Es tritt eine zunehmende Zahl von genetischen Alterationen in unterschiedlichen Onkogenen und Tumorsuppressorgenen auf (siehe Kap. 8.5.5, Kap. 15.4). Wenn eine hinreichende Anzahl von genetischen Alterationen erreicht ist, tritt der maligne Phänotyp mit Invasion der Muscularis mucosae auf. Auch in den manifesten Karzinomen nimmt die genetische Instabilität weiterhin zu.

Diese Adenom-Karzinom-Sequenz gilt für die meisten Karzinome des Kolorektums. Seltener kommen hereditäre nichtpolypöse Karzinome des Kolorektums vor, bei denen eine Instabilität der so genannten Mutatorgene die entscheidende molekulargenetische Veränderung ist.

Tumoren unterschiedlicher Bedeutung im gleichen Organ

Ein Beispiel für Tumoren unterschiedlicher Bedeutung im gleichen Organ ist das Prostatakarzinom:

- **Latentes Karzinom:** Das fast immer in den peripheren, dorsalen Drüsenteilen der Prostata entstehende Prostatakarzinom kann noch latent sein, d.h. es ist klinisch symptomlos. Latente Prostatakarzinome findet man bei der Obduktion von über 50 % aller über 80 Jahre alten Männer.
- **Inzidentelles Karzinom:** Unter einem inzidentellen Prostatakarzinom versteht man einen Tumor, der bei einer wegen Prostatahyperplasie (siehe Kap. 16.3.2) vorgenommenen Resektion zufällig entdeckt wird. Dies gilt bei sorgfältiger histologischer Aufarbeitung der Prostataresektate in etwa 10 % der Fälle.
- **Okkultes Karzinom:** Wird ein Prostatakarzinom erst an seinen hämatogenen Metastasen erkannt, spricht man von einem okkulten Karzinom.

Borderlinetumoren

In seltenen Fällen ist die Unterscheidung zwischen benignen und malignen Tumoren aufgrund der in Tab. 8.2 angegebenen Kriterien primär gar nicht möglich. Für diese Tumoren hat sich in bestimmten

8 Tumoren

Organen der Ausdruck „Borderlinetumoren" teilweise eingebürgert, d. h. es handelt sich hier um Grenzfälle zwischen benigne und maligne.
- **Ovar:** Vergleichsweise häufig kommt dieses bei den epithelialen Tumoren im Ovar vor. Hier sind die Borderlinetumoren charakterisiert durch atypisch proliferierende Epithelien ohne Nachweis einer Stromainfiltration.
- **Schilddrüse:** In der Schilddrüse kann ein follikuläres Adenom so atypische Drüsenschläuche mit so ungewöhnlichen Kern- und Zytoplasmastrukturen aufweisen, dass es wie ein Karzinom aussieht. Andererseits gibt es reifzellige Schilddrüsenadenome, die histologisch und zytologisch keinerlei Malignitätszeichen aufweisen, aber hämatogene Metastasen setzen, also Karzinome sind. Erst bei histologischer Untersuchung von sehr vielen, gelegentlich Hunderten von Schnittpräparaten, findet man einen Kapseldurchbruch oder eine Invasion in ein Blutgefäß, also histologische Zeichen malignen Wachstums.

Daraus ergibt sich: Die Zahl der Borderlinetumoren reduziert sich mit der Sorgfalt der histologischen Untersuchung. Es bleibt aber eine kleine Gruppe von nicht sicher einzuordnenden Tumoren mit niedrigmalignem Potenzial zurück, besonders in Organen wie Schilddrüse und Ovar.

8.3.4 Besondere Begriffe !!!

Carcinoma in situ

Klar definiert und – ebenfalls an Schnittserien – eindeutig zu diagnostizieren ist das Carcinoma in situ, das am Entstehungsort verbleibende Karzinom. Zytologisch sind die Kriterien der Bösartigkeit vorhanden. Es fehlt aber die destruierende Invasion, das Tiefenwachstum etwa des dysplastischen Plattenepithels. An der Cervix uteri ist dieses In-situ-Karzinom zuerst beschrieben und am besten untersucht worden; aus Verlaufsuntersuchungen ist bekannt, dass 50–70 % der In-situ-Karzinome in ein invasives Karzinom übergehen und sich 20–30 % zurückbilden. In-situ-Karzinome bilden keine Metastasen. Die Abb. 8.5 zeigt die Zellveränderungen in einem In-situ-Karzinom sowie in den Dysplasie-Vorstufen und im invasiven Karzinom.

> **Merke!**
> Das Carcinoma in situ ist also eigentlich noch kein Karzinom, sondern eine obligate Präkanzerose, d. h. die Mehrzahl geht in ein invasives Karzinom über.

Schichtung des **Plattenepithels**, basal kubische Zellen, oberflächlich flache Zellen

Dysplasie, Zellschichtung noch erhalten, Zell- und Kernatypien

Carcinoma in situ, Zellschichtung aufgehoben, Basalmembran intakt

Invasives Karzinom, Basalmembran zerstört, Tumorzellinvasion in das Stroma

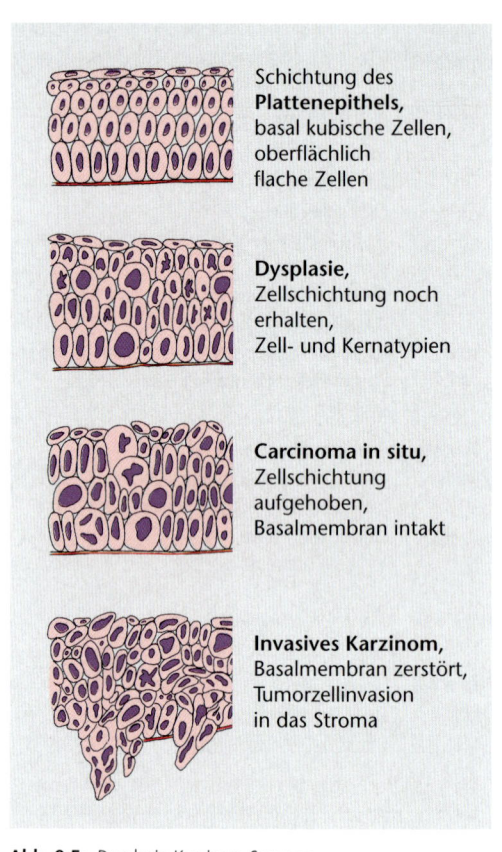

Abb. 8.5: Dysplasie-Karzinom-Sequenz.

In-situ-Karzinome finden sich auch in der Schleimhaut des Kehlkopfs, der Bronchien, der Harnblase, als Seminoma in situ in den Hoden, als Morbus Bowen in der Haut oder als In-situ-Karzinome der Mamma.

Frühkarzinom des Magens

Definition Unter einem Frühkarzinom des Magens versteht man ein Adenokarzinom, das auf die Schleimhaut (= Mukosatyp) oder auf das angrenzende Bindegewebe (= Submukosatyp) beschränkt, also in die Muscularis propria (noch) nicht eingewachsen ist (Abb. 8.6). Es kann klein (0,1 cm) oder auch groß sein (bis 10 cm im Durchmesser).

Im Gegensatz zum In-situ-Karzinom ist es ein maligner Tumor und keine obligate Präkanzerose. In 5–10 % der Fälle sind bereits Lymphknotenmetastasen entstanden. Die mittlere 10-Jahres-Überlebensrate der Patienten nach (obligater) Magenresektion liegt mit über 90 % wesentlich höher als

8.3 Dignität von Tumoren

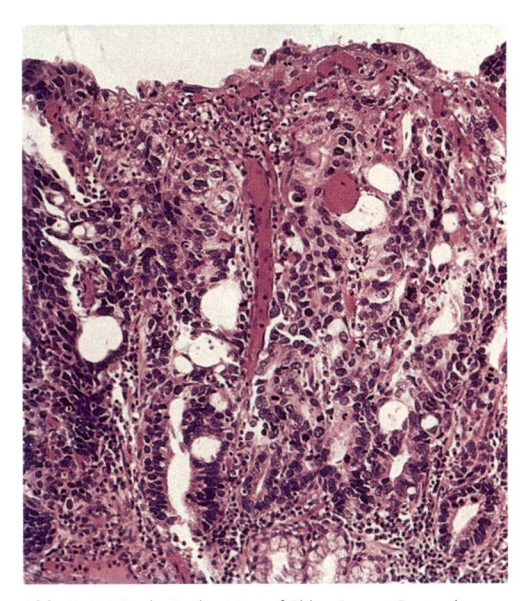

Abb. 8.6: Histologie des Magenfrühkarzinoms. Ersatz der gesamten Schleimhaut durch karzinomatöse Drüsenschläuche, welche die Muscularis propria noch nicht durchbrochen haben (Vergr. 120fach).

beim tief invadierenden Magenkarzinom (10–20 %). Vielleicht ist das Magenfrühkarzinom ein eigener Tumortyp mit geringer Wachstumsintensität. In Japan sind 30–50 % aller operierten Magenkarzinome Frühkarzinome, bei uns weniger als 10 %. Neuerdings wird der Begriff des Frühkarzinoms auch für analoge Tumoren der Korpusschleimhaut des Uterus angewandt.

Mikrokarzinom

Definition Als Mikrokarzinom (mikroinvasives Karzinom) werden Tumoren bezeichnet, die im Gegensatz zum Carcinoma in situ bereits eine beginnende Infiltration zeigen, wegen ihrer geringen Ausdehnung aber nur histologisch erfasst werden können.

Markantes Beispiel ist hier das Mikrokarzinom der Cervix uteri. Man versteht darunter (noch) kleine Plattenepithelkarzinome mit einem Durchmesser von höchstens 10 mm und einem Tiefenwachstum von maximal 5 mm unterhalb der Basalmembran. Die Diagnose ist von praktischer Bedeutung, da bei diesen Fällen die einfache Hysterektomie (= Entfernung des Uterus ohne Parametrien und Lymphknoten) die Therapie der Wahl ist.

Choristom

Als Choristome werden Ansammlungen von mikroskopisch normalen Zellen und Geweben bezeichnet, wenn sie in abnormen Lokalisationen vorkommen. Zum Beispiel kann Pankreasgewebe in der Magenwand vorkommen oder Nebennierengewebe in der Lunge. Wenn es sich um größere Zellverbände handelt, können diese klinisch mit echten Neoplasien verwechselt werden.

Hamartom

Hamartome sind durch einen exzessiven fokalen Wachstumsüberschuss normaler Zellen in unterschiedlichen Organen und Geweben charakterisiert. Allerdings differenzieren sich diese Zellen nicht zur normalen Architektur des betreffenden Gewebes aus. Ein typisches Beispiel sind Knorpelproliferate in der Trachealwand, die als Hamartome bezeichnet werden. Schwierig ist die Abgrenzung gegenüber echten Knorpeltumoren, den Chondromen. Besonders häufig bilden auch Blutgefäße Hamartome.

8.3.5 Tumorartige Läsionen

Definition Unter tumorartigen Läsionen werden ganz verschiedene Krankheiten zusammengefasst, die Geschwülsten ähneln, aber keine autonomen Gewebeneubildungen sind.

Epulis gigantocellularis

Typisches Beispiel für eine tumorartige Läsion ist die Riesenzellepulis am Zahnfleisch, ein granulomatöser Pseudotumor, der histologisch aus einem entzündungsähnlichen Granulationsgewebe besteht (siehe Kap. 6.3.2). Er enthält viele Riesenzellen vom Typ der Osteoklasten und heißt deshalb Epulis gigantocellularis. Ähnlich aufgebaute Pseudotumoren kommen an den Sehnenscheiden und an der Gelenkinnenhaut vor, werden hier aber als Entzündungen bezeichnet, nämlich als Tendovaginitis oder als villonoduläre Synovialitis. Die Riesenzellepulis des Zahnfleischs verhält sich klinisch eher wie eine Geschwulst: Sie bildet sich nicht spontan zurück und neigt zu Rezidiven.

Zystische Pseudotumoren

Differentialdiagnostisch wichtig sind zystische Pseudotumoren im Ovar, im Unterhautgewebe und v.a. in den Knochen. Die juvenile Knochenzyste und die aneurysmatische Knochenzyste können ganze Knochenteile zerstören und Spontanfrakturen verursachen. Die juvenile Knochenzyste befällt bevorzugt die proximalen Humerus- und Femurmetaphysen von Kindern und Jugendlichen, die aneurysmatische Knochenzyste verschiedene Skelettteile von Patienten vorwiegend im 2. Lebensjahrzehnt. Beide Erkrankungen neigen zu Rezidiven. Die aneurysmatische Knochenzyste hat histologisch eine endothelartige Auskleidung der mit Blut angefüllten, mehrkammerigen Zysten. Die juvenile Knochenzyste ist glattwandig und meist mit seröser Flüssigkeit angefüllt.

Fibröse Dysplasie

Klinisch ähnlich ist die fibröse Dysplasie des Knochens. Es handelt sich um eine anlagebedingte osteofibröse Proliferation in der Markhöhle insbesondere der langen Röhrenknochen, die mit erheblichen Knochendeformierungen einhergeht. Nach der Pubertät kommt es meist zu spontaner Rückbildung. Histologisch besteht sie aus trabekelförmigem Geflechtknochen zwischen reichlich Bindegewebe. Auch diese Erkrankung neigt zu Rezidiven.

Myositis ossificans

Die Myositis ossificans (siehe Kap. 7.3.3) ähnelt ebenfalls einer umschriebenen Entzündung, und zwar der Skelettmuskulatur. Es handelt sich um eine lokale Gewebereaktion auf einmalige oder wiederholte stumpfe Traumen, meist bei jugendlichen Männern. Aus unbekanntem Grund kommt es zu einer überschießenden metaplastischen Verknöcherung der Muskelnekrosen. Klinisch-radiologisch und auch histologisch kann die Unterscheidung von einem Osteosarkom schwierig sein. Das gilt noch mehr für die Myositis proliferans, einem rasch wachsenden Pseudotumor der Skelettmuskulatur von Erwachsenen meist im oder oberhalb des 5. Jahrzehnts. Dieser Tumor wird zu den entzündlichen Pseudogeschwülsten gerechnet.

8.4 Tumorsystematik

Die Systematik der Tumoren hat ihre Basis in der Morphologie. Aus dem mikroskopischen Bild ergeben sich Hinweise auf Prognose und Therapie und vielfach auch auf die Ätiologie der Tumoren, die wiederum für die Prophylaxe entscheidend ist.

Ausgehend von dieser Erkenntnis hat die WHO für nahezu alle Tumoren international verbindliche histologische Klassifikationen erarbeitet (ICD-O-Code). Diese ermöglichen einen Vergleich der Inzidenz und Prävalenz, d.h. der epidemiologischen Fakten, aber auch der therapeutischen Ergebnisse zwischen verschiedenen Ländern und geografischen Regionen.

Ausgangsgewebe Allen diesen morphologischen Einteilungen liegt die Gliederung in die drei primären Keimblätter zugrunde:
- Tumoren, die sich aus dem inneren und äußeren Keimblatt bilden, sind die **epithelialen Tumoren.** Als benigne epitheliale Tumoren kennen wir v.a. Adenome und Papillome. Der Sammelbegriff für alle malignen epithelialen Tumoren lautet Karzinom (= Krebs).
- Die aus dem mittleren Keimblatt, dem Mesoderm, hervorgehenden Geschwülste sind die **mesenchymalen Tumoren.** Sie werden nach ihrem hauptsächlichen Gewebetyp bezeichnet. Der Sammelbegriff für alle malignen mesenchymalen Tumoren lautet Sarkom.

8.4.1 Benigne und maligne mesenchymale Tumoren

Die Charakteristika des benignen Geschwulstwachstums sind in Kap. 8.3.1 abgehandelt. Sie gelten für mesenchymale und epitheliale Tumoren in gleicher Weise, sind aber bei den mesenchymalen besonders stark ausgeprägt. Sarkome, also maligne mesenchymale Tumoren, führen bervorzugt und rasch zu hämatogenen Metastasen.

Nomenklatur

Die Bezeichnung eines Tumors ist immer vom Ausgangsgewebe abgeleitet. Gutartige Tumoren haben meist das Wortende „om", maligne Tumoren des Mesenchyms heißen „Sarkom". Die gängigsten und häufigsten Bezeichnungen sind in Tab. 8.4 wiedergegeben.

Entsprechen die Zellen eines benignen mesenchymalen Tumors den unreifen Vorformen der Mesenchymzellen, so wird das Wort „Blastom" angefügt. So bestimmen in Myomen reife Muskelfasern das histologische Bild, in Myoblastomen dagegen unreifzellige Muskelfasern. In der Regel wachsen „Blastome" etwas schneller als „ome".

8.4 Tumorsystematik

Tab. 8.4: Systematik mesenchymaler Tumoren

Ausgangsgewebe	Gutartiger Tumor	Bösartiger Tumor
Bindegewebe	Fibrom	Fibrosarkom
glatte Muskulatur	Leiomyom	Leiomyosarkom
quergestreifte Muskulatur	Rhabdomyom	Rhabdomyosarkom
Fettgewebe	Lipom	Liposarkom
Knorpelgewebe	Chondrom	Chondrosarkom
Knochengewebe	Osteom	Osteosarkom
Blutgefäße	Hämangiom	Hämangiosarkom
Lymphgefäße	Lymphangiom	Lymphangiosarkom
Meningen	Meningeom	Meningeosarkom
Melanozyten	Nävuszellnävus	malignes Melanom
lymphatisches Gewebe	–	malignes Lymphom
hämatopoetisches Gewebe	–	Leukämie
Plasmazellen	–	Plasmozytom

Histomorphologie

Das histomorphologische Charakteristikum benignen und malignen mesenchymalen Tumorwachstums ist in Abb. 8.7 schematisch dargestellt. Abb. 8.7a zeigt ein Leiomyom, also einen Tumor der glatten Muskulatur, etwa des Uterus, mit teils parallel, teils spiralig umeinander angeordneten glatten Muskelfaserzellen. Die Kerne sind gleich groß, meist klein, und Kernteilungsfiguren werden nicht gefunden. Das Leiomyosarkom (Abb. 8.7b) hat dagegen verschieden geformte (= polymorphe) Zellen, die zum Teil noch die bündelartige Anordnung aufweisen, zum anderen aber unregelmäßig zueinander angeordnet sind und v.a. unterschiedlich große Kerne (= Kernatypien) und Mitosen (= M) aufweisen. Analog sind die Unterschiede zwischen einem Rhabdomyom und einem Rhabdomyosarkom, wobei bei dem Rhabdomyom die der differenzierten Muskelfaser entsprechende Querstreifung immer gut erhalten ist. Beim Rhabdo-

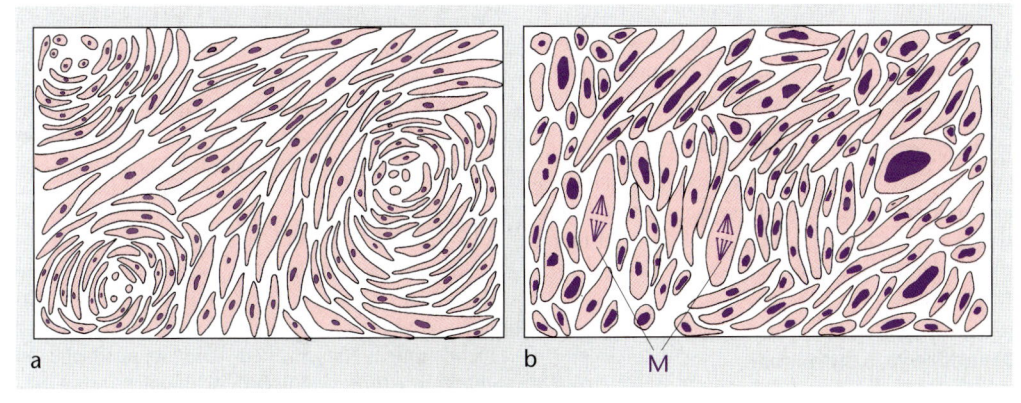

Abb. 8.7: Skizze eines Leiomyoms (a) und eines Leiomyosarkoms (b).
a Dargestellt ist die bündelförmige Anordnung der spindeligen glatten Muskelfaserzellen im Myom, die oft zu Bündeln spiralig umeinander verlaufen.
b Im Myosarkom sieht man polymorphe Zellen, die nur zum Teil noch strangförmige Anordnungen aufweisen, dagegen eine starke Zell- und Kernpolymorphie und mehrfach Mitosen (M).

myosarkom ist sie dagegen weitgehend oder auch vollständig geschwunden.

Myome

Leiomyom

Leiomyome kommen überall dort vor, wo schon normalerweise glatte Muskulatur ausgebildet ist. Sie sind am häufigsten im Uterus, der bei etwa vier Fünftel aller Frauen mindestens ein Myom, manchmal mehrere oder auch sehr viele Myome enthält (Uterus myomatosus). Sie kommen aber auch im Magen-Darm-Kanal, in der Unterhaut, ja in allen Organen vor, die glatte Muskelfasern auch als Bestandteil der Blutgefäße besitzen, eigentümlicherweise nicht im ZNS.

Viele Leiomyome des Uterus sind von ausgedehnten Bindegewebsfasern durchsetzt. Man spricht dann von **Fibromyomen** oder **Myofibromen** in Abhängigkeit von dem Gewebstyp, der quantitativ überwiegt. Dieser bestimmt den zweiten Teil des Namens, d.h. ein Myofibrom enthält überwiegend Bindegewebe, ein Fibromyom überwiegend Muskelgewebe.

Rhabdomyom

Rhabdomyome sind im Gegensatz zu den Leiomyomen sehr selten. Das liegt an dem primär postmitotischen Charakter der quergestreiften Muskelfasern.

Fibrome

Fibroma molle, durum

Fibrome, d.h. Tumoren aus Bindegewebsfasern, sind – wie die Leiomyome – außerordentlich häufig. Sie können als weiche (Fibroma molle) und als harte Fibrome (Fibroma durum) vorkommen, je nach der Dichte der Bindegewebsfasern und dem Ausmaß der Kollagenisierung. Weiche Fibrome sind zellreicher als harte Fibrome, harte Fibrome dagegen faserreicher. Charakteristisch sind Fibrome im Unterhautgewebe, die so genannten Dermatofibrome.

Neurofibrom, Schwannom

Neurofibrome und Schwannome gehen von den Schwann-Zellen aus. Sie werden bevorzugt im subkutanen Gewebe beobachtet. Nicht selten kommen sie als Neurofibromatose (Von-Recklinghausen-Krankheit) multipel vor.

Lipom

Häufig ist auch die benigne Fettgewebsgeschwulst, das Lipom (Abb. 8.8a). Große Fettzellen liegen dicht nebeneinander und werden nur von schmalen Bindegewebssepten mit Kapillaren durchwachsen. Lipome gibt es ebenfalls im Unterhautgewebe, unter der Schleimhaut des Magen-Darm-Kanals und an vielen anderen Stellen des Organismus. Ihre Konsistenz ist fettig-weich.

Chondrom

Das Chondrom ist gleichmäßig aus Knorpelgewebe aufgebaut (Abb. 8.8c) und kommt vorwiegend am Skelettsystem vor, und zwar als nach außen sich vorwölbendes Ekchondrom oder als nach innen wachsendes Enchondrom. Eine angeborene Erkrankung mit vielen Enchondromen an vielen Stellen einer Körperseite ist der Morbus Ollier. Chondrome kommen aber auch in der Wand des Magen-Darm-Kanals und an vielen anderen Stellen des Organismus als Folge einer Metaplasie oder einer primären Keimversprengung vor. Im letztgenannten Fall gehören sie zu den Hamartomen.

Sarkome

Die malignen mesenchymalen Tumoren lassen sich aus der Nomenklatur und der Beschreibung der benignen Tumoren leicht ableiten:

Myosarkome

Die Myosarkome bestehen aus Muskelfasern, die sehr kernreich sind und viele Mitosen und viele Atypien aufweisen (siehe Abb. 8.7b). Zytologisch und histologisch lassen sich alle Kriterien des malignen Wachstums erkennen (siehe Tab. 8.2). Sie kommen überall dort vor, wo auch Myome auftreten, und zwar als Leiomyosarkome oder – außerordentlich selten – Rhabdomyosarkome.

Fibrosarkome

Fibrosarkome bestehen aus entarteten Fibroblasten. Auch sie sind sehr zell- und kernreich und haben viele Mitosen und oftmals auch atypische und mehrkernige Riesenzellen. Die Schnittfläche ist charakteristisch weißfischfleischähnlich.

Liposarkome

Pleomorphe Liposarkome bestehen aus entarteten Fettzellen (Abb. 8.8b). Sie enthalten vielfach kom-

8.4 Tumorsystematik

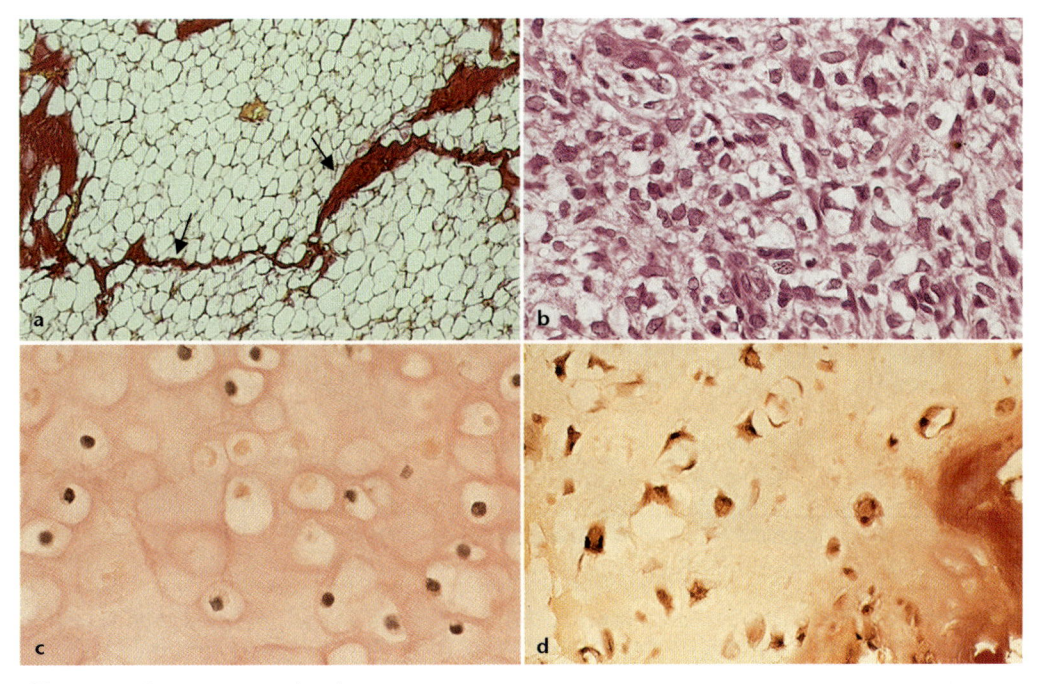

Abb. 8.8: Histologie zweier mesenchymaler Tumorgruppen.
a Lipom. Der Tumor besteht aus einfachen Fettzellen mit dazwischen liegenden bindegewebigen Septen (Pfeile; Vergr. 60fach).
b Das Liposarkom weist ebenfalls Fettzellen auf, die aber sehr unterschiedlich große Kerne mit unterschiedlichem Chromatingehalt und oft großen Nukleolen besitzen. Diese Tumoren haben keine begrenzende Kapsel (Vergr. 280fach).
c Das Chondrom besteht aus relativ gleichförmigen Knorpelzellen mit nahezu runden isomorphen Kernen, die entsprechend den normalen Chondrozyten meist an der Zellwand liegen (Vergr. 250fach).
d Das Chondrosarkom dagegen besteht aus unterschiedlich großen Chondroblasten mit polymorphen Kernen und oft deutlichen Nukleolen (Vergr. 250fach).
Die bei den malignen mesenchymalen Geschwülsten häufigen Mitosen sind in diesen Abbildungen nicht zu sehen.

paktzellige Areale mit nur geringer Verfettung, und diese Areale wachsen besonders schnell, haben also einen hohen Malignitätsgrad.

Chondrosarkome

Chondrosarkome sind besonders häufig im Skelettsystem unter Bevorzugung der zentralen Körperabschnitte: Becken, Rippen und die körpernahen Knochen der Extremitäten. Histologisch sieht man neben Wucherungen abnormer Knorpelzellen (Abb. 8.8d) wiederum sehr dichte, polymorphkernige Abschnitte mit vielen Mitosen und auch Tumorriesenzellen. Sie wachsen bevorzugt lokal und metastasieren relativ selten.

Gastrointestinale Stromatumoren

Gastrointestinale Stromatumoren kommen bevorzugt in der Wand des Magen-Darm-Kanals vor. Sie weisen sowohl myogene als auch neurale Differenzierungen auf. Trotz eines zytologisch niedrigmalignen Bildes setzen sie rasch Lebermetastasen.

8.4.2 Benigne und maligne epitheliale Tumoren !!!

Wie bei den mesenchymalen Tumoren ist auch hier das Ausgangsgewebe sowohl für die Morphologie als auch für das biologische Verhalten entscheidend.

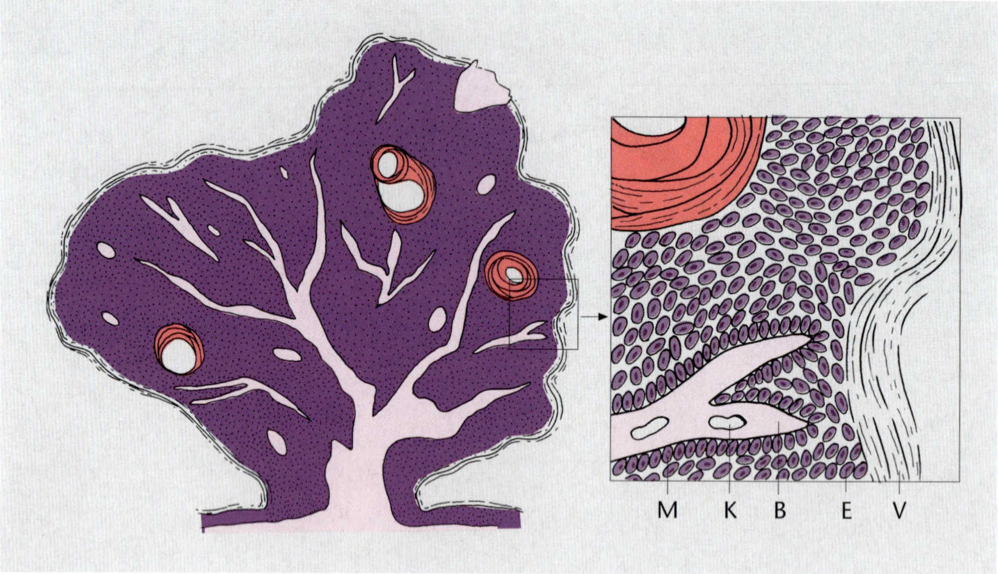

8 Tumoren

Abb. 8.9: Papilläre Warze der Haut. Links Gesamttumor, rechts Detailvergrößerung mit proliferierender Basalzellschicht (B), einzelnen Mitosen (M), epidermalen Epithelzellen (E) und oberflächlicher Verhornung (V). Im subepithelialen Bindegewebe Kapillaren (K).

Papillom

Definition Papillome sind benigne epitheliale Tumoren, die vom Plattenepithel ausgehen.

Warze

Der häufigste benigne Hauttumor ist das Papilloma basozellulare, die papilläre Warze (= Verruca seborrhoica; Abb. 8.9). Es handelt sich um die Folge einer Wucherung der epidermalen Epithelzellen mit dicht gedrängten Zellen aus der Basalzellschicht und mit Bindegewebe. Dadurch entstehen kompakte Epithelknoten, die in verschiedenem Ausmaß verhornen und entweder papillär nach außen Hornzapfen vorschieben oder in Zysten Hornlamellen einschließen. Sie wölben sich als Warze nach außen vor, können aber auch nach innen wachsen.

Papillom am Gaumen

Ein ähnlicher Tumor kommt an der Gaumenschleimhaut vor; mehr noch als an der Haut ist hier Bindegewebe entzündlich infiltriert. Auch ist das Epithel viel weicher und stärker durchblutet, sodass die Gaumenschleimhaut himbeerähnliche Wucherungen aufweisen kann. Es findet sich i.d.R. eine intensive lymphozytäre Infiltration.

Harnblasenpapillom

Papillome, die vom Urothel, d.h. vom Epithel der abführenden Harnwege ausgehen, sind ebenfalls häufig, v.a. das Harnblasenpapillom. Es besteht aus einem schmalen bindegewebigen Stiel, der sich baumartig verzweigt. Auf diesem Bindegewebe liegt das mehrschichtige „Übergangsepithel", welches eine reguläre Kern-Plasma-Relation aufweist. Makroskopisch handelt es sich um zottenartige Verzweigungen, die der Harnblasenwand mit einem oft dünnen, lang ausgezogenen Stiel oder auch breitbasig aufsitzen. Alle Harnblasenpapillome sind Präkanzerosen.

Adenom

Definition Adenome sind benigne epitheliale Tumoren in drüsigen Organen.

Morphologie Sie bestehen aus unterschiedlich dicht nebeneinander liegenden Drüsenschläuchen mit zylindrischem oder kubischem Epithel (siehe Abb. 8.2a). Je nach der Struktur des Ausgangsgewebes können Gruppen von Epithelzellen
- zu papillomatösen Komplexen angeordnet sein
- Drüsenazini bilden.

Entsprechend einem relativ hohen Differenzierungsgrad sind sie gleichförmig, ihre Kerne meist gleich groß, und man findet nur vereinzelt Kernteilungsfiguren. Zwischen den Drüsenschläuchen ist unterschiedlich viel lockeres Bindegewebe mit Kapillaren ausgebildet. Wenn ein Adenom sich in einigem Abstand von einer Drüsenoberfläche ausbildet, umgibt es sich mit einer meist rundlichen Kapsel (siehe Abb. 8.2a). Dies ist oft das Ergebnis einer Druckatrophie des umgebenden Gewebes, wobei das Parenchym zugrunde geht und das Bindegewebe erhalten bleibt oder sich sogar reaktiv vermehrt.

Die Bindegewebskomponente spielt in vielen Adenomen eine wesentliche Rolle. Das ist typisch für das **Fibroadenom** der Mamma, den häufigsten Tumor der weiblichen Brustdrüse. Als „intrakanalikuläres Fibroadenom" bildet er zwischen den proliferierenden Epithelsträngen spaltförmige Hohlräume, die von dem umgebenden myxoiden bindegewebigen Stroma komprimiert werden (Abb. 8.10). Makroskopisch zeigen diese scharf begrenzten grauweißen Knoten schmale Spaltbildungen bzw. kleine Zysten. Die „perikanalikulären Fibroadenome" sind durch eine gleichförmige Proliferation von Epithel und bindegewebigem Stroma gekennzeichnet. Es entstehen von hyperplastischem Epithel ausgehend ausgekleidete Gänge, die von einem zelldichten, bindegewebigen Mantel umgeben sind.

Wenn sich die Adenome in die Lichtung etwa von Magen und Darm vorwölben, entstehen polypöse Schleimhautadenome. Solche Adenome kommen oft in Einzahl vor. Bei der **Adenomatosis coli** bilden sich Tausende von Adenomen im Kolon und auch im Rektum. In diesen Adenomen sind die Epithelzellen oft atypisch, d.h. die Kerne sind verschieden groß, die Kern-Plasma-Relation ist zugunsten des Kerns verschoben, und man sieht vermehrt Mitosen. Diese Kernatypien sind Hinweise auf eine beginnende karzinomatöse Entartung (siehe Kap. 15.4).

Karzinome allgemein

Definition Karzinome sind maligne epitheliale Geschwülste. Sie werden gegliedert nach ihrer geweblichen Herkunft und nach ihrem Differenzierungsgrad.

Plattenepithelkarzinom

Bei Plattenepithelkarzinomen ist die Differenzierung des Plattenepithels noch deutlich zu erkennen. Sie entstehen aus originärem Plattenepithel, können sich aber auch – und zwar besonders häufig – aus einer Plattenepithelmetaplasie (siehe Kap. 7.3.1) der Bronchialschleimhaut entwickeln. Es gilt die Regel von der umgekehrten Proportionalität zwischen Differenzierungsgrad und Malignität (siehe Abb. 8.4).

> **Merke!**
> Nicht verhornende Plattenepithelkarzinome (Abb. 8.11a) wachsen schneller und haben eine schlechtere Prognose als verhornende (Abb. 8.11b).

Adenokarzinom

Adenokarzinome sind Drüsenkarzinome mit verschieden hohem Reifungsgrad. Sie kommen in allen drüsigen Organen vor, d.h. in allen exokrinen (sehr selten in den endokrinen) Drüsen, im gesamten Magen-Darm-Kanal, in den Drüsen der weiblichen adenomatösen Karzinome und der männlichen Geschlechtsorgane, aber auch in den Anhangdrüsen der Haut und des Bronchialsystems.

> **Merke!**
> Auch bei Adenokarzinomen gilt die Regel, dass die Malignität umgekehrt proportional zum Differenzierungsgrad ist: Je weniger ein Karzinom noch eine organoide Drüsendifferenzierung aufweist, umso rascher wächst es (Abb. 8.12a).

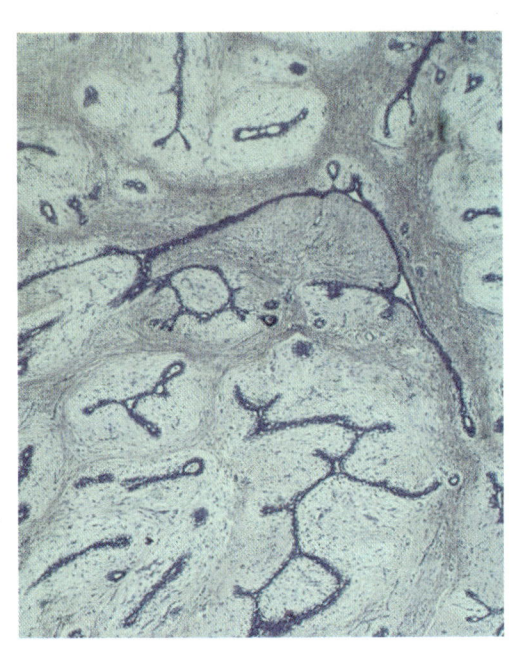

Abb. 8.10: Intrakanalikuläres Fibroadenom der Mamma (Vergr. 38fach).

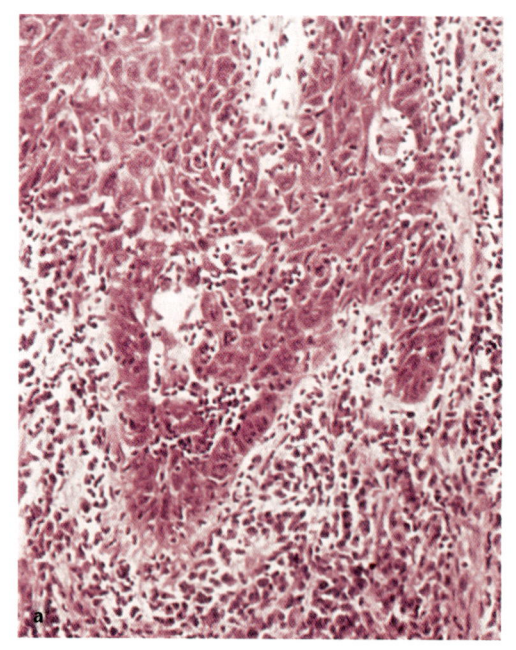

8 Tumoren

Abb. 8.11: Formen des Plattenepithelkarzinoms.
a Nichtverhornende Form (Vergr. 160fach).
b Verhornende Form (Vergr. 160fach).

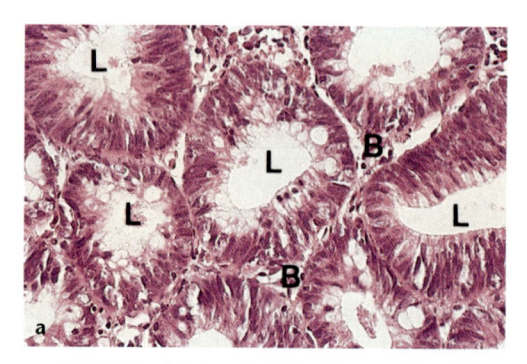

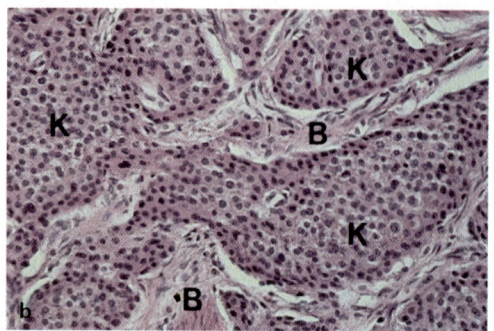

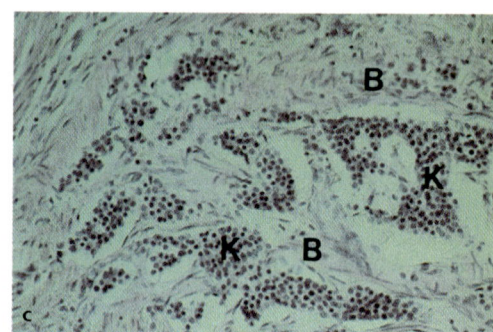

Abb. 8.12: Histologische Adenokarzinomtypen.
a Drüsiges Karzinom des Magens. Die Drüsenlumina (L) sind von verschieden geformten, atypischen Drüsenschläuchen umgeben, dazwischen Bindegewebe (B; Vergr. 120fach).
b Solides Mammakarzinom. Zwischen den aus dichten, nebeneinander liegenden Karzinomzellen bestehenden Karzinomnestern (K) liegt Bindegewebe (B; entsprechend der perifokalen Entzündung der Abb. 8.2b von vielen Entzündungszellen durchsetzt; Vergr. 60fach).
c Szirrhöses Mammakarzinom. Es sind nur schmale, dichte Karzinomstränge (K) ausgebildet, dazwischen sehr viel faserreiches, zellarmes Bindegewebe (B; Vergr. 120fach).

> Solide Karzinome, die nur aus undifferenzierten Epithelzellen bestehen (Abb. 8.12b), sind sowohl in der Mamma als auch im Magen-Darm-Kanal die Tumoren mit der stärksten lokalen und metastatischen Wachstumstendenz, und die Patienten haben dementsprechend eine niedrige 5-Jahres-Überlebensrate.

Auch die Karzinome enthalten nicht nur Epithel, sondern auch bindegewebiges Stroma. Entsprechend dem Verhältnis zwischen beiden Gewebsanteilen sind es
- **medulläre Karzinome,** wenn die epitheliale Komponente überwiegt
- **szirrhöse Karzinome,** wenn die bindegewebige Komponente vorherrscht (Abb. 8.12c).

Paraneoplastische Phänomene (siehe Kap. 8.7.3)

Benigne und maligne epitheliale Tumoren können zur endokrinen oder exokrinen sekretorischen Leistung im Stande sein. Dies gilt z. B. für Tumoren der Hypophyse, der Nebennieren, der Schilddrüse und der Epithelkörperchen (siehe Kap. 11.2.1). Hier werden heute mit Erfolg immunhistochemische Untersuchungsmethoden angewandt, welche es erlauben, die endokrine oder exokrine Aktivität der Tumorzellen zu bestimmen. Auf diese Weise kann auch oft von Metastasen auf den Primärtumor rückgeschlossen werden.

Malignitätsbeurteilung/Grading

Für die Malignitätswertung ist histologisch und zytologisch das Grading wichtig (Kap. 8.3.2, Abb. 8.13).

Brustkrebs (Mammakarzinom)

> **Merke!**
> Das Mammakarzinom ist heute der häufigste maligne Tumor der Frau.

Risikofaktoren Da dieser Tumor während der letzten Jahrzehnte in allen entwickelten Ländern rapide zugenommen hat, ist die Suche nach den Ursachen dieser hohen Inzidenz in vollem Gang. Zu den Risikofaktoren gehören **hormonelle Faktoren** wie etwa eine übersteigerte Östrogenbehandlung (eine Östrogenmedikation des Mannes bei Prostatakarzinom kann Mammakarzinome verursachen). Als weitere hormonelle Faktoren, welche die Entstehung des Brustkrebses begünstigen, sind

- die frühere Menarche
- die späte Menopause und
- v.a. eine späte erste Gravidität (etwa nach dem 25. Lebensjahr)

epidemiologisch gefunden worden.

Fettreiche **Nahrung** (insbesondere viele gesättigte Fettsäuren) wurde ebenfalls epidemiologisch als Risikofaktoren gefunden sowie Fettleibigkeit besonders im höheren Alter.

Töchter und Geschwister von Frauen mit Mammakarzinom haben ein bis zum Faktor 6 gesteigertes Risiko, ebenfalls an Mammakarzinom zu erkranken. Das **HER2-neu-Onkogen** auf dem Chromosom 17(q21) sowie benachbarte Regionen auf dem gleichen Chromosom sind wahrscheinlich die genetischen Hauptursachen: eine Überexpression dieses Onkogens wird bei sehr vielen Patientinnen mit Mammakarzinom gefunden (siehe Kap. 8.3.2) und ist zugleich Hinweis auf eine schlechte Prognose.

Pathogenese Die meisten Mammakarzinome (bis 85%) gehen formalpathogenetisch von den kleinen Milchgängen aus, sind also duktale Karzinome. Etwa 15% entstehen als lobuläre Karzinome in den Drüsenlappen.

Morphologie Der Ausgangspunkt von den kleinen Milchgängen ist wichtig zum Verständnis der Histologie, die durch eine erstaunliche Vielfalt gekennzeichnet ist:
- Man findet Adenokarzinome, häufiger solide Karzinome, die diffus die Mamma durchsetzen. Sie bestehen aus relativ undifferenzierten Drüsenschläuchen und wachsen daher meist schnell.
- Wie andere Adenokarzinome können auch die Mammakarzinome verschleimen, sodass hier typische Gallertkarzinome mit Siegelringzellen entstehen.
- Häufiger sind die szirrhös wachsenden Karzinome (siehe Abb. 8.12c), bei denen schmale Epithelstränge von sehr viel kollagenem Bindegewebe begleitet sind, welches noch dazu zur Hyalinisierung neigt. Diese Tumoren sind auffallend hart, wachsen aber ebenfalls sehr rasch.

Zu unterscheiden sind das lobuläre und das duktale **Carcinoma in situ:**
- Wenn der lobulär entstandene Tumortyp noch auf ein Läppchen beschränkt ist, spricht man vom lobulären Karzinom. Dabei können die Basalmembranen noch intakt sein, d.h. die Karzinomzellen wuchern nur innerhalb der Läpp-

8 Tumoren

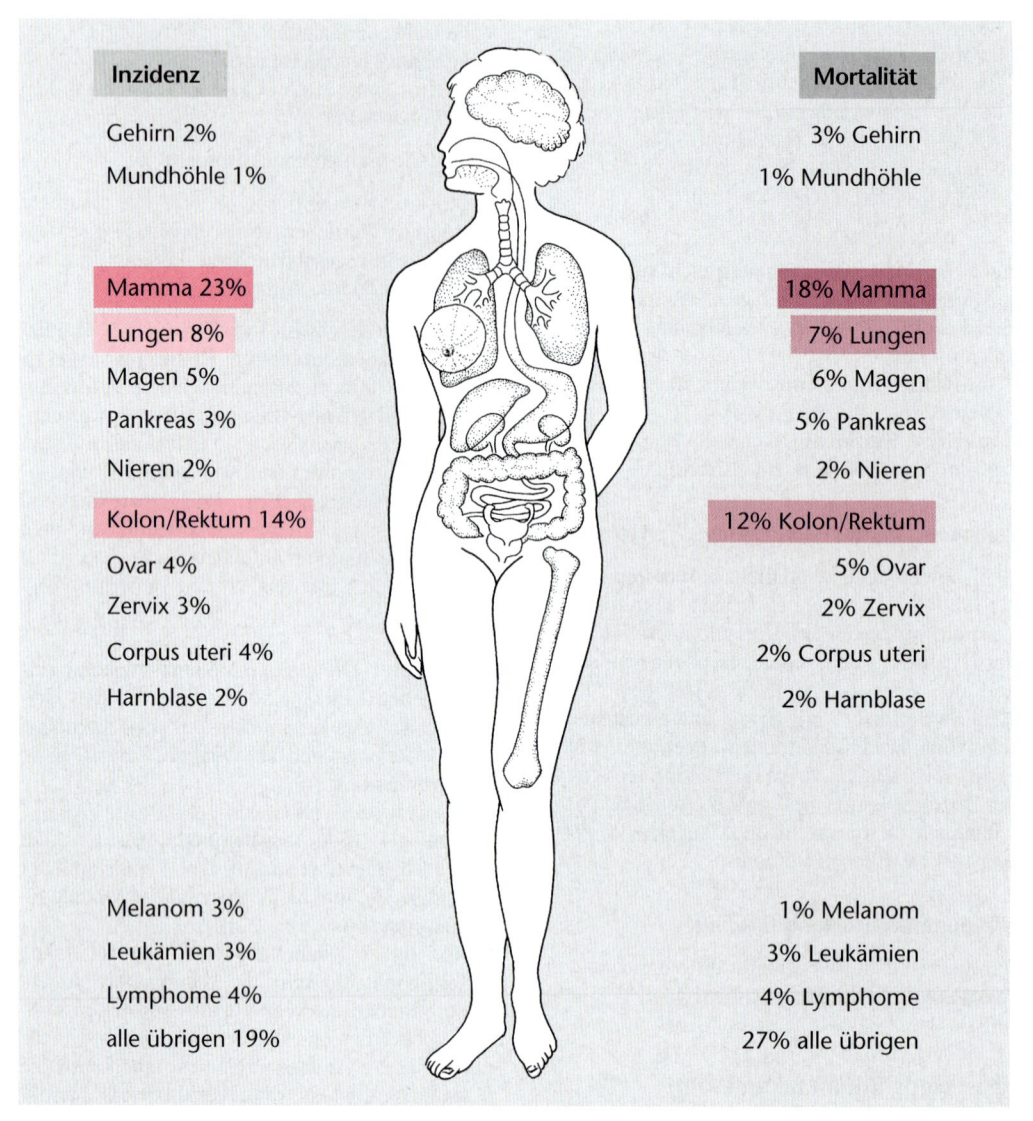

Inzidenz		Mortalität
Gehirn 2%		3% Gehirn
Mundhöhle 1%		1% Mundhöhle
Mamma 23%		18% Mamma
Lungen 8%		7% Lungen
Magen 5%		6% Magen
Pankreas 3%		5% Pankreas
Nieren 2%		2% Nieren
Kolon/Rektum 14%		12% Kolon/Rektum
Ovar 4%		5% Ovar
Zervix 3%		2% Zervix
Corpus uteri 4%		2% Corpus uteri
Harnblase 2%		2% Harnblase
Melanom 3%		1% Melanom
Leukämien 3%		3% Leukämien
Lymphome 4%		4% Lymphome
alle übrigen 19%		27% alle übrigen

Abb. 8.13a: Häufigkeitsverteilung maligner Tumoren bei der Frau, getrennt nach Inzidenz und Mortalität (siehe Kap. 1.2.5). Nach dem Saarländischen Krebsregister 1989, angepasst an Europadaten.

chenlichtungen. Es handelt sich um das Carcinoma lobulare in situ (Abb. 8.14), abgekürzt CLIS. Diese In-situ-Karzinome der Mamma können lange bestehen bleiben. Oft führen Mikroverkalkungen röntgenologisch zur Verdachtsdiagnose.
- Das duktale Carcinoma in situ (DCIS) ist Folge einer Epithelproliferation in einem Drüsengang bei intakter Basalmembran.

Wird die Basalmembran durchbrochen, liegt das **invasive duktale Karzinom** vor, oft drüsig oder auch papillär, oft in Form solider Zellkomplexe, also als solides Mammakarzinom (Abb. 8.12b), dem Carcinoma solidum simplex. 70–80% aller Mammakarzinome sind invasive, duktale Karzinome.

Das duktale Mammakarzinom kann als Milchgangskarzinom den Milchgang stark ausweiten. Zentral zerfallen die Tumorzellen nekrotisch, da sie nicht ausreichend ernährt werden. Es entsteht das Bild des Komedokarzinoms: Die Tumorzellen umgeben in mehrschichtiger Lage einen von Nekrosen ausgefüllten Hohlraum (Abb. 8.15). Bei die-

8.4 Tumorsystematik

Inzidenz

- Gehirn 2%
- Mundhöhle 4%
- Lungen 25%
- Nieren 3%
- Magen 6%
- Pankreas 3%
- Kolon/Rektum 14%
- Harnblase 5%
- Prostata 13%
- Melanom 2%
- Leukämien 3%
- Lymphome 6%
- alle übrigen 14%

Mortalität

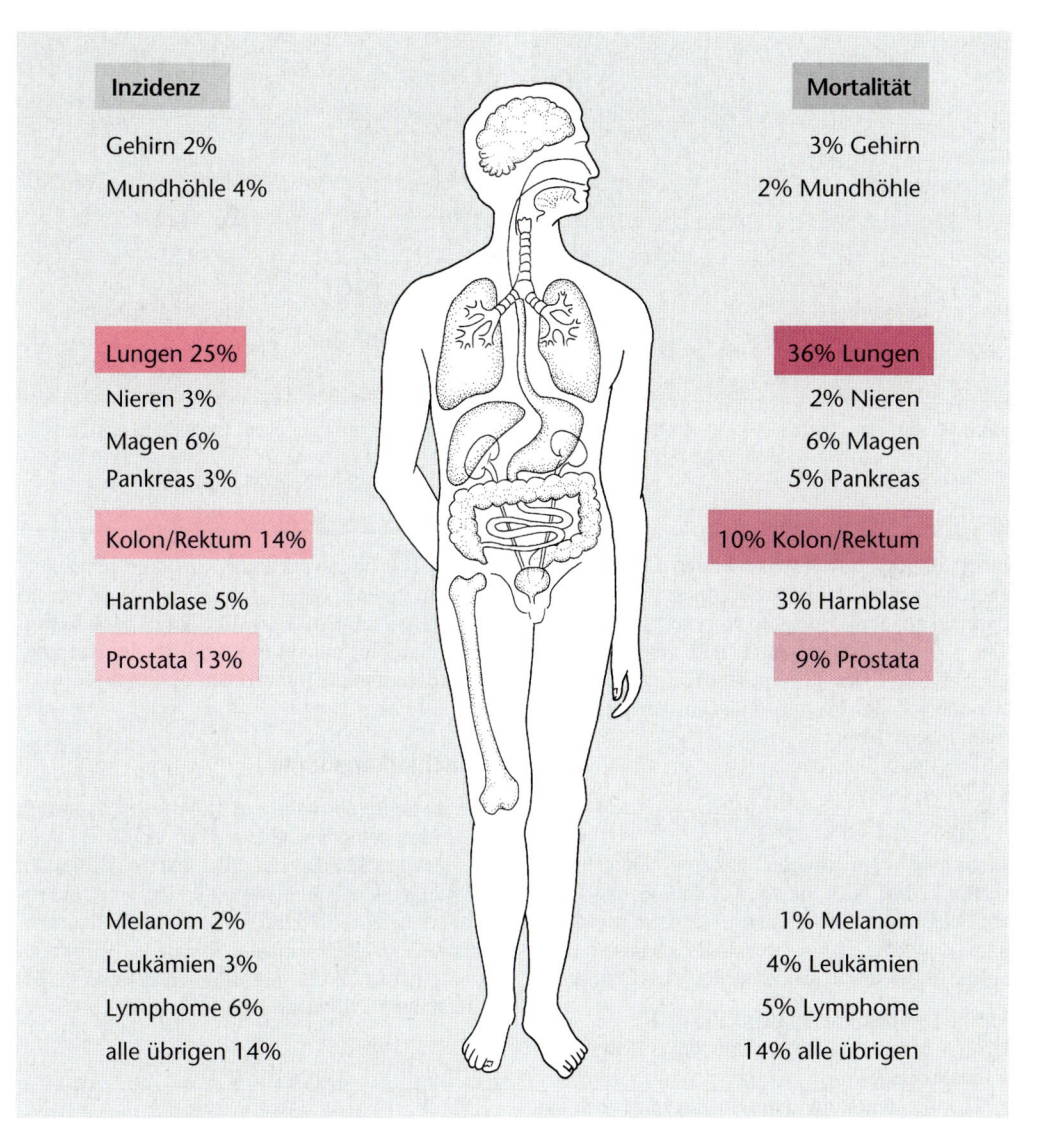

- 3% Gehirn
- 2% Mundhöhle
- 36% Lungen
- 2% Nieren
- 6% Magen
- 5% Pankreas
- 10% Kolon/Rektum
- 3% Harnblase
- 9% Prostata
- 1% Melanom
- 4% Leukämien
- 5% Lymphome
- 14% alle übrigen

Abb. 8.13 b: Häufigkeitsverteilung maligner Tumoren beim Mann, getrennt nach Inzidenz und Mortalität (siehe Kap. 1.2.5). Nach dem Saarländischen Krebsregister 1989, angepasst an Europadaten.

sen Fällen findet sich fast immer schon eine Strominvasion, es handelt sich also bereits um voll ausgebildete Karzinome.

Das gleiche gilt für den Paget-Krebs, der ebenfalls intrakanalikulär und zwar unmittelbar unter der Mamille wächst und histologisch große Zellen mit geblähtem Zytoplasma, großem Kern und oft auch großen Kernkörperchen aufweist.

Lokalisation Die bevorzugte Lokalisation des Mammakarzinoms ist der obere äußere Quadrant. Dort ist der Tumor gelegentlich als hartes, aber stets schmerzloses Knötchen zu tasten. Die Frühformen des Mammakarzinoms sind in vielen Fällen sehr uncharakteristisch, und so werden viele Mammakarzinome erst zu spät erkannt. Wenn der Tumor größer wird, kann er eine narbige Einziehung v.a. der Mamille verursachen, kann u.U. nach außen durchbrechen und dann geschwürig zerfallen. Dies kommt in unseren Breiten aber heute extrem selten vor, da die Tumoren vorher diagnostiziert werden.

8 Tumoren

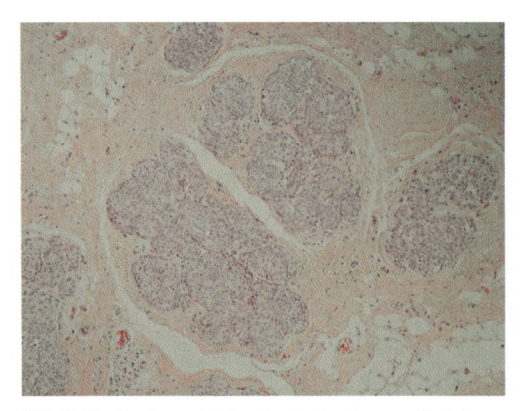

Abb. 8.14: Carcinoma lobulare in situ der Mamma. Ein Drüsenläppchen ist mit noch relativ gleichförmigen Krebszellen ausgefüllt (Vergr. 60fach).

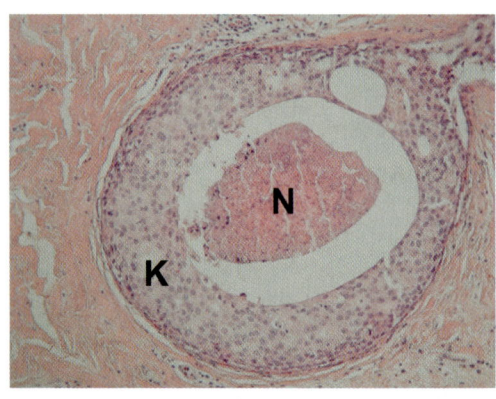

Abb. 8.15: Milchgangskarzinom der Mamma mit zentralen Nekrosen (N). Die ausgeweiteten Milchgänge sind von Krebszellen (K) ausgekleidet (Vergr. 120fach).

Tumorausbreitung/TNM-Klassifikation Die charakteristischen lokalen Ausbreitungsformen des Mammakarzinoms hängen von der Größe und vom Sitz des Primärtumors und vom histologischen Typ ab. Die TNM-Klassifikation (Tab. 8.3) ist bezüglich des Primärtumors in den folgenden Punkten spezifiziert:
- T1 = Tumor bis 2 cm
- T2 = bis 5 cm
- T3 = mehr als 5 cm Durchmesser.

Karzinome vom oberen äußeren Quadranten wachsen i.d.R. nach außen, Karzinome vom inneren Quadranten nach innen in den M. pectoralis major und können bei verspäteter Diagnostik sogar die Thoraxwand durchbrechen (T4-Tumoren).

Für die Lymphknotenklassifikation gilt:
- N1 = homolaterale, verschiebliche Lymphknotenmetastase
- N2 = homolaterale, untereinander oder mit der Umgebung verbackene Lymphknotenmetastasen
- N3 = homolaterale, dazu supraklavikuläre oder intrathorakale Lymphknotenmetastasen.

Die hämatogene Metastasierung erfolgt bevorzugt in die Lungen, die Leber und in die Knochen.

Prognose Generell hängt die Prognose vom Zeitpunkt der Diagnose ab: Je früher ein Karzinom durch Palpation oder Mammographie erkannt wird, umso besser sind die Heilungsaussichten. Die 10-Jahres-Überlebenschancen beim T1N0-Karzinom liegen heute bei 70 %. Bei der Prognose ist außer den oben genannten genetischen Faktoren (siehe oben) die histologische Differenzierung wichtig: Das invasive duktale Karzinom geht statistisch mit einer höheren Überlebensrate einher als das invasive lobuläre Karzinom. Zur Therapie werden außerdem immunhistochemisch die Hormonrezeptoren an den Tumorzellen bestimmt.

Bronchialkarzinom

Dies ist heute der häufigste Tumor des Mannes in den Industrieländern (siehe Abb. 8.13b). Er weist eine erschreckende, fast alle anderen Tumoren übersteigende Zunahme auf: Um die Jahrhundertwende betrug die Todesrate an Bronchialkarzinomen noch 1 % aller malignen Tumoren, 1920 waren es 5 %, heute sind es bei Männern über 35 %, bei Frauen etwa 7 % (siehe Abb. 8.13a).

Risikofaktoren Die ätiologischen Faktoren liegen in der Umwelt. In erster Linie sind es die polyzyklischen aromatischen Kohlenwasserstoffe (siehe Kap. 8.5.2), z.B. das 3,4-Benzpyren, das der Mensch durch die allgemeine Luftverschmutzung einatmet (Hausbrand, Verkehrs- und Industrieabgase), viel wichtiger aber in Form von Zigarettenrauch. Wahrscheinlich beruhen 90 % aller Bronchialkarzinome auf der Inhalation von Zigarettenrauch. Zu den Inhalationsgiften, welche die Anerkennung eines Bronchialkarzinoms als Berufsleiden bedingen, gehören Chrom, Nickel, Arsen und radioaktive Materialien wie etwa die Radiumemanation im Gesteinsstaub, so bei dem historischen „Schneeberger Lungenkrebs" im Erzgebirge. Auch Asbestarbeiter erkranken gehäuft an Bronchialkarzinomen, noch häufiger an Pleuramesotheliomen.

Pathogenese Besonders gefährdet sind Patienten, die mehreren kanzerogenen Einflüssen ausgesetzt sind. Durch Überforderung des bronchialen Selbstreinigungsmechanismus entwickelt sich eine chronische Bronchitis. Besteht der kanzerogene Reiz weiter, entstehen Plattenepithelmetaplasien (siehe Kap. 7.3.1), Epitheldysplasien (siehe Kap. 7.4) und auch Carcinomata in situ wie an der Portio uteri (siehe Kap. 8.3.4). Diese wandeln sich unter kontinuierlichem Einfluss der Kanzerogene schließlich in Karzinome um.

Morphologie und Typen Die Frühdiagnose des Bronchialkarzinoms ist äußerst schwierig. Es sind zytologische Untersuchungen möglich, und zwar am aus der Tiefe expektorierten Sputum.

Die Kenntnis der **histologischen Typen** ist wichtig, da ihre Prognose und ihre Therapiemöglichkeiten verschieden sind.

- Da sich Bronchialkarzinome aus Plattenepithelmetaplasien entwickeln können, gibt es verhornende und nichtverhornende Plattenepithelkarzinome. Sie sind in vielen Fällen noch operabel.
- Das kleinzellige (Haferkorn-)Karzinom besteht aus kleinen, dunkelkernigen zytoplasmaarmen Zellen (Abb. 8.17a). Dieser Tumor ist stark entdifferenziert, wächst also rasch, und ist bei Diagnose oft inoperabel, aber heute chemotherapeutisch anzugehen. Im Zytoplasma liegen neurosekretorische Granula, woraus die häufige paraneoplastische Endokrinopathie (siehe Kap. 8.7.3) erklärbar ist: Man findet eine Erhöhung der ACTH-, Kalzitonin- oder Serotoninspiegel im Blut.
- Weitere Formen sind die großzelligen Karzinome und die Adenokarzinome (Abb. 8.17b). Adenokarzinome weisen eine höhere hämatogene Metastasierungsrate auf. Sie entwickeln sich im Gegensatz zu den Plattenepithelkarzinomen und den kleinzelligen Karzinomen meist in der Lungenperipherie.

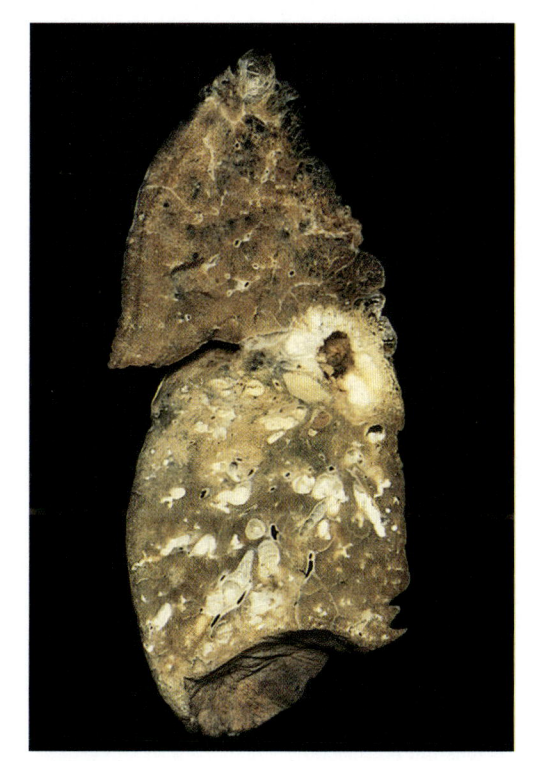

Abb. 8.16: Zentrales Bronchialkarzinom, ausgehend vom rechten Hauptbronchus mit kanalikulärer Ausbreitung in die Peripherie des rechten Unterlappens.

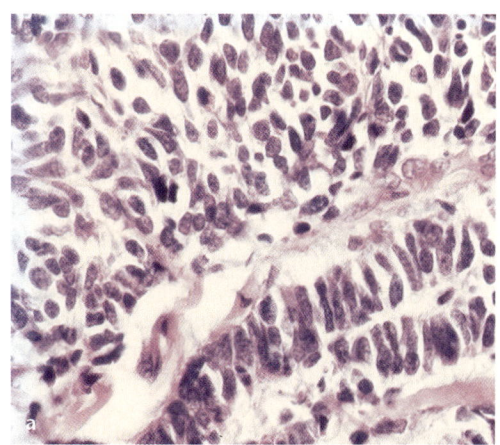

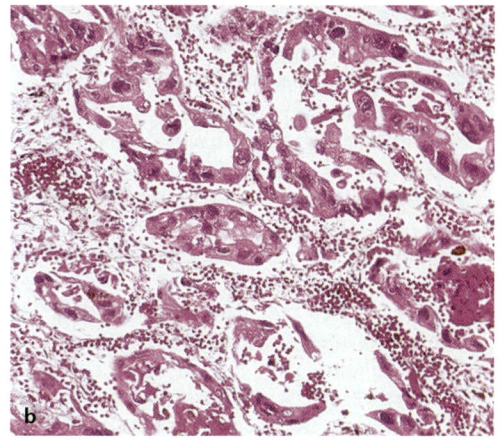

Abb. 8.17: Histologische Sonderformen des Bronchialkarzinoms.
a Kleinzelliges (sog. Haferkorn-)Karzinom (Vergr. 600fach).
b Alveolarzelladenokarzinom (Vergr. 400fach).

Jedes Bronchialkarzinom besteht nach fortgeschrittener Entwicklung aus einem sehr heterogenen Spektrum von Tumorzellen, weswegen die Zuordnung oft schwierig sein kann. Hier ist die **immunhistochemische Differenzierung** wichtig geworden: Kleinzellige Bronchialkarzinome erkennt man oft an einer Koexpression von Zytokeratinen und neuralen Differenzierungsmarkern, wie z.B. der neuronenspezifischen Enolase (NSE) oder Chromogranin A.

Lokalisation Nach ihrer Lokalisation werden periphere und zentrale Bronchialkarzinome unterschieden:
- Die peripheren liegen distal der Segmentaufteilung der Bronchien als zunächst unscharf begrenzte Knoten oft subpleural. Von dort aus wachsen sie sowohl in die Pleura als auch in das Lungengewebe ein, können Anschluss an das Bronchialsystem gewinnen und sich dann weiter ausbreiten. Ein typischer peripherer Tumor ist der „Pancoast-Tumor", der sich in einer Lungenspitze entwickelt.
- Das zentrale Bronchialkarzinom beginnt hilusnah an einer Verzweigung eines Hauptbronchus, bervorzugt im Oberlappen. Etwa 60 % aller Bronchialkarzinome gehören zu diesem Lokalisationstyp (Abb. 8.16). Zu den zentralen Bronchialkarzinomen im weiteren Sinn gehören auch Tumoren, die an den Aufzweigungen der Haupt- und Lappenbronchien bis zu den Segmentbronchien beginnen.

Tumorausbreitung Die lokalen Ausbreitungsformen, die Metastasierungsformen und die Komplikationen aller Bronchialkarzinome weisen gewisse Gemeinsamkeiten auf:
- Subpleurale Bronchialkarzinome breiten sich in der Pleura aus. Das ist besonders typisch beim so genannten Pancoast-Tumor, der die Pleurakappe und die gesamte Thoraxwand durchsetzen kann. Da auch die zervikalen Nervenwurzeln und der sympathische Grenzstrang beeinträchtigt werden, resultiert ein charakteristischer Symptomenkomplex mit Armschmerzen und dem durch die Sympathikuslähmung bedingten Horner-Syndrom (Miosis, Ptosis und Exophthalmus).
- Andererseits wachsen Bronchialkarzinome auch in das Lungengewebe ein, sei es intrakanalikulär im Bronchialbaum, sei es lymphogen als Lymphangiosis carcinomatosa: Man findet dann unter der Pleura und dem Lungengewebe eine netzförmige Struktur der ausgeweiteten Lymphbahnen, die histologisch dicht von Tumorzellen durchwachsen sind. Bei kanalikulärer, bronchogener Ausbreitung entsteht nicht selten eine karzinomatöse Pneumonie, d.h. ein ganzer Lungenlappen oder mehrere Lobuli werden von Karzinomzellen völlig ausgefüllt. Dabei kann es auch zur intrakanalikulären Streuung von einer zur anderen Lunge kommen, sodass z.B. von einem zentralen Bronchialkarzinom der linken Lunge periphere Anteile der rechten Lunge an einer karzinomatösen Pneumonie erkranken.
- Bronchialkarzinome metastasieren in erster Linie lymphogen in die Lungenhili, in die paratrachealen Lymphknoten und von hier aus aufsteigend zum Hals und absteigend in die paraaortalen Lymphknoten bis zum diffusen Befall des gesamten lymphatischen Systems.

Prostatakarzinom

Dieser Tumor wird beim Mann heute immer häufiger. Kleine, klinisch symptomlose, so genannte latente Prostatakarzinome (siehe auch Kap. 8.3.3) sind bei 50 % aller über 80 Jahre alten Männer nachweisbar, wenn man die Prostata in Schnittserien histologisch untersucht. Ab dem 60. Lebensjahr steigt die Häufigkeitskurve auch des klinisch manifesten Prostatakarzinoms steil an, und heute ist das Prostatakarzinom auch in der Mortalität nach dem Bronchialkarzinom und dem Dickdarm-Rektum-Karzinom der dritthäufigste Tumor des Mannes (Abb. 8.13b). Als nichtinvasive präneoplastische Veränderung ist die prostatische intraepitheliale Neoplasie (PIN) eine wichtige obligate Präkanzerose.

Morphologie und Typen Histologisch handelt es sich in den typischen Fällen um Adenokarzinome mit verschiedenen Differenzierungstypen: Das hochdifferenzierte Adenokarzinom (Grad 1) wächst langsamer als das wenig differenzierte (Grad 2–4). Meist sind die Drüsenschläuche vergleichsweise klein, und auch die Kerne sind klein und annähernd rund oder oval (Abb. 8.18). Unter den zytologischen Kriterien des malignen Wachstums (siehe Kap. 8.3.2) sind am wichtigsten:
- Verschiebung der Kern-Plasma-Relation
- Kernhyperchromasie.

Als Zeichen des infiltrativen Wachstums sind in Zweifelsfällen schmale Drüsenschläuche in den perineuralen Gewebsspalten für das maligne Wachstum beweisend.

Manche Karzinome wachsen als solide, anaplastische Formen, wobei vielfach kleine adenoide

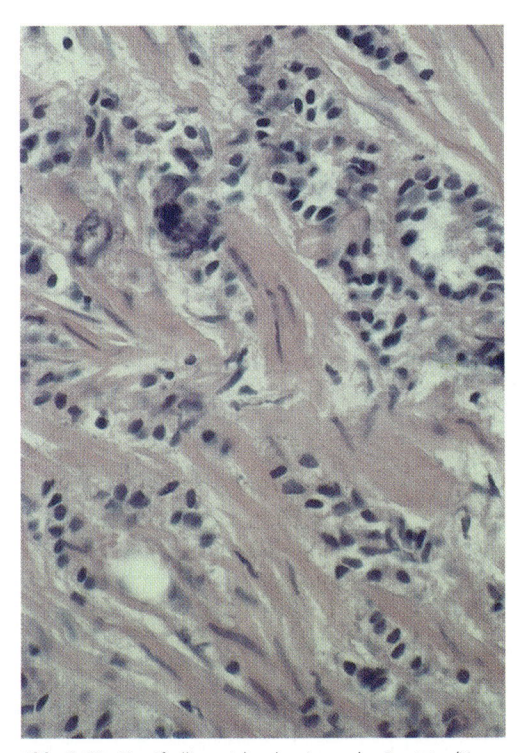

Abb. 8.18: Unreifzelliges Adenokarzinom der Prostata (Vergr. 120fach).

Strukturen im Zentrum der soliden Knoten liegen. Man spricht von siebartigen Karzinomen, dem Carcinoma cribriforme. Andere Karzinome haben ein sehr helles Zytoplasma. Hierbei kann es sich um anaplastische Formen oder um unreifzellige Adenokarzinome handeln.

Lokalisation Das Prostatakarzinom entwickelt sich im Gegensatz zur nodulären Hyperplasie der Prostata (siehe Kap. 16.3.2) in den sog. Außendrüsen des Organs, und zwar in 50 % in den dorsalen Anteilen. In diesen Fällen kann man den Tumor vom Rektum aus tasten. Diese bevorzugte Lokalisation ist diagnostisch wichtig.

Diagnostik Zur Frühdiagnose und zur Sicherung eines Karzinomverdachts sind die histologische und neuerdings in zunehmendem Maß die zytologische Untersuchung notwendig:
- Für die histologische Untersuchung werden Stanzzylinder aus verdächtigen Bereichen entnommen.
- Für die Zytologie eignet sich die transrektale Punktion mit anschließender Untersuchung des Punktats im Ausstrichpräparat.

Durch diese Methoden können auch schon frühe Formen des Prostatakarzinoms diagnostiziert werden. Für die frühe Diagnose wird zunehmend ein Tumormarker wichtig, das prostataspezifische Antigen (PSA), welches im Blutserum von Prostatakarzinomkranken sehr oft erhöht ist.

> **Merke!**
>
> Von der nodulären Hyperplasie lässt sich das Prostatakarzinom palpatorisch durch seine härtere Konsistenz, histologisch durch die zyto- und histologischen Malignitätskriterien abgrenzen.

Tumorausbreitung Die lokale Ausbreitung wird durch das TNM-System klassifiziert (siehe Kap. 8.3.2):
- T1 = kleiner, nur histologisch gefundener Tumor
- T2 = Tumor auf die Prostata beschränkt
- T3 = Tumor in die Prostatakapsel, in den Blasenhals oder in die Samenblasen eingewachsen
- T4 = weitere Ausbreitung.

Das Prostatakarzinom breitet sich vorwiegend lymphogen aus und metastasiert in die regionären Lymphknoten des kleinen Beckens und der paraaortalen Regionen.

Auffallend ist die Bevorzugung des Skeletts bei hämatogenen Metastasen, wobei insbesondere die untere Wirbelsäule und das Os sacrum befallen sind. Die Metastasen, die das gesamte Skelettsystem diffus durchsetzen können, sind vielfach osteoplastisch, d. h. durch Knochenneubildung sehr hart.

8.4.3 Maligne Lymphome !!

Definition Maligne Lymphome sind bösartige Tumoren, deren Tumorzellen sich von den unterschiedlichen Differenzierungsstufen und funktionellen Subpopulationen der Lymphozyten ableiten.

Für die meisten malignen Lymphome kennt man so die „Ausgangszelle" bzw. das für den jeweiligen Tumor charakteristische Differenzierungsstadium. Die malignen Lymphome werden eingeteilt in:
- Hodgkin-Lymphome
- Non-Hodgkin-Lymphome.

Hodgkin-Lymphome

Die Hodgkin-Lymphome (Morbus Hodgkin, Lymphogranulomatose) sind durch zwei unterschiedliche Tumorentitäten (noduläres, lymphozytenprädominantes Hodgkin-Lymphom, NLPHL, und klassisches Hodgkin-Lymphom) und verschiedene histologische Varianten charakterisiert, die sich in ihrer klinischen Präsentation und dem Tumorstadium unterscheiden.

Epidemiologie

Vorkommen Die nodulär-sklerosierende Form des klassischen Hodgkin-Lymphoms ist in Mitteleuropa am häufigsten, gefolgt vom Mischtyp, der lymphozytenreichen Form und der seltenen lymphozytenarmen Form. Das NLPHL macht etwa 10 % aller Hodgkin-Lymphome aus. Etwa 40 % der Hodgkin-Lymphome in Mitteleuropa zeigt eine Assoziation zum Epstein-Barr-Virus, das sich charakteristischerweise im Latenztyp II mit Expression von EBNA1 und LMP1 des EBV befindet. In Entwicklungsländern, besonders in Mittel- und Südamerika, sind über 90 % der Hodgkin-Lymphome EBV-assoziiert, während andererseits Hodgkin-Lymphome in der asiatischen Bevölkerung und in Japan selten sind. In Afrika kommen Hodgkin-Lymphome so gut wie nicht vor.

> **Merke!**
> Damit ist das Hodgkin-Lymphom als eine Erkrankung der westlichen Welt charakterisiert.

Altersverteilung Die Altersverteilung der verschiedenen Varianten des klassischen Hodgkin-Lymphoms ist typisch. Die nodulär-sklerosierende Form findet sich besonders im 3. und 4. Lebensjahrzehnt, der Mischtyp zeigt kein charakteristisches Altersmaximum und findet sich etwas gehäuft im höheren Alter. Das NLPHL bevorzugt das 2. und 3. Lebensjahrzehnt. Generell sind Männer häufiger befallen als Frauen (1,5:1). Nur die nodulär-sklerosierende Form ist bei Frauen häufiger.

Histologie

Tumorzellen Die Tumorzellen des Hodgkin-Lymphoms sind sehr große, blastäre Zellformen mit großen, distinkten, meist eosinophilen Nukleolen und einem blass-basophilen Zytoplasma, die entweder einkernig (sog. Hodgkin-Zelle) oder mehrkernig (sog. Reed-Sternberg-Zelle, RS-Zelle) sind. Sie machen nur einen geringen Anteil, meist weniger als 1 % Gesamttumorinfiltrat aus. Neben den typischen Tumorzellen kommen fast immer auch morphologische Varianten vor, die mit unterschiedlichen morphologischen Begriffen (z. B. Popcornzellen, Lakunenzellen) bezeichnet werden.

Abstammung In mehr als 90 % der Hodgkin-Lymphome stammen die Tumorzellen von transformierten B-Lymphozyten ab, in wenigen Fällen werden sie von neoplastischen T-Zellen abgeleitet. Da jedoch fließende Übergänge zum großzellig-anaplastischen T-Zell-Lymphom bestehen und klinische Korrelate bislang fehlen, werden diese letzteren Fälle hier nicht weiter berücksichtigt.

Tumorentitäten Nach dem immunhistologischen Phänotyp unterscheiden sich zwei Tumorentitäten:
- noduläres, lymphozytenprädominantes Hodgkin-Lymphom (NLPHL)
- klassisches Hodgkin-Lymphom.

Während beim NLPHL Tumorzellen durch modifizierte Keimzentrumszellen mit noch vorhandener Immunglobulintranskription und somatischen Hypermutationen im Immunglobulinrezeptor sowie Expression von CD20, einem Pan-B-Zell-Marker charakterisiert sind, findet man beim klassischen Hodgkin-Lymphom Tumorzellen (klassische Hodgkin-Zellen und RS-Zellen), die keine B-Zell-Antigene exprimieren, eine defekte Immunglobulintranskription aufweisen und durch die Aktivationsantigene CD30 und CD15 charakterisiert sind, die bei NLPHL fehlen.

Bunte Histologie Das ungewöhnlich bunte histologische Bild der Tumorinfiltrate resultiert aus einer intensiven Interaktion der Tumorzellen mit nichtneoplastischen Lymphozyten u. a. Entzündungszellen sowie mit Gefäßendothelien, Fibroblasten und Makrophagen über Zytokin- und Chemokinnetzwerke, durch die nichtneoplastische Zellen in den Tumorfokus rekrutiert oder aktiviert werden und über autokrine und parakrine Interaktionen das Tumorwachstum stimulieren.

Noduläres, lymphozytenprädominantes Hodgkin-Lymphom (NLPHL)

Die lymphozytenprädominante Form des Hodgkin-Lymphoms wird auch als „Paragranulom" bezeichnet. Sie tritt meist bei jungen erwachsenen Männern lokalisiert im Halsbereich (Abb. 8.19) im Stadium I–IIa auf. Generalisierte Erkrankungen sind äußerst selten. Histologisch finden sich in den befallenen Lymphknoten knotige Infiltrate aus progressiv transformierten Keimzentren, die wenige, meist locker verstreut liegende Tumorzellen mit stark hyperlobulierten Zellkernen (sog. Pop-

8.4 Tumorsystematik

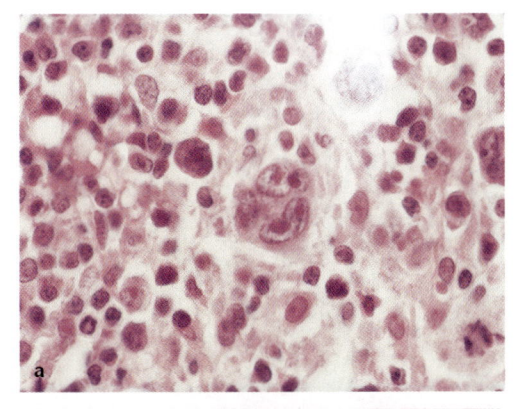

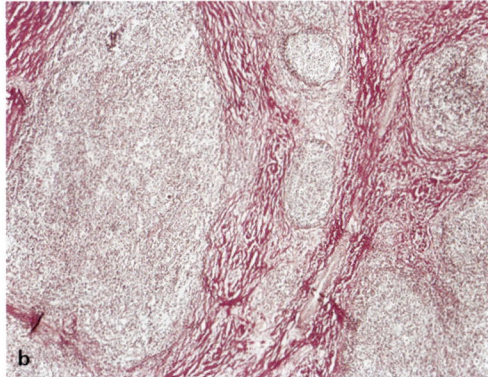

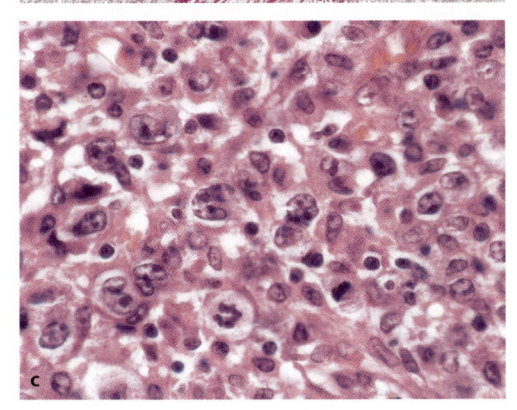

Abb. 8.19: Histologie des klassischen Hodgkin-Lymphoms.
a Mischtyp mit Sternberg-Riesenzelle (Vergr. 250fach).
b Nodulär-sklerosierende Form (Vergr. 60fach).
c Lymphozytenarme Form (Vergr. 250fach).

Klassisches Hodgkin-Lymphom

Einteilung Das klassische Hodgkin-Lymphom wird in vier unterschiedliche histologische Varianten unterteilt (Abb. 8.19):
- nodulär-sklerosierende Form
- lymphozytenreiche Form
- Mischtyp
- lymphozytenarme Form.

Nodulär-sklerosierende Form Die nodulär-sklerosierende Form ist mit etwa 70 % der Erkrankungsfälle die häufigste Form des Hodgkin-Lymphoms (Abb. 8.19b). Es ist auch die einzige Form, die eine häufigere Prävalenz bei Frauen besitzt. Sie befällt bevorzugt die zervikalen Lymphknoten und das Mediastinum, wobei der mediastinale Befall als großer, knolliger Tumor („Bulky Disease") einen besonderen Risikotyp darstellt. Histologisch findet man typische Hodgkin- und Reed-Sternberg-Zellen in einem gemischtzelligen, aus Lymphozyten, Makrophagen, Fibroblasten und eosinophilen Granulozyten bestehenden „Hintergrund". Tumorareale werden durch breite, hyaline Faserbänder in Knoten unterteilt. Typische morphologische Varianten der klassischen Hodgkin-Zellen stellen bei der nodulär-sklerosierenden Form die so genannten Lakunenzellen dar, die durch Zytoplasmaschrumpfung während der Fixierung des Gewebes entstanden sind.

Lymphozytenreiche Form Die lymphozytenreiche Form des klassischen Hodgkin-Lymphoms ist nach allgemeinen morphologischen Kriterien schwer von dem NLPHL abzugrenzen, jedoch finden sich hier, wie bei allen Fällen des klassischen Hodgkin-Lymphoms, typische Hodgkin- und Reed-Sternberg-Riesenzellen mit entsprechendem immunologisch charakterisiertem Phänotyp (CD30 und meist auch CD15 positiv).

Mischtyp Der Mischtyp des Hodgkin-Lymphoms (Abb. 8.19a) zeigt keine für die nodulär-sklerosierende Form der Erkrankung typischen knotigen Fibroseareale, sondern vielmehr eine diffuse, meist zwischen den Lymphfollikeln der Lymphknotenrinde gelegene Ausbreitung mit typischen Tumorzellen und einem gemischten Bild nichtneoplastischer Zellen in der Umgebung, meist reich an Makrophagen und Epitheloidzellen, daneben eosinophile Granulozyten, proliferierte Blutgefäße, Fibroblasten und Plasmazellen. Während bei der nodulär-sklerosierenden Form der Erkrankung meist oberflächliche Lymphknoten am Hals und im Mediastinum betroffen sind, finden sich typischerwei-

cornzellen) enthalten. Diese werden von Rosetten aus aktivierten T-Zellen umgeben. Klassische Hodgkin-Zellen oder RS-Zellen kommen bei dieser Form des Hodgkin-Lymphoms nicht vor. Die Tumorzellen entsprechen klonal neoplastisch transformierten Keimzentrumszellen.

se tiefe Lymphknoten im Mediastinum, Retroperitoneum oder ein Befall der Milz und sonstigen abdominalen Lymphknoten. Das männliche Geschlecht ist leicht bevorzugt. Insgesamt sind rund 20 % der Hodgkin-Lymphome diesem Typ zuzurechnen.

Lymphozytenarme Form Die lymphozytenarme Form des Hodgkin-Lymphoms stellt eine besonders tumorzellreiche Erkrankung mit nur geringem, nichtneoplastischem Begleitinfiltrat dar, die nur 1–2 % der Erkrankungsfälle ausmacht. Histologisch herrschen Hodgkin-Zellen und RS-Zellen vor mit typischem immunologischem Phänotyp, meist handelt es sich um hohe Erkrankungsstadien, die besonders bei alten Patienten überwiegen (Abb. 8.19c).

Übergänge NLPHL und klassisches Hodgkin-Lymphom stellen unterschiedliche Tumorentitäten dar, die nicht ineinander übergehen. Dagegen finden sich Übergänge zwischen den morphologischen Varianten des klassischen Hodgkin-Lymphoms, wobei sowohl die nodulär-sklerosierende Form wie auch der Mischtyp der Erkrankung terminal in eine lymphozytenarme Form, besonders nach ungenügender Strahlen- oder Chemotherapie, übergehen kann.

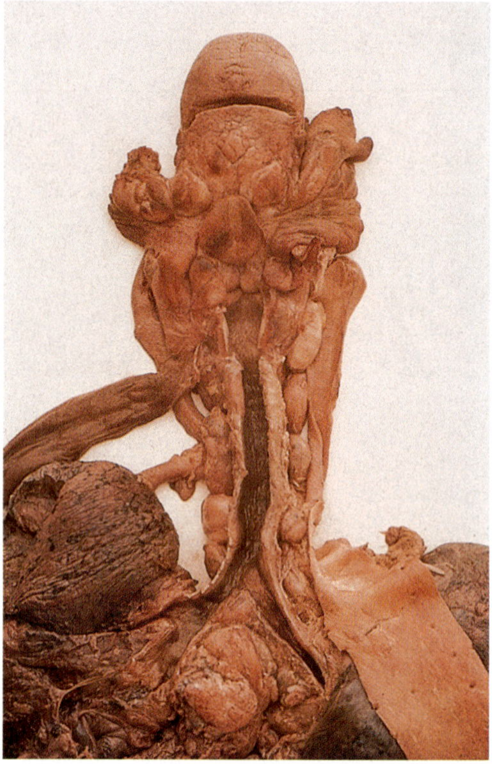

Abb. 8.20: Vergrößerte Halslymphknoten bei Lymphogranulomatose.

Stadieneinteilung

Die Stadieneinteilung wird in der Ann-Arbor-Klassifikation festgelegt, wobei grundsätzlich eine klinische oder pathologische Einteilung möglich ist:
- Stadium I: eine Lymphknotenstation bzw. benachbarte Lymphknotenstation auf einer Seite des Zwerchfells ist betroffen oder ein einziger oder lokalisierter extranodaler Herd (Abb. 8.20)
- Stadium II: zwei oder mehr unabhängige Lymphknotenstationen auf einer Seite des Zwerchfells oder Vorliegen lokalisierter extranodaler Herde und Befall einer oder mehrerer Lymphknotenregionen auf einer Seite des Zwerchfells
- Stadium III: Lymphknotenbefall auf beiden Zwerchfellseiten ohne oder mit (Stadium IIIS) Milzbefall oder Befall von lokalisierten extranodalen Herden und Lymphknotenbefall, sodass ein Befall auf beiden Seiten des Zwerchfells vorliegt
- Stadium IV: generalisierte Erkrankung mit extranodalem Befall von Organen oder von Knochenmark.

Neben der anatomischen Ausbreitung wird in die Stadienbezeichnung noch die klinische Präsentation ohne (A) oder mit Allgemeinsymptomen (B) wie Fieber, Nachtschweiß, Gewichtsabnahme u. a. aufgenommen (z. B. Stadium IIA: Lymphknotenerkrankung in zwei unabhängigen Lymphknotenstationen auf einer Seite des Zwerchfells ohne Allgemeinsymptome).

Therapie und Prognose

Die Hodgkin-Lymphome werden in Deutschland im Rahmen von klinischen Studien therapiert. Die Subtypisierung und Unterscheidung der beiden Tumorentitäten ist für die Therapieentscheidung und als Korrelation zur klinischen Präsentation und zum klinischen Stadium bedeutsam.

Chemo- und Strahlentherapie Derzeit werden mit moderner Polychemotherapie in allen Stadien der Erkrankung bis zu 90 % Langzeitheilungen erzielt. Eine Strahlentherapie wird nur für frühe und lokalisierte Stadien der Erkrankung oder als adjuvante

Therapie bei großen Tumoren („Bulky Disease") empfohlen. Wegen einer Häufung von Rezidiven nach alleiniger Strahlentherapie in den Stadien I und IIa wird auch hier mehr und mehr einer Chemotherapie der Vorzug gegeben.

Prognose Das NLPHL hat eine extrem gute Prognose. Tumorrezidive kommen auch nach vielen Jahren vor, reagieren aber im Gegensatz zum klassischen Hodgkin-Lymphom auf eine Primärtherapie, sodass tumorbedingte Todesfälle bei dieser Form des Hodgkin-Lymphoms nicht auftreten. Das klassische Hodgkin-Lymphom hatte – unbehandelt oder nicht adäquat behandelt – früher eine schlechtere Prognose, die jedoch mit der heutigen Therapie wesentlich verbessert wurde und sich hinsichtlich rezidivfreiem Überleben und Gesamtüberleben dem der NLPHL angeglichen hat.

Non-Hodgkin-Lymphome

Einteilung

Die Einteilung der Non-Hodgkin-Lymphome richtet sich nach der WHO-Klassifikation. Prinzipiell werden hier auch Tumorentitäten, Varianten und prognostische Faktoren unterschieden:
- Tumorentitäten sind pathologisch unterscheidbare Tumoren, die nach morphologischen, immunhistochemischen, genetischen und klinischen Kriterien definiert sind. Sie sind für klinische und therapeutische Entscheidungen relevant. Grundsätzlich sind für die primäre Definition Morphologic und immunologischer Phänotyp sowie der Entstehungsort bedeutsam. Weitere Kriterien sind pathogenetische Faktoren, wie z. B. die bei diesen Tumoren häufigen, charakterisierenden, genetischen Aberrationen und klinische Befunde jenseits der primären Lokalisation wie Tumorstadium oder leukämischer Verlauf.
- Varianten sind besondere morphologische oder klinische Spielarten der Tumorentitäten, deren Kenntnis für die Diagnose oder als prognostischer Faktor (mit günstiger oder ungünstiger Bedeutung) relevant ist.
- Prognostische Faktoren sind besondere morphologische, immunhistologische oder genetische Befunde oder eine besondere klinische Präsentation, die für das therapeutische Ansprechen und den Verlauf prädiktive Aussagen erlauben.

Ursprungszellen Non-Hodgkin-Lymphome sind Tumoren, die an jedem Ort des Körpers primär in Erscheinung treten können, jedoch am häufigsten im präformierten lymphatischen Gewebe. Sie gehen in über 85 % der Fälle von B-Lymphozyten und in bis zu 15 % der Fälle von T- oder natürlichen Killerzellen (NK-Zellen) aus. Man unterscheidet:
- Vorläuferzellneoplasien, die so genannten lymphoblastischen Lymphome und Leukämien
- reife (periphere) Neoplasien der T- oder B-Zellen.

Die reifen Neoplasien werden nach dem am physiologischen Differenzierungsmuster reaktiver, immunologischer Prozesse orientierten Differenzierungsstadium (Funktionsstadium) der Tumorzellen eingeteilt.

Lokalisation Abhängig vom Lymphomtyp entstehen Non-Hodgkin-Lymphome in den präformierten lymphatischen Geweben, meist im Lymphknoten, in den Tonsillen oder der Milz (sog. nodale Non-Hodgkin-Lymphome) oder außerhalb des lymphatischen Systems in Schleimhäuten, parenchymatösen Organen, dem Bindegewebe oder dem Nervengewebe (sog. extranodale Non-Hodgkin-Lymphome).

Leukämien bei Non-Hodgkin-Lymphomen Manche Non-Hodgkin-Lymphome zeigen primär und überwiegend einen leukämischen Verlauf. Andere sind überwiegend und primär tumorbildend. Selbst dann findet man häufig ein Auftreten von Tumorzellen im peripheren Blut als subleukämische Ausschwemmung, sodass Leukämie und Lymphom klinische Präsentationen einer Tumorerkrankung sind, jedoch keine systematische Unterscheidung von Entitäten der Non-Hodgkin-Lymphome. Die häufigsten Non-Hodgkin-Lymphome nach der WHO-Klassifikation werden im Folgenden kurz besprochen:

Lymphoblastische Lymphome der T- und B-Zellen

Diese entsprechen Vorläuferzellneoplasien, die den Differenzierungsschritten zwischen der pluripotenten hämatopoetischen Stammzelle und den reifen funktionsaktiven Lymphozyten des peripheren Gewebes entsprechen. Es sind die frühesten Vorstufen der B- und T-Lymphozyten im Knochenmark und im Thymus. Meist verlaufen die Erkrankungen leukämisch als akute lymphoblastische Leukämie (ALL). Die häufigeren T-lymphoblastischen Lymphome und Leukämien zeigen meist einen mediastinalen Thymustumor. Neben den auf frühen T- oder B-Lymphozyten exprimierten Differenzierungsantigenen finden sich enzymatische Marker, die für die Bildung der spezifischen T- und B-Zell-Rezeptoren verantwortlich sind (terminale Desoxinukleotidyltransferase, TdT), und zusätzliche Marker unreifer Lymphoyzten (z. B. CD99 und/oder CD10).

Chronische lymphatische Leukämie vom B-Typ (B-CLL)

Die chronische lymphatische Leukämie vom B-Typ ist ein Tumor aus kleinen, monomorphen, runden B-Lymphozyten im peripheren Blut, Knochenmark und in Lymphknoten. Im Lymphknoten zeigen die Infiltrate ein pseudofollikuläres Muster, wobei in den helleren Zentren dieser Strukturen Prolymphozyten und etwas größere Paraimmunoblasten mit kleinen distinkten Nukleolen und wenig basophilem Zytoplasma vorkommen. Die Tumorzellen exprimieren neben dem Pan-B-Zell-Marker CD20, CD5 und CD23 und sind hierdurch von anderen Lymphomen abzugrenzen. Der Begriff „kleinzelliges lymphozytisches Lymphom vom B-Typ" beschreibt die isomorphen Veränderungen im Lymphknoten bei Fällen, die nicht leukämisch verlaufen. Alle Fälle gehen von Knochenmark aus und zeigen deshalb definitionsgemäß auch einen Knochenmarkbefall. Etwa 90 % aller chronischen lymphatischen Leukämien gehören zu diesem Tumor, der etwa zur Hälfte von naiven (präfollikulären) B-Lymphozyten, zur anderen Hälfte von (postfollikulären) Gedächtniszellen abzuleiten ist (siehe Kap. 5.1.2). Fälle mit unmutiertem Immunglobulinrezeptor (präfollikuläre, naive B-Lymphozyten) zeigen eine deutlich schlechtere Prognose.

Follikuläres Lymphom

Das follikuläre Lymphom ist ein Tumor der Keimzentrums-B-Lymphozyten und besteht aus den Zentrozyten und blastären Zellformen, den Zentroblasten und zeigt zumindest teilweise einen follikulären Aufbau, der reaktiven Keimzentren ähnelt.

Die häufigste zytogenetische Aberration ist eine balancierte Translokation t(14;18), bei der das auf Chromosom 18 gelegene BCL-2-Gen unter die aktivierende Promoterfunktion des Immunglobulingens kommt und damit die Apoptose dieser Lymphozyten verhindert. Follikuläre Lymphome zeigen in den neoplastischen Follikeln deshalb eine geringere Proliferation als reaktive Keimzentren und eine Überexpression des BCL-2-Proteins, eines antiapoptotischen Onkogens.

> **Merke!**
>
> Das follikuläre Lymphom gehört zu den häufigsten Non-Hodgkin-Lymphomen und macht zwischen 20 und 35 % der erwachsenen Non-Hodgkin-Lymphome der westlichen Welt aus. Es zeigt eine leichte Prädominanz des weiblichen Geschlechts und befällt vorwiegend Lymphknoten, aber auch die Milz oder das Knochenmark in späteren Stadien.

Nur ein Drittel der Patienten befindet sich im Stadium I oder II zum Zeitpunkt der Diagnose, während meist ein ausgedehnter und generalisierter Befall besteht. Der Verlauf ist symptomarm, eine Tumorprogression und Transformation zu diffusen großzelligen B-Zell-Lymphomen kommt im Verlauf vor, kann aber auch schon zum Zeitpunkt der Erstdiagnose bestehen.

Mantelzelllymphom

Das Mantelzelllymphom ist eine Neoplasie von relativ monomorphen, kleinen bis mittelgroßen lymphatischen Zellen, die unregelmäßige Zellkerne häufig mit tiefen Kernfalten aufweisen und dadurch Zentrozyten der Keimzentren ähneln.

Immunhistochemisch sind die Zellen CD20- und CD5-positiv, jedoch CD23-negativ. Sie zeigen eine charakteristische Translokation t(11;14), die den Zellzyklusregulator Cyclin D1 unter die aktivierende Funktion des Immunglobulinpromotors stellt. Dadurch wird Cyclin D1 in den Zellkernen des Tumors überexprimiert. Mantelzelllymphome machen etwa 6 % der Non-Hodgkin-Lymphome im Erwachsenenalter aus, sie zeigen häufig einen Befall des Waldeyer-Rachenrings, können auch primär als multiple lymphomatöse Polypose des Darms in Erscheinung treten oder als leukämische Erkrankung mit großem Milztumor diagnostiziert werden. Die Erkrankung ist i.d.R. zum Zeitpunkt der Diagnose generalisiert und besitzt eine besonders schlechte Prognose.

Marginalzonen-B-Zell-Lymphom

Formen Marginalzonen-B-Zell-Lymphome kommen vor als:
- extranodales Marginalzonen-B-Zell-Lymphom vom MALT-Typ
- splenisches Marginalzonen-B-Zell-Lymphom
- nodales Marginalzonen-B-Zell-Lymphom.

Trotz großer morphologischer Ähnlichkeiten in der histologischen Präsentation stellen diese drei Erkrankungen unterschiedliche Entitäten dar, da sie unterschiedliche primäre genetische Veränderungen, Unterschiede in klinischer Präsentation und Verlauf und auch immunmorphologisch gewisse Unterschiede aufweisen.

Extranodale Form Am häufigsten ist das **extranodale Marginalzonen-B-Zell-Lymphom vom MALT-Typ,** das am häufigsten im Magen, jedoch auch an anderen Schleimhautlokalisationen wie Lunge und Konjunktiva in Erscheinung tritt oder drüsige Organe wie Speicheldrüsen und Schilddrüse befällt und schließlich auch in Weichgewebe, Synovia oder Haut primär gefunden wird. Diese Lymphome zeigen häufig ein langes, auf ein Gewebe bzw. Organ beschränktes Wachstum. Sie können jedoch sekundär generalisieren, wobei andere extranodale Lokalisationen und das Knochenmark mitunter selektiv befallen werden, ohne eine generalisierte Lymphknotenerkrankung.

Das extranodale Marginalzonen-B-Zell-Lymphom vom MALT-Typ des Magens tritt als Sekundärerkrankung einer chronischen *Helicobacter-pylori*-Infektion auf. Die bakterielle Infektion führt als chronischer Entzündungsreiz zur Ausbildung von lymphatischem Gewebe im Magen. Dort entwickelt sich auf dem Hintergrund mutagener Effekte eine Lymphomerkrankung, die lange lokalisiert verläuft und sekundär in ein hochmalignes, diffuses, großzelliges B-Zell-Lymphom übergehen kann. Manchmal entwickelt sich aber ein diffuses, großzelliges B-Zell-Lymphom auch de novo ohne niedrigmaligne Vorerkrankung. Auch hier findet sich häufig eine charakteristische Translokation t(11;18), wobei ein Inhibitor der Apoptose mit dem im Rahmen dieser Translokation entdeckten MALT1-Gen fusioniert und ein neues Fusionsprotein bildet. 70 % der extranodalen Marginalzonen-B-Zell-Lymphome vom MALT-Typ des Magens zeigen eine Regression bis zu ihrem völligen Verschwinden nach antibiotischer Eradikationsbehandlung des *Helicobacter-pylori*-Bakteriums. Dieser tumorbiologisch sehr interessante Befund wird dadurch erklärt, dass *Helicobacter pylori* zu einer immunologischen Stimulation der T-Lymphozyten führt, die parakrin Wachstumsfaktoren für die neoplastischen B-Lymphozyten bilden und diese zur Proliferation und zum Überleben stimulieren. Aufgrund der Apoptoseinhibition besitzen die transformierten B-Zellen einen Wachstumsvorteil, der sich als Lymphom manifestiert. Nach Elimination der immunologischen Stimulation infolge der Therapie gehen auch die klonalen B-Zellen langsam zugrunde oder persistieren als nichttumoröse Resterkrankung. Ob hieraus dann Rezidivtumoren entstehen können, ist bislang ungeklärt.

Diffuse, großzellige B-Zell-Lymphome

Diffuse großzellige B-Zell-Lymphome sind diffuse Proliferationen großer, neoplastischer B-Lymphozyten mit Zellkernen, die mindestens doppelt so groß sind wie normale Lymphozyten. Zytologische Eigenschaften unterscheiden sich in verschiedenen Varianten, die entweder eher den Zentroblasten der reaktiven Keimzentren ähneln oder den Immunoblasten und Plasmoblasten aktivierter, extrafollikulärer B-Zell-Reaktionen.

> **Merke!**
>
> Diffuse, großzellige B-Zell-Lymphome machen 30–40 % der erwachsenen Non-Hodgkin-Lymphome in der westlichen Welt aus und zeigen einen Altersgipfel im 7. Lebensjahrzehnt.

Bis zu 40 % dieser Tumoren zeigen zunächst eine extranodale Tumormasse, häufig im Magen-Darm-Trakt, jedoch können auch alle anderen Primärlokalisationen gefunden werden. Eine nodale Generalisation als metastatische Ausbreitung ist dann häufig der Fall. Morphologische Varianten und Subtypen und weitere Subentitäten mit charakteristischem Organbefall oder Gewebeausbreitung werden nach klinischen und prognostischen Kriterien differenziert.

Burkitt-Lymphom

Das Burkitt-Lymphom ist ein sehr aggressives Lymphom, das häufig extranodal lokalisiert ist oder als akute lymphatische Leukämie in Erscheinung tritt und von monomorphen, mittelgroßen B-Zellen mit basophilem Zytoplasma und vielen Mitosefiguren gebildet wird. Die definierende genetische Translokation, z. B. t(8;14) führt zu einer Aktivierung des myc-Onkogens auf Chromosom 8, das unter die Promotoraktivität eines Immunglobulingens (der schweren oder leichten Immunglobulinketten) gestellt wird. Epstein-Barr-Virus spielt bei den endemischen Varianten in Zentralafrika eine Rolle, wird jedoch nicht in den sporadischen Burkitt-Lymphomen der westlichen Welt gefunden. Bei Burkitt-Lymphomen im Rahmen von Immundefekten (siehe Kap. 5.3) ist EBV in knapp der Hälfte der Fälle involviert.

Periphere T-Zell-Lymphome

Periphere T-Zell-Lymphome leiten sich von reifen T-Lymphozyten oder den nahe verwandten NK-Zellen ab. Sie machen ca. 10 bis höchstens 15 % der Non-Hodgkin-Lymphome aus und werden nach ihrer klinischen Präsentation unterschieden:
- Formen mit prädominant leukämischem Verlauf
- Formen mit bevorzugt nodalem Befall des lymphatischen Gewebes
- Formen mit primär extranodalem Befall.

Die häufigsten Formen in der westlichen Welt sind das **angioimmunoblastische T-Zell-Lymphom (AILD)** und das unspezifizierte periphere T-Zell-Lymphom, die als primär nodale Erkrankungen in Erscheinung treten.

Unter den extranodalen Erkrankungen ist das kutane T-Zell-Lymphom vom Typ der **Mycosis fungoides** am häufigsten. Diese Erkrankung ist lange auf die Haut beschränkt und verläuft progredient aus einem frühen Plaque-Stadium zu einer tumorösen Hautinfiltration, die schließlich über das lymphatische System oder eine leukämische Ausschwemmung generalisiert. Verläufe über viele Jahre und Jahrzehnte sind hierbei keine Seltenheit.

> **Merke!**
> Periphere T-Zell-Lymphome haben eine sehr schlechte Prognose und sind häufig therapierefraktär. Häufig werden diese Lymphome in fortgeschrittenen Erkrankungsstadien mit systemischen Symptomen und Hautbefall gefunden.

8.4.4 Plasmozytom !!

Syn. multiples Myelom

Definition Das Plasmozytom ist eine i.d.R. im Knochenmark entstehende multifokale Neoplasie der Plasmazellen, die durch ein monoklonales Serumimmunglobulin, Skelettdestruktionen mit osteolytischen Läsionen und pathologischen Frakturen charakterisiert ist.

Morphologie Die histologische Diagnose begründet sich auf einer Vermehrung relativ einheitlicher, jedoch atypischer **Plasmazellen** im Knochenmark. Die Plasmazellen besitzen meist aufgelockerte Zellkerne und prominente Nukleolen sowie ein verbreitertes, basophiles Zytoplasma. Manchmal kommen sekretorische Einschlüsse im Zytoplasma vor (sog. Russell-Körperchen).

> **Merke!**
> In histologischen Knochenmarkpräparaten liegen die Plasmazellen in Nestern und Komplexen oder sie bilden Tumoren mit Destruktion des spongiösen Knochengewebes.

Die Ausscheidung von **Bence-Jones-Proteinen** u. a. pathologischen Immunglobulinen führt zur Präzipitation in den Nierentubuli und zur Aktivierung von entzündlichen und fremdkörperbedingten Reaktionen. Die Zylinder werden von typischen Fremdkörperriesenzellen umgeben. Die Ausscheidungsfunktionen sind gestört. Das Interstitium ist ödematös aufgelockert und entzündlich infiltriert. Die Nieren sind vergrößert und von heller Farbe (sog. „große weiße Niere").

Eine **Amyloidose** kommt als primäre Amyloidose bei subklinischer klonaler Plasmazellproliferation mit Sekretion abnormaler Immunglobulinleichtketten (AL-Amyloid) vor, wobei die Erkrankung durch Ablagerung der Amyloidfibrillen in vielen Organen entsteht und die zugrunde liegende Plasmazellerkrankung klinisch nicht entdeckt wird. Eine Amyloidose kann aber auch bei manifestem Plasmozytom auftreten (sekundäre Amyloidose vom AL-Typ). Amyloidablagerungen finden sich im Herz, in der Leber, den Nieren oder im Magen-Darm-Trakt, in der Zunge oder in peripheren Nerven, wodurch eine sensomotorische periphere Neuropathie entsteht. Die Diagnose wird durch bioptischen Nachweis von Amyloid in Kapillaren und an glatten Muskelfasern der Rektumschleimhaut gestellt.

Amyloid ist makroskopisch von fester, wachsartiger Konsistenz und glasiger Struktur. Der Nachweis erfolgt durch die spezifische Kongorotfärbung mit Rot-grün-Dikroismus im polarisierten Licht (siehe Kap. 3.5.5). Amyloidablagerungen müssen durch färberischen Nachweis von Leichtketten- oder Schwerkettenablagerungen, die ebenfalls zu Organdysfunktionen führen können, abgegrenzt werden.

Lokalisation In der Regel sind ossäre Plasmozytome multilokulär. Man spricht auch vom „multiplen Myelom". Röntgenologisch sieht man tumoröse Auftreibungen der Rippen oder rundliche Destruktionsherde im Schädeldach (sog. „Schrotschussschädel). Alle Orte der Blutbildung im Skelettsystem können interstitiell diffus oder tumorös herdförmig durchsetzt und destruiert sein (Abb. 8.21).

8.4 Tumorsystematik

Vorstadien des Plasmozytoms Vorstadien des Plasmozytoms werden als monoklonale Gammopathie mit unbestimmter Signifikanz (M-GUS) bezeichnet. Hierbei findet man im Serum einen monoklonalen (M-)Gradienten ohne weitere klinische Evidenzen eines multiplen Myeloms. Immunhistochemisch kann man dabei eine monotypische Leichtkettenverteilung in den Knochenmarkplasmazellen dokumentieren. Die Häufigkeit der M-GUS nimmt mit dem Alter zu und beträgt 1 % bei Patienten, die älter als 50 Jahre sind und 3 % bei solchen, die älter als 70 Jahre sind. Etwa 25 % der Patienten mit M-GUS entwickeln ein klinisch manifestes Plasmozytom oder eine andere lymphoproliferative Erkrankung innerhalb von 20 Jahren Beobachtungszeit.

Klinik Die Erkrankung kann in ihrem klinischen Verlauf ein breites Spektrum bieten von einer lokalisierten Erkrankung über schwelende oder indolente Formen, bis zu den aggressiven und disseminierten Erkrankungen, die später zu Plasmazellinfiltraten in verschiedenen Organen oder zu einer Ausschwemmung in das Blut (einer Plasmazellenleukämie) und zu Sekundärerkrankungen, die durch die Ablagerung abnormaler Immunglobulinketten im Gewebe charakterisiert sind, führen. Lokalisierte Formen des Plasmozytoms können selten im Knochen als solitäres Plasmozytom des Knochens und häufiger extraossär (extramedullär) meist im Nasen-Rachen-Raum, aber auch in anderen Geweben inkl. des lymphatischen Systems und Magen-Darm-Trakts in Erscheinung treten.

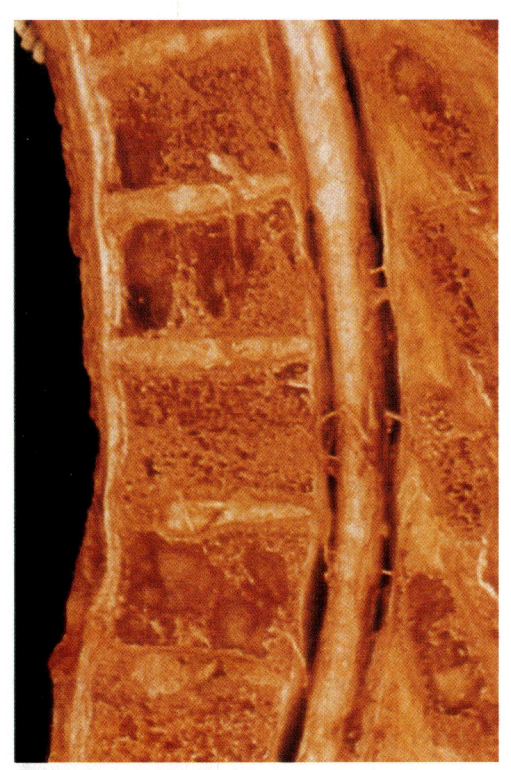

Abb. 8.21: Plasmozytomherde in den Wirbelkörpern unter weitgehender Zerstörung der Spongiosa.

M-Gradient Die Plasmozytomzellen bilden, wie normale Plasmazellen, Immunglobuline, jedoch, weil es sich um eine monoklonale Tumorerkrankung handelt, nur von einem molekular identischen Typ. So findet sich eine monoklonale Komponente im Serum oder Urin bei 99 % der Patienten. Die Serumproteinelektrophorese zeigt eine lokalisierte Bande im Gammaglobulinbereich, die besonders deutlich ist, weil die Patienten meist eine Hypogammaglobulinämie der normalen polyklonalen Serumimmunglobuline aufweisen. In über 50 % der Fälle wird monoklonales IgG, in mehr als 20 % der Fälle IgA gebildet. Andere Fälle zeigen zusätzlich oder allein eine monoklonale Leichtkettenproduktion oder seltene Immunglobuline (IgD, IgE, IgM).

Bence-Jones-Proteine Leichtkettenproteine können das glomeruläre Filter der Niere passieren und können deshalb im Urin der Patienten entdeckt werden. Diese so genannten Bence-Jones-Proteine besitzen die Eigenschaft, nach Erhitzen auf 50–60 °C zu präzipitieren und bei weiterem Erhitzen auf über 80 °C wieder in Lösung zu gehen.

8.4.5 Myeloische Neoplasien und ihre Vorstufen

Definition Myeloische Neoplasien sind die Tumorerkrankungen des Blut bildenden Gewebes im Knochenmark.

Obwohl sich auch bestimmte Formen der malignen Lymphome (siehe oben) von der pluripotenten, hämatopoetischen Stammzelle des Knochenmarks oder ihren späteren Entwicklungsstufen ableiten oder, wie das multiple Myelom, aus Tumorzellen bestehen, die sekundär wieder ins Knochenmark zurückwandern, ist die Gruppe der myeloischen Neoplasien auf Erkrankungen der hämatopoetischen Stammzellen und ihrer Differenzierungsstadien im granulozytären, erythropoetischen und thrombopoetischen System beschränkt.

8 Tumoren

Einteilung Die großen Gruppen der myeloischen Neoplasien sind:
- chronische myeloproliferative Erkrankungen
  - chronische myeloische Leukämie
  - polyzythaemia vera
  - essenzielle Thrombozytämie
  - chronische idiopathische Myelofibrose
  - seltene Sonderformen
- akute myeloische Leukämien
- myelodysplastische Syndrome.

Leukämie Häufig gehen diese Erkrankungen mit einer starken Vermehrung von Tumorzellen im peripheren Blut einher. Dies wird als Leukämie bezeichnet. Dieser Begriff wird manchmal, besonders in der klinischen Terminologie, als Oberbegriff für die gesamte Tumorgruppe verwendet, obwohl bei manchen dieser Tumoren initial zumindest häufig keine Zellen im Blut gefunden werden und dementsprechend von einer aleukämischen Leukämie gesprochen wird. Wenn neben normalen Blutzellen quantitativ nur wenige Tumorzellen im Blut auftreten, spricht man von einem subleukämischen Verlauf.

Ätiologie Zu den ätiologischen Faktoren die mit der Entstehung von Leukämien und myelodysplastischen Syndromen verbunden sind, zählen ionisierende Bestrahlung, Polychemotherapie, chemische Substanzen wie z.B. Benzolexposition und vielleicht auch Viren. Überlebende der Atombombenexplosionen von Hiroshima und Nagasaki haben eine erhöhte Inzidenz von akuten myeloischen Leukämien, akuten lymphatischen Leukämien und von chronischer myeloischer Leukämie. Benzolexposition hat besonders bei Patienten mit akuter myeloischer Leukämie und myelodysplastischem Syndrom eine Bedeutung. Zigarettenrauchen erhöht das Risiko für die Entstehung einer myeloischen Leukämie etwa um das 2fache. Trotz dieser Assoziationen sind nur 1–2 % der diagnostizierten Leukämien auf diese gentoxischen Stoffe und Einflüsse zurückzuführen.

Chronische myeloische Leukämie (CML)

Ätiologie Ausgangspunkt der chronischen myeloischen Leukämie ist eine pathologische, pluripotente Knochenmarkstammzelle mit einer bei dieser Erkrankung typischen Translokation, dem „Philadelphiachromosom", der ersten rekurrierenden chromosomalen Anomalität bei einem menschlichen Tumor. Es handelt sich um die Translokation t(9;22) durch die das abl-Onkogen auf Chromosom 9 mit einem konstitutionell exprimierten zellulären Gen fusioniert und ein neues Fusionsprotein bildet, das eine konstitutionelle Tyrosinkinaseaktivität aufweist (siehe auch Kap. 8.5.5, Abb. 8.31). Das abnormale Fusionsgen wird in allen myeloischen Zelllinien und in einigen lymphoiden Zellen gefunden.

Klinik Hauptsymptom der initialen Erkrankung in der CML ist jedoch die massive neutrophile Leukozytose. Die Erkrankung verläuft zwei- oder dreiphasisch. Nach der initialen indolenten chronischen Phase (Abb. 8.22) folgt unbehandelt innerhalb eines Zeitraums von fünf Jahren unvorhersehbar ein Übergang in eine aggressivere Erkrankung, die zunächst als akzelerierte Phase und dann als Blastenkrise bezeichnet wird.
- Chronische Phase: Die meisten Patienten werden in der chronischen Phase diagnostiziert, die einen schleichenden Beginn hat. Etwa 20–40 % sind zum Zeitpunkt der Diagnose asymptomatisch. Sie werden entdeckt, wenn ein Blutbild im Rahmen einer Routineuntersuchung durchgeführt wird und pathologisch ist. Übliche Symptome sind Müdigkeit, Anämie, Nachtschweiß und Hepatosplenomegalie, die sich subjektiv als Fremdkörpergefühl oder Druck im Oberbauch manifestiert.
- Akzelerierte Phase: Eine akzelerierte Phase der CML liegt vor, wenn zwischen 10 und 19 % Myeloblasten im Blut oder unter den kernhaltigen Knochenmarkzellen gefunden werden. Weitere

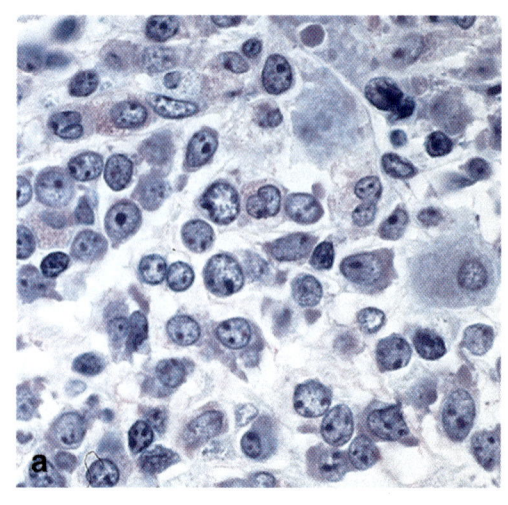

Abb. 8.22: Knochenmark bei chronischer myeloischer Leukämie (Vergr. 750fach).

Befunde sind > 20 % basophile Granulozyten im peripheren Blut, eine Thrombozytopenie unter 100 x 10^9/l unabhängig von einer zytostatischen Therapie oder eine Thrombozytose > 1000×10^9/l, die nicht auf Therapie anspricht. Weiterhin findet man eine ansteigende Milzgröße und steigende Leukozytenzahlen im Blut, die nicht auf Therapie ansprechen. Zytogenetische Untersuchungen zeigen Hinweise auf eine klonale Progression durch Auftreten zusätzlicher zytogenetischer Aberrationen.

- Blastenkrise: Die Blastenkrise ähnelt einer akuten Leukämie. Etwa 30 % der Blastenphasen bei CML entsprechen einer akuten lymphoblastischen Leukämie, während etwa 70 % der Fälle eine myeloische Blastenphase aufweisen und einer akuten myeloischen Leukämie ähneln. Dabei kann die Differenzierung der Blasten alle myeloischen Zelllinien betreffen. In der Blastenphase findet man auch extranodale und extramedulläre Tumorinfiltrate.

Therapie Bei jüngeren Patienten bis etwa 55 Jahre ist die einzige kurative Therapie, unter der auch zytogenetische Remissionen erzielt werden, die allogene Knochenmarktransplantation durch geeignete Verwandtenspender. Mit α-Interferon-Therapie gelingt es, das Auftreten der Blastenkrise hinauszuzögern. Heilungen sind jedoch nicht möglich. Eine neue Therapie besteht in spezifischen Tyrosinkinasehemmstoffen (Glivec®), die spezifisch mit der Funktion des tumorigenen Fusionsproteins, der c-Abl-Tyrosinkinase interagieren und diese inaktivieren.

Akute myeloische Leukämien

Definition Akute myeloische Leukämien entstehen als klonale Wucherung von myeloischen Blasten in Knochenmark, Blut oder anderen Geweben. Als Definition der akuten Leukämie gilt das Auftreten von mehr als 20 % Myeloblasten im Blut oder Knochenmark.

Klassifikation Die WHO-Klassifikation der akuten myeloischen Leukämien beruht auf morphologischen, immunphänotypischen, genetischen und klinischen Eigenschaften mit dem Ziel, Tumorentitäten zu definieren, die biologisch homogen und von klinischer Relevanz sind. So werden akute Leukämien prinzipiell in die Gruppe der myeloischen oder lymphoblastischen Leukämien differenziert. Bei den akuten myeloischen Leukämien finden sich vier Hauptkategorien:

- akute myeloische Leukämien mit rekurrenten genetischen Abnormalitäten
- akute myeloische Leukämien mit Myelodysplasie in mehren Zelllinien
- akute myeloische Leukämien nach Chemotherapie
- akute myeloische Leukämien ohne weitere charakterisierende Befunde, die nach ihrer zytologischen Differenzierung unterteilt werden.

Die ersten drei Gruppen unterstreichen die Bedeutung von biologischen Faktoren in der Entstehung des leukämischen Tumorgeschehens. Bestimmte zytogenetische Translokationen spiegeln die molekulare Ursache der Transformation wider und sind direkt korreliert mit der Wahl und dem Ansprechen auf Therapie und mit dem Überleben. Einige dieser Leukämien mit rekurrenten Translokationen treten häufiger bei jungen Patienten auf und sind mit einem relativ guten Ansprechen auf Therapie verbunden. Die akute Promyelozytenleukämie mit Translokation t(15;17) entsteht durch die Bildung eines Fusionsproteins, das zu einer konstitutionellen Überexpression des Retinoidsäure-Rezeptor-α führt. Diese Leukämien können mit blockierenden Ligandenhomologen, der Altransretinoidsäure ATRA, effektiv behandelt werden, wobei die promyelozytären, blastären Zellen zu reifen Blutzellen terminal ausdifferenzieren.

Die akute myeloische Leukämie mit Myelodysplasie in mehreren Zelllinien kommt häufiger bei älteren Patienten vor und ist mit einer sehr ungünstigen Prognose korreliert. Hierunter fallen auch die akuten myeloischen Leukämien, die sekundär nach einem myelodysplastischen Syndrom entstehen (siehe unten).

Akute myeloische Leukämien nach Polychemotherapie mit alkylierenden Zytostatika ähneln diesen sekundären Leukämien zytogenetisch und morphologisch und sind ebenfalls mit einer schlechten Prognose korreliert.

> **Merke!**
> Die größte Gruppe der akuten myeloischen Leukämien bilden die Leukämien, die nicht in die vorherigen drei Gruppen unterteilt werden können und die nach der hauptsächlichen morphologischen und funktionellen Differenzierung der blastären Zellpopulationen unterteilt werden.

Epidemiologie Die Gesamtinzidenz der akuten Leukämien ist ungefähr 4/100 000 Personen/Jahr. 70 % sind akute myeloische Leukämien (AML),

30 % akute lymphoblastische Leukämien (ALL). Die ALL kommen vorwiegend im Kindesalter mit ca. 75 % der Fälle unter dem Alter von sechs Jahren vor. Die meisten Fälle von akuten myeloischen Leukämien treten im Erwachsenenalter auf mit einem mittleren Erkrankungsalter von 60 Jahren und einer Inzidenz von 10/100 000 Einwohner/Jahr bei Individuen, die 60 Jahre und älter sind.

Morphologie Die primäre Diagnose und Klassifikation der akuten myeloischen Leukämien erfolgt am Blut, Knochenmarkausstrich oder -schnitt oder bei hypozellulären Varianten an Leukozytenkonzentraten aus Blut oder Knochenmarkaspiraten. Für eine exakte Klassifikation sind genaue immunphänotypische, zytogenetische und subtile zytologische und zytochemische Untersuchungen bedeutsam. Wichtig ist die genaue Definition der Blasten. Myeloblasten sind von etwas unterschiedlicher Größe je nach Leukämietyp, die von etwa der Größe reifer Lymphozyten zur Größe von Monozyten oder noch größeren blastären Zellformen mit reichlich basophilem Zytoplasma reicht. Die Zellkerne sind rundlich und/oder oval, sie besitzen ein feingranuläres Chromatin und typischerweise mehrere distinkte Nukleolen. Das Zytoplasma, das meist deutlich basophil ist, kann azurophile Granula enthalten. So genannte „Auer-Stäbchen" sind pathologische Granula der Promyelozyten und typisch für eine myeloische Differenzierung. Sie sind besonders häufig in unreifen myeloischen Leukämien und in der Promyelozytenleukämie.

Klinik Im Vordergrund des klinischen Bilds stehen bei akuten myeloischen Leukämien Befunde des Knochenmarkversagens. Die leukämischen Stammzellen und Blasten ersetzen und verdrängen die normale Hämatopoese. Hierdurch entstehen schwere Anämien, Thrombozytopenien, und reife, funktionstüchtige Granulozyten fehlen.

Die klinischen Initialsymptome bestehen deshalb in einer Infektneigung mit fieberhaften Infekten, wobei auch der Zerfall von Tumorzellen und freigesetzten Zytokin für ein sepsisähnliches Bild verantwortlich sein können. Weiterhin finden sich spontane Blutungen oder ausgedehnte Sugillationen bei minimalem Trauma.

Spätere Symptome sind Zeichen der Organinfiltrate und/oder Tumorbildung in extramedullären und oft auch extranodalen Geweben. Typisch für manche Formen der akuten myeloischen Leukämien sind Schleimhautinfiltrate, z.B. der Gingiva, und typischerweise kommt es auch zur Hepatosplenomegalie, wobei die Organgrößen nie diejenigen der chronischen myeloproliferativen Erkrankungen erreichen.

Extramedulläre oder im Knochen gelegene Tumorinfiltrate können gleichzeitig mit der Erscheinung einer akuten oder auch chronischen myeloischen Leukämie entstehen oder dieser sogar vorausgehen. Sie werden als **Myelosarkom** oder granulozytisches Sarkom bezeichnet. Myelosarkome können auch initiale Manifestation eines Tumorrezidivs nach Behandlung einer akuten myeloischen Leukämie sein.

Myelodysplastische Syndrome

Definition Myelodysplastische Syndrome (MDS) beschreiben eine Gruppe klonaler hämatopoetischer Stammzellerkrankungen, die durch Reifungsstörungen und Atypien sowie ineffektive Hämatopoese in einer oder mehreren der Hauptzelllinien des Knochenmarks charakterisiert sind.

Epidemiologie Die myelodysplastischen Syndrome sind Erkrankungen des älteren Menschen mit einem Median bei 70 Jahren und einer leichten Prädominanz des männlichen Geschlechts.

Morphologie Die Dysplasie kann mit einer Vermehrung von Myeloblasten einhergehen, deren Anzahl aber immer weniger als 20 % der kernhaltigen Knochenmarkzellen beträgt, da hier definitionsgemäß der Schwellenwert für die Diagnose einer akuten myeloischen Leukämie liegt. Ineffektive Hämatopoese beschreibt den Zustand hyperplastischer und hyperregenerativer Blutbildung im Knochenmark bei peripheren Zytopenien in den betroffenen Zelllinien, ohne dass Gründe für einen vermehrten Abbau oder Verbrauch in der Peripherie bestehen.

Klinik Im Vordergrund des klinischen Bilds steht meist die **refraktäre Anämie,** eine üblicherweise normochrome und normozytäre oder normochrome und makrozytäre Anämie. Alle anderen ätiologischen Möglichkeiten einer erythrozytären Reifungsstörung wie medikamentös-toxische Ursachen, immunologische Erkrankungen oder Viruserkrankungen und Vitaminmangelzustände müssen ausgeschlossen sein. Im Knochenmark bestehen dann zytologische Zeichen einer Dyserythropoese mit eindeutigen Atypien in den Erythroblasten. Myeloblasten finden sich zu weniger als 1 % im Blut und zu weniger als 5 % im Knochenmark.

Die weitere Beurteilung myelodysplastischer Syndrome richtet sich nach dem Auftreten von Atypien in anderen Zelllinien, der granulozytären oder thrombozytären Reihe und dem Auftreten von vermehrten Myeloblasten. Bei Werten von über 5 % Myeloblasten im Knochenmark spricht man von einer refraktären Anämie mit **Blastenexzess.** Klinisch nimmt dann die Wahrscheinlichkeit des Übergangs in eine akute myeloische Leukämie erheblich zu. Während bei der einfachen refraktären Anämie das Risiko bei etwa 6 % der Fälle oder sogar niedriger liegt, rechnet man bei Blastenexzess mit 25–33 % der Fälle, die in eine akute myeloische Leukämie transformieren.

> **Merke!**
> Neben dem erheblichen Leukämierisiko drohen auch Komplikationen der Knochenmarkinsuffizienz wie schwere Infektionen und hämorrhagische Diathese.

8.4.6 Tumorsonderformen

Hier sind in erster Linie die **embryonalen Tumoren** zu nennen. Dies sind Tumoren, deren Anlage spätestens während der Embryonalperiode erfolgt; es handelt sich also eigentlich um Embryopathien. Zwei Tumoren sind im Kindesalter relativ häufig, der Wilms-Tumor und das Neuroblastom.

Wilms-Tumor

Definition Der Wilms-Tumor ist ein **Nephroblastom,** d.h. eine Geschwulst aus Zellen der Nierenanlagen.

Formen Wie die Nierenanlage selbst, enthält er epitheliale und mesenchymale Anteile. Wilms-Tumoren kommen prinzipiell in zwei Formen vor:
- Entweder enthalten sie viele mesenchymale Komponenten, u.U. auch quergestreifte Muskulatur. Dann sind sie meist relativ zellarm, weisen aber stets auch epitheliale, und zwar tubuläre Strukturen auf, vereinzelt sogar primitive Glomeruli.
- Die zweite, malignere Form des Wilms-Tumors enthält unreife, d.h. weitgehend anaplastische Epithelzellen und spindelige Mesenchymzellen, die nicht ausdifferenziert sind.

Beide Formen sind also durch eine Mischung von epithelialen und mesenchymalen Zellelementen charakterisiert; man spricht auch von Mischtumoren. Sie metastasieren spät und sind sowohl durch Chemotherapie als auch durch Bestrahlung relativ gut zu behandeln.

Neuroblastom

Definition Das Neuroblastom ist ebenfalls ein embryonaler Tumor. Er entwickelt sich aus Anteilen des sympathischen Nervensystems und kommt dementsprechend im Nebennierenmark und am Grenzstrang vor, weswegen er auch die Bezeichnung „Sympathikoblastom" führt. Als Neuroblastome der Riechschleimhaut nennt man sie „Aesthesioneuroblastome".

Malignitätsstufen Auch hier gibt es verschiedene Malignitätsstufen: Wenn die unreifen Neuroblasten überwiegen, zeigen sie i.d.R. eine starke Wachstumstendenz. Es handelt sich um weiche, weißliche Tumoren, die unscharf begrenzt und histologisch sehr kernreich sind. Die Kerne sind in starker Teilungsaktivität, und diese Tumorform metastasiert bevorzugt in die Leber oder in das Knochensystem. Ein anderer Typ ist ausgereift. Man findet nur wenige oder gar keine Neuroblasten, dafür ausgereifte Ganglienzellen. Diese Tumoren bezeichnet man dann als „Gangliozytome".

Teratome

Definition Teratome sind Geschwülste, bei denen Abkömmlinge aller drei Keimblätter wachsen.

Malignitätsvarianten Wie bei den beiden embryonalen Tumoren, dem Wilms-Tumor und dem Neuroblastom, gibt es auch hier verschiedene Malignitätsvarianten: Manche Teratome, v.a. im Ovar, sind benigne, d.h. sie enthalten nur ausgereifte Gewebe.

Benigne Teratome

Typisch ist hierfür die Dermoidzyste des Ovars, eine Zyste, die bis kindskopfgroß werden kann, von einer dünnen Membran umgeben ist und im Inneren massenhaft Talg und Haare enthält. An einer Seite der Zyste findet sich immer ein so genannter Kopfhöcker, von dem die Haare ausgehen. In diesem Kopfhöcker findet man prinzipiell alle Gewebe des ausgereiften Organismus, also z.B. Plattenepithel, Hautanhangsdrüsen, aber auch Knochen-, Knorpel-, Hirn-, Schilddrüsengewebe oder Gewebeteile der verschiedenen exokrinen oder endokrinen Drüsen. Nur Keimdrüsengewebe wird nie gefunden, entwickeln sich diese Tumoren doch als Blastopathien: sie sind Doppelfehlbildungen, die sich während der Blastogenese bilden. Man nennt sie parasitäre Doppelfehlbildungen.

Maligne Teratome

Die malignen Teratome sind im Ovar meist Karzinome, d.h. die epitheliale Komponente entartet maligne. Dann liegen i.d.R. anaplastische, d.h. vollständig undifferenzierte Karzinome vor. Die Teratome des Hodens, die fast immer maligne sind, bestehen aus undifferenzierten Zellen, die manchmal Drüsenschläuche bilden, oft solide Gewebsabschnitte, daneben aber auch so genannte Embryolike-Bodies, d.h. kleine papilläre Vorwölbungen, die mikroskopisch an einen Embryo erinnern können. Zu den Teratomen gehören auch die Chorionkarzinome der Ovarien und der Hoden. Diese bilden unreifes plazentares Gewebe mit chorialen Riesenzellen und sind von hoher Malignität. Sie bilden Gonadotropine, weswegen die serologischen Schwangerschaftsreaktionen positiv werden können. Teratome kommen nicht nur in den Ovarien und Hoden vor, sondern können auch entlang der Keimbahn entstehen, und so findet man hin und wieder maligne Teratome im Mediastinum oder retroperitoneal.

Abgrenzung gegen Mischtumoren

Man muss diese Tumoren streng unterscheiden von den schon erwähnten Mischtumoren (Beispiel: der Wilms-Tumor, siehe oben). Hierunter versteht man Tumoren, die weder zu Karzinomen noch zu Sarkomen gehören, also autochthone Geschwülste sind, die sowohl aus epithelialen als auch aus mesenchymalen Anteilen bestehen. Ein solcher maligner Mischtumor kommt z.B. im Uterus vor. Er besteht sowohl aus drüsigen Anteilen als auch aus sarkomatösen Anteilen mit unvollständiger Differenzierung in Muskel-, Knochen- oder auch Knorpelgewebe (= mesodermaler Mischtumor des Endometriums).

Gliome

Die Gliome sind die häufigsten Geschwülste des ZNS. Im Gegensatz zu den Nervenzellen können sich die Gliazellen postfetal noch teilen, sind also keine postmitotischen Zellen (siehe Kap. 17.1.1). Einzelheiten dieser Tumoren werden in Kap. 17.4.2 abgehandelt. Ebenso werden Medulloblastome in Kap. 17.4.2 abgehandelt.

Hepatoblastome

Hepatoblastome sind sehr seltene Tumoren des Kleinkindalters. Histologisch bestehen sie aus primitiven Leberzelltrabekeln. Dazwischen finden sich mesenchymale Komponenten mit Knochen-, Knorpel- und Muskeldifferenzierung. Die Tumoren sind maligne und metastasieren nicht selten.

Pigmenttumoren

Eine Sonderform sind auch die pigmentierten Tumoren der Haut und der Aderhaut des Auges.

Nävuszellnävus

Der häufigste pigmentierte Tumor der Haut ist der Nävuszellnävus. Es handelt sich makroskopisch um unterschiedlich große, dunkelbraun ode auch schwärzlich gefärbte Flecken in der Epidermis, die oft erhaben sind und dann auch als papilläre Nävuszellnävi bezeichnet werden (Abb. 8.23). Alle Menschen haben solche Nävuszellnävi, und deren Zahl nimmt im Alter zu. Die Nävuszellen sind benigne Abkömmlinge der Melanozyten. Sie haben einen kleinen, runden oder ovalen Kern und ein relativ helles Zytoplasma und liegen als Nester unmittelbar unter der Epidermis (Abb. 8.24).

Malignes Melanom

Die maligne Form der Pigmenttumoren ist das maligne Melanom (= Melanoblastom). Man findet hier alle zytologischen und histologischen Kriterien der Bösartigkeit. Oft metastasieren diese Tumoren besonders rasch und intensiv. Wichtig ist, dass diese Tumoren wie auch andere Hauttumoren durch UV-Licht-Bestrahlung begünstigt werden (siehe Kap. 8.5.3). Die heute bei uns übliche Freizeitsonnenexposition führt zu einem beängstigenden Anstieg der malignen Melanome. In Australien erkrankt heute schon jeder 10. Weiße an einem malignen Melanom.

Basaliome

Das Basaliom ist ein semimaligner Tumor der Haut, der lokal infiltrierend wie ein Karzinom wächst, aber keine Metastasen setzt. Er geht aus den Basalzellen hervor und schiebt sich mit unscharfer Begrenzung in das Bindegewebe hinein. Die Zapfen sind unscharf begrenzt, wobei charakteristischerweise die peripheren Epithelzellen eine Palisadenstellung aufweisen. Besondere Prädilektionsstelle ist das Gesicht. Bei dieser Lokalisation

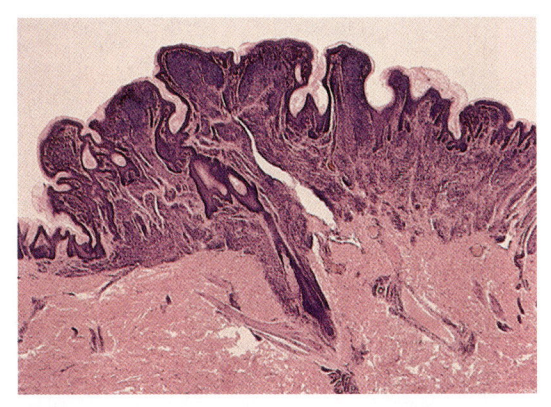

Abb. 8.23: Nävuszellnävus, papilläre Form (Vergr. 10fach).

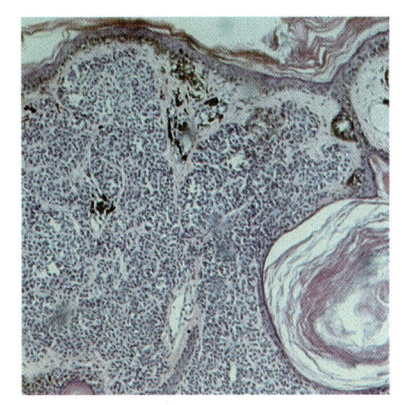

Abb. 8.24: Papillärer Nävuszellnävus bei 150facher Vergrößerung mit Darstellung der Nävuszellnester unter dem Epithel (rechts unten ein Haarfollikel).

kann der Tumor infolge der Infiltration vitaler Strukturen zum Tod führen.

Onkozytome

Es handelt sich um Tumoren, die aus Onkozyten bestehen. Diese sind durch einen besonderen Mitochondrienreichtum des Zytoplasmas charakterisierte Zellen, die im konventionellen lichtmikroskopischen Präparat eosinophil-feingranulär erscheinen. Derartige Onkozytome findet man insbesondere in den Speicheldrüsen, aber auch in der Schilddrüse, der Niere und in anderen Organen. In der Mehrzahl sind sie benigne. Es gibt aber auch maligne onkozytäre Tumoren.

8.5 Kanzerogenese

Genetische Veränderungen

Die Einführung molekulargenetischer Techniken in die Onkologie mit der dadurch möglich gewordenen Beschreibung der molekularen Alterationen im Genom der Tumorzellen hat das Verständnis für die Ätiologie der Krebserkrankungen auf eine neue Basis gestellt.

> **Merke!**
> Krebs ist im Wesentlichen eine genetische Erkrankung, die durch einen evolutionären Prozess genetischer Mutationen entsteht. Ein zentraler Schlüssel für das Verstehen der Krebserkrankungen liegt also in der exakten Beschreibung der zugrunde liegenden genetischen Alterationen.

Diese konzentrieren sich auf unterschiedliche Gruppen von Genen. Zunehmend wird auch die Bedeutung von epigenetischen Veränderungen erkannt.

- Die **Protoonkogene** (siehe Kap. 8.5.5) sind physiologischerweise maßgeblich an der Regulierung der Zellproliferation beteiligt. Durch Mutation werden sie zu Onkogenen („Krebsgene"), die im Vergleich zu den Protoonkogenen eine erhöhte und unkontrollierte Zellproliferation bewirken können. Schon der Verlust eines Allels hat transformierende Wirkung. Insofern verhalten sie sich dominant.
- Dem stehen die **Tumorsuppressorgene** (Antionkogene, siehe Kap. 8.5.5) gegenüber. Ihre Funktion besteht in einer Herunterregulierung der Proliferation. Ein durch genetische Alterationen bedingter Funktionsverlust führt hier ebenfalls zu einer ungeregelten Proliferation. Sie verhalten sich rezessiv, da erst bei Verlust beider Allele der Funktionsverlust manifest wird und die transformierende Wirkung eintritt.
- Die Evolution hat molekulare Mechanismen zur Reparatur von Basenfehlpaarungen in der DNA entwickelt. Dies sind die **DNA-Reparaturgene**. Wenn sie Defekte aufweisen, führt dies zu Mutationen, die auch Onkogene und Tumorsuppressorgene betreffen können.

Exogene kanzerogene Faktoren

Genetische Alterationen können durch spontane somatische Mutationen hervorgerufen werden. Eine zentrale Rolle spielen aber auch exogene kanzerogene Faktoren. Hier sind zu nennen:

8 Tumoren

- chemische Substanzen (siehe Kap. 8.5.2)
- Ultraviolettstrahlen sowie ionisierende Strahlen (siehe Kap. 8.5.3)
- onkogene Viren (siehe Kap. 8.5.4).

Bei einigen Tumoren sind Keimbahnmutationen bestimmter Gene die Ursache für eine hereditäre Komponente.

8.5.1 Familiäre Disposition !

Krebs ist zwar eine genetische Erkrankung, aber keinesfalls eine Erbkrankheit. Trotzdem ist eine erbliche Disposition bekannt:

Mammakarzinom

Verwandte von Frauen mit Mammakarzinomen erkranken 3- bis 6-mal häufiger an diesem Tumor als andere. Statistisch gibt es „Krebsfamilien", bei denen mehrere Tumoren, etwa des Kolons, des Ovars oder der Mamma, gehäuft vorkommen. Genetische Koppelungsstudien haben gezeigt, dass es gewisse „Suszeptibilitätsgene" gibt, für das Mammakarzinom besonders auf dem Chromosom 17 in der Region q12–q21. Dieser Bereich ist als **BRCA 1** bekannt. Untersuchungen am BRCA 1 haben zumindest in einem Teil der Fälle Keimbahnmutationen nachgewiesen.

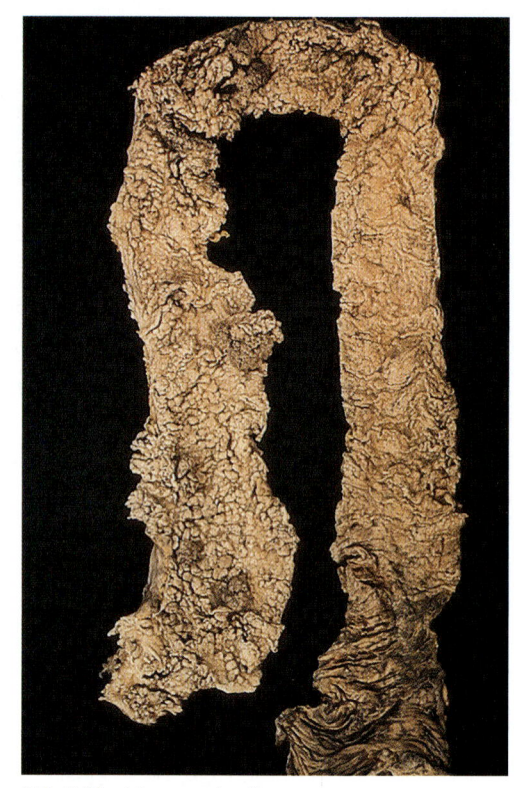

Abb. 8.25: Adenomatosis coli.

Familiäre Adenomatosis coli

Auch bei bestimmten familiären Vorerkrankungen, z.B. bei der familiären Adenomatosis coli (früher: Polyposis intestini; Abb. 8.25), finden sich genetische Anomalien, und zwar besonders auf dem Chromosom 5 in der Region q15–q22. Hierbei handelt es sich um eine chromosomale Deletion, d.h. bei den Patienten mit Adenomatosis coli fehlen Teile des Chromosoms 5 (Abb. 8.26). Bei dieser dominant vererbbaren Erkrankung treten bereits im jugendlichen Erwachsenenalter multiple Polypen (= Adenome) vorwiegend im Dickdarm auf (beim Gardner-Syndrom kombiniert mit mesenchymalen Haut- und Knochentumoren), und die meisten Menschen erkranken im 4., spätestens im 5. Lebensjahrzehnt an oft multiplen Dickdarmkarzinomen.

Xeroderma pigmentosum

Ebenfalls eine hereditäre Krebserkrankung ist das Xeroderma pigmentosum, eine rezessiv erbliche Überempfindlichkeit der Haut gegen das Licht.

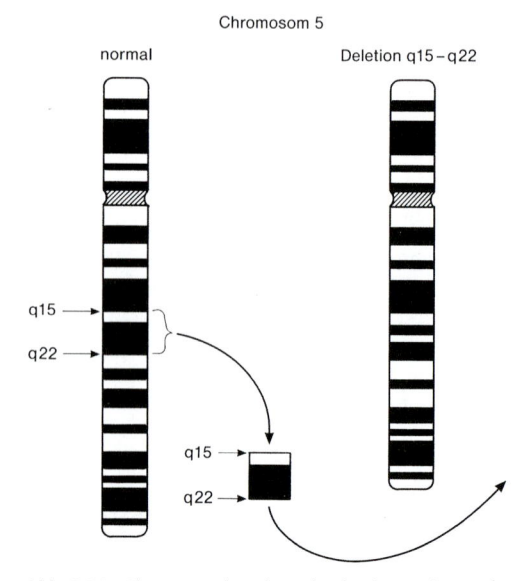

Abb. 8.26: Chromosomale Deletion bei familiärer Adenomatosis coli. Bei den Kranken fehlt die Region q15–q22 des Chromosoms 5.

Molekularbiologisch handelt es sich um einen Defekt eines Reparaturgens zur Reparation von durch UV-Licht induzierten Thymindimeren, also abnormen Verbindungen zwischen zwei benachbarten Thyminbasen der DNA. An den durch Kleidung nicht geschützten Körperstellen entwickelt sich eine fleckige Pigmentierung, und es entstehen multiple Karzinome schon im 2. oder 3. Lebensjahrzehnt.

> **Merke!**
>
> Die familiären Vorerkrankungen weisen auf ein allgemeines Prinzip der Tumorentstehung hin: Tumoren entstehen nicht „aus heiler Haut", sondern entwickeln sich aus einer **Präkanzerose.** Bei der familiären Adenomatosis coli und dem Xeroderma pigmentosum sind es hereditär bedingte Vorkrankheiten – bei der Masse der malignen Tumoren werden die Vorveränderungen, die zytologisch und histologisch fassbaren präkanzerösen Stadien (siehe Kap. 8.2), auf der Basis spontan auftretender somatischer Mutationen oder durch exogen applizierte kanzerogene Faktoren verursacht.

8.5.2 Wichtige chemische Kanzerogene !

Mechanismus

Kanzerogene Initiierung

Bei der chemischen Kanzerogenese lässt sich der molekulare Mechanismus der kanzerogenen Initiierung von Zellen besonders deutlich belegen. Eine kanzerogene Substanz ist z.B. Methylnitrosoharnstoff (MNH), ein aromatischer polyzyklischer Kohlenwasserstoff.

> **Molekulare Basis**
>
> MNH ist ein Prokanzerogen, es wird im Organismus durch zahlreiche chemische Prozesse über Dimethylnitrosamin (DMN), Methylbenzylnitrosamin (MBN) und zahlreiche weitere Zwischenstufen (proximale Kanzerogene) in ein ultimales Kanzerogen (reaktionsfähiges Aktivierungsprodukt) umgewandelt, in diesem Fall ein Methylkation. Dieses kann am Guanin eine Reaktion hervorrufen, indem es zu einer Methylierung des O6-Atoms führt. Dadurch wird die Basenpaarung verändert. Statt mit Cytosin kommt es bei der nächsten Replikation zu einer Paarung des Guanins mit Thymin.

ras-Protoonkogen

So ist eine Punktmutation entstanden, wie sie z.B. in Protoonkogenen (siehe Kap. 8.5.5) auftreten kann. Ein bekanntes Beispiel hierfür ist das **ras-Protoonkogen.** Es handelt sich um einen Signalüberträger von Wachstumsfaktoren.
- Die Stimulierung einer normalen Zelle durch Wachstumsfaktoren über einen Wachstumsfaktorrezeptor führt zu einer Aktivierung des inaktiven p21-Proteins durch eine Bindung mit Guaninnukleotid (GTP). Das aktivierte p21 aktiviert seinerseits die Adenylatcyclase. Dadurch kommt es zu einer Aktivierung der c-AMP-abhängigen Kinasen, die die Zellteilungstätigkeit regulieren. Physiologischerweise wird das aktivierte p21-Protein durch Hydrolyse rasch wieder inaktiviert.
- Bei den mutierten Ras-Proteinen kommt es jedoch zu einer Blockierung der Hydrolyse, wodurch die Konzentration der aktivierten Form erhöht bleibt, mit einer entsprechenden Wirkung auf den Proliferationsmechanismus der Zelle. So kann eine Umwandlung des ras-Protoonkogens durch Punktmutation in ein Onkogen die Proliferationseigenschaften der Zellen verändern.

Ähnliche Mechanismen lassen sich für andere Onkogene und Tumorsuppressorgene nachzeichnen. Hier liegt der Schlüssel für das Verständnis der molekularen Wirkung chemischer Kanzerogene.

Chemische Kanzerogene

Die Zahl der chemischen Kanzerogene ist noch nicht zu übersehen. Am wichtigsten sind vier Gruppen:
- polyzyklische aromatische Kohlenwasserstoffe (PAC)
- aromatische Amine
- N-Nitrosoverbindungen
- Mykotoxine.

Polyzyklische aromatische Kohlenwasserstoffe (PAC)

Zu den polyzyklischen aromatischen Kohlenwasserstoffen gehört z.B. das 3,4-Benzpyren. Es entsteht durch unvollständige Verbrennung von Kohle und Öl und findet sich somit auch im Tabakrauch und in den Auspuffgasen von Verbrennungsmotoren. Es ist wahrscheinlich das wichtigste Kanzerogen unserer Umwelt.

8 Tumoren

> **Aus der Praxis**
>
> Das Vorkommen kanzerogener Substanzen im Kaminrauch wurde bereits 1775 von Percival Pott in England beschrieben: Bei den „climbing boys", d. h. den Jungen, welche die Kamine reinigten, traten später gehäuft Krebse der Skrotalhaut auf. Bei der Verarbeitung von Teerprodukten entstehende maligne Tumoren sind als Berufskrankheit anerkannt.

Weitere wichtige Kanzerogene dieser Gruppe sind:
- Methylcholanthren
- Dibenzanthrazen.

Die polyzyklischen aromatischen Kohlenwasserstoffe wirken vorwiegend am Ort der primären Einwirkung, wie Yamagiwa und Itchikawa (1914) mit ihren ersten gelungenen Kanzerogenexperimenten am Kaninchenohr durch kontinuierliche Teerbepinselung bewiesen. Trotzdem sind auch die aromatischen polyzyklischen Kohlenwasserstoffe indirekt wirkende so genannte Prokanzerogene (siehe unten).

Aromatische Amine

Prokanzerogene sind auch die aromatischen Amine, deren Wirkung ebenfalls schon lange bekannt ist. Ende des 19. Jahrhunderts wurden gehäuft **Harnblasenkarzinome bei Anilinarbeitern** beobachtet. Das Kanzerogen bei diesen Arbeitern ist das β-Naphthylamin, das mit dem Urin ausgeschieden wird. In der Harnblasenschleimhaut aktiviert die β-Glukuronidase das β-Naphthylamin durch Aufspaltung in das letztlich wirksame ultimale Kanzerogen.

Zu den aromatischen Aminen gehören auch:
- Dimethylaminoazobenzol (Buttergelb)
- 2-Acetaminofluoren.

Sie verursachen bevorzugt Leberkrebs.

N-Nitrosoverbindungen

Von praktisch größerer Bedeutung scheinen einfacher gebaute, nichtaromatische N-Nitrosoverbindungen zu sein, insbesondere die Nitrosamine. Sie sind hochkanzerogen und können Tumoren an nahezu allen Organen hervorrufen. Sie entstehen z. B. im Magen aus Nitriten oder Nitraten, also aus natürlichen oder zur Konservierung beigegebenen Nahrungsbestandteilen. Im Vordergrund des Interesses stehen zurzeit:
- Dimethylnitrosamin
- Diäthylnitrosamin.

Mykotoxine

Ebenfalls für den Menschen gesichert ist die kanzerogene Wirkung von mehreren Mykotoxinen, d. h. von Substanzen aus verschiedenen Pilzen. Am bekanntesten wurde das **Aflatoxin,** das sich im Schimmel auf den verschiedensten Nahrungsbestandteilen nachweisen ließ. In Regionen mit hoher Aflatoxinkontamination der Nahrung kommt es insbesondere zu einer erhöhten Inzidenz des Leberzellkarzinoms.

Molekulargenetische Untersuchungen haben gezeigt, dass das Aflatoxin spezifisch eine bestimmte Punktmutation im Codon 249 des Tumorsuppressorgens p53 hervorruft. Diese Mutation ist so charakteristisch, dass aus ihrem Nachweis im p53-Gen sogar auf eine Aflatoxinwirkung zurückgeschlossen werden kann. Damit ermöglichen die modernen molekulargenetischen Untersuchungsmethoden sogar Aussagen zur Ursache von gehäuftem Auftreten von malignen Tumoren im Sinn einer **molekularen Epidemiologie.**

Weitere chemische Kanzerogene

Neben diesen einigermaßen klar umgrenzten chemischen Verbindungen stehen viele **anorganische Substanzen** (Arsen, Blei, Asbest u. a.) sowie die ganze Gruppe der alkylierenden Agenzien, die zur Krebstherapie verwendet werden. Schließlich sei auf Harnstoffabkömmlinge, wie z. B. das Urethan oder das Thioacetamid, verwiesen.

Menschen, die in ihrem Beruf chemischen Agenzien wie Blei, Chromat oder Asbest ausgesetzt sind, erkranken gehäuft an Lungenkrebs, und diese Tumoren sind dann als Berufskrankheiten anerkannt. Das gilt auch für Harnblasenkarzinome bei Anilinarbeitern (siehe oben), für Pleuramesotheliome nach Asbestexposition oder für Leberhämangiosarkome bei Menschen, die Polyvinylchlorid (PVC) verarbeiten: Das dabei entstehende monomere Vinylchlorid ist kanzerogen.

> **Merke!**
>
> Die meisten kanzerogenen Chemikalien wirken erst nach enzymatischem Umbau, sind also Prokanzerogene. Die schließlich entstehenden krebserzeugenden Radikale greifen direkt oder indirekt an der DNA des Zellkerns an.

8.5.3 Strahlenkanzerogenese !

Alle kurzwelligen Strahlen und v.a. die ionisierenden Strahlen lassen maligne Geschwülste entstehen. Grundsätzlich wird die Wirkung ionisierender Strahlen und UV-Strahlen unterschieden. Strahlenenergie
- verursacht Chromosomenbrüche, Translokationen und Punktmutationen
- verändert Proteine
- inaktiviert Enzyme und
- schädigt Membranen.

Ultraviolettbestrahlung

Bereits UV-Bestrahlung kann Hauttumoren erzeugen, und zwar sowohl Basalzellkarzinome als auch Plattenepithelkarzinome, besonders häufig auch **maligne Melanome.** Durch veränderte Freizeitgewohnheiten mit vermehrter Sonnenexposition hat das maligne Melanom in den letzten Jahrzehnten erheblich zugenommen. Farbige sind durch ihre verstärkte Hautpigmentierung erheblich weniger gefährdet. Albinos oder die oben erwähnten Kranken mit Xeroderma pigmentosum (siehe Kap. 8.5.1) gehören zu den extremen Risikogruppen für UV-Tumoren.

Ionisierende Strahlen

α-, β- und γ-Strahlen unter Einschluss der Röntgenstrahlen sind ebenfalls kanzerogen. So sind zahlreiche Ärzte aus den früheren Jahren der Röntgenära an einem strahleninduzierten Krebsleiden verstorben. Besonders bedrückend sind die Erfahrungen aus Strahlenkatastrophen.

> **Aus der Praxis**
>
> Überlebende der Katastrophen von Hiroshima und Nagasaki (Atombombenabwurf 1945) erkrankten gehäuft an unterschiedlichen Tumoren. Bevorzugtes Zielorgan ist das Knochenmark mit einer erhöhten Leukämieinzidenz, die 10- bis 20-mal höher ist als in der Normalbevölkerung. Dabei nimmt das relative Risiko, an einem malignen Tumor zu erkranken, deutlich mit der Höhe der applizierten Strahlendosis zu, welcher die Betreffenden bei der Explosion ausgesetzt waren. Überwiegend handelt es sich um chronische und akute **myeloische Leukämien**, die nach einer durchschnittlichen Latenzzeit von sieben Jahren aufgetreten sind. Darüber hinaus haben sich vermehrt maligne solide **Tumoren** entwickelt, insbesondere Schilddrüsen-, Mamma- und Lungenkarzinome. Hier ist die Latenzzeit durchschnittlich viel länger als bei den Leukämiepatienten.
>
> Gleichartige Erfahrungen wurden in den Jahren nach der Reaktorkatastrophe von 1986 in Tschernobyl gemacht. Hier sind insbesondere gehäuft Schilddrüsenkarzinome bei Kindern und Jugendlichen aufgetreten.

Niedrigstrahlung

Gerade auch die Risiken der Niedrigstrahlung stehen in Diskussion. Quellen für die Niedrigstrahlung sind:
- natürliche Strahlung
- Kontamination der Umwelt
- medizinische Maßnahmen.

Berechnung des Risikos Das durch Niedrigstrahlung hervorgerufene Krebsrisiko wird meist ermittelt, indem von den Werten höherer Dosierungen, wie sie insbesondere bei den Atombombenopfern beobachtet wurden, auf niedrigere Dosierungen extrapoliert wird. Zur Diskussion stehen dabei insbesondere die mathematischen Modelle, nach denen dieses geschieht. Da hierüber kaum wissenschaftliche Klarheit zu erzielen ist, sind der Interpretation weite Grenzen gesetzt.

Mögliche Wirkungen Zwar reichen die bisherigen Beobachtungen nicht aus, um eine Dosis-Inzidenz-Beziehung für die Niedrigstrahlung aufzustellen und die Möglichkeit eines Schwellenwerts auszuschließen. Die neueren epidemiologischen und experimentellen Daten sprechen jedoch gegen einen Schwellenwert, unterhalb dessen das Krebsrisiko nicht mehr erhöht ist. Obwohl z.B. der natürliche Hintergrund radioaktiver Niedrigstrahlung insgesamt nur gering an der totalen Krebsinzidenz der Menschen beteiligt ist, machen neuere Untersuchungen doch wahrscheinlich, dass diese Strahlung neben anderen Faktoren für die Inzidenz der Bronchialkarzinome bei Nichtrauchern eine Rolle spielen kann. Die Effekte der Niedrigstrahlung können also nicht negiert werden.

Radionuklide

Schließlich sei noch auf die kanzerogene Wirkung radioaktiver Isotope hingewiesen. Oral aufgenommene, eingeatmete oder injizierte radioaktive Isotope haben oftmals eine Affinität zu bestimmten Geweben und können dort maligne Tumoren hervorrufen.

8 Tumoren

> **Aus der Praxis**
>
> **Thorotrast** ($^{232}THO_2$) wurde bis in die 40er-Jahre des letzten Jahrhunderts als Röntgenkontrastmittel verwendet und zu Angiographiezwecken injiziert. Im Organismus wird das Thorotrast im Makrophagensystem gespeichert, insbesondere in Leber, Milz und Knochenmark. Nach Jahren bis Jahrzehnten entwickeln sich dort Tumoren. Vor allem handelt es sich um **maligne Hämangioendotheliome** in der Leber.

Inhalierte Transurane Ein besonderes Problem stellen die inhalierten Transurane dar. Hier ist das Plutonium mit einer Halbwertszeit von 24 000 Jahren zu nennen, das mit Aerosolen inhaliert wird und z. B. von den alveolären Makrophagen in der Lunge phagozytiert werden kann. So lassen sich experimentelle maligne Lungentumoren erzeugen. Vor allem sind auch Arbeiter im Uranbergbau gefährdet. Durch chronische Inhalation von radioaktivem Material (z. B. Radon) ist die Inzidenz von **Lungentumoren** hier deutlich erhöht.

Strontium Aus der Umwelt aufgenommene Isotope wie z. B. radioaktives Strontium werden statt Kalzium in die Knochensubstanz eingelagert und können durch mangelnden Abbau nach langer Zeit **Osteosarkome** verursachen.

Jod, Radium Radioaktives Jod kann **Schilddrüsenkarzinome** erzeugen. Der so genannte Schneeberger Lungenkrebs, der medizinhistorisch auf dem Höhepunkt des Silberbergbaus im Erzgebirge bekannt wurde, war Folge der Einatmung von Radiumemanation.

8.5.4 Onkogene Viren !!!

Heute ist gesichert, dass sowohl DNA- als auch RNA-Viren Tumoren hervorrufen können. Viele Onkogene und Tumorsuppressorgene wurden zunächst bei onkogenen Viren gefunden. Das Spektrum der tierexperimentellen Virustumoren ist derartig groß, dass hier nur einzelne Beispiele aufgeführt werden sollen, bei denen die Mechanismen bekannt sind und als repräsentativ gelten können. Die Befunde über die Bedeutung von Virusinfektionen für die Tumorentstehung häufen sich, sodass unter den drei Gruppen der kanzerogenen Einwirkungen, nämlich den Chemikalien, den ionisierenden Strahlen und den Viren, mehr und mehr den Viren großes Gewicht beigemessen wird.

> **Merke!**
>
> Man darf sich nicht an der Nomenklatur stören: Chemische Agenzien, die maligne Tumoren verursachen, werden als **kanzerogene** Agenzien bezeichnet, analog wirkende Viren als **onkogen**. Beide Bezeichnungen sind synonym.

Onkogene DNA-Viren

Onkogene Mechanismen

Die Mechanismen der neoplastischen Wirkung von DNA-Viren sind sehr vielfältig: Einige, wie die HPV-Viren, besitzen transformierende Sequenzen (Onkogene), andere zeigen eine indirekte Wirkung.

Lebenszyklen Viren können prinzipiell zwei Lebenszyklen durchlaufen:
- Nach Eindringen in die für das Virus empfängliche Zelle wird in jedem Falle das Viruskapsid, also die Proteinhülle, aufgebrochen, und die DNA verlagert sich in den Zellkern. Dort wird sie repliziert, ohne in das Wirtsgenom eingebaut zu werden. Die vermehrten Virus-DNA-Episomen erhalten wieder eine Proteinhülle und Massen von Viren verlassen die durch die Virusinfektion in Form der Zytolyse aufgelöste Zelle (Abb. 8.27).
- Wenn dagegen das DNA-Virus oder Teile desselben in das Wirtszellgenom eingebaut werden, wird das so entstandene Tumorgen (T-Gen) mit der zelleigenen DNA repliziert und kodiert im Zytoplasma eigene Antigene, die T-Antigene. Diese stimulieren ihrerseits die DNA-Replikation der Wirtszelle, stimulieren also das Wachstum als solches. Zugleich sind sie für die Aufrechterhaltung der Transformationscharakteristika verantwortlich und stimulieren wie ein Transplantationsantigen die Immunantwort des Wirts. Dabei spielt eine Rolle, dass die Viren auch Plasmamembranantigene induzieren, z. B. das so genannte Mittel-t-Antigen, welches die Tyrosinkinaseaktivität anregt.

Die onkogene Wirkung in Zellen, die nicht der Zytolyse anheim fallen, sondern das Virusgenom stabil einbauen, kann auch darauf beruhen, dass durch die DNA-Integration in ein Wirtschromosom transformierende Proteine synthetisiert werden. Ein Beispiel hierfür ist das DNA-Virus SV-40. Die transformierende Wirkung der von diesem Virus kodierten Proteine beruht darauf, dass sie zelluläre Proteine inaktivieren, die

8.5 Kanzerogenese

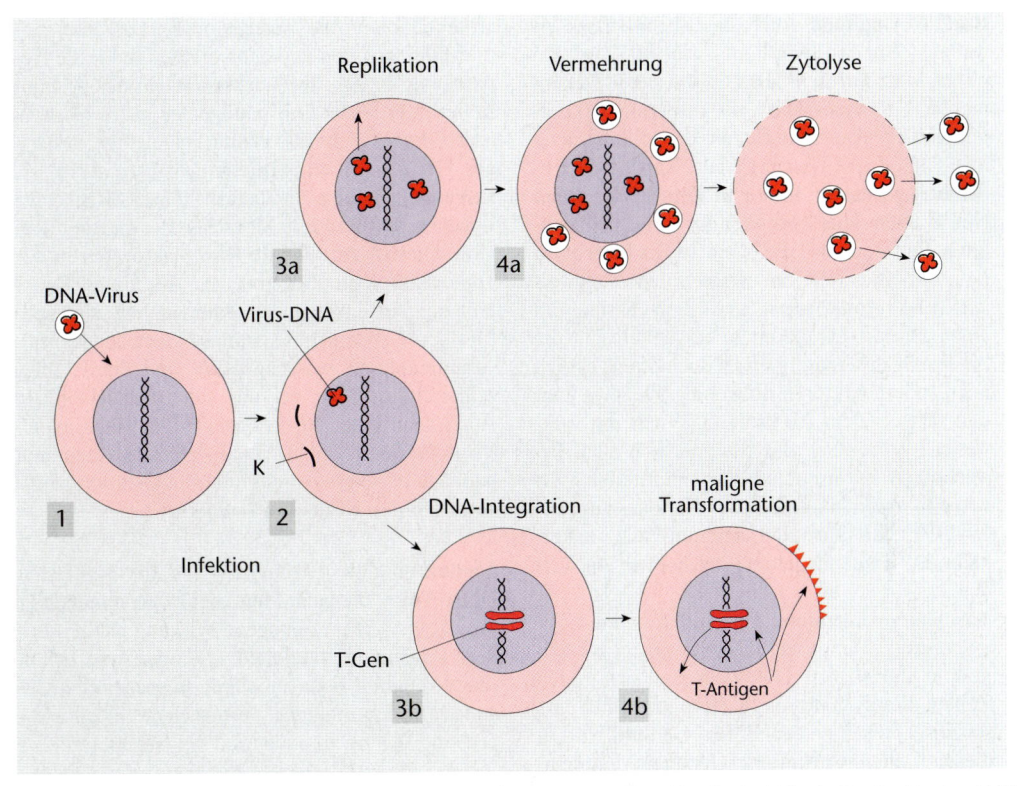

Abb. 8.27: Vereinfachtes Schema der onkogenen DNA-Viruswirkung: **1** = DNA-Virus dringt in eine Zelle ein. **2** = Das Viruskapsid (K) wird aufgebrochen und verbleibt im Zytoplasma, die DNA verlagert sich in den Kern.
3a = Die Virus-DNA wird intranukleär repliziert, ohne in das Wirtsgenom eingebaut zu sein. **4a** = Komplettierung der Virusbildung im Zytoplasma mit Neubildung von Kapsiden und anschließender Zytolyse.
3b = Einbau der Virus-DNA in das Wirtszellengenom. **4b** = Das T-Gen wird mit dem Wirtsgenom repliziert und im Zytoplasma-T-Antigen kodiert, womit die maligne Transformation abgeschlossen ist und entsprechende Oberflächenantigenexprimate erscheinen.

an der Wachstumsregulation beteiligt sind. Insbesondere inaktivieren sie das Tumorsuppressorgen p53.

Beispiele für onkogene DNA-Viren

Papoviren Der Name stammt von den drei Typen dieser Gruppe, nämlich den **Pa**pilloma-, **Po**lyoma- und **va**kuolisierenden Viren. Papillomaviren (HPV = Human Papilloma Virus) waren die ersten Viren, die in menschlichen Tumoren gefunden wurden, und zwar in der Verruca vulgaris, der Hautwarze. Bereits 1907 konnte gezeigt werden, dass Hautwarzen durch ein zellfreies Agens übertragbar sind. Schon in den 30er-Jahren wurden Papillomaviren als entscheidender ätiologischer Faktor bei Papillomen im Tierexperiment erkannt. Mittlerweile lassen sich 50 genetisch verschiedene HPV-Typen nachweisen. Diese zeigen unterschiedliche klinische und pathologische Bilder. Eine enge Assoziation des HPV-Virus besteht mit dem **Plattenepithelkarzinom der Cervix uteri.** Hier werden in 90–95 % HPV-Viren nachgewiesen, und zwar am häufigsten HPV 16 (50 %) und HPV 18 (20 %). Im **Condyloma acuminatum,** einer benignen Genitalwarze, finden sich dagegen die Typen HPV 6 und HPV 11.

Herpesviren: EBV Unter den Herpesviren ist das EBV (= Epstein-Barr-Virus) für die menschliche Pathologie wichtig geworden. Das Virus infiziert B-Lymphozyten und kann diese zu Lymphoblasten transformieren.
- **Infektiöse Mononukleose:** Eine typische Infektionskrankheit Jugendlicher, die durch das EBV verursacht wird, ist die infektiöse Mononukleose (Pfeiffer-Drüsenfieber, Kissing Disease). Klinisch ist die Erkrankung durch Lymphknotenschwellungen und Fieberschübe charakterisiert.

- **Burkitt-Lymphom:** Auch das oben bereits erwähnte Burkitt-Lymphom, ein B-Zell-Lymphom, wird mit dem EBV in kausalen Zusammenhang gebracht. Die EBV-Infektion wirkt offensichtlich synergistisch mit der zellulären c-myc-Onkogenaktivierung (siehe Kap. 8.5.5). Endemisch ist dieser Tumor in Zentralafrika und Neu-Guinea. Hier enthalten 98 % der beobachteten Tumoren das EBV-Genom. Es besteht eine positive Korrelation zwischen dem Nachweis von EBV-Antikörpern und dem Risiko, an einem Burkitt-Lymphom zu erkranken. Für die Auslösung des Tumors sind jedoch offensichtlich noch andere Faktoren notwendig. Denn es handelt sich bei dem EBV um ein Virus mit weltweiter Verbreitung, das bei praktisch allen Erwachsenen asymptomatische Infektionen hervorruft. Auch konnte das Genom nur bei 15–20 % der Burkitt-Lymphom-Fälle außerhalb der Endemiegebiete nachgewiesen werden.
- **Nasopharynxkarzinom:** Ein anderer, mit EBV assoziierter Tumor ist das Nasopharynxkarzinom in Südostasien. Das Virus lässt sich in den Zellen dieser Tumoren nachweisen, und eine spezifische Gruppe des viralen Genoms wird in diesen Zellen exprimiert. Genauere Untersuchungen haben ergeben, dass das EBV auch in Europa in nasopharyngealen Zellen oft nachgewiesen werden kann, ohne dass diese Menschen je an einem Nasopharynxkarzinom erkranken. Die hohe Inzidenz in Südostasien wird wahrscheinlich durch weitere Komponenten, wie etwa pflanzliche Toxine oder möglicherweise auch durch genetische Faktoren, ausgelöst.
- **Hodgkin-Lymphom:** Ein weiterer, mit EBV assoziierter Tumor ist das Hodgkin-Lymphom (siehe auch Kap. 8.4.3). In den westlichen Ländern zeigen 40 % der Hodgkin-Lymphome eine Assoziation mit EBV, in manchen Entwicklungsländern sogar 80–90 %. Die Beziehung zwischen EBV und Morbus Hodgkin wird auch dadurch belegt, dass das Risiko, an einem Morbus Hodgkin zu erkranken, nach einer manifesten infektiösen Mononukleose erhöht ist.

Herpesviren: humanes Herpesvirus 8 (HHV8) Dieses Virus ist ursächlich mitverantwortlich für die Entstehung des Kaposi-Sarkoms sowie auch maligner Lymphome bei der AIDS-Erkrankung.

Hepatitisviren Das Hepatitis-B-Virus (HBV) wird beim Leberkarzinom des Menschen zunehmend häufig gefunden. Auch dieses Virus ist ein Doppelstrang-DNA-Virus, welches möglicherweise primär Lymphozyten und dann erst sekundär die Hepatozyten befällt. In Südostasien, wo der primäre Leberkrebs wesentlich häufiger ist als in Europa, ist der Leberkrebs fast immer Folge einer vorherigen Hepatitis-B-Virus-Infektion. Träger dieses Virusantigens haben ein 200fach höheres Risiko für Leberkrebs als andere Menschen der gleichen Region. Dies ist der höchste Risikofaktor, der in der Tumorpathologie bekannt ist. Allerdings findet man das Virus auch in der nichtmalignen posthepatitischen Leberzirrhose. Immerhin ist der Kausalzusammenhang zwischen HBV und dem Leberzellkarzinom auch bei uns sehr wahrscheinlich. Auch nach einer Infektion mit dem Hepatitis-C-Virus werden vermehrt hepatozelluläre Karzinome beobachtet. Dieses ist allerdings in Ostasien häufiger als in den westlichen Ländern.

Adenoviren Die Adenoviren sind die häufigsten DNA-Viren, die beim Menschen vorkommen, hier aber keine sichere onkogene Wirkung haben, sondern Allgemeininfektionen, wie etwa eine Erkältungskrankheit oder auch eine unspezifische Magen-Darm-Erkrankung, verursachen. Hochonkogen sind Adenoviren dagegen bei Nagetieren.

Onkogene RNA-Viren

Definition Die onkogenen RNA-Viren werden als Retroviren bezeichnet, da sie eine reverse Transkriptase besitzen (= umgekehrte Transkriptase, d. h. die Richtung der Transkription verläuft von der RNA zur DNA).

Die Erforschung der Wirkmechanismen onkogener RNA-Viren hat grundlegend zum Verständnis der molekularen Kanzerogenese beigetragen. Man unterscheidet **akut transformierende** und **langsam transformierende Retroviren.**

Onkogene Mechanismen akut transformierender Retroviren

Retroviraler Lebenszyklus Zunächst werden die Retroviren im retroviralen Lebenszyklus über einen spezifischen Rezeptor in die Zelle aufgenommen. Dort wird mittels der **reversen Transkriptase** von der RNA eine Virus-DNA synthetisiert, die in das chromosomale Genom der Zelle integriert wird. Hier kann wieder Virus-RNA transkribiert werden. An den Ribosomen werden dann die Virusproteine synthetisiert. So entstehen neue Viren, die aus der Zelle ausgeschleust werden.

8.5 Kanzerogenese

v-Onkogene Die transformierenden Retroviren zeigen fast alle einen Verlust der für die Replikation erforderlichen Gene. Stattdessen haben sie andere Gene aufgenommen, und zwar Protoonkogene aus Wirtszellen, die von ihnen irgendwann einmal in der Evolution passiert wurden. In den Viren werden diese Gene **v-Onkogene (v-onc)** genannt. Sequenzanalysen zeigen, dass sie eine DNA-Sequenz aufweisen, die im Wesentlichen den zellulären Protoonkogenen (c-onc) entspricht (Abb. 8.28).

Die Basensequenz der Protoonkogene bzw. auch der v-onc ist in der gesamten Evolution praktisch identisch. Es handelt sich um sehr konservative Gene mit zentraler Bedeutung für die Kontrolle grundlegender Zellfunktionen wie die Zellproliferation. Bei der Umwandlung der zellulären Protoonkogene in v-oncs kommt es zu leichten Veränderungen der Basensequenz. Dies führt zu Genprodukten, die funktionelle Mängel aufweisen (siehe Kap. 8.5.2, Punktmutation im ras-Gen!). Auf diese Weise werden mit den Retroviren transformierende Onkogene in das zelluläre Genom aufgenommen, die über transformierende Proteine eine unkontrollierte zelluläre Proliferation auslösen. So erklärt sich die kanzerogene Wirkung der Retroviren.

Aus der Praxis

Zu den Retroviren gehört der **Bittner-Faktor**, ein RNA-Virus, welches bei Mäusen Mammakarzinome hervorruft. Bittner hatte 1930 festgestellt, dass dieser Faktor durch die Milch zellfrei übertragen wird. Zu den Retroviren gehören insbesondere aber die Sarkomviren der Hühnchen und das Rous-Sarkom-Virus (RSV). Am RSV wurde erstmals die reverse Transkriptase gefunden. Das RSV enthält innerhalb seines Genoms eine Basensequenz mit der Bezeichnung v-src. Diese ist homolog mit einer Sequenz normaler Zellen, der s-src-Sequenz, die ein membrangebundenes Protein mit einer Tyrosinkinaseaktivität kodiert. Dies ist ein Beispiel, wie ein Protoonkogen normalerweise eine physiologische Funktion ausübt. Ein anderes Beispiel ist das c-sis-Protoonkogen, welches die β-Kette des Plättchenwachstumsfaktors (PDGF) kodiert. In vitro kann das c-sis-Onkogen durch Amplifikation eine maligne Transformation induzieren.

Menschliche Retrovirusinfektionen Für den Menschen gesichert ist die Retrovirusinfektion als Ursache der T-Zellen-Leukämie bzw. des T-Zellen-Lymphoms, einer Erkrankung, die ursprünglich in Japan und in der Karibik gefunden, inzwischen aber auch in Europa beobachtet worden ist. Dieses Virus ist in der Lage, menschliche T-Lymphozyten

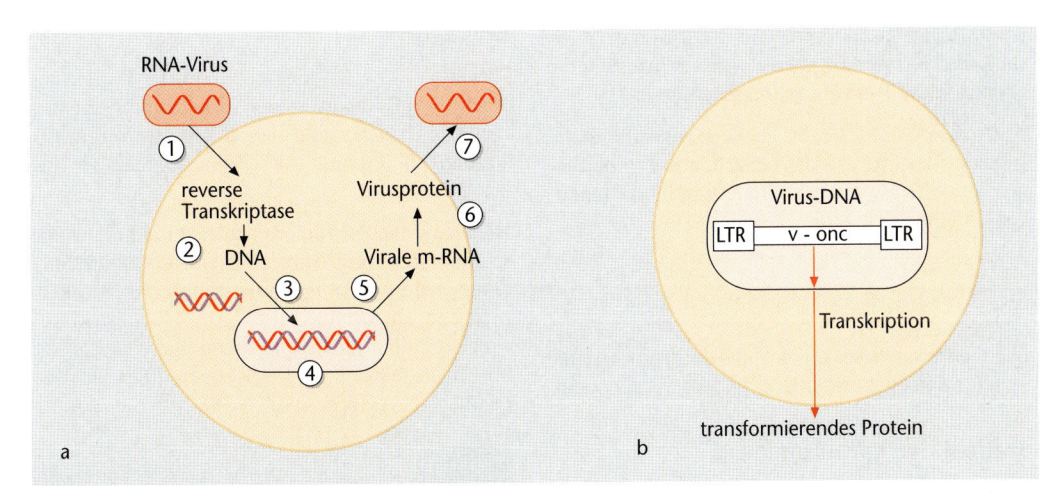

Abb. 8.28: Onkogene Wirkung akut transformierender RNA-Viren.
a 1 = Retroviren gelangen rezeptorgesteuert in das Zytoplasma. 2 = Die virale RNA wird durch die reverse Transkriptase in virale DNA transkribiert. 3 = Aufnahme der viralen DNA im Zellkern. 4 = Integration der viralen DNA in das zelluläre Genom. 5 = Transkription in virale m-RNA. 6 = Synthese von viralem Protein. 7 = Ausschleusen replizierter Viren.
b Virus-DNA im zellulären Genom. Die Enden werden von speziellen Sequenzen markiert (LTRs; Long Terminal Repeats). Mit dem Virusgenom ist ein Onkogen in die zelluläre DNA eingebaut worden (v-onc). Dieses kann ein transformierendes Protein kodieren.

zu transformieren, wobei ein T-Zell-Wachstumsfaktor, das Interleukin 2, stimulierend wirkt (siehe Kap. 5.1.5).

In die gleiche Gruppe gehört auch das AIDS-Virus HIV (= Human Immunodeficiency Virus), nämlich in die Gruppe der Lentiviren, d. h. der langsam wachsenden Viren. Der Bezug zu malignen Tumoren ist offensichtlich nur indirekt: Patienten mit AIDS entwickeln – wie schon betont – häufig Kaposi-Sarkome sowie maligne Lymphome und Leukämien (siehe Kap. 5.3.2).

Trotz der großen Zahl von Retroviren, die inzwischen gefunden worden sind, ist ihre pathogenetische Bedeutung für die menschliche Kanzerogenese nur bei den beiden oben genannten Tumoren gesichert.

Onkogene Mechanismen langsam transformierender Retroviren

Langsam transformierende Retroviren sind replikationsfähig und enthalten keine v-oncs. Trotzdem können sie transformierend wirken; ihre onkogene Wirkung kann z. B. dadurch zustande kommen, dass die Doppelstrang-DNA in unmittelbarer Nachbarschaft eines Protoonkogens eingebaut wird. Man nennt dies die **insertionale Mutagenese** der RNA-Virus-Infektion. Da mit der Insertion des Virusgenoms starke Promotoren in die unmittelbare Nähe des Protoonkogens gelangen, kann die von diesem normalerweise induzierte Bildung von Wachstumsfaktoren und Zellrezeptoren so stark aktiviert werden, dass aus dieser Insertion die neoplastische Transformation resultiert.

Außerdem besteht die Möglichkeit, dass durch die Insertion des Provirus das benachbarte Protoonkogen durch strukturelle Veränderung in ein Onkogen umgewandelt wird.

8.5.5 Ablauf der Kanzerogenese

Die Kanzerogenese ist ein Mehrschrittprozess, der in unterschiedliche Stadien eingeteilt werden kann.

Stadien der Kanzerogenese

Initiierung

Definition Die Ursachen, welche die Initiierung eines Tumors auslösen, werden als „initiierende Faktoren" bezeichnet.

Der primäre Schritt, die Initiierung, ist die Folge eines Kontaktes der Zellen mit einem kanzerogenen Agens, z. B. einer chemischen Substanz. Diese kann im Organismus metabolisch aktiviert werden und führt dann zu Reaktionen an der chromosomalen DNA. Dabei kommt es zu somatischen Mutationen des DNA-Moleküls z. B. im Bereich von Protoonkogenen und Tumorsuppressorgenen. Solche somatischen Mutationen werden allerdings in den meisten Fällen durch DNA-Reparaturvorgänge aufgehoben. Wenn genetische Defekte (wie z. B. beim Xeroderma pigmentosum, siehe Kap. 8.5.1) gerade in einer der enzymatischen DNA-Reparaturmechanismus-Ketten liegen, können derartige somatische Mutationen nicht beseitigt werden. Damit erklärt sich das gehäufte Auftreten von Karzinomen etwa beim Xeroderma pigmentosum. Bei Menschen mit normal funktionierendem DNA-Reparaturmechanismus ist die Realisation einer solchen tumorerzeugenden somatischen Mutation letztlich ein Versagen dieses DNA-Reparaturmechanismus, was quantitativ und qualitativ möglich ist.

> **Merke!**
>
> Eine irreversible DNA-Schädigung wahrscheinlich in nur einer Zelle ist der erste Schritt der Tumorentstehung. Wie lange dieser Primärvorgang der Tumorrealisation vorausgeht, hängt von vielen Faktoren ab.

Latenzphase

Definition Die Latenzphase folgt der Initiierung. Nach ihrem Ablauf ist der Primärtumor entstanden. Die Ursachen, die die Latenzphase verkürzen, werden als Promotoren (Kokanzerogenese) bezeichnet.

Bei menschlichen Tumoren beträgt die Latenzphase mindestens fünf Jahre, vielfach 10–30 Jahre. Ihre Dauer wird wesentlich mitbestimmt durch kokanzerogene Faktoren (siehe Kap. 8.5.7), also durch exogene und endogene Einwirkungen, welche die Geschwulstentstehung begünstigen, aber nicht eigentlich verursachen (Abb. 8.29).

> **Merke!**
>
> Zur Geschwulstentstehung gehört also ein klar definierter Zeitablauf, und maligne Tumoren entstehen i. d. R. in mehreren Stufen: Der Initiierung folgt die Latenzphase, nach deren Ablauf der Primärtumor entstanden ist.

8.5 Kanzerogenese

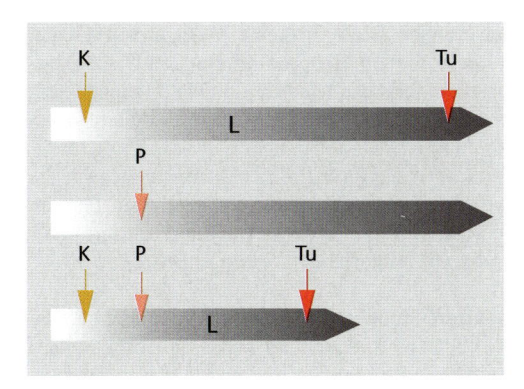

Abb. 8.29: Kokanzerogenwirkung (Schema). Ein Kanzerogen (K) lässt nach Ablauf der Latenzphase (L) einen Tumor (Tu) entstehen. Das Kokanzerogen (Promotor P) führt selbst nicht zu einem Tumor, verkürzt aber die Latenzphase, wenn es nach dem Kanzerogen einwirkt.

Realisation

Klinische Beobachtungen zeigen, dass die Entstehung der primären Tumoren noch nicht mit der Tumorkrankheit identisch ist. Erst unter Einwirkung von bestimmten Wachstumsfaktoren und v.a. auch als Folge eines Versagens der Immunabwehr bildet sich schließlich die Tumorkrankheit aus.

Mehrstufenhypothese

Die Realisation maligner Tumoren ist also ein Ablauf in mehreren Stufen (Mehrstufenhypothese der Kanzerogenese). Das Verständnis für diese Mehrstufenhypothese der Krebsentstehung wird durch neuere Beobachtungen grundlegend vertieft, wonach Mutationen, Deletionen, Translokationen und Amplifikationen im Bereich kritischer Gene sehr oft hintereinander geschaltet zu einer **schrittweisen Kanzerisierung** führen. Insbesondere handelt es sich um Protoonkogene und Tumorsuppressorgene (Abb. 8.30).

Protoonkogene

Definition Bislang wurden die Protoonkogene schon mehrfach in unterschiedlichem Zusammenhang erwähnt. Weitaus überwiegend handelt es sich um Gene, die zentrale Funktionen bei der Steuerung der Zellproliferation ausüben. Sie können durch unterschiedliche Mechanismen zu Onkogenen aktiviert werden. Onkogene verhalten sich dominant, d.h. der Funktionsverlust tritt schon bei Verlust eines Allels ein.

Klassen

Im Einzelnen kann man folgende Klassen unterscheiden:

Wachstumsfaktoren Beispiele sind der **„Platelet-Derived Growth Factor" (PDGF)** und der **„Epidermal Growth Factor" (EGF).** Die Bedeutung des PDGF wird dadurch erkennbar, dass das Onkogen des Simian-Sarkoma-Virus (SSV) für ein PDGF-ähnliches Protein kodiert (v-sis). Sarkomzellen enthalten oftmals c-sis-Protoonkogene, die zu Onkogenen aktiviert werden können. Außerdem enthalten sie an der äußeren Zytoplasmamembran

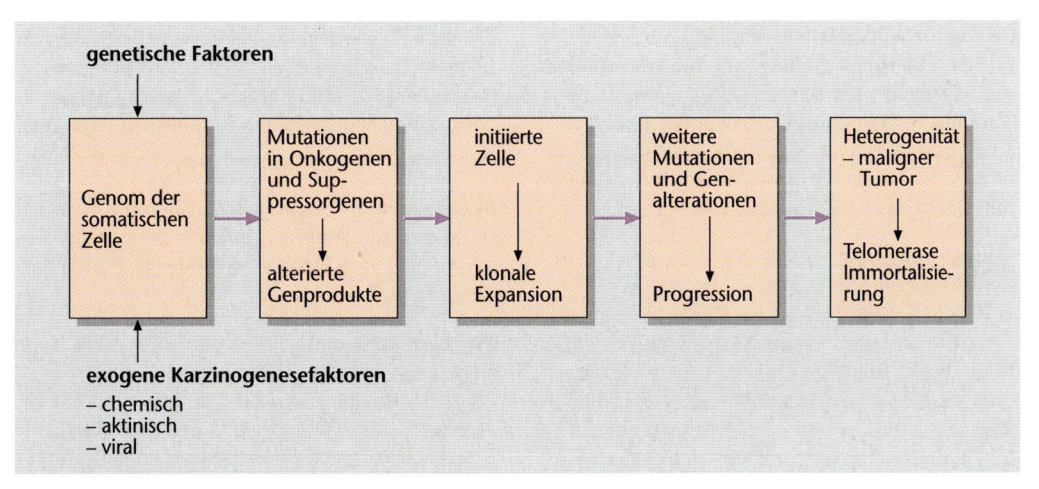

Abb. 8.30: Mehrschrittkanzerogenese.

PDGF-Rezeptoren. Die vermehrte Expression von PDGF führt über Bindung mit dem PDGF-Rezeptor zu einer vermehrten Proliferation. Dieses nennt man eine **autokrine Wachstumsstimulation.**

Protein-Tyrosin-Kinasen Diese katalysieren den Transfer von Phosphatgruppen zu unterschiedlichen Zielproteinen. Dadurch werden unterschiedliche Enzyme, welche die Zellproliferation steuern, aktiviert. Ungefähr 20 Protoonkogene kodieren für Proteinkinasen. Besondere Bedeutung haben **Membranrezeptoren mit Proteinkinaseaktivität.** Dies lässt sich beispielhaft erklären am EGF-Rezeptor. Es handelt sich um ein transmembranes Protein, dessen zytoplasmatische Domäne Tyrosinkinaseaktivität aufweist. Wenn der externe Teil des EGF-Rezeptors von EGF besetzt wird, kommt es zu einer Aktivierung der Tyrosinkinaseaktivität. Dadurch werden Phosphatgruppen auf unterschiedliche Proteinsubstrate übertragen. Die phosphorylierten Proteine, die so entstanden sind, haben verschiedene Funktionen bei der Steuerung und Aktivierung der Zellproliferation. Auf diese Weise bewirkt eine Stimulation mit EGF eine vermehrte Proliferation der Zellen. Dies ist der physiologische Mechanismus.

Protoonkogen c-erbB Nun gibt es jedoch Protoonkogene, die für ein Protein kodieren, das dem EGF-Rezeptor sehr ähnlich, aber nicht identisch mit ihm ist, z. B. das Protoonkogen c-erbB, das ein virales Gegenstück hat, das v-erbB. Dieses kodiert für ein Protein, das einer verstümmelten Form des EGF-Rezeptors entspricht, indem es keine externe Bindungsstelle für das EGF-Molekül aufweist. Die Tyrosinkinaseaktivität des erbB-Proteins wird unabhängig von der Stimulation durch EGF dauernd exprimiert. Auf diese Weise kommt es zu einer vermehrten Phosphorylierung von Substratproteinen mit entsprechender Wirkung auf die Proliferation. Vereinfacht lässt sich sagen, dass das Onkogen v-erbB EGF-Rezeptor-Eigenschaften simuliert, ohne jedoch von dem externen Steuerungsmechanismus durch das EGF-Molekül abhängig zu sein.

> **Aus der Praxis**
>
> Eine klinische Bedeutung hat die erhöhte Expression des erbB-Onkogens beim Mammakarzinom (siehe Kap. 8.3.2). Hier weist sie auf eine schlechtere Prognose hin und ist neben dem Lymphknotenstatus und der Größe des Primärtumors wahrscheinlich einer der wichtigen prognostischen Faktoren. Die Erkenntnisse der modernen Molekularpathologie gehen also schon in die klinische Diagnostik ein.

ras-Proteine Diese Proteine werden von Genen kodiert, die ein Genprodukt von 21 kD (p21) exprimieren. Es handelt sich um GTP-bindende Proteine, die über eine Aktivierung der Adenylatcyclase und c-AMP-abhängiger Kinasen die Zellproliferation beeinflussen. Ihre Aktivierung sowie die gestörte Inaktivierung bei den mutierten Formen wurden im Rahmen der chemischen Kanzerogenese bereits beschrieben (siehe Kap. 8.5.2).

Nukleäre Proteine Bei stimulierten Tumorzellen in Kultur kommt es zu einer massiven Erhöhung der nukleären Proteine fos und myc. Sie aktivieren die Signalaufnahme von Proliferationsfaktoren.

> **Aus der Praxis**
>
> Praktische klinische Bedeutung hat die Expression eines myc-Gens (n-myc) für das Neuroblastom (siehe Kap. 8.4.6) erlangt. Bei diesem hochmalignen Tumor des Kindesalters kommt es in zahlreichen Fällen zu einer vermehrten Expression von n-myc, was auf eine schlechtere Prognose hinweist. Dies hat auch Konsequenzen für die Therapie.

Aktivierung der Protoonkogene

Die Aktivierung der zellulären Protoonkogene zu Onkogenen erfolgt durch unterschiedliche Schädigungsmechanismen am Genom.

Punktmutation Punktmutationen können spontan durch Lesefehler bei der DNA-Replikation entstehen oder v.a. auch durch die Wirkung chemischer Kanzerogene. Ein Beispiel für Punktmutationen geben die ras-Proteine (siehe oben). 10–20 % aller humanen Tumoren haben Mutationen des ras-Gens. Diese werden vorzugsweise in den Codonen 12 und 61 nachgewiesen („Hot Spot"-Regionen). ras-Mutationen findet man v.a. im Pankreaskarzinom, Bronchialkarzinom, Mammakarzinom und Kolonkarzinom.

Translokation In zahlreichen Tumoren werden chromosomale Translokationen nachgewiesen. Davon können auch DNA-Abschnitte mit Protoonkogenen betroffen sein.

> **Aus der Praxis**
>
> **Philadelphia-Chromosom bei CML:** Das zuerst erkannte Beispiel war das so genannte Philadelphia-Chromosom, welches in den meisten fällen von chronischer myeloischer Leukämie gefunden wird. Es handelt sich um eine Translokation

8.5 Kanzerogenese

zwischen dem Chromosom 9 und dem Chromosom 22 (Abb. 8.31): Die c-abl-Region des Chromosoms 9 wird an das Chromosom 22 transloziert, und zugleich wird eine distale Region des Chromosoms 22 an das Chromosom 9 verlagert. Es handelt sind also um eine reziproke Translokation der distalen Enden zweier langer Chromosomenarme. Als „Philadelphia-Chromosom" wird genau genommen nur das verkürzte Chromosom 22q bezeichnet. Funktionell wichtig ist, dass das vom Chromosom 9 stammende **c-abl-Protoonkogen** durch Translokation auf das Chromosom 22 seine eigenen regulatorischen Sequenzen verliert und als Fusionspartner mit dem bcr-Lokus des Chromosoms 22 ein aktiviertes Onkogen wird (bcr = breakpoint cluster region). Die bcr-abl-Fusion führt zur Produktion einer abnormen Messenger-RNA und diese zu einem abnormen Protein mit erheblich verstärkter Tyrosinkinaseaktivität und schließlich zur chronischen myeloischen Leukämie (CML).

Burkitt-Lymphom: Bei den meisten Fällen eines Burkitt-Lymphoms (siehe Kap. 8.5.4) findet sich eine reziproke Translokation zwischen den Chromosomen 8 und 14. Auf dem Chromosom 8 liegt das **c-myc-Protoonkogen.** Dieses wird bei dieser Translokation auf das Chromosom 14 verlagert und liegt dann in unmittelbarer Nachbarschaft der konstanten Region einer schweren Kette eines Immunglobulins. Hier herrscht immer eine erhöhte Transkriptionsaktivität. Dies führt zur Deregulierung und erhöhten Expression des c-myc-Onkogens. In der normalen Position exprimiert das c-myc-Protoonkogen ein Protein, welches bei der Wachstumsregulation von Lymphozyten u. a. Zellen entscheidend mitwirkt. Die Translokation beim Burkitt-Lymphom führt zu einem abnormen Wachstumsstimulus und zum malignen Wachstum.

Andere Chromosomenanomalien Bei anderen Leukämien werden andere Chromosomenabnormitäten gefunden, z.B. am Chromosom 5 oder 7, teils als einfache Deletionen, d.h. Chromosomendefekte, teils als Chromosomenverlust, sodass eine Monosomie entsteht. Die Feststellung solcher Chromosomenanomalien kann prognostische Bedeutung haben: bei der akuten myeloischen Leukämie (AML) findet sich oft eine 8:21-Translokation, in anderen Fällen eine Monosomie des Chromosoms 7. Die Monosomiefälle haben eine schlechtere Prognose als die Translokationsbeispiele. Bei etwa 50 % der akuten Leukämien werden solche Chromosomenveränderungen gefunden. Sie haben aber nicht die diagnostische Relevanz eines Philadelphia-Chromosoms bei CML.

Genamplifikation Eine Aktivierung durch Genamplifikation wird dadurch hervorgerufen, dass Dutzende von Genkopien hergestellt werden. Typische Beispiele hierfür sind das **n-myc beim Neuroblastom** und das **erbB-2 beim Mammakarzinom.** Die Amplifikation dieser Onkogene ist wichtig als Prognosefaktor. Auf molekularer Ebene spielen zwei Mechanismen für die Amplifikation eine Rolle, was sich für das auf dem Chromosom 2 lokalisierte n-myc am besten darstellen lässt:

- Zum einen können durch die Amplifikation homogen färbbare Chromosomenregionen (**„Homogeneous Staining Regions"; HSR**) entstehen. Hier ist das n-myc-Gen in einem verbreiterten,

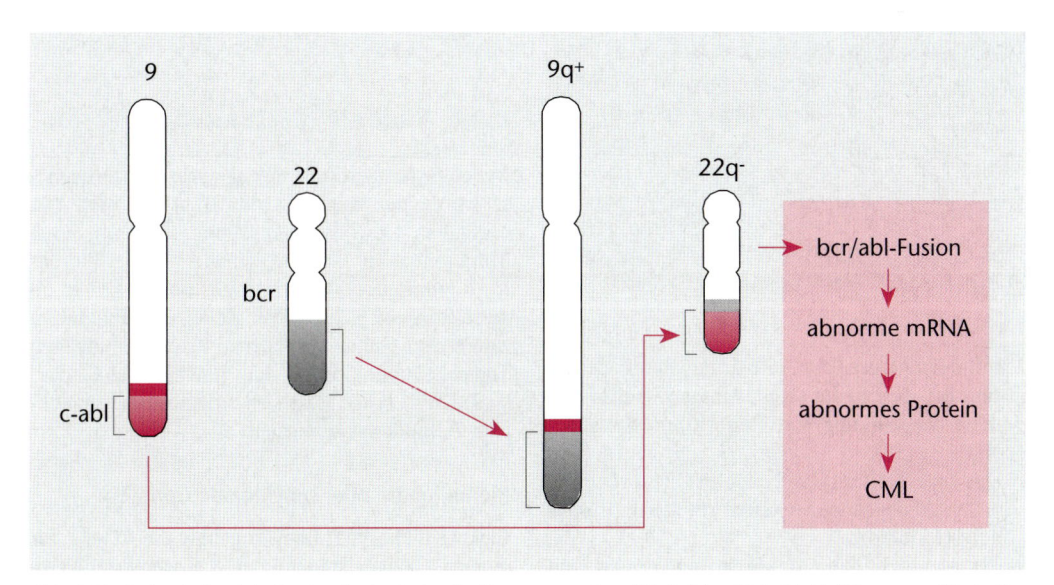

Abb. 8.31: Reziproke Translokation der distalen Enden der Chromosomen 9 und 22. Auf dem (Philadelphia-)Chromosom 22q⁻ kodiert die Fusion der bcr-Region mit der c-abl-Region des Chromosoms 9 ein abnormes Protein als Schritt zur CML.

homogenen färbbaren Chromosomabschnitt vielfach amplifiziert.
- Außerdem können die Amplifikate aus dem Chromosom herausgeschnitten werden und als extrachromosomale Strukturen im Kernplasma lokalisiert sein. Dies sind die sog. **"double minutes"**.

Tumorsuppressorgene (Antionkogene)

Die wachstumsfördernden Onkogene wurden bislang nur in einem Teil der humanen Tumoren nachgewiesen. Zusätzlich können aber auch Gene inaktiviert werden, die normalerweise die Zellproliferation hemmen. Bei diesen Suppressorgenen reicht ein Allel aus, um die Wachstumshemmung aufrechtzuerhalten. Der Funktionsverlust macht sich daher erst beim Verlust beider Allele bemerkbar. Sie verhalten sich also **rezessiv**.

> **Aus der Praxis**
>
> Ein typisches Beispiel hierfür ist das auf dem Chromosom 13 lokalisierte **Retinoblastomgen** (Rb-Gen). Seine Funktion besteht in einer Repression der DNA-Synthese. Eine transformierende Wirkung tritt ein, wenn beide Allele zerstört sind. 60 % der Retinoblastomfälle treten sporadisch auf, knapp 40 % familiär. Bei der familiären Form liegt eine Heterozygotie für das Rb-Gen vor, d. h., dass ein Allel bereits bei der Geburt mutiert war. Für die Aufrechterhaltung der Funktion reicht jedoch ein normales Allel aus, sodass es zunächst nicht zu einer Entwicklung des Tumors kommt. Erst wenn durch eine weitere somatische Mutation das andere Allel zerstört wird (Heterozygotieverlust), entwickelt sich der maligne Tumor, das Retinoblastom. Tumorsuppressorgene sind also rezessiv, d. h., erst die Zerstörung beider Allele bewirkt die Transformation der Zelle.
> Anders liegen die Verhältnisse bei der sporadischen Form des Retinoblastoms. Hier hat der Patient zunächst zwei normale Allele, die im Lauf des Lebens jedoch beide durch somatische Mutation funktionsunfähig werden. So kommt es zum Heterozygotieverlust mit Entwicklung eines Retinoblastoms.

2-Treffer-Hypothese Die Aufklärung dieses Mechanismus hat auch zu der so genannten 2-Treffer-Hypothese der Wirkung von Tumorsuppressorgenen geführt:
- Der erste Treffer (Hit) bedeutet Zerstörung des ersten Allels entweder als ererbter Faktor oder durch Mutation,
- der zweite Hit dann die Zerstörung des zweiten Allels mit Heterozygotieverlust und Transformation zum Retinoblastom.

Tumorsuppressorgen p53 Neben dem Retinoblastomgen ist heute das Tumorsuppressorgen p53 in den Vordergrund des Interesses gerückt, handelt es sich doch bei Mutationen dieses Gens um die häufigste genetische Alteration in humanen Tumoren überhaupt.

Die Funktion des p53-Gen-Produkts besteht in der Herunterregulierung der DNA-Synthese sowie in einer **"Kontrollpunktfunktion"** beim Übergang der Zellen von der G_1-Phase in die S-Phase. Zellen, deren Genom geschädigt wurde, werden am Eintritt in die S-Phase gehindert und von dem p53-Protein der Apoptose, dem regulierten Zelltodprogramm zugewiesen (Abb. 8.32). Das p53 ist ebenfalls rezessiv, d. h. die transformierende Wirkung tritt erst ein nach Heterozygotieverlust mit Zerstörung beider Allele.

> **Aus der Praxis**
>
> Zu erwähnen ist in diesem Zusammenhang das **Li-Fraumeni-Syndrom**, eine Erkrankung, bei der die Patienten eine Keimbahnmutation eines p53-Allels aufweisen. Wenn es jetzt zu einer Zerstörung des zweiten Allels mit Heterozygotieverlust kommt, entstehen maligne Tumoren. Da ein Heterozygotieverlust hier sehr viel häufiger ist als bei Menschen ohne Keimbahnmutation, entwickeln die Patienten mit Li-Fraumeni-Syndrom schon im 2. und 3. Lebensjahrzehnt multiple maligne Tumoren, und zwar unterschiedliche Karzinome und Sarkome. Auf eine Inaktivierung des p53 mit dem T-Protein des SV40-Virus und dadurch bedingten Funktionsverlust wurde bereits hingewiesen.

8.5.6 Biologie der Tumorprogression

In den bisherigen Ausführungen zur Kanzerogenese wurde deutlich, dass die Transformation von normalem Gewebe zu malignen Tumoren durch Mutationen im Genom erfolgt. Wichtig für das Verständnis der Tumorbiologie ist die Frage, ob diese Prozesse sich in einer Zelle oder simultan in zahlreichen Zellen abspielen, d. h., ob die humanen Tumoren monoklonaler oder polyklonaler Genese sind. Diese Frage lässt sich anhand unterschiedlicher Befunde beantworten.

Monoklonale oder polyklonale Genese

Glukose-6-Phosphat-Dehydrogenase Die Gene für manche Enzyme sind auf den X-Chromosomen lokalisiert. Ein Beispiel hierfür ist die Glukose-6-Phosphat-Dehydrogenase (G-6-PD). Physiologi-

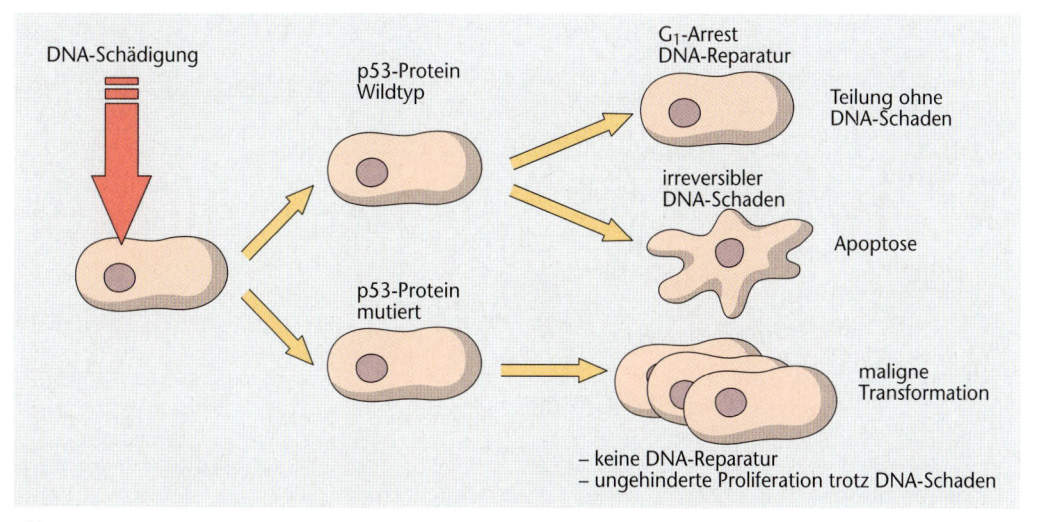

Abb. 8.32: p53 als Wächter des Genoms. Nach einer DNA-Schädigung kann das p53-Wildtypprotein einen Arrest in G₁ mit DNA-Reparatur bewirken. Bei irreversibler Schädigung wird die Zelle von p53 der Apoptose zugewiesen. Mutiertes p53 ist zu dieser Funktion nicht mehr fähig, sodass keine DNA-Reparatur erfolgt und die Zelle trotz DNA-Schadens ungehindert proliferieren kann.

scherweise wird während der Embryogenese jeweils ein X-Chromosom in den Zellen des weiblichen Embryos inaktiviert. Manche Frauen sind heterozygot für die G-6-PD, d.h., dass die Gene auf den beiden X-Chromosomen für unterschiedliche Isoenzyme kodieren. Im Organismus werden daher beide Isoenzyme nachgewiesen. Wenn für dieses Enzym heterozygote Frauen einen malignen Tumor entwickeln, enthält dieser jedoch nur ein Isoenzym. Dieser Befund spricht sehr stark für die Monoklonalität der betreffenden Tumoren.

Bruchpunkte bei Translokationen Ein weiteres Argument für die Monoklonalität findet sich bei der chronischen myeloischen Leukämie. Die Tumorzellen enthalten fast immer eine Translokation zwischen den Chromosomen 9 und 22 (siehe oben). Genaue Sequenzanalysen des Bruchpunkts haben aber gezeigt, dass beim Einzelfall von CML der Bruchpunkt der Translokation immer an genau derselben Stelle beobachtet wird. Dies ist nur möglich, wenn die Tumoren monoklonalen Ursprungs sind.

> **Merke!**
> Die Monoklonalität gilt für die Mehrzahl der humanen malignen Tumoren. Andererseits gibt es jedoch auch eine geringe Zahl von Tumoren, die polyklonal sind. Diese treten hin und wieder auch multifokal auf, wie z. B. die Polypose des Kolons oder manche mesenchymale Tumoren.

Kinetik des Tumorwachstums

Ein weiteres, für das Verständnis der Tumorbiologie entscheidendes Phänomen ist die Kinetik des Tumorwachstums.
- Eine transformierte Zelle hat einen Durchmesser von etwa 10 µm. Nach etwa 30 Teilungen sind 10^9 Zellen entstanden. Dieses entspricht einem Gewicht von ca. 1 g. Dabei handelt es sich etwa um die kleinste, klinisch nachweisbare Tumormasse. Noch kleinere Tumoren werden relativ selten klinisch entdeckt.
- Bereits nach zehn weiteren Teilungen weist der Tumor eine Anzahl von 10^{12} Zellen entsprechend 1 kg auf. Dieses ist die maximale Tumorgröße, die noch kurzfristig mit dem Leben vereinbar ist.

Hieraus ist zu folgern, dass Tumoren, wenn sie klinisch manifest werden, bereits den größten Teil ihres Lebens hinter sich haben.

Bedeutung der Telomere

Die Bedeutung der Telomere für die Proliferation maligner Tumoren ist in den letzten Jahren erkannt worden. Die Chromosomenenden der somatischen Zellen haben Telomere. Das sind repetitive DNA-Sequenzen, die sich bei jeder Zellteilung verkürzen. Wenn eine kritische Länge unterschritten ist, kommt es zu einem Proliferationsstopp. Durch Inaktivierung kritischer Gene kann es aber zunächst weitere Zellteilungen geben. Bei weiterer Verkür-

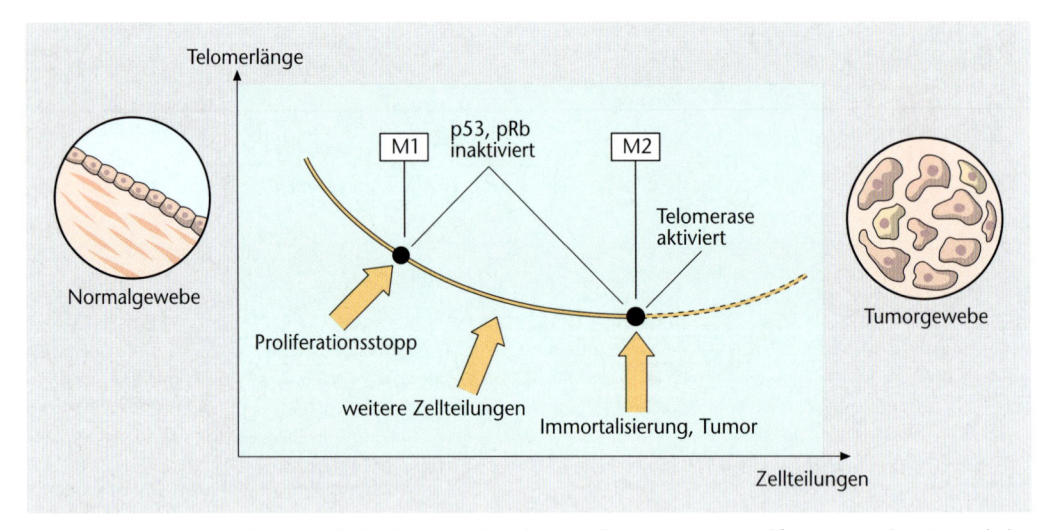

Abb. 8.33: Immortalisation der Tumorzelle. Bei Verkürzung der Telomeren gibt es einen ersten Proliferationsstopp bei M1. Durch die Inaktivierung kritischer Gene kommt es zunächst zu weiteren Zellteilungen. Ab M2 sind weitere Teilungen aber nur noch möglich, wenn die Telomeren durch das Enzym Telomerase nachgebildet werden.

zung der Telomeren ist dann ein Punkt erreicht, an dem zusätzliche Zellteilungen nur durch Neusynthese der Telomeren mittels des Enzyms **Telomerase** möglich sind. Erst dieser Mechanismus erlaubt die unbegrenzte Proliferation der Tumorzellen (Immortalisierung; Abb. 8.33).

Genetische Instabilität

Parallel mit der Anzahl der Zellteilungen nimmt die genetische Instabilität im Tumor zu. Dies ist darauf zurückzuführen, dass z. B. Gene mit Kontrollpunktfunktion im Zellzyklus (siehe oben, p53) Mutationen aufweisen können und somit die DNA-geschädigten Zellen nicht der Apoptose zugewiesen werden, sondern sich replizieren. Bei der zunehmenden genetischen Instabilität kommt es auch zu einer zunehmenden Heterogenität des Tumors. Das heißt, dass mit Zunahme der Zellteilungen unterschiedliche Varianten von Tumorzellen entstehen:
- Zellen mit stark invasiven oder metastatischen Eigenschaften
- Zellen, die ihre Antigenität sehr stark verändert haben
- Zellen, die unabhängig von der Regulation durch Wachstumsfaktoren sind.

Diese zunehmende **Heterogenität** ist das größte Problem für eine exakte Klassifikation sowie die daraus resultierende Therapie der Tumoren, da in einem soliden Tumor, der eine Größe erreicht hat, mit der er klinisch diagnostiziert werden kann, bereits zahlreiche Subklone mit unterschiedlichen Eigenschaften existieren.

Merke!

Aus diesem Mechanismus der Heterogenität maligner Tumoren bei zunehmender Größe sind auch wichtige klinische Rückschlüsse abzuleiten: Da größere Tumoren Subklone mit unterschiedlichen Eigenschaften entwickelt haben, ist auch mit vermehrter Proliferations-, Invasions- und Metastasierungspotenz zu rechnen. Je größer ein Tumor ist, desto „maligner" wird sein Verhalten. Hierin ist der Grund dafür zu sehen, dass die systematisch durchgeführte Früherkennung ein entscheidender Faktor für die Beherrschung der malignen humanen Tumoren bleibt.

8.5.7 Kokanzerogene Faktoren

Definition Kokanzerogene Faktoren sind Substanzen oder Einwirkungen, welche allein das maligne Wachstum nicht verursachen, seine Entstehung aber begünstigen, genauer: die Latenzphase verkürzen, d. h. den Zwischenraum zwischen der Initiierung und der Realisation des malignen Wachstums (siehe Abb. 8.29).

Zu den Kokanzerogenen, welche nach erfolgter Initiierung des Krebses oft erst die Tumormanifestation auslösen, gehören als chemisch definierte Verbindungen z. B. die **Phorbolester,** aber auch hormonelle und immunologische Einflüsse, welche die Entstehung von Tumoren fördern (siehe unten), und alle entzündlichen Reize bzw. die Entzündung selbst.

Entzündung

Cholezystitis und Gallenblasenkarzinom

Das Gallenblasenkarzinom kommt zu 90 % bei Patienten mit chronisch rezidivierenden Cholezystitiden und Gallensteinen vor. Die chronische Cholezystitis mit Cholelithiasis ist somit ein Risikofaktor für das Gallenblasenkarzinom.

Bilharziose und Harnblasenkarzinom

Gleiches wird für die Bilharzioseinfektion im Zusammenhang mit dem Harnblasenkarzinom angenommen: Erreger ist das Schistosoma hämatobium, eine Wurminfektion, bei der nach mehreren Zwischenwirten die Schistosomen (= Pärchen-Egel) auf dem Blutweg in die Harnblase kommen und dort eine granulomatöse Entzündung, eine Urozystitis, verursachen, die ihrerseits als Risikofaktor für Harnblasenkarzinome vom Plattenepitheltyp angesehen wird. Allerdings ist in Ägypten, wo die Bilharziose vom Schistosoma-hämatobium-Typ besonders häufig ist, die Inzidenz des Harnblasenkarzinoms nicht signifikant erhöht, was wohl auf die Anti-Bilharziose-Chemotherapie und die kürzere mittlere Lebenserwartung der Bevölkerung zu beziehen ist.

Hormonwirkung

Autonome Adenome

Nach lang anhaltender Einwirkung von Hormonen aufgrund einer Störung eines endokrinen Reglermechanismus (siehe Kap. 11) können – allerdings meist benigne – Tumoren entstehen. Das gilt z. B. für Hypophysenvorderlappenadenome nach operativer Entfernung eines peripheren endokrinen Drüsenpaars, etwa der Gonaden. Man spricht von hyperplasiogenen Tumoren, die dann ein eigengesetzliches Wachstum entfalten und autonome Adenome genannt werden. Typisch sind solche Adenome der Nebenschilddrüsen bei chronischem Nierenversagen als Folge einer Hypokalzämie, eine heute nicht seltene Komplikation bei Dialysepatienten. Die meisten Adenome der endokrinen Organe entstehen aber autonom, d. h. ohne erkennbare Ursache.

Somatotropes Hormon

Obwohl die malignen Tumoren den normalen Wachstumskoordinationen entzogen sind, vermag doch das STH des Hypophysenvorderlappens das Wachstum maligner Tumoren zu beschleunigen.

Östrogene

Zu den Risikofaktoren des Mammakarzinoms der Frau (siehe Kap. 8.3.2) gehören mehrere hormonelle Teilkomponenten; erste Hinweise dafür hatten Tierexperimente ergeben: Bei Ratte und Maus wirken chemische Kanzerogene auf die Mamma in Abhängigkeit vom Östrogenzyklus. Bei Männern können Mammakarzinome nach Östrogenbehandlung von Prostatakarzinomen auftreten.

Eine abnorme Östrogenproduktion spielt auch eine Rolle beim Korpuskarzinom des Uterus, das meist über eine hormonell bedingte Schleimhauthyperplasie entsteht. Auch ist interessant, dass Nullipara häufiger an diesem Karzinom erkranken als Frauen, die geboren haben. Hormonelle Antikonzeptiva sind nach dem heutigen Wissensstand nicht kanzerogen. Gesichert ist lediglich das gehäufte Auftreten von benignen Leberadenomen.

Androgene

Das Prostatakarzinom tritt interessanterweise nicht bei Kastraten auf. Es war auch das erste Karzinom, das erfolgreich hormonell behandelt werden konnte. Es ist i.d.R. androgenabhängig, und dementsprechend hemmen Östrogene wie das Diäthylstilböstrol das Tumorwachstum. Die als Komplikation auftretende Gynäkomastie sowie die Neigung zu Thrombosen werden durch die Anwendung von Analoga der Gonadotropin freisetzenden Faktoren der Adenohypophyse meist verhindert.

Erhöhtes Tumorrisiko bei immunologischen Defektzuständen

Bei angeborenen oder erworbenen Immundefekten (s. Kap. 5.3) treten einzelne Tumorarten häufiger auf als bei Menschen mit normalem Immunsystem.
- Beim **Ataxie-Teleangiektasie-Syndrom** von **Louis Barr** handelt es sich um eine autosomal-rezessiv vererbte Reduktion des lymphatischen Systems. 10 % aller Kinder mit dieser Krankheit sterben an Lymphomen oder Leukämien.
- Ähnlich liegen die Verhältnisse bei der ebenfalls autosomal-rezessiv vererbten **Schweizerischen**

Agammaglobulinämie (siehe Kap. 5.3.1) und bei der X-chromosomal-rezessiv vererbten **kongenitalen chronischen Thrombopenie** von **Wiskott-Aldrich**.

Solide Tumoren sind bei genetischen Immundefekten nicht sicher vermehrt. Wahrscheinlich handelt es sich bei den genannten Lymphomen und Hämoblastosen um Virusinfekte, und das Gleiche gilt offensichtlich auch für das bei AIDS häufige Kaposi-Sarkom. Bei AIDS sind auch maligne Lymphome häufig, insbesondere solche des ZNS.

Lang dauernde immunsuppressive Therapien, etwa nach Transplantationen, begünstigen ebenfalls das Entstehen von malignen Lymphomen, in geringerem Ausmaß von Karzinomen. Die kausalen Zusammenhänge zwischen dem Tumorwachstum und dem Immunsystem sind vielfältig und heute noch nicht in allen Einzelheiten geklärt (siehe Kap. 5.6).

8.6 Metastasierung

Definition Metastasen sind Absiedlungen des Primärtumors in anderen Organen.

Entstehung Aufgrund ihrer Wachstumsautonomie können sich Zellen maligner Tumoren auch unabhängig vom Primärtumor vermehren und Tochtergeschwülste (Metastasen) bilden. Dabei handelt es sich um Absiedlungen des Primärtumors in anderen Organen, die
- lymphogen,
- hämatogen oder
- kavitär

entstanden sein können. **Implantationsmetastasen** nach diagnostischen Eingriffen kommen sehr selten vor. Beschrieben sind sie z. B. nach Punktion von Pankreaskarzinomen oder nach endoskopischer Entfernung von Gallenblasenkarzinomen.

Allgemeine Mechanismen Die Fähigkeit maligner Tumorzellen zur Metastasierung ist Folge der zunehmenden Instabilität ihres Genoms. Diese führt zu einer erhöhten zellulären Heterogenität der Tumoren mit Ausbildung von Subklonen, die eine vermehrte invasive und metastatische Potenz aufweisen. Offensichtlich akquirieren die Tumorzellen mit der zunehmenden genetischen Instabilität atypische Eigenschaften, die sie zur Metastasierung befähigen. Einmal gewinnen sie die Fähigkeit zur amöboiden Eigenbewegung. Die Zerstörung des umgebenden Gewebes wird durch eine vermehrte Expression und Sekretion von **proteolytischen Enzymen** bewirkt.

Bewertung Für das Schicksal eines Tumorpatienten ist in den meisten Fällen nicht das Wachstum des Primärtumors, sondern das Ausmaß der Metastasierung entscheidend. Um das gesamte Wachstumsspektrum eines malignen Tumors überschaubar zu klassifizieren, hat sich international das TNM-System bewährt (siehe Kap. 8.3.2).

8.6.1 Pathogenese der Metastasierung

Die kausale Pathogenese der Metastasenbildung lässt sich am besten systematisch in der so genannten Metastasierungskaskade darstellen (Abb. 8.34), deren Schritte im Folgenden kurz beschrieben werden.

Adhäsion der Tumorzellen an der Basalmembran

Auf dem Weg durch das Bindegewebe zu einer in der Nähe befindlichen Blutbahn müssen die Tumorzellen zunächst die Basalmembran durchbrechen. Von wesentlicher Bedeutung hierfür ist der **Lamininrezeptor.** Laminin ist ein Molekül, das physiologischerweise Verbindungen zwischen den Kollagen-Typ-IV-Molekülen herstellt. Kollagen Typ IV ist ein Hauptproteinbestandteil der Basalmembranen. Das Lamininmolekül hat eine Bindungsstelle für den Lamininrezeptor. Die Tumorzellen können diesen Rezeptor vermehrt exprimieren, sodass es zu ihrer Anheftung an der Basalmembran kommt. Parallel wird die Loslösung der Tumorzellen aus ihrem Zellverband begünstigt durch eine Inaktivierung von Genen, die Zelladhäsionsmoleküle exprimieren (z. B. Integrine).

Degradierung der extrazellulären Matrix

Die an der Basalmembran anheftenden Tumorzellen exprimieren jetzt vermehrt unterschiedliche proteolytische Enzyme, mit deren Hilfe sie die Basalmembran und das angrenzende Bindegewebe degradieren. Neben der Gruppe der **Matrixmetalloproteinasen** handelt es sich insbesondere um das **Plasminogenaktivatorsystem** und um unterschiedliche **Kathepsine.** Eine erhöhte Expression dieser Proteasen im Tumorgewebe gilt klinisch als Prädiktor für die Metastasierung.

8.6 Metastasierung

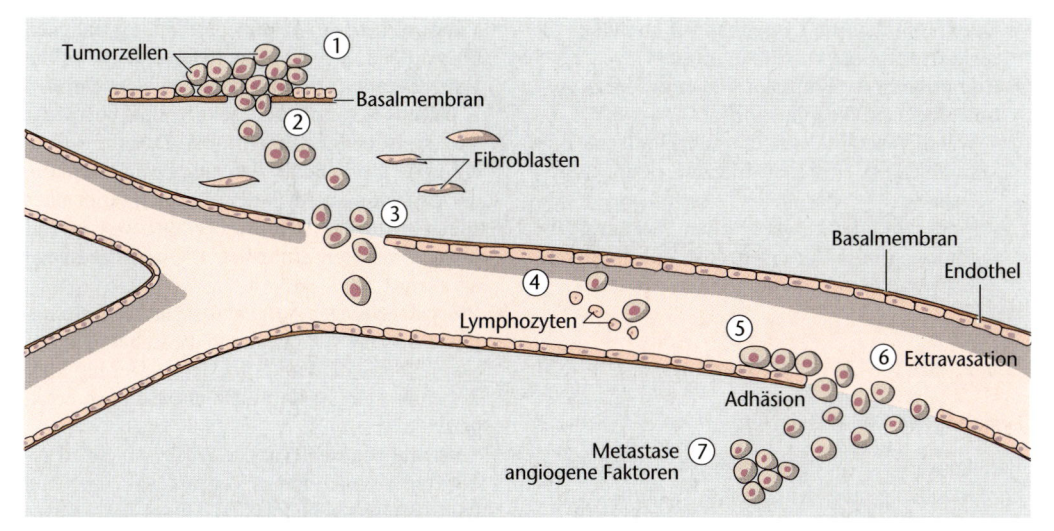

Abb. 8.34: Metastasierungskaskade. **1** = Tumorzellen haben invasive Potenz aquiriert. **2** = Sie infiltrieren die Basalmembran und das angrenzende Bindegewebe. **3** = Invasion der Wand eines Blutgefäßes. **4** = Immunologische Überwachung durch unterschiedliche Immunzellen. **5** = Adhäsion an den Endothelzellen am Realisationsort. **6** = Extravasation mit Infiltration durch die Gefäßwand. **7** = Metastasenbildung mit Angioneogenese.

Vaskuläre Dissemination

So gelangen die Tumorzellen durch die Basalmembran und das darunter gelegene Bindegewebe hindurch zu benachbarten Kapillaren, durchbrechen hier wiederum die Basalmembran und werden so über die Blutbahn verschleppt. Dort umgeben sich Aggregate von Tumorzellen mit Fibrin und Thrombozyten.

Besonders eindrucksvoll ist, dass von einem z.B. 1 cm großen Tumor zwar Millionen von Tumorzellen täglich in die Blutbahn gelangen, Metastasen jedoch nur selten gebildet werden. Vom Standpunkt der Tumorzelle aus betrachtet ist die Metastasierung also ein recht frustraner Vorgang. Dies ist auf die **immunologische Überwachung** („Immunological Surveillance") zurückzuführen. Hieran sind unterschiedliche zelluläre Effektoren der Antitumorimmunität beteiligt. Neben den Makrophagen und T-Lymphozyten handelt es sich insbesondere um **NK-Zellen**, die Tumorantigene erkennen und die Tumorzellen zerstören können (siehe Kap. 5.1.3).

Anwachsen der Tumorzellen am Metastasierungsort

Nur wenigen Tumorzellen gelingt es, der immunologischen Überwachung zu entkommen. Sind diese in das Zielorgan gelangt, kommt es zu einer Adhäsion an Endothelzellen. Hier spielen wiederum Gerinnungsfaktoren eine Rolle: Die Anlagerung von Tumorzellen an der Gefäßinnenwand wird durch angelagertes Fibrin und Thrombozyten begünstigt. Dort kann sich der Mechanismus der Basalmembrandegradierung und -invasion wiederholen, sodass schließlich Fernmetastasen entstanden sind.

Entscheidend für das Anwachsen des Tumors wird seine Gefäßversorgung. Ohne **Neovaskularisierung** können die Metastasen maximal 1–2 mm im Durchmesser groß werden. Die Tumorzellen können selbst einen **Angiogenesefaktor** sezernieren, der im lokalen Mesenchym die Ausbildung von Kapillaren induziert. Dieser Vorgang verläuft in seinen lokalen Mechanismen analog der Kapillarisierung des Granulationsgewebes. Neuere Untersuchungen haben gezeigt, dass außer Tumorzellen auch zahlreiche andere Zellen den Angiogenesefaktor sezernieren können. Das Verständnis der Neovaskularisierung von Metastasen ist besonders aktuell, weil man hofft, durch eine Suppression der Angioneogenese das Wachstum der Metastasen hemmen zu können.

Lokalisation der Metastasen

Die Lokalisation der Metastasen hängt zunächst von den anatomischen Gegebenheiten ab:

- Durch Einbrüche in Lymphbahnen kommt es zu regionären Lymphknotenmetastasen.
- Einbrüche in die Blutbahn sind entweder in Arterien oder in Venen möglich.
  - Wenn Venenäste der unteren Hohlvene betroffen sind, entstehen frühzeitig Lungenmetastasen.
  - Weiterhin brechen die meisten Dickdarmkarzinome früh in Portalvenenäste ein, wodurch Lebermetastasen hervorgerufen werden.

8.6.2 Metastasierungswege !!

Lymphogene Metastasierung

Die lymphogene Metastasierung ist die häufigste Fernabsiedlung eines Karzinoms. Tumorzellen lösen sich häufig vom Primärtumor ab und gelangen mit dem interstitiellen Lymphstrom oder aufgrund ihrer Eigenbeweglichkeit in die regionären Lymphknoten. Dort sammeln und vermehren sie sich primär in den Randsinus des Lymphknotens, können schließlich den ganzen Lymphknoten durchwachsen und über die efferenten Lymphbahnen in den nächsten Lymphknoten verschleppt werden. Auf diese Weise entsteht vielfach eine ganze Lymphknotenmetastasenkette. Breiten sich die Tumorzellen innerhalb vorgegebener Lymphbahnen aus, sprechen wir von der Lymphangiosis carcinomatosa. Insbesondere Karzinome metastasieren sehr früh und sehr häufig lymphogen, während bei den meisten Sarkomen Lymphknotenmetastasen nur selten beobachtet werden. Die Anzahl metastatisch befallener Lymphknoten ist einer der wichtigsten Prognoseparameter für die meisten Karzinome beim Menschen.

Hämatogene Metastasierung

Kaskadentheorie Für die Lokalisation von hämatogenen Metastasen ist der Sitz des Primärtumors wichtig. Nach der Kaskadentheorie siedeln sich die Tochtergeschwülste hämatogen zunächst in einem „primären Realisationsort" an, in den meisten Fällen in den Lungen, und werden von hier aus in einem zweiten Schritt hämatogen in andere Organe verschleppt. Wenn der Primärtumor im Abflussgebiet der V. portae entstanden ist, siedeln sich die Tumorzellen zuerst in der Leber an, und von hier aus folgt dann hämatogen die weitere Metastasierung.

Typen Bei der hämatogenen Metastasierung unterscheidet man vier Typen:

- **Lungenvenentyp:** Von einem primären malignen Tumor der Lunge werden Tumorzellen über die Lungenvenen und die Arterien des großen Kreislaufs verschleppt. Zielorte sind bevorzugt Skelett, Nebennieren, Hirn und Leber.
- **Kavatyp:** Es handelt sich um Primärtumoren, die im Einflussbereich der V. cava inferior oder superior liegen. Der Ausbreitungsweg erfolgt über die venösen Zuflüsse der V. cava zur Lunge als Zielort.
- **Pfortadertyp:** Der Ausgangsort sind Darmtumoren, die über die Pfortader in die Leber metastasieren. Von dort kann die Metastasierung über die untere Hohlvene weiter in die Lunge erfolgen.
- **Vertebral-venöser Typ:** Die Wirbelsäule wird geflechtartig von einem Venenplexus umgeben (Batson'scher Venenplexus). Dieser hat Anastomosen zu den Venen der Wirbelkörper und auch zu den prostatischen Venen. Prostatakarzinome brechen häufig in diese Venen ein und metastasieren über den Batson'schen Venenplexus in die Wirbelkörper.

Zielorte von Metastasen Folgende Organe sind besonders häufig Zielort von Metastasen (Tab. 8.5):
- **Leber:** Über den Pfortaderweg, aber auch über die V. cava, ist generell die Leber der häufigste Ort hämatogener Metastasierung.
- **Lunge:** Ebenfalls häufig finden sich Metastasen in den Lungen, v.a. bei Sarkomen. Zum Beispiel beim Osteosarkom, dem häufigsten Tumor des Knochensystems, treten Lungenmetastasen sehr früh und in großer Anzahl auf.

Tab. 8.5: Häufige Zielorte von Metastasen

Organ	Primärtumor
Leber	- Magen-Darm-Tumoren - Bronchialkarzinom - Mammakarzinom - malignes Melanom
Lunge	- v.a. bei Sarkomen - z. B. Osteosarkom
Knochen	- Nierenkarzinom - Prostatakarzinom - Mammakarzinom - Schilddrüsenkarzinom - Bronchialkarzinom
ZNS	- Mammakarzinom - malignes Melanom - Bronchialkarzinom

8.6 Metastasierung

- **Knochen:** Manche Metastasen induzieren ein verstärktes lokales Knochenwachstum, dies sind die osteoplastischen Metastasen, andere sind in der Lage, unterschiedliche Zytokine, wie etwa das Prostaglandin E_2, zu produzieren und auf diese Weise durch Aktivierung des Osteoklastensystems eine lokale Knochenauflösung zu verursachen. So entstehen osteolytische Metastasen.
- **Zentrales Nervensystem.**

Interessant ist, dass das Herz und die Milz sowie die Skelettmuskulatur selten befallen werden, obwohl zumindest Herz und Milz stark durchblutet sind und in der roten Milzpulpa ein enger Filter vorhanden ist.

Kavitäre Metastasierung

Hierunter versteht man eine Metastasierung in die Körperhöhlen. So können Bronchialkarzinome bei Austritt der Tumorzellen in die Pleurahöhle eine ausgeprägte Pleurakarzinose verursachen. Magenkarzinome, Ovarialkarzinome und Kolonkarzinome, die in die freie Bauchhöhle austreten, führen zu einer Peritonealkarzinose.

8.6.3 Biologisches Verhalten der Metastasen

Homing

Man weiß aus der Obduktionspathologie schon lange, dass manche Tumoren eine Präferenz für eine Metastasierung in bestimmte Organe aufweisen, die durch die beschriebenen anatomischen Faktoren nicht zu erklären ist. So metastasieren Bronchialkarzinome vorzugsweise in die Nebennieren und Prostatakarzinome ins Skelettsystem, insbesondere in die Wirbelsäule. Auch im Experiment lässt sich eine Organpräferenz maligner Tumorzellen erzeugen. So gibt es bestimmte maligne Melanomzelllinien der Maus, die spezifisch in dem Sinn angezüchtet sind, dass sie nur in bestimmte Organe metastasieren, d. h. eine Zelllinie stets in die Leber, eine andere in das Gehirn oder die Lunge.

Dieses Phänomen nennt man „Homing" der Tumorzellen. Wahrscheinlich ist es v. a. auf eine Interaktion der Tumorzellen mit den Endothelzellen zurückzuführen. Bekanntlich ist das Endothelzellsystem sehr heterogen, sodass auch in diesem Zusammenhang spezifische Endothelzellfaktoren eine Rolle spielen dürften.

Differenzierung und Wachstumsverhalten

Der zytologische und histologische Aufbau eines malignen Tumors ist der Ausdruck des Differenzierungsgrades: Reifzellige Tumoren ähneln sehr dem Stammgewebe, unreifzellige sind „atypisch", und zwar sowohl in der zytologischen als auch in der histologischen Dimension. Niedrig differenzierte oder gar anaplastische, also gar nicht differenzierte Tumoren wachsen am schnellsten, haben den höchsten Malignitätsgrad (siehe Kap. 8.3.2); ihr biologisches Verhalten ist also anarchisch. Als Ursache dieses Differenzierungsverlustes wird eine genetische Instabilität angesehen (siehe Kap. 8.5.6): Die differenzierte Genomleistung erlischt zugunsten der einfachen Proliferation. Dies ist in den verschiedenen Tumoren unterschiedlich stark ausgebildet, und jeder maligne Tumor enthält verschiedene maligne Zellklone. Man spricht von einer biologischen Heterogenität der malignen Tumoren. Diese Heterogenität erklärt das verschiedene biologische Verhalten der Metastasen.

> **Aus der Praxis**
>
> So können z. B. unreifzellige, also hochmaligne, aber kleine Prostatakarzinome zur metastatischen Durchsetzung nahezu der gesamten Wirbelsäule u. a. Anteile des Skelettsystems führen. Magenkarzinome werden manchmal erst dadurch klinisch manifestiert, dass die intrahepatischen hämatogenen Metastasen und die lymphogenen Metastasen an der Leberpforte durch intrahepatischen und durch posthepatischen Gallestau (= Cholestase) einen plötzlich auftretenden Ikterus verursachen. Gelegentlich machen Spontanfrakturen von Knochen auf einen bis dahin stummen Primärtumor, etwa einer Niere, aufmerksam. Hier gibt die histologische Untersuchung aus dem Bereich der Spontanfraktur die Diagnose.

> **Merke!**
>
> Die Metastasierung als typisches Kennzeichen malignen Geschwulstwachstums ist also vielfach krankheitsbestimmend, und Todesursache eines Tumorkranken ist selten der Primärtumor. Vielmehr versterben 90 % der Tumorpatienten an Metastasen.

8.7 Lokale und allgemeine Tumorwirkungen

8.7.1 Lokale Folgeveränderungen

Kompression

Auch benigne Tumoren können z.B. durch ihre Lokalisation rasch tödlich werden. Ein Beispiel ist das Hypophysenadenom, welches die normalen Zellen des Hypophysenvorder- und -hinterlappens durch Kompression zerstören kann.

Blutung

Die malignen Tumoren wachsen generell rascher als ihr Gefäßsystem, sie neigen zur Nekrose und zu Ulzerationen. Es kommt zu Blutungen, und so gehört zu den wichtigen Symptomen einer Tumorerkrankung im Respirationstrakt der Bluthusten, die Hämoptysis, bei Tumoren des Magen-Darm-Kanals das Bluterbrechen (Hämatemesis) oder der Nachweis von Blut im Stuhl. Analog führen Nierenkarzinome oder Karzinome der abführenden Harnwege zur Mikro- oder Makrohämaturie.

Fistelbildung

Die Tumornekrose kann auch abnorme Verbindungen zwischen zwei Organteilen herstellen (z.B. von der Portio und Vagina zur Harnblase oder zum Rektum); es entstehen die charakteristischen Krebsfisteln.

Stenosierung

Karzinome mit starker Bindegewebsvermehrung des Magen-Darm-Kanals engen diesen ein, und es entstehen Stenosen, z.B. am Pylorus oder im Dickdarm (Abb. 8.35). Auch kann die Geschwulst selbst durch Verlegung eines Hohlsystems, d.h. des Magen-Darm-Kanals, des Bronchus oder auch der abführenden Harnwege, eine Passagebehinderung, eine Stenose, bewirken. Wenn diese Symptome einer Tumorerkrankung auftreten, ist der Tumor meist recht weit fortgeschritten.

Massenverschiebung

Hirntumoren – aber auch Metastasen – führen allmählich zu Massenverschiebungen des Hirngewebes, da das Reservevolumen innerhalb des knöchernen Schädels gering und absolut begrenzt ist. So kann z.B. ein einseitiges Gliom durch sein Wachstum und das perifokale Ödem (siehe

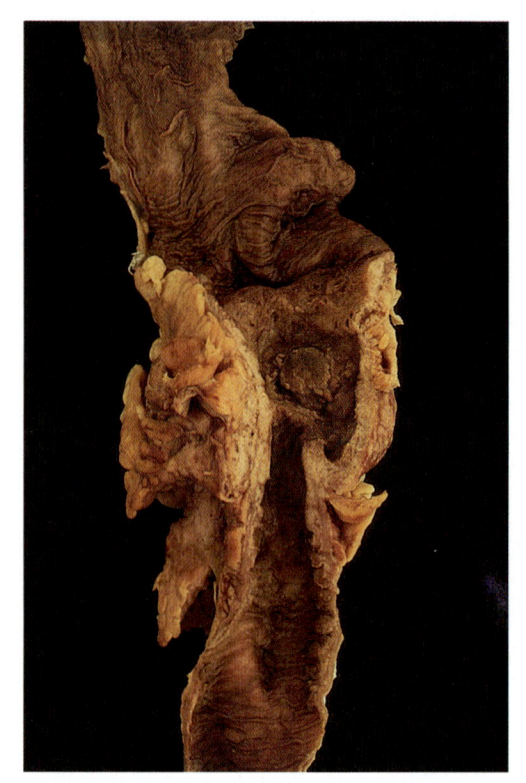

Abb. 8.35: Dickdarmstenose bei einem zentral ulzerierenden Karzinom.

Kap. 17.1.3) die Hirnmittellinie, den III. Ventrikel und das übrige Ventrikelsystem kontralateral verschieben. Es führt darüber hinaus zur allgemeinen Hirnvolumenvermehrung mit Hernienbildungen unter die Tentoriumszüge (Unkusdruckfurchen) bzw. in das Foramen occipitale magnum (Kleinhirntonsillenkonus).

8.7.2 Auswirkungen des fortgeschrittenen Tumorstadiums

Tumorkachexie

Die Tumorkrankheit führt auch zu allgemeinen Folgeveränderungen, in erster Linie zu einem allgemeinen Kräfteverfall, zur Tumorkachexie. Ursachen sind durch den Tumorzerfall frei werdende toxische Produkte und Tumornekrosefaktoren (siehe Kap. 5.1.5), welche Funktionsstörungen insbesondere der Leberzellen verursachen sowie eine negative Stickstoffbilanz des Organismus (katabole Stoffwechsellage).

Tumoranämie

Auf gleichem Weg entsteht bei vielen Tumorkranken die Tumoranämie, eine aplastische Anämie, häufig gesteigert durch chronischen Blutverlust etwa bei Tumoren des Magen-Darm-Kanals oder der Nieren, oder durch diffuse Knochenmetastasen, welche das normale Blut bildende Gewebe verdrängen. Solche allgemeinen Folgeveränderungen können einen diagnostischen Frühhinweis auf eine Tumorerkrankung geben.

8.7.3 Wichtige paraneoplastische Syndrome !!

Definition Paraneoplastische Syndrome sind Sekundärmanifestationen der Tumoren, die entweder durch deren eigenen Stoffwechsel bedingt sind oder durch spezifische sekretorische Leistungen.

Endokrine und neurologische Syndrome

- Typisch ist z. B. ein Zustand mit abnorm rascher Ermüdbarkeit der Skelettmuskulatur, die Myasthenia gravis, bei Thymustumoren (Thymomen).
- Neurologische Störungen in Form einer Neuromyopathie, d.h. einer neural bedingten Muskelstörung, aber auch einer motorischen oder sensorischen Neuropathie oder der besonders häufigen Kleinhirnrindendegeneration kommen z. B. bei Bronchialkarzinomen vor, aber auch bei Mammakarzinom, Lymphogranulomatose und myeloproliferativen Erkrankungen.
- Bronchialkarzinome können eine limbische Epilepsie auslösen (das limbische System umfasst den Fornix und die Corpora mamillaria). Das Syndrom führt zu epileptischen Anfällen mit Wut- und Angstzuständen.
- Endokrine paraneoplastische Syndrome können auch durch Peptide entstehen, die z.B. von Bronchialkarzinomen produziert werden und eine ACTH-artige Wirkung ausüben (Cushing-Syndrom).
- Bei Serotoninproduktion entsteht die Karzinoidparaneoplasie mit Flush-Syndrom.

Hämatologische Störungen

- Zu den Paraneoplasien wird auch die Aktivierung der Blutgerinnung durch frei werdende Tumorthrombokinase mit Begünstigung von Thrombosen gerechnet, im weiteren Sinn auch eine Verbrauchskoagulopathie, d.h. ein peripherer Verbrauch von für die Blutgerinnung notwendigen Substanzen z. B. bei einer Leukämie.
- Andere hämatologische Störungen sind Polyglobulien durch eine vermehrte Produktion von Erythropoetin bei Nierenkarzinomen oder hämolytische Anämien, die über immunologische Mechanismen bei Leukämien oder bei Lymphogranulomatose u.a. Erkrankungen des lymphatischen Systems entstehen.

8.8 Tumorrezidiv und Regression von Tumoren

Rezidiv

Definition Ein Rezidiv ist das Wiederauftreten des Tumors an der gleichen Stelle, also generell keine Neuerkrankung, sondern ein Rückfall. Es geht von am Ort verbliebenen Tumorzellen aus.

Wie viele Zellen für ein Rezidiv erforderlich sind, hängt von mehreren Faktoren ab, z.B.
- vom Malignitätsgrad (siehe Kap. 8.3.2) oder
- von der Immunitätslage (siehe Kap. 5.5).

Bleiben viele, gegen die körpereigene Abwehr resistente und rasch teilungsfähige Tumorzellen zurück, dann tritt das Rezidiv früh nach der primären chirurgischen, radiologischen oder medikamentösen Behandlung auf. Man spricht vom Frührezidiv.

Liegt das Kräftegleichgewicht über längere Zeit zugunsten der Abwehrlage des Organismus, dann können sich die Geschwulstzellen gar nicht oder nur sehr langsam vermehren, sie „schlafen". Nach mehreren Jahren oder gar Jahrzehnten beginnen sich sich zu teilen; der Tumor wächst wieder, jetzt als Spätrezidiv, wobei darunter im weiteren Sinn auch Metastasen verstanden werden, die mehrere Jahre nach Entfernung des Primärtumors auftreten. Meist sind es dann Fernrezidive im Gegensatz zum Lokalrezidiv am Ort des Primärtumors.

Regression als Maß des Therapieerfolgs

Heilung Als statistisch brauchbares Maß für den Erfolg einer Tumortherapie haben sich Begriffe wie 5- oder 10-Jahres-Heilung bewährt. Sie bedeuten jedoch nicht, dass der Patient geheilt ist, denn noch immer können Spätrezidive auftreten. Man versteht unter der 5-Jahres-Heilung lediglich, dass ein Patient nach Behandlung seines Tumors fünf Jahre überlebt hat und kein Rezidiv und keine Metastasen aufweist. Analoges gilt für die so genannte 10-Jahres-Heilung.

Regression Die Strahlenbehandlung und zunehmend häufiger auch die Chemotherapie führen zur Regression, d.h. zur partiellen oder totalen Rückbildung der Geschwulst.

- Spontane Heilungen eines klinisch manifesten Karzinoms gibt es praktisch nicht, wohl aber spontane Nekrosen als Folgen ungenügender Durchblutung und der Tumornekrosefaktoren (siehe Kap. 5.1.5). Dies gilt besonders für die zentralen Teile rasch wachsender Karzinome. Diese nekrotischen Teile färben sich blassgelb, und ihre Oberfläche sinkt ein. So entsteht der „Krebsnabel" in Leber- oder Lungenmetastasen.
- Nekrosen sind auch typische Folgen einer Bestrahlung oder einer zytostatischen Therapie. Im Einzelfall kann es schwierig oder unmöglich sein, spontane von therapeutisch induzierten Nekrosen zu unterscheiden.

Zu den spontanen regressiven Veränderungen zählen auch Verkalkungen, typisch z.B. in Ovarialkarzinomen oder als runde Psammomkörperchen in Meningeomen. Regressive Veränderungen sind auch Amyloidablagerungen (siehe Kap. 3.5.5) etwa in C-Zell-Karzinomen der Schilddrüse.

Zur Wiederholung

Adenom • Adenom-Karzinom-Sequenz • **B**orderlinetumor • **C**arcinoma in situ • **D**ignität • **E**ntdifferenzierung • **F**rühkarzinom • **G**rading • **H**oming • **I**mmortalisierung • **K**anzerogenese • **K**arzinom • kokanzerogene Faktoren • **M**etastasierung • Mikrokarzinom • Monoklonalität • **o**nkogene Viren • **P**araneoplasie • perifokale Entzündung • Präkanzerose • Protoonkogene • Pseudotumor • **R**egression • Rezidiv • **S**arkom • Staging • **T**eratom • TNM-Klassifikation • Tumor • Tumoranämie • Tumorkachexie • Tumorrezidiv • Tumorsuppressorgene

9 Grundlagen zur Pathologie des Kreislaufs

A. ROESSNER

Der vielzellige Organismus ist auf ein Transportsystem angewiesen, um die Zellen mit Sauerstoff und Nährstoffen zu versorgen sowie Metaboliten und Stoffwechselwärme abzutransportieren. Hierfür ist der Blutkreislauf verantwortlich, dessen regelrechte Funktion durch ein komplexes Kontrollsystem gewährleistet wird. Bei zahlreichen Erkrankungen ist die normale Funktion des Blutkreislaufs gestört. Die hämodynamischen Störungen wie Blutungen, Embolien, Thrombosen und Infarkte führen zu lebensbedrohenden Krankheitsbildern. So ist der Herzinfarkt die am häufigsten zum Tod führende Erkrankung in den westlichen Industrieländern. Die Lungenarterienembolie führt auch heute noch häufig zum Tod.

Einige wichtige der vielen möglichen Veränderungen von Gefäßen sind in Tab. 9.1 definiert bzw. zusammengestellt.

Tab. 9.1: Begriffe rund um Gefäßveränderungen und deren Auswirkungen auf das Gewebe

Begriff	Definition
Aneurysma	lokalisierte Lumenerweiterung in einer Arterie infolge angeborener oder erworbener Wandveränderungen (siehe Kap. 9.3)
Stenose	Lumenverengung eines Kanals/Gefäßes oder einer Mündung, z. B. durch Atherosklerose oder Verwachsungen
Obturation	Verschluss der Lichtung eines Gefäßes oder Hohlorgans durch Verstopfung
Kollateralen	Nebenäste eines Blutgefäßes, die das gleiche Gebiet versorgen wie das eigentliche Gefäß und im Fall einer Insuffizienz der ursprünglichen Blutversorgung als Ersatzblutbahn funktionieren; können bereits vorhanden sein oder sich erst bilden
Anastomose	angeborene oder erworbene (auch operativ angelegte) Verbindung von Blutgefäßen oder Hohlorganlichtungen
Insuffizienz	allgemeiner Begriff für die ungenügende Funktion oder Leistung eines Organs bzw. Gefäßes
Ischämie	Blutleere oder Minderdurchblutung eines Gewebes (siehe Kap. 9.12); die zugehörige arterielle Blutzufuhr kann entweder nur unzureichend sein (= relative Ischämie) oder sie fehlt vollständig (= absolute Ischämie)
Infarkt	schneller, umschriebener Untergang eines Organs oder Gewebes infolge einer Ischämie (siehe Kap. 9.12)
Gangrän	nekrotisierende Prozesse, bei denen Fäulniserreger (anaerobe Mikroorganismen) beteiligt sind oder Nekrosen, die sich nach ischämischen Infarkten im distalen Bereich der Extremitäten entwickeln (siehe Kap. 3.4.2)
Hypoxie	eigentlich der herabgesetzte Sauerstoffpartialdruck im arteriellen Blut (im Gegensatz zur Hypoxämie als herabgesetztem Sauerstoffgehalt im Blut), im weiteren Sinn die verminderte bis unzureichende Versorgung des Gewebes mit Sauerstoff (siehe Kap. 4.1.7)

9 Grundlagen zur Pathologie des Kreislaufs

9.1 Arteriosklerose/ Atherosklerose

Definition „Atherosklerose ist eine variable Kombination von Veränderungen der Intima, bestehend aus einer herdförmigen Ansammlung von Fettsubstanzen, komplexen Kohlenhydraten, Blut und Blutbestandteilen, Bindegewebe und Kalziumablagerungen, verbunden mit Veränderungen der Arterienmedia" (Definition der WHO).

Begriffsverwendung Im deutschen Sprachgebrauch wird statt der Bezeichnung **„Atherosklerose"** vielfach **„Arteriosklerose"** verwendet. Versuche einer Differenzierung dieser Begriffe haben sich nicht durchgesetzt, sie sind in der Praxis synonym zu gebrauchen. Allerdings muss die **Arteriolosklerose** abgegrenzt werden (siehe Kap. 9.1.2), weil sich die Sklerose in den Arteriolen in mehrfacher Hinsicht von der Atherosklerose unterscheidet.

9.1.1 Krankheitsverlauf !!

Bedeutung Kardiovaskuläre Erkrankungen sind die am häufigsten zum Tod führenden Krankheiten in den Industrieländern, und die Atherosklerose als Hauptursache von Herzinfarkten und zerebralen Infarkten ist weitaus überwiegend für die Todesfälle verantwortlich. Da die praktische Bedeutung dieser Erkrankung außerordentlich ist, wurde den Vorstellungen zu ihrer Pathogenese in der modernen pathologischen Anatomie stets große Aufmerksamkeit geschenkt.

Krankheitsbeginn Tritt das Vollbild der Atherosklerose meist auch erst in höherem Alter auf, muss doch betont werden, dass es sich keinesfalls um eine ausgesprochene Alterserkrankung handelt. Vielmehr sind frühe atherosklerotische Veränderungen auch regelmäßig schon bei Jugendlichen zu beobachten. Exakte morphologische Untersuchungen am Obduktionsgut haben gezeigt, dass sogar bei Neugeborenen und Kleinkindern bereits frühe atherosklerotische Defekte nachweisbar sind. Die Erkrankung begleitet den Menschen offensichtlich vom Beginn seines Lebens an. Daher ist die Frage von besonderem Interesse, ob sie einen im Wesentlichen schicksalhaften Verlauf nimmt, oder ob exogene Faktoren ätiologisch von nennenswerter Bedeutung sind. In dieser Frage sind in den letzten Jahrzehnten viele Fortschritte gemacht worden.

9.1.2 Pathogenese !!!

Theorien zur Entstehung

Zur Pathogenese der Atherosklerose existieren verschiedene Theorien:
- Die Filtrationstheorie interpretiert die Atherosklerose als Reaktion der Arterienwand auf aus dem Blut in die Intima gelangte Lipide.
- Eine ähnliche Vorstellung liegt der Perfusionstheorie zugrunde, wonach Lipide aus der Blutbahn durch die Gefäßwand hindurch in die Lymphkapillaren der Adventitia filtriert werden.
- Die thrombotische Theorie der Atherosklerose stellt die Inkorporation von Thromben auf defektem Endothel als Ursache der Intimaveränderungen in den Vordergrund.
- Hiermit im Zusammenhang steht die Endothelläsionstheorie, wonach Endotheleffekte eine Thrombozytenaggregation bewirken, die ihrerseits Wachstumsfaktoren für die glatten Muskelzellen in der Arterienwand absondern und somit eine Wandverdickung hervorrufen.
- Die monoklonale Theorie basiert auf der Vorstellung, dass Klone glatter Muskelzellen in der Arterienwand eine tumorähnliche Proliferation zeigen können.

Risikofaktoren

Dies sind die kausalen Faktoren, welche die Progression der Atherosklerose begünstigen. Nach ihrer Bedeutung unterteilt man in Risikofaktoren erster und zweiter Ordnung.

Risikofaktoren erster Ordnung

Hyperlipidämie Die Hyperlipidämie, insbesondere eine Erhöhung des an Low-Density-Lipoproteine (LDL) gebundenen Cholesterins, ist ein signifikanter atherogener Faktor. Dies wird v.a. deutlich an einer angeborenen Stoffwechselerkrankung, der familiären Hypercholesterinämie vom Typ II. Bei diesen Patienten besteht ein Mangel des LDL-Rezeptors an den Zellmembranen, der eine intrazelluläre Aufnahme der lipoproteingebundenen Cholesterine ermöglicht, wodurch der Cholesterinspiegel auf etwa 300–500 mg% ansteigt (normal etwa 250 mg%). Die Patienten entwickeln in frühen Jahren schwerste Atherosklerosen sowie auch Cholesterinablagerungen insbesondere in den Venen u.a. Weichteilen. Demgegenüber wirkt eine Erhöhung der High-Density-Lipoproteine (HDL) eher günstig, weil sie in so genanntem „Reverse Cholesterol Transport" an dem Transport des Cholesterins in die Leberzellen maßgeblich beteiligt sind und somit ihre Erhöhung eine vermehrte Metabolisierung des Cholesterins in der Leber bewirkt.

Es gibt unterschiedliche genetische Erkrankungen mit Störungen des Cholesterinstoffwechsels. Am bekanntesten ist die **familiäre Hypercholesterinämie** vom Typ IIa. Dabei handelt es sich um einen Defekt des LDL-Rezeptors, der zu einer verminderten Aufnahme von LDL in die Zellen und damit zu einer erhöhten Cholesterinkonzentration führt.

Heterozygoten mit einem mutierten Gen haben eine 2- bis 3fache und Homozygoten eine 5- bis 6fache Erhöhung des Plasmacholesterinspiegels. Besonders Letztere entwickeln schon im Alter unter 20 Jahren eine schwere Atherosklerose mit Herzinfarkt.

Hypertonie Ein weiterer Risikofaktor ist eine Hypertonie im großen Kreislauf. Dies ist seit langem durch experimentelle Untersuchungen und Beobachtungen am Obduktionsgut zweifelsfrei belegt. Die Ätiologie der arteriellen Hypertonie (siehe Kap. 9.6.1) ist dabei unerheblich.

Nikotin Auch der Nikotinabusus spielt eine ganz wesentliche Rolle. Dieser Zusammenhang wurde zunächst durch epidemiologische Untersuchungen aufgedeckt. Der kausalpathogenetische Mechanismus der Nikotinwirkung auf die Arterienwand ist zurzeit Gegenstand der Diskussion. Es zeichnen sich dabei Ergebnisse ab, die den Effekt des Nikotins auch kausal verständlich machen.

Diabetes mellitus Der Diabetes mellitus wird mittlerweile auch zu den Risikofaktoren erster Ordnung gerechnet. Dies betrifft insbesondere den Typ-I-Diabetes (jugendliche Form). Ursache hierfür sind die Stoffwechselveränderungen beim Diabetes, die zu einer Hyperlipidämie führen können (Kap. 12.1.1).

Risikofaktoren zweiter Ordnung

Hier ist an erster Stelle die allgemeine Adipositas zu nennen. Auch die Hyperurikämie, Stress und Bewegungsmangel sowie hormonelle Faktoren können eine Rolle spielen. Eine besondere Bedeutung kommt auch der familiären Disposition zu. Da insbesondere der Cholesterinstoffwechsel von zahlreichen genetisch determinierten Faktoren gesteuert wird, findet sich hier die Basis für eine molekularbiologische Erklärung der aus der Obduktionserfahrung seit langem bekannten Tatsache, dass bei vergleichbaren exogenen Risikofaktoren die Manifestation der Atherosklerose individuell einen stark unterschiedlichen Verlauf nehmen kann.

Morphologische Stadien

Nach dem histologischen Bild teilt man die atherosklerotischen Wandveränderungen in unterschiedliche Stadien ein.

Lipidflecken

Schaumzellen Frühveränderungen sind die Lipidflecken (Abb. 9.1a). Sie entstehen durch eine Ansammlung von so genannten Schaumzellen in der Intima. Dabei handelt es sich um Zellen, die in ihrem Zytoplasma zahlreiche Lipidvakuolen gespeichert haben. Ihre Herkunft war lange Zeit strittig. Zellbiologische Untersuchungen haben bewiesen, dass es zum überwiegenden Teil durch das Endothel eingewanderte Makrophagen sind. Sie inkorporieren zuvor durch das Endothel in die Intima gelangte, an Lipoprotein gebundene Cholesterinester über einen Rezeptormechanismus an der Zellmembran und speichern sie in großen Vakuolen im Zytoplasma (Abb. 9.1b). So entsteht das Bild von Schaumzellen. Vereinzelt werden auch aus glatten Muskelzellen durch Einlagerung von derartigen Lipidvakuolen Schaumzellen.

Charakteristika Die Lipidflecken sind makroskopisch durch ockergelbe Flecken oder Streifen in der Arterienintima charakterisiert. Sie werden oft schon bei jungen Menschen beobachtet. Sie gelten als reversibel, da die Makrophagen wahrscheinlich durch das Endothel in die Blutbahn rezirkulieren können und dort weiterhin am Lipoproteinstoffwechsel beteiligt sind. Ihr Durchtritt durch das Endothel wird durch besondere Interaktionen beider Zelltypen möglich. Die Endothelzellen exprimieren an ihrer Zytoplasmaoberfläche Adhäsionsmoleküle, die die Anheftung der Monozyten begünstigen.

Fibröse Plaques

Proliferation glatter Muskelzellen Im zweiten morphologisch fassbaren Stadium der Atherosklerose, den fibrösen Plaques, tritt die Proliferation glatter Muskelzellen in den Vordergrund (Abb. 9.1c). Makroskopisch findet man fibröse Verdickungen

9 Grundlagen zur Pathologie des Kreislaufs

der Arterienintima. Es handelt sich dabei um ortsständige Zellen, die physiologischerweise vereinzelt in der normalen Arterienintima vorkommen. Zahlreiche autoradiographische Untersuchungen nach 3H-Thymidin-Einbau haben bestätigt, dass diese i.A. in der G_0-Phase befindlichen Zellen in den Mitosezyklus eintreten können. Dazu bedarf es einer Stimulation meist durch so genannte Wachstumsfaktoren. Am längsten bekannt ist der **„Platelet-Derived Growth Factor" (PDGF)**, ein von Thrombozyten und v.a. Makrophagen gebildetes Polypeptid, das insbesondere auf glatte Muskel-

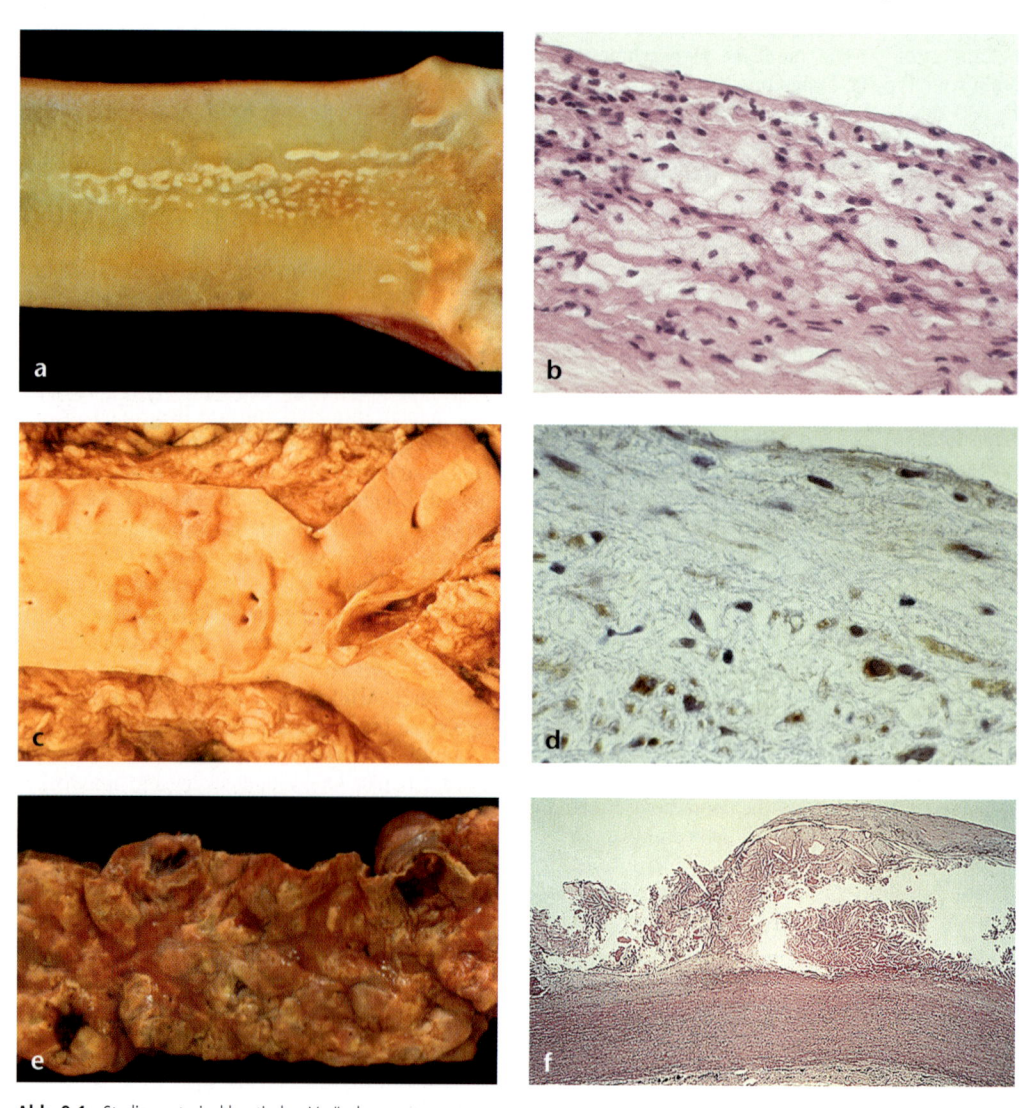

Abb. 9.1: Stadien arteriosklerotischer Veränderungen.
a Makroskopisches Bild von Lipidflecken in der Aortenintima eines jungen Menschen.
b Histologisches Bild eines Lipidflecks in der menschlichen Aorta. Bei den zahlreichen Schaumzellen handelt es sich um Makrophagen, die Cholesterinester in ihrem Zytoplasma gespeichert haben (Vergr. 300fach).
c Makroskopisches Bild von fibrösen Plaques in der distalen Bauchaorta oberhalb der Bifurkation.
d Fortschreitende Arteriosklerose der menschlichen Aorta (fibröse Plaque) im histologischen Bild. Die spezifische immunhistologische Anfärbung zeigt eine erhebliche Vermehrung der glatten Muskelzellen in der Aortenintima (Vergr. 300fach).
e Makroskopisches Bild einer Bauchaorta mit schwerer Arteriosklerose mit geschwürigen Wandaufbrüchen („komplizierte Läsion").
f Korrespondierendes histologisches Bild zu e: fortgeschrittene Arteriosklerose der Aorta mit Atherombildung, reaktiver Fibrose und Sklerosierung der Intima („komplizierte Läsion"; Vergr. 40fach).

zellen und Fibroblasten eine mitogene (proliferationsfördernde) und chemotaktische Wirkung hat. Die Bedeutung weiterer Wachstumsfaktoren, ihrer Rezeptoren sowie verschiedener Protoonkogene (siehe Kap. 8.5.5) für die Proliferation der glatten Muskelzellen ist zur Zeit Gegenstand der Forschung.

Fibrosierung und Hyalinisierung So ist aus den Lipidflecken eine fibröse Plaque entstanden. Die proliferierenden glatten Muskelzellen wandeln sich jetzt zu aktiven, Grundsubstanz synthetisierenden Zellen um (transformierte glatte Muskelzellen, Abb. 9.1d). Insbesondere werden verschiedene Kollagentypen, aber auch Proteoglykane und elastische Fasern gebildet. Auf diese Weise kommt es zu einer Fibrosierung und Hyalinisierung der Plaques, die jetzt ständig weiter wachsen und das Lumen der Arterien einengen.

Progressionsmechanismen In die wachsenden fibrösen Plaques gelangt aus der Blutbahn weiterhin lipoproteingebundenes Cholesterin. Dieses wird von infiltrierten Makrophagen aufgenommen. Es entstehen wiederum Schaumzellen, die ihrerseits eine stimulierende Wirkung auf die glatten Muskelzellen haben. Darüber hinaus kann es im Bereich der Plaques auch zu erneuten Thrombozytenauflagerungen mit Freisetzung von PDGF kommen. Auch dadurch wird die Proliferation der transformierten glatten Muskelzellen stimuliert.

Komplizierte Läsion

In die zunehmend hyalinisierte Grundsubstanz werden jetzt auch Kalksalze eingelagert, und es kommt zu geschwürigen Aufbrüchen der Arterienwand (Abb. 9.1e). So entsteht das Vollbild der Atherosklerose. Diese fortgeschrittenen, lumenverschließenden Veränderungen nennt man komplizierte Läsionen (Abb. 9.1f). Die Entwicklung der atherosklerotischen Plaque ist in Abb. 9.2 schematisch zusammengefasst.

Prädilektionsstellen

Die Atherosklerose hat unterschiedliche Prädilektionsstellen.

Zentraler Typ Es sind insbesondere die Brust- und Bauchaorta sowie die Iliakalarterien befallen. Die Organ- oder Parenchymatherosklerose betrifft v.a. Herz, Gehirn und Nieren, wo sie durch ischämische Hypoxidosen besonders schwerwiegende Veränderungen hervorruft.

Mediaverkalkung vom Mönckeberg-Typ In den Gliedmaßen imponiert sie oft als Mediaverkalkung vom Mönckeberg-Typ. Im Gegensatz zu der typischen Atherosklerose findet man hier die frühesten Veränderungen nicht in der Intima, sondern in der Media mit einer Verkalkung im Bereich der elastischen Fasern. Die Ätiologie und kausale Pathogenese dieser Erkrankung sind im Einzelnen noch nicht bekannt. Insbesondere wird sie häufig bei diabetischer Stoffwechsellage beobachtet.

9.1.3 Folgen und Komplikationen

Lumeneinengung

Wenn kleinere Arterien befallen sind, führt eine Lumeneinengung bald zu einer ischämischen Hypoxidose. Dies betrifft insbesondere die Nierenarterie, die Hirnbasisarterien und v.a. die Koronararterien. In der Herzmuskulatur werden die Stenosen erst funktionell wirksam, wenn ca. 70–80 % der Arterienquerschnitte verschlossen sind. Bei Entwicklung komplizierter Läsionen ist dies häufig der Fall. Außerdem begünstigen die Endothelläsionen die Entstehung von Thrombosen (siehe Kap. 9.10). So kann ein frischer Thrombus auch zu einem plötzlich auftretenden, vollständigen Verschluss eines Koronararterienasts führen. Dies ist die typische Ursache für den Herzinfarkt (siehe Kap. 9.5).

Gefäßausweitungen

In der Aorta und den Iliakalarterien bilden sich geschwürige Wandaufbrüche mit sekundärer Thrombosierung. Die regressiven Wandveränderungen mit Atrophie der glatten Muskulatur in der Media führen zu einer Wandschwäche. Dadurch hält die Aorta dem Blutdruck nicht mehr stand, es kommt zu umschriebenen Gefäßausweitungen (Aneurysmen). Derartige atherosklerotisch bedingte Aneurysmen liegen insbesondere in der unteren Bauchaorta zwischen den Nierenarterien und der Aortenbifurkation.

Gangrän

Die Atherosklerose der Extremitätenarterien führt zu einer ischämischen Hypoxidose in der Peripherie der Extremitäten. Dort kommt es zu einer Gewebenekrose im Sinn einer Gangrän. Die Rekonstruktion der befallenen Extremitätenarterien ist chirurgisch oft aufwändig. Nur bei schweren Verläufen ist eine Teilamputation der unteren Extremität erforderlich („Raucherbein").

9 Grundlagen zur Pathologie des Kreislaufs

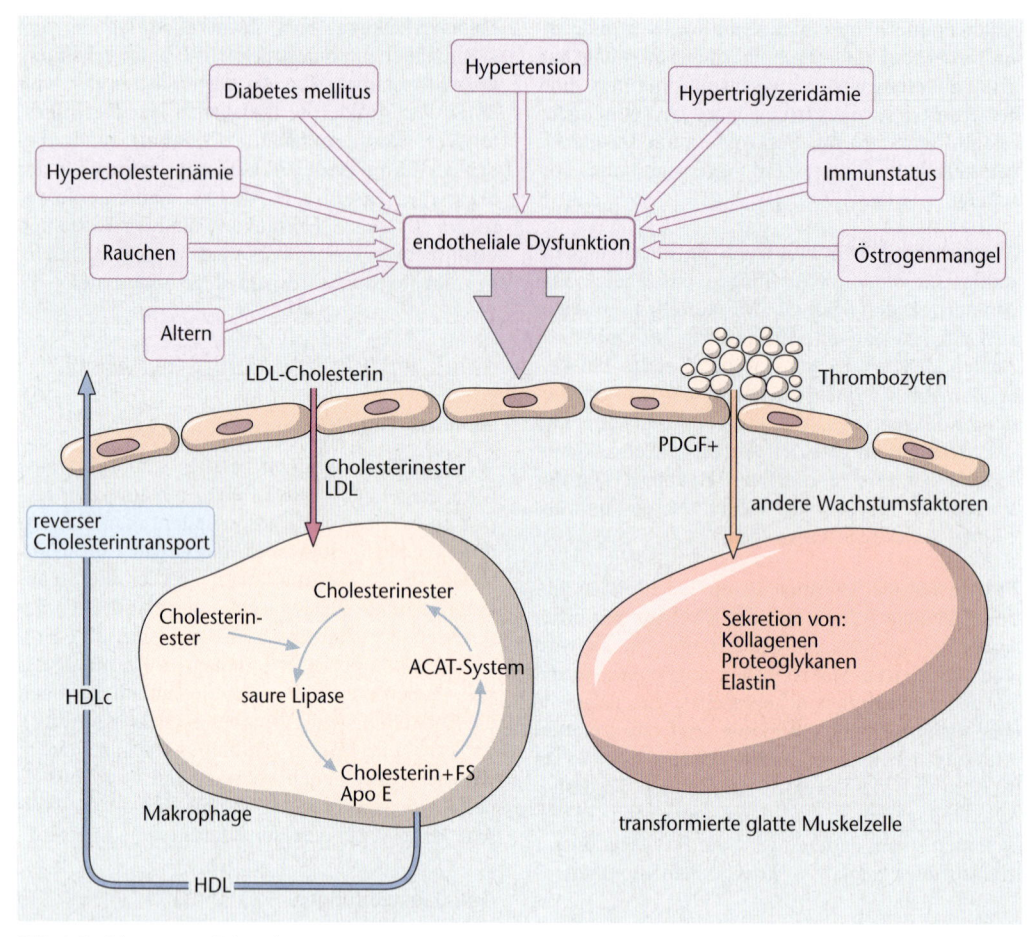

Abb. 9.2: Atherogenese (Schema).
Die regelhafte Funktion der Endothelzellen hat zahlreiche Antagonisten: Hypertension, Hypercholesterinämie, Hypertriglyzeridämie, Rauchen, Diabetes mellitus, Östrogenmangel, Altern, Immunstatus. Alle wirken im Sinn einer **endothelialen Dysfunktion.** Dadurch strömt vermehrt LDL-Cholesterin in die Arterienintima. Durch erhöhte Expression von Adhäsionsmolekülen an der äußeren Zellmembran kommt es zu Adhäsion und Immigration von Makrophagen in die Intima.
Weitere Schritte: Azetylierung von LDL beim Durchtritt durch das Endothel, Aufnahme des LDL-Cholesterins über den Acetyl-LDL-Rezeptor der Makrophagen, Esterspaltung durch saure Lipasen in Cholesterin und Fettsäuren (FS). Reveresterung durch das ACAT-System. Speicherung im Makrophagenzytoplasma als Cholesterinester („Schaumzellen").
Reverser Cholesterintransport: Sekretion von Cholesterin und Apoprotein E. Diese bilden mit Plasma-HDL den HDLc-Komplex, der von Leberepithelzellen internalisiert wird. An Endothelläsionen bilden sich Thrombozytenaggregate. Daraus werden PDGF (Platelet Derived Growth Factor) u. a. Wachstumsfaktoren freigesetzt, die die transformierten glatten Muskelzellen stimulieren. Dadurch vermehrte Sekretion von Kollagenen, Proteoglykanen und Elastin: Die arteriosklerotische Plaque wächst. Über die Sekretion von Zytokinen und Wachstumsfaktoren können auch die Makrophagen die Proliferation der glatten Muskelzellen stimulieren.

9.2 Arteriolosklerose

Definition Arteriolosklerose bezeichnet die Atherosklerose in den kleinen Arterien, den Arteriolen.

Die Sklerose in den Arteriolen unterscheidet sich in mehrfacher Hinsicht von dem Verlauf der Atherosklerose in den großen Arterien. Dies ist v.a. darauf zurückzuführen, dass im Bereich der Arteriolen der Blutdruckabfall am stärksten ist. Deshalb wird dieser Gefäßabschnitt bei der Hypertonie besonders stark belastet.

Unter dem erhöhten Druck kommt es zu einer Insudation von Plasmaproteinen und Lipiden. Diese werden zunächst subendothelial abgelagert, greifen jedoch bald auf die Media und die Adventitia über. Daraus resultieren Atrophie und Schwund der glatten Muskelzellen, die durch hyaline Bindegewebsfasern und Ablagerungen von Plasmaproteinen ersetzt werden. Es entwickelt sich damit das Bild einer Gefäßhyalinose.

Neben der Hypertonie sind diese Veränderungen insbesondere beim Diabetes mellitus zu beobachten. Die Arteriolosklerose kann prinzipiell in allen Organen auftreten, am stärksten ausgeprägt ist sie jedoch in der Niere, auch im Pankreas und im Gehirn.

und dem äußeren Drittel der Arterienmedia einwühlt und diese meist auf eine längere Strecke disseziert. Es bildet sich ein immer weiter werdender Blutkanal neben der ursprünglichen Gefäßlichtung. Derartige Aneurysmen betreffen meist Patienten in einem mittleren Alter bei Bevorzugung des männlichen Geschlechts. Sie treten insbesondere in der aszendierenden Brustaorta unmittelbar oberhalb der Aortenklappe auf.

Aneurysma spurium

Die formale Pathogenese des Aneurysma spurium besteht in einer Gefäßverletzung mit Austreten des Blutes in das periarterielle Gewebe. Dadurch bildet sich ein periarterielles, mit der Gefäßlichtung

9.3 Aneurysmen !!

Definition Aneurysmen sind lokalisierte Lumenerweiterungen der Arterien infolge angeborener oder erworbener Wandveränderungen.

Ihre Größe wird v.a. durch das Kaliber der befallenen Gefäße bestimmt. Sie können stecknadelkopfgroß bis kindskopfgroß sein. Nach der Form werden sie zylindrisch bei gleichmäßiger Ausbuchtung, kahnförmig bei Ausbuchtung nur nach einer Seite oder sackförmig und spindelförmig genannt. Sie entstehen durch allmähliche und gelegentlich akute Ausweitung infolge von Gefäßwandschädigung.

Formale Pathogenese Formalpathogenetisch kann man verschiedene Typen abgrenzen (Abb. 9.3).

Aneurysma verum

Bei Ausbuchtung der gesamten Gefäßwand spricht man von einem Aneurysma verum. Die wahren Aneurysmen entstehen durch angeborene oder erworbene Texturstörungen der Aortenmedia, z.B. bei Atherosklerose oder Entzündung. Meist sind sie in der Aorta lokalisiert. Sie können bis kindskopfgroß werden und damit Nachbarorgane wie Trachea, Lungen, Speiseröhre und Venen komprimieren. Durch ständige Pulsationsbewegungen kommt es u.U. zu einer Druckatrophie von Wirbelkörpern.

Aneurysma dissecans

Dem Aneurysma dissecans liegt ein Einriss der inneren Arterienwand zugrunde, sodass sich das Blut i.d.R. im Grenzbereich zwischen dem mittleren

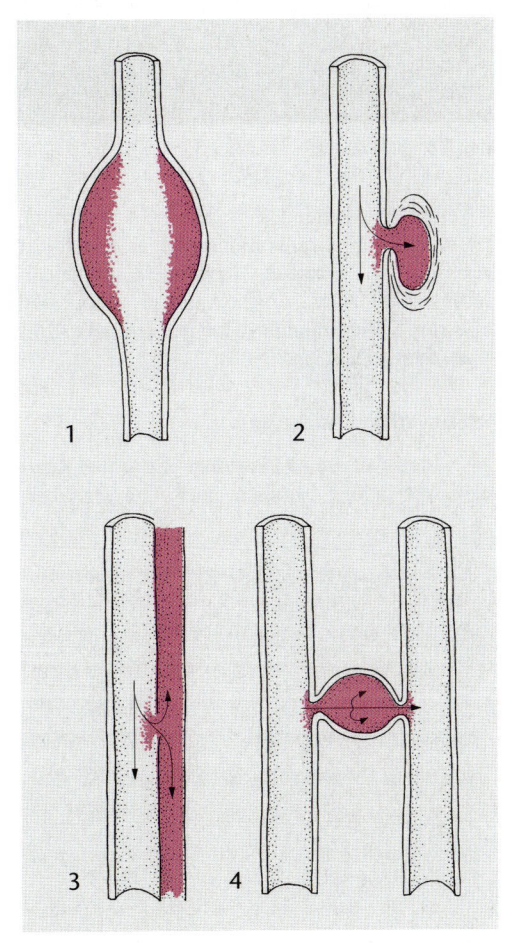

Abb. 9.3: Aneurysmatypen. **1** = Aneurysma verum, **2** = Aneurysma spurium, **3** = Aneurysma dissecans, **4** = arteriovenöses Aneurysma.

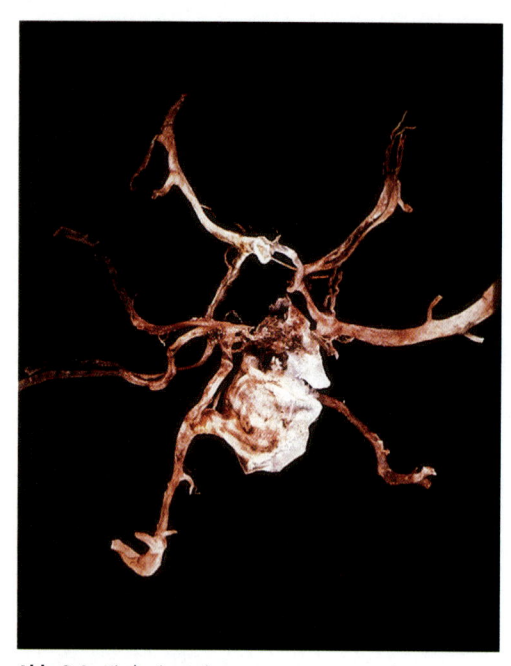

Abb. 9.4: Hirnbasisarterienaneurysma.

in Verbindung stehendes, organisiertes Hämatom, das durch ein Granulationsgewebe organisiert wird. Mit der Zeit erfolgt auch eine Endothelialisierung. Als Ursache für die Gefäßeröffnung sind an erster Stelle Traumen oder periarterielle Entzündungen zu nennen.

Arteriovenöses Aneurysma

Das arteriovenöse Aneurysma ist eine Kurzschlussverbindung zwischen einer Arterie und einer benachbarten Vene mit einem dazwischen liegenden Blutsack. Meist entwickelt es sich durch Ausweitung präexistenter arteriovenöser Anastomosen oder entsteht auch traumatisch durch eine einschmelzende Entzündung zwischen den beiden Gefäßen mit Gefäßwandarrosionen. Arteriovenöse Aneurysmen zwischen großen herznahen Gefäßen führen zu einer erheblichen Volumenbelastung des Herzens infolge des großen, direkten arteriovenösen Blutdurchflusses.

Kausale Pathogenese und Verlauf Die kausale Pathogenese der Aneurysmen ist unterschiedlich (Tab. 9.2).

Kongenitale Aneurysmen

Hierher gehören insbesondere **Aneurysmen der Hirnbasisarterien,** für deren Entstehung eine angeborene Wandschwäche angeschuldigt wird, die histologisch als ein Media- oder Elastikadefekt verifiziert werden kann (Abb. 9.4). Etwa 85 % liegen am Circulus arteriosus Willisi. Besondere Prädilektionsstellen sind die proximale A. cerebri anterior und der R. communicans anterior (40 %) sowie die A. carotis interna (30 %). An der A. cerebri media, dem R. communicans posterior und der A. cerebri posterior finden sich 20 %. Sie können stecknadelkopf- bis kirschgroß werden. Durch Thrombusbildungen mit nachfolgender Organisation kommt es zu einer Einengung des Aneurysmas. Oftmals tritt durch Ruptur plötzlich eine **subarachnoidale Blutung** auf. Insbesondere sind hiervon Menschen mittleren Lebensalters von ca. 30–60 Jahren betroffen. In zahlreichen Fällen wird eine ungewöhnliche körperliche Anstrengung als unmittelbar die

Tab. 9.2: Kausalpathogenetische Formen der Aneurysmen

Typ	Ursachen	Lokalisation	Komplikation
kongenitale Aneurysmen	angeborene Wandschwäche (Media- und Elastikadefekt)	besonders Circulus arteriosus Willisi	Subarachnoidalblutung, Ventrikeltamponade
atherosklerotische Aneurysmen	degenerative Mediaschwäche	besonders Bauchaorta	massive retroperitoneale Blutung
dissezierendes Aneurysma	verschieden, am häufigsten idiopathische Medianekrose	Aorta meist innerhalb der Umschlagfalte des Herzbeutels mit Ausdehnung bis zur Bauchaorta	zweizeitige Ruptur und Herzbeutelblutung
syphilitisches Aneurysma	ischämische Nekrose der Aortenwand	besonders aszendierende Aorta	Ruptur und Blutung
mykotische Aneurysmen	Texturschwäche der Arterienwand nach Emboli in den Vasa vasorum	verschieden	–

Ruptur auslösender Faktor angegeben. Derartige Aneurysmarupturen sind häufige Ursachen plötzlicher, klinisch unklarer Todesfälle, die erst durch eine Autopsie aufgeklärt werden können. Die meisten Patienten versterben unmittelbar oder innerhalb kurzer Zeit an den Folgen der Aneurysmablutung, insbesondere wenn die Blutung als Komplikation in die Ventrikel einbricht (**Ventrikeltamponade**).

Atherosklerotische Aneurysmen

In den fortgeschrittenen Stadien der Atherosklerose kommt es zu degenerativen Veränderungen auch der Media. Dadurch hält diese dem arteriellen Blutdruck nicht mehr stand, und es bilden sich atherosklerotische Aneurysmen. Sie können prinzipiell in allen Arterienabschnitten auftreten, sind jedoch bevorzugt in der Bauchaorta lokalisiert. Es besteht eine Korrelation zwischen der Größe der Bauchaortenaneurysmen und der Rupturhäufigkeit. Wenn sie einen Durchmesser von mehr als 10 cm erreichen, tritt meist eine Ruptur ein. Diese führt zu einer massiven retroperitonealen Blutung, die i.A. den Tod des Patienten in einem Verblutungsschock hervorruft. Heute können die Aortenaneurysmen durch Einsatz von Gefäßprothesen operiert werden. Im Fall einer akuten, bereits eingetretenen Ruptur bringt die Operation jedoch oft keinen Erfolg. Besonders kompliziert ist die Situation, wenn die Abgänge der Nierenarterien in den Aneurysmasack mit einbezogen sind.

Dissezierendes Aneurysma

Die Wandschwäche bei den dissezierenden Aneurysmen hat keine einheitliche Pathogenese. Am häufigsten liegt eine so genannte **idiopathische Medianekrose** vor, die meist in der aszendierenden Aorta lokalisiert ist. Die funktionelle Morphogenese der Erkrankung ist im Einzelnen noch nicht bekannt. Wahrscheinlich spielt eine Kollagenstoffwechselstörung mit mangelhafter Vernetzung der Kollagenfasern und elastischen Lamellen die entscheidende Rolle. Bei dem Patienten tritt eine Ruptur der Aortenintima und -media meist innerhalb der Umschlagfalte des Herzbeutels auf, mit einer Dissektion, welche die inneren zwei Drittel von dem äußeren Drittel der Aortenwand trennt. Diese Dissektion dehnt sich bis in den Bereich der Bauchaorta aus. Dort kommt es in manchen Fällen z.B. durch eine aufgebrochene arteriosklerotische Plaque in der Intima wieder zu einem Anschluss an das Gefäßlumen (Abb. 9.5).

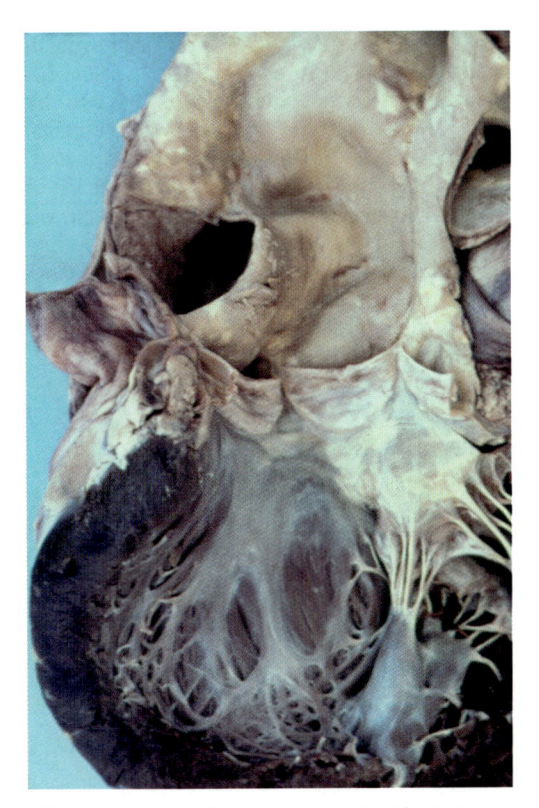

Abb. 9.5: Aneurysma dissecans der aszendierenden Aorta.

Klinisch imponiert die Erkrankung oft als zweizeitiges Geschehen. Die Symptome infolge der primären Ruptur von Intima und Media mit Erhalt der Adventitia können z.B. als Herzinfarkt fehldiagnostiziert werden. Nach einigen Stunden tritt dann i.A. eine Ruptur auch der Adventitia auf, die durch eine massive Blutung in den Herzbeutel meist unmittelbar zum Tod führt. Um dies zu verhindern, ist eine rasche Diagnostik erforderlich. Die Therapie besteht in einer chirurgischen Versorgung der dissezierten aszendierenden Aorta mit einer Gefäßprothese.

Neben der idiopathischen Medianecrosis aortae werden dissezierende Aneurysmen auch bei angeborenen Stoffwechselstörungen des Bindegewebes beobachtet, z.B. beim Marfan-Syndrom und beim Ehlers-Danlos-Syndrom sowie auch bei der Osteogenesis imperfecta.

Syphilitisches Aneurysma

Das syphilitische Aneurysma entsteht als Folge der Mesaortitis syphilitica. Dabei handelt es sich um eine typische Manifestation der tertiären Syphilis, die heute sehr selten ist. Histologisch ist die Erkrankung durch eine entzündliche Reaktion der Vasa vasorum, insbesondere der aszendierenden Aorta mit einem herdförmigen lymphoplasmazellulären Infiltrat charakterisiert. Dadurch kommt es zu ischämischen Nekrosen in der Aortenwand mit Zerstörung der elastischen Lamellen. Die resultierende Wandschwäche führt zur Ausbildung eines großen Aneurysma verum. Eine Ruptur kann eine tödliche Blutung hervorrufen. Tertiäre Formen der Syphilis mit Befall der Aorta sind heute allerdings extrem selten.

Weitere Formen

Die sehr seltenen mykotischen Aneurysmen entstehen dadurch, dass bei Pilzinfektionen oder auch bakteriellen Infektionen Emboli in die Vasa vasorum der Arterien verschleppt werden, wodurch eine Texturschwäche mit Aneurysmabildung hervorgerufen wird.

Bei der Panarteriitis nodosa kann die entzündliche Reaktion ebenfalls Medianekrosen mit daraus resultierender Aneurysmabildung bewirken.

sen der Koronararterien bei Koronararteriensklerose. Sehr selten können auch Aortenklappenfehler oder ein plötzlicher Blutdruckabfall Ursache der Koronarinsuffizienz sein. Durch die arteriosklerotischen Engen ist bei Mehrbelastung eine erhöhte Blutversorgung über ein bestimmtes Maß hinaus nicht möglich. Es kommt zu einer akuten **Hypoxidose** (siehe Kap. 4.1.7): Der ATP-Spiegel in den Herzmuskelzellen sinkt. Als Folge der anaeroben Glykolyse steigt das Laktat an. Durch die Stoffwechselalterationen können charakteristische EKG-Veränderungen hervorgerufen werden. Die ischämische Hypoxidose ist in vielen Fällen so stark ausgeprägt, dass sich im linken Herzventrikel selektiv kleine Herzmuskelzellnekrosen entwickeln. Zuerst finden sie sich in den Papillarmuskeln und Trabekeln. Nach einiger Zeit werden die Nekrosen von Makrophagen abgeräumt. Es kommt dann zu umschriebenen Fibroblastenproliferationen mit Ausbildung kleiner kollagenfaserreicher Narben, die bei rezidivierenden Anfällen von Koronarinsuffizienz als so genannte disseminierte **Myokardfibrosen** über die Muskulatur des linken Herzventrikels verstreut sein können (Abb. 9.6).

9.4 Relative Koronarinsuffizienz

Definition Die relative Koronarinsuffizienz ist neben dem Herzinfarkt eine Manifestation der koronaren Herzkrankheit. Diese umfasst alle morphologisch oder funktionell fassbaren stenosierenden Erkrankungen der Koronargefäße, die zu einer unzureichenden Blutversorgung des Myokards führen. Eine Koronarinsuffizienz liegt vor, wenn die notwendige Blutmenge bei vermehrter Belastung des Herzmuskels durch das Koronarsystem nicht mehr bereitgestellt werden kann.

Relativität der Ischämie Physiologischerweise wird die Koronardurchblutung von der arteriellen Sauerstoffspannung reguliert. Sinkt sie, führt dies zu einer Mehrdurchblutung der Koronararterien. Die Koronarinsuffizienz tritt beim Menschen meist akut als Folge vermehrter Belastung auf. Es gibt jedoch auch Fälle, in denen bereits ohne Belastung eine chronische Insuffizienz des Koronarsystems vorliegt. Damit ist die Koronarinsuffizienz das typische Beispiel einer relativen arteriellen Ischämie.

Ätiologie und Pathogenese Mit Abstand die häufigste Ursache der Koronarinsuffizienz sind Steno-

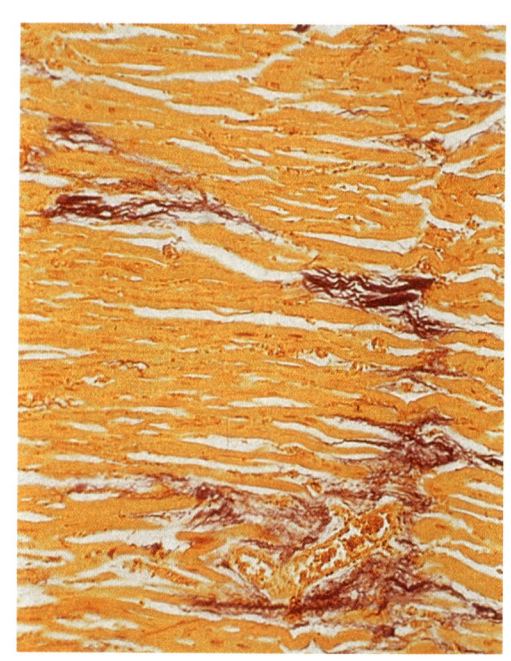

Abb. 9.6: Herdförmige Herzmuskelfibrose bei relativer Koronarinsuffizienz. Klinisch besteht das Syndrom der Angina pectoris. Gefügedilatation der Herzmuskelfasern (Vergr. 150fach).

Klinik Das klinische Symptom der akuten Koronarinsuffizienz ist der Angina-pectoris-Anfall, der charakterisiert ist durch einen in der Herzgegend empfundenen heftigen Schmerz mit Ausstrahlung in den linken Arm, die linke Halsregion oder den linken Oberbauch. Klinisch unterscheidet man eine stabile Angina pectoris, die nur unter Anstrengungen auftritt, von einer instabilen, bereits bei körperlicher Ruhe auftretenden Angina pectoris.

9.5 Herzinfarkt !!

Definition Unter einem Herzinfarkt (Myokardinfarkt) versteht man eine umfangreiche Nekrose in der Herzmuskulatur, die durch eine ischämische Hypoxidose hervorgerufen wurde.

Ätiologie und Pathogenese Die zugrunde liegende Erkrankung ist i.A. eine Koronararteriensklerose, deren Ätiologie und Pathogenese im Wesentlichen der allgemeinen Atherosklerose entspricht. Häufigste Ursache für die meist akut einsetzende ischämische Hypoxidose ist eine **akute Koronarthrombose,** die sich als Komplikation auf einer atherosklerotischen Plaque entwickelt.

> **Merke!**
> Bei größeren Herzinfarkten wird in etwa 80 % der Fälle eine akute Koronarthrombose als Ursache der Ischämie gefunden. Demgegenüber sind Herzinfarkte ohne Nachweis von frischen Koronarthromben selten.

Auch in diesen Fällen findet man bei der Obduktion meist ein morphologisches Substrat der arteriellen Ischämie. Es handelt sich dabei oft um Einblutungen atherosklerotischer Intimapolster. In seltenen Fällen liegen auch entzündliche Veränderungen der Koronararterien vor. Die Zahl der Herzinfarkte durch embolische Koronararterienverschlüsse ist dagegen verschwindend gering.

Eine wichtige Rolle für die Entwicklung der Herzinfarkte spielen die **Gefäßkollateralen.** Am normalen menschlichen Herzen sind nur wenig funktionell wirksame Kollateralen ausgebildet. In Herzen mit ausgeprägter Koronararteriensklerose nehmen sie jedoch zu. Dadurch erklärt sich, dass nicht jeder Koronararterienverschluss in einem durch Koronararteriensklerose vorgeschädigten Herzen zu einem umschriebenen ischämischen Infarkt der Muskulatur führt.

Morphologie Bei plötzlich einsetzender, absoluter Ischämie des Myokards treten sehr bald **(ab etwa zehn Minuten)** elektronenmikroskopische Veränderungen an den Zellorganellen auf. Infolge der Störung der oxidativen Energiegewinnung mit Absinken des ATP-Spiegels wird der Energiestoffwechsel auf anaerobe Glykolyse umgestellt. Die erniedrigte ATP-Konzentration bedingt eine verminderte Funktion der energieaufwändigen Ionenpumpe an den Membranen, was insbesondere zu einem vermehrten Natrium- und Wassereinstrom führt. Frühe morphologische Manifestationen sind:
- Schwellung der Mitochondrien mit Fragmentierung der Cristae mitochondriales (Sitz der Atmungskette)
- deutliche Dilatation des rauen endoplasmatischen Retikulums.

Diese Veränderungen imponieren lichtmikroskopisch als „trübe Schwellung" des Zytoplasmas. Infolge eines Kaliumausstroms aus den Herzmuskelzellen wird die Polarisation der Zellmembran gestört. Dadurch können u.U. sehr frühe EKG-Veränderungen hervorgerufen werden. Histochemisch lässt sich nach etwa zwei Stunden ein Verlust von Dehydrogenasen und Oxidasen im Gewebe nachweisen.

Nach **etwa sechs Stunden** kommt es dann histologisch nachweisbar zu einer intensiv eosinroten Anfärbung des Zytoplasmas. Diese wird durch eine beginnende Koagulationsnekrose mit irreversiblen Veränderungen der Myofibrillen hervorgerufen. Mehrere myokardiale Enzyme und Proteine werden im Rahmen der Myokardnekrose freigesetzt und lassen sich im Serum nachweisen:
- die Kreatininphosphatkinase als Leitenzym für die Diagnose von Schädigungen der Herzmuskulatur
- Troponin T und Troponin I als Strukturproteine des kontraktilen Apparats: Sie lassen sich bereits bei geringen Schädigungen des Myokards im Serum nachweisen und gelten zurzeit als die sensitivsten und spezifischsten Parameter zum Nachweis einer Infarktnekrose.

Die Koagulationsnekrose der Herzmuskelzellen aktiviert Entzündungsmediatoren, wodurch nach **etwa 10–24 Stunden** aus den Gefäßen des hyperämischen Randsaums Entzündungszellen, insbesondere Granulozyten, in das Nekrosegebiet einwandern. Jetzt wird der Herzinfarkt auch makroskopisch sichtbar und imponiert als eine typische lehmgelbe Nekrose (Abb. 9.7).

9 Grundlagen zur Pathologie des Kreislaufs

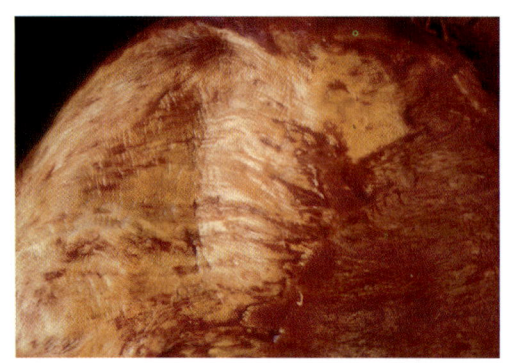

Abb. 9.7: Lehmgelbe Nekrose bei Herzinfarkt.

Am **vierten Tag** beginnt die Granulationsgewebebildung mit einer zunehmenden Zahl von Kapillarsprossungen. Das Granulationsgewebe wird bald fibroblastenreicher. Am Ende der zweiten Woche sind bereits Kollagenfasern nachzuweisen.

Nach **etwa sechs Wochen** ist das Infarktgebiet vernarbt. Makroskopisch erscheint es jetzt als derbe, graue Schwiele. Histologisch besteht es aus zellarmem, kollagenem Fasergewebe. Da der Herzmuskel zu den stabilen Geweben gehört ohne die Fähigkeit zu einer mitotischen Zellteilung, ist eine funktionell vollwertige Regeneration nicht möglich. Vielmehr wird das nekrotische Muskelgewebe ausschließlich durch funktionell minderwertiges Narbengewebe ersetzt (Abb. 9.8). Wenn es sich um eine ausgedehnte Narbe handelt, ist das restliche Parenchym einer vermehrten Belastung ausgesetzt. Es entwickelt sich eine kompensatorische Hypertrophie der Muskelfasern mit Polyploidisierung der Zellkerne (siehe Kap. 9.7).

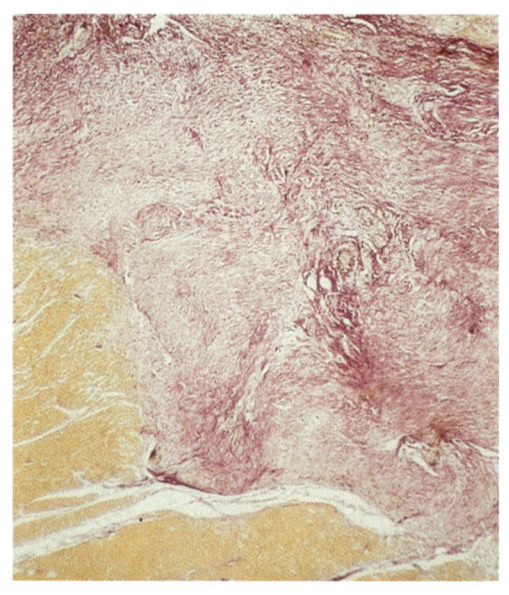

Abb. 9.8: Histologie einer Herzmuskelnarbe acht Wochen nach Herzinfarkt. Bindegewebe rot angefärbt (Vergr. 80fach).

Die Sequenz der morphologischen Veränderungen beim Herzinfarkt ist in Tab. 9.3 zusammengestellt.

Lokalisation Die Lokalisation eines Infarkts richtet sich nach dem Versorgungsgebiet des verschlossenen Koronararterienasts:

Die **Vorderwandinfarkte** sind am häufigsten (ca. 50%). Es handelt sich um die Folge eines Verschlusses im proximalen Abschnitt des R. interventricularis anterior. Der Infarkt ist in Teilen der Vor-

Tab. 9.3: Sequenz der morphologischen Veränderungen beim Herzinfarkt				
Zeit	Elektronenmikroskopie	Histochemie	Lichtmikroskopie	Makroskopie
30 min	Mitochondrienschwellung	Dehydrogenasen ↓, Oxidasen ↓		
2 h	Fragmentierung der Cristae mitochondriales			
6 h			Eosinfärbung des Zytoplasmas	
10–24 h			Hyperkontraktionsbänder, Koagulationsnekrosen, neutrophiles Infiltrat	Abblassung, lehmgelbe Nekrose, hyperämischer Randsaum
3.–7. Tag			Resorption der Nekrose durch Makrophagen, Granulationsgewebe	
6. Woche			Fibrose	Narbe

derwand und des Kammerseptums lokalisiert (Abb. 9.9a).

Basisnahe Hinterwandinfarkte (ca. 25 %) treten auf bei einem Verschluss der rechten Kranzarterie, die in 80–90 % der Fälle nicht nur die Wand des rechten Ventrikels, sondern auch basale Teile der Hinterwand des linken Ventrikels versorgt (Rechtsversorgungstyp der Koronararterien). Deswegen führt ein Verschluss der rechten Kranzarterie in den meisten Fällen zu einem basisnah gelegenen Infarkt der linken Herzhinterwand (Abb. 9.9b).

Seitenwand- oder Kanteninfarkte (ca. 10 %) entstehen bei Verschluss des R. circumflexus der linken Kranzarterie. Wenn die ganze Hinterwand des linken Ventrikels vom R. circumflexus der linken Koronararterie versorgt wird (Linksversorgungstyp der Koronararterien), dehnt sich der Kanteninfarkt auf weite Teile der Hinterwand des linken Ventrikels aus (Abb. 9.9c).

> **Merke!**
> Diese drei Infarkttypen spielen damit für die Praxis die entscheidende Rolle. Allerdings kann von Fall zu Fall die Lokalisation außerordentlich variieren.

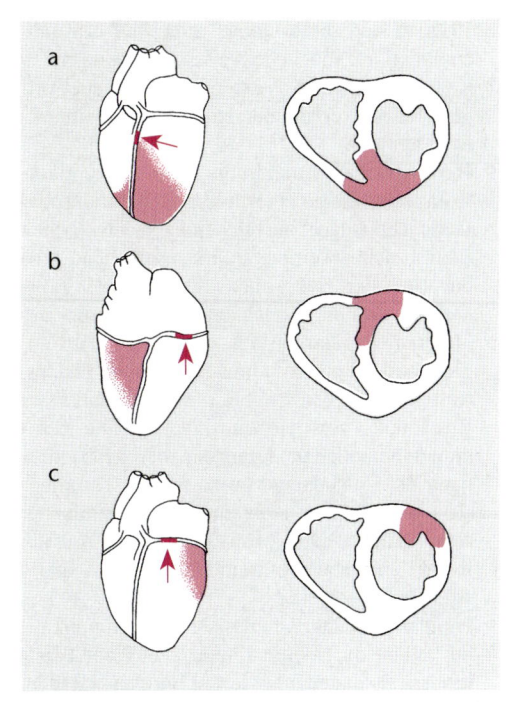

Abb. 9.9: Lokalisation des Herzinfarkts.
a Vorderwandinfarkt.
b Hinterwandinfarkt.
c Seitenwandinfarkt.

Infarktausdehnung Die Größe der Infarkte hängt von der Lokalisation des Gefäßverschlusses sowie der Ausbildung von Kollateralen zwischen den Koronararterienästen ab. Im Allgemeinen haben sie einen Durchmesser von etwa 2–8 cm.

Nach der Ausbreitung im Querschnitt der Kammerwand unterscheidet man **transmurale Infarkte** und **Innenschichtinfarkte**:
- Die häufigere Form ist der transmurale Infarkt, der alle drei Wandschichten der linken Herzkammer umfasst.
- Beim selteneren Innenschichtinfarkt findet man im inneren Drittel der Ventrikelwand gelegene Nekroseherde.

Beim Innenschichtinfarkt liegt eine ausgeprägte Atherosklerose aller drei Hauptäste der Koronararterien vor. Oft fehlt hier ein für den transmuralen Infarkt typischer, lumenverschließender, frischer Thrombus.

Komplikationen und Folgen Folgende Komplikationen sind möglich:
- **Sekundenherztod:** Bis zu 20 % der Infarktpatienten sterben an einem akuten Herzversagen. Ursache ist meist eine absolute Ischämie, die Bereiche des Reizleitungssystems betrifft mit daraus resultierenden Herzrhythmusstörungen.
- **Pericarditis epistenocardica:** In ca. 30 % entwickelt sich über der Nekrosezone eine entzündliche Reaktion des Epikards mit vorwiegend fibrinöser Exsudation. Auskultatorisch ist ein Reibegeräusch festzustellen. Bei Organisation der fibrinösen Entzündung kommt es zu einer Verwachsung von Endokard und Perikard.
- **Herzwandruptur:** In 5–10 %, meist bei transmuralen Myokardinfarkten am 3.–10. Tag nach dem akuten Ereignis, entsteht eine Ruptur im Bereich der entzündlich veränderten Nekrose. Das Blut strömt in den Herzbeutel aus. Die dadurch hervorgerufene Herzbeuteltamponade führt meist unmittelbar zum Tod. Rupturiert das Kammerseptum (selten), so entsteht ein akuter Links-Rechts-Shunt.
- **Parietale Endokardthrombose:** Die Entzündungsreaktion im Bereich der Nekrosezone greift oft auf das Endokard über. Dadurch entwickeln sich in etwa 45 % der Herzinfarkte Abscheidungsthromben auf dem Endokard. In

10–20 % sind diese Quelle arterieller Thrombembolien mit möglicherweise schwerwiegenden Komplikationen. An erster Stelle sind hier oftmals tödlich verlaufende anämische Hirninfarkte zu nennen.
- **Herzwandaneurysma:** In bis zu 30 % der Infarkte entsteht infolge einer in der Reparationsphase manchmal nicht ausreichenden mechanischen Beanspruchbarkeit des Infarktbezirks eine Ausbuchtung der Herzwand, also ein Aneurysma. Meist ist dies im Bereich der Herzbasis oder des hinteren Papillarmuskels lokalisiert. Histologisch besteht die Wand aus funktionell minderwertigem Narbengewebe ohne nennenswerte Restanteile von Herzmuskulatur. Die Strömungsanomalien im Aneurysmabereich begünstigen die Entstehung von parietalen Thrombosen, die ebenfalls Quelle für arterielle Embolien sein können. Daher wird i.A. eine chirurgische Resektion der Herzwandaneurysmen angestrebt.
- **Papillarmuskelabriss:** Diese seltene Komplikation kommt durch eine Einbeziehung der Papillarmuskeln in den infarzierten Bereich zustande. Der hintere Papillarmuskel ist häufiger betroffen als der vordere. Infolge eines Durchschlagens des betreffenden Mitralklappensegels tritt eine akute Mitralinsuffizienz mit akuter Linksherzinsuffizienz auf. Die Häufigkeit beträgt weniger als 1 %.

9.6 Hypertonie

Definition Hypertonie ist die krankhafte Steigerung des Drucks in den zuführenden Blutgefäßen. Grundsätzlich sind eine Hypertonie im großen Kreislauf und im Lungenkreislauf zu unterscheiden. Als essenzielle Hypertonie bezeichnet man einen Bluthochdruck, dessen Ursache im Einzelnen nicht geklärt ist, dagegen ist die Ätiologie der sekundären symptomatischen Hypertonien bekannt.

> **Merke!**
> Die Hypertonie ist aus drei Gründen eine Erkrankung von besonders großer praktischer Bedeutung: Sie kommt sehr häufig vor, in ihrer Folge entwickeln sich besonders schwerwiegende Erkrankungen und sie verläuft über lange Zeit symptomlos, sodass sie erst sehr spät erkannt wird.

9.6.1 Hypertonie im großen Kreislauf

Ätiologie Bei 30 % der Hypertonien ist eine Ursache bekannt (**sekundäre Hypertonie**), 70 % entfallen auf die **primäre essenzielle Hypertonie**. Deren Ätiologie ist vielschichtig und im Einzelnen noch nicht geklärt. Die Bedeutung des **Natriums** als wesentlicher Faktor wird immer wieder betont. Adipositas, Gicht, Zuckerkrankheit und pyknischer Habitus sind häufig mit einer essenziellen Hypertonie assoziiert.

Die sekundären symptomatischen Hypertonien (30 %) haben folgende Ursachen:
- Renale Hypertonie (ca. 25 %): Unterschiedliche Nierenerkrankungen, insbesondere die Glomerulonephritis, die Pyelonephritis sowie Erkrankungen der Nierenarterien (Nierenarterienstenose, Arterio-/Arteriolosklerose, Panarteriitis nodosa) und Schwangerschaftsnephropathien sind mit einer Hypertonie assoziiert. Der auslösende pathogenetische Faktor ist eine Minderdurchblutung der Nieren, die einen adäquaten Reiz für eine vermehrte Ausschüttung des Renins aus den sekretorisch aktiven Zellen des juxtaglomerulären Apparats mit Aktivierung des Renin-Angiotensin-Aldosteron-Systems darstellt.
- Endokrine Hypertonie (3 %): Die Hypertonie kann auch eine Folge der Überproduktion bestimmter Hormone sein. Das gilt besonders für das Phäochromozytom, aber auch das Cushing-Syndrom, das Conn-Syndrom, das adrenogenitale Syndrom und die Hyperthyreose können mit einer Hypertonie einhergehen.
- Kardiovaskuläre Hypertonie (1,5 %): Ein eindrucksvolles Beispiel gibt die Aortenisthmusstenose mit Hypertonie im Gefäßsystem proximal der Stenose. Hier entwickelt sich als Folge der Hypertonie eine schwere Atherosklerose. Die Atherosklerose der großen Gefäße führt zur so genannten Windkesselhypertonie: In Folge des Elastizitätsverlusts der Aortenwand kommt es zu einem erhöhten systolischen und normalen oder erniedrigten diastolischen Blutdruck.
- Neurogene Hypertonie (0,5 %): An erster Stelle ist hier der Entzügelungshochdruck zu nennen, der ausgelöst wird durch traumatische oder entzündliche Veränderungen im Bereich der Barorezeptoren im Karotissinus. Auch eine Schädigung zentraler Vasomotorenzentren kann eine neurogene Hypertonie hervorrufen.

Hypertoniefolgen Die Hypertonie bewirkt schwerwiegende Veränderungen in verschiedenen Organen, die die Lebenserwartung erheblich herabsetzen.

An erster Stelle ist die **Begünstigung der Atherosklerose** im Sinn eines Risikofaktors erster Ordnung zu nennen (Kap. 9.1.2). So kommen alle kardiovaskulären Folgekrankheiten der allgemeinen Atherosklerose bei Hypertonikern gehäuft vor. Insbesondere führt die Hypertonie auch zu Veränderungen an den Arteriolen im Sinn einer Arteriolosklerose. Dies wirkt sich besonders in den Nieren aus. Hier verursacht eine stenosierende Arteriosklerose kleine, meist subkapsulär gelegene, bis 1 mm im Durchmesser große Infarkte. Bei Fortschreiten der Veränderungen resultiert eine **arteriolosklerotische Schrumpfniere,** die makroskopisch unter dem Bild einer roten Granularatrophie imponiert.

Eine besonders gefürchtete Komplikation ist die **hypertonische Hirnmassenblutung,** die vorzugsweise bei primärer essenzieller Hypertonie auftritt (siehe auch Kap. 10.2.1). Pathogenetisch führt hier die Blutdrucksteigerung zu einer Ruptur arteriosklerotisch veränderter zerebraler Gefäße.

Die Hypertonie im großen Kreislauf bedeutet auch eine vermehrte Druckbelastung des linken Herzventrikels. Daraus resultiert eine **Herzmuskelhypertrophie,** die lange Zeit kompensiert bleibt als konzentrische Hypertrophie ohne Erhöhung des enddiastolischen Volumens. Eine Kammerdilatation mit Herzinsuffizienz tritt bei der reinen Druckhypertrophie erst verhältnismäßig spät auf.

9.6.2 Hypertonie im kleinen Kreislauf !

Ätiologie Die Druckerhöhung im Lungenkreislauf kann **pulmonale Ursachen** haben. Hier sind an erster Stelle rezidivierende Lungenembolien zu nennen, aber auch die besonders häufig chronisch-obstruktiven Lungenerkrankungen (siehe Kap. 13.2.1), Lungenfibrosen, das posttuberkulöse Syndrom, die Anthrakosilikose und ein angeborener Links-rechts-Shunt.

Extrapulmonale Ursachen liegen meist im linken Herzen. Der wichtigste Faktor ist eine Linksherzinsuffizienz bei Herzinfarkt; Herzklappenfehler, insbesondere die Mitralstenose sowie alle anderen Erkrankungen, die mit einer Linksherzinsuffizienz einhergehen, führen zu einer pulmonalen Hypertonie.

Im Gegensatz zu den Verhältnissen im großen Kreislauf sind primäre, essenzielle pulmonale Hypertonien mit unbekannter Ätiologie äußerst selten.

Hypertoniefolgen Die Hypertonie im Lungenkreislauf begünstigt analog den Verhältnissen im großen Kreislauf eine Pulmonalarteriensklerose. Durch die vermehrte Druckbelastung entsteht in der rechten Herzkammer eine Muskelhypertrophie mit Dilatation und Wandfibrose des Vorhofs (= **Cor pulmonale,** siehe Kap. 13.6 und Abb. 9.13).

9.7 Herzmuskelhypertrophie !!

Definition Unter einer Herzmuskelhypertrophie versteht man die Zunahme der Muskulatur des linken und/oder rechten Ventrikels (siehe Kap. 2.2.1).

Hypertrophieformen Eine Herzmuskelhypertrophie entsteht, wenn das Herz gegen einen erhöhten Widerstand arbeiten muss und dadurch überlastet wird. Man kann zwei Formen der chronischen Überlastung unterscheiden:
- Druckhypertrophie: Sie liegt z. B. bei der Aortenstenose oder bei der Hypertonie im großen Kreislauf vor (Abb. 9.10).
- Volumenhypertrophie: Das Herz hat eine vermehrte Volumenarbeit zu leisten, etwa bei der Aorten- oder Mitralinsuffizienz.

Herzen, die eine reine Druckhypertrophie aufweisen, bleiben lange Zeit kompensiert, während Herzen mit Volumenhypertrophie früher insuffizient werden. Die Gründe für diesen Unterschied erklären sich aus der funktionellen Morphogenese der Herzhypertrophie (siehe Kap. 9.8.1).

Pathogenese Der Herzmuskel ist im Wesentlichen ein zellkonstantes Organ, dessen Zellen postnatal nicht zu einer mitotischen Teilung fähig sind (siehe Kap. 7.1). Lediglich eine endomitotische Polyploidisierung der Kerne ist möglich. Daher kann eine erhöhte Belastung nicht ohne weiteres damit beantwortet werden, dass mehr funktionelle Zellen gebildet werden. Vielmehr führt eine vermehrte Belastung zu einer Hypertrophie (Volumenzunahme) der Myokardmyozyten mit vermehrter Einlagerung von kontraktiler Substanz sowie einer Erhöhung der Mitochondrienzahl. Die **Myozytenhypertrophie** nimmt analog zur Erhöhung des

9 Grundlagen zur Pathologie des Kreislaufs

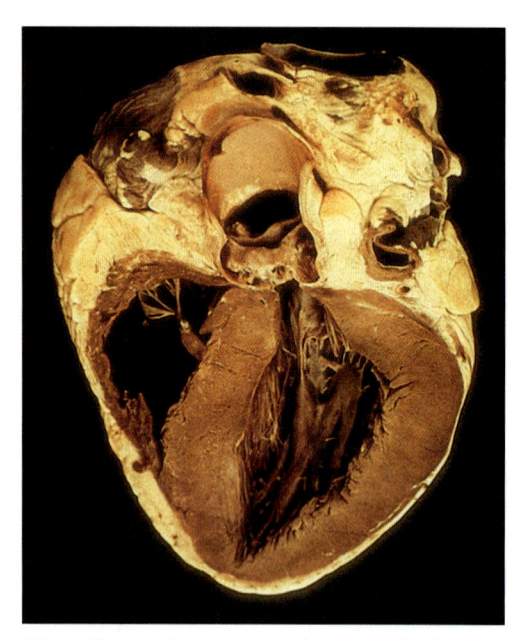

Abb. 9.10: Aortenklappenstenose mit konzentrischer Hypertrophie des linken Herzventrikels ohne Erhöhung des enddiastolischen Volumens.

Herzgewichts zu (Abb. 9.11). Auf diese Weise kann eine erhöhte Belastung bis zu einem gewissen Grad auch ohne Vermehrung der Zellzahl kompensiert werden.

Den grundlegenden Untersuchungen von Linzbach zufolge wirkt dieser Mechanismus jedoch nur bis zu einem gewissen Grad. Nach Überschreiten eines bestimmten Gewichts (500 g, **kritisches Herzgewicht**) kann die vermehrte Belastung nicht mehr durch eine Hypertrophie der Myokardmyozyten kompensiert werden. Jetzt vermehren sich die Herzmuskelfasern durch Abspaltung von den vorhandenen Fasern. Dabei stehen die zusätzlichen Fasern jedoch stets mit dem Zytoplasma der Stammfasern in Verbindung. Parallel dazu zeigen die Kerne eine Polyploidisierung mit bis zu 16fachen Chromosomensätzen. Morphologisch imponieren sie als polymorphe Riesenkerne.

Wichtig ist auch die Blutversorgung der hypertrophierten Muskulatur. In der Peripherie vermehren sich die Kapillaren korrespondierend zur Vermehrung der Fasern, sodass ihr Verhältnis stets gewahrt bleibt. Damit sind in der Peripherie alle Voraussetzungen für eine **Blutversorgung** des hypertrophierten Muskels gegeben.

Sportlerherz

Bei Sportlern können im Rahmen einer physiologischen Hypertrophie Herzgewichte von etwa 500 g erreicht werden. Eine pathologische Hypertrophie tritt i.A. jedoch nicht ein. Das ist darauf zurückzuführen, dass krankhafte Veränderungen, die eine pathologische Hypertrophie bedingen, das betreffende Herz 24 Stunden am Tag belasten, eine Belastung, die auch bei extreme Leistungstraining nicht erreicht werden kann.

9.8 Herzinsuffizienz

Definition Die Herzinsuffizienz ist ein klinisches Syndrom, das durch ein Missverhältnis zwischen der geförderten Blutmenge und dem Blutbedarf des Organismus hervorgerufen wird. Sie kann im linken und im rechten Ventrikel auftreten und ist als chronische bzw. als akute Form möglich. Klinisch kann sie von leichten asymptomatischen Verläufen bis zu Beschwerden bereits im Ruhezustand reichen.

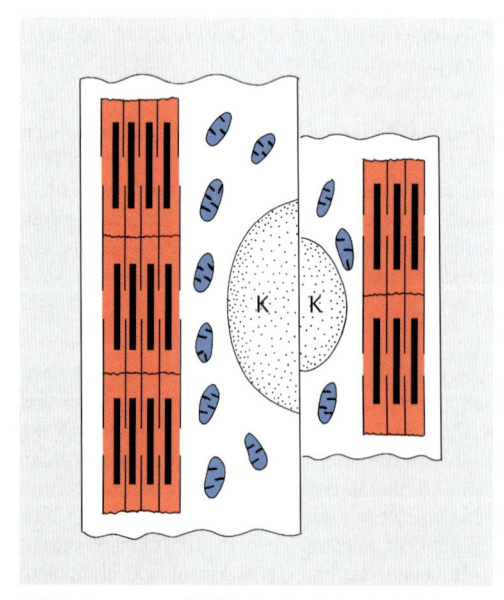

Abb. 9.11: Hypertrophie (links) und Atrophie (rechts) der Myokardmyozyten. In den hypertrophierten Zellen nehmen das Volumen der kontraktilen Substanz und die Zahl der Mitochondrien zu.

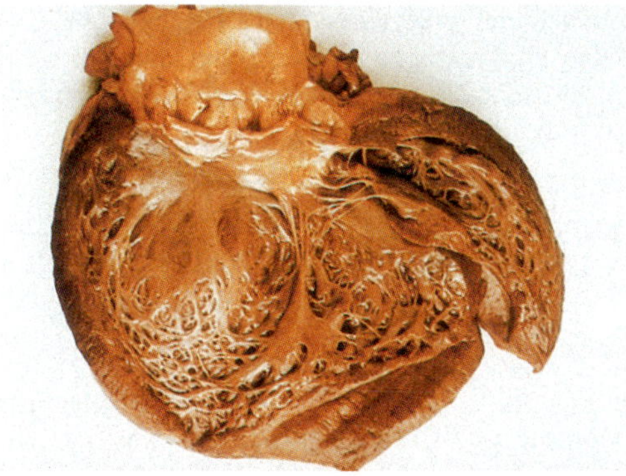

9.8 Herzinsuffizienz

Abb. 9.12: Exzentrische Linksherzhypertrophie mit erheblicher Erhöhung des enddiastolischen Ventrikelvolumens bei Aorteninsuffizienz.

9.8.1 Ursachen

Man unterscheidet eine akute und eine chronische Form. Die chronische Herzinsuffizienz ist oft Folge der im Kap. 9.7 beschriebenen pathologischen Hypertrophie. Deswegen sei ihre Besprechung vorangestellt.

Chronische Herzinsuffizienz

Ätiologie Ursachen der chronischen Herzinsuffizienz des linken Ventrikels sind:
- chronische Druck- und Volumenbelastungen bei Hypertonie im großen Kreislauf oder angeborenen bzw. erworbenen Herzfehlern
- kompensatorische Hypertrophie infolge eines Herzinfarkts: Nach überstandenem, narbig abgeheilten Infarkt kommt es bei größeren Infarktschwielen zu einer kompensatorischen Hypertrophie der verbleibenden Restmuskulatur; wenn auch dadurch die Herzfunktion beeinträchtigt bleibt, tritt eine Herzinsuffizienz ein
- relative Koronarinsuffizienz bei Koronararteriensklerose: führt zur Ausbildung von Myolysen und disseminierten Fibrosen, ohne dass eine ausgedehnte Infarktschwiele nachweisbar sein muss
- Infektionen, z.B. bakterielle Infekte bei Sepsis, darüber hinaus virale und parasitäre Myokarditiden und Intoxikationen
- rheumatische Myokarditis im Rahmen des rheumatischen Fiebers (siehe Kap. 6.3.5)
- Kardiomyopathien.

Pathogenese Wenn die Belastung über lange Zeit fortbesteht, führt die jenseits des kritischen Herzgewichts auftretende, durch Spaltung bedingte Muskelfaservermehrung zu einer so genannten **Gefügedilatation:** das Gefüge der Herzmuskulatur wird verändert, und die Herzkammer dilatiert. Dadurch vergrößert sich das enddiastolische Volumen. Dies hat für die Arbeitsbelastung der Sarkomeren als funktionelle Einheit der Kontraktion entscheidende Konsequenzen. Sie müssen jetzt unter wesentlich ungünstigeren Bedingungen arbeiten als in einem Herzen ohne erhöhtes enddiastolisches Volumen. Das liegt daran, dass nach dem Laplace-Gesetz die systolische Spannkraft (K), die die Sarkomeren aufbringen müssen, umso höher ist, je größer der Radius der Kammer (r) ist. Bei einem kugelförmig gedachten Herzen gilt:

$$K \sim P \times \pi \times r^2$$

Dabei ist P der Druck im Ventrikel. Bei zunehmender Herzdilatation wird also die Spannkraft der Sarkomere, die zum Austreiben eines bestimmten Blutvolumens erforderlich ist, immer größer. Die physikalische Grundlage dieses Phänomens liegt darin, dass der Hubweg, den die Sarkomeren zurückzulegen haben, um ein bestimmtes Volumen auszutreiben, in einem Ventrikel mit großem enddiastolischen Volumen wesentlich kürzer ist als in einem konzentrischen Ventrikel mit nicht erhöhtem enddiastolischem Volumen. Die Sarkomeren müssen also im dilatierten Herzen in einer wesentlich ungünstigeren Übersetzung arbeiten als im normalen oder konzentrisch hypertrophierten Herzen.

Aus diesem Grund gilt, dass chronisch dilatierte Herzen chronisch insuffiziente Herzen sind (Abb. 9.12). Von hier aus wird auch verständlich, dass die Druckhypertrophie, die lange Zeit durch einen konzentrischen Ventrikel ohne Erhöhung des enddiastolischen Volumens charakterisiert ist, länger kompensiert bleibt als die Volumenhypertrophie mit frühzeitig erhöhtem enddiastolischem Volumen.

Die **Blutversorgung** in der Peripherie des Herzmuskels ist auch in stark hypertrophierten Herzen gewährleistet. Der Engpass in der Blutversorgung des hypertrophierten Herzens liegt in den größeren subepikardialen Koronararterienästen, die nicht entsprechend mitwachsen. Auch wenn nur eine mäßiggradige Koronararteriensklerose hinzutritt, ist die Blutversorgung der Muskulatur nicht mehr gewährleistet, es kommt zu einer relativen Koronarinsuffizienz. Dadurch bedingt entwickeln sich kleine hypoxische Myolysen, die zu disseminiert angeordneten Myokardfibrosen organisiert werden. So wird die Insuffizienz des linken Herzventrikels zusätzlich begünstigt. Die beschriebenen pathogenetischen Faktoren führen schließlich zu einem tödlichen Versagen des chronisch insuffizienten Herzens.

Akute Herzinsuffizienz

Ätiologie Im linken Herzen kommt ein Herzinfarkt ursächlich in Betracht, aber auch akute Klappeninsuffizienzen wie z. B. bei Papillarmuskelabriss oder Verschluss der Mitralklappe durch einen Kugelthrombus. Daneben können auch biochemische Faktoren wie Elektrolytstörungen oder bestimmte Pharmaka auslösend wirken.

> **Aus der Praxis**
>
> Typisches Beispiel für eine akute Herzinsuffizienz ist das Rechtsherzversagen bei **fulminanter Lungenarterienembolie**.

Pathogenese Früher vermutete man als Ursache der akuten Herzinsuffizienz eine so starke Überdehnung der Muskelfasern, dass die Sarkomeren im absteigenden Schenkel der Starling-Kurve arbeiten und die Aktin-Myosin-Filamente zu weit auseinander gezogen werden. Systematische Untersuchungen haben jedoch gezeigt, dass die Myofilamente auch in extrem dilatierten Herzen nicht so stark überdehnt werden.

> **Merke!**
>
> Entscheidend für das akute Herzversagen ist vielmehr eine Mangelinsuffizienz durch Verminderung der energiereichen Phosphate bei ungenügender Sauerstoffzufuhr.

Morphologie Das pathologisch-anatomische Substrat der akuten Herzinsuffizienz ist ebenfalls die Herzdilatation, die hier aber nicht Folge einer pathologischen Hypertrophie ist, sondern durch eine Dehnung der Herzmuskelfasern hervorgerufen wird.

9.8.2 Merkmale der akuten und chronischen Herzmuskelinsuffizienz

Linksherzinsuffizienz

Als Folge der Linksherzinsuffizienz staut sich das Blut vor dem linken Herzvorhof in den Lungenvenen und den Lungenkapillaren, es kommt zu einer

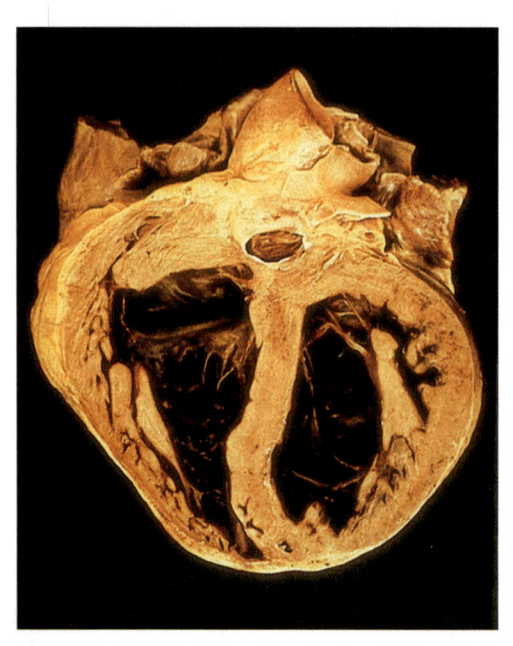

Abb. 9.13: Chronisches Cor pulmonale mit muskulärer Wandverdickung, Verlängerung des Längs- und Querdurchmessers und Spitzenbildung der rechten Herzkammer.

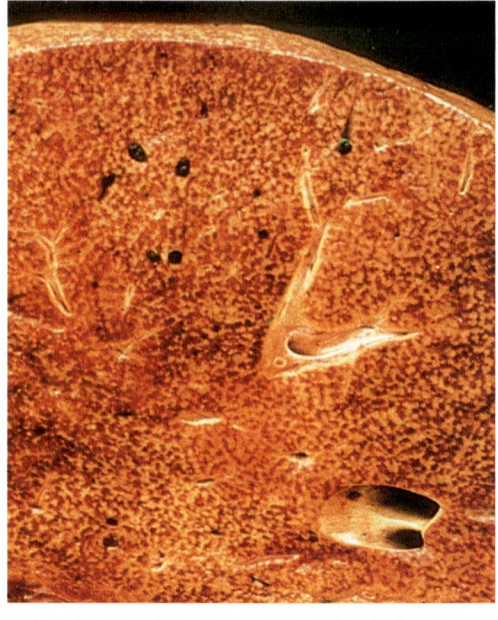

Abb. 9.14: Chronische Stauungsleber; Schnittfläche mit sog. Muskatnussstruktur.

Hypertonie im pulmonalen Kreislauf. Wenn die Druckerhöhung in der Lungenstrombahn längere Zeit anhält, entsteht ein Ödem im Interstitium der Alveolarsepten. Dieses aktiviert das ortsständige Mesenchym, sodass Fibroblasten proliferieren und Kollagenfasern synthetisiert werden. Dadurch werden die Lungen lederartig zäh in ihrer Konsistenz. Außerdem kommt es auch zu einem Austritt von Erythrozyten in die Alveolarsepten und Alveolen. Diese werden von Alveolarmakrophagen phagozytiert und intrazellulär abgebaut. Das Eisen aus den Erythrozyten bleibt als Siderinpigment (siehe Kap. 3.3.2) in Lysosomen liegen und lässt sich mit der Berliner-Blau-Reaktion nachweisen. Diese eisenpositiven Alveolarmakrophagen nennt man **Herzfehlerzellen**, da sie besonders ausgeprägt bei der Mitralstenose vorkommen.

Septale Fibrosierung und Herzfehlerzellen sind die morphologischen Charakteristika der **chronischen Stauungslunge.** Hinzu kommt eine durch die pulmonale Hypertonie hervorgerufene Pulmonalsklerose, die sich analog der Atherosklerose im großen Kreislauf entwickelt.

Rechtsherzinsuffizienz

Die Rechtsherzinsuffizienz ist zunächst charakterisiert durch eine Ausweitung der Pulmonalklappe und des rechten Herzventrikels sowie auch des rechten Herzvorhofs. Bei längerem Bestehen kommt es entsprechend den Verhältnissen im linken Herzen zu einer Hypertrophie der Muskulatur, die hier insbesondere in der Abrundung des Trabekelreliefs deutlich wird. Ursachen der Rechtsherzinsuffizienz sind oft Lungenerkrankungen, die zu einer pulmonalen Hypertonie führen. In diesem Fall nennt man die resultierenden Veränderungen ein chronisches **Cor pulmonale** (Abb. 9.13). Eine Rechtsherzinsuffizienz kann jedoch auch **konsekutiv** infolge einer Linksherzinsuffizienz mit pulmonaler Hypertonie auftreten.

Die Folge der Rechtsherzinsuffizienz ist eine Blutstauung in den Venen des großen Kreislaufs. Es entwickelt sich eine **chronische Stauungsleber** (Abb. 9.14) mit der typischen Muskatnussstruktur der Leberschnittfläche bis zu einer Stauungsatrophie, chronische **Stauungsnieren** mit leichter Proteinurie, eine **Stauungsgastritis** und eine chronische **Stauungsmilz** mit Vermehrung von Bindegewebe. Durch Erhöhung des hydrostatischen Kapillardrucks treten **Ödeme** (siehe Kap. 3.5.1) insbesondere in den unteren Extremitäten auf, aber auch Aszites und Stauungsergüsse in den Pleurahöhlen.

9.9 Schock und Schockorgane

9.9.1 Schock und Schockformen !!

Definition Der Schock ist ein akutes generalisiertes Kreislaufversagen der Mikrozirkulation mit Gewebeschädigung durch Hypoxidose.

Ätiologie Im Prinzip stellt der Schock einen Zusammenbruch der Kreislaufzirkulation dar, der durch eine schwere Störung der Homöostase des Kreislaufs hervorgerufen werden kann, sei es durch Blutungen, durch einen akuten Herzinfarkt, durch Traumen oder durch Verbrennungen. Auch eine bakterielle Sepsis kann Ursache des Kreislaufschocks sein. Meist ist primär die Makrozirkulation gestört, und erst sekundär ist auch die Mikrozirkulation betroffen. Es gibt jedoch auch Schockursachen, die direkt im Bereich der Mikrozirkulation eingreifen (Abb. 9.15).

Primäre Störung der Makrozirkulation

Liegt die Ursache des Schocks in einer Störung der Makrozirkulation, z. B. einer akuten Linksherzinsuffizienz oder einem Volumenmangel, so fällt zunächst das Herzzeitvolumen ab. Das registrieren die Barorezeptoren und geben weniger afferente Impulse ab, sodass das Vasomotorenzentrum weniger stark gehemmt wird. Die Folge davon ist ein erhöhter Sympathikotonus mit vermehrter Katecholaminfreisetzung. Die Katecholamine wirken jetzt in der Kreislaufperipherie in Abhängigkeit vom Verteilungsmuster mit α- und β-Rezeptoren unterschiedlich:
- In den Regionen mit α-Rezeptoren kommt es zu einer Vasokonstriktion. Hierzu zählen die Haut,

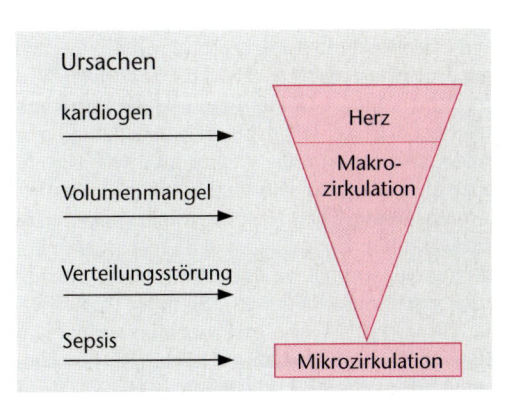

Abb. 9.15: Ätiologie des Kreislaufschocks (nach Lasch).

die Muskulatur, insbesondere das Splanchnikusgebiet und die Nieren. Auf diese Weise erklären sich typische klinische Symptome des Schocks wie die charakteristische kühle, feuchte Haut.
- Organe mit besonders hohem Sauerstoffbedarf wie Gehirn und Herz haben dagegen in der Kreislaufperipherie bevorzugt β-Rezeptoren, sodass die Katecholamine keine Vasokonstrikton bewirken. Auf diese Weise bleibt hier die Blutversorgung erhalten.

Merke!
Diese durch unterschiedliche Rezeptorenausstattung der Kreislaufperipherie mögliche Konzentration der Blutversorgung auf lebenswichtige Organe nennt man **Zentralisation des Kreislaufs.**

Die Vorteile dieses Mechanismus liegen auf der Hand. Nachteilig wirkt sich jedoch aus, dass es in den gedrosselten Gebieten mit Vasokonstriktion zu Veränderungen der Mikrozirkulation kommt, die für das Schockgeschehen entscheidend werden.

Konsekutive Mikrozirkulationsstörung Die Vasokonstriktion betrifft zunächst die Arteriolen und Venolen. Dadurch verringert sich der hydrostatische Druck in den Kapillaren – Flüssigkeit tritt aus dem Interstitium in das Kapillarbett über. Infolge der verminderten Durchblutung sinkt die Sauerstoffspannung im Gewebe und die notwendige Energie wird zunehmend durch anaerobe Glykolyse gewonnen, was die Entwicklung einer Laktatazidose nach sich zieht. Die Milchsäure hemmt wahrscheinlich die Katecholaminwirkung auf die glatten Muskelzellen der Arteriolen, wodurch diese sich wieder erweitern. Die Kontraktionswirkung auf die Venolen bleibt dagegen erhalten.

Damit steigt der Filtrationsdruck in den Kapillaren und Plasma geht in das umgebende Gewebe verloren. Der Hämatokrit steigt und damit auch die Viskosität des Blutes. Gleichzeitig sind die Endothelzellen durch die Hypoxidose geschädigt. Durch beide Faktoren wird die Aggregation von Thrombozyten und die Aktivierung von Gerinnungsfaktoren begünstigt. Das Resultat ist eine anlaufende intravaskuläre Gerinnung in der Kreislaufperipherie, deren morphologisches Substrat die Ausbildung von fibrinreichen Mikrothromben (sog. hyaline Thromben) ist. Dieses Phänomen nennt man **disseminierte intravaskuläre Gerinnung (Disseminated Intravascular Coagulation – DIC).** Durch den so hervorgerufenen Verbrauch von Gerinnungsfaktoren treten im Organismus unterschiedlich stark ausgeprägte Blutungen auf. Das führt zum Bild der so genannten **Verbrauchskoagulopathie.**

Merke!
Entstehung der Verbrauchskoagulopathie: Arteriolen- und Venolenkonstriktion → Durchblutung ↓ → Hypoxidose (→ Endothelschädigung) und anaerobe Glykolyse (→ Milchsäure → Arteriolenerweiterung → Filtrationsdruck ↑) → Thrombozytenaggregation, Aktivierung von Gerinnungsfaktoren.

Primäre Störung der Mikrozirkulation

Dass es auch schockauslösende Faktoren gibt, die direkt in der Mikrozirkulation ansetzen, belegt ein bekanntes Experiment, die so genannte generalisierte **Shwartzman-Sanarelli-Reaktion.** Das Prinzip des Experiments besteht in einer zweimaligen Injektion von Bakterienendotoxinen gramnegativer Bakterien in Kaninchen:
- Bei der ersten Injektion aktivieren die Endotoxine die Blutgerinnung durch Plättchendegranulation und führen zu einer toxischen Schädigung der Endothelien. Dadurch wird die Blutgerinnung verstärkt. Dies wird auch dadurch deutlich, dass im Serum die Gerinnungsfaktoren abnehmen. Die Gerinnungsprodukte werden von Zellen des retikuloendothelialen Systems aufgenommen – eine disseminierte intravaskuläre Gerinnung ist daher noch nicht nachweisbar.
- Wird jedoch eine zweite Injektion verabfolgt, kommt es wiederum zu einer Aktivierung der Blutgerinnung. Das retikuloendotheliale System ist jetzt blockiert, sodass die Gerinnungsprodukte nicht mehr phagozytiert werden können.

Die Folge ist eine schwere disseminierte intravaskuläre Gerinnung mit Ausbildung eines Kreislaufschocks, der durch die Endotoxingaben hervorgerufen wurde.

Aus der Praxis
Die Pathogenese des **septischen Schocks** beim Menschen entspricht im Wesentlichen diesem Experiment. Hier ist auch eine primäre toxische Mikrozirkulationsstörung entscheidend.

Schockformen

Folgende Schockformen können unterschieden werden:

- **Hypovolämischer Schock:** Der hypovolämische Schock tritt bei Volumenmangel auf. Wichtigste Ursache sind neben einem Blutverlust ein Plasmaverlust bei Verbrennungen, Wasser- und Salzverlust durch gastrointestinale Dehydration (z.B. Erbrechen, Durchfall). Darüber hinaus können auch Plasma-, Wasser- und Elektrolytverluste in so genannte dritte Räume (Darmlumen, präformierte Hohlräume) von Bedeutung sein, z.B. bei Peritonitis, Pleuritis und schwerer Aszitesbildung.
- **Kardiogener Schock:** Beim kardiogenen Schock ist ein Pumpversagen des Herzens Ursache des verminderten Herzzeitvolumens. Hier kommt dem Herzinfarkt die größte Bedeutung zu. Daneben können jedoch auch Lungenembolien sowie in seltenen Fällen Perikardtamponaden auslösend wirken.
- **Septischer Schock:** Der septische Schock ist eine gefürchtete Komplikation insbesondere gramnegativer Infektionen. Seine Pathogenese lässt sich durch das generalisierte Schwartzman-Sanarelli-Phänomen erklären (siehe oben).
- **Anaphylaktischer Schock:** Beim anaphylaktischen Schock (siehe Kap. 5.2.2) kommt es zu einer Freisetzung von Histamin, Serotonin und Bradykinin. Dadurch wird eine Verminderung des peripheren Gefäßwiderstands mit relativem Volumenmangel ausgelöst.
- **Neurogener Schock:** Beim sehr seltenen neurogenen Schock liegt eine Schädigung der zentralen oder peripheren Vasomotorenzentren vor. Dadurch kann ein relativer Volumenmangel durch Änderung von Gefäßtonus und -kapazität hervorgerufen werden. Die Folge ist wiederum eine Schädigung der Mikrozirkulation.

9.9.2 Pathologie des Multiorganversagens !

Hinsichtlich der klinischen Bedeutung der Organveränderungen im Schock hat früher die Schockniere im Vordergrund gestanden. Seit das drohende Nierenversagen meist erfolgreich therapiert werden kann, rücken die Lungenveränderungen zunehmend in den Blickpunkt des Interesses.

Veränderungen bei schockbedingtem Lungenversagen

Bei der Schocklunge (siehe Kap. 13.5) entsprechen die Veränderungen in der peripheren Strombahn den Verhältnissen, wie sie in Gebieten mit α-Rezeptoren auftreten. Infolge der Schädigung der Kapillarendothelien kommt es zu einer Exsudation von Serum in das Interstitium der Alveolarsepten, womit ein interstitielles Ödem entsteht. Später tritt auch vermehrt Fibrin aus und gelangt schließlich in die Alveolen, wo es die Alveolarwände austapeziert. Zusätzlich werden die Pneumozyten nekrotisch, deren Residuen mit dem Fibrin die so genannten **hyalinen Membranen** bilden. Diese verbreitern die Diffusionsstrecke und behindern damit den Gasaustausch.

Als weiterer pathogenetischer Faktor gesellt sich eine Schädigung auch der Pneumozyten II hinzu. Diese bilden normalerweise den Surfactantfaktor, der die Oberflächenspannung herabsetzt und damit eine Belüftung der Alveolen ermöglicht. Durch seinen Wegfall entstehen **Atelektasen.** Makroskopisch sind Schocklungen in dieser Phase blaurot und von lederartiger Konsistenz.

Die beschriebenen Veränderungen entwickeln sich im Wesentlichen während der ersten Woche. Danach tritt eine Aktivierung von Fibroblasten in den Alveolarsepten und Alveolen hinzu. Diese wird ausgelöst von Wachstumsfaktoren, die in dem serofibrinösen Exsudat enthalten sind. Die Fibroblasten synthetisieren zunehmend Kollagenfasern. So entwickelt sich eine **interstitielle Lungenfibrose.** Mit Fortschreiten dieser Veränderungen wird der Gasaustausch so stark reduziert, dass eine Beatmung der Lunge zunehmend unmöglich ist.

Tab. 9.4: Organveränderungen im Schock

Organ	Pathologie
Lunge	• makroskopisch blaurot, lederartig • hyaline Membranen • Atelektasen • interstitielle Fibrose (in der Endphase)
Nieren	• makroskopisch blassgrau und geschwollen • dilatierte Tubuli • interstitielles Ödem • Mikrothromben in den Glomeruluskapillarschlingen
Leber	• Mikrothromben in 30% der Fälle • läppchenzentrale Nekrosen
Magen (selten auch Darm)	• hämorrhagische Erosionen • Blutungen und Ulzerationen
Herz	• Endocarditis verrucosa simplex • hyaline Thromben (selten)

Schließlich kann der Tod im Lungenversagen eintreten.

Veränderungen in anderen Organen

Da es sich beim Schock um ein generalisiertes Kreislaufversagen handelt, sind prinzipiell in allen Organen Veränderungen zu beobachten (Tab. 9.4).

Schockniere

Durch die generalisierte Konstriktion der Arteriolen kommt es auch in der Schockniere zu einer Ischämie der terminalen Strombahn. Makroskopisch sind die Nieren blassgrau und geschwollen. Histologisch findet man dilatierte Tubuli und ein interstitielles Ödem sowie evtl. Mikrothromben in den Glomeruluskapillarschlingen.

Schockleber

In der Schockleber sind in 30 % der Fälle Mikrothromben zu finden. Das Parenchym zeigt degenerative Erscheinungen mit Ausbildung von zentralen Läppchennekrosen. Klinisch ist oftmals eine Erhöhung der Transaminasen feststellbar.

Weitere betroffene Organe

Im Intestinaltrakt sind im Schock oft hämorrhagische Erosionen in der Magenschleimhaut sowie Blutungen und Ulzerationen zu beobachten. Analoge Veränderungen treten seltener auch in der Darmschleimhaut auf. Im Herz sind hyaline Thromben dagegen sehr selten. Manchmal sind kleine Nekrosen im Parenchym nachweisbar. Praktisch wichtiger sind Klappenveränderungen, die sich als Endocarditis verrucosa simplex manifestieren. Es handelt sich hier um wärzchenförmige Auflagerungen der Mitral- oder Aortenklappe.

9.10 Thrombose

Definition Thrombose ist definiert als intravitale Blutgerinnung in einem Gefäß oder einer Herzhöhle durch ein als Thrombus bezeichnetes, fibrinhaltiges Thrombozytenaggregat. Schon nach dem morphologischen Bild lassen sich davon postmortale Gerinnselbildungen abgrenzen.

9.10.1 Ursachen und Bedeutung von Thromben

Ätiologie Die drei entscheidenden pathogenetischen Faktoren wurden bereits von Virchow aufgestellt (Virchow-Trias, Tab. 9.5):
1. Gefäßwandveränderung
2. Störung der Hämodynamik
3. Änderungen der Blutzusammensetzung.

1. An erster Stelle sind hier die **Endothelläsionen** bei der Atherosklerose zu nennen. Darüber hinaus kommen auch spezifische und unspezifische Entzündungen der Gefäße in Betracht sowie traumatische Schädigungen. Auch Tumorinfiltrate können Ursache für eine Thrombusbildung sein.

2. Auslösend wirken z. B. **Verlangsamung der Blutströmung, Stase und Wirbelbildung.** Die wichtigste Rolle spielt hier eine Verlangsamung des venösen Rückstroms bei Rechtsherzinsuffizienz. Dadurch entstehen Gerinnungsthromben in den Extremitätenvenen, insbesondere den tiefen Wadenvenen. Dabei handelt es sich um die häufigsten Thrombosen überhaupt. Sie sind oftmals die Quelle tödlicher Lungenarterienembolien und deswegen von größter praktischer Bedeutung. Wirbelbildungen treten z. B. auch auf in Arterienaneurysmen. Deswegen sind diese oftmals mit Thromben ausgeklei-

Tab. 9.5: Virchow-Trias	
Pathogenetischer Faktor	**Beispiele**
Gefäßwandveränderung	• Endothelläsionen bei Atherosklerose • spezifische und unspezifische Entzündungen der Gefäße • Gefäßverletzungen • Tumorinfiltrate
Störung der Hämodynamik	• Verlangsamung des venösen Rückstroms z. B. bei Rechtsherzinsuffizienz • Wirbelbildungen z. B. in Arterienaneurysmen • verlangsamter Blutstrom im Pfortadergebiet bei Leberzirrhose
Änderungen der Blutzusammensetzung	• Erhöhung der Thrombozytenzahl z. B. bei myeloproliferativen Erkrankungen • Veränderung der humoralen Faktoren z. B. im Rahmen neoplastischer Syndrome

9.10 Thrombose

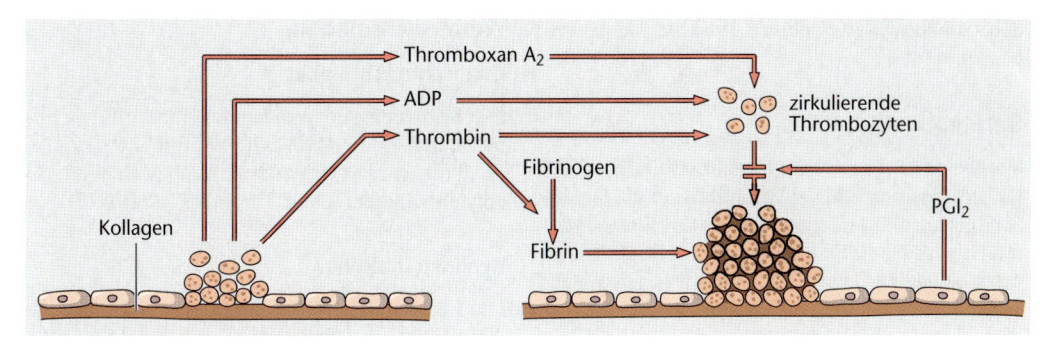

Abb. 9.16: Frühstadien der Thrombogenese.

det. Auch der verlangsamte Blutstrom im Pfortadergebiet bei Leberzirrhose begünstigt Thrombosen in diesem Gefäß.

3. Eine **Erhöhung der Thrombozytenzahl** kommt z. B. bei unterschiedlichen myeloproliferativen Erkrankungen vor (Neoplasien der hämatopoetischen Zellen). Als Beispiel für eine Veränderung der humoralen Faktoren des Blutes sei auf die vermehrte Thromboseneigung im Rahmen paraneoplastischer Syndrome hingewiesen. Aber auch postoperativ und postmortal ist die Gerinnungsneigung des Blutes erhöht. Im Gegensatz zu früheren Annahmen ist eine vermehrte Thrombosenneigung unter Einnahme hormoneller Kontrazeptiva nicht zweifelsfrei zu belegen.

Klinische Bedeutung Die Thrombose ist ein zentraler Prozess bei der Hämostase im Rahmen der Blutstillung. Andererseits kann sie aber v.a. im Verlauf der Atherosklerose oder auch bei Erkrankungen, die mit einer Hyperkoagulabilität einhergehen, die Morbidität und die Mortalität erhöhen. Der Einsatz thrombolytischer Substanzen ist deshalb ein wichtiges Therapieverfahren, z.B. beim Herzinfarkt. Die rechtzeitige Thrombolyse des thrombotischen Verschlusses der Koronararterien verbessert die Prognose für den Patienten hochsignifikant.

9.10.2 Thrombusformen

Abscheidungsthrombus

Morphologie und Vorkommen Der Abscheidungsthrombus ist grauweiß bis graurot, oberflächlich rau gerieffelt und haftet der Gefäßwand an. Er hat eine brüchige Konsistenz und besteht aus einem groben, korallenstockartigen Fibrinnetzwerk mit reichlich aggregierten Thrombozyten sowie Erythrozyten und einigen Leukozyten.

Abscheidungsthromben findet man insbesondere über Endothelläsionen in den Arterien, vorzugsweise im Bereich aufgebrochener arteriosklerotischer Beete, wo sie die weitere funktionelle Morphogenese der arteriosklerotischen Plaque entscheidend beeinflussen. Außerdem sind sie in arteriellen und Herzwandaneurysmen zu beobachten, sowie im Herzen bei Endokardläsionen nach Endokarditiden oder Herzinfarkten.

Pathogenese Kausalpathogenetisch steht bei der Bildung von Abscheidungsthromben die Läsion der Endothelzellen im Vordergrund (Abb. 9.16). Infolge von Änderungen der elektrischen Ladung der Oberfläche und insbesondere durch Vermittlung des Von-Willebrand-Faktors bleiben die Thrombozyten auf den geschädigten Endothelzellen haften und aggregieren. In der Folge werden ADP und Thromboxan A2 freigesetzt und Thrombin aktiviert. Dadurch entstehen weitere Thrombozytenaggregate.

> **Merke!**
>
> Die Aktivierung von Thrombin ist der wichtigste Faktor bei der Progression und Stabilisierung des Abscheidungsthrombus. Der wachsende Plättchenthrombus wird schließlich durch Fibrin stabilisiert.

Es werden jetzt auch Leukozyten und Erythrozyten in den Thrombus eingebaut. Eine Regulation dieses Prozesses erfolgt durch Freisetzung des Prostazyklin (PGI2) von den Endothelzellen, das einen inhibitorischen Effekt auf die Plättchenaggregation hat. Bei diesem Prozess werden die Thrombozyten irreversibel morphologisch, biochemisch und funktionell verändert (visköse Metamorphose).

Gerinnungsthrombus

Morphologie Der Gerinnungsthrombus ist ein roter, trockener, brüchiger Thrombus, der die Gefäßlichtung ausfüllt und kaum an der Gefäßwand haftet. Er wird gebildet durch ein lockeres, gleichmäßiges, feines Fibrinnetz, dazwischen liegen Erythrozyten und einzelne Leukozyten.

Pathogenese Der Gerinnungsthrombus ist ein „Stagnationsthrombus", der im Bereich einer Strömungsverlangsamung oder auch einer Wirbelbildung entsteht. Die gesamte Blutsäule in dem betreffenden Gefäßabschnitt gerinnt. Ausgelöst wird die Gerinnung durch Freisetzung von gerinnungsaktivierenden Substanzen aus geschädigten Endothelzellen und Thrombozyten. Diese verursachen infolge der Aktivierung von Fibrin eine Gerinnung der gesamten Blutsäule.

Weitere Thromben

Gemischter Thrombus

Die Strömungsverlangsamung kommt oftmals primär durch einen Abscheidungsthrombus zustande, an den sich ein Gerinnungsthrombus anlagert. So entsteht ein gemischter Thrombus (Abb. 9.17).

Hyaliner Thrombus

Die hyalinen Thromben sind das morphologische Äquivalent der Verbrauchskoagulopathie. Man findet sie im Kreislaufschock, in Venolen und Kapillaren, seltener in Arteriolen. Histologisch sind sie durch eine eosinrote Färbung charakterisiert. Sie sind fibrinreich und enthalten zerfallene Thrombozyten.

Postmortale Blutgerinnung

Bei postmortaler Blutgerinnung spricht man von Cruor- (geronnenes Blut) oder Speckhautgerinnsel (geronnenes Plasma). Im Gegensatz zu den intravitalen Gerinnseln sind diese glatt und elastisch. Sie zeigen keine Wandhaftungen und lassen sich leicht aus den Gefäßen herausziehen.

9.10.3 Lokalisation von Thromben

Kardiale Thrombose

Klappenveränderungen

Wichtigste Ursache von Thrombosen sind Klappenveränderungen. Dies betrifft
- die Endocarditis rheumatica
- die bakterielle Endocarditis ulcerosa-polyposa
- die abakterielle verruköse Endokarditis.

Bei diesen Thromben handelt es sich um Abscheidungsthromben. Wenn sie abreißen, kommt es zu arteriellen Embolien (siehe Kap. 9.11.1).

Sekundäre Endokardläsionen

Sehr häufig sind Abscheidungsthromben auch im Bereich von sekundären Endokardläsionen, z.B. über Herzinfarkten, Herzwandaneurysmen oder bei Myokarditis. Folgen dieser Parietalthromben können ebenfalls arterielle Embolien sein.

Formveränderungen der Vorhöfe

Auch bei Formveränderungen der Vorhöfe kommen Thromben vor. An erster Stelle ist die Dilata-

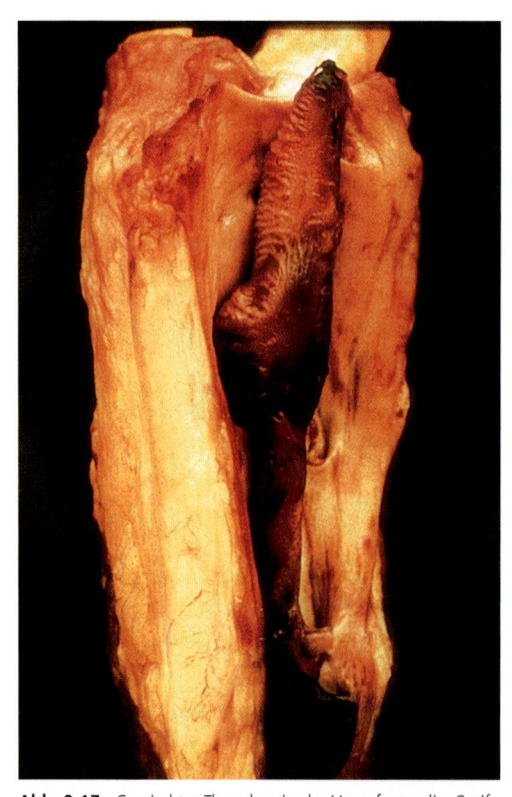

Abb. 9.17: Gemischter Thrombus in der Vena femoralis. Geriffelter heller Kopf des Thrombus (Abscheidungsthrombus), in der Mitte Intermediärthrombus mit Übergang in den Schwanzteil (Gerinnungsthrombus).

tion des linken Vorhofs bei Mitralstenose zu nennen. Die Thromben sind oftmals im Herzohr lokalisiert. Insbesondere können hier auch große Kugelthromben entstehen, die durch eine Verlegung der Mitralklappe über eine akute Mitralinsuffizienz einen Sekundenherztod auslösen. Bei den Vorhofthromben handelt es sich meist um Gerinnungsthromben. Im rechten Herzen sind die Thromben meist in den erweiterten Vorhöfen bei Rechtsherzinsuffizienz zu beobachten.

Arterielle Thrombose

Die praktisch größte Bedeutung hat die Entstehung von Abscheidungsthromben über atherosklerostischen Plaques. Häufigste Lokalisation sind die Koronararterien sowie die atherosklerotisch veränderte Aorta, insbesondere im Bereich der Bauchaorta und der Beckenarterien. In den kleineren Arterien führt die arterielle Thrombose zu Gefäßstenose mit meist anämischen Infarkten in dem betreffenden Versorgungsgebiet.

Venöse Thrombose

Thrombosen in den Venen finden sich bei bis zu 30 % der Obduktionen von Erwachsenen. Damit sind sie die häufigsten Thrombosen überhaupt.

Beinvenenthrombosen

Typische Ursache ist eine chronische Rechtsherzinsuffizienz sowie ein verlangsamter Rückstrom des Blutes bei Bettlägerigkeit. Es handelt sich i.d.R. um Gerinnungsthromben, die
- am häufigsten in den tiefen Wadenvenen
- auch in den Beckenvenen und
- seltener in den Nierenvenen

lokalisiert sind. Die oberflächlichen Beinvenenthrombosen sind dagegen meist Folgen von chronischen Venenerweiterungen (Varizen) oder Entzündungen (Thrombophlebitiden).

> **Merke!**
> Die häufigste Komplikation einer Beinvenenthrombose ist eine Lungenembolie. In den Obduktionsstatistiken werden bis zu 14 % Lungenembolien gefunden, davon 5 % mit tödlichem Verlauf.

Hirnsinusthrombose

Bei der Thrombose der Hirnsinus kann es sich um blande (nicht infizierte) Thrombosen handeln. Oftmals liegen Komplikationen bei Schädeltraumen oder raumfordernden Tumoren vor. Die septische Hirnsinusthrombose wird durch Infektionen in der Umgebung ausgelöst, z. B. nach Furunkeln im Gesicht, Tonsillarabszess oder Otitis media. Die charakteristische Folge einer Hirnsinusthrombose ist der hämorrhagische Hirninfarkt.

9.10.4 Schicksal von Thromben

Das Schicksal einer Thrombose ist mit dem einer Koagulationsnekrose vergleichbar (siehe auch Kap. 3.4.2). Denn auch die Thrombose unterliegt resorptiven und reparativen Prozessen, bei denen narbenartige Residuen zurückbleiben können.

Thrombusorganisation

Schon nach dem ersten Tag wird der Thrombus an der Oberfläche von angrenzendem Gefäßendothel her endothelialisiert. Das Thrombusmaterial ist nach etwa drei Tagen durch die Wirkung proteolytischer Enzyme vollständig homogenisiert. Die eigentliche Organisation des Thrombus beginnt etwa am fünften Tag, indem von der Gefäßwand ein kapillarreiches Granulationsgewebe in das thrombotische Material einsprosst. Die Kapillaren ermöglichen eine Rekanalisation des Thrombus.

Narbe

Nach 4–6 Wochen ist eine bindegewebige Narbe entstanden, die entweder netzförmig in der Gefäßlichtung ausgespannt ist (sog. Strickleiterphänomen; Abb. 9.18) oder die Gefäßlichtung vollständig verschließt (Obturation). Sind die Venenklappen in die Narbe mit einbezogen, entsteht eine Klappeninsuffizienz.

Puriforme Erweichung

Unter puriformer Erweichung versteht man eine sekundäre Erweichung des Thrombus durch die Entzündungsreaktion der Gefäßwand mit Granulozyten und Proteasen, die das thrombotische Material auflösen. Die Thrombusnekrose kann auch sekundär verkalken. Es entstehen Phlebolithen. In seltenen Fällen ist sogar eine Verknöcherung beschrieben.

Postthrombotisches Syndrom

Die Thromben der tiefen Beinvenen können zwar rekanalisiert werden, meist sind jedoch die Venen-

9 Grundlagen zur Pathologie des Kreislaufs

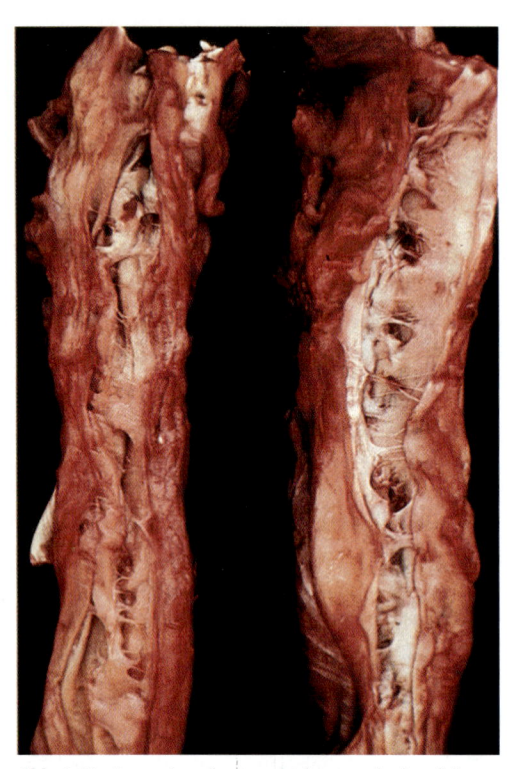

Abb. 9.18: Reste einer alten, organisierten und rekanalisierten Venenthrombose. Schmale und breite Narbenzüge in der Venenlichtung, so genanntes Strickleiterphänomen.

klappen durch die Thrombose zerstört. Damit besteht weiterhin eine venöse Stauung. Aus diesem Grund wird das Blut über Kollateralen zu den oberflächlichen Venen geleitet. Irgendwann sind die Kollateralen überlastet und es entwickeln sich Varizen und eine venöse Stase, die zu erneuten Thrombosen führt. Dadurch wird der venöse Rückstau immer stärker. Es entstehen Ödeme (Kap. 3.5.1), die durch eine Fibrosierung und Sklerosierung des Bindegewebes organisiert werden (Ödemsklerose). Daraus resultieren Ernährungsstörungen des Gewebes mit einer Atrophie der Haut. Schließlich bilden sich entzündliche Hautgeschwüre mit sehr schlechter Heilungstendenz (Ulcera cruris).

> **Merke!**
> Postthrombotisches Syndrom: Ödemsklerose, Atrophie der Haut, Ulcera cruris.

9.11 Embolie

Definition Die Embolie ist definiert als eine hämatogene Verschleppung von korpuskulären Elementen oder Luft bzw. Gas, die in enger werdenden Gefäßabschnitten zu Verschlüssen führen.

Formen Bei den korpuskulären Elementen handelt es sich um Thromben (Thrombembolie), Fetttropfen (Fettembolie), Zellen oder Verbände z. B. von Geschwülsten (Gewebe- oder Geschwulstembolie), Fruchtwasseranteile (Fruchtwasserembolie) oder Fremdkörper, z. B. kleine Granatsplitter (Fremdkörperembolie). Die Thrombembolie ist die häufigste Embolie. Man unterscheidet eine venöse und eine arterielle Thrombembolie (Abb. 9.19).

9.11.1 Thrombembolien !!

Lungenarterienembolie

Entstehungsorte

In den meisten Fällen handelt es sich bei venösen Thrombembolien um Lungenarterienembolien (Abb. 9.19). Entstehungsorte für eine Lungenembolie sind i. d. R.
- die tiefen Beinvenen
- die Beckenvenen
- der Plexus venosus prostaticus oder uterinus
- gelegentlich Arm- und Halsvenen, z. B. nach Subklaviakatheter.

Die Lungenembolie ist sehr häufig und stellt praktisch die einzige lebensbedrohende Komplikation der Venenthrombose dar.

Prädisponierende Faktoren

Zu den prädisponierenden Faktoren zählt die Adipositas. So korreliert die Inzidenz mit dem Ernährungszustand der Bevölkerung. In den Industrieländern wird die Lungenembolie häufiger beobachtet als in den Ländern der dritten Welt. Auch in Zeiten mit Mangelernährung nimmt sie deutlich ab. Meist sind ältere, bettlägerige Patienten betroffen. Frauen erkranken doppelt so häufig wie Männer. Etwa 15 % der tödlichen Lungenembolien ereignen sich im Anschluss an Operationen. Venenthrombose und Embolie liegen zeitlich meist dicht beieinander.

9.11 Embolie

Formen der Lungenembolie

Bei einer **zentralen Lungenembolie** sind der Truncus pulmonalis und die Pulmonalarterienhauptäste verlegt. Sie wird selten überlebt, es kommt zum akuten Cor pulmonale mit plötzlichem Tod. Man spricht von „fulminanter Lungenembolie".

Bei einer **Embolie in mittelgroßen Pulmonalarterien** entwickelt sich bei gleichzeitig bestehender Lungenstauung infolge einer Linksherzinsuffizienz ein hämorrhagischer Lungeninfarkt. Dieser kommt dadurch zustande, dass die Lunge über eine doppelte Gefäßversorgung verfügt. Die Pulmo-

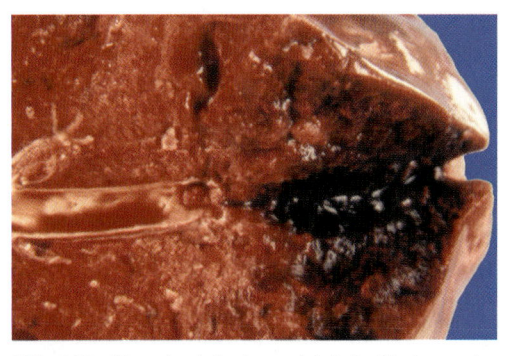

Abb. 9.20: Hämorrhagischer Lungeninfarkt im Oberlappen der rechten Lunge.

nalarterien werden vom rechten Herzen und die Bronchialarterien vom linken Herzen versorgt. Unter normalen Bedingungen ist die Blutzufuhr über die Bronchialarterien ausreichend, um das Blut in den venösen Schenkel des Kreislaufs zu transportieren, auch wenn ein Pulmonalarterienast durch einen Thrombembolus verschlossen ist. Besteht jedoch gleichzeitig eine Linksherzinsuffizienz, reicht der Druck in den Bronchialarterien nicht aus, sodass es zum Stillstand des Blutes mit Austritt von Erythrozyten in die Alveolen kommt. Es ist ein hämorrhagischer Lungeninfarkt entstanden (Abb. 9.20).

Periphere Mikroembolien bleiben meist ohne Infarktbildung, können jedoch durch eine partielle Verlegung der Pulmonalarterienstrombahn Ursache einer Hypertonie im kleinen Kreislauf mit Ausbildung eines chronischen Cor pulmonale sein.

> **Merke!**
> Sehr häufig gehen einer massiven Lungenembolie eine oder mehrere kleine Thrombembolien voraus (prämonitorische Lungenembolie). Die Rezidivquote bei kleinen Lungenembolien beträgt ca. 30 %.

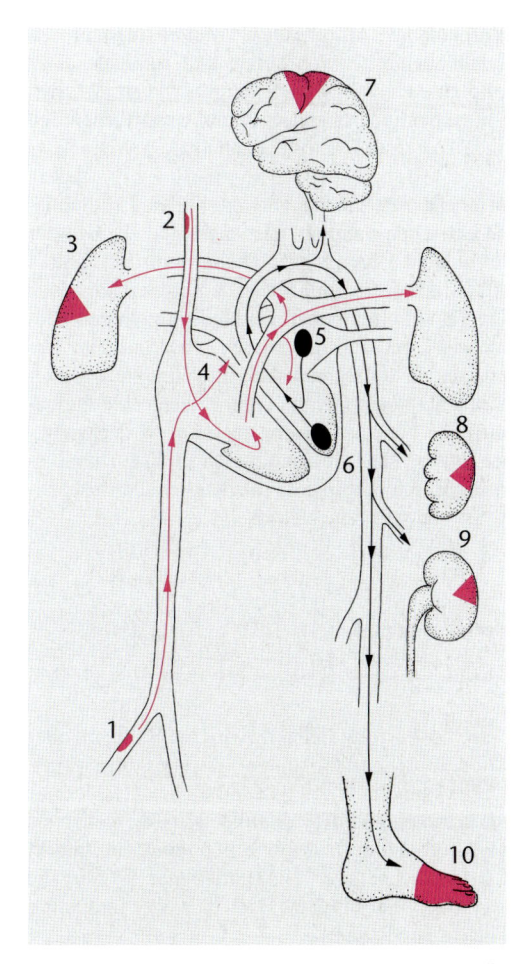

Abb. 9.19: Emboliewege bei venöser (links) und arterieller (rechts) Thrombembolie. Von Thromben in Bein- **(1)** oder Arm-Hals-Venen **(2)** entsteht über die rechte Herzkammer eine Lungenembolie evtl. mit Infarkt **(3)**. Bei Rechts-links-Shunt **(4)** oder Vorhof- **(5)**, Kammerthrombose **(6)** können arterielle Embolien z. B. in Gehirn **(7)**, Milz **(8)**, Nieren **(9)** oder Extremitäten **(10)** Infarkte verursachen.

Organisation der Lungenarterienembolien

Die Lungenarterienembolien werden organisiert, wie es für die Thromben bereits beschrieben wurde. Typische Residuen sind die so genannten Strickleitern.

Arterielle Thrombembolie

Bevorzugter Ausgangspunkt arterieller Embolien ist das linke Herz. Von hier stammen über 80 %,

10–20 % aus den Arterien, wo sie sich über atherosklerotischen Plaques oder in Aneurysmen entwickeln.

Besonders häufig werden die Thrombembolien in die Hirnarterien verschleppt, diese Lokalisation macht ca. 25 % aller arteriellen Embolien aus. Oftmals finden sich jedoch auch Thrombembolien in den Arterien der oberen oder unteren Extremitäten sowie in den Arterien der Milz, der Nieren und des Darms. Die Organisation der Thrombembolie in den Arterien erfolgt in analoger Weise wie in den Venen.

Paradoxe Embolie

Grundsätzlich besteht die Möglichkeit, dass ein venöser Thrombembolus über ein offenes Foramen ovale aus dem rechten Herzvorhof in den linken Herzvorhof gelangen kann. Dann sprechen wir von einer gekreuzten oder paradoxen Embolie. Dies setzt voraus, dass der Blutdruck im rechten Herzen höher ist als im linken, wie es z. B. bei einer Rechtsherzinsuffizienz in Folge rezidivierender Lungenarterienembolien der Fall sein kann. Insgesamt sind gekreuzte Embolien allerdings ausgesprochene Raritäten.

9.11.2 Fettembolien !!

Definition Bei der Fettembolie handelt es sich um eine embolische Verschleppung von Fetttropfen in die Lungen und von dort in den arteriellen Kreislauf.

Pathogenese Immer noch umstritten ist, ob der entscheidende pathogenetische Mechanismus in mechanischen und/oder metabolischen Ursachen zu suchen ist.
- Nach der mechanischen Vorstellung werden aus zertrümmerten Fettzellen, insbesondere aus Fettmark im Bereich von Knochenfrakturen, Fettpartikel von dem venösen Blut angesaugt und in die terminale Lungenstrombahn verschleppt. Für diese Theorie spricht, dass Fettembolien am häufigsten nach Frakturen der langen Röhrenknochen mit einem hohen Fettgehalt auftreten.
- Fettembolien können jedoch auch ohne vorausgegangene Traumen auftreten. Dieses führt man auf biochemische Veränderungen der zirkulierenden Blutlipide zurück. Dafür spricht, dass die chemische Zusammensetzung des embolischen Fetts eher dem von zirkulierenden Lipiden als dem Fett im Knochenmark oder dem Depotfett gleicht.

Überwiegend wird heute die Auffassung vertreten, dass klinisch bedeutsame Fettembolien mit einem Kreislaufschock verknüpft sind. Durch die dabei auftretende vermehrte Katecholaminausschüttung (siehe Kap. 9.9.1) wird Fett aus den Fettdepots mobilisiert, wodurch eine Hyperlipidämie entsteht. Wahrscheinlich wird darüber hinaus die normale Emulsion von Fett im Plasma verändert, sodass die Chylomikronen zu größeren Fettpfropfen konglomerieren und dadurch eine Embolisation möglich wird.

Morphologie Morphologisch findet man in den Lungenkapillaren verzweigte und rundliche Fetttropfen im histologischen Schnitt. Die zusätzlichen Lungenveränderungen sind zum wesentlichen Teil auch Folgen des Schocks (siehe Kap. 9.9.2).

Arterielle Fettembolie Die arteriellen Fettembolien entstehen dadurch, dass nicht alles Fett in der terminalen Lungenstrombahn zurückgehalten wird. Teile gelangen auch in den großen Kreislauf. Dort sind Fettembolien am häufigsten in den Glomeruluskapillaren der Nieren, aber auch im Gehirn und in der Herzmuskulatur. Klinisch haben arterielle Fettembolien im Gehirn die größte Bedeutung, sie können schwere zentralnervöse Symptome hervorrufen. Morphologisch sind sie charakterisiert durch multiple hämorrhagische, oftmals perivaskulär gelegene Nekrosen.

9.12 Arterielle Durchblutungsstörungen und Hypoxie

Definitionen Als **Ischämie** wird die Blutleere oder Minderdurchblutung eines Gewebes bezeichnet. Dabei kann die arterielle Blutzufuhr entweder nur unzureichend sein (= relative Ischämie) oder sie fehlt vollständig (= absolute Ischämie). Ein **Infarkt** ist ein schnellerer, umschriebener Untergang (Nekrose) eines Organs oder Gewebes und damit Folge einer Ischämie.

9.12.1 Zellreaktionen auf Hypoxie

Die allgemeinen Zellreaktionen auf Hypoxie, also auf Sauerstoffmangel, sind in Kap. 4.1.9 im Einzelnen dargestellt. Sie können auch auf mangelnder

Blutzufuhr (Ischämie) beruhen und sind dann kreislaufbedingt. Dies gilt z. B.
- für die Organe des großen Kreislaufs bei chronischem Versagen des rechten Herzventrikels
- für die Lungen bei chronischem Versagen des linken Herzens
- aber auch für den Schock mit entsprechenden Perfusionsstörungen der inneren Organe (siehe Kap. 9.9.1).

Die Zellreaktionen auf Hypoxie im ZNS führen i.d.R. zur unvollständigen und oft selektiven Parenchymnekrose mit der dafür charakteristischen „ischämischen" Nervenzellschädigung (siehe Kap. 17.1.2). Allgemein können Nekrosen unter verschiedenen Bedingungen verschiedene Formen annehmen (Einzelheiten siehe Kap. 3.4.2). Als forensisch wichtige hypoxische Zellschädigung sind die Bedingungen des Hirntods zu nennen (siehe Kap. 1.5.4).

9.12.2 Absolute Ischämie

Ätiologie und Pathogenese Eine absolute arterielle Ischämie wird hervorgerufen durch einen über längere Zeit bestehenden Verschluss einer Arterie. Häufigste Ursache dafür sind die Atherosklerose und ihre Komplikationen, insbesondere Thrombosen im Bereich von aufgebrochenen atherosklerotischen Plaques. Auch arterielle Embolien kommen in Betracht. In seltenen Fällen können auch Tumoren durch Kompression oder Einwachsen in die Lichtung Arterien verschließen.

Infarkte

Wenn es sich bei den verschlossenen Arterien um funktionelle Endarterien handelt, führt die absolute Ischämie zu Gewebenekrosen im zugehörigen Versorgungsgebiet, die man als Infarkte bezeichnet. Für die Größe der Infarkte sind mögliche Kollateralen entscheidend:
- Liegt eine gut ausgebildete Kollateralenversorgung vor, wie z. B. im Hohlhandbogen, der die A. radialis und ulnaris verbindet, hat der Verschluss einer Arterie keinen Infarkt zur Folge.
- Sind keine oder nur spärliche Kollateralen vorhanden, bildet sich ein großer Infarkt aus.
- Verschließt sich die Arterie allerdings langsam, wie z. B. bei der Atherosklerose ohne Thrombose, kann es zu einer Adaptation der primär spärlichen kollateralen Gefäße kommen, sodass bei vollständiger Obliteration keine oder nur kleine Infarkte entstehen.

In den Infarktbezirken finden sich meist Koagulationsnekrosen, nur im Gehirn Kolliquationsnekrosen (siehe Kap. 3.4.2). Makroskopisch werden die Infarkte erst nach 10–24 Stunden sichtbar. Sie können als anämische oder hämorrhagische Infarkte imponieren.

Infarktformen

Anämische Infarkte sind als blass-gelbliche Bezirke in dem Versorgungsgebiet der verschlossenen Arterie ausgebildet. Oft haben sie einen so genannten hämorrhagischen Randsaum, weil hier Blut über die Kapillaren aus den benachbarten Gefäßen einströmt.

Auch beim **hämorrhagischen Infarkt** ist meist eine absolute Ischämie einer Endarterie die Ursache. Im Gegensatz zum anämischen Infarkt strömt jedoch Blut in das gesamte Nekrosegebiet ein (nicht nur in den Randsaum). In der Mehrzahl handelt es sich um Infarkte in Organen mit funktioneller und nutritiver Gefäßversorgung wie z. B. beim Lungeninfarkt (siehe Kap. 9.11.2). Auch bei ausgeprägter kollateraler Blutversorgung kann es zu einer Hämorrhagie des Infarktgebiets kommen.

Darüber hinaus werden Infarkte auch sekundär hämorrhagisch, wenn der zur absoluten Ischämie führende, vollständige Arterienverschluss rekanalisiert wird. Dies kann z. B. beim Herzinfarkt nach thrombolytischer Therapie der Fall sein.

Hin und wieder werden hämorrhagische Infarkte auch durch einen **Venenverschluss** verursacht. Durch die Blutabflussverhinderung kommt es zu einer Blutstauung mit Ausbildung von hämorrhagischen Gewebenekrosen.

9.12.3 Infarkte als Folgen einer absoluten Ischämie

Organinfarkte

Herzinfarkt (siehe Kap. 9.5)

Niereninfarkt

Der anämische Niereninfarkt entsteht nach Verlegung der A. renalis oder eines ihrer Zweige, meist in Folge einer Thrombembolie, selten durch eine stenosierende Nierenarteriensklerose mit Thrombose. Die Größe des Infarkts entspricht dem Versorgungsgebiet der verschlossenen Endarterie. Oft ist die Form angenähert dreieckig. Infarktschrumpfnieren nach multiplen Infarkten sind außerordentlich selten. Da die Infarkte meist nur wenig Nierenparenchym zerstören, bleibt das klinische Bild i.A. uncharakteristisch.

Milzinfarkt

Auch die Ursache des Milzinfarkts ist in der Mehrzahl eine Thrombembolie. Er kann jedoch auch Folge einer Thrombose innerhalb der Milz sein. Multiple Milzinfarkte führen in seltenen Fällen zur Infarktschrumpfmilz.

Darminfarkt

Der hämorrhagische Darminfarkt kann durch Verschluss der Mesenterialarterien hervorgerufen werden. Da die Darmarterien keine funktionellen Endarterien sind, sondern reichlich Kollateralen haben, führt ein Arterienverschluss hier zu einer hämorrhagischen Infarzierung. Makroskopisch ist das betroffene Darmsegment livide verfärbt und hyperämisch. Es dringen Erreger in die hämorrhagische Darmwand ein, wodurch eine Peritonitis mit der möglichen Komplikation einer Perforation entsteht. Die arteriellen Verschlüsse werden meist durch Embolien hervorgerufen, seltener durch Thrombosen der Mesenterialarterien. Daneben gibt es auch durch Venenthrombosen verursachte hämorrhagische Darminfarkte.

Hirninfarkte

Wie in allen Organen des großen Kreislaufs entstehen auch im Gehirn anämische Infarkte durch eine arterielle Thrombembolie (Abb. 9.19).

Arterienverschluss im Hirnstammbereich

Im Bereich der Hirnstammgefäße gibt es ausgedehnte arterielle Anastomosen, die bei einer lokalen Durchblutungsstörung funktionell wichtig werden. Ein Verschluss der A. basilaris z.B. führt zu Umgehungskreisläufen mit allerdings begrenzter Kompensationsfähigkeit. Eine Thrombose des R. circumflexus der A. basilaris kann zu einer Teilnekrose des dorsolateralen Bereichs der Medulla oblongata führen (sog. Wallenberg-Syndrom). Dieses Syndrom tritt auch bei Infarkten am Brückenfuß auf.

Arterienverschluss im Großhirnbereich

Die meisten Hirninfarkte sind aber im Großhirnbereich lokalisiert, wobei es i.d.R. zu Erweichungen (Kolliquationsnekrosen; siehe Kap. 3.4.2) mit entsprechenden Funktionsausfällen kommt. Wenn sekundär Blutgefäße arrodiert werden, wandelt sich der anämische Infarkt in einem hämorrhagischen Infarkt um. Bei Thrombose der V. galeni und Vv. internae kann es zu hämorrhagischen Infarzierungen beider Stammganglien kommen.

Manifestationszeit Die Manifestationszeit eines Hirninfarkts ist sehr abhängig von der Lokalisation und von der Größe des befallenen Bereichs. Große Ausfälle werden sofort klinisch manifest mit entsprechenden Lähmungen oder sensiblen bzw. sensorischen Ausfallerscheinungen. Diese hängen von den befallenen Gefäßgebieten ab und sind dadurch relativ streng zu lokalisieren. Frühstadien sind noch weitgehend reversibel, da die Großhirnarterien keine funktionellen Endarterien sind.

Lokalisation und Infarkttyp Das am häufigsten befallene Gefäßgebiet ist das der A. cerebri media, und zwar sowohl bei embolischen als auch bei nichtembolischen, also meist arteriosklerotisch bedingten Infarkten. Am zweithäufigsten wird der Versorgungsbereich der A. cerebri anterior befallen. Aus dem Vertebralis-Basilaris-Versorgungsgebiet ist die A. cerebri posterior besonders stark befallen mit Ausfallerscheinungen im Kleinhirngebiet. Insgesamt sind etwa 58 % der Hirninfarkte anämisch, 42 % hämorrhagisch.

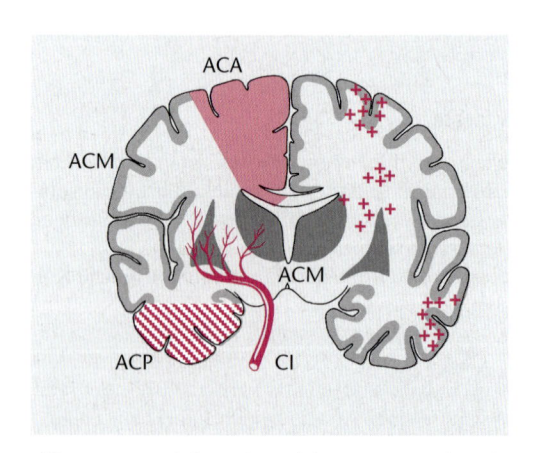

Abb. 9.21: Hirninfarkte. Links sind die Versorgungsgebiete der 3 großen Hirnarterien (A. cerebri anterior = ACA, A. cerebri media = ACM, A. cerebri posterior = ACP) mit den aus der A. cerebri media stammenden kurzen Aa. lenticulostriatae (Versorgungsgebiet Stammganglien und Innere Kapsel) gezeichnet. In der anderen Großhirnhälfte ist die Lokalisation der so genannten Grenzlinieninfarkte eingetragen (A. carotis interna = CI); nach Noetzel-Gullotta in Grundmann, Spezielle Pathologie.

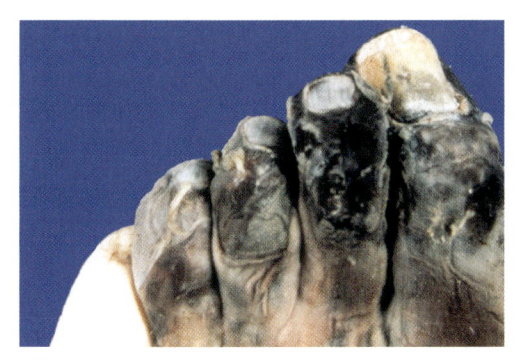

9.12 Arterielle Durchblutungsstörungen und Hypoxie

Abb. 9.22: Trockene Gangrän.

Grenzgebietschäden Kommt es in den Grenzzonen von großen Zuflussgebieten unter pathologischen Bedingungen zu Kreislaufstörungen, so entstehen Grenzgebietschäden. Unter einem Grenzlinien- oder Grenzzoneninfarkt versteht man eine Gewebenekrose in den Grenzgebieten der großen Hirnarterien. Meist liegt eine stenosierende Arteriosklerose der A. carotis oder Hirnbasisgefäße vor, und die Infarzierung wurde ausgelöst durch einen akuten Sauerstoffmangel z.B. bei schwerem Blutverlust oder bei einer hypotonen Krise. In Abb. 9.21 sind links die Versorgungsgebiete der drei großen Hirnarterien eingezeichnet, rechts die Lokalisationen der Grenzlinieninfarkte. Weiteres zur Morphologie der Hirninfarkte siehe Kap. 17.2.1.

Extremitäteninfarkte

Bei den Extremitäteninfarkten handelt es sich ätiologisch häufiger um Thrombosen im Bereich aufgebrochener atherosklerotischer Plaques, seltener um Thrombembolien. Die nekrotischen Extremitäten haben eine braunschwarze Farbe und trocknen aus (trockene Gangrän; Abb. 9.22). Nach Infektion mit Fäulniserregern entwickeln sich oft übel riechende Nekrosen (feuchte Gangrän).

9.12.4 Relative chronische Ischämie

Es handelt sich ätiologisch um atherosklerotische, thrombotische oder entzündliche Veränderungen funktioneller Endarterien. Die Stenosierung ist so stark, dass bereits bei durchschnittlicher Belastung die Durchblutung unzureichend ist.

Aus der Praxis

Subinfarkt der Niere: In Folge einer stenosierenden Athero- und Arteriosklerose kommt es zu einer Minderdurchblutung des Nierenparenchyms und dadurch bedingtem Untergang der Tubuli. Zwischen den atrophischen Tubuli bildet sich eine interstitielle Sklerose aus. Handelt es sich um größere atherosklerotisch veränderte Arterien, imponieren die Subinfarkte makroskopisch als Narben, die meist trichterförmig eingezogen sind. Bei multiplen Subinfarkten spricht man von einer vaskulären Narbenniere. Häufig ist auch die stenosierende Arteriosklerose der Nieren, die bis etwa stecknadelkopfgroße Subinfarkte hervorruft. So können an der Oberfläche der Niere multiple kleine Subinfarkte zwischen erhaltenem Nierenparenchym liegen. Dadurch erhält die Oberfläche eine feine Granulierung. Es entsteht das Bild der „roten Granularatrophie".

Koronarinsuffizienz: Ein weiteres, bereits besprochenes Beispiel für eine relative chronische Ischämie ist die relative chronische Koronarinsuffizienz, bei der es auch ohne stärkere Belastung des Herzens zu multiplen disseminierten Myokardfibrosen mit Ausbildung einer chronischen Herzinsuffizienz kommen kann.

9.12.5 Relative, temporär akute Ischämie

Ätiologisch liegt wiederum die Stenose einer funktionellen Endarterie vor. Allerdings ist hier die Durchblutung ohne erhöhte Belastung noch ausreichend. Erst bei Leistungssteigerung entsteht ein Missverhältnis zwischen Blutbedarf und Blutangebot mit einer akuten ischämischen Hypoxidose.

Aus der Praxis

Koronarinsuffizienz: Typisches Beispiel ist die relative akute Koronarinsuffizienz mit einem Angina-pectoris-Syndrom (siehe Kap. 9.4).
Angina abdominalis: Ein analoger Mechanismus liegt auch der so genannten Angina abdominalis zugrunde. Dabei handelt es sich um eine Stenose der Mesenterialarterien, die meist durch Atherosklerose bedingt ist. Wenn nach Nahrungsaufnahme der Blutbedarf des Darms steigt, kommt es zu kolikartigen Schmerzen.
Claudicatio intermittens: Die Claudicatio intermittens (intermittierendes Hinken) wird hervorgerufen durch eine Atherosklerose der großen Beinarterien. Dadurch treten bei vermehrter Gehbelastung krampfartige Schmerzen in den Beinen auf, der Patient geht langsamer oder bleibt stehen, bis die Blutversorgung wieder ausreichend ist und er eine kurze Strecke weitergehen kann.

9 Grundlagen zur Pathologie des Kreislaufs

Zur Wiederholung

Abscheidungsthrombus • Aneurysma • Arteriolosklerose • Arteriosklerose • Atherosklerose • **E**mbolie • **f**ibröse Plaques • **G**erinnungsthrombus • Grenzzoneninfarkt • **h**ämorrhagischer Infarkt • Herzinfarkt • Herzinsuffizienz • Herzmuskelhypertrophie • Hypertonie • Hypoxie • **I**nfarkt • Ischämie • **K**oronarinsuffizienz • **L**ipidflecken • **M**ediaverkalkung • **S**chaumzellen • Schock • **T**hrombose • **V**erbrauchskoagulopathie • Virchow-Trias

10 Blutungen

A. ROESSNER

Definition Als Blutung bezeichnet man den Austritt von Blut aus dem Gefäßsystem. Blutungen können sehr unterschiedliche Ursachen haben.

10.1 Blutungstypen

10.1.1 Rhexis- und Diapedeseblutung

Rhexisblutung

Definition Bei der Rhexisblutung entsteht die Blutung durch Einreißen von Blutgefäßen.

Ätiologie und Pathogenese Am häufigsten ist dies der Fall nach den unterschiedlichsten Arten von **Traumen.** Weiterhin kommt das Übergreifen von **nekrotischen Prozessen** auf die Blutgefäße in Betracht. Hier sind zunächst Blutungen in malignen Tumoren zu nennen. Aber auch nekrotisierende Entzündungsprozesse wie die Tuberkulose können ursächlich sein. Besonders häufig sind auch schwere, akute Blutungen aus Magen- oder Darmulzera mit Gefäßarrosion im Ulkusgrund (siehe Kap. 15.2). Eine weitere Ursache sind zu einer Wandschwäche führende **Gefäßwandprozesse.** Blutungen aus einem rupturierten Bauchaortenaneurysma bei schwerer Atherosklerose sind in diesem Zusammenhang am wichtigsten, aber auch dissezierende Aneurysmen bei der Medianecrosis aortae oder Blutungen aus rupturierten Hirnbasisarterienaneurysmen. Schließlich führen auch erhöhte Druckgradienten zwischen dem Gefäßinneren und der Umgebung zu Rhexisblutungen. Das typische Beispiel hierfür ist die hypertonische Hirnmassenblutung bei der Hypertonie im großen Kreislauf (siehe unten).

Diapedeseblutung

Definition Bei der Diapedeseblutung kommt es zu einer Blutung aus Kapillaren, die histologisch unverändert erscheinen.

Ätiologie und Pathogenese Ursache ist eine erhöhte Permeabilität der Gefäßwand. Dazu kommt es häufig bei Hypoxie, wenn die Kapillarendothelien geschädigt werden. Aber auch infektiös-toxische Faktoren, Virusinfektionen (Grippe, Pocken), bakterielle Infektionen (Meningokokken) oder auch metabolische Faktoren (Skorbut = Vitamin-C-Mangel) können mögliche Ursachen sein.

Morphologie Morphologisch sind Diapedeseblutungen meist punktförmig bis 3 mm ⌀ **(Petechien).** Von einer **Purpura** spricht man, wenn es sich um generalisierte punktförmige Blutungen handelt. Flächenhafte diffuse Blutungen in der Haut werden als **Sugillation** bezeichnet, flächenhafte diffuse Blutungen in der Schleimhaut als **Suffusio.**

10.1.2 Hämorrhagische Diathese

Definition Als hämorrhagische Diathese bezeichnet man eine erhöhte Blutungsneigung mit verlängerten und verstärkten Blutungen.

Ätiologie Die Ursachen können vaskulär sein (Vaskulopathien), thrombozytär (Thrombopathien und Thrombopenien) oder im Bereich der Blutgerinnung liegen (Koagulopathien).

Vaskulopathien

Vaskulär bedingte hämorrhagische Diathesen können angeboren oder erworben sein:
- Angeboren ist der autosomal-dominant vererbte **Morbus Osler**. Dabei handelt es sich um eine Störung des Bindegewebes mit punktförmigen, umschriebenen Gefäßerweiterungen in der Haut und in den Schleimhäuten, die zu lokal begrenzten Blutungen führen.
- Ein Beispiel für eine erworbene Vaskulopathie ist die allergisch bedingte **Purpura Schoenlein-Henoch**. Im Rahmen von allergischen Reaktionen bilden sich dabei Immunkomplexe, die das Komplementsystem aktivieren und die Gefäßwand schädigen.

Thrombozytär bedingte hämorrhagische Diathese

Man unterscheidet Thrombozyto**penien** und Thrombozyto**pathien**:
- Ein Beispiel für eine Thrombozytopenie ist die **idiopathische, thrombozytopenische Purpura (ITP; Morbus Werlhof)**. Ursächlich ist eine meist idiopathische Bildung von Autoantikörpern gegen Thrombozyten (siehe Kap. 5.2.2). Im Knochenmark ist die Megakaryopoese erheblich reaktiv gesteigert. Klinisch stehen rezidivierendes Nasenbluten, Hämatome und Zahnfleischbluten im Vordergrund. Erworbene Thrombozytopenien sind auch bekannt als Nebenwirkungen unterschiedlicher Medikamente. An erster Stelle sind bestimmte Antibiotika und Analgetika zu nennen.
- Eigentliche Thrombozytopathien sind seltene genetische Erkrankungen. Beispielhaft kann man das **Von-Willebrand-Jürgens-Syndrom** nennen, eine autosomal-dominant vererbte Erkrankung mit normaler Thrombozytenzahl, aber gesteigerter Gerinnungsneigung infolge einer gestörten Thrombozytenfunktion.

Koagulopathien

Bei den plasmatisch bedingten hämorrhagischen Diathesen (Koagulopathien) kann man angeborene und erworbene Formen unterscheiden:
- Bekannte angeborene Koagulopathien sind die **Hämophilie A (Faktor-VIII-Mangel)** und die **Hämophilie B (Faktor-IX-Mangel)**. Die Blutungsneigung manifestiert sich hier in Haut-, Muskel- und insbesondere Gelenkblutungen mit Entwicklung eines schweren **Hämarthros**.
- Eine häufige und wichtige erworbene Koagulopathie ist die **Verbrauchskoagulopathie** beim Kreislaufschock. Durch die disseminierte intravaskuläre Gerinnung (DIC) kommt es zum Verbrauch der Gerinnungsfaktoren in der terminalen Strombahn des Kreislaufs und zu daraus resultierender vermehrter Blutungsneigung (Kap. 9.9.1).

10.2 Häufige Blutungslokalisationen

10.2.1 Intrazerebrale Massenblutungen

Definition Es handelt sich um Hirnblutungen, die zur Bildung eines intrazerebralen Hämatoms führen. Diese Massenblutungen können eine sehr unterschiedliche Pathogenese haben.

Am häufigsten sind **hypertonische Massenblutungen**, eine besonders gefürchtete Komplikation der Hypertonie im großen Kreislauf (Abb. 10.1). Es handelt sich um Rhexisblutungen. Am häufigsten ist ein Ast der A. cerebri media befallen, die A. lenticulostriata. Dementsprechend ist die typische hypertonische Massenblutung besonders oft im **Putamen-Claustrum-Gebiet** lokalisiert. Häufige Komplikation ist ein tödlicher Einbruch in das Ventrikelsystem mit Ausbildung eines **Haematocephalus internus**. Hin und wieder dehnt sich die Blutung bis in den Subarachnoidalraum aus. Seltener sind Ponsblutungen, Kleinhirnblutungen und Blutungen im Thalamusbereich.

Die **zweithäufigste Ursache** für intrazerebrale Blutungen sind Rhexisblutungen aus einem **Hirnbasisarterienaneurysma** (siehe Kap. 9.3, Kap. 17.2.3). Die Blutung imponiert makroskopisch als eine basale Subarachnoidalblutung mit eher flächenhafter Ausdehnung. Eine nicht seltene tödliche Komplikation ist auch hier die Ventrikeltamponade.

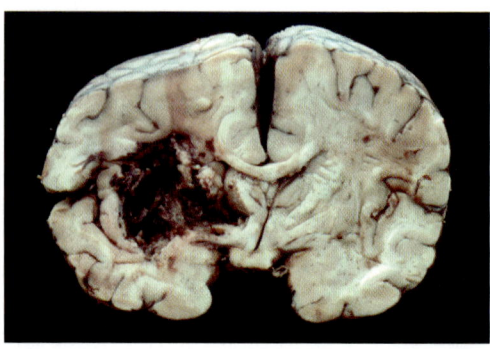

Abb. 10.1: Hypertonische Massenblutung.

Seltener sind **intrazerebrale Angiome** die Ursache für intrazerebrale Blutungen. Im Gegensatz zur hypertonischen Massenblutung sind sie meist im Hirnrindenbereich lokalisiert und weniger in zentralen intrazerebralen Regionen. **Hirntumoren** können ebenfalls die Ursache für Rhexisblutungen aus intrazerebralen Arterien sein. Vergleichsweise am häufigsten ist dies bei den **hochmalignen Glioblastomen,** die zu ausgedehnter Nekrotisierung und dadurch zu größeren Blutungen neigen. Sie sind vorzugsweise in den Großhirnhemisphären lokalisiert, am häufigsten frontotemporal.

10.2.2 Blutungen aus dem Verdauungstrakt

Nach der Lokalisation unterscheidet man die häufigen Blutungen aus dem oberen Verdauungstrakt (etwa 90 %) von den vergleichsweise selteneren Blutungen aus dem unteren Verdauungstrakt (etwa 10 %).

Obere gastrointestinale Blutung

Definition Die obere gastrointestinale Blutung ist eine Blutung aus Ösophagus, Magen oder Duodenum.

Ösophagus

Im Ösophagus blutet es häufig aus den **Ösophagusvarizen,** die im Rahmen der portokavalen Anastomosen eine gefährliche Komplikation der Leberzirrhose darstellen. Weiterhin ist das **Mallory-Weiss-Syndrom** zu nennen. Es handelt sich dabei um Blutungen aus längsgestellten Schleimhauteinrissen im unteren Ösophagus, die v.a. bei unkoordiniertem Erbrechen auftreten, insbesondere auch im Zusammenhang mit vermehrtem Alkoholgenuss.

Magen, Duodenum

Im Magen und im Duodenum sind die **Ulzera** sehr häufig Ursachen von akuten oder chronischen Blutungen. Auch aus **Schleimhauterosionen** kann es erheblich bluten (siehe Kap. 15.2.3).

Bei Blutungen im Magen wird das Hämoglobin durch HCl in salzsaures Hämatin umgewandelt. Dadurch kommt klinisch das Bild des **„kaffeesatzartigen Erbrechens"** zustande. Bei oberen gastrointestinalen Blutungen hat der Blutstuhl eine tiefschwarze Farbe (Teerstuhl).

Untere gastrointestinale Blutung

Definition Die untere gastrointestinale Blutung ist eine Blutung aus Jejunum, Ileum, Kolon oder Rektum.

Kolon, Rektum

Vergleichsweise häufig sind die Blutungen hier im kolorektalen Bereich. Vor allem sind als Blutungsquellen **Hämorrhoiden** zu nennen, aber auch **Adenome** und **Karzinome.** Selten sind besondere Gefäßveränderungen der Darmwand, die **Angiodysplasien.**

Dünndarm

Aus dem Dünndarm sind Blutungen stets selten. Hin und wieder kommen sie bei **Divertikeln, Morbus Crohn** oder **Colitis ulcerosa** (siehe Kap. 6.3.4) vor. Wichtig ist, dass bei Blutungen aus dem unteren Magen-Darm-Trakt das Blut seine rote Eigenfarbe behält.

> **Merke!**
> Obere gastrointestinale Blutung → Teerstuhl,
> Untere gastrointestinale Blutung → rotes Blut.

10.2.3 Hämarthros

Definition Als Hämarthros bezeichnet man allgemein **Blutungen in Gelenkhöhlen.**

Traumatisches Hämarthros

Am häufigsten entsteht ein Hämarthros traumatisch und kann durch geeignete Therapie rasch beseitigt werden.

Hämarthros bei Koagulopathien

Ein größeres Problem sind die chronisch rezidivierenden Gelenkblutungen bei angeborenen Koagulopathien. An erster Stelle sind hier die **Hämophilie A und B** zu nennen. Hier sind bereits Mikrotraumen ausreichend, um Blutungen auszulösen. Die Einblutungen werden resorbiert und dann organisiert. Histologisch findet sich eine schwere Siderose der Synovialschleimhaut und des Kapselgewebes. Über Schübe von **Granulationsgewebebildung** kommt es zu ausgedehnten Vernarbungen, zu Knorpelveränderungen mit Arthrose und zu einer Versteifung des Gelenks **(Ankylose).**

10.3 Blutungsfolgen

10.3.1 Organisation von Hämatomen

Makrophagen

Die Organisation von Hämatomen erfolgt prinzipiell entsprechend der Organisation von Nekrosen (siehe Kap. 3.4.2). Zunächst wandern **Makrophagen** ein, die das Blut abbauen. Beim Abbau des Blutfarbstoffs kommt es dabei zu den typischen Verfärbungen. Es wird eisenfreies **Hämatoidin** in den Makrophagen, aber auch im Gewebe abgelagert. Außerdem speichern die Makrophagen das aus dem Hämoglobin freiwerdende Eisen in Form von Siderinpigment (siehe Kap. 3.3.2).

Granulationsgewebe

Parallel zur Makrophageninfiltration beginnt die Organisation durch ein **Granulationsgewebe,** das zunächst sehr kapillarenreich ist und durch verstärkte Einlagerung von kollagenen Fasern in ein **Narbengewebe** übergeht. Bei stärkerer Speicherung von Hämatoidin können diese Narben eine bräunlichgelbe Verfärbung aufweisen.

10.3.2 Anämien als Blutungsfolgen

Entstehungsmechanismen

Definition Eine Anämie oder Blutarmut liegt dann vor, wenn die Hb-Konzentration beim Mann < 130 g/l und bei der Frau < 120 g/l ist.

Die bei einer Anämie verminderte Gesamtkörpererythrozytenmasse oder der reduzierte Hämoglobingehalt im strömenden Blut sind Folgen eines gestörten Gleichgewichts zwischen Bildung und Abbau der Erythrozyten.

Ätiologie Die wichtigste Ursache einer Blutungsanämie sind chronische Blutungen, die vom Patienten nicht erkannt werden. Häufig ist dies bei **gastrointestinalen Blutungen** aus Erosionen, rezidivierenden Ulzera oder Hämorrhoiden der Fall. Bei Frauen können **verstärkte Menstruationsblutungen** zu erhöhtem Blutverlust führen.

Eisenmangelanämie Infolge der Blutungen kommt es zu einem Eisenverlust und damit zur Ausbildung einer **Eisenmangelanämie.** Das Serumeisen ist erniedrigt, das ungesättigte Eisenbindungsvermögen erhöht. Der zu geringe Eisengehalt bedingt eine **Störung der Hämsynthese** sowie Erythropoesestörungen. Die einzelnen Erythrozyten enthalten weniger Hämoglobin, sodass die Eisenmangelanämie **hypochrom** ist. Die hypochromen Erythrozyten sind kleiner als normal (mikrozytär).

Folgen der Blutungsanämie

Es kommt zu einer mangelhaften Sauerstoffsättigung des arteriellen Blutes, also zu einer **hypoxämischen Hypoxidose** (siehe Kap. 4.7.1).

Hydropische Zellschwellung Die mangelhafte Sauerstoffversorgung führt zu degenerativen Schädigungen der Zellen insbesondere der parenchymatösen Organe mit Dilatation des rauen endoplasmatischen Retikulums und Schwellung der Mitochondrien (siehe Kap. 3.1.1).

Degenerative Verfettung Weiterhin kommt es zu einer degenerativen Verfettung insbesondere des Herzmuskels. Dies ist darauf zurückzuführen, dass bei Sauerstoffmangel die β-Oxidation der Fettsäuren reduziert ist und demzufolge die Fette im Zytoplasma akkumulieren. Makroskopisch findet man das typische Bild der **Tigerfellzeichnung** des Herzmuskels. Entsprechend können auch die Hepatozyten eine Vermehrung von Fettvakuolen im Zytoplasma aufweisen (siehe Kap. 3.1.2).

Kompensatorische Veränderungen werden im Blut bildenden Knochenmark nachgewiesen. Hier sieht man eine **reaktiv gesteigerte Erythropoese** mit kleinen Erythroblasten und Normoblasten.

Zur Wiederholung

Anämie • **B**lutung • **D**iapedeseblutung • **E**isenmangelanämie • **H**ämarthros • **H**ämatom • hämorrhagische Diathese • hydropische Zellschwellung • hypertonische Massenblutung • **K**oagulopathie • **R**hexisblutung • **V**askulopathie

11 Grundlagen zur Pathologie des Endokriniums

W. Saeger

11.1 Endokrines System

Definition Hormone sind Signalstoffe, die in spezialisierten endokrinen Zellen gebildet werden. Die Gesamtheit dieser Zellen wird als diffuses neuroendokrines System zusammengefasst. Sie bilden biogene Amine, Peptide oder Transmittersubstanzen, die entweder als Hormone auf endokrinem Weg entfernte Zielzellen stimulieren oder auf parakrinem Weg benachbarte Zielzellen beeinflussen oder auch als Neurotransmitter agieren.

Endokrine Zellen

Hormone werden in den Extrazellularraum sezerniert und erreichen meist auf dem Blutweg die Zellen ihrer Ziel- oder Erfolgsorgane. Hier erfüllen sie über spezifische Rezeptoren bestimmte Regulationsfunktionen. Dieses humorale Informationssystem ist mit dem nervösen Informationssystem (Hypothalamus, limbisches System, vegetative Zentren und vegetative Nerven), aber auch mit dem Immunsystem verbunden. So entstehen Regelkreise mit Weitergabe von Instruktionen und Rückmeldungen zur Steuerung biologischer Vorgänge.

Endokrine Zellen kommen in verschiedenen Organisationsformen vor:
- kompakte endokrine Organe (Hypophyse, Schilddrüse, Nebenschilddrüse, Nebenniere)
- kleine Kompartimente größerer Organe (Pankreasinseln)
- einzelne Zellelemente im Epithelverband verschiedener Organe (Magen-Darm-Trakt, Respirationstrakt, Gonaden).

Systemsteuerung

Die Selbstregulation der endokrinen Organe beruht auf Regelkreisen mit Rückkopplungsmechanismen (Abb. 11.1):
- Die Regelung von Schilddrüse, Zona fasciculata und Zona reticularis der Nebennierenrinde sowie der Gonaden erfolgt durch das Hypothalamus-Hypophysen-System, wobei eine Überschreitung eines Schwellenwerts der Hormone der peripheren Organe hemmend auf die Hypophyse über eine verminderte Abgabe von hypothalamischen Releasinghormonen wirkt.
- Bei anderen endokrinen Organen (Insulin bildende Zellen der Pankreasinseln, Nebenschilddrüsen und Zona glomerulosa der Nebennierenrinde) besteht eine einfache negative Rückkopplung durch nichthormonale, im Plasma gelöste Substanzen (Glukose, Kalzium, Natrium).

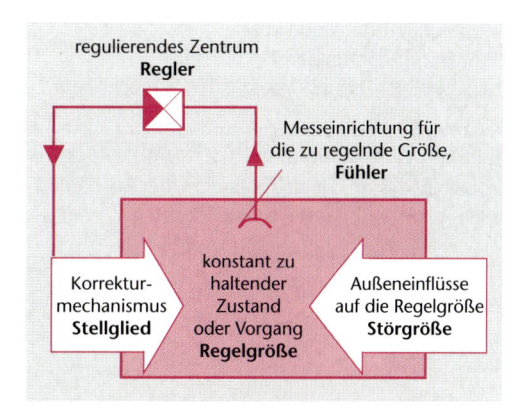

Abb. 11.1: Schematische Darstellung eines Regelkreises (aus H. Holzer, Naturwissenschaften 50 [1963], 260).

11 Grundlagen zur Pathologie des Endokriniums

Systemstörungen

Bei den vielfältigen Störungen von Struktur und Funktion der endokrinen Organe gibt es Krankheitsbilder

- mit vermehrter Produktion und Freisetzung eines oder mehrerer Hormone (Überfunktionssyndrome, Anpassungshyperplasie) bzw.
- mit Ausfall oder Mangel an Hormonen (Unterfunktionssyndrome).

Zur Beurteilung eines endokrinen Krankheitsbildes sind neben den Primärveränderungen einer gestörten Drüse (z. B. Hypophysenadenom mit gesteigerter ACTH-Produktion) die Auswirkungen auf die endokrinen Drüsen, die im Regelkreis integriert sind (z. B. sekundäre NNR-Hyperplasie mit gesteigerter Kortisolsynthese) sowie die Veränderungen an den peripheren Erfolgsorganen (z. B. durch den Hyperkortisolismus = Cushing-Syndrom) zu berücksichtigen. Das Ursachenspektrum von Störungen umfasst

- Fehlbildungen
- Durchblutungsstörungen
- Entzündungen
- Autoimmunopathien
- Hormonsynthese- oder Hormontransportstörungen
- Resistenz von Zielorganen.

11.2 Überfunktionssyndrome

Überfunktionssyndrome entwickeln sich aus folgenden Ursachen:

- autonome Tumoren (Adenome oder Karzinome), die unkontrolliert oder weitgehend unkontrolliert Hormone bilden
- stimulierende Antikörper
- Hyperplasien unklarer Ätiologie
- Ausfall von Inhibitoren der Hormonsynthese.

Krankhafte Veränderungen sind in dem jeweiligen endokrinen Gewebe, in den in die Regelkreise einbezogenen endokrinen Organen oder in den Erfolgs- bzw. Zielorganen feststellbar.

11.2.1 Autonome Tumoren !!

Hypophysenvorderlappen-(HVL-)Adenome

Hypothalamisch-hypophysärer Morbus Cushing mit bilateraler Nebennierenrindenhyperplasie

Definition Das Cushing-Syndrom ist Folge eines Glukokortikoidüberschusses (Hyperkortisolismus). Als Morbus Cushing bezeichnen wir nur die Form des Hyperkortisolismus, die durch ein Hypopohysenadenom ausgelöst wird.

Ätiologie und Pathogenese Das Cushing-Syndrom wird durch einen langzeitigen Hyperkortisolismus verursacht. Man unterscheidet vier Typen (siehe Abb. 11.2):

1. ACTH-bildende Hypophysenadenome werden wahrscheinlich durch eine Stimulation durch das Kortikotropin-Releasing-Hormon des Hypothalamus mitbedingt (hypothalamisch-hypophysärer Morbus Cushing, Abb. 11.2b). Die erhöhte ACTH-Sekretion stimuliert die Zona fasciculata und reticularis beider Nebennieren, sodass eine diffuse und/oder noduläre Hyperplasie der Nebenniere resultiert (ca. 80 % der Cushing-Fälle, Abb. 11.3).
2. Hiervon zu unterscheiden ist das ektope Cushing-Syndrom mit bilateraler NNR-Hyperplasie, welches durch ACTH-ähnliche Substanzen hervorgerufen wird, die in bestimmten Karzinomen des Bronchialsystems, des Pankreas und teils anderer Organe gebildet werden (paraneoplastisches Cushing-Syndrom, Abb. 11.2 d).
3. Zum dritten Typ (adrenales Cushing-Syndrom) siehe unten (Abb. 11.2 c).
4. Der vierte Typ ist durch exogen therapeutisch zugeführtes Kortisol bedingt (Abb. 11.2 e).

Klinik Das Krankheitsbild des Morbus Cushing und des Cushing-Syndroms ist gekennzeichnet durch Vollmondgesicht, Stammfettsucht mit Ausbildung von Striae, Volumenhochdruck, fakultativen Diabetes mellitus, Osteoporose und Muskelschwäche durch Degeneration der Typ-II-Fasern.

HVL-Adenom mit STH-Aktivität (Akromegalie)

Adenohypophysäre Adenome mit Wachstumshormon-(STH-)Produktion führen bei Erwachsenen zu einer Akromegalie, die durch ein pathologisches Wachstum an den Akren (Nase, Kinn, Stirnwülste, Hände und Füße) gekennzeichnet ist und

11.2 Überfunktionssyndrome

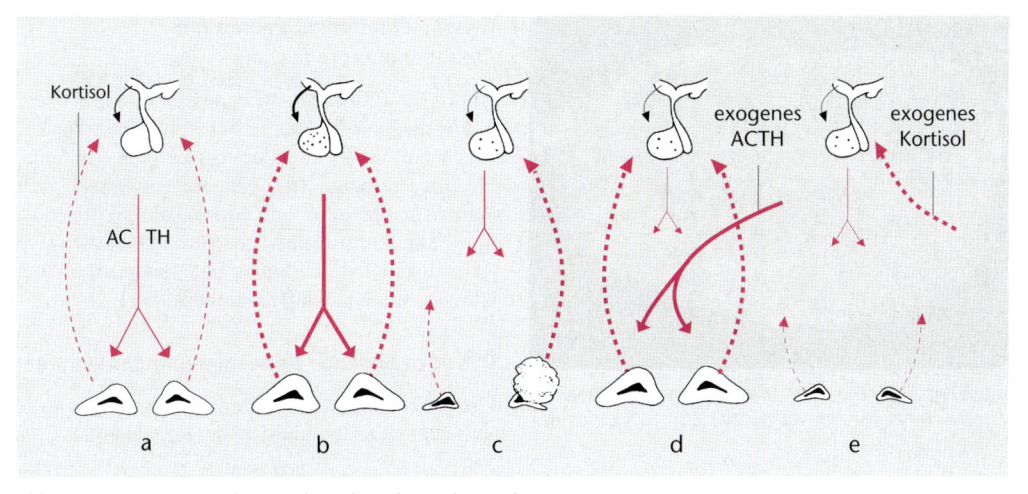

Abb. 11.2: Formen des Cushing-Syndroms bzw. des Morbus Cushing.
a Normaler Regelkreis zwischen Hypothalamus-Hypophyse und Nebennierenrinde (NNR).
b Hypothalamisch-hypophysärer Morbus Cushing: vermehrte hypophysäre ACTH-Sekretion (meist ein kleines, seltener ein großes ACTH-bildendes Hypophysenadenom, extrem selten eine ACTH-Zellhyperplasie; siehe Text) mit sekundärer bilateraler NNR-Hyperplasie und vermehrter Kortisolsekretion.
c NNR-Adenom mit autonomer Kortisolbildung: Die regulativ verminderte hypophysäre ACTH-Ausschüttung führt zu einer Atrophie des regelbaren paraadenomatösen und kontralateralen NNR-Gewebes. ACTH-Zellen der Hypophyse wandeln sich in Crooke-Zellen um.
d Ektope ACTH-Produktion (meist kleinzelliges Bronchialkarzinom) mit sekundärer bilateraler NNR-Hyperplasie, vermehrter Kortisolsekretion und Suppression der hypophysären ACTH-Zellen (Transformation in Crooke-Zellen).
e Therapeutisch zugeführtes Kortisol mit Atrophie beider Nebennierenrinden und Suppression des hypophysären ACTH-Zellsystems (Transformation in Crooke-Zellen).

zu einer Größenzunahme der parenchymatösen Organe (Splanchnomegalie), besonders an Herz, Leber und Nieren führt. In etwa 20 % löst sie einen Diabetes mellitus aus. STH bildende Tumoren bedingen vor der Pubertät bei noch nicht geschlossenen Epiphysenfugen einen Riesenwuchs.

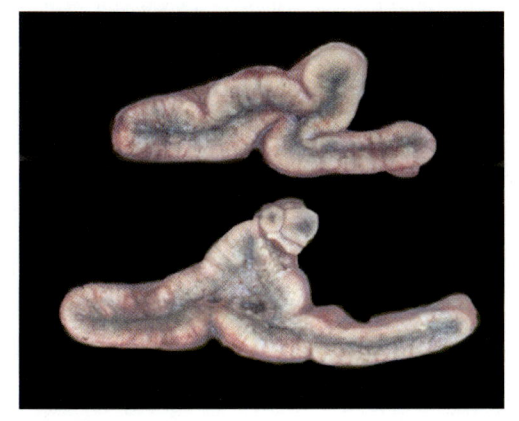

Abb. 11.3: Bilaterale NNR-Hyperplasie bei hypothalamisch-hypophysärem Morbus Cushing in abgerundeten Enden und kleinsten Knotenbildungen in der Rinde.

Prolaktin bildende Hypophysenadenome

Eine Hyperprolaktinämie deutlicheren Ausmaßes (Plasmaspiegel über 150 ng/ml) hat ihre Ursache in einem Prolaktin bildenden Hypophysenadenom. Die Hyperprolaktinämie bewirkt bei Frauen eine Amenorrhö und Sterilität, evtl. auch einen pathologischen Milchfluss außerhalb der Gravidität (sog. Galaktorrhö). Bei Männern führt die Hyperprolaktinämie zu Hypogonadismus und Impotenz.

Nebennierenrindentumoren

Typen und Morphologie

Adenome und Karzinome der Nebennierenrinde sind einseitige Geschwülste, die oft endokrin aktiv sind. Adenome sind klein (meist unter 50 g Gewicht), scharf begrenzt und frei von Nekrosen (Abb. 11.4). Karzinome wiegen meist über 100 g, zeigen Nekrosen und Blutungen und oft auch eine unscharfe Begrenzung. Karzinome wachsen infiltrierend und metastasieren. Ein Teil dieser Tumoren ist unabhängig vom Regelkreis hormonell aktiv (funktionelle Autonomie).

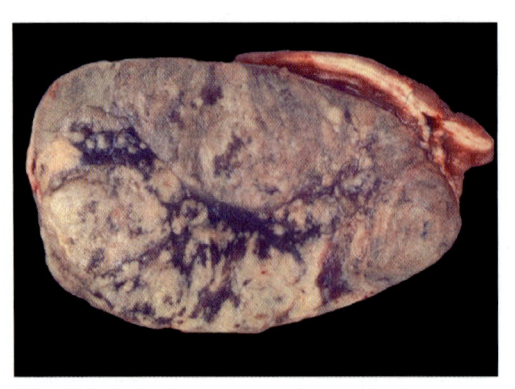

Abb. 11.4: NNR-Adenom bei adrenalem Cushing-Syndrom mit Atrophie der angrenzenden Restrinde durch Suppression des ACTH (rechts).

> **Merke!**
> Etwa 75 % der funktionell aktiven Adenome bilden Aldosteron, etwa 15 % Glukokortikoide und etwa 10 % Androgene.

Primärer Hyperaldosteronismus (Conn-Syndrom)

Der primäre Hyperaldosteronismus wird in 80 % durch ein meist kleines Adenom verursacht. Seltene Ursachen sind NNR-Karzinome und bilaterale NNR-Hyperplasien. Der Hyperaldosteronismus führt zur Natriumretention (Hypernatriämie) mit folgender Hypervolämie, benignem Hypertonus und regulativ erniedrigtem Reninspiegel. Der renale Kaliumverlust bewirkt eine Hypokaliämie, hypokaliämische Alkalose und Muskelschwäche.

Sekundärer Hyperaldosteronismus

Vom Conn-Syndrom zu unterscheiden ist der sekundäre Hyperaldosteronismus, der aufgrund von erhöhtem Plasmarenin bei einer Reihe von Erkrankungen (Minderdurchblutung der Niere, Ödeme unterschiedlicher Ätiologie) vorkommen kann.

Adrenales Cushing-Syndrom

Beim adrenalen Cushing-Syndrom (20 % der Cushing-Fälle) besteht ein einseitiges Adenom (siehe Abb. 11.4), seltener ein einseitiges Karzinom. Durch die erhöhten Plasmakortisolwerte kommt es zu einer Suppression der hypophysären ACTH-Sekretion und dadurch zu einer Atrophie der noch regelbaren, tumorfreien, benachbarten und kontralateralen Nebennierenrinde und in der Hypophyse zu einer hyalinen Degeneration der ACTH-Zellen (sog. Crooke-Zellen).

Nebennierenrindentumoren mit Androgenüberproduktion

Androgen bildende Nebennierentumoren sind häufig maligne. Sie führen bei Knaben vor der Pubertät zu einer Pseudopubertas praecox ohne Hodenausreifung. Bei Frauen entwickeln sich männlicher Habitus und Muskulatur (Virilismus) mit sekundärem Haarwuchs vom männlichen Typ (Hirsutismus), tiefe Stimme und Amenorrhö (zum adrenogenitalen Syndrom siehe Kap. 11.4.3).

Östrogen bildende Nebennierenrindentumoren

Östrogen bildende Nebennierenrindentumoren sind äußerst selten und fast immer maligne.

Tumoren der Schilddrüse und Epithelkörperchen

Toxisches Schilddrüsenadenom

Syn. endokrin aktives autonomes Adenom

Pathogenese Eine Schilddrüsenautonomie ist bei Schilddrüsentumoren oder in hyperplastischen Schilddrüsen möglich:

- Gekapselte, vom Follikelepithel ausgehende Schilddrüsentumoren zeigen in etwa 25 % eine vom hypophysären Regelkreis unabhängige Thyroxinsekretion (autonomes Adenom). Übersteigt die Hormonsekretion eines solchen Adenoms den physiologischen Bedarf (toxisches Adenom mit Hyperthyreose), werden die normalen regelbaren Schilddrüsenfollikel über den hypophysären Regelkreis ruhiggestellt und atrophieren.
- In vergrößerten, d.h. hyperplastischen Schilddrüsen (= Struma) können sich disseminierte Gruppen von autonomen Follikeln entwickeln, die bei ausreichender Zellmasse ebenfalls eine Hyperthyreose auslösen können (diffuse Follikelautonomie).

Morphologie Histologisch handelt es sich bei den autonomen Adenomen um trabekulär bis follikulär aufgebaute Tumoren mit randlich kompletter Kapselbildung. Die diffuse Follikelautonomie kann histologisch nicht von normalen Follikeln unterschieden werden. Die Diagnostik beruht in diesem Fall auf klinisch-funktionellen Untersuchungen.

Klinik Sowohl das autonome Adenom als auch die disseminierte Follikelautonomie führen im Gegensatz zum Morbus Basedow zu einer schleichenden Hyperthyreose, bei der die Augensymptomatik fehlt und häufig die kardiale Symptomatik im Vordergrund steht.

Epithelkörperchenadenom mit primärem Hyperparathyreoidismus (pHPT)

Der Erwachsene besitzt gewöhnlich vier Nebenschilddrüsen von jeweils 35–40 mg, die über ihr Peptidhormon, das Parathormon, den Kalziumstoffwechsel regulieren. Eine Normokalzämie wird einerseits erreicht, indem das Parathormon direkt auf Niere und Skelett wirkt, und andererseits über eine indirekte Beeinflussung der intestinalen Kalziumresorption.

Morphologie Parathormon bildende Adenome (Abb. 11.5) der Nebenschilddrüsen sind gewöhnlich klein (um 5 g schwer). Sie bestehen aus Hauptzellen oder oxyphilen und/oder wasserhellen Zellen in solidem bis trabekulären Aufbau (Abb. 11.6).

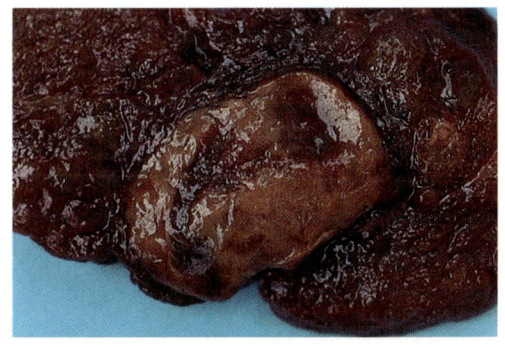

Abb. 11.5: Nebenschilddrüsenadenom mit typischer rehbrauner Schnittfläche. Im Randbereich normales Schilddrüsengewebe.

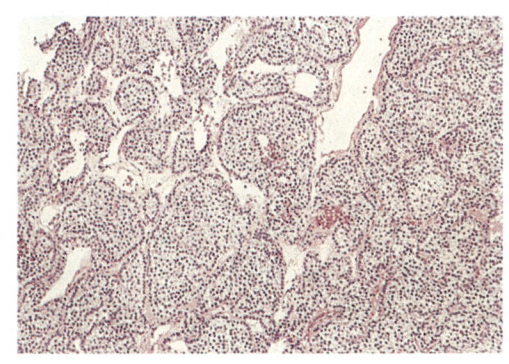

Abb. 11.6: Nebenschilddrüsenadenom mit typischem trabekulärem Aufbau aus relativ hellen Zellen.

Klinik und Befund Das erhöhte Parathormon (Hyperparathyreoidismus) führt zu einer Hyperkalzämie, Hypophosphatämie und zu einer exzessiven Kalziumausscheidung über die Nieren, häufig einhergehend mit neuromuskulärer Schwäche und Schwindel. In etwa einem Viertel der Fälle bilden sich Nierensteine. Es kann aber zu Verkalkungen in einer Reihe von Geweben kommen (z. B. Niere, Lunge, Magen). In den Gelenken entstehen über Kalziumpyrophosphatablagerungen verstümmelnde Chondrokalzinosen. Aktivierte Osteoklasten im Knochensystem bauen bei gleichzeitiger Faservermehrung vermehrt Knochen ab (Fibroosteoklasie) und führen in besonders schweren Fällen zu zystischen Defekten unter dem Bild der Osteodystrophia fibrosa cystica von Recklinghausen. Bei weniger schweren Fällen ist die Osteoklastenaktivierung geringer. Es findet sich aber eine so genannte Endostfibrose.

Blieb der primäre HPT früher bis zur „Stein- und Knochenerkrankung" unerkannt, so werden heute durch Routinelaboruntersuchungen viele Fälle im subklinischen Stadium erkannt.

> **Merke!**
> pHPT → Nierensteine, Gewebeverkalkung, Chondrokalzinose, zystische Knochenerkrankung.

Tumoren des diffusen endokrinen Zellsystems

Karzinoide und neuroendokrine Karzinome

Die disseminierten endokrinen Zellen des Gastrointestinal- oder Respirationstrakts sind das Ausgangsgewebe von Karzinoiden und neuroendokrinen Karzinomen:

- Karzinoide sind gut differenzierte neuroendokrine Tumoren im Magen, Dünndarm, Dickdarm oder Bronchialsystem. Sie verhalten sich benigne, wenn sie unter 1 cm im Durchmesser groß und nicht gefäßinvasiv sind. Als malignes Karzinoid werden sie bezeichnet, wenn sie über die Submukosa hinauswachsen, angioinvasiv sind oder Metastasen gesetzt haben. Letzteres kommt bei Karzinoiden des Ileum besonders häufig vor. Karzinoide können durch ihre Serotoninproduktion zum so genannten Karzinoidsyndrom führen, wenn Lebermetastasen vorliegen und dadurch die inaktivierende Wirkung der Leber entfällt.

- Neuroendokrine Karzinome können verschiedene Peptidhormone bilden (ektope, ggf. auch paraneoplastische Hormonproduktion). Am häufigsten wird ACTH gebildet, aber auch Kalzitonin, Parathormon, Wachstumshormon-Releasing-Hormon, Kortikotropin-Releasing-Hormon und weitere Peptidhormone können u.U. simultan synthetisiert werden. Am häufigsten ist dies bei kleinzelligen Bronchialkarzinomen.

Endokrine Pankreastumoren

Insulinom Diese Tumoren produzieren Insulin und sind Ursache hyperinsulinämischer Hypoglykämiesyndrome. Die überwiegend solitären, meist benignen Tumoren haben einen Durchmesser von 1–2 cm. Immunhistochemisch lassen sich in den Zellen des solide bis trabekulär wachsenden Tumors Insulin, teils zusätzlich andere neuroendokrine Hormone nachweisen. Die Therapie erfolgt durch Resektion des Tumors.

Gastrinom Diese überwiegend malignen und in der Mehrzahl auftretenden Tumoren des Pankreas produzieren Gastrin und sind damit Ursache des Zollinger-Ellison-Syndroms. Gastrin führt zu einer Stimulation der Säure bildenden Parietalzellen der Magenkorpusschleimhaut. Die Hyperchlorhydrie verursacht meist rezidivierende, atypisch gelegene Ulzera des Magens und des Duodenums. Das Verhältnis von pankreatischen zu extrapankreatischen Gastrinomen (Duodenum) ist etwa 3:1.

Vipom Vasoaktives intestinales Polypeptid (VIP) kann in Pankreastumoren gebildet werden, die in etwa der Hälfte der Fälle maligne sind. Das Verner-Morrison-Syndrom (WDHA-Syndrom) äußert sich durch wässrige Durchfälle, eine Hypokaliämie und eine Achlorhydrie.

Glukagonom Dieser seltene Tumor geht von den A-Zellen der Pankreasinseln aus, ist in 60 % der Fälle maligne und führt zu einem Diabetes mellitus und zu einer paraneoplastischen, nekrolytischen, migratorischen, erythematösen Dermatose.

Multiple endokrine Neoplasien (MEN) Die multiple endokrine Neoplasie ist definiert als ein pluriglanduläres Neoplasiesyndrom, das durch ein gemeinsames Vorkommen von Hypophysenadenom, Nebenschilddrüsenhyperplasie und endokrinen Tumoren des Duodenums oder der Pankreasinseln (MEN I) gekennzeichnet ist. Es beruht auf einem Allelverlust der Chromsomen 11q13. Beim MEN II liegen ein medulläres Schilddrüsenkarzinom und ein Phäochromozytom, oft auch eine Nebenschilddrüsenhyperplasie vor.

11.2.2 Stimulierende Antikörper

Hyperthyreose (Morbus Basedow)

Ätiologie Dieses meist durch akuten Beginn und schubhaften Verlauf charakterisierte Krankheitsbild wird durch eine immunologisch bedingte Stimulation der Schilddrüse mit übermäßiger Produktion von T_4 ausgelöst.

Pathogenese Pathogenetisch steht ein von Lymphozyten produziertes Immunglobulin im Mittelpunkt, welches durch Bindung an den TSH-Rezeptor der Schilddrüsenzellen (siehe Abb. 5.11) eine vom Regelkreis unabhängige lang anhaltende Stimulation bewirkt (LATS = „Long Acting Thyroid Stimulator" bzw. TS-Ig = „Thyroid Stimulating Ig").

Morphologie Morphologisch findet man eine meist ausgeprägte diffuse Hyperplasie der Schilddrüse mit Gewichten um 60–100 g (Norm: 20–40 g). Die Follikel sind als Ausdruck der Aktivitätssteigerung kolloidarm und von einem zylindrischen Epithel ausgekleidet. Im Interstitium findet man immer Lymphfollikel (Abb. 11.7).

Klinik Die klinische Symptomatik ist durch Tachykardie, Gewichtsabnahme, Wärmeintoleranz, Tremor und allgemeine Unruhe charakterisiert. Häufig findet sich auch ein in seiner Genese noch nicht geklärter Exophthalmus.

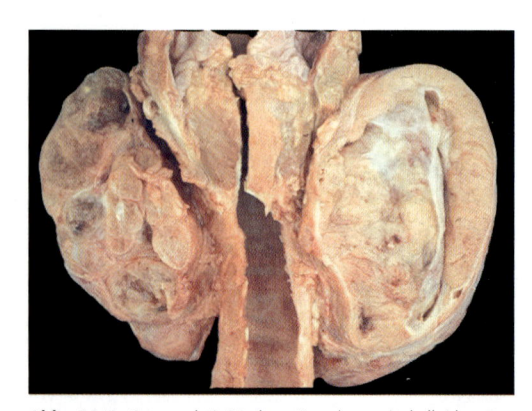

Abb. 11.7: Struma bei Morbus Basedow mit kolloidarmem Parenchym, unterschiedlich großen Knoten und zystischen Erweichungen.

11.2.3 Hyperplasien

Hyperplasien können Überfunktionssyndrome erzeugen, ohne dass sich als Ursache für diese Hyperplasien übergeordnete Störungen nachweisen lassen.

So sind bei einer Epithelkörperhyperplasie die Epithelkörperchen uneinheitlich diffus oder nodulär hyperplastisch und wiegen bis zu 10 g. Eine Abgrenzung zum Adenom kann sehr schwierig sein. In ca. 30 % der Fälle sind sie für einen primären Hyperparathyreoidismus ursächlich oder Teilbild einer multiplen endokrinen Neoplasie.

In der Nebennierenrinde können **Hyperplasien der Zona glomerulosa** in mikronodulärer und/oder diffuser Form Ursache des primären Hyperparathyreoidismus mit niedrigem Plasmarenin sein.

11.2.4 Ausfall von Inhibitoren

In der Regulation von Hormonsynthesen spielen – je nach Zellsystem – Releasinghormone, aber auch Inhibitinghormone eine unterschiedlich starke Rolle. So wird das Prolaktinzellsystem hauptsächlich inhibitorisch reguliert, was bedeutet, dass durch den Ausfall des Prolaktin-Inhibiting-Faktors die stimulierenden Einflüsse überwiegen, die Prolaktinzellen hyperplastisch werden und eine **Hyperprolaktinämie** erzeugen.

11.3 Anpassungshyperplasien

11.3.1 Struma als Manifestation exogenen Jodmangels !

Definition Die euthyreote Struma ist meist eine durch Jodmangel bedingte, kompensatorisch vergrößerte Schilddrüse ohne wesentliche Funktionseinbuße. Diese Strumen werden in Jodmangelgebieten gehäuft beobachtet und deshalb als endemische Strumen bezeichnet.

Pathogenese Bei alimentärem Jodmangel und geringen Graden von Hormonsynthesestörungen kann ein latenter geringgradiger Mangel an Schilddrüsenhormon durch eine dauernde thyreotrope Stimulierung über den hypophysären Regelkreis ausgeglichen werden. Hierdurch befinden sich die Patienten in einer euthyreoten Stoffwechsellage. Die thyreotope Stimulierung bewirkt gleichzeitig einen Proliferationsreiz. Dieser führt zunächst zu einer diffusen, später zu einer knotigen Hyperplasie mit Vergrößerung der Schilddrüse über 40 g (Struma). Kann ein Jodmangel intrauterin nicht durch eine Schilddrüsenhyperplasie kompensiert werden, resultiert beim Neugeborenen u.U. das Bild des endemischen Kretinismus mit Schilddrüsenkropf.

Morphologie Makroskopisch findet man im Anfangsstadium (meist Jugendalter) eine diffuse Vergrößerung der Schilddrüse von meist 40–60 g mit kolloidartiger, glänzender Schnittfläche. Man spricht von der **Struma colloides diffusa.** Histologisch stehen große, kolloidgefüllte Follikel im Vordergrund. Im späteren Stadium ist die Schilddrüse aufgrund der unterschiedlichen Wachstumstendenz knotig umgebaut, häufig mit sekundären Einblutungen und Vernarbungen – die **Struma colloides nodosa** oder der Knotenkropf ist entstanden (Abb. 11.8). Das Gewicht kann dann mehrere hundert Gramm betragen. Im Gegensatz zur diffusen Struma ist der Knotenkropf nicht mehr rückbildungsfähig, sodass bei mechanischer oder kosmetischer Beeinträchtigung eine operative Strumektomie vorgenommen werden muss.

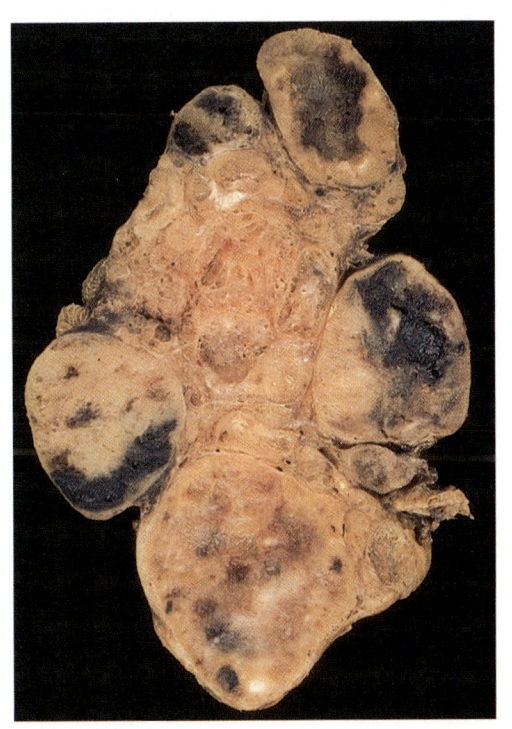

Abb. 11.8: Struma colloides nodosa mit multiplen, teilweise eingebluteten Knoten.

11.4 Unterfunktionssyndrome

Ursachen der Unterfunktionssyndrome sind:
- angeborenes Fehlen des hormonbildenden Gewebes
- erworbene Destruktion des hormonbildenden Gewebes
- genetisch bedingte Enzymdefekte
- Resistenz der Zielorgane gegenüber Hormonen (Endorganresistenz).

11.4.1 Angeborenes Fehlen eines hormonbildenden Gewebes

Fehlende Anlage (Agenesie) oder Entwicklung (Aplasie) innerer Drüsen führen zu einem Fehlen des betreffenden Hormons.

Hypophyse Eine Agenesie des Hypophysenvorderlappens ist extrem selten. Agenesien des Hinterlappens sind die logische Konsequenz einer Anenzephalie, da der Hinterlappen ein Teil des ZNS ist. Aplasien einzelner Zelltypen der Adenohypophyse können selten vorkommen und dann zu einem Ausfall des betroffenen Hormons führen (selektiver Hypopituitarismus).

Schilddrüse Eine Athyreose (Fehlen der Schilddrüse) führt zu schweren Störungen der Gehirn- und Skelettentwicklung mit Minderwuchs und Oligophrenie (Kretinismus ohne Kropf). Durch unmittelbar postnatale T_4-Substitution kann eine weitgehend normale Entwicklung erreicht werden. Häufiger als die totale Aplasie findet sich ein fehlender Descensus der Schilddrüsenanlage mit Lokalisation des ausdifferenzierten Schilddrüsengewebes am Zungengrund (sog. dystope Zungengrundstruma), die ein mechanisches Hindernis darstellen und auch zur Hypothyreose führen kann.

Nebenschilddrüse Eine kongenitale Aplasie der Epithelkörperchen führt zum Hypoparathyreoidismus mit Kleinwuchs, Rundgesicht, Brachydaktylie (zu kurze Finger) und Oligophrenie (Schwachsinn).

Hoden Ein Fehlen der Hoden führt zum primären hypergonadotropen Hypogonadismus (Fehlen der männlichen Geschlechtshormone, erhöhte Gonadotropinspiegel).

Nebennieren Eine bilaterale Agenesie der Nebennieren ist extrem selten im Rahmen weiterer Fehlbildungskomplexe beschrieben und mit dem Leben nicht vereinbar.

11.4.2 Erworbene Destruktion hormonbildenden Gewebes !!

Durch Ischämie und/oder Blutungen bedingte Schäden

Ätiologie Schockzustände, besonders in Kombination mit Diabetes mellitus oder im Zusammenhang mit Geburtskomplikationen, aber auch Zirkulationsstörungen im Hypophysenstil durch ein Hirnödem oder andere örtliche Gewebezunahmen führen nicht selten zu ischämischen Nekrosen des Hypophysenvorderlappens.

Hypophyse Eine Hypophysenunterfunktion tritt ein, wenn etwa 80 % des Gewebes zerstört sind. Der Mangel an Hormonen manifestiert sich meist in folgender zeitlicher Reihenfolge:
- Gonadotropine
- STH
- TSH
- ACTH.

Ein Mangel an STH führt präpubertär zum hypophysären Zwergwuchs, macht sich beim Erwachsenen aber nur durch eine Einschränkung der Leistungsfähigkeit bemerkbar. Der Gonadotropinmangel zieht bei der Frau ein Sistieren der Menses (Amenorrhö), bei beiden Geschlechtern eine Atrophie der Gonaden, Sterilität und Verlust der sekundären Geschlechtsbehaarung nach sich. Schließlich bilden sich auch Zeichen einer Schilddrüsenunterfunktion und einer Nebennierenrindeninsuffizienz aus, die jedoch nur die ACTH-abhängigen Funktionen betreffen (sog. hypophysärer weißer Morbus Addison).

Nebennieren Nekrosen und anämische Infarkte der Nebenniere führen nur sehr selten zu einer Rindeninsuffizienz. Als Nebennierenapoplexie bezeichnen wir ausgedehnte Blutungen und hämorrhagische Nekrosen beider Nebennieren als Folge eines Geburtstraumas oder im Kindesalter als Folge einer Verbrauchskoagulopathie insbesondere durch eine Meningokokkensepsis (Waterhouse-Friderichsen-Syndrom).

11.4 Unterfunktionssyndrome

Durch Tumoren hervorgerufene Schäden

Durch die knöcherne Umgebung der Hypophyse führen tumoröse Raumforderungen in der Sella zu Kompressionsschäden der Hypophyse, die zu einem Verlust an Parenchym und bei Unterschreiten einer kritischen Grenze zu einer sekretorischen Insuffizienz führen. Solche tumorösen Prozesse können inaktive Hypophysenadenome (Abb. 11.9), Kraniopharyngeome, Meningeome u. a. darstellen.

Chronisch-destruktive Entzündungen

Adrenaler Morbus Addison

Ätiologie Eine chronische Nebennierenrindeninsuffizienz durch Mangel an Glukokortikoiden und Mineralokortikoiden liegt dem Morbus Addison zugrunde. Ursächlich sind dafür in aller erster Linie Immunprozesse, seltener eine Tuberkulose. Andere entzündliche Ursachen sind extrem selten.

Pathogenese Die zahlenmäßig führende Autoimmunadrenalitis führt über eine autoaggressive Zerstörung der Nebennierenrindenzellen zu einer ausgeprägten Atrophie beider Nebennierenrinden. Sie lässt das Markgewebe unbeteiligt.

Morphologie Histologisch zeigt sich eine lockere lymphozytäre Infiltration zusammen mit einer Fibrose des Interstitiums.

Klinik Klinisch bestehen Adynamie, Abmagerung, Hypotonie und eine diagnostisch wegweisende Hyperpigmentierung der Haut sowie eine Pigmentierung der Mundschleimhaut, die durch eine MSH-Stimulierung der melanozytären Pigmentbildung zustande kommt, da durch den Regelkreis zusammen mit der vermehrten ACTH-Bildung auch MSH vermehrt gebildet wird.

Chronisch-lymphozytäre Thyreoiditis Hashimoto

Ätiologie Ursache dieser schleichend verlaufenden Schilddrüsenentzündung ist eine autoaggressive Zerstörung des Schilddrüsenparenchyms (siehe Kap. 5.2.4). Hierfür sprechen eine HLA-DR-Prädominanz, der Nachweis verschiedener Schilddrüsenantikörper und die Assoziation mit anderen Autoimmunerkrankungen (perniziöse Anämie, adrenaler Morbus Addison, Typ-I-Diabetes u. a.).

Morphologie Die Schilddrüse wird von lymphozytären Infiltraten und auch Lymphfollikeln durchsetzt (Abb. 11.10). Das Endstadium ist durch eine Organfibrose und -atrophie gekennzeichnet.

Klinik Die Erkrankung führt zur Schilddrüsenunterfunktion (Hypothyreose) mit Müdigkeit, Erniedrigung des Grundumsatzes, Verlangsamung der intellektuellen Leistung und Hypercholesterinämie.

Typ-I-Diabetes

Zum Typ-I-Diabetes siehe Kap. 12.1.1.

Operative Entfernung endokriner Organe

Bei primären Schilddrüsenkarzinomen wird meist eine radikale Thyreoidektomie durchgeführt. Hierbei kann es gelegentlich zu einer unbeabsichtigten Entfernung aller Epithelkörperchen kommen. Daraus resultieren dann zusätzlich zur fehlenden

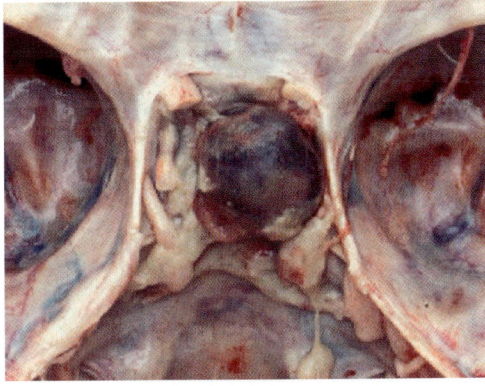

Abb. 11.9: Inaktives Hypophysenadenom mit Verdrängung der Resthypophyse und pilzförmigem Hervorwachsen aus der Sella.

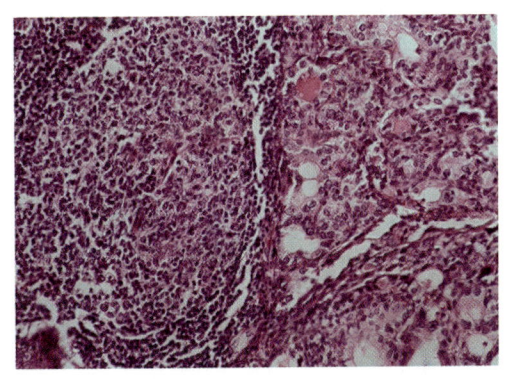

Abb. 11.10: Lymphozytäre Thyreoiditis (Hashimoto) mit lymphozytären Infiltraten im Interstitium und Lymphfollikelbildungen.

Schilddrüsenfunktion eine parathyreoprive Tetanie (Hypokalzämie mit neuromuskulärer Übererregbarkeit). Ebenso wie nach bilateraler Adrenalektomie, Hypophysektomie oder totaler Pankreasresektion ist eine Substitutionstherapie der entsprechenden Hormone lebensnotwendig. Zur Behandlung des Prostatakarzinoms wird häufig eine bilaterale Entfernung der Hoden (Kastration) zur Beeinflussung des Tumorwachstums vorgenommen.

11.4.3 Genetisch bedingte Enzymdefekte !

Enzymdefekte führen dazu, dass bestimmte Hormone nicht gebildet werden können, woraus eine entsprechende Unterfunktion resultiert.

Dyshormonogenetische Struma

Syn. Jodfehlverwertungsstruma

Ätiologie Die dyshormonogenetische Struma ist eine angeborene, meist autosomal-rezessiv vererbte Stoffwechselstörung. Bisher wurden als Ursache sechs verschiedene Defekte der Hormonsynthese und Inkretion nachgewiesen.

Pathogenese Die Erkrankung führt zu einem peripheren Thyroxindefizit. Die regulativ erhöhte hypophysäre TSH-Sekretion stimuliert die Schilddrüse mit zunächst diffuser und im weiteren Verlauf knotiger Hyperplasie (dyshormonogenetische Struma nodosa). Hierdurch kann bei leichten Defekten der Hormonmangel kompensiert werden.

Klinik Die Struma wird meist im Kindesalter manifest. Bei schweren Defekten resultiert jedoch eine konnatale Hypothyreose (konnatale Hypothyreose mit Kropfbildung).

Adrenogenitales Syndrom (AGS)

Ätiologie Beim AGS liegt ein angeborener Enzymdefekt in der Kortisolsynthese vor. Dieser betrifft am häufigsten die 21-α-Hydroxylase, seltener die 11-β-Hydroxylase.

Pathogenese Durch die unzureichende Kortisolbildung wird die ACTH-Ausschüttung regulativ gesteigert. Dies führt wiederum zu einer gesteigerten Bildung von Kortisolvorstufen, die eine androgene Wirkung besitzen:
- Beim Knaben entwickelt sich dann eine Pseudopubertas praecox. Die vermehrt gebildeten Androgene haben eine Gonadotropin hemmende Wirkung mit daraus resultierender fehlender Hodenreifung.
- Beim Mädchen resultiert ein maskuliner Körperbau. Bei einem Teil der Patienten mit 21-α-Hydroxylase-Defekt kommt es auch zu einem Aldosteronmangel mit daraus resultierendem Salzverlustsyndrom.

11.4.4 Endorganresistenz

In sehr seltenen Fällen kann es trotz ausreichender Hormonbildung nicht zu einer entsprechenden Wirkung an den Effektororganen kommen.

Testikuläre Feminisierung

Bei der testikulären Feminisierung liegt trotz normaler Testosteronproduktion bei chromosomal und gonadal männlichen Patienten ein weiblicher Phänotyp (Mammae, hohe Stimme, geringe Sexualbehaarung, scheidenähnliche Ausbildung des Sinus urogenitalis) vor. Die Hoden liegen intraabdominal oder im Leistenkanal. Die Hodentubuli sind atrophisch, die Leydig-Zwischenzellen aber intakt und produzieren Testosteron. Infolge eines Androgenrezeptordefekts reagieren die Erfolgsorgane aber nicht. Die Diagnose lässt sich aufgrund der typischen Klinik auch ohne Hodenbiopsie stellen.

Renaler Diabetes insipidus

Beim renalen Diabetes insipidus (Wasserharnruhr) reagieren die distalen Nierentubulusabschnitte nicht auf das normal im Hypophysenhinterlappen gebildete Vasopressin bzw. das antidiuretische Hormon (ADH). Bei einem Teil der Patienten liegt eine X-chromosomal gebundene Erbkrankheit vor.

Zur Wiederholung

Akromegalie • **A**npassungshyperplasie • **C**onn-Syndrom • **C**ushing-Syndrom • **E**ndorganresistenz • **H**yperaldosteronismus • **H**yperkortisolismus • **H**yperparathyreoidismus • **H**yperprolaktinämie • **H**yperthyreose • **H**ypothyreose • **J**odmangel • **K**arzinoid • **M**EN • **M**orbus Addison • **M**orbus Cushing • **S**truma • **T**hyreoiditis • **Ü**berfunktionssyndrom • **U**nterfunktionssyndrom

12 Grundlagen zur Pathologie wichtiger Stoffwechselkrankheiten

U. PFEIFER

Die Bezeichnung „Stoffwechselkrankheit" hat sich für Krankheiten eingebürgert, bei denen Störungen eines Stoffwechselweges (oder mehrerer Stoffwechselwege) für die Aufklärung der Pathogenese im Vordergrund gestanden haben. Dies bedeutet nicht, dass solche Erkrankungen von anderen Kategorien grundsätzlich abgrenzbar sind. Der Diabetes mellitus ist beispielsweise in seiner Typ-I-Variante ebenso auch eine Autoimmunkrankheit und eine Erkrankung des endokrinen Pankreas. Für manche Stoffwechselerkrankungen sind isolierte Gendefekte verantwortlich, sodass man sie auch den genbedingten Erkrankungen zuordnen kann.

12.1 Diabetes mellitus

Definition Diese Krankheitsgruppe ist benannt nach dem bereits in alter Zeit bekannten Phänomen der Ausscheidung von Glukose mit dem Harn (mellitus = süß schmeckend) und der Vermehrung der Harnmenge (Diabetes = Durchlauf). Ursache dafür ist die Erhöhung der Glukosekonzentration im Blutplasma. Unabhängig von der jeweiligen Pathogenese führt diese Erhöhung des Blutzuckers langfristig zu chronischen, manchmal lebensbedrohlichen Erkrankungen der Blutgefäße, der Nieren, der Augen und der Nerven.

Als **primären Diabetes** bezeichnet man diejenigen Formen, bei denen die Signalwege Inselzelle → Insulin → Erfolgsorgan nicht ordnungsgemäß funktionieren. **Sekundärer Diabetes** entsteht im Rahmen andersartig definierter Erkrankungen, z.B. bei der idiopathischen Hämochromatose als so genannter Bronzediabetes, bei chronischer Pankreatitis und bei endokrinen Überfunktionssyndromen der Nebennierenrinde und der Hypophyse (Tab. 12.1).

Tab. 12.1: Einteilung der verschiedenen Formen eines Diabetes mellitus

Gruppe	Krankheiten
primärer Diabetes	• Typ-I-Diabetes • Typ-II-Diabetes • genetisch bedingter Diabetes des jungen Erwachsenenalters (MODY = Maturity-Onset Diabetes of the Young)
sekundärer Diabetes	• chronische Pankreatitis • idiopathische Hämochromatose • ACTH produzierender Hypophysentumor • Kortisol produzierender Nebennierenrindentumor • exogene Kortisolzufuhr

12.1.1 Primäre Diabetesformen !!!

Diabetes mellitus Typ I

Ätiologie Diese nicht sehr häufige Erkrankung (etwa 10% aller Krankheitsfälle eines Diabetes mellitus) beginnt vor dem 20. Lebensjahr und beruht auf einer **Zerstörung der Insulin produzierenden Betazellen** der Pankreasinseln. Für die Zerstörung der Betazellen ist eine autoimmune Reaktion verantwortlich (siehe Kap. 5.2.4). Deren Entstehung beruht auf einer genetischen Prädisposition. In 95% der Fälle entsteht der Typ-I-Diabetes bei Trägern der HLA-Konstellation DR3 und/oder DR4. Andererseits erkranken bei eineiigen Zwillingen nur 40–50% beider Zwillingspartner, was für zusätzliche exogene Einflüsse spricht. Diskutiert werden virale Infektion und/oder andersartige Schädigungen der B-Zellen. Für die Bedeutung einer **Autoimmunreaktion** spricht, dass Autoantikörper gegen Inselzellbestandteile bereits viele Jahre vor der Manifestation gefunden werden, zu einer Zeit, in der Insulin noch in normaler Menge produziert wird.

Pathogenese   Der letztendliche Mangel an Insulin führt dazu, dass
- die mit der Nahrung aufgenommene Glukose nur noch ungenügend utilisiert wird
- sekundär auch die Metabolisierung der Fette gestört ist und
- der Proteinkatabolismus verstärkt wird.

Wird kein Insulin zugeführt, so entwickeln sich Ketoazidose und diabetisches Koma. Der Typ-I-Diabetes wird auch als insulinabhängiger Diabetes mellitus bezeichnet.

> **Merke!**
> Der langsam einsetzende Insulinmangel führt erst dann zur Hyperglykämie, wenn etwa zwei Drittel der Betazellen zerstört sind.

Morphologie   Wenn etwa zwei Drittel der Betazellen zerstört sind, zeigen die Pankreasinseln das Bild einer entzündlichen Infiltration (Insulitis), an der hauptsächlich $CD8^+$-B-Zellen sowie $CD4^+$-T-Zellen und Makrophagen beteiligt sind. Wie bei anderen autoimmunen Reaktionen kommt es in den Zielzellen (Betazellen) zu einer aberranten Expression von MHC-Molekülen der Klasse II. Nach einigen Jahren sind die Betazellen vollständig zerstört. In den Inseln findet man nur noch Glukagon produzierende Alphazellen und Somatostatin produzierende Deltazellen.

Diabetes mellitus Typ II

Ätiologie   Die Entstehung dieser häufigen Diabetesform (80–90 % aller Krankheitsfälle eines primären Diabetes mellitus) ist weniger gut aufgeklärt. Sie entwickelt sich jenseits des 30.–40. Lebensjahres und ist oft auch mit den Folgen der Überernährung (Fettleibigkeit) assoziiert. Autoimmune Mechanismen sind ohne Bedeutung (Tab. 12.2). Jedoch zeigen Studien an eineiigen Zwillingen eine mit 60–80 % deutlich höhere Konkordanz als beim Typ-I-Diabetes. Neuere Studien haben die früher mit nahezu 100 % angegebene Konkordanz nicht bestätigen können. Epidemiologische Daten sprechen dafür, dass an der Disposition eine ganze Reihe von Genen beteiligt sind.

Pathogenese   Pathogenetisch bedeutsam ist zum einen eine **Störung der Insulinsekretion,** die darin besteht, dass die Glukose keine ausreichende Sekretionsantwort mehr erzeugt. Zum anderen verhalten sich bei Typ-II-Diabetikern die Zielzellen gegenüber dem Insulin resistent **(periphere Insulinresistenz),** sodass die Aufnahme und Utilisation der Glukose beeinträchtigt wird. Dies kann die Insulinsekretion stimulieren, wofür die anfangs manchmal auftretende Erhöhung der Insulinkonzentration im Plasma spricht. Die Zahl der Betazellen nimmt im Verlauf der Erkrankung auf maxi-

Tab. 12.2: Charakteristika des Typ-I- und des Typ-II-Diabetes

	Typ-I-Diabetes	Typ-II-Diabetes
Klinik	Erkrankungsalter < 20 Jahre	Erkrankungsalter > 30 Jahre
	Normalgewicht	Übergewicht
	Plasmainsulin erniedrigt	Plasmainsulin normal oder erhöht
	Antiinselantikörper vorhanden	keine Antiinselantikörper
Häufigkeit*	10 %	80–90 %
Genetik	40–50 % Konkordanz bei eineiigen Zwillingen	60–80 % Konkordanz bei eineiigen Zwillingen
Pathogenese	autoimmune Zerstörung der Betazellen	Sekretionsstörung, periphere Insulinresistenz
	erheblicher Insulinmangel	relativer Insulinmangel
Inselveränderungen	Insulitis, Betazelldepletion, Atrophie (Fibrose)	keine Entzündung, leichte Betazelldepletion, Inselamyloid

* bezogen auf alle Fälle eines primären Diabetes mellitus

12.1 Diabetes mellitus

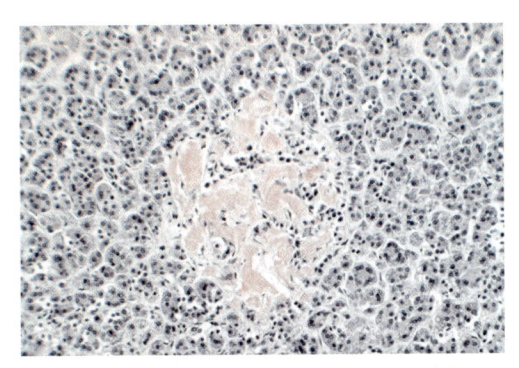

Abb. 12.1: Inselamyloid bei Typ-II-Diabetes. Kongorotfärbung.

mal 50 % des Normalwerts ab. Man vermutet eine Schädigung durch chronische Überstimulation.

Morphologie In den Pankreasinseln findet man zu keiner Zeit entzündliche Veränderungen. In einem Teil der Fälle lagert sich Amyloid, das so genannte **Inselamyloid** ab (siehe Kap. 3.5.5). Es entsteht aus Inselamyloidpolypeptid (IAPP), welches gemeinsam mit Insulin sezerniert wird (Abb. 12.1). Die pathogenetische Rolle des Peptids, welches auch als Amylin bezeichnet wird, ist unklar.

Diabetes des jungen Erwachsenenalters

Syn. MODY = Maturity-Onset Diabetes of the Young

Bei dieser Diabetes-mellitus-Gruppe, die etwa 2–5 % aller Fälle eines primären Diabetes ausmacht, liegen Genmutationen vor, die autosomal-dominant vererbt werden. Heute sind fünf Gene bekannt, deren Mutationen MODY verursachen. Es sind dies das Glukokinasegen, die Gene des Hepatocyte Nuclear Factor-1-α, -4-α und -1-β sowie des Insulin Promotor Factor-1. Ist eines oder sind mehrere der vier letzteren Gene betroffen, so verläuft die Krankheit progredient und ist durch Gefäßveränderungen kompliziert. Mutationen des Glukokinasegens verursachen dagegen eine nicht progrediente Hyperglykämie und nur selten eine behandlungsbedürftige Erkrankung.

12.1.2 Pathogenese der Langzeitfolgen !

Der Krankheitswert des Diabetes mellitus liegt vorrangig in den Komplikationen, die sich im Laufe von Jahren und Jahrzehnten entwickeln. Pathogenetisch sind zwei metabolische Vorgänge von Bedeutung, zum einen die nichtenzymatische Glukosylierung und zum anderen Störungen im Polyolstoffwechsel durch intrazelluläre Hyperglykämie.

Nichtenzymatische Glukosylierung

Die im Überschuss vorhandene Glukose geht mit Aminogruppen von Proteinen eine zunächst rasch reversible Bindung zu einer Schiff-Base (Aldehydaminkomplex) ein. Es folgt eine ebenfalls noch reversible Umwandlung in ein so genanntes Amadori-Produkt (Ketoamin). Sind langlebige Proteine des Bindegewebes und der Gefäßwand betroffen, so erfolgt langsam (innerhalb von Wochen) und irreversibel die Umwandlung in **Glukosylierungsendprodukte**.

Es entstehen Quervernetzungen und es werden andere Proteine immobilisiert, beispielsweise auch Lipoproteine, was der Entstehung einer Atherosklerose Vorschub leistet (siehe Kap. 9.1). Quervernetzungen von Basalmembranproteinen und Immobilisierung von Albumin trägt zu der beim Diabetes oft charakteristischen Verbreiterung von Basalmembranen bei. Die quervernetzten Proteine sind gegenüber physiologischer Proteolyse relativ resistent, sodass sie im Lauf der Zeit akkumulieren, was z. B. bei der Entstehung **vaskulären Hyalins** (siehe Kap. 3.5.3) von Bedeutung ist.

Durch Bindung von Glukosylierungsendprodukten an Rezeptoren werden eine Reihe von biologischen Aktivitäten hervorgerufen, beispielsweise eine Freisetzung von Wachstumsfaktoren aus Makrophagen, wodurch die Proliferation von Fibroblasten und die Produktion von Matrixproteinen gesteigert wird.

Störungen im Polyolstoffwechsel

In manchen Geweben, in denen für den Glukosetransport kein Insulin benötigt wird, steigt infolge der Hyperglykämie die intrazelluläre Glukosekonzentration. Die Glukose wird teilweise in das Polyol Sorbitol und schließlich in Fruktose metabolisiert. Die resultierende Erhöhung der intrazellulären Osmolarität bewirkt einen osmotischen Zellschaden, der zu einer Trübung der Augenlinse (**diabetischer Katarakt**) führen kann. Durch Sorbitol können auch Ionenpumpen beeinträchtigt werden, z. B. in Schwann-Zellen bei der diabetischen Neuropathie und in Perizyten der Retinagefäße bei der diabetischen Retinopathie.

12 Grundlagen zur Pathologie wichtiger Stoffwechselkrankheiten

12.1.3 Pathologie der Diabetesfolgen !!!

Die zuvor beschriebenen sekundären metabolischen Störungen wirken sich insbesondere am Gefäßsystem (Arterien, Arteriolen, Kapillaren) aus, wobei für den Diabetes charakteristische Veränderungen insbesondere die Niere und die Retina betreffen.

Diabetische Angiopathie

Man unterscheidet Veränderungen an Arterien (Makroangiopathie) von solchen an Arteriolen und Kapillaren (Mikroangiopathie).

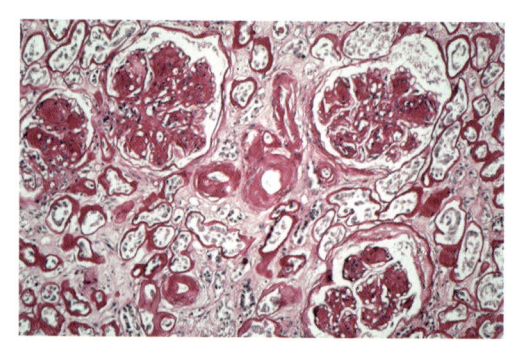

Abb. 12.2: Diabetische Glomerulosklerose. Globuläre Auftreibung des Mesangiums, Arteriolenhyalinose, partielle Fibrosierung des Interstitiums. PAS-Färbung.

Makroangiopathie

Diese unterscheidet sich in nichts von der bereits besprochenen Atherosklerose (siehe Kap. 9.1). Herzinfarkt, Gehirninfarkt sowie Extremitätengangrän gehören deshalb zu den bei Diabetikern häufig auftretenden Komplikationen.

Mikroangiopathie

Sie betrifft Kapillaren und Arteriolen. Kennzeichnend ist die Verdickung der Basalmembran und eine Hyalinisierung der Arteriolenwand. Letztere ist nicht spezifisch für den Diabetes, sondern entsteht auch bei der arteriellen Hypertonie (siehe Kap. 9.6.1).

Diabetische Nephropathie

Für Nierenfunktionsstörungen sind bei Diabetikern drei Läsionen bedeutsam:
- Glomerulosklerose als spezielle Form der Mikroangiopathie
- Atherosklerose (Makroangiopathie)
- Pyelonephritis (im Rahmen einer allgemeinen Infektanfälligkeit bei Diabetikern).

Diabetische Glomerulosklerose (Kimmelstiel-Wilson)

Proteinurie Die aus der Anhäufung von Glykosylierungsendprodukten resultierende Verbreiterung der Basalmembran geht mit einer Störung der permeabilitätsrelevanten Schlitzmembran zwischen den Protozytenausläufern einher, was eine gesteigerte Permeabilität der glomerulären Kapillaren und damit eine Proteinurie zur Folge hat.

Sklerosierung Die Sklerosierung beruht auf einer zunehmenden Vermehrung der mesangialen Matrix, woran die Akkumulation glykosylierter Endprodukte und die Proliferation mesangialer Zellen beteiligt ist. Charakteristisch ist eine noduläre **Auftreibung des Mesangiums,** wofür die Bezeichnung noduläre Glomerulosklerose steht (Abb. 12.2).

Hyalinose Die Arteriolenhyalinose betrifft, anders als bei der arteriellen Hypertonie ohne Diabetes, nicht nur das glomeruläre Vas afferens, sondern auch das Vas efferens. Im Verlauf von Jahren veröden die glomerulären Kapillarschlingen. Es resultieren kleinherdige Vernarbungen unter dem Bild der so genannten **Granularatrophie.** Schließlich entwickelt sich eine Niereninsuffizienz.

Makroangiopathie

Die Atherosklerose kann die Hauptstämme der Nierenarterien betreffen und Teilfaktor der Nierenschrumpfung sein.

Pyelonephritis

Im Rahmen der bei Diabetes mellitus generell gesteigerten Infektanfälligkeit kommt es gehäuft zu bakteriellen Infektionen. Die Vaskulopathie bewirkt dabei in Kombination mit dem entzündlichen Ödem manchmal eine infarktartige Nekrose der Papillenspitzen. Solche **Papillenspitzennekrosen** können ins Lumen des Nierenbeckens abgestoßen werden und den Harnabfluss behindern.

Diabetische Retinopathie

Eine sehr spezielle und folgenschwere Form der diabetischen Mikroangiopathie entsteht bei 60 % der Diabetiker nach einer Laufzeit von 15–20 Jahren in der Retina. Neben der Verdickung der kapillären Basalmembran entstehen **Mikroaneurysmen,** offenbar infolge einer Störung der Perizytenfunktion (siehe Kap. 12.1.2). Die Ruptur solcher Aneurysmen hat **Blutungen** zur Folge. Andere Gefäßstrecken können verlegt sein. Die resultierenden Durchblutungsstörungen haben ischämische Schäden zur Folge, die ihrerseits zur **proliferativen Retinopathie** führen. Es kommt dabei zur ungeordneten Neubildung von Gefäßen, die auch in die Glaskörperhöhle einwachsen und weitere Blutungen verursachen. Es entstehen Fibrosierungen, die manchmal auch zur Netzhautablösung führen.

Diabetische Neuropathie

Sowohl sensomotorische als auch autonome Nerven sind betroffen. Die sensomotorischen Störungen treten v.a. im Bereich der unteren Extremitäten auf. Die morphologischen, hauptsächlich elektronenmikroskopisch fassbaren Veränderungen bestehen in einem Verlust myelinisierter und nichtmyelinisierter Fasern.

Diabetische Fetopathie

Besteht oder entsteht während einer Gravidität ein Diabetes mellitus, so entwickelt sich der Fetus unter den Bedingungen eines erhöhten Glukoseangebotes. Adaptiv kommt es zu einer Hyperplasie der fetalen Pankreasinseln, und das vermehrt produzierte Insulin bewirkt ein verstärktes Wachstum. Am Ende der Gravidität liegt das Körpergewicht des Kindes erheblich über der Norm (sog. Riesenbaby). Da die Plazenta in ihrer Ausreifung gestört ist, drohen peripartale Komplikationen. Später kann die eine Zeit lang noch anhaltende Mehrproduktion von Insulin Hypoglykämien hervorrufen.

12.2 Gicht

Siehe Kap. 6.3.5.

12.3 Idiopathische Hämochromatose !!

Definition Das hier entstehende Eisenpigment hat nichts mit dem Abbau von Hämoglobin zu tun. Die Bezeichnung Hämochromatose stammt aus einer Zeit, in der Siderinpigment grundsätzlich als ein Produkt des Hämstoffwechsels angesehen worden ist.

Ätiologie und Pathogenese Gestört ist die Kontrolle darüber, wie viel Eisen über den Darm aufgenommen wird. Maßgeblich sind Defekte im HFE-Gen, v.a. die Mutationen C282Y und H63D. Das Genprodukt hat strukturelle, aber keine funktionellen Ähnlichkeiten mit HLA-Antigenen der Klasse I. Es wird vermutet, dass die Mutation des HFE das Recycling des Transferrinrezeptors stört, wodurch den Enterozyten ein Eisenmangel „vorgetäuscht" wird. Resultat ist eine Erhöhung der Eisenresorption und eine Vermehrung der Eisenmenge im Organismus. Über Jahrzehnte hin akkumuliert das Eisen intralysosomal in Form von **Siderinpigment** (siehe Kap. 3.3.2) zunächst v.a. im Leberparenchym, später auch in anderen parenchymatösen Organen.

Lässt sich das kontinuierlich weiter mit der Nahrung aufgenommene Eisen nicht mehr in Form von Siderinpigment deponieren, so entwickelt es toxische Wirkungen auf Leber, Herzmuskel und Endokrinium.

Morphologie
- **Leber:** Das Siderinpigment bildet sich bei der idiopathischen Hämochromatose primär in den Hepatozyten (Abb. 12.3) und nicht, wie beispielsweise beim Abbau roten Blutfarbstoffs, in den Makrophagen. Erst sekundär beladen sich diese beim Abbau zugrunde gehender Hepatozyten mit dem Pigment. In fortgeschrittenen Stadien wird das Pigment auch in den Gallengangsepithelien und in Bindegewebszellen gefunden. Die sich allmählich entwickelnde Leber-

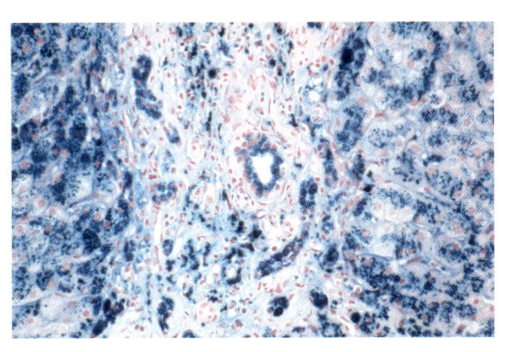

Abb. 12.3: Mikroskopisches Bild des Lebergewebes bei fortgeschrittener Hämochromatose. Siderinablagerungen in den Hepatozyten (links und rechts) sowie in den Gallengangsepithelien (Mitte). Berliner-Blau-Reaktion.

12 Grundlagen zur Pathologie wichtiger Stoffwechselkrankheiten

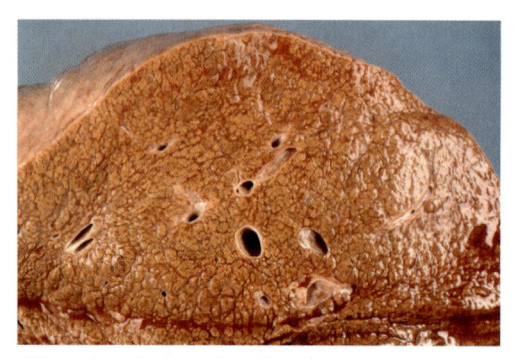

Abb. 12.4: Makroskopisches Bild einer Pigmentzirrhose.

zirrhose ist kleinknotig und makroskopisch durch ihre braune Farbe gekennzeichnet (**Pigmentzirrhose**; Abb. 12.4). In Pigmentzirrhosen entwickeln sich häufig Leberkarzinome, v.a. hepatozelluläre Karzinome. In den herdförmigen Vorläuferläsionen sind die Hepatozyten frei von Siderinpigment. Dies gilt auch für die Karzinomzellen.

- **Herzmuskel:** In den Lysosomen der Herzmuskelzellen wird Siderinpigment feingranulär abgelagert. Es resultieren Kardiomyopathien und Herzrhythmusstörungen.
- **Endokrinium:** Patienten mit einer Hämochromatose entwickeln in etwa der Hälfte der Fälle einen sekundären **Diabetes mellitus** (Bronzediabetes; siehe Kap. 12.1.1). Die namengebende Braunverfärung der Haut beruht nicht auf Ablagerungen von Siderinpigment, sondern auf einer mutmaßlich endokrin vermittelten Überproduktion von Melanin. Die Genese des Diabetes selbst ist nicht definitiv geklärt. Üblicherweise findet man nur vergleichsweise geringe Siderinablagerungen in den Inselzellen des Pankreas. Sowohl für einen Insulinmangel als auch für eine periphere Insulinresistenz gibt es Anhaltspunkte. Von der zellschädigenden Wirkung des Eisenüberschusses ist auch die **Adenohypophyse** betroffen. Es wird die Funktion der gonadotropen Zellen beeinträchtigt und als Folge zu wenig Testosteron gebildet. Dies ist die Ursache der bei männlichen Hämochromatosepatienten häufig bestehenden Impotenz. Die Speicherung von Siderinpigment in anderen endokrinen Organen, wie Schilddrüse und Nebennierenrinde hat keine kennzeichnenden Funktionsstörungen zur Folge.

Ohne erkennbare funktionelle Folgen ist die Ablagerung von Siderinpigment im exokrinen Pankreas, in Speicheldrüsen sowie im Drüsenkörper der Magenkorpusschleimhaut. Letzteres kann von bioptisch-diagnostischer Bedeutung sein.

Klinik Diese Erkrankung wird meist im mittleren Erwachsenenalter manifest. Männer erkranken achtmal häufiger als Frauen. Bei Frauen wird die Erkrankung meist erst nach Eintritt in die Menopause symptomatisch.

Therapie Konsequente Aderlasstherapie führt zu einer Rückbildung der Pigmentablagerungen und auch der Fibrose der Leber. Die Entwicklung zur Zirrhose kann also durch diese Therapie aufgehalten werden.

12.4 Angeborene Stoffwechselkrankheiten durch Enzymdefekte

Die hier einschlägigen Erkrankungen beruhen auf Gendefekten. In vielen Fällen resultiert der selektive Mangel eines Enzymproteins oder eines regulatorischen, für die Enzymaktivität erforderlichen Proteins. Je nach Sitz der metabolischen Blockierung ist die resultierende Krankheit durch
- die Folgen der Defizienz nachgeschalteter Stoffwechselprodukte und/oder
- die Akkumulation von Substraten

charakterisiert.

Die Störung kann primär niedermolekulare Substrate betreffen (siehe Kap. 12.4.1), wobei an den betroffenen Zellen selbst manchmal gar keine charakteristischen Veränderungen hervorgerufen, sondern Schäden an anderer Stelle verursacht werden. Oder es sind hochmolekulare Verbindungen betroffen (siehe Kap. 12.4.2), die in den Zellen unter dem Bild der so genannten Speicherung abgelagert werden. In diesen Fällen treten manifeste Krankheitserscheinungen nur in den Organen auf, in denen die vom metabolischen Block betroffenen Substrate in nennenswertem Umfang umgesetzt werden. Der jeweilige Gendefekt betrifft grundsätzlich alle Somazellen und ist deshalb in den meisten Fällen in Zellkulturen (Blutzellen, Fibroblastenkultur aus Hautbiopsien) nachweisbar. Auch in Amnionzellen lassen sich die Defekte nachweisen, was man sich in der **pränatalen Diagnostik** der Stoffwechselkrankheiten zunutze macht.

Der Erbgang ist, von wenigen Ausnahmen abgesehen, autosomal-rezessiv. Carrier sind in vielen Fällen anhand erniedrigter Enzymaktivitäten erkennbar, was Konsequenzen für die genetische Beratung haben kann.

12.4.1 Angeborene Enzymdefekte im Stoffwechsel niedermolekularer Substrate !!

Ein bekanntes Beispiel hierfür ist eine Gruppe von Erkrankungen, bei denen der Stoffwechsel der Aminosäure Phenylalanin und deren Metaboliten betroffen sind (siehe unten). Angeborene Enzymdefekte können auch den Hormonhaushalt betreffen, z. B. beim adrenogenitalen Syndrom (siehe Kap. 11.4.3), oder zur Ursache von Immundefekten werden (siehe Kap. 5.3.1).

Phenylketonurie

Ätiologie und Pathogenese Hierbei ist die Oxidation des Phenylalanins zu Tyrosin infolge eines Mangels der **Phenylalaninhydroxylase** blockiert. Das im Überschuss anfallende Phenylalanin wird teilweise in Phenylketone umgewandelt, deren Ausscheidung im Urin der Krankheit ihren Namen gegeben hat. Ein weiteres Nebenprodukt, Phenyläthylamin, wird für die Störung der Myelinisierung verantwortlich gemacht, die bei den betroffenen, meist blonden und blauäugigen Kindern (Melaninmangel) eine Retardierung der geistigen Entwicklung bis hin zum Schwachsinn bedingt.

Therapie Wird die Diagnose rechtzeitig gestellt, so lässt sich der Verlauf durch eine mindestens bis zur Pubertät eingehaltene phenylalaninarme Diät günstig beeinflussen.

Alkaptonurie

Ätiologie und Pathogenese Hier führt die Ablagerung eines Stoffwechselprodukts zu kennzeichnenden Veränderungen. Es fehlt das Enzym **Homogentisinsäureoxidase,** was dazu führt, dass Homogentisinsäure, ein Zwischenprodukt aus dem Stoffwechsel des Phenylalanins und des Tyrosins, im Blut und auch in der interstitiellen Flüssigkeit stark vermehrt wird. Sie wird teilweise im Urin ausgeschieden, wo sie durch Oxidation und Polymerisation in eine schwarzbraune (namengebende) Substanz umgewandelt wird. Dieses Polymerisationsprodukt entsteht auch in wenig durchbluteten Geweben, die sich im Lauf der Zeit schwarzbraun verfärben, so das Knorpelgewebe und das Bindegewebe der Sehnen und Gelenkbänder (Ochronose). Auch die Intervertebralscheiben können betroffen sein.

Klinik Nach längerer Laufzeit – die Lebenserwartung ist nicht verkürzt – kommt es zu sekundären Schäden am Gelenkknorpel unter dem Bild einer Arthrose.

Galaktosämie

Ätiologie und Pathogenese Infolge eines Mangels der **Galaktose-1-Phosphat-Uridyl-Transferase** kann die mit der Nahrung angebotene Galaktose nicht metabolisiert werden. Sie wird teilweise zu Galaktitol reduziert, was in der Augenlinse einen Flüssigkeitseinstrom und über sekundäre metabolische Störungen eine Linsentrübung (Katarakt) nach sich zieht.

Morphologie Betroffen sind das ZNS (geistige Retardierung) und die Leber. Hier resultiert eine massive Parenchymverfettung (siehe Kap. 3.1.2) sowie eine Störung der Galleausscheidung (siehe Kap. 16.2) mit tubulärer Transformation der Parenchymarchitektur. Im Gefolge von toxisch bedingten Zellnekrosen entsteht oft eine Leberzirrhose (siehe Kap. 14.2.2).

Therapie Bei frühzeitiger Erkennung lassen sich alle Schäden durch galaktosefreie Diät verhindern.

12.4.2 Angeborene Enzymdefekte im Stoffwechsel hochmolekularer Substrate (Speicherkrankheiten) !

In der Regel handelt es sich hier um Störungen des enzymatischen Abbaus. Infrage kommen diejenigen Makromoleküle, bei denen der Abbau nur durch endständige Abspaltung von niedermolekularen Bausteinen möglich ist, also bei
- Polysacchariden (z. B. Glykogen)
- Proteoglykanen (Mucopolysaccharide)
- Glykolipiden (Gangliosiden, Sphingomyeline, Sulfatide).

Die jeweils nicht abbaubare Substanz akkumuliert zunächst intrazellulär, und zwar in demjenigen Zellkompartiment, in dem der blockierte Abbauschritt normalerweise stattfindet. Von praktischer Bedeutung sind als Ablagerungsorte
- die zytoplasmatische Grundsubstanz und
- das Kompartiment der Lysosomen.

Glykogenosen

Glykogenose Typ I (von Gierke)

Ätiologie und Pathogenese Es fehlt das Enzym **Glukose-6-Phosphatase,** sodass der phosphorolytische Abbau des Glykogens zu Glukose blockiert ist und das Gleichgewicht in Richtung Glykogensynthese verschoben wird. Das normal strukturierte Glykogen akkumuliert in der zytoplasmatischen Grundsubstanz. Schließlich resultieren schwere Nüchternhypoglykämien und sekundär infolge der verstärkten Mobilisation von Fetten eine Hyperlipidämie.

Morphologie Betroffen sind hauptsächlich die Hepatozyten (Hepatomegalie ohne Splenomegalie), die sich infolge der Glykogenspeicherung erheblich vergrößern und bei gewöhnlicher histologischer Präparation nahezu leer (pflanzenzellähnlich) erscheinen, weil das Glykogen dabei herausgelöst wird (Abb. 12.5a). Dies ist nicht der Fall bei elektronenmikroskopischer Präparation (Abb. 12.5b). Auch in Tubulusepithelien der Niere wird das Glykogen gespeichert, weshalb man die Erkrankung auch als hepatorenale Form der Glykogenose bezeichnet.

Glykogenose Typ IV (Anderson)

Ätiologie Anders als bei allen anderen Glykogenosen wird hier ein fehlerhaftes Glykogenmolekül aufgebaut. Zugrunde liegt ein Defekt der **Amylo-1,4-1,6-Transglukosidase,** wodurch abnorm lange, ausschließlich 1,4-glykosidisch verknüpfte Polysaccharidketten entstehen.

Morphologie Die Polysaccharidketten neigen zur Vernetzung und imponieren ektronenmikroskopisch als fädiges Material. Dieses amylopektinähnliche Material (Amylopektinose) wird in den Hepatozyten in Form großer, schwach basophiler Schollen abgelagert. Es ist schwer mobilisierbar und führt zu einer progredienten Leberschädigung mit perpetuierlichem Zelluntergang, woraus letztlich eine Leberzirrhose resultiert. Neben der Galaktosämie (siehe Kap. 12.4.2) ist dies das zweite Beispiel einer metabolisch bedingten Leberzirrhose (siehe Kap. 14.2.2). Auch in anderen Zellen wird das abnorme Glykogen synthetisiert.

Glykogenose Typ II (Pompe)

Lysosomenkompartiment Das Besondere dieser Erkrankung ist die Akkumulation des Glykogens im Kompartiment der Lysosomen. Es handelt sich um eine **lysosomale Speicherkrankheit.** Das Lysosomenkompartiment ist mit Verdauungsenzymen aller Art (saure Hydrolasen) ausgestattet. Seine Funktion ist der Abbau hochmolekularer Substrate (Proteine, Lipide, Nukleinsäuren, Polysaccharide) zu niedermolekularen Spaltprodukten (Aminosäuren, Fettsäuren, Nukleotiden, Hexosen).

- Die Substrate stammen entweder von außerhalb der Zelle, von wo sie das Lysosomenkompartiment über den Weg der **Heterophagie** (z.B. Phagozytose von Zelltrümmern, siehe Kap. 3.4) erreichen.
- Oder sie stammen aus der Zelle selbst, die ihren Zytoplasmabestand im Rahmen des intrazellulären Turnovers ständig umsetzt, wobei kleine Zytoplasmabestandteile durch den Prozess der **Autophagie** ins Lysosomenkompartiment eingeschleust werden.

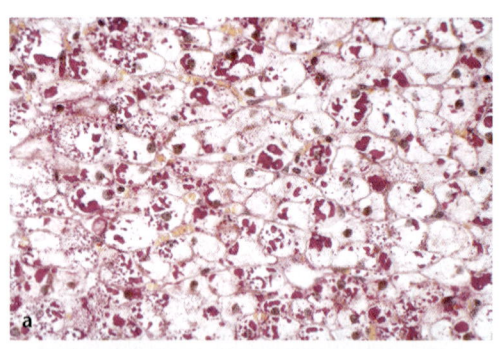

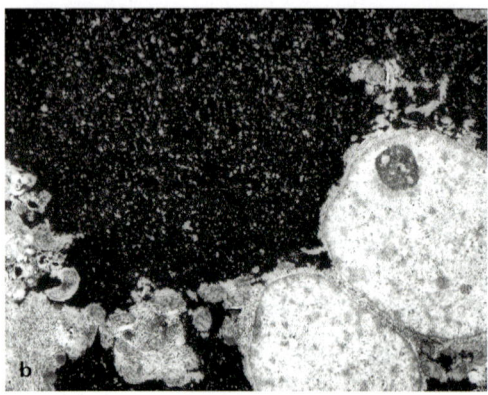

Abb. 12.5: Leberveränderungen bei Glykogenose Typ I.
a Lichtmikroskopisch erscheint das Zytoplasma vieler Hepatozyten optisch leer, woraus ein pflanzenzellähnliches Bild resultiert. Das Glykogen ist hier präparationsbedingt herausgelöst. In manchen Zellen ist Glykogen teilweise noch vorhanden und stellt sich als rot gefärbtes Material dar. Tri-PAS-Färbung.
b Elektronenmikroskopisch findet man das nach Bleikonstrastierung schwarz erscheinende Glykogen in großen zusammenhängenden Feldern.

Pathogenese Auch ein kleiner Teil des Glykogens wird auf diesem Weg ständig lysosomal abgebaut. Zuständig ist die **saure α-Glukosidase.** Fehlt sie, so akkumuliert intralysosomales Glykogen, da der Zustrom über Autophagie nicht blockiert werden kann. Es entstehen membranbegrenzte Speichervakuolen, die mit monopartikulärem Glykogen ausgefüllt sind. Die Glukosehomöostase ist nicht gestört, da der in der zytoplasmatischen Grundsubstanz lokalisierte phosphorylytische Glykogenabbau intakt ist.

Geschädigt wird hauptsächlich die Skelett- und Herzmuskulatur (muskuläre Hypotonie, Kardiomegalie, Herzinsuffizienz), in erster Linie wahrscheinlich durch mechanisch bedingte Ruptur der Speichervakuolen. Betroffen sind von der Speicherung nahezu alle Zellsysteme (generalisierte Glykogenose).

Lysosomale Speicherkrankheiten

Zur Gruppe der lysosomalen Speicherkrankheiten gehört neben der Glykogenose Typ II (siehe oben) eine große Zahl anderer Stoffwechseldefekte wie Mucopolysaccharidosen und Lipidosen. Von Letzteren seien hier nur einige wenige Beispiele kurz erwähnt.

Morbus Gaucher

Pathogenese Es fehlt eine lysosomale **β-Glukosidase,** die für den Abbau von Glukozerebrosiden verantwortlich ist. Betroffen ist v.a. das Makrophagensystem in der Leber und der Milz (Hepatosplenomegalie) sowie im Knochenmark. In den Makrophagen akkumuliert Zerebrosid in Form von intralysosomalen Einschlüssen.

Morphologie Das Zytoplasma ist aufgetrieben, wenig angefärbt und weist eine feinnetzige Struktur auf, die an zerknittertes Zigarettenpapier erinnert (sog. Gaucher-Zellen). Bei schweren Verlaufsformen können auch Ganglienzellen betroffen sein.

Morbus Niemann-Pick

Pathogenese Dies ist eine Sphingomyelinlipidose; es fehlt die lysosomale **Sphingomyelinase.** Hier speichern die Makrophagen Sphingomyeline in großer Menge.

Morphologie Die in den Makrophagen gespeicherten Sphingomyeline sind als osmophile lamelläre Korpuskel nachweisbar in ebenfalls stark vergrößerten, schaumzellig transformierten Makrophagen.

Morbus Krabbe

Ätiologie Als Morbus Krabbe wird eine globoidzellige Leukodystrophie bezeichnet, verursacht durch einem Mangel an lysosomaler **β-Galaktosidase.**

Morphologie Mikroskopisch findet man große Globoidzellen in der weißen Hirnsubstanz.

12.4.3 Stoffwechselstörungen durch sonstige aberrante Genprodukte: $α_1$-Antitrypsin-Mangel

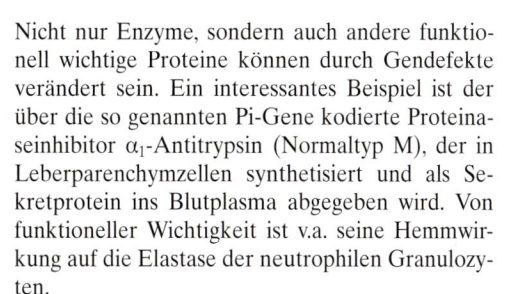

Nicht nur Enzyme, sondern auch andere funktionell wichtige Proteine können durch Gendefekte verändert sein. Ein interessantes Beispiel ist der über die so genannten Pi-Gene kodierte Proteinaseinhibitor $α_1$-Antitrypsin (Normaltyp M), der in Leberparenchymzellen synthetisiert und als Sekretprotein ins Blutplasma abgegeben wird. Von funktioneller Wichtigkeit ist v.a. seine Hemmwirkung auf die Elastase der neutrophilen Granulozyten.

Ätiologie und Pathogenese Beim genetisch bedingten $α_1$-Antitrypsin-Mangel entsteht durch fehlerhaften Einbau nur einer Aminosäure das aberrante $α_1$-Antitrypsin (Typ Z). Dieses wird sekundär mangelhaft mit Sialinsäureresten ausgestattet, was bei Homozygoten (PiZZ) zu einer Blockierung der für die Sekretion wichtigen intrazellulären Transportwege führt.

Der periphere Mangel an $α_1$-Antitrypsin kann im Lauf vieler Jahre zu schwerwiegenden Veränderungen im Lungengewebe führen. Infolge der mangelhaften Kontrolle der Granulozytenelastase entstehen im Lungengerüst Schäden an den elastischen Fasern und dadurch bedingt ein progredientes diffuses Lungenemphysem (siehe Kap. 13.2.2). Pathogenetisch nicht eindeutig geklärt ist die in einem Teil der Fälle auftretende Leberschädigung, die im Kleinkindalter mit schweren Cholestasen einhergehen und bei langjährigem Verlauf zur Leberzirrhose (metabolische Leberzirrhose, siehe Kap. 14.2.2) führen kann.

12 Grundlagen zur Pathologie wichtiger Stoffwechselkrankheiten

Morphologie Das falsche Protein akkumuliert in den Zisternen des rauen endoplasmatischen Retikulums in Form von bereits lichtmikroskopisch erkennbaren PAS-positiven hyalinen Eiweißeinschlüssen (Abb. 12.6), die sich mit immunhistochemischen Methoden spezifisch anfärben lassen.

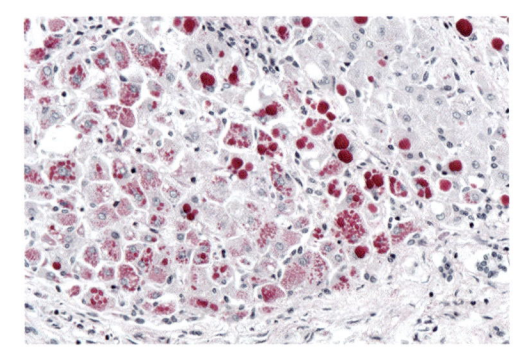

Abb. 12.6: Ablagerung kugelförmiger PAS-positiver Eiweißeinschlüsse im Zytoplasma von Leberparenchymzellen bei α_1-Antitrypsin-Mangel.

Zur Wiederholung

α_1-Antitrypsin-Mangel • **D**iabetes mellitus (primärer, sekundärer) • diabetische Nephropathie • diabetische Retinopathie • Glomerulosklerose • **G**lykogenose • **H**ämochromatose • **I**nselamyloid • **l**ysosomale Speicherkrankheit • **M**akroangiopathie • Mikroangiopathie • **n**ichtenzymatische Glukosylierung • **P**igmentzirrhose • **S**peicherkrankheit

13 Grundlagen zur Pathologie der Atmung

K. M. Müller

13.1 Definitionen und mögliche Störungen der Atmung

13.1.1 Definitionen

Im Zusammenhang mit der Atmung und ihren Störungen sind die in Tab. 13.1 zusammengefassten Begriffe zu unterscheiden.

Äußere Atmung Unter äußerer Atmung versteht man die Respiration im eigentlichen Sinn, d. h. die Tätigkeit der Lungen, bei der das Hämoglobin der Erythrozyten durch die Alveolarwand Sauerstoff aufnimmt und Stoffwechselprodukte wie Kohlendioxid wieder abgibt.

Tab. 13.1: Begriffe rund um die Atmung und ihre Störungen	
Begriff	**Definition**
Respiration	äußere Atmung
Ventilation	ganz allgemein die Bewegung von Luft durch die Atemwege; alveoläre Ventilation = effektive Belüftung des Alveolarraums
Hyperventilation	die alveoläre Belüftung steigt über den Bedarf
Hypoventilation	die alveoläre Belüftung sinkt unter den Bedarf
respiratorische Insuffizienz	herabgesetzter Wirkungsgrad der Atmung mit der Folge von Blutgasveränderungen; als Partial- oder Globalinsuffizienz möglich
Dyspnoe	jede Form der Atemstörung, die mit vermehrter Atemarbeit einhergeht und subjektiv als gesteigerte Atemarbeit empfunden wird
Orthopnoe	Luftnot, die in horizontaler Lage auftritt und sich bei Aufrichtung (z. B. Aufsitzen) bessert
Asphyxie	Zustand der Pulsschwäche und Atemdepression (bis Atemlosigkeit) als Folge eines Herz-Kreislauf-Versagens, einer zentralen oder peripheren Atemlähmung oder einer Verlegung der Atemwege
Hypoxie	eigentlich der herabgesetzte Sauerstoffpartialdruck im arteriellen Blut (im Gegensatz zur Hypoxämie als herabgesetztem Sauerstoffgehalt im Blut), im weiteren Sinn die verminderte bis unzureichende Versorgung des Gewebes mit Sauerstoff
Zyanose	bläuliche Verfärbung der Haut und Schleimhaut bei relativer Vermehrung von reduziertem Hämoglobin
Atelektase	fehlende oder unvollständige Lungenbelüftung mit der Folge der unvollständigen Ausdehnung des betroffenen Lungenareals
Dystelektase	verminderte Lungenbelüftung als Vorstufe der Atelektase

Innere Atmung Davon abzugrenzen ist die innere Atmung. Bei dieser „Zellatmung" werden innerhalb der Zelle Substrate durch Verbrauch des Oxihämoglobinsauerstoffs unter Energiegewinn oxydiert (z. B. $C_6H_{12}O_6 + 6\,O_2 \rightarrow 6\,CO_2 + 6\,H_2O + 2823$ kJ/mol).

Respiratorische Insuffizienz Durch pulmonale oder extrapulmonale Ursachen ist der Wirkungsgrad der Atmung so weit herabgesetzt, dass es zu Blutgasveränderungen kommt. Man unterscheidet die Partialinsuffizienz von der Globalinsuffizienz.
- Partialinsuffizienz: Bei der Partialinsuffizienz ist bei normaler oder sogar herabgesetzter CO_2-Spannung im arteriellen Blut die O_2-Spannung erniedrigt (Hypoxämie). Normalwerte: O_2-Spannung altersabhängig 75–100 mmHg (975–1300 kPa), CO_2-Spannung < 45 mmHg (585 kPa). Ursachen können Ventilationsstörungen und/oder ein gestörtes Verhältnis von Durchblutung zu Belüftung sein.
- Globalinsuffizienz: Kommt es bei erniedrigter O_2-Spannung zusätzlich zu einem Anstieg der CO_2-Spannung im arteriellen Blut (Hyperkapnie), so spricht man von einer respiratorischen Globalinsuffizienz. Diese schwere Störung wird beobachtet, wenn zu den bei der Partialinsuffizienz zu beobachtenden Veränderungen eine alveoläre Hypoventilation hinzukommt.

Zyanose Eine Zyanose (= blaurote Färbung) ist Ausdruck einer mangelhaften Sauerstoffsättigung. Sie kann am besten an den Akren (Fingerspitzen) diagnostiziert werden.

Dyspnoe Als Dyspnoe (gr. pnoe = Atem) bezeichnet man jede Form der Atemstörung, die mit vermehrter Atemarbeit einhergeht. Es handelt sich um ein subjektives Phänomen, das aus dem Bewusstwerden der gesteigerten Atemarbeit resultiert.

13.1.2 Mögliche Störungen der Atmung und Sauerstoffversorgung

Mögliche Ursachen für eine Hypoxie, also die Unterversorgung des Gewebes mit Sauerstoff, sind u. a. die Störungen der Atmung bzw. Störungen der Transportkapazität des Blutes.

Die Störungen der Atmung umfassen:
- Ventilationsstörungen, d. h. alle Störungen, die zu einer gesteigerten oder verminderten Belüftung der Lungen führen (siehe Kap. 13.2 und 13.3); sie werden in intra- und extrapulmonale Ventilationsstörungen aufgeteilt (Tab. 13.2)
- Perfusionsstörungen, also Durchblutungsstörungen, die zur Störung des Gasaustauschs führen (siehe Kap. 13.4)
- Diffusionsstörungen, wenn das Verhältnis von pulmonaler Diffusionskapazität zur Lungenperfusion nicht mehr stimmt (siehe Kap. 13.5).

Der Sauerstofftransport im Blut kann gestört sein bei:
- Anämien, wenn trotz normaler Sauerstoffsättigung der Sauerstoffträger Hämoglobin relativ reduziert ist
- kompetitiver Verdrängung des Sauerstoffs durch Stoffe mit höherer Bindungsaffinität zum Hämoglobin: Dieses Phänomen beobachtet man z. B. bei Kohlenmonoxidvergiftungen (siehe Kap. 4.1), da Kohlenmonoxid (CO) eine gegenüber dem Sauerstoff etwa zwei- bis dreihundertmal höhere Affinität zum Hämoglobin besitzt.

Tab. 13.2: Einteilung der Ventilationsstörungen		
Gruppe	**Untergruppen**	**Beispiele**
intrapulmonale Ventilationsstörungen	obstruktive Ventilationsstörungen	Bronchitis, Asthma bronchiale
	restriktive Ventilationsstörungen	Thoraxdeformitäten, Pleuraerguss, Pneumothorax
	Störungen im alveolären Bereich	Atelektase, Atemnotsyndrom des Neugeborenen, Emphysem, Aspiration
extrapulmonale Ventilationsstörungen	Zwerchfellerkrankungen	Zwerchfelllähmung
	Störungen der zentralen Regulation	intrakraniale Drucksteigerung

13.2 Intrapulmonale Ventilationsstörungen

Ätiologie Intrapulmonale Ventilationsstörungen können bedingt sein durch primäre Erkrankungen der Bronchien (chronische Bronchitis, Bronchiektasen), Erkrankungen des alveolären Lungengewebes als Folge einer mangelhaften Belüftung (Atelektase), oder eines Um- und Abbaus des respiratorischen Lungengewebes (Emphysem).

Einteilung Unterschieden werden neben den obstruktiven und restriktiven Ventilationsstörungen auch Erkrankungen, die auf Störungen der Alveolen beruhen. Aus den klinischen Messwerten über die gestörte Lungenfunktion lassen sich pathologisch-anatomisch i.d.R. charakteristische Befunde zuordnen. Die wesentlichen Unterschiede bei obstruktiven und restriktiven Ventilationsstörungen für die Compliance (Quotient aus Volumenänderung der Lungen zu Änderung des intrapulmonalen Drucks), Vitalkapazität (Lungenvolumen, das nach maximaler Inspiration ohne zeitlicher Begrenzung der Exspiration ausgeatmet werden kann), Resistance (Maß für den Strömungswiderstand in den Atemwegen) und funktionelle Residualkapazität (nach Exspiration in den Lungen vorhandenes Gasvolumen) sind in Tab. 13.3 zusammengefasst.

Tab. 13.3: Unterschiede obstruktiver und restriktiver Ventilationsstörungen

Ventilationsstörung	obstruktiv	restriktiv
Compliance	normal	erniedrigt
Vitalkapazität	normal	erniedrigt
Resistance (Atemwiderstand)	erhöht	normal
funktionelle Residualkapazität	erhöht	erniedrigt

13.2.1 Obstruktive Ventilationsstörungen

Die obstruktiven Ventilationsstörungen gehen mit einer Erhöhung des endobronchialen Strömungswiderstands vorwiegend in der Exspiration einher und führen zu inhomogener Alveolenbelüftung und zunehmender Lungenüberblähung. Ursachen können strukturelle Veränderungen der Trachea und der großen Bronchien wie z.B. narbige Stenosen sein. Funktionelle Ursachen sind Spasmen der glatten Muskulatur von Bronchien und Bronchiolen wie z.B. beim Asthma bronchiale und bei der chronischen obstruktiven Bronchitis.

Chronische Bronchitis

Unter dem Begriff der chronischen Bronchitis wird eine auch morphologisch fassbare entzündliche Erkrankung der luftleitenden Atemwege zusammengefasst. Durch besondere klinische Untersuchungsverfahren lassen sich aus der großen Gruppe unspezifischer chronischer Lungenerkrankungen mit der Symptomenkombination von Husten, Auswurf und Atemnot verschiedene Formen der chronischen Bronchitis ableiten und von Lungenemphysem und Asthma bronchiale abgrenzen. Die WHO (1966) empfiehlt für epidemiologische Zwecke folgende Definition der chronischen Bronchitis:

Definition Husten und Auswurf (mehr als ein Esslöffel) an den meisten Tagen während mindestens je drei Monaten in zwei aufeinander folgenden Jahren.

Ätiologie Ätiologisch spielen exogene Faktoren als inhalative Noxen, virale und bakterielle Infekte, andere chronische Lungenerkrankungen und besonders auch eine endogene Disposition die wesentliche Rolle.

Toxische und chemische Noxen besonders beim chronischen inhalativen Tabakrauchen und bei hoher Schadstoffkonzentration in der Atemluft (Smog, Arbeiten im staubreichen Milieu, z.B. Bergleute) sowie virale und bakterielle Infektionen führen zur Störung der physiologischen Reinigungs- und Transportmechanismen der Bronchialschleimhaut. Die toxischen und chemischen Noxen schädigen die Kinozilienfunktion der Oberflächenepithelien, wodurch eine Schadstoffanreicherung begünstigt wird. Allergisch-hyperergische Reaktionen auf Allergene der Umwelt (z.B. Asthma bronchiale) und seltene genetische Störungen (Kinozilienanomalien, Mukoviszidose) sind weitere, aber deutlich seltenere Ursachen für das Krankheitsbild einer chronischen Bronchitis.

Klinik und Einteilung Nach Art und Form der klinischen Symptomatik werden unterschieden:
- einfache chronische Bronchitis mit schleimigem Auswurf (z.B. Raucherhusten)
- obstruktive chronische Bronchitis mit der führenden Funktionsstörung einer Bronchialwandobstruktion

- mukopurulente chronische Bronchitis mit schleimig-eitrigem Auswurf als Hauptmerkmal
- chronische atrophische Bronchitis mit entzündlicher Bronchialwandatrophie, nachfolgender Wandschwäche und exspiratorischem Bronchialkollaps
- hyperreaktives Bronchialsystem mit gesteigerter Reaktion und Erhöhung der Atemwegswiderstände.

Diesen klinisch heute gut abgrenzbaren Bronchitisformen lassen sich die makroskopischen und mikroskopischen Befunde mehr oder weniger gut zuordnen.

Morphologie und Befunde Die chronische, vorwiegend katarrhalische Bronchitis ist durch eine Vermehrung Schleim bildender Becherzellen im Oberflächenepithel und in den intramuralen Bronchialwanddrüsen charakterisiert. Die morphologisch fassbare relative Vermehrung Schleim bildender Becherzellen bei gleichzeitiger Reduktion seröser Drüsenzellen ist mit zähflüssigen, hochviskösen vermehrten Schleimsubstanzen im Sputum korrelierbar. Bereits makroskopisch sind die dilatierten Ausführungsgänge der Bronchialwanddrüsen als rundlich-ovale Löcher in der Bronchialschleimhaut erkennbar. Mikroskopisch sind besonders bei der katarrhalischen Raucherbronchitis fast regelmäßig Anomalien im Oberflächenepithel mit vermehrter Basalzellproliferation als Zeichen eines gesteigerten, durch chronische Reizungen bedingten Zellumsatzes und herdförmige Plattenepithelmetaplasien mit Verlust des Kinozilienbesatzes vorhanden.

> **Merke!**
> Eingedickte Schleimsubstanzen in den Lichtungen besonders der knorpelfreien Bronchiolen führen zur obstruktiven Ventilationsstörung mit Erhöhung der Strömungswiderstände in der Exspirationsphase und somit zum klinischen Bild der chronischen obstruktiven Bronchitis.

Folgeerkrankungen Schwerwiegende und irreversible Folgen der chronischen rezidivierenden Bronchitis sind Bronchiektasen und das Lungenemphysem (siehe unten). Bronchiektasen entstehen durch umschriebene und segmentale, auch zylindrische Ausweitungen der sich normalerweise peripherwärts verjüngenden Bronchien als Folge entzündlicher Bronchialwanddestruktionen. Der Abbau der zirkulären Muskelbündel und längs verlaufenden elastischen Fasern mit Ersatz durch minderwertiges Narbengewebe und fortbestehende chronisch-entzündliche Infiltrationen sind wesentliche Ursachen irreversibler Erweiterungen der Bronchien besonders in den Lungenunterlappen als Folgen einer meist jahrelangen und schwergradigen chronischen Bronchitis. Erworbene Bronchiektasen sind von angeborenen Bronchiektasen als Folge von Entwicklungsstörungen der bronchialen Differenzierung bei der Organogenese abzugrenzen.

Asthma bronchiale

Definition Nach dem klinischen Bild handelt es sich um anfallsweise auftretende Zustände vorwiegend exspiratorischer Dyspnoe mit akuter, aber reversibler Lungenüberblähung. Die Dyspnoe ist Folge einer reaktiven exspiratorischen Atemwegsobstruktion, die sich spontan oder durch Behandlung wieder zurückbildet.

Unterschieden werden:
- allergisches (exogenes) Asthma
- nichtallergisches (endogenes) Asthma.

Ätiologie und Pathogenese Beim allergischen oder **exogenen Asthma** handelt es sich um eine IgE-vermittelte Typ-I-Reaktion des Bronchialsystems (siehe Kap. 5.2.2), bei der es zur massiven Freisetzung von Mediatoren wie Histamin oder Arachidonsäurederivaten durch stimulierte Mastzellen kommt. Die freigesetzten Mediatoren führen zu muskulärer Bronchokonstriktion, erhöhter Schleimsekretion (Dyskrinie) und einem Schleimhautödem, welche in Kombination eine massive Atemwegsobstruktion zur Folge haben. Als Allergene wirken Pollen, tierische Stäube und Chemikalien. Als häufiger Auslöser des nichtallergischen oder **endogenen Asthmas** werden virale Infektionen vermutet. Weitere Ursachen sind chemische und physikalische Irritationen, gastroösophagealer Reflux und nichtsteroidale Analgetika. Nicht selten finden sich bei Asthmatikern sowohl endogene als auch exogene Faktoren.

> **Merke!**
> Der Bronchospasmus entsteht aus einer Lichtungseinengung als Folge eines erhöhten Muskeltonus und einer unspezifischen entzündlichen Infiltration der Bronchialschleimhaut.

Morphologie Als Zeichen einer Dyskrinie enthalten die Bronchuslichtungen schleimreiches eingedicktes Sekret. Die erhöhte Schleimbildung korreliert mit einer Hyperplasie von Becherzellen. Pathognomonisch sind so genannte Curschmann-Spiralen (verdrillte Sekretstrukturen) und Charcot-Leyden-Kristalle (entstanden aus eosinophilen Granulozyten) im Sputum beim akuten Asthmaanfall.

13.2.2 Restriktive Ventilationsstörungen !!

Restriktive Störungen resultieren aus verminderter Blähungsfähigkeit der Lungen mit herabgesetzter Dehnbarkeit. Diese können bedingt sein durch innere oder äußere „Fesselung" der Lungen.
- Bei Thoraxdeformitäten wie z.B. ausgeprägten Kyphoskoliosen sind die Thoraxbeweglichkeit und somit auch die Ausdehnungsfähigkeit der Lungen stark herabgesetzt.
- Eine ausgeprägte intrathorakale Flüssigkeitsansammlung, etwa ein Pleuraerguss, kann zu einer Kompression der Lungen mit konsekutiver Verkleinerung des maximal mobilisierbaren Lungengewebes führen.
- Beim Pneumothorax kommt es zum Eindringen von Luft in den Pleuraspalt mit Druckausgleich und dadurch bedingten Lungenkollaps. Häufige Ursache ist, neben penetrierenden Thoraxtraumen, die Ruptur einzelner Emphysembläschen (siehe Kap. 13.2.2).
- Intrapulmonale Ursachen einer restriktiven Ventilationsstörung sind fibrosierende vernarbende Lungengerüsterkrankungen mit dem Endstadium einer Lungenfibrose.
- Flächenhafte bindegewebige Verwachsungen zwischen Pleura parietalis und Pleura pulmonalis bis zu ausgedehnten Schwartenbildungen nach rezidivierend ablaufenden Pleuraentzündungen „fesseln" die Lunge und entstanden früher häufig im Rahmen einer Lungen- und Pleuratuberkulose. Entzündliche Pleuraveränderungen bis zur Schwartenbildung mit restriktiven Ventilationsstörungen sind auch ein typischer Befund nach vergleichsweise erhöhter, meist beruflicher Exposition gegenüber Asbestfeinstäuben (siehe Kap. 13.3, extrapulmonale Störungen).

13.2.3 Alveoläre Störungen !!!

Atelektasen

Definition Als Atelektase (ateles = unvollkommen, ektasis = Ausdehnung) wird eine fehlende oder unvollständige Belüftung der Lungen verstanden. Die unvollständige, verminderte Lungenbelüftung bezeichnet man auch als Dystelektase.

Einteilung Nach den Entstehungsbedingungen werden fetale oder primäre Atelektasen und sekundäre Atelektasen unterschieden. Des Weiteren unterscheidet man akute und chronische Atelektasen.

Primäre Neugeborenenatelektase

Bei der primären Neugeborenenatelektase (fetale Atelektase) werden die Lungen nach der Geburt nicht oder nur unvollständig entfaltet. Ursachen können eine zentrale Regulationsstörung des Atemzentrums (z.B. perinatale Hirnblutung) oder Verlegungen der Atemwege (z.B. Aspiration von Fruchtwasser) sein. Mangelhaft belüftete Lungen des Neugeborenen gehen bei der Schwimmprobe im Wasser unter. Bei tot geborenen Kindern sind die Lungen dunkelrot, fast luftleer und fest.

Sekundäre Atelektasen

Bei sekundären, erworbenen Atelektasen kann man nach der führenden Ursache für den verminderten Luftgehalt der Alveolen folgende Formen unterscheiden:
- Entspannungsatelektase bei Wegfall des Unterdrucks im Pleuraraum (z.B. Thoraxwandverletzung, Pneumothorax)
- Kompressionsatelektase (z.B. ausgedehnte Pleuraergüsse)
- Obstruktions- oder Resorptionsatelektase (z.B. Verschluss eines Bronchus durch einen Tumor).

Entspannungsatelektase Durch den negativen Pleuradruck wird die Lunge im Thoraxraum als elastisches Hohlraumorgan in einem Spannungszustand gehalten. Als Entspannungsatelektase wird der Kollaps der Lungen bis auf einen u.U. nur faustgroßen perihilären Bezirk nach Eindringen von Luft in den Pleuraraum bezeichnet. Häufiger ist aber nur eine partielle Lungenatelektase bei einem Pneumothorax, da vorbestehende interpleurale Verwachsungen eine zusätzliche Fixierung der Lungen an der Thoraxwand bedingen.

Kompressionsatelektase Bei der Kompressionsatelektase führt ein erhöhter Druck auf das Lungengewebe durch Pleuraergüsse, Tumoren der Pleura (z. B. diffuses Mesotheliom) und des Mediastinums oder Thoraxdeformitäten (früher Thorakoplastik zur beabsichtigten Kompressionsatelektase bei tuberkulösen Lungenkavernen) zum verminderten Luftgehalt der Alveolarräume.

Obstruktions- bzw. Resorptionsatelektasen Obstruktions- bzw. Resorptionsatelektasen entstehen durch Resorption von Luft im Alveolarbereich bei unterbrochener Belüftung. Die Größe von Resorptionsatelektasen und -dystelektasen richtet sich nach dem Kaliber des verlegten Bronchialabschnitts. Lappen- oder Segmentatelektasen beruhen heute am häufigsten auf einem Verschluss des zugehörigen Bronchus durch einen Tumor, seltener durch eingedickte Schleimsubstanzen oder Fremdkörper. Lobuläre und azinäre Atelektasen entwickeln sich z. B. im Rahmen einer viral oder chemisch-toxisch bedingten Bronchiolitis obliterans.

Akute und chronische Atelektasen

Akute Atelektasen imponieren als dunkelrote, meist scharf begrenzte, eingesunkene, kollabierte Lungenbezirke. Akute und subakute Atelektasen sind reversibel, wenn die Ursache beseitigt wird. In chronischen Atelektasen kommt es zur atelektatischen Induration (durus = hart). Dabei führt eine Verdichtung des alveolären und interstitiellen Fasergewebes zu einer mehr oder weniger starren Fixierung des unbelüfteten Lungengewebes. Sekundäre Gefäßveränderungen und Kurzschlussverbindungen können bei ausgedehnten Atelektasen zur Entwicklung eines chronischen Cor pulmonale führen.

Atemnotsyndrom des Neugeborenen

Definition Als Infant Respiratory Distress Syndrome (= IRDS) wird das Atemnotsyndrom des Neugeborenen bezeichnet.

Pathogenese Im Rahmen komplexer pathophysiologischer Störungen z. B. bei Geburtskomplikationen und schockähnlichen Zuständen entwickelt sich das Bild des Atemnotsyndroms besonders bei Frühgeborenen mit unreifen Lungen. Unter den pathogenetischen Faktoren spielt der so genannte Antiatelektasefaktor (= Surfactantfaktor = Surface Active Agent) eine besondere Rolle. Dabei handelt es sich um ein komplexes Gemisch aus Lipiden und Proteinen, das in den Pneumozyten II gebildet, dort in osmiophilen Lamellenkörpern gespeichert und in die Alveolarräume sezerniert wird. Als monomolekularer Lipoproteidfilm auf der Innenfläche der Alveolen gespreitet, setzt der Surfactantfaktor die hohe Oberflächenspannung zwischen Luft und Alveolarwand wie ein Netzmittel herab und vermindert dadurch die Atemarbeit.

> **Merke!**
> Fehlt der Antiatelektasefaktor, so reicht die Kraft der Atemmuskulatur nur zur Belüftung der Lunge bis in die Bronchioli respiratorii, nicht aber zur Entfaltung der Alveolen aus.

Morphologie Makroskopisch sind die atelektatischen Lungen düsterrot, blutreich und schwer. Die eosinophilen hyalinen Membranen bestehen mikroskopisch aus Fibrin, Lipoiden und Polysacchariden, durchsetzt mit regressiv veränderten Zellbestandteilen des alveolären Epithels.

Prognose Prophylaktische und intensivmedizinische Therapiekonzepte haben heute zu einer wesentlichen Besserung der Prognose des kindlichen Atemnotsyndroms mit Verhinderung der Lungenatelektasen bei Surfactantmangel geführt.

Lungenemphysem

Definition und Einteilung

Definition Das Lungenemphysem ist pathologisch-anatomisch definiert als die irreversible Erweiterung der Alveolen tragenden Lufträume. Ein akuter, reversibler vermehrter Luftgehalt der Lunge wird besser als Lungenblähung bezeichnet, da der Begriff des Emphysems sowohl in der Klinik als auch pathologisch-anatomisch weitgehend für das chronisch-substanzielle irreversible Lungenemphysem mit Substanzverlust eingeführt ist.

Einteilung Bei der Klassifikation eines Emphysems nach der WHO werden rein **morphologisch-deskriptiv** folgende Emphysemformen unterschieden (Abb. 13.1):
- zentrilobuläres oder zentroazinäres Emphysem im Bereich der zentralen Anteile der Lobuli mit kleinblasiger Umwandlung der Bronchioli respiratorii im Bereich der kleinsten Lungeneinheiten, nämlich der Azini; diese Emphysemform ist in herdförmiger Anordnung die häufigste Form bei der chronischen Bronchitis mit Atemwegs-

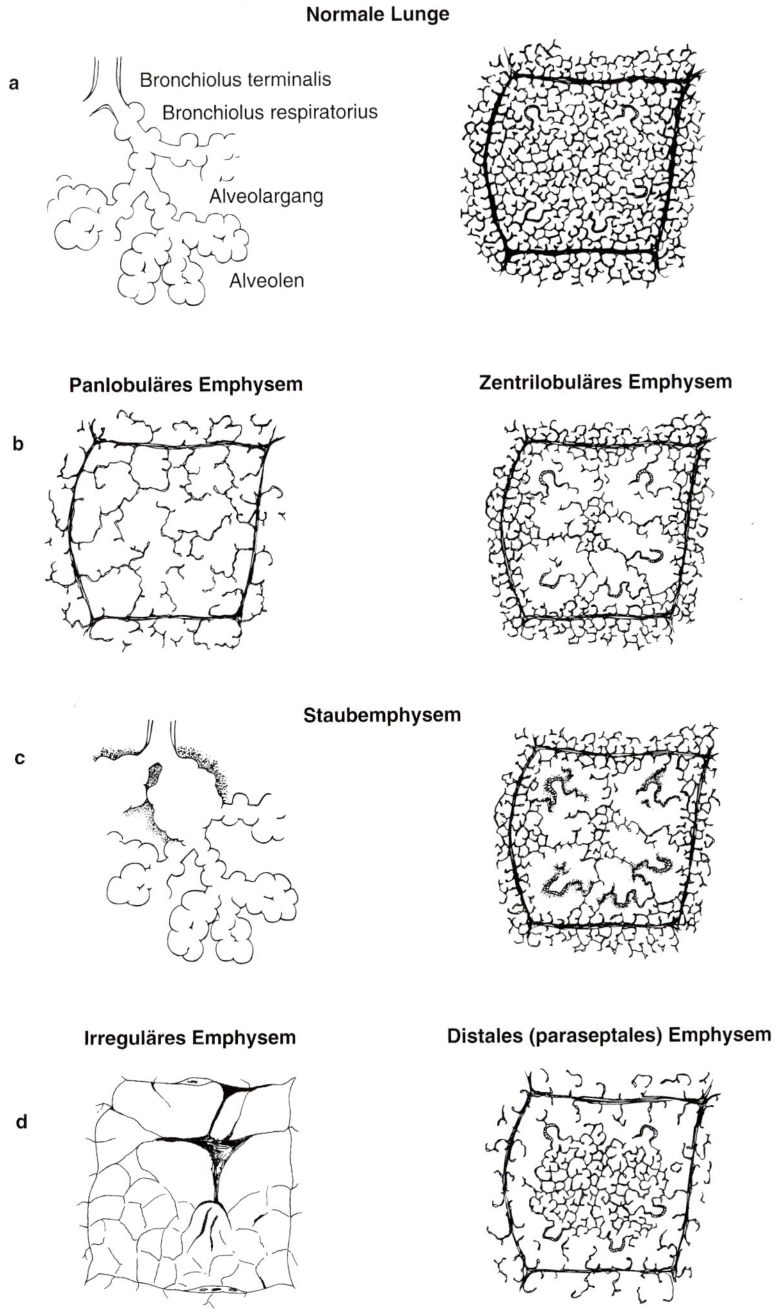

13.2 Intrapulmonale Ventilationsstörungen

Normale Lunge

a — Bronchiolus terminalis, Bronchiolus respiratorius, Alveolargang, Alveolen

Panlobuläres Emphysem   **Zentrilobuläres Emphysem**

b

Staubemphysem

c

Irreguläres Emphysem   **Distales (paraseptales) Emphysem**

d

Abb. 13.1: Verschiedene Entwicklungsphasen und Formen des Lungenemphysems.
a Regelrechte Lunge. Schema der Gangverzweigung im Bereich eines Azinus jenseits des Bronchiolus terminalis. Gleichmäßige Alveolarstruktur im mikroskopischen Bild.
b Gegenüberstellung mikroskopischer Befunde von zentrilobulärem und panlobulärem Lungenemphysem. Topographisch und quantitativ unterschiedlich fortgeschrittener Abbau von intralobulären Alveolargängen und Alveolarwandungen.
c Zentroazinäres Herdemphysem als Folge der Mischstaubablagerung in den Wandungen der Alveolargänge (sog. Staubemphysem).
d Irreguläres Lungenemphysem in enger räumlicher Beziehung zu kleinherdigen Narben (z. B. Silikose, Sarkoidose u. a.). Paraseptales Lungenemphysem mit Entwicklung entlang interlobulärer oder segmentaler Septen bzw. subpleural.

obstruktion und Luftverteilungsstörungen und bei kleinherdigen zentroazinären Staubablagerungen (Abb. 13.1c).
- panlobuläres Emphysem mit mehr oder weniger gleichmäßiger Verteilung der Läsionen über die Lobuli mit emphysematischem Umbau der Azini ohne konkrete Beziehung zu den Bronchioli terminales und Bronchioli respiratorii (Abb. 13.1b)
- irreguläres Emphysem mit ungleichmäßiger Anordnung und Befall mehrerer Lobuli bis zum Bild des großblasigen (bullösen) Emphysems (Abb. 13.1d)
- Besondere Emphysemformen sind u.a. das interstitielle Emphysem, bei dem die Luft von den Alveolen in das interstitielle Bindegewebe z.B. bei hohen Beatmungsdrucken übertritt, und das großblasige panazinäre Emphysem bei α_1-Antitrypsin-Mangel.

Neben dieser rein morphologisch-deskriptiven Einteilung orientiert sich die **pathogenetische** Einteilung an den wesentlichen Entstehungswegen der verschiedenen Emphysemformen:
- Beim primären oder primär-atrophischen Lungenemphysem (Altersemphysem) ist der Abbau von Alveolarsepten durch die Atrophie mit Verminderung der elastischen Fasern bedingt. Bei i.d.R. gleichmäßiger Entwicklung in der Lunge ist das primär-atrophische Emphysem ein panazinäres Emphysem.
- Die häufigsten klinisch relevanten Emphyseme sind sekundäre Emphyseme. Die Einteilung sekundärer Emphyseme erfolgt nach dem vorherrschenden pathogenetischen Mechanismus, z.B. Obstruktions- oder Narbenemphysem (Abb. 13.2).

Obstruktionsemphysem

Definition Als Obstruktionsemphysem (obstruere = verbauen) oder bronchostenotisches Emphysem wird der kontinuierliche Um- und Abbau des respiratorischen Parenchyms als Folge einer chronischen Überblähung distal von Ventilstenosen des Luft leitenden bronchiolären Systems z.B. im Rahmen einer chronischen Bronchitis bezeichnet.

Pathogenese Häufigste zum sekundären Lungenemphysem führende Grunderkrankung der Lunge ist die chronische obstruktive Bronchitis mit Bronchialobstruktion (siehe Kap. 13.2.1). Im Verlauf von Jahren und in Abhängigkeit von Schweregrad und Rezidivhäufigkeit der Grunderkrankung prägen Bronchitissymptomatik, fortschreitender em-

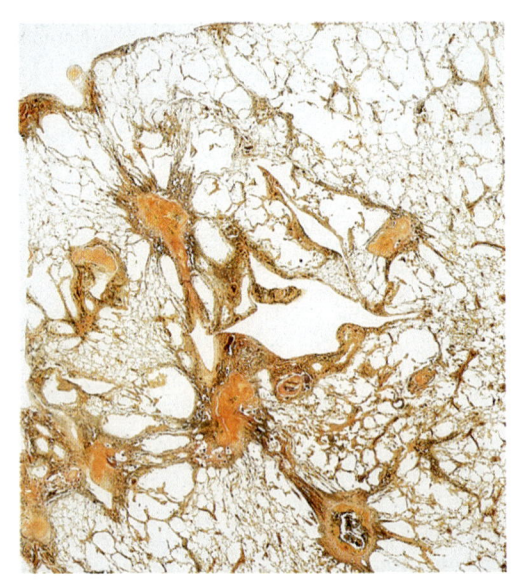

Abb. 13.2: Mikroskopisches Übersichtsbild eines Narbenemphysems. Ab- und Umbau des alveolären Lungenparenchyms in enger Nachbarschaft zu knötchenförmigen und unregelmäßigen perivasalen Narben (Mischstaubgranulome). Sog. perinoduläres Traktionsemphysem. Elastica-van-Gieson-Färbung (Vergr. 2,5fach).

physematischer Lungenumbau und Rückwirkungen auf die Funktion von Atmung und Lungenkreislauf das Bild der „chronisch-obstruktiven Lungenerkrankung". Die Obstruktion der Luft leitenden Bronchialwege und der emphysematische Abbau des alveolären Lungengewebes beeinflussen und verstärken sich in dieser Krankheitsphase wechselseitig. Im Vordergrund der Therapie steht die Beseitigung der obstruktiven Phänomene, da hierdurch auch die Verteilungsstörungen als wesentliche Ursache für das Fortschreiten des Emphysems und die Entwicklung der pulmonalen Hypertonie aufgehalten werden (Cor pulmonale und Rechtsherzinsuffizienz, siehe Kap. 13.6).

Morphologie Die verschiedenen Entwicklungsphasen des bronchiolostenotischen Emphysems bis zur strukturlosen Blase sind in Abb. 13.1b und 13.3 zusammengefasst. Durch Konfluenz benachbarter, zunächst kleinblasiger azinärer Emphyseme entstehen kommunizierende Blasensysteme (bullöses Emphysem), die für den Gasaustausch weitgehend unbrauchbar sind. Abhängig von der Grundkrankheit, wie z.B. der chronischen Bronchitis, sind sekundäre, obstruktive Emphyseme fast immer herdförmig betont und bevorzugt in der Lungenperipherie entwickelt. Größere Blasensysteme werden von strangartigen Bindegewebsfasern mit Resten

13.2 Intrapulmonale Ventilationsstörungen

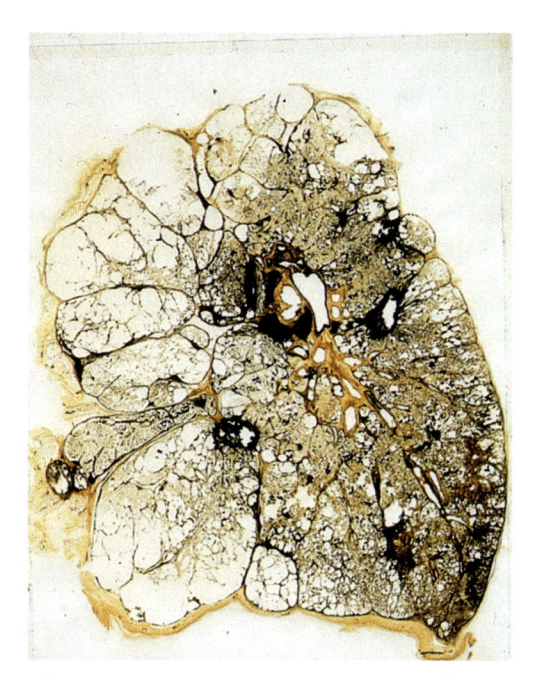

Abb. 13.3: Papiermontierter mikroskopischer Großflächenschnitt mit wechselnden Entwicklungsphasen eines panlobulären Emphysems in subpleuralen Lungenbereichen (Verkleinerung 0,3fach).

von Blutgefäßen und Bronchien durchzogen (Abb. 13.3).

Mikroskopisch sind in den blasig umgewandelten Emphysembezirken die Alveolarwände abgebaut, und die azinäre Gangstruktur ist geschwunden. Die Wandungen größerer Blasen werden vom interlobulären septalen Bindegewebe und an der Lungenoberfläche von verdickter Pleura gebildet.

Narbenemphysem

Definition Als Narbenemphysem wird der herdförmig bezogene sekundäre emphysematische Lungenumbau im Bereich von einzelnen oder multiplen Lungennarben bezeichnet.

Vorkommen Typisch ist das perinoduläre Narbenemphysem bei punktförmigen oder knötchenförmigen Lungennarben, z.B.
- bei Staublungenerkrankungen (perinoduläres Emphysem bei Silikosen)
- bei kleinherdigen Vernarbungen im Rahmen einer epitheloidzelligen Granulomatose Morbus Boeck (Sarkoidose) oder
- nach abgeheilter Miliartuberkulose der Lunge.

Pathogenese Pathogenetisch entwickelt sich das Emphysem als so genanntes Traktionsemphysem (Abb. 13.1d, Abb. 13.2) bei atemabhängiger Überdehnung des Lungengewebes um einen narbigen Fixpunkt. Neben den Gesichtspunkten der gestörten Funktion mit obstruktiven Ventilationsstörungen als einem wesentlichen Faktor der Emphysementwicklung spielen auch Proteasen eine besondere Rolle. Normalerweise werden die vorwiegend von neutrophilen Granulozyten freigesetzten Proteasen durch Proteaseinhibitoren wie das α_1-Antitrypsin neutralisiert. Ein Überwiegen der Proteasen resultiert bei chronisch-rezidivierenden Entzündungen wie der chronischen Bronchitis und als Folge eines starken Inhalationsrauchens (sog. Kondensatpneumopathie). In seltenen Fällen ist ein angeborener Mangel an Antiproteasen – Krankheitsbild des α_1-Antitrypsin-Mangels – die entscheidende Ursache für die Entwicklung eines Lungenemphysems.

Aspiration

Aspiration beim Erwachsenen

Neben der mangelhaften Belüftung (Dystelektasen/Atelektasen) und dem Abbau der Alveolarstrukturen beim Lungenemphysem resultieren Ventilationsstörungen auch durch Verlegung der Lufträume durch Fremdmaterial oder entzündliche Infiltrate (Pneumonien, siehe Kap. 13.4).

Definition Als Aspiration ist die Verlegung größerer oder kleinerer Luftwege sowie die Anfüllung der Alveolarräume durch feste Fremdkörper oder breiige und flüssige Fremdsubstanzen (Kirschkerne, Geflügelknochen, Mageninhalt u.a.) definiert. Die schwere akute toxische Aspirationspneumonie durch aspirierten Magensaft wird als Mendelson-Syndrom bezeichnet.

Pathogenese Feste Fremdkörper werden in größeren Bronchien eingekeilt und führen zu Verletzungen der Bronchialschleimhaut mit Nekrosen und tiefer greifenden Bronchialwanddefekten. Kleinere partikelförmige Fremdsubstanzen und aspirierte Flüssigkeiten führen zu herdförmigen Aspirationspneumonien vom Typ der azinären oder lobulären Herdpneumonie. Bevorzugt befallen sind besonders bei liegenden Patienten die dorsalen Unterlappenregionen der Lungen.

Besonders schwere Formen einer Aspirationspneumonie entwickeln sich nach der Aspiration von Mageninhalt mit Anteilen von saurem Magensaft mit einem pH-Wert unter 2,5. Der aspirierte Magensaft führt zu einer säurebedingten Quellungsnekrose der Alveolarwand und nekrotisierenden erosiven Bronchiolitis. Dies ist die Voraussetzung zur Entwicklung einer so genannten peptischen (verdauenden) Pneumonie mit nachfolgender Entwicklung eitriger, abszedierender und gangränöser Herdpneumonien.

Aspiration beim Neugeborenen

Fetale Aspirationspneumonie Als fetale Aspirationspneumonie wird eine besondere Pneumonieform des Neugeborenen bei einer Amnionentzündung in einer fortgeschrittenen Schwangerschaftsphase bezeichnet. Das Krankheitsbild ist bei Neugeborenen durch eine entzündliche, vorwiegend obstruktive Ventilationsstörung mit hoher Pneumothoraxgefahr charakterisiert.

Mekonium- oder Fruchtwasseraspiration Als Mekonium- oder Fruchtwasseraspiration werden Lungenveränderungen bei Neugeborenen als Folge einer intrauterinen Aspiration bezeichnet. Ausgelöst durch eine intrauterine Asphyxie wird in das Fruchtwasser vom Fetus Mekonium entleert, das dann bei einsetzender Erstickungsatmung in die Lungen aufgenommen wird. Mikroskopisch findet man in den terminalen Lufträumen Anteile von Vernix caseosa mit sudanpositiven Talgsubstanzen und lamellären Hornschüppchen von der Haut des Fetus sowie gallehaltiges Mekonium. Bei starker Aspiration entwickelt sich eine leukozytäre Pneumonie.

13.3 Extrapulmonale Ventilationsstörungen

Neben den primär in der Lunge lokalisierten Erkrankungen können auch primär extrapulmonale Ursachen wie Erkrankungen des Zwerchfells, des Thoraxskeletts und Störungen der zentralen Regulation im Bereich der Medulla oblongata Funktionsstörungen der Lungen hervorrufen.

13.3.1 Zwerchfellerkrankungen

Das Zwerchfell trennt als muskuläre Scheidewand Brust- und Bauchhöhle. Die Innervation erfolgt durch den N. phrenicus aus dem Plexus cervicalis (ursprüngliche Anlage des Zwerchfells weiter kranial mit späterem Tiefertreten). In Ruhelage steht die rechte Zwerchfellkuppe in Höhe des 4. Interkostalraums, die linke 1–2 cm tiefer. Die „Zwerchfellatmung" resultiert aus einer Senkung des Diaphragma bei nerval gesteuerter Kontraktion der muskulären Anteile, die an Rippen und Sternum im Bereich der unteren Thoraxapertur sowie der Lendenwirbelsäule ansetzen.

Bei gestörter atemsynchroner Funktion unterscheidet man
- Zwerchfelltiefstand und
- Zwerchfellhochstand.

Die diaphragmalen Funktionsstörungen können einseitig und beidseitig ausgebildet sein.

Zwerchfelltiefstand

Ein meist beidseitiger Zwerchfelltiefstand resultiert aus einer chronischen intrathorakalen Druckerhöhung z.B. bei einer chronischen obstruktiven Bronchitis mit konsekutivem, ausgeprägtem Lungenemphysem und chronischer Lungenüberblähung. Als Folge des chronischen Zwerchfelltiefstands bei gleichzeitig gesteigertem Einsatz der diaphragmalen Atemhilfsmuskulatur entstehen in der Leber so genannte Zwerchfellfurchen. Sektorförmig hypertrophierte Muskelzüge zwischen atrophischen Muskelstreifen führen zu einer auch im Röntgenbild sichtbaren sektorförmigen Furchung der Oberfläche des rechten Leberlappens.

Zwerchfellhochstand

Ein einseitiger Zwerchfellhochstand resultiert bei Durchtrennung oder Schädigung eines N. phrenicus im Verlauf vom Plexus cervicalis über den M. scalenus anterior, die Zone der Pleurakuppe und das seitliche vordere Perikard mit Zwerchfelldurchtritt und Innervation der Zwerchfellmuskulatur von kaudal.

Häufigste Ursache für eine einseitige Zwerchfelllähmung sind heute Nervenschädigungen durch Tumoren der Lungen mit mediastinalen und parazervikalen Lymphknotenmetastasen. Früher wurden operative Durchtrennungen des N. phrenicus zur Ausschaltung der Zwerchfellfunktion und damit erzielten Ruhigstellung der Lungen z.B. bei der Behandlung von tuberkulösen Kavernen vorgenommen. Einseitige Funktionsstörungen des Zwerchfells durch vorübergehende Lähmungen (Paralyse) resultieren bevorzugt bei Lungenprozessen mit Pleurareizungen wie Lungenentzündungen (Pneumonien), Lungeninfarkten nach Lungenembolien und bei malignen Pleuraerkrankungen in Zwerchfellnähe (z. B. primäres Pleuramesotheliom oder sekundäre Pleurakarzinosen).

Ein vorübergehend linksseitiger Zwerchfellhochstand ist oft Folge einer übermäßigen Gasblähung des Magens, ein beidseitiger Hochstand ist charakteristisch für eine intraabdominale Raumforderung wie z. B. bei vorgeschrittener Gravidität oder starker abdominaler Flüssigkeitsansammlung (Aszites) etwa bei einer Leberzirrhose (siehe Kap. 14.2.2) oder einer disseminierten Tumoraussaat im Bereich des Bauchfells.

13.3.2 Störungen der zentralen Regulation

Automatie und Rhythmus der Atmung werden durch respiratorische Neurone des Atemzentrums im Bereich der Formatio reticularis der Medulla oblongata gesteuert. Verbindungen der Neurone zu zentralen Chemorezeptoren erklären die Bedeutung der Blutgase für die Regulation der Atmung, wobei die Funktion wesentlich vom aktuellen Kohlendioxidspiegel des Blutes gesteuert wird.

Ätiologie Organische **lokale Ursachen** einer gestörten Atmungsregulation sind z. B. lokale Zerstörungen der Neurone durch Viren (bulbäre Poliomyelitis), Nekrosen bei Durchblutungsstörungen oder Zerstörungen durch metastasierende maligne Tumoren.

Funktionelle Ursachen einer gestörten Atmungsregulation resultieren besonders aus intrakranialen Drucksteigerungen wie z. B. Hirnödemen nach Schädel-Hirn-Traumen, bei zerebralen Blutungen und Tumoren. Bei der als „untere Einklemmung" bezeichneten Folge eines gesteigerten intrakranialen Drucks werden die Kleinhirntonsillen in das Foramen magnum der knöchernen Schädelbasis verlagert. Die gleichzeitige Druckerhöhung im Bereich von Strukturen des bulbären Atemzentrums bedingt Störungen der Atmungsregulation, Kreislaufstörungen (Anstieg der Herzfrequenz), Kopfschmerzen und Bewusstseinsstörungen.

Cheyne-Stokes-Atmung Als Cheyne-Stokes-Atmung (zwei Ärzte aus Dublin) wird eine Form der gestörten periodischen Atmung mit Wechsel von langen Atempausen und tiefen angestrengten Atemzügen bei meist schwerwiegender Schädigung des bulbären Atemzentrums bezeichnet.

Schlafapnoesyndrom Beim Schlafapnoesyndrom treten Apnoephasen bei meist schnarchenden Männern mit vielfach chronisch-obstruktiven Lungenerkrankungen auf. Hierbei kombinieren sich Störungen der zentralen und peripher-obstruktiven Faktoren der Atemregulation bis zu schwergradigen Hypoxämien.

13.4 Perfusionsstörungen

Definition Perfusionsstörungen der Lungen sind Durchblutungsstörungen, die zur Störung des Gasaustausches führen.

Ätiologie Das Ursachenspektrum kann man nach topographischen Gesichtspunkten gliedern in
- den präkapillären (präpulmonalen) Bereich mit Ursachen primär außerhalb der Lungen
- den kapillären (intrapulmonalen) Bereich durch primäre pulmonale Erkrankungen mit Rückwirkungen auf die Perfusion und
- den postkapillären (postpulmonalen) Bereich mit Ursachen wie z. B. eine Insuffizienz des linken Herzens (Abb. 13.4).

Damit sind aber nur die unmittelbar den Lungenkreislauf betreffenden **hämodynamischen Ursachen** erfasst. Darüber hinaus kann die Blutzirkulation in den Lungen aber auch durch **Ventilationsstörungen** wesentlich beeinflusst werden.

> **Merke!**
> Im Regelfall besteht eine komplexe Verbindung zwischen den qualitativ und quantitativ unterschiedlich deutlich gestörten Einzelfunktionen.

Hämodynamische Ursachen

Nach der oben genannten Einteilung kommen als hämodynamische Störungen infrage:
- **präkapillärer Bereich:** Häufig sind Lungenembolien mit partieller oder vollständiger Verlegung der arteriellen Lungenstrombahn. Als fulminante Lungenembolie wird der Verschluss eines großen Pulmonalarienasts durch daumendicke Emboli bezeichnet (siehe Kap. 9.11).
Lungeninfarkt: Wegen der doppelten Blutversorgung der Lungen durch den funktionellen und nutritiven (Bronchialarterien) Kreislauf

13 Grundlagen zur Pathologie der Atmung

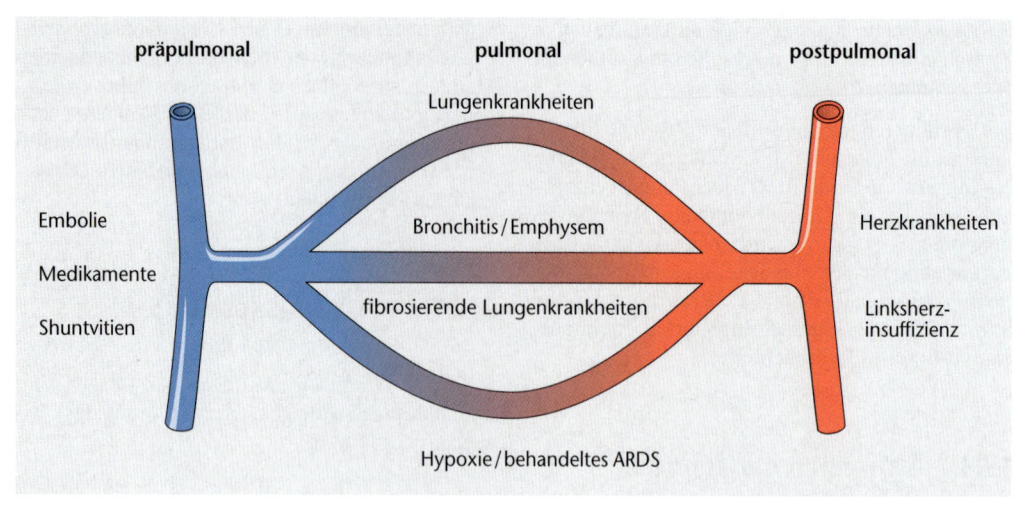

Abb. 13.4: Ursachen für Kreislaufstörungen und pulmonale Hypertonie nach topographischen Gesichtspunkten. ARDS = akutes Lungenversagen.

sind nach abgelaufenen Lungenembolien Schäden am Lungengewebe keine zwangsläufige Folge. In etwa 10 % entwickeln sich nach Lungenembolien hämorrhagische Lungeninfarkte. Größe und Ausdehnung der keilförmigen Infarktbezirke sind vom Kaliber des verschlossenen Pulmonalarterienasts abhängig (z. B. Lappen-, Segment-, Subsegment- oder Prälobularinfarkte). Die hämorrhagische Infarzierung resultiert aus dem Blutzufluss aus Ästen der Bronchialarterien über präkapilläre und kapilläre Anastomosen zum funktionellen Kreislauf in das hypoxisch geschädigte Lungenareal. Neben dem primären thrombembolischen Verschluss der Lungen und der doppelten Gefäßversorgung wird die Entwicklung hämorrhagischer Lungeninfarkte durch eine vorbestehende Linksherzinsuffizienz mit Blutstauung im venösen funktionellen Kreislaufbereich begünstigt. Eine Linksherzinsuffizienz ist aber keine zwingende Voraussetzung für die Entwicklung eines hämorrhagischen Lungeninfarkts. Über einen Lungeninfarkt entwickelt sich eine fibrinöse Begleitpleuritis.
- **kapilläre Ebene:** Chronisch-entzündlich vernarbende Lungenprozesse, aber auch der emphysematische Abbau des Lungenparenchyms führen zu einer Reduktion der kapillären Strombahn. Auch Staublungenerkrankungen und vorwiegend im Interstitium ablaufende Pneumonien sind Ursachen von Einengungen, Verschlüssen und Abbau der Gefäße des funktionellen Kreislaufs.
- **postkapillärer Bereich:** Häufigste Ursache einer postkapillären, primär die Lungenvenen betreffende Störung der Lungenperfusion ist Folge der Erkrankungen des linken Herzens. Eine Linksherzinsuffizienz z. B. nach abgelaufenem Herzinfarkt oder eine Mitralklappenstenose führen zunächst zum Bild der akuten Lungenstauung, die bei fortbestehender Ursache in eine chronische Lungenstauung übergeht.

Ventilatorische Ursachen

Als ventilatorische Störungen mit Auswirkung auf die Perfusion kommen infrage:
- **pathologische Ventilation:** Die häufigste Lungenerkrankung mit Luftverteilungsstörungen – und daraus resultierenden Mangelbelüftungen bis hin zu Atelektasen einerseits und chronischer Überblähung des Lungenparenchyms und Emphysementwicklung andererseits – ist die chronische obstruktive Bronchitis (siehe Kap. 13.2.1).
- **Euler-Liljestrand-Reflex:** Lokale pulmonale Abschnitte werden dann vermindert durchblutet, wenn die Sauerstoffversorgung in den Lungen toporegional als Folge von Luftverteilungsstörungen (z. B. lokale Bronchusstenosen, herdförmige Überblähungen) unterschiedlich ist. Damit sind reflektorische Engstellungen der Gefäße in ausgedehnteren Lungenbezirken zu erklären, die auch über die Regionen der ur-

sprünglichen Hypoxiegebiete hinausgehen können.
- **Atelektasen:** In Atelektasen sind die Alveolen der Lungen stark minderbelüftet oder luftleer. Die alveolären Netzkapillaren des Lungenparenchyms werden nicht durchströmt, ein Gasaustausch unterbleibt. Erhebliche nichtoxygenierte Blutmengen können aber im Bereich der großkalibrigen Stromkapillaren die Atelektasen durchströmen. Bei ausgedehnten Atelektasen entstehen Zustände wie bei einem Rechts-links-Shunt ohne ausreichende Sauerstoffsättigung des Blutes. Ausgedehntere Atelektasen sind eine gefürchtete Komplikation beim Krankheitsbild des akuten Lungenversagens (sog. Schocklunge, siehe Kap. 9.9.2 und Kap. 13.2.3).
- **Lungenemphyseme:** Ein sekundäres bronchitisches bzw. bronchostenotisch-obstruktives Lungenemphysem ist eine häufige und irreversible Folge der chronischen unspezifischen Bronchitis. Durch ventilartig wirkende Schleimverschlüsse, entzündlich verdickte Schleimhautbezirke und Muskelspasmen kommt es zu Verteilungsstörungen und obstruktiven Ventilationsstörungen mit erhöhten Strömungswiderständen in der Exspirationsphase (siehe Kap. 13.2.1). Diese pathogenetischen Faktoren sind wesentliche Ursachen für das i.d.R. herdförmig entwickelte bronchitische Lungenemphysem mit Luftverteilungsstörungen als Ursachen reflektorisch bedingter Perfusionsstörungen. Aber auch die Reduktion der kapillären alveolären Strombahn beim emphysematischen Abbau der Alveolarwände ist eine wesentliche Ursache primär ventilatorisch bedingter pulmonaler Perfusionsstörungen.
- **Pneumonien:** Schwere hypoxische Zustände können bei akut eintretenden Pneumonien entstehen. Charakteristisch für die bakteriell (in 95% *Streptococcus pneumoniae*) bedingte **Lobärpneumonie** (z.B. sog. Säuferpneumonie) ist der plötzliche Krankheitsbeginn mit hohem Fieber und schwerem Krankheitsgefühl, bei dem sich pulmonale Ventilations- und Perfusionsstörungen mit zusätzlichen toxischen Kreislaufstörungen kombinieren. Pathologisch-anatomisch zeigt sich der Befall ganzer Lungenlappen (Lobärpneumonie) oder Segmente. Morphologisch werden verschiedene Stadien unterschieden.
  1. Anschoppung (kapilläre Hyperämie, intraalveoläres Ödem)
  2. rote Hepatisation (Erythrozyten und Fibrin in den Alveolarlichtungen)
  3. graue Hepatisation (dichtes Fibrinnetz, Erythrozytenzerfall, beginnende Leukozytenimmigration)
  4. gelbe Hepatisation (dichtes Fibrinnetz, Granulozyten und Makrophagen mit Lipidspeicherungen)
  5. Lysis (Proteolyse, Abtransport, Restitutio ad integrum etwa 14 Tage nach Beginn)
- Über Lobär- oder Segmentpneumonien entwickeln sich nahezu regelmäßig fibrinöse Pleuritiden, die Ursachen auch ausgedehnterer paraneumonischer Pleuraergüsse sein, bei komplizierterem Verlauf auch zur Entwicklung eines Pleuraempyems führen können.

Die **Herdpneumonie** ist eine unregelmäßig verteilte, vielfach bronchogen fortgeleitete (Broncho-/Aspirationspneumonie) oder hämatogen-metastatische (bei septischem Krankheitsbild) Pneumonieform. Bei bettlägerigen Patienten ist sie vorwiegend dorsal und basal entwickelt. Charakteristisch sind disseminierte, unscharf begrenzte, grauweiße Infiltrate (Fibrin und Granulozyten) unterschiedlicher Entzündungsstadien. Je nach Größenordnung des entzündlich alterierten Bronchialabschnitts mit nachgeschalteten Bronchopneumoniebezirken sind grauweiße azinäre (2–5 mm Durchmesser) Pneumonieherde im Versorgungsgebiet der terminalen Bronchiolen und lobuläre Pneumonien (1–2 cm Durchmesser) im Versorgungsgebiet eines Bronchiolus lobularis makroskopisch und mikroskopisch abzugrenzen.

Bei allen Pneumonieformen kann bei ausbleibender oder verzögerter Lysis (Lösung des Exsudats) ein Übergang in eine chronische Pneumonie mit bindegewebiger Organisation bis zu fleischartigen (karnifizierenden), grauweißen Verfestigungen (Granulationsgewebe) resultieren.

13.5 Diffusionsstörungen

Der entscheidende Befund für die Diagnose einer pulmonalen Diffusionsstörung ist die Veränderung der Diffusionskapazität, genauer gesagt die Abnahme des Verhältnisses von pulmonaler Diffusionskapazität zur Lungenperfusion. Die Diffusionskapazität für Sauerstoff wird ausgedrückt durch das Verhältnis von Sauerstoffaufnahme in der Zeiteinheit zur Sauerstoffpartialdruckdifferenz zwischen Alveolarraum und Lungenkapillaren.

„Alveolokapillärer Block"

Ätiologie Die Störung kann in verschiedenen Bereichen liegen:
- im Bereich der Alveole bei mangelhafter Belüftung oder einer Pneumozytenschädigung
- im Bereich des Interstitiums durch z. B. Flüssigkeitsanreicherung (Ödem) oder Faservermehrung (interstitielle Fibrose)
- im Bereich des Kapillarlumens (z.B. Störungen der Mikrozirkulation bei Blutdruckabfall, im Schock oder Blutstauung vor dem linken Herzen).

Morphologie Entscheidendes morphologisch fassbares Substrat eines „alveolokapillären Blocks" ist die Verbreiterung der Diffusionsstrecke für Sauerstoff im Bereich der Alveolarwand.

Akutes Lungenversagen

Ätiologie Besonders dramatisch sind Befunde von Diffusionsstörungen mit Hypoxämie und Hyperkapnie (arterieller CO_2-Partialdruck über 45 mmHg/585 kPa) beim Krankheitsbild des akuten Lungenversagens (ARDS = Adult Respiratory Distress Syndrome). Ursache ist die Schädigung der pulmonalen Mikrozirkulation vielfach im Rahmen eines generalisierten Schockgeschehens (deshalb auch als sog. Schocklunge bezeichnet).

Morphologie Entsprechend den ätiologisch unterschiedlichen Schockformen (siehe Kap. 9.9) stehen morphologisch intravasale Befunde unter dem Bild einer disseminierten intravasalen Gerinnung (DIC, Verbrauchskoagulopathie), von hypoxischen Schädigungen der Endothelzellen und Alveolarepithelien sowie von Veränderungen der normalerweise nur sehr schmalen alveolokapillären Membran durch Flüssigkeitseinlagerungen (Alveolarwandödem) im Vordergrund.

Im akuten Stadium des Lungenversagens sind die Lungen makroskopisch flüssigkeitsreich, verfestigt und mangelhaft belüftet. Mikroskopisch findet man in der akuten Phase als Folge der Permeabilitätssteigerung der Alveolarkapillaren ein interstitielles und alveoläres, eiweißreiches und fibrinhaltiges Exsudat sowie Nekrosen der Kapillarendothelien und Pneumozyten. An der Innenwand der Alveolen liegen oft typische hyaline Membranen aus eingedickten fibrinreichen Eiweißstrukturen. Das Bild hat somit Ähnlichkeit mit Befunden beim Atemnotsyndrom des Neugeborenen (IRDS, siehe Kap. 13.2.3).

Verlauf Die Behandlung im Rahmen intensivmedizinischer Maßnahmen mit notwendigen hohen Sauerstoffkonzentrationen und Beatmungsdrucken können einerseits zur Behebung der im Vordergrund stehenden Diffusionsstörung führen, andererseits aber auch protrahiert verlaufende Lungenschädigungen mit Aktivierung des ortsständigen Bindegewebes bis hin zur Entwicklung von Lungenfibrosen bedingen.

Interstitielles oder alveoläres Ödem

Ätiologie und Pathogenese Eine wichtige weitere Ursache eines alveolokapillären Blocks mit reduziertem oder aufgehobenem Gastransport sind Diffusionsstörungen bei Flüssigkeitsanreicherungen im normalerweise sehr schmalen Interstitium der Alveolarwand oder im Bereich der Alveolen. Voraussetzung für die Entwicklung eines interstitiellen oder alveolären Ödems sind Schädigungen der Strukturen der Alveolarwand:
- Die Flüssigkeitsanreicherung kann Folge einer Permeabilitätsstörung der alveolären Membranstrukturen zwischen Luftraum und kapillärem Blutsystem durch Inhalation toxischer Gase oder Anreicherung körpereigener Giftstoffe wie beim urämischen Lungenödem sein.
- Eine sehr häufige Ursache für akute und chronische Diffusionsstörungen in der Lunge sind aber Erhöhungen des intravasalen hydrostatischen Drucks z.B. bei einer Insuffizienz des linken Herzens, wie sie in Zusammenhang mit einem frischen oder abgelaufenen Herzinfarkt auftreten kann. Der intravasale Druckanstieg bei gestörter Funktion des linken Ventrikels vorwiegend im venösen Schenkel der kapillären Lungenstrombahn führt zum Flüssigkeitsübertritt aus den kapillären Gefäßen in das Interstitium, bei stärkergradiger akuter und chronischer Druckerhöhung bis in die Alveolen (interstitielles bzw. alveoläres Ödem, Abb. 13.5a und b).

Verlauf und Prognose Während die Diffusionsstörung bei der akuten und reversiblen Blutstauung der Lungen nach Fortfall der Ursache vollständig rückbildungsfähig ist, kommt es bei der chronischen Stauungslunge (z.B. bei einer Mitralstenose) zu einer chronisch-progredienten, vorwiegend interstitiell, alveolär-septal verlaufenden Mesenchymaktivierung und zunehmenden Fibrosierung bis hin zum Befund der so genannten braunen Stauungsinduration. Die braune Farbe resultiert aus Eisenspeicherungen von Blutpigment aus untergegangenen Erythrozyten, die mit der Blutflüssigkeit

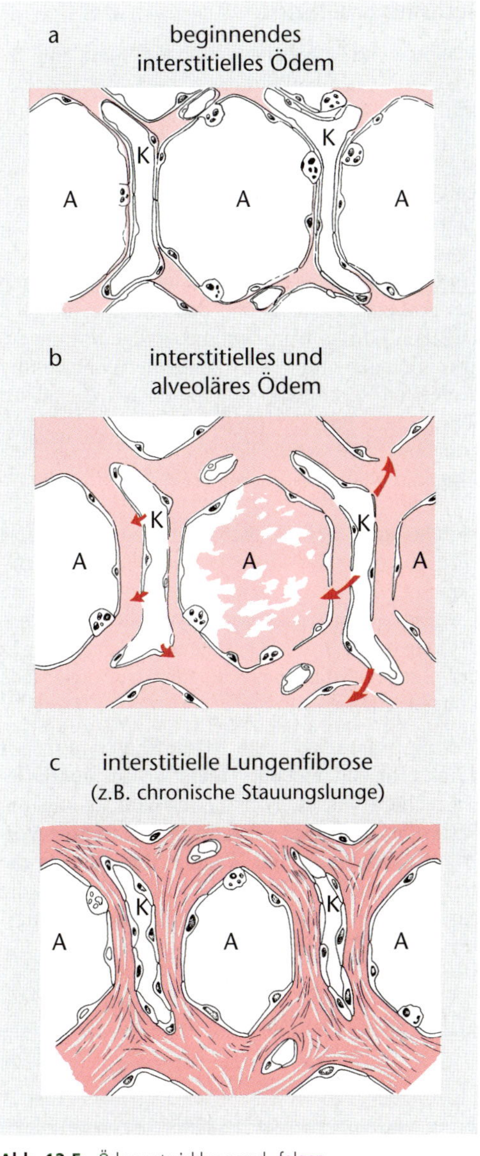

13.6 Folgeveränderungen chronischer Lungenerkrankungen

a beginnendes interstitielles Ödem

b interstitielles und alveoläres Ödem

c interstitielle Lungenfibrose (z.B. chronische Stauungslunge)

Abb. 13.5: Ödementwicklung und -folgen.
a Schema der beginnenden Entwicklung eines akuten interstitiellen Ödems bei steigendem intravasalem (hydrostatischem) oder/und reduziertem onkotischem Druck.
b Schema der Entwicklung eines akuten interstitiellen und alveolären Ödems.
c Entwicklung einer interstitiellen Lungenfibrose bei chronischem Ödem und chronischen Noxen mit alveolokapillärem Block.
A = Alveolen; K = Kapillaren.

in die Alveolen gelangt sind. Die zunehmende fibröse Verdickung der alveolokapillären Membran (Abb. 13.5c) bei der chronischen Blutstauung der Lungen ist morphologischer Ausdruck eines klinisch messbaren alveolokapillären Blocks mit pathologischen Werten bezüglich des gestörten Gasaustauschs.

13.6 Folgeveränderungen chronischer Lungenerkrankungen !!

Pulmonale Hypertonie

Definition Unter diesem Begriff wird eine abnorme Erhöhung des mittleren Pulmonalarteriendrucks von 25 mmHg (325 kPa) und höher bezeichnet. Unterschieden werden die latente pulmonale Hypertonie, die nur bei Belastung auftritt, und die manifeste pulmonale Hypertonie mit konstant erhöhten Drucken im kleinen Kreislauf.

Ätiologie und Einteilung Nahezu alle der vorstehend behandelten Lungenerkrankungen können eine pulmonale Hypertonie bedingen:
- Von primärer oder essentieller pulmonaler Hypertonie spricht man bei einer Blutdrucksteigerung im Lungenkreislauf „unbekannter" Ätiologie bei intaktem linkem Herzen und klinisch nicht fassbaren anderen pulmonalen Grunderkrankungen. Obduktionsergebnisse zeigen, dass klinisch stumm verlaufende rezidivierende Lungenembolien häufigste Ursachen einer so genannten „primären" pulmonalen Hypertonie sind (siehe Abb. 13.5).
- Sekundäre pulmonale Hypertonien sind Folge anderer Grunderkrankungen in den Lungen.

Cor pulmonale

Die chronische Druckerhöhung im Lungenkreislauf führt zu Rückwirkungen auf das rechte Herz.

Definition Als Cor pulmonale ist von der WHO eine Herzhypertrophie des rechten Ventrikels als Folge einer pulmonalen arteriellen Hypertonie im Rahmen einer **primären Lungenerkrankung** (chronisches Cor pulmonale) definiert.
- Als akutes Cor pulmonale wird die Entwicklung einer akuten Rechtsherzdilatation in Minuten bis zu wenigen Tagen z.B. als Reaktion auf eine akute große Lungenembolie bezeichnet.
- Als sekundäre Rechtsherzhypertrophie werden Vergrößerungen des rechten Herzens bei primären Myokarderkrankungen, Herzfehlern mit sekundärer pulmonaler Hypertonie und bei Links-

13 Grundlagen zur Pathologie der Atmung

herzinsuffizienz nach Myokardinfarkt mit chronischer Blutstauung in den Lungen bezeichnet.

> **Merke!**
>
> Nach einer Vereinbarung der Experten der Weltgesundheitsorganisation (WHO) soll der Begriff des **Cor pulmonale** nur dann verwendet werden, wenn die Ursache für die rechtsventrikuläre Hypertrophie des Herzens primär in der Lunge liegt. Danach führen primäre Myokarderkrankungen, Herzfehler mit sekundärer pulmonaler Hypertonie und die primäre Linksherzinsuffizienz nach Myokardinfarkt zur **sekundären Rechtsherzhypertrophie**.

Pathogenese Das **chronische Cor pulmonale** ist Folge einer Anpassungshypertrophie der Muskulatur der rechten Herzkammer auf erhöhte Strömungswiderstände in den Gefäßen, vorwiegend der arteriellen Strombahn. Diese Widerstandserhöhung ist oft auch durch eine wahrscheinlich reflektorisch bedingte Engstellung der Gefäße als Folge regionaler alveolärer Hypoventilation bei Luftverteilungsstörungen im Rahmen entzündlicher obstruktiver bronchiolärer, herdförmiger Stenosen bedingt (siehe Kap. 13.4, von-Euler-Liljestrand-Reflex).

Auch die Reduktion des Gefäßbetts der kapillären Strombahn bei fortgeschrittenem obstruktivem Lungenemphysem ist ein kokausaler Faktor der pulmonalen Hypertension als Ursache von Cor pulmonale und Rechtsherzinsuffizienz. In der Endphase kombinieren und addieren sich die verschiedenen Komplikationen einer jahrelangen chronischen Bronchitis, sodass man die Todesursache meist mit dem Oberbegriff einer protrahiert verlaufenden kardiorespiratorischen Insuffizienz beschreibt.

Rechtsherzinsuffizienz

Ätiologie und Pathogenese Ob und wann eine Insuffizienz des überlasteten rechten Herzens eintritt, hängt ganz entscheidend von Grad und zeitlichem Ablauf der Grunderkrankung ab. Kurzfristig rezidivierende, große Lungenembolien mit fortschreitender Verlegung größerer Pulmonalarterienäste können in Tagen oder Wochen zur Dekompensation des akut oder subakut überlasteten rechten Herzens mit akuter Blutstauung in den Venen des großen Kreislaufs und den parenchymatösen Organen führen. Chronisch progrediente Lungenerkrankungen mit relativ langsam zunehmender Widerstandserhöhung im pulmonalen Gefäßbett führen zum Bild des chronischen, zunächst noch kompensierten, schließlich aber dekompensierten Cor pulmonale als Todesursache.

Morphologie Pathologisch-anatomisch resultiert eine Zunahme der Muskulatur der rechten Herzkammer, die an der Spitzenbildung beteiligt ist. Extrembefunde eines Cor pulmonale vasculare findet man bei protrahiert verlaufenden Einengungen der Lungenstrombahn z.B. durch rezidivierende Lungenembolien.

Morphologisch ist die Rechtsherzinsuffizienz durch eine zunehmende Dilatation des überlasteten rechten Ventrikels charakterisiert. Es folgt ein Rückstau des Blutes zunächst in den rechten Vorhof mit Dilatation und Wandfibrose, dann in die großen herznahen Venen und schließlich bis in die parenchymatösen Organe (chronische Stauungsleber, siehe Abb. 9.14).

Zur Wiederholung

α_1-Antitrypsin-Mangel • ARDS • Aspirationspneumonie • Asthma bronchiale • Atelektasen • Atemnotsyndrom • **b**raune Stauungsinduration • Bronchiektasen • Bronchitis • Bronchopneumonie • **C**harcot-Leyden-Kristalle • chronische Bronchitis • COPD • Cor pulmonale vasculare • Curschmann-Spiralen • **D**yspnoe • **E**mphysem • Euler-Liljestrand-Reflex • **H**erdpneumonie • Herzfehlerzellen • **k**ardiorespiratorische Insuffizienz • Kondensatpneumopathie • **L**inks-rechts-Shunt • Lobärpneumonie • Lungenembolie • Lungenemphysem • Lungenfibrose • Lungenödem • **M**ikrozirkulation • **Ö**dem • **P**leuraschwarte • pulmonale Hypertonie • Pneumothorax • **R**echtsherzinsuffizienz • **S**arkoidose • Säuferpneumonie • Stauungslunge • Surfactant

14 Grundlagen zur Pathologie der Leber

F. Dombrowski

Als eines der zentralen Stoffwechselorgane des Organismus ist die Leber an einer großen Zahl von Krankheitsprozessen beteiligt. Darunter fallen
- Anpassungsreaktionen (z.B. Verfettung, Hypertrophie durch Zunahme des endoplasmatischen Retikulums, siehe Kap. 2 u. 3)
- toxische Schädigungen (z.B. Knollenblätterpilzvergiftung, Tetrachlorkohlenstoffvergiftung, Alkohol, siehe Kap. 3 und 4)
- angeborene Stoffwechselerkrankungen (z.B. Glykogenosen Typ 1 und Typ 2, Galaktosämie, Hämosiderose, siehe Kap. 3 u. 12)
- erworbene Stoffwechselerkrankungen (z.B. Diabetes mellitus, Hypothyreose, siehe Kap. 11 und 12)
- Infektionserkrankungen (siehe Kap. 4 und 6)
- Entzündungsformen (siehe Kap. 6), Sepsisformen (siehe Kap. 6)
- Zirkulationsstörungen (siehe Kap. 9)
- Ausscheidungsstörungen (Ikterus/Cholestase, siehe Kap. 16.2)
- fehlerhafte Ernährungszustände (siehe Kap. 2).

Die Leber ist außerdem nicht selten Sitz von Tumoren, und zwar sowohl von primär in der Leber entstandenen Tumoren als auch von Metastasen (siehe Kap. 8).

Weil die Leber für die meisten allgemeinen Krankheitsbegriffe modellhaft herangezogen werden kann, steht sie im Zentrum der allgemeinen Pathologie, und Beispiele aus der Leberpathologie finden sich in den meisten allgemeinen, organübergreifenden Kapiteln dieses Buches. Im Folgenden geht es darum, einige grundlegende Aspekte der Leberpathologie im Zusammenhang darzustellen, und zwar die Regeneration der Leber, die Leberzirrhose, hepatozelluläre Tumoren und die durch den Alkohol verursachten Leberveränderungen.

14.1 Lebergeweberegeneration

Die Leber zählt zu den stabilen Geweben, da die Hepatozyten und Gallengangsepithelien Monate bis Jahre alt werden können und sich beim Ausgewachsenen lediglich 1 Hepatozyt pro 10 000–30 000 Hepatozyten im Proliferationszyklus befindet. Bei Zellverlusten können jedoch alle verbliebenen Epithelien innerhalb von 24–48 Stunden in den Zellzyklus eintreten und zu einer Regeneration beitragen (siehe Kap. 7.1.2). Die Abläufe der Leberregeneration wurden besonders intensiv experimentell nach partieller Hepatektomie untersucht.

> **Merke!**
> Klinische Bedeutung beim Menschen hat die Fähigkeit zur Regeneration nach Zellverlusten bei einer Virushepatitis, toxischen Schädigungen (z.B. Pilzvergiftung, Alkohol, Arzneimittel, Tetrachlorkohlenstoff, Sepsis), bei Nekrosen nach Kreislaufschock, bei intrahepatischem Tumorwachstum, Abszessen und bei autoimmunen Entzündungsprozessen.

Dabei können nicht nur zugrunde gegangene Zellen ersetzt werden, sondern auch ganze Leberazini neu gebildet werden, z.B. nach resezierenden Operationen und nach der Transplantation eines relativ zu kleinen Organs. Wie die Leber bzw. der Organismus „feststellt", dass regeneriert werden muss, und wann die Regeneration abgeschlossen ist, ist noch unklar.

14.1.1 Regenerationsrelevante Wachstumsfaktoren und Signaltransduktion

Wachstumsfaktoren An den Abläufen und der Steuerung des Regenerationsprozesses sind Wachstumsfaktoren beteiligt, die teilweise von außerhalb der Leber und teilweise aus der Leber selbst stammen.

Endokrin sind klassische Hormone aus dem Pankreas, dem Darm und der Schilddrüse als Wachstumsfaktoren wirksam, wie z. B. Insulin und Trijodthyronin.

Die in der Leber sowohl von Parenchymzellen als auch von Nichtparenchymzellen produzierten Wachstumsfaktoren wirken hauptsächlich über **parakrine** Mechanismen.

- Von den Sternzellen (auch Itozellen oder Perisinusoidalzellen genannt) der Leber stammt der größte Teil des Hepatocyte Growth Factor (HGF), eines starken Wachstumsfaktors für Hepatozyten.
- Die regenerierenden Hepatozyten und Gallengangsepithelien selbst bilden und sezernieren Transforming Growth Factor α (TGF-α).
- Sogar die von den Kupffer-Zellen sezernierten Entzündungsmediatoren Tumornekrosefaktor (TNF) und Interleukin 6 (IL-6) sollen eine proliferationsfördernde Wirkung auf die Hepatozyten haben.

Signaltransduktion Die Wachstumsfaktoren aktivieren über Signaltransduktionskaskaden (z. B. Tyrosinkinasen) Transkriptionsfaktoren (z. B. NF-kappaB, c-fos, c-jun, c-myc), die wiederum zahlreiche Gene aktivieren und andere deaktivieren.

14.1.2 Regenerationsbedingte Funktionsalterationen

Stoffwechsel Während der Regeneration ist der Fett-, Kohlenhydrat- und Eiweißstoffwechsel der Hepatozyten verändert, mikroskopisch sichtbar an einem völligen Glykogenverlust und einer verstärkten Basophilie des Zytoplasmas. Die Galleproduktion und die Synthese exkretorischer Proteine wie Albumin, Lipoproteine und Blutgerinnungsfaktoren sind herabgesetzt.

Entgiftung Auch der Abbau toxischer Substanzen und Medikamente über den Monooxygenaseweg sprich die Entgiftungsfunktion der Leber ist vermindert.

Zellbiologie der Regeneration Die Segregation und Degradation von Zellorganellen, die zelluläre Autophagie, ist stark gebremst, ein antikataboler Mechanismus, der das Zellwachstum in der Vorbereitung auf die Zellteilung und danach bis zum Erreichen der „regulären" Zellgröße unterstützt. Die Zell-Zell-Kommunikation ist herabgesetzt, die Zellkontakte sind vermindert. Proteasen werden gebildet, um die extrazelluläre Matrix so weit abzubauen, dass Platz für Wachstum und Zellteilungen und das Einsprossen von Kapillaren vorhanden ist. All diese Veränderungen sind nach Erreichen der ursprünglichen Lebermasse reversibel.

Prognose Bei geringem Leberparenchymverlust können die Regenerationsvorgänge unbemerkt ablaufen. Bei zu großem Verlust (z. B. akute Leberdystrophie bei Pilzvergiftung, fulminante Hepatitis, mehr als 80 %ige Resektion der Leber) ist einerseits der Ausfall der Leberfunktionen als Leberinsuffizienz klinisch relevant (Gerinnungsstörungen, Cholestase, Enzephalopathie), andererseits aber auch die Regeneration der Leber selbst inhibiert.

Sind nur die Parenchymzellen betroffen und das Grundgerüst der extrazellulären Matrix bleibt weitgehend erhalten (z. B. Schocknekrosen oder Einzelzellausfälle bei Virushepatitis), dann bildet sich keine Narbe aus. Es erfolgt eine Restitutio ad integrum.

14.2 Leberfibrose und Leberzirrhose

14.2.1 Leberfibrose !!

Definition Die Bindegewebsvermehrung in der Leber nennt man Leberfibrose. Die periportale Fibrose betrifft hauptsächlich die Portalfelder oder die Umgebung der Portalfelder, die perivenöse Fibrose bezeichnet die Fibrose in der Azinuszone 3.

Ätiologie und Pathogenese Bei fortgesetztem Zellverlust oder bei ausgedehnten Nekrosen, die auch die Nichtparenchymzellen betreffen, oder bei Nekrosen, die mit einer kräftigen Entzündungsreaktion verbunden sind, kommt es außer der Regeneration der Parenchymzellen auch zu einer Proliferation der Nichtparenchymzellen. Vor allem die

14.2 Leberfibrose und Leberzirrhose

Perisinusoidalzellen (Sternzellen, Itozellen) der Leber bilden vermehrt Kollagene, die zu narbigen Bindegewebsfeldern oder -septen ausreifen:

- Sie kann hauptsächlich die Portalfelder oder die Umgebung der Portalfelder betreffen und heißt dann periportale Fibrose. Die periportale Fibrose kommt v.a. bei chronischen Infektionen der Leber (z.B. Virushepatitiden) und bei Gallengangsentzündungen oder Galleabflussbehinderung vor.
- Die Fibrose kann auch ganz überwiegend in der Azinuszone 3 lokalisiert sein, was mit dem Begriff perivenöse Fibrose meist gemeint ist. Dies ist der Fall bei Blutstauungen (z.B. chronische Rechtsherzinsuffizienz, Lebervenenthrombose) und v.a. bei toxischen Schädigungen, die die Azinuszone 3 vorrangig betreffen, wie z.B. bei Alkoholschädigung oder Tetrachlorkohlenstoffvergiftung.

Prognose Eine Leberfibrose stellt keinen absolut irreversiblen Zustand dar. Es ist z.B. in Fällen von Hämochromatose nach Aderlasstherapie von Rückbildungen der Leberfibrose berichtet worden. Bei fortschreitender Leberfibrose bilden sich meist bindegewebige Septen aus, die das Lebergewebe von Portalfeld zu Portalfeld oder von Portalfeld zur abführenden Venule oder auch irregulär untergliedern. Damit wird die Entstehung einer Zirrhose eingeleitet.

14.2.2 Leberzirrhose

Definition Unter Leberzirrhose versteht man eine das gesamte Organ betreffende Veränderung, die durch septenbildende Fibrose und durch Umbau der azinären Architektur in knotige oder inselartige Parenchymformationen gekennzeichnet ist.

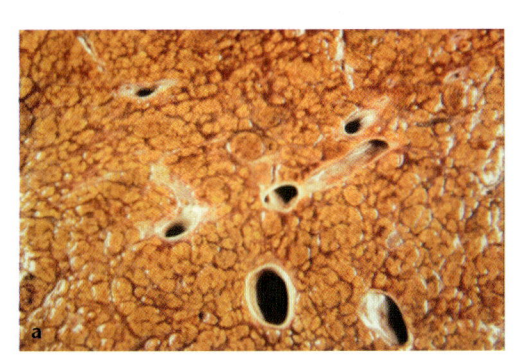

Morphologie Leberzirrhose ist also nicht einfach eine besonders stark ausgeprägte Leberfibrose. Bei der Zirrhose kommt hinzu, dass aufgrund einer bindegewebigen Untergliederung das Lebergewebe nicht mehr ungestört regenerieren kann. Es entstehen Regeneratknoten, die von Bindegewebe umsäumt sind und keine azinäre Grundstruktur mehr aufweisen. Ist der Regenerationsstimulus abgeschwächt, so entstehen regenerationsarme Zirrhosen, bei denen das Parenchym nicht eigentlich knotig sondern irregulär inselartig umgebaut ist. Die Portalfelder und portalen Tractus verlaufen in den Bindegewebssepten.

Der Blutfluss durch das Bindegewebe und die Regeneratknoten ist erheblich verschlechtert, da der Widerstand erhöht ist, und zwar sowohl aufgrund einer verlängerten Kapillarstrecke als auch aufgrund der verminderten Elastizität des perivaskulären Gewebes bei stark vermehrter Kollagenfaserablagerung. Von der Widerstandserhöhung ist v.a. der Pfortaderfluss betroffen (portale Hypertonie, siehe unten). Der Pfortaderdruck steigt, und der Anteil des substrat- und wachstumsfaktorreichen Pfortaderblutes am die Leber durchströmenden Blutminutenvolumen sinkt zugunsten der arteriellen Durchblutung. Viele Endothelien der Lebersinusoide differenzieren zu geschlossenen Kapillarendothelien um. Dies verschlechtert den Stoffaustausch zwischen Blut und Hepatozyten.

> **Merke!**
>
> Bei chronischer Leberschädigung bildet sich am häufigsten eine kleinknotige (mikronoduläre) Leberzirrhose aus (Knotengröße < 3 mm). Führt die zugrunde liegende Erkrankung mehr schubweise zum Parenchymverlust, so entstehen eher großknotige (makronoduläre) Zirrhosen.

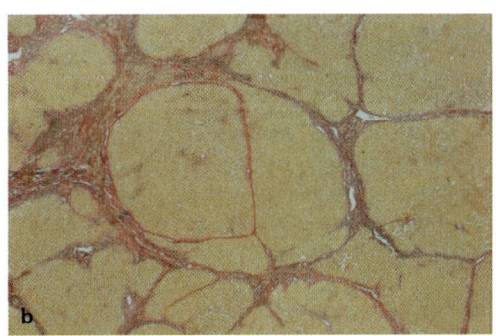

Abb. 14.1: Makroskopischer **(a)** und mikroskopischer **(b)** Aspekt einer Schnittfläche durch eine zirrhotische Leber. Die Leber wird irregulär durch kollagenfaserreiches Bindegewebe untergliedert. Die stehen gebliebenen Parenchymfelder sind knotenförmig regeneriert. Die Ursache der Zirrhose war hier eine chronische B-Virus-Hepatitis. Siriusrotfärbung (b).

Grundsätzlich werden die Regeneratknoten durch die immer wieder neu einsprossenden Kollagenfasern ständig weiter untergliedert (Abb. 14.1). Bei der Ausreifung des reparativen Bindegewebes in Narbengewebe setzen auch Schrumpfungsprozesse ein. Dies kann nach und nach zu einer Schrumpfung des Organs führen. Regenerationsprozesse der Hepatozyten werden dadurch noch weiter behindert, sodass in fortgeschrittenen Leberzirrhosen trotz der sonst so ausgeprägten Regenerationskapazität zu wenige Hepatozyten vorhanden sind. Die Leberinsuffizienz entwickelt sich in solchen Fällen langsam.

Kartoffelsackleber Eine schwere akute Lebergewebezerstörung (z.B. bei Vergiftung), die nicht zu einer Restitutio ad integrum oder zu einer Leberfibrose ausheilt, sondern große Narbenfelder hinterlässt, kann grobknotige Regenerate von mehreren Zentimetern Größe zur Folge haben. Diese auch unter dem Ausdruck „Kartoffellsackleber" bekannten Lebern können nicht zu den Leberzirrhosen im engeren Sinn gezählt werden, da in den großen Regeneratknoten die azinäre mikrovaskuläre Grundarchitektur, sogar mit neu gebildeten Portalfeldern und abführenden Venulen, vorhanden ist. Der Gefäßwiderstand ist kaum erhöht. Es entwickelt sich keine chronische Leberinsuffizienz.

Ursachen von Leberzirrhosen

Chronische Hepatitis

Unter den zahlreichen möglichen Ursachen für die Entstehung einer Leberzirrhose sind weltweit am häufigsten chronische Verläufe einer Hepatitis-B- oder Hepatitis-C-Virus-Infektion. Auch die viel seltenere Autoimmunhepatitis, bei der verschiedene Autoantikörper (siehe Kap. 5.2.4) im Serum nachweisbar sind, aber kein infektiöses Agens bekannt ist, gehen oft in eine Zirrhose über.

Toxische Schäden

Chronische toxische Schädigungen durch Äthylalkohol (siehe Kap. 14.4) sind in Deutschland am häufigsten. Daneben können auch manche Medikamente und Toxine aus der Arbeitswelt eine Leberzirrhose verursachen.

Metabolische Erkrankungen

Mehrere angeborene Stoffwechselerkrankungen führen zu einer Leberzirrhose. Darunter fallen die Hämochromatose (Pigmentzirrhose, siehe Kap. 12.3), der Morbus Wilson (Kupferspeichererkrankung), der α_1-Antitrypsin-Mangel (siehe Kap. 12.4.3), manche Glykogenosen, die Galaktosämie, die Fruktoseintoleranz.

Biliäre Erkrankungen

Bei den biliären Leberzirrhosen führt ein verschlechterter Galleabfluss zu einer Schädigung der Hepatozyten und zum knotigen Umbau der Leber. Die primäre biliäre Zirrhose ist durch eine vermutlich autoimmune entzündliche Zerstörung kleiner intrahepatischer Gallengänge gekennzeichnet. Sekundäre biliäre Zirrhosen entstehen bei entzündlicher oder tumorbedingter Obstruktion großer Gallengänge. Die kleinen intrahepatischen Gallengänge proliferieren in diesen Fällen besonders stark (Neoductuli).

Folgen der Leberzirrhose

Im Folgenden werden die extrahepatischen Auswirkungen der Leberzirrhose besprochen.

Portale Hypertension

Die Erhöhung des Gefäßwiderstands in der zirrhotischen Leber hat unmittelbar auch die Steigerung des Pfortaderdrucks zur Folge.

Splenomegalie Die Blutstauung führt in der Milz zu einer Splenomegalie. Aufgrund des Stauungsdrucks kommt es zu einer Kollagenfaservermehrung in den Sinuswänden der roten Pulpa, was Fibroadenie der Milz genannt wird. In der blutgestauten Milz ist die Passagezeit der Erythrozyten und Thrombozyten in den Sinus verlängert, was zu einem verstärkten Abbau durch die Retikulumzellen (Sinusmakrophagen) führt. Trotz einer reaktiven Hyperplasie von Erythropoese und Thrombopoese im Knochenmark können Anämie und Thrombopenie die Folge dieses so genannten Hypersplenismus sein.

Anastomosenausweitung Die portale Hypertension bewirkt oft eine Ausweitung anatomischer Anastomosen zwischen dem portalen und dem kavalen Stromgebiet in der Rektumwand und im distalen Ösophagus. Dort können Submukosavenen zu leicht verletzbaren dünnwandigen Varizen (Ösophagusvarizen) aussacken und dann lebensgefährliche Blutungsquellen darstellen. Als Caput medusae (Medusenhaupt) wird die seltene Erweiterung periumbilikaler Venen der Bauchdecke genannt, die über eine rekanalisierte Umbilikalvene gespeist werden.

Leberinsuffizienz

Die Leberinsuffizienz als Folge der Leberzirrhose entwickelt sich oft schleichend.

Verminderte Proteinsynthese Die verminderte Proteinsynthese macht sich in einer Hypalbuminämie und einem damit verbundenen verminderten onkotischen Druck im Blut bemerkbar. Es können sich Ödeme, insbesondere aber Aszites (Flüssigkeit in der Bauchhöhle) bilden. Die Pathophysiologie der manchmal exzessiven Aszitesbildung (mehrere Liter, die sich in wenigen Tagen nach Punktion wieder neu bilden) ist nur unvollständig verstanden. Außer der Insuffizienz der Leber sind daran auch die portale Hypertension und eine Funktionsstörung der Niere mit einer Aktivierung des Renin-Angiotensin-Aldosteron-Systems beteiligt.

Hepatorenales Syndrom Eine Überproduktion vasokonstriktiver Substanzen wird bei dem so genannten hepatorenalen Syndrom beobachtet, bei dem sich eine Niereninsuffizienz aufgrund von Perfusionsstörungen der sonst gesunden Nieren bei Patienten mit Leberinsuffizienz entwickelt.

Blutungsneigung Bei Leberinsuffizienz werden im Rahmen der allgemein verminderten Proteinsynthese in der Leber auch Gerinnungsfaktoren vermindert gebildet, was zu einer Blutungsneigung (hämorrhagische Diathese) führt.

Hepatische Enzephalopathie Die Verminderung des Harnstoffabbaus als Folge der Leberinsuffizienz und portokavaler Shunts führt zu einer Erhöhung der Ammoniakkonzentration im Blut, was über eine gestörte Synthese und Freisetzung von Neurotransmittern (z. B. Glutamin und Glutamat) neurologische Störungen bewirkt, die so genannte hepatische Enzephalopathie. In schweren Fällen gehen die neurologischen Störungen in ein hepatisches Koma über.

Weitere Auswirkungen Glukoneogenese, Glykolyse und Lipolyse sind in der zirrhotischen Leber bei portosystemischen Shunts oder bei beginnender Leberinsuffizienz weniger gut reguliert, und die Leber verliert nach und nach ihre zentrale Rolle im Kohlenhydrat- und Fettstoffwechsel. Ein sich entwickelnder Hypogonadismus, Gynäkomastie und Bauchglatze beim Mann sollen die Folgen einer Verminderung des Östrogenabbaus in der insuffizienten Leber sein. Die Entgiftung und die Ausscheidung zahlreicher Toxine und Medikamente sind bei Leberzirrhose vermindert. Die Leberinsuffizienz zeigt sich auch an der Hyperbilirubinämie bzw. dem Ikterus (Gelbsucht), was auf einer Verminderung der Gallebildung und -sekretion beruht (siehe Kap. 16.2). In zirrhotischen Lebern entwickeln sich oft Tumoren, und zwar in erster Linie das hepatozelluläre Karzinom (siehe Kap. 14.3).

14.3 Hepatozelluläre Tumoren

Tumoren können in der Leber von verschiedenen Zellen (Hepatozyten, Gallengangsepithelien, Endothelien, Perisinusoidalzellen, unreife Mesenchymzellen) ausgehen. Im Folgenden werden jedoch nur die hepatozellulären Tumoren besprochen. Zu den hepatozellulären Tumoren zählen das hepatozelluläre Adenom, das hepatozelluläre Karzinom und das Hepatoblastom. Das Hepatoblastom ist selten, gehört zu den blastären (embryonalen) Tumoren des Kindesalters (siehe Kap. 8) und wird hier nicht näher besprochen.

14.3.1 Hepatozelluläres Adenom

Definition Hepatozelluläre Adenome sind von den Hepatozyten ausgehende benigne Lebertumoren, die sich histologisch nur wenig von gesundem Lebergewebe unterscheiden.

Ätiologie Hepatozelluläre Adenome werden hauptsächlich bei Frauen mittleren Alters in sonst gesunden Lebern nach mehrjähriger Einnahme von synthetischen Östrogenpräparaten gesehen.

Morphologie In hepatozellulären Adenomen kommen üblicherweise keine Gallengänge vor. Sie bilden aber manchmal Galle und können deshalb grün gefärbt sein. Die azinäre Grundgliederung des Gewebes ist aufgehoben. Die Trabekel sind ein- oder zweireihig wie im normalen Lebergewebe. Eine Kapsel ist üblicherweise nicht ausgebildet. Verglichen mit dem umliegenden normalen Lebergewebe sind die Zellen des Adenoms oft ein wenig verändert, z. B. kleiner und basophiler oder größer und reicher an Glykogen und Fetttröpfchen. Da solche relativ feinen Unterschiede in zirrhotischen Lebern oft schon unter den einzelnen Regeneratknoten vorkommen, ist ein hepatozelluläres Adenom in einer zirrhotischen Leber kaum zu definieren. So kommt es zu der verbreiteten Meinung, dass hepatozelluläre Adenome nicht in Leberzirrhosen auftreten.

Folgen Wenn sie subkapsulär liegen, können sie besonders in der Gravidität rupturieren und schwere intraabdominale Blutungen verursachen. Außerdem können sie in hepatozelluläre Karzinome übergehen. In Tierexperimenten entstehen in verschiedenen Kanzerogenesemodellen hepatozelluläre Adenome zu früheren Zeitpunkten als hepatozelluläre Karzinome. Dies spricht dafür, dass beide Tumoren durch gleiche Kanzerogene erzeugt werden können und dass hepatozelluläre Karzinome aus Adenomen hervorgehen können.

14.3.2 Hepatozelluläres Karzinom !!

Ätiologie und Pathogenese Alle (!) Erkrankungen, die zu einer Leberzirrhose führen (siehe Kap. 14.2.2), stellen auch Ursachen für die Entwicklung hepatozellulärer Karzinome dar. Die wichtigsten Ursachengruppen sind:
- angeborene Stoffwechselerkrankungen
- chronische toxische Schädigungen
- Autoimmunerkrankungen
- Virushepatitiden.

Die starke Verbreitung der Hepatitis-B- und -C-Viren ist der Grund dafür, dass das hepatozelluläre Karzinom weltweit den häufigsten malignen Tumor darstellt, da in den bevölkerungsreichen südostasiatischen Ländern ein hoher Prozentsatz der Bevölkerung schon im Säuglingsalter infiziert wird und bei den chronischen Verläufen Leberzirrhosen und hepatozelluläre Karzinome schon im jungen Erwachsenenalter häufig auftreten.

> **Merke!**
> Die Leberzirrhose an sich stellt nicht die Karzinomursache dar. Vielmehr bewirkt die chronische Schädigung der Hepatozyten bei der jeweiligen Grunderkrankung zahlreiche Veränderungen, die die Tumorentstehung mit begünstigen.

Hier spielen viele Faktoren eine Rolle: Die chronischen Veränderungen des Energie- und Kohlenhydratstoffwechsels der Hepatozyten unter veränderten metabolischen Bedingungen, der parakrine Einfluss von Wachstumsfaktoren unter dem Regenerationsreiz bei Zellverlusten, wenn gleichzeitig die Proliferation aufgrund toxischer Effekte des schädigenden Krankheitsprozesses inhibiert wird, außerdem der Einfluss pathologisch veränderter Mesenchymzellen. Je länger die zugrunde liegende Erkrankung andauert und je intensiver die Leber geschädigt wird, desto größer ist die Wahrscheinlichkeit, eine Leberzirrhose, aber auch ein hepatozelluläres Karzinom zu entwickeln. Manchmal tritt ein Karzinom aber auch ohne die Ausbildung einer Zirrhose auf, insbesondere bei leichterer Schädigung und langen Latenzzeiten. Es gibt natürlich auch Fälle, bei denen keine Grunderkrankung erkannt werden kann und bei denen ein hepatozellulärer Tumor in einer scheinbar gesunden Leber entsteht.

Morphologie Hepatozelluläre Karzinome fallen makroskopisch in der zirrhotischen Leber als besonders großer Knoten, manchmal auch aufgrund einer veränderten Gewebefarbe auf. Manche Karzinome bilden Galle und sind aufgrund eines schlechten Galleabflusses grün gefärbt.

Die Karzinome können in Lebervenen, Pfortaderäste oder Gallengänge einbrechen und metastasieren am häufigsten in die Lungen (Kavatyp der hämatogenen Metastasierung, siehe Kap. 8.6.2).

Histologisch haben hoch differenzierte hepatozelluläre Karzinome (Abb. 14.2) relativ große Ähnlichkeit mit normalem Lebergewebe. Sie wachsen meist grobtrabekulär und proliferieren stärker als normales Gewebe. Manche hepatozellulären Karzinome bilden wie fetales oder regenerierendes Lebergewebe α-Fetoprotein.

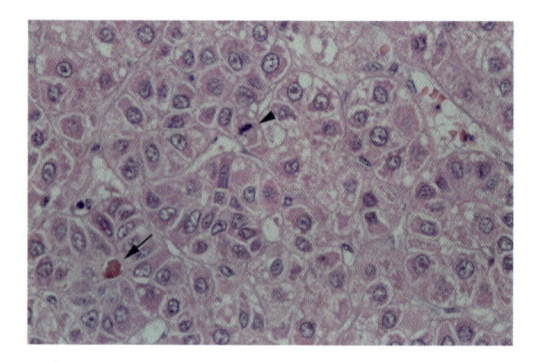

Abb. 14.2: Mikroskopischer Aspekt eines hoch differenzierten hepatozellulären Karzinoms. Die Tumorzellen ähneln regulären Hepatozyten noch relativ stark. Ihr Zytoplasma ist vermehrt basophil. Man erkennt eine Mitose (Pfeilkopf) und einen kleinen Galletropfen in einem von den Tumorzellen gebildeten Gallekanalikulus (Pfeil). Die Leberzelltrabekel sind verbreitert (mehrreihig).

14.4 Alkoholische Hepatopathie

Da in den Industrienationen die Leberschädigung durch alkoholhaltige Getränke eine große Bedeutung hat, wird hierauf im Vorgriff auf die spezielle Pathologie schon kurz eingegangen.

14.4 Alkoholische Hepatopathie !!!

Pathogenese Äthanol wird in der Leber über 3 verschiedene Reaktionswege abgebaut und zwar
- über die Alkoholdehydrogenase
- über das mikrosomale alkoholoxidierende System unter Beteiligung von Cytochrom P450 und
- über die Katalase der Peroxisomen.

Alle drei Systeme können bei regelmäßiger Alkoholzufuhr verstärkt aktiviert werden und führen zu dem Zwischenprodukt Acetaldehyd. Die verstärkte, regelmäßige Metabolisierung von Alkohol führt zu chronischen Stoffwechselveränderungen in der Leber. Darunter fallen eine Verminderung der Glukoneogenese, ein verstärktes Anfallen von Laktat mit dem Resultat einer Laktatazidose, eine Verschlechterung des Fettsäureabbaus aufgrund des kompetitiven Abbaus von Acetaldehyd in den Mitochondrien, eine Verminderung des Aminosäurenabbaus und die Verminderung des Abbaus von endogenen Steroiden, Toxinen und von manchen Medikamenten. Auch werden Zytoskelettbestandteile der Hepatozyten vermindert degradiert.

Ab welcher Menge an Alkohol eine alkoholische Hepatopathie auftritt, hängt stark von der individuellen (genetisch mit determinierten) Isoenzymausstattung ab.

> **Merke!**
> In der Regel sind bei Frauen die alkoholabbauenden Enzyme weniger stark exprimiert, sodass auch unter Berücksichtigung des Körpergewichts und des Fettanteils an der Körpermasse die alkoholtoxischen Wirkungen schon bei niedrigeren Alkoholdosen auftreten als bei Männern.

Morphologie Mikroskopisch sieht man eine mikro- oder makrovesikuläre Verfettung insbesondere der Hepatozyten der Azinuszone 3, da die Hepatozyten dieser Zone am stärksten mit den alkoholabbauenden Enzymen ausgestattet sind und dort auch am meisten Acetaldehyd anfällt (Abb. 14.3). Außerdem findet die Lipolyse und

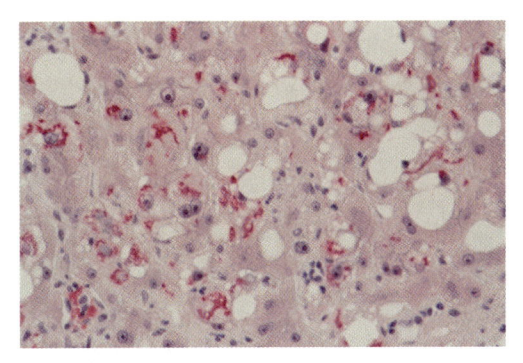

Abb. 14.3: Histologisches Bild einer alkoholtoxischen Leberschädigung. Zahlreiche Hepatozyten sind mittel- bis großtropfig verfettet. Das Mallory-Hyalin, das hier in den meisten Hepatozyten vorkommt, ist durch die immunhistochemische Darstellung ubiquitinierter Proteine kräftig rot hervorgehoben. Entzündungszellen sind im Bereich untergegangener Hepatozyten zu erkennen (untere Bildhälfte). Hier liegt eine leichte Steatohepatitis vor.

Glykolyse überwiegend in dieser Zone statt. Wenn mehr als 50 % der Hepatozyten Fetttröpfchen speichern, spricht man, unabhängig von der Ursache, von einer **Fettleber.** Die Verfettung ist für sich alleine ein komplett reversibles Phänomen, wenn kein Alkohol mehr getrunken wird. Wenn eine Fettleber weiter toxisch geschädigt wird, kann sich eine so genannte Fettleberhepatitis ausbilden, bei der das entzündliche Infiltrat reich an neutrophilen Granulozyten ist. Eine Fettleberhepatitis kann unabhängig davon, ob sie alkoholtoxisch bedingt ist oder nicht (nichtalkoholische Steatohepatitis) vergleichsweise rasch zu einer **Leberzirrhose** fortschreiten, ist aber kein obligates Vorstadium einer alkoholbedingten Leberzirrhose.

Der verminderte Abbau von Zytoskelettanteilen führt zur Bildung von **Mallory-Hyalin** (siehe Kap. 3.1.3). Manchmal sieht man Riesenmitochondrien. In der Azinuszone 3 werden vermehrt Kollagenfasern abgelagert, was ab einem gewissen Ausprägungsgrad das Bild einer **Gitterfaserfibrose** ergibt. Bei chronischer Alkoholkrankheit der Leber kann die Gitterfaserfibrose zu einer kleinknotigen Leberzirrhose fortschreiten. Auf die Folgen der Leberzirrhose und die Möglichkeit der Entwicklung eines hepatozellulären Karzinoms ist oben schon eingegangen worden.

Die hier beschriebenen histologischen Veränderungen treten nicht nur bei alkoholischer Hepatopathie auf, sind also hierfür nicht ganz spezifisch. Sie sind aber immerhin so charakteristisch, dass sie die Frage nach einer genauen Alkoholanamnese erlauben.

14 Grundlagen zur Pathologie der Leber

Zur Wiederholung

Alkoholleber • **h**epatozelluläres Adenom • hepatozelluläres Karzinom • **L**eberfibrose • Leberinsuffizienz • Leberregeneration • Leberzirrhose • **M**allory-Hyalin • **p**ortale Hypertension • **W**achstumsfaktoren • **Z**irrhoseursachen

15 Grundlagen zur Pathologie der Verdauung

A. ROESSNER

Im Folgenden werden wichtige, d. h. klinisch häufige oder besonders typische Erkrankungen des Verdauungstrakts dargestellt. Einige der in diesem Zusammenhang wichtigen Begriffe sind in Tab. 15.1 zusammengefasst.

15.1 Erkrankungen des Ösophagus

15.1.1 Fehlbildungen des Ösophagus

Während der Embryonalentwicklung entstehen Ösophagus und Trachea aus dem Darmrohr, indem sich ein längs verlaufendes Septum bildet. Im zunächst soliden Ösophagus bildet sich ein Lumen mit einem einschichtigen Flimmerepithel, das mehrschichtig wird und in Plattenepithel übergeht. Vor dem Hintergrund dieser Embryogenese sind die Fehlbildungen im Bereich des Ösophagus gut verständlich:
- Atresien über eine unterschiedlich lange Strecke
- Stenosen
- ösophagotracheale Fisteln.

Diese Veränderungen können selbstverständlich alle zu Dysphagien führen. Besonders zu erwähnen ist die **Dysphagia lusoria.** Es handelt sich dabei um eine anatomische Fehlbildung im Bereich der A. subclavia, die aberrierend aus der linken Seite des Aortenbogens entspringt, hinter dem Ösopha-

Tab. 15.1: Begriffe rund um Veränderungen und Erkrankungen im Verdauungstrakt

Begriff	Definition
Atresie	die natürliche Mündung oder Lichtung eines Hohlorgans fehlt, meist als angeborene Fehlentwicklung
Aplasie	die Entwicklung eines Körperteils aus der embryonalen Organanlage bleibt vollständig aus
Dysplasie	entweder Fehldifferenzierungen, die während der Ontogenese entstehen, z. B. Skelettdysplasien oder Nierendysplasien, oder erworbene Veränderungen in einem Zellsystem, welche als Vorstadien der Entstehung von Tumoren anzusehen sind
Metaplasie	Vorgang der Umdifferenzierung, bei dem ein reifer, differenzierter Zell- oder Gewebetyp durch einen anderen reifen, differenzierten Zell- oder Gewebetyp ersetzt wird (siehe Kap. 7.3)
Anaplasie	retrograde Metaplasie, d. h. Zellen werden umgewandelt und verlieren dabei den Grad ihrer Differenziertheit
Stenose	Lumenverengung eines Kanals/Gefäßes oder einer Mündung, z. B. durch Atherosklerose oder Verwachsungen
Obturation	Verschluss der Lichtung eines Gefäßes oder Hohlorgans durch Verstopfung
Obstruktion	totaler Verschluss eines Hohlorgans oder Gefäßes, insbesondere seines Zu- oder Ausgangs, z. B. durch Verlegung oder Verstopfung
Dysphagie	Störung beim Schlucken mit Druckgefühl oder Schmerz hinter dem Brustbein oder im Oberbauch; tritt meist aufgrund einer Fehlfunktion der Speiseröhre auf

15 Grundlagen zur Pathologie der Verdauung

gus nach rechts verläuft und und ihn dabei komprimiert.

15.1.2 Ösophagusbeteiligung bei Erkrankungen der Muskulatur

Der Ösophagus kann auch bei Erkrankungen der Muskulatur beteiligt sein.

Dermatomyositis Die Dermatomyositis ist eine chronische Muskelerkrankung aus dem rheumatischen Formenkreis, die auch paraneoplastisch auftreten kann. Die Muskulatur ist entzündet und wird segmental nekrotisch. Der Ösophagus ist manchmal beteiligt, was sich klinisch in Schluckstörungen äußern kann.

Myasthenia gravis Auch bei der Myasthenia gravis (siehe Kap. 5.2.4) ist der Ösophagus hin und wieder beteiligt. Hierbei handelt es sich um eine Autoimmunerkrankung, die durch Autoantikörper gegen muskuläre Acetylcholinrezeptoren hervorgerufen wird und klinisch durch eine typische Muskelschwäche und Muskelerregbarkeit geprägt ist.

15.1.3 Gastroösophageale Refluxkrankheit

Epidemiologie Die Ösophagitis als Folge einer gastroösophagealen Refluxkrankheit ist zu einer der häufigsten Erkrankungen in den westlichen Ländern geworden. 30 % der Erwachsenenbevölkerung klagen mindestens einmal im Monat über Sodbrennen. Ein Drittel davon weist endoskopisch Zeichen einer Refluxösophagitis auf. Bei 40 % der Patienten mit Refluxösophagitis kommt es zu Spontanheilungen, 50 % haben eine persistierende Ösophagitis und bei 10 % entwickelt sich eine so genannte Barrett-Metaplasie der distalen Ösophagusschleimhaut. Wiederum 10 % der Patienten mit Barrett-Schleimhaut erkranken an einem Adenokarzinom des distalen Ösophagus.

Ätiologie und Pathogenese Die Ätiologie und Pathogenese der gastroösophagealen Refluxkrankheit, insbesondere die Ursachen für ihre zunehmende Häufigkeit sind im Einzelnen nicht geklärt. Zunächst steht eine Insuffizienz des gastroösophagealen Sphinkters im Vordergrund. Dadurch kommt es zu einer Bilanzverschiebung zwischen dem Säurereflux als aggressiver Komponente und den defensiven Komponenten, insbesondere der ösophagealen Säureclearance und der Mukosaresistenz. Vor allem die Adipositas begünstigt die Insuffizienz des gastroösophagealen Sphinkters, aber auch unterschiedliche Pharmaka kommen in Betracht.

Morphologie Die Barrett-Schleimhaut ist benannt nach ihrem Erstbeschreiber, dem englischen Chirurgen Norman Barrett. Sie ist im Bereich des gastroösophagealen Übergangs lokalisiert und kann sich unterschiedlich weit in den distalen Magen ausdehnen (Abb. 15.1a). Histologisch handelt es sich um eine intestinalisierte Schleimhaut mit zahlreichen Becherzellen, die der intestinalen

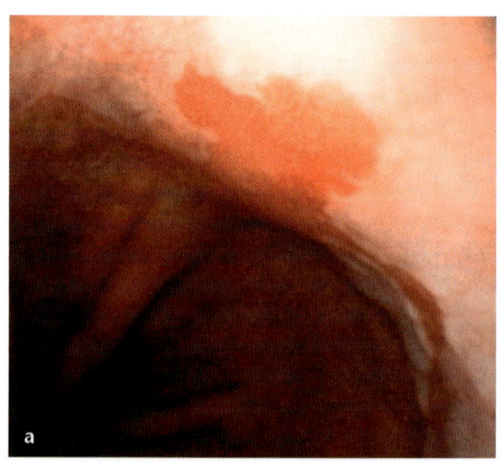

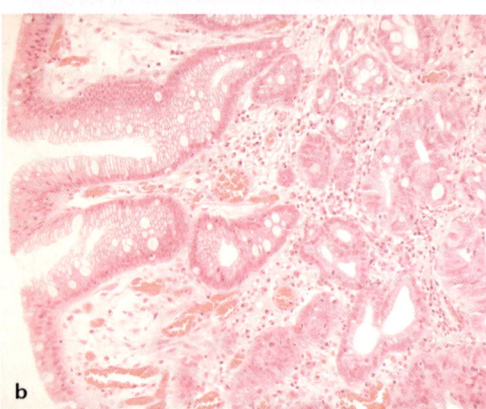

Abb. 15.1: Barrett-Schleimhaut.
a Endoskopische Aufnahme im distalen Ösophagus. In einem zungenförmigen Areal ist das ortsständige, graue Plattenepithel durch eine rosafarbene Barrett-Schleimhaut ersetzt.
b Histologisches Bild aus dem Bereich einer Barrett-Schleimhaut mit typischer Becherzellmetaplasie. Außerdem Übergang in schwere Dysplasien des Drüsenepithels mit vermehrten Mitosen (Vergr. 200fach).

Metaplasie bei der chronischen Gastritis (siehe Kap. 15.2.1) sehr ähnlich ist (Abb. 15.1b). Die Bedeutung dieser besonderen Metaplasieform liegt in ihrer Wertigkeit als Präkanzerose.

Bedeutung Etwa 10 % aller Patienten mit histologisch diagnostizierter Barrett-Schleimhaut entwickeln ein Barrett-Adenokarzinom. Die Sequenz von der gastroösophagealen Refluxkrankheit (Entzündung) über die Metaplasie und die unterschiedlichen Grade der Dysplasie (siehe Kap. 7.4 und 8.2) zum Barrett-Karzinom ist Gegenstand der Forschung, weil Adenokarzinome am gastroösophagealen Übergang zurzeit die am häufigsten zunehmenden malignen Tumoren beim Menschen überhaupt sind und weil es insbesondere im Magen-Darm-Trakt offensichtlich enge Beziehungen zwischen chronischen Entzündungen und der Entwicklung maligner Tumoren gibt.

15.1.4 Tumoren des Ösophagus

Plattenepithelkarzinom

Epidemiologie Der wichtigste Tumor ist das Plattenepithelkarzinom. Im Gegensatz zum Adenokarzinom des gastroösophagealen Übergangs nimmt seine Häufigkeit nicht zu. Es hat seinen Altersgipfel bei 50–60 Jahren und wird bei Männern 3- bis 4-mal häufiger beobachtet als bei Frauen.

Ätiologie und Pathogenese Die wichtigsten Risikofaktoren sind der Alkohol und das Rauchen. Alterationen des p53-Gens, von CyclinD1 und von unterschiedlichen Wachstumsfaktoren tragen zur Pathogenese bei.

Morphologie Die Diagnose erfolgt endoskopisch-bioptisch. Makroskopisch ist der Tumor grau-weiß und wächst ulzerierend und infiltrierend. Am häufigsten ist er in der Mitte und im unteren Drittel des Ösophagus lokalisiert. Histologisch kann das atypische Plattenepithel verhornend oder nicht verhornend wachsen und einen sehr unterschiedlichen Differenzierungsgrad aufweisen. Die desmoplastische Stromareaktion ist überwiegend nur gering ausgebildet.

Differentialdiagnose Auch meist tumoröse Prozesse im Mediastinum können durch eine Kompression des Ösophagus von außen eine Dysphagie bewirken. Ursächlich kommen unterschiedliche maligne Lymphome in Betracht, aber auch raumfordernde Karzinommetastasen.

15.2 Erkrankungen von Magen und Duodenum

15.2.1 Gastritis !!!

Definition Jede Entzündung der Magenschleimhaut ist unabhängig von ihrer Ätiologie oder Topographie eine Gastritis.

Klassifikation Die Klassifikation der Gastritis war im Lauf der Zeit zahlreichen Wandlungen unterworfen und wurde sehr uneinheitlich gehandhabt. Nachdem ab 1983 die zentrale Bedeutung der Infektion mit *Helicobacter pylori* für die Entstehung der Gastritis erkannt worden war, hat man sich in internationalem Maßstab sehr viel systematischer mit der Gastritisklassifikation auseinander gesetzt. Als Folge davon ist es ab 1990 in der Sydney-Klassifikation zu einer Vereinheitlichung gekommen. Diese Klassifikation besteht aus einem endoskopischen und einem histologischen Teil (Tab. 15.2).

Tab. 15.2: Sydney-Klassifikation der Gastritis

Kriterien	Inhalte
topographische Verteilung im Magen	Es können • Antrum, Corpus, Fundus oder • der gesamte Magen befallen sein
Ätiologie und Pathogenese	Die 3 wichtigsten Gastritisformen sind: • Autoimmungastritis (A-Gastritis) • *Helicobacter-pylori*-Gastritis (B-Gastritis) • Refluxgastritis (C-Gastritis)
histologische Einzelparameter	Es werden folgende Parameter bewertet: • Dichte der neutrophilen Granulozyten • lymphoplasmazelluläre Infiltration • intestinale Metaplasie • Atrophie des spezifischen Drüsenkörpers • Ausmaß des *Helicobacter-pylori*-Befalls

Autoimmungastritis (A-Gastritis)

Ätiologie Überwiegend sind ältere Patienten befallen. Es handelt sich um eine Autoimmunkrankheit mit Nachweis von Antikörpern gegen Belegzellen (85–90 %) und gegen den Intrinsicfaktor (25–50 %). Dadurch wird nach mehreren Jahren eine perniziöse Anämie induziert. Diese Gastritisform ist manchmal mit anderen Autoimmunkrankheiten wie der Hashimoto-Thyreoiditis, dem Sjögren-Syndrom oder der Myasthenia gravis assoziiert.

15 Grundlagen zur Pathologie der Verdauung

Morphologie Im Fundus und Corpus findet sich eine chronische Entzündung mit meist ausgeprägter Atrophie des Drüsenkörpers und intestinaler Metaplasie. Erst sehr spät wird das Antrum in den Entzündungsprozess einbezogen.

Eine wichtige Komplikation der atrophischen Autoimmungastritis ist die **perniziöse Anämie**. Durch die Autoantikörper gegen die Parietalzellen und den Intrinsicfaktor kommt es zu einer Störung der Vitamin-B_{12}-Resorption im terminalen Ileum. Der Vitamin-B_{12}-Mangel führt insbesondere zu einer Störung der Erythropoese. Die atrophische Autoimmungastritis ist auch eine fakultative Präkanzerose für das Magenkarzinom.

Helicobacter-pylori-Gastritis (Typ-B-Gastritis)

Ätiologie und Pathogenese Nach heutigem Wissensstand ist die große Mehrzahl (80–90 %) der chronischen aktiven Gastritiden durch *Helicobacter pylori* hervorgerufen. Die serologisch nachgewiesene Prävalenz liegt in den industriell entwickelten Ländern bei jungen Menschen unter 20 % und steigt dann auf 50–60 % an. In den Entwicklungsländern ist sie erheblich höher. Der Keim ist speziell adaptiert, um im Magen trotz der Säureproduktion durch die Belegzellen überleben zu können. Zum einen siedelt er in der schützenden Schleimschicht (Abb. 15.2). Darüber hinaus bildet er reichlich Urease, die Harnstoff in Ammoniak transformiert und dadurch das saure Milieu neutralisiert.

Morphologie Histologisch sind die stärksten entzündlichen Veränderungen im Antrum nachweisbar, aber auch alle anderen Regionen des Magens können befallen sein. Oft findet sich eine ausgeprägte Mukosainfiltration mit neutrophilen Granulozyten, wodurch der Aktivitätsgrad der Gastritis bestimmt wird. Das Ausmaß des lymphoplasmazellulären Infiltrats zeigt den Schweregrad der Gastritis an. Häufig wird außerdem eine intestinale Metaplasie in der Magenschleimhaut nachgewiesen, die als Ausdruck eines regenerativen Prozesses nach Epitheldefekten gedeutet wird. Wahrscheinlich kommt es bei jahrelangem Verlauf der Entzündung auch im Rahmen der *Helicobacter-pylori*-Gastritis zu einer Atrophie des spezifischen Drüsenkörpers.

Bedeutung Die *Helicobacter-pylori*-Infektion der Magenschleimhaut spielt auch eine wichtige Rolle für die Pathogenese des Magenulkus (siehe unten). Besonders bemerkenswert ist aber die Entscheidung der International Agency for Research on Cancer (IARC), die *Helicobacter-pylori*-Infektion als definitives humanes Kanzerogen zu klassifizieren. Gesicherte epidemiologische Daten zeigen ein relativ erhöhtes Risiko für die Magenkarzinomentstehung bei Vorliegen einer *Helicobacter-pylori*-Infektion. Dies gilt insbesondere für die distalen („non-cardia") Magenkarzinome. Unzweifelhaft spielt die *Helicobacter-pylori*-Infektion auch bei der Entwicklung der primären Magenlymphome eine Rolle.

Therapie Als Therapie der Wahl der *Helicobacter-pylori*-Gastritis gilt die Eradikation des Keims mittels einer Kombinationstherapie aus Antibiotika und Protonenpumpenhemmern.

Typ-C-Gastritis (Refluxgastritis)

Ätiologie Die Typ-C-Gastritis wird überwiegend durch den Reflux von Gallesäuren insbesondere nach Magenoperationen hervorgerufen. Wichtig als Ursache für die C-Gastritis sind auch das Rauchen und die Einnahme von nichtsteroidalen Antirheumatika (NSAR).

Morphologie Histologisch finden sich bei der C-Gastritis nur relativ wenig Entzündungszellen. Auffällig sind eine Kapillardilatation und Hyperämie.

15.2.2 Erosionen

Definition Als Erosionen bezeichnet man Defekte der Magenschleimhaut, welche die Lamina muscularis mucosae nicht überschreiten. Sie werden

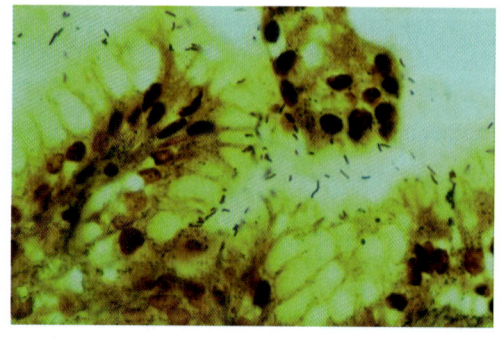

Abb. 15.2: Spiralförmige *Helicobacter-pylori*-Bakterien im Magenschleim an den oberflächlichen, Schleim bildenden Magenepithelzellen. Versilberung nach Warthin-Starry (Vergr. 1000fach).

sehr häufig gefunden, d.h. in 2–16 % der Gastroskopien, und können in der gesamten Magenschleimhaut lokalisiert sein, aber oft auch im Duodenum.

Morphologie Es gibt akute hämorrhagische Erosionen, die meist unter der Medikation von NSAR entstehen. Auch beim Kreislaufschock mit Verbrauchskoagulopathie und hämorrhagischer Diathese werden sie beobachtet. Die akuten nicht hämorrhagischen Erosionen findet man insbesondere im Zusammenhang mit der *Helicobacter-pylori*-Infektion, aber auch bei duodenogastralem Gallereflux. Erosionen können in ein chronisches Stadium übergehen. Dann imponieren sie makroskopisch infolge der entzündlichen Infiltration und der Bindegewebsvermehrung manchmal als Polypen.

Bedeutung Akute Erosionen heilen, sofern sie nicht in ein chronisches Stadium übergehen, meist innerhalb weniger Tage wieder ab. Aus den chronischen Erosionen können sich chronische Ulzera entwickeln. Die Schleimhauterosionen des oberen Magen-Darm-Trakts sind häufig die Quelle von gastrointestinalen Blutungen.

> **Merke!**
> Erosionen können auch das sichtbare endoskopische Substrat von Tumoren sein oder von seltenen Entzündungen der Magenschleimhaut, wie z.B. der Magenbeteiligung beim Morbus Crohn. Daher muss jede Erosion bioptisch untersucht werden.

15.2.3 Magen- und Duodenalulkus !

Definition Magen- und Duodenalgeschwüre (Ulzera) sind definiert als Wanddefekte, die im Gegensatz zur Erosion die Lamina muscularis mucosae überschritten haben. Das Duodenalulkus ist häufiger als das Magenulkus. Man schätzt, dass etwa 1 % der Bevölkerung an einem aktiven Duodenalulkus leidet und 0,5 % an einem Magenulkus. Beide Formen werden bei Männern häufiger beobachtet als bei Frauen.

Pathogenese Die Vorstellungen zur Pathogenese haben sich in den letzten Jahren stark gewandelt. Bevor die Bedeutung der *Helicobacter-pylori*-Infektion für die Gastritis erkannt wurde, hat jahrzehntelang das **„Waage-Modell"** die Vorstellungen von der Pathogenese der gastrointestinalen Ulzera geprägt. Danach ist die Ulkusbildung auf eine Imbalance zwischen den zytoprotektiven Faktoren der Magenschleimhaut und den körpereigenen aggressiven Faktoren, die auf die Magenschleimhaut wirken, zurückzuführen. Zytoprotektive Faktoren sind der Magenschleim, die Bikarbonatsekretion, die Sekretion von unterschiedlichen Prostaglandinen sowie eine regelhafte Schleimhautdurchblutung. Als wichtigste körpereigene aggressive Faktoren sind die Sekretion von Salzsäure, Pepsin sowie ein Reflux der Gallesäuren zu werten.

Im Gegensatz zu dieser tradierten Hypothese wird heute den körperfremden aggressiven Faktoren die wesentliche Bedeutung zuerkannt. Zentrale Bedeutung kommt in diesem Zusammenhang der *Helicobacter-pylori*-**Gastritis** zu. Der ***Helicobacter-pylori***-Nachweis gelingt bei 80–100 % der Patienten mit Magenulzera. Das Magenulkusrisiko ist bei *Helicobacter-pylori*-Infektion um das 10- bis 20fache erhöht. Die medikamentöse Eradikation von *Helicobacter pylori* hat sich als eine besonders effektive Ulkustherapie erwiesen.

Neben der *Helicobacter-pylori*-Infektion spielt auch die **Medikation mit nichtsteroidalen Antirheumatika** als exogener aggressiver Faktor eine Rolle. Da die Pepsinwirkung nicht den auslösenden ersten Schritt in der Pathogenese darstellt, ist beim heutigen Kenntnisstand an sich der Ausdruck „peptisches" Ulkus nicht mehr sinnvoll.

Morphologie Magenulzera sind am häufigsten im Antrum, am Angulus und in der kleinen Kurvatur lokalisiert. Im Duodenum finden sie sich vorzugsweise im Bereich des Bulbus bis zur Papilla Vateri. Makroskopisch sind Magenulzera runde Defekte mit einem trichterförmigen Aufbau. Oft haben sie einen Randwulst aus Narbengewebe, und die Öffnung kann von der Schleimhaut überragt werden. Am Ulkusgrund findet sich eine graugelbe Nekrose. Die Histologie ist durch eine charakteristische Schichtung gekennzeichnet:
- Oberflächlich liegt ein granulozytenreicher Schorf (Detritus).
- Darunter befindet sich eine fibrinreiche Nekrose von Kollagenfasern.
- Anschließend kommt ein kapillarenreiches Granulationsgewebe, an das sich in der Tiefe ein Narbengewebe anschließt (Abb. 15.3).

In der Regenerationsphase verschwindet der Schorf, und es kommt zur Vermehrung des Bindegewebes. Vom Ulkusrand wächst Epithel über den bindegewebig umgebauten Defekt. In der Regeneratschleimhaut findet sich häufig eine intestinale

15 Grundlagen zur Pathologie der Verdauung

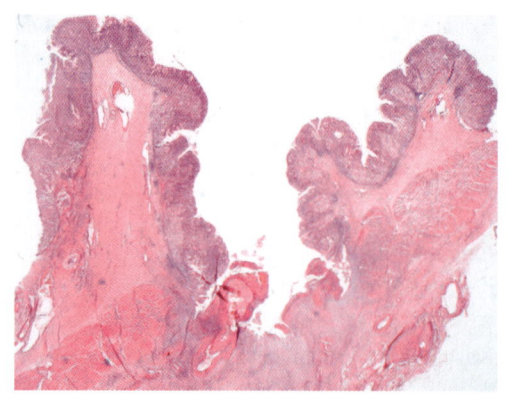

Abb. 15.3: Histologische Lupenaufnahme eines floriden Magenulkus. Am Boden des Substanzdefekts sind der Detritus sowie die fibrinreiche Nekrose zu erkennen. Das Epithel überragt den Rand des Defekts (Vergr. 2fach).

Metaplasie. Nach Abheilung imponiert das Bild makroskopisch als eine sternförmige Ulkusnarbe.

Komplikationen Folgende Komplikationen können beobachtet werden:
- Blutungen: Sickerblutungen aus dem Ulkusgrund kommen häufig vor. Sie sind nicht selten die Ursache für eine Blutungsanämie. Lebensgefährlich sind akute Blutungen aus arrodierten Gefäßen des Ulkusgrundes. Derartige Ulkusblutungen sind eine häufige Komplikation, so kommt es deswegen in den Vereinigten Staaten jährlich zu etwa 350 000 Krankenhausaufnahmen. Am häufigsten sind Blutungen aus denjenigen Ulzera, die nach Einnahme von nichtsteroidalen Antirheumatika entstanden sind.
- Stenosen: Narbenstenosen entwickeln sich bei chronisch-rezidivierenden Ulzera in etwa 2 % der Fälle im Bereich des Pylorus. Bei ausgedehnten Prozessen liegt eine so genannte Sanduhrstenose oder ein Sanduhrmagen vor.
- Perforation: Die Perforation der Magenwand ist einmal als freie Perforation in die Bauchhöhle mit nachfolgender Peritonitis möglich. Die Perforationsstelle ist meist nur wenige Millimeter groß. Häufiger ist eine gedeckte Perforation mit Penetration in die Nachbarorgane, am häufigsten in das Pankreas und in das Lig. gastrohepaticum, aber auch in die Leber, die Gallenwege und die Bauchwand.
- Entartung: Eine maligne Entartung von Magenulzera ist sehr selten. Sie wird in weniger als 1 % der chronischen Ulzera beobachtet. Meist handelt es sich um sekundär ulzerierte Magenkarzinome.

15.3 Erkrankungen von Dünndarm und Pankreas: Malassimilationssyndrom

Definition Unter Malassimilation versteht man die verminderte Ausnutzung der Nährstoffe. Dabei ist die **Maldigestion** eine Störung der intraluminalen Nahrungsaufspaltung und die **Malabsorption** eine ungenügende Resorption abgebauter Nahrungsbestandteile.

Ätiologie Die häufigsten Ursachen für die Maldigestion sind:
- gastrogen, z. B. totale Gastrektomie
- hepatobiliär, z. B. schwere Leberparenchymschäden oder Störungen der Gallesekretion
- pankreatogen, z. B. chronische Pankreatitis, nach Pankreatektomien oder Mukoviszidose.

Die wichtigsten Ursachen der Malabsorption sind:
- Zöliakie (siehe Kap. 15.3.2)
- Morbus Whipple
- chronisch-entzündliche Darmerkrankungen (siehe Kap. 6.3.4).

15.3.1 Maldigestion

Die Maldigestion ist am häufigsten auf eine Pankreasinsuffizienz infolge einer Pankreatitis zurückzuführen. Deshalb soll dieses Krankheitsbild beispielhaft etwas ausführlicher dargestellt werden.

Es wird nach morphologischen und klinischen Kriterien zwischen einer akuten und einer chronischen Verlaufsform unterschieden. Bei der akuten Pankreatitis gibt es eine seltene infektiöse und eine viel häufigere nichtinfektiöse Form.

Akute Pankreatitis

Ätiologie Epidemiologisch ist mit etwa 10–20 Fällen von akuter Pankreatitis auf 100 000 Einwohner pro Jahr zu rechnen. Die seltene infektiöse akute Pankreatitis wird meist durch unterschiedliche Viren (z. B. Coxsackie-B- oder Mumpsviren), seltener durch Bakterien verursacht. Bei der akuten nichtinfektiösen Pankreatitis handelt es sich in 50 % der Fälle um Patienten mit einem **chronischen Alkoholabusus** und in 30 % um einen die Papilla Vateri verschließenden **Gallenstein**. 10 % findet man in Zusammenhang mit einem schweren **Kreislaufschock**. Bei den verbleibenden 10 % handelt es sich um **idiopathische Fälle**.

15.3 Erkrankungen von Dünndarm und Pankreas: Malassimilationssyndrom

Pathogenese Die Pathogenese der akuten Pankreatitis ist Gegenstand intensiver Forschung. Allerdings ist das Bild bislang noch immer lückenhaft. Im Vordergrund steht eine toxische Schädigung der azinären Zellen. Am häufigsten wird diese durch Alkohol hervorgerufen, aber auch durch Gallereflux bei Verschluss der Papille. Beim Kreislaufschock liegt der toxische Effekt in der schockbedingten Hypoxie. In den azinären Zellen werden die digestiven Proenzyme synthetisiert. Durch ein hoch entwickeltes intrazelluläres Kompartmentsystem ist physiologischerweise sichergestellt, dass sie nicht aktiviert werden. Durch die Zellschädigung kommt es aber zur Störung dieses Systems und damit zur Aktivierung und Freisetzung von Verdauungsenzymen, insbesondere von Lipasen und unterschiedlichen Gruppen von Proteasen. Diese destruieren und nekrotisieren das umgebende Gewebe und lösen dadurch die akute Pankreatitis aus. Wenn der nekrotisierende Prozess größere Blutgefäße erfasst, entstehen ausgedehnte hämorrhagische Nekrosen.

Morphologie Morphologisch kann man zunächst **leichtere Verlaufsformen** unterscheiden. Diese zeigen das Bild einer ödematösen Pankreatitis mit enzymatischen Fettgewebsnekrosen (siehe Kap. 3.4.2), die makroskopisch als **„Kalkspritzer"** imponieren. Man findet sie bei Obduktionen nicht nur im Bereich der Pankreasloge, sondern vielmehr auch im Fettgewebe des gesamten Bauchraums (Abb. 15.4). Die Kalkspritzer kommen dadurch zustande, dass die durch Esterspaltung der Lipasen aus den Neutralfetten entstanden freien Fettsäuren unlösliche Salze mit dem Kalzium im Gewebe bilden.

Bei der **schweren Verlaufsform** finden sich ausgedehnte hämorrhagische Nekrosen in Kombination mit ausgedehnten Fettgewebsnekrosen.

Folgen und Komplikationen Hier ist zunächst der **pankreatogene Kreislaufschock** zu nennen, der ausgelöst wird durch freigesetztes Kallikrein, das die Bradykininkaskade aktiviert und dadurch zur Vasodilatation führt. Lokale Komplikationen sind die Bildung von **Pseudozysten** und **Abszessen,** als deren Komplikation eine Peritonitis mit Sepsis entstehen kann. Ferner können **Fisteln** in die umgebenden Organe entstehen und Blutgefäße arrodiert werden.

> **Merke!**
>
> Eine besonders wichtige Komplikation ist der Übergang in eine chronische Pankreatitis mit Verlust des funktionellen Pankreasparenchyms und dadurch bedingtem Mangel an Verdauungsenzymen, was zur Maldigestion führt.

Chronische Pankreatitis

Ätiologie Die chronische entsteht in der Mehrzahl aus Schüben einer akuten Pankreatitis.

Morphologie Sie geht einher mit einer progressiven Destruktion des Azinuszellenparenchyms und sich anschließender Defektheilung durch eine ausgedehnte Fibrose. Bei längerem Verlauf der Erkrankung ist das Pankreas weitgehend narbig umgewandelt.

Folgen und Komplikationen In den fortgeschrittenen Stadien ist die Malabsorption mit Steatorrhö die häufigste Komplikation, aber auch die schon erwähnten Pseudozysten sowie in seltenen Fällen ein Diabetes mellitus. Patienten mit einer chronischen Pankreatitis haben ein gering erhöhtes Risiko, an einem Pankreaskarzinom zu erkranken.

15.3.2 Malabsorption

Ätiologie Malabsorptionssyndrome, also die Störung des enterozytären Membrantransports, können einmal auf kongenitale Enzymdefekte zurückgeführt werden. Beispielhaft sei hierzu das Hartnup-Syndrom erwähnt, eine Resorptionsstörung

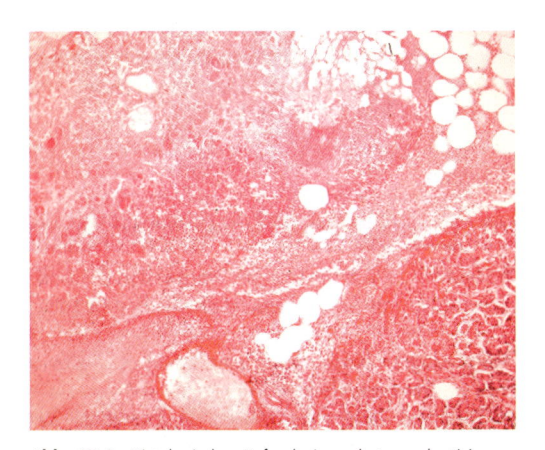

Abb. 15.4: Histologischer Befund einer akuten nekrotisierenden Pankreatitis. Am Rand ein kleiner Bereich mit erhaltenem Drüsenparenchym. Erhebliches entzündliches Infiltrat überwiegend aus polymorphkernigen Leukozyten. Ausgedehnte Nekrosen (Vergr. 120fach).

für Tryptophan, die zu Lichtdermatose und Oligophrenie führt. Häufiger sind die Malabsorptionssyndrome jedoch bei morphologischen Veränderungen des Darms, z. B. bei einer operativen Verkürzung und Ausschaltung des Ileums, Tumoren des Dünndarms oder insbesondere den chronisch-entzündlichen Darmerkrankungen Morbus Crohn und Colitis ulcerosa. Besonders wichtig ist auch die Zöliakie (einheimische Sprue), die hier beispielhaft zur Malabsorption besprochen werden soll.

Zöliakie

Definition Die Zöliakie ist definiert als persistierende Intoleranz der Dünndarmschleimhaut gegenüber **Gluten** (ein Weizenkleberprotein), die i. A. mit einem schweren Malabsorptionssyndrom einhergeht. Sie hat einen Altersgipfel nach dem Säuglingsalter mit Einführung der glutenhaltigen Nahrung sowie einen weiteren Altersgipfel im dritten Lebensjahrzehnt.

Pathogenese Die Pathogenese ist noch nicht vollständig geklärt. In wesentlichen Zügen handelt es sich um eine Autoimmunerkrankung mit Störung der dem Immunsystem des Darms eigenen Immuntoleranz. So findet man immunhistologisch intraepithelial eine Vermehrung von γ/δ-T-Lymphozyten. Im Blut lassen sich vermehrt Antikörper gegen Gluten sowie auch gegen körpereigene Strukturen nachweisen.

Morphologie Die morphologischen Veränderungen sind weitgehend typisch, aber nicht pathognomonisch. Im Vollbild der Erkrankung findet man eine totale oder subtotale **Zottenatrophie** („Zottenkahlschlag"; Abb. 15.5). Daraus entwickelt sich eine flache Schleimhaut mit Kryptenhyperplasie und vermehrten Becherzellen („Kolonisierung"). Interepithelial sind die T-Lymphozyten stark vermehrt.

Verlauf und Komplikationen Bei strikter Einhaltung einer glutenfreien Diät kommt es zur vollständigen Normalisierung des morphologischen Bildes, und die klinischen Symptome sind rückläufig. Insbesondere bei ungenügender Therapie können aber schwere Komplikationen entstehen. So entwickeln sich als Folge einer stark verminderten intestinalen Kalziumresorption eine Osteomalazie und eine Osteoporose. Maligne Lymphome und Karzinome werden in etwa 10 % (!) beobachtet. Häufig handelt es sich um so genannte MALT-Lymphome (Mucosa-Associated Lymphoid Tissue). Vermehrt treten auch die sonst sehr seltenen Adenokarzinome des Dünndarms auf.

15.4 Erkrankungen von Kolon und Rektum: Tumoren !

Der häufigste maligne Tumor des Magen-Darm-Trakts ist das **kolorektale Karzinom.** Schon aus diesem Grund ist seine Kenntnis besonders wichtig. Vor allem handelt es sich aber um einen gerade unter allgemeinpathologischem Aspekt besonders interessanten Tumor, weil sich gerade hier die molekulare Progression der malignen Tumoren aus zunächst benignen Tumoren (Adenomen) in paradigmatischer Weise nachzeichnen lässt. Die sequenzielle Entwicklung des kolorektalen Karzinoms aus seinen Vorstadien hat Anfang der 90er-Jahre des letzten Jahrhunderts zu dem bekannten Modell der molekularen Tumorprogression von Fearon und Vogelstein geführt (Abb. 15.6).

Adenom

Definition Adenome sind die benignen epithelialen Tumoren des Kolons. Nach der WHO-Definition handelt es sich um benigne Neoplasien des Drüsenepithels mit Atypien unterschiedlichen Grades.

Morphologie Nach dem histologischen Aufbau gibt es drei verschiedene Typen:
- Tubuläre Adenome (60–65 %) bestehen aus dicht aneinander liegenden, verzweigten Drüsenschläuchen. Meist haben sie einen Stiel.
- Villöse Adenome (20–25 %) sind aus zottenartigen Strukturen aufgebaut und wachsen überwiegend breitbasig aufsitzend ohne Stiel.

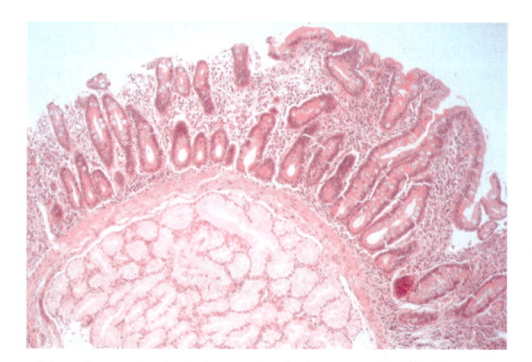

Abb. 15.5: Histologischer Befund des Zottenkahlschlags bei Sprue. Unbehandelte Zöliakie mit totaler Zottenatrophie im Duodenum (Brunner-Drüsen). Hyperplasie der Krypten mit vermehrten Becherzellen. Lymphozytäres Infiltrat (Vergr. 200fach).

15.4 Erkrankungen von Kolon und Rektum: Tumoren

```
FAP-Funktionsverlust 5q      Ras-Genmutation              p53-Verlust 17p
        DNA-Hypomethylierung         DCC-Verlust 12p           weitere genetische
                                                                Veränderungen

normales  → hyper-      → Adenom,   → Adenom,   → Adenom,   → Karzinom → Metastasen
Epithel     plastisches   leichte     mittlere    schwere
            Epithel       Dysplasien  Dysplasien  Dysplasien
```

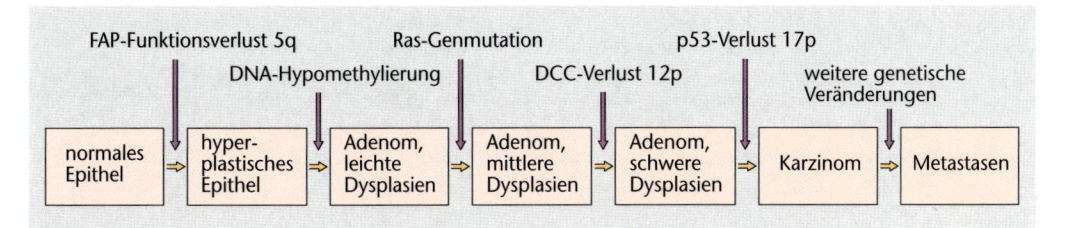

Abb. 15.6: Genetisches Modell der kolorektalen Kanzerogenese.
Bei Patienten mit familiärer adenomatöser Polyposis (FAP) ist eine Mutation auf Chromosom 5q vererbt (siehe Kap. 8.4.2). Dadurch Hyperproliferation des Epithels. Bei Patienten ohne FAP-Erkrankung kann eine analoge Mutation auftreten. Eine DNA-Hypomethylierung kann zum Funktionsverlust von Tumorsuppressorgenen führen. Ras-Mutationen kommen vermehrt bei zunehmender Dysplasie in den Adenomen vor. Das DCC-Gen (Deleted in Colon Cancer) ist ein Tumorsuppressorgen, p53 ebenfalls („Wächter des Genoms"). Weitere genetische Veränderungen führen zum metastasierenden Karzinom. Die Reihenfolge der genetischen Alterationen kann variabel sein. Entscheidend für die Progression des malignen Tumors ist eine Akkumulation der Alterationen.

- Die tubulovillösen Adenome (5–10 %) stellen eine Mischform aus beiden dar.

Im Epithel gibt es fließende Übergänge von leichten zu schweren Dysplasien. Sicheres Kriterium für den Übergang in ein Karzinom ist die beginnende Invasion der Lamina muscularis mucosae.

Kolorektales Karzinom

Epidemiologie Kolorektale Karzinome gehören bei beiden Geschlechtern zu den häufigsten malignen epithelialen Tumoren. In den Vereinigten Staaten sterben 60 000 Menschen jährlich daran, was etwa 15 % aller Tumortodesfälle entspricht. Der Altersgipfel liegt bei 60–70 Jahren. Nur 20 % der Patienten sind jünger als 50.

Ätiologie Wenn jüngere Patienten betroffen sind, handelt es sich oft um eine familiäre Adenomatosis coli (siehe Kap. 8.5.1). Oder es liegt ein hereditäres, nicht polypöses Kolonkarzinom vor (HNPCC), das nach seinem Erstbeschreiber auch Lynch-Syndrom genannt wird. Dieses wird zurückgeführt auf einen genetischen Defekt im Mismatch-Repair-System der DNA. Es wurden beim Menschen fünf Gene kloniert, die in diesem System eine Rolle spielen. In vier dieser Gene wurden bei HNPCC-Patienten Mutationen gefunden. Als wichtiger ätiologischer Faktor für das kolorektale Karzinom gilt die Ernährung. Eine besonders fettreiche Ernährung stellt ein erhöhtes Risiko dar. Dies hängt wahrscheinlich mit der erhöhten Cholesterin- und Gallensäuresynthese zusammen. Durch eine an pflanzlichen Ballaststoffen reiche Ernährung sinkt dagegen das Risiko für ein kolorektales Karzinom.

Morphologie Die meisten Tumoren sind im rektosigmoidalen Bereich lokalisiert. Makroskopisch können sie polypös, infiltrierend oder ulzerierend wachsen. Histologisch handelt es sich weitaus überwiegend um unterschiedlich differenzierte Adenokarzinome, von denen etwa 50 % eine starke muzinöse Schleimbildung zeigen.

Prognose Die Ausbreitung und Metastasierung erfolgt frühzeitig lymphogen in die unterschiedlichen regionalen Lymphknoten. Bevorzugtes Organ der hämatogenen Metastasierung ist die Leber (siehe Kap. 8.6.2). Die Metastasierung zeigt eine deutliche Korrelation mit der Invasionstiefe in der Kolonwand. Der beste Prognoseparameter ist das Tumorstaging nach der TNM-Klassifikation (siehe Kap. 8.3.2).

Zur Wiederholung

Autoimmungastritis • **B**arrett-Schleimhaut • **E**rosion • **G**astritis • gastroösophageale Refluxkrankheit • *Helicobacter-pylori*-Infektion • **k**olorektales Karzinom • **M**alabsorption • **M**alassimilation • **M**aldigestion • **P**ankreatitis • **R**efluxgastritis • **S**prue • **U**lkuskrankheit • **Z**öliakie

16 Grundlagen zur Pathologie der Ausscheidung

H.-P. Fischer

16.1 Störungen der Speichelbildung und des Speichelflusses

Die Mundspeicheldrüsen bilden pro Tag 500–600 ml Speichel. Der Speichelbelag der Mundschleimhaut gewährt die Gleitfähigkeit der Schleimhaut beim Kauen und Sprechen. Er dient dem Transport der Nahrungsbestandteile, der Geschmacksvermittlung und Reinigung und beeinflusst die Zusammensetzung der Mundflora. Als Träger von Bakterien und vieler Virustypen ist er eine wichtige Infektionsquelle.

Definition Sekretionsstörungen der Speicheldrüsen werden als Dyschylie bezeichnet. Sialorrhö ist die krankhafte Vermehrung der Speichelsekretion, während die Hypo- oder Asialie die verminderte Speichelsekretion bezeichnet.

Ätiologie Die Dyschylie beruht auf einer Speichelbildungsstörung im Drüsenparenchym oder auf einer Einschränkung des Sekrettransports. Asialie, Hyposialie und Sialorrhö können als Begleitsymptom neuropsychiatrischer und neurologischer Störungen (z. B. Parkinsonismus, Schizophrenie, Epilepsie) auftreten und durch Medikamente und Drogen induziert sein.

Als morphologisch definierte Erkrankungen mit gestörter Speichelsekretion werden im Folgenden die Sialadenose, die Sialolithiasis und das Spektrum der Sialadenitiden abgehandelt, außerdem das Sicca-Syndrom. Tumoren, die als lokales Abflusshindernis wirken können, werden hier nicht besprochen.

16.1.1 Sialadenose

Definition Dieser Begriff bezeichnet nichtentzündliche Erkrankungen des Speicheldrüsenparenchyms. Sie gehen mit einer von der Nahrungsaufnahme unabhängigen, schmerzlosen doppelseitigen Schwellung der Speicheldrüsen und Dyschylie einher. Insbesondere die Glandula parotis ist betroffen.

Ätiologie Ihr liegt eine Störung der autonomen Innervation zugrunde, die sich infolge verschiedener Grunderkrankungen entwickeln kann:
- endokrine Sialadenosen im Rahmen des Diabetes mellitus, einer Unterfunktion der Schilddrüse, der Keimdrüsen und der Nebennieren sowie des Hypophysen-Zwischenhirn-Systems
- dystrophisch-metabolische Sialadenosen bei schweren chronischen Vitaminmangelzuständen und bei chronischem Alkoholismus
- neurogene Sialadenosen im Rahmen zentralnervöser, insbesondere psychiatrischer Erkrankungen
- Sialadenosen durch Medikamente (z. B. Antikonvulsiva, Psychopharmaka, α-Rezeptorenblocker).

Morphologie Grundlage der Organvergrößerung ist eine Vergrößerung der Drüsenazini. Die Azinusepithelien enthalten infolge der Sekretionsstörung ein verbreitertes, an Enzymgranula reiches Zytoplasma und der Zellkern ist an die Zellbasis verlagert. Die das Azinusepithel umschließenden Myoepithelzellen sind degenerativ verändert. Elektronenmikroskopisch sind degenerative Veränderungen an den postganglionären vegetativen Neuriten nachweisbar.

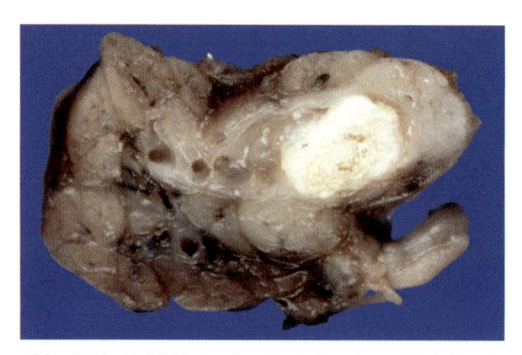

Abb. 16.1: Sialolithiasis der Glandula submandibularis mit Ektasie des durch ein Konkrement verschlossenen Hauptgangs.

16.1.2 Sialolithiasis

Ätiologie Konkrementbildungen der Speicheldrüsen werden begünstigt durch Entzündungen, Sekretstau, metabolische Störungen (z. B. Diabetes mellitus), die Kalziumkonzentration und die organische Zusammensetzung und Viskosität des Speichels.

Morphologie Mikroskopisch kleine Speichelsteine, Mikrolithen, bilden sich in den Drüsenazini und kleinen intraparenchymatösen Drüsengängen. Große Speichelsteine, Makrolithen, entstehen weitaus am häufigsten im Ausführungsgang der Glandula submandibularis, der durch einen besonders langen und gewundenen Verlauf gekennzeichnet ist, seltener in der Glandula parotis und sublingualis. Meist ist nur eine Speicheldrüse betroffen. Die Konkremente bestehen aus röntgendichten Kalziumphosphaten und -karbonatausfällungen um eine muzinreiche organische Matrix.

Folgen Der durch große Konkremente bewirkte Speichelstau bahnt kanalikulär aufsteigende Entzündungen, führt zu Gangektasien und allmählicher Atrophie des Drüsenparenchyms (Abb. 16.1).

16.1.3 Sialadenitis

Ätiologie Speicheldrüsenentzündungen können bakteriell, viral, infolge von Obstruktionen, radiogen, autoimmunologisch oder durch Zusammenwirken mehrerer dieser Faktoren bedingt sein. Es lassen sich **akute** und **chronische** Verlaufsformen unterscheiden.

- Die **bakterielle Sialadenitis** entwickelt sich i.d.R. auf dem Boden einer aszendierenden Infektion (meist Streptokokken der Gruppe A und *Staphylococcus aureus*) über das Gangsystem.
- **Viral bedingte Speicheldrüsenentzündungen** entstehen hämatogen bevorzugt durch sialadenotrope Viren, insbesondere durch Mumpsviren (Parotitis epidemica) und Zytomegalieviren (CMV). Zahlreiche andere Virusinfektionen (insbesondere Coxsackie-, Echo-, Influenza- und Parainfluenzaviren) können mit einer Begleitsialadenitis einhergehen. Bei HIV-Infektion können infolge einer den Gang verlegenden lymphofollikulären Hyperplasie lymphoepitheliale Zysten entstehen, die einen Speicheldrüsentumor vortäuschen. Sie entwickeln sich am häufigsten in der Glandula parotis.
- Bei der **chronisch-rezidivierenden Sialadenitis** wirken Sekretionsstörungen, Gangobstruktion durch Speichelsteine, kanalikulär aszendierende Infektionen, schließlich im weiteren Verlauf auch immunologische Reaktionen als pathogenetische Faktoren. Bevorzugt sind die Glandula parotis und submandibularis betroffen. Die chronische sklerosierende Sialadenitis der Glandula submandibularis mündet in ein skleratrophisches Endstadium. Die tumorähnlich verhärtete Drüse wird auch als so genannter Küttner-Tumor bezeichnet.
- Die **radiogene Sialadenitis** entwickelt sich nicht selten in der im Bestrahlungsfeld eines Mundhöhlenkarzinoms liegenden Speicheldrüse. Die Schädigung führt mit zunehmender interstitieller Fibrose und Parenchymatrophie zu einer gravierenden Einschränkung der Speichelsekretion.
- Die **epitheloidzellige Sialadenitis** ist eine Manifestation der Sarkoidose. Die in diesem Zusammenhang mögliche Trias einer bilateralen Parotitis und Uveitis mit undulierend-fieberhaftem Krankheitsverlauf und Parese des N. facialis, wird als Heerfordt-Syndrom bezeichnet.
- Die (myoepitheliale) **autoimmune Sialadenitis** betrifft gleichzeitig große und kleine Speicheldrüsen in Form lymphoidzelliger Infiltrate in und um das Gang- und Azinusepithel. Die destruierende Entzündung führt zu einem fortschreitenden Parenchymschwund, wobei lediglich kennzeichnende insuläre Proliferate der Myoepithelien innerhalb des Entzündungsfelds stehen bleiben. Die Diagnose kann anhand einer Biopsie aus kleinen Mundspeicheldrüsen gestellt werden. Eine pathogenetische Rolle viraler Antigene wie auch bestimmte HLA-DR-Subtypen werden als disponierende Faktoren diskutiert. Ziel der Immunreaktion sind die Speichelgangepithelien. Die autoimmune Sialadenitis kann auf die Speicheldrüsen konzentriert

(auch als primäres Sjögren-Syndrom bezeichnet) oder im Rahmen autoimmuner Bindegewebserkrankungen insbesondere der rheumatoiden Arthritis und des SLE auftreten (sekundäres Sjögren-Syndrom). Sie führt durch einen Funktionsverlust zum Sicca-Syndrom (siehe Kap. 16.1.4).

16.1.4 Sicca-Syndrom

Dieser Symptomkomplex umfasst eine Keratokonjunktivitis sicca infolge verminderter Tränensekretion und eine Mundtrockenheit (Xerostomie) durch eine versiegende Sekretion der großen Kopf- und kleinen Mundspeicheldrüsen. Zungenbrennen, Schluckbeschwerden, Schädigung des Zahnsystems durch Karies und Parodontose bei mangelndem Speichelfluss sind weitere gravierende Folgen. Das Sicca-Syndrom kann sich auch im Rahmen einer Graft Versus Host Reaction (GVHR) entwickeln.

16.2 Störungen der Gallesekretion

Im Folgenden sind Gallebildungs- und -sekretionsstörungen der Leberzelle, weiterhin Ausscheidungsstörungen des nachgeschalteten Gallengangsystems wie Cholelithiasis, Cholezystitis, Cholangitis und Erkrankungen der Papilla Vateri zu besprechen.

16.2.1 Cholestase und Hyperbilirubinämie

Definition Cholestase bedeutet Gallestau und umfasst Störungen der Gallebildung und Galleausscheidung. Hyperbilirubinämie bezeichnet den vermehrten Gehalt des Blutes an Bilirubin, dem gelbbraunen Gallefarbstoff, der beim Abbau des Hämoglobins entsteht. Der Ikterus (Gelbsucht) ist die klinische Folge u. a. der Hyperbilirubinämie, wenn Gallefarbstoffe aus dem Blut ins Gewebe übertreten. Die Hyperbilirubinämie und der hieraus resultierende Ikterus können isoliert oder als wesentliche Teilkomponente einer Cholestase auftreten.

Physiologie der Gallebildung Die Galle enthält verschiedene Komponenten (Gallesalze, Cholesterin, Phospholipide, Bilirubin), die von den Leberzellen aufgenommen, modifiziert oder gebildet und schließlich in die Gallekapillaren abgegeben werden. Die Sekretion in die Gallekapillaren geschieht mithilfe spezieller Transportsysteme der hepatozellulären Kanalikulusmembran. Das Epithel der sich an die Kanalikuli anschließenden abführenden Gallengänge fügt der Galle durch Sekretin und Somatostatin gesteuert Chloride und Bikarbonate in wässriger Lösung zu. Alle Komponenten zusammen bilden die Lebergalle.

Bilirubinkonjugation Bilirubin wird von den Hepatozyten aufgenommen und am endoplasmatischen Retikulum mit Glukuronsäure konjugiert. Störungen auf diesem Weg führen folglich zu einer unkonjugierten Hyperbilirubinämie. Konjugiertes Bilirubin wird in den Gallekanalikulus ausgeschieden. Alle nach der Bilirubinkonjugation lokalisierten Ausscheidungsstörungen führen demnach zu einer konjugierten Hyperbilirubinämie.

Ikterus und Cholestase Ursachen und Formen des Ikterus und der Cholestase lassen sich hinsichtlich des Schädigungsortes und -mechanismus unterscheiden (Tab. 16.1):
- Der prähepatozelluläre Ikterus ist durch ein Mehrangebot an Bilirubin verursacht.
- Der hepatozelluläre Ikterus beruht auf Störungen in der Leberzelle selbst.
- Der posthepatozelluläre Ikterus ist durch eine mechanische Abflussbehinderung in den abführenden Gallenwegen verursacht. Er führt daher zum Stau aller Komponenten der Galle.

Folgen Die Retention von Gallepigment ist in Form braungrünlicher Galletropfen in Leberepithelien und Kanalikuli (Abb. 16.2), Kupffer-Zellen, seltener auch in den kleinen Gallengängen sichtbar (Bilirubinostase). Sie führt zu einer Grünfärbung der Leber. Die toxische Wirkung retinierter Gallensäuren bewirkt eine netzartige Degeneration von Hepatozyten oder gar zusammenhängende Leberzellnekrosen in Form so genannter Galleinfarkte (Cholestase). Durch Detergenzienwirkung der Gallensäuren werden die Enzyme alkalische Phosphatase und γ-GT aus der Leberzellmembran gelöst. Diese Enzyme gelangen durch Defekte der basolateralen Kontakte zwischen den Hepatozyten in das Blut und können als biochemische Parameter einer Galleausscheidungsstörung genutzt werden. Bei längerer Cholestase entwickeln sich um die Portalfelder Neoductuli, die von einer Faserneubildung begleitet werden. Diese biliäre Fibrose schreitet bei zunehmendem Gallestau, insbeson-

16 Grundlagen zur Pathologie der Ausscheidung

Tab. 16.1: Ursachen und Formen der Cholestase

Ort der Schädigung		Prinzip der Schädigung	Beispielhafte Krankheitsbilder
prähepatozellulär		Mehrangebot unkonjungierten Bilirubins	Hämolysen (häufigste Ursache), Icterus neonatorum
hepatozellulär	prämikrosomal	• gestörte Bilirubinaufnahme • gestörter Bilirubintransport zum ER	medikamentös oder Begleitcholestase bei Hepatitis
	mikrosomal	Bilirubinkonjugationsstörung am ER	• Crigler-Najjar-Syndrom I (komplettes Fehlen der UDP-Glukuronyltransferase) • Crigler-Najjar-Syndrom II (verminderte Aktivität der UDP-Glukuronyltransferase)
	postmikrosomal-präterminal	isolierte Sekretionsstörung des konjugierten Bilirubins	• Dubin-Johnson-Syndrom • Rotor-Syndrom
	postmikrosomal-terminal	• Exkretionsstörung für konjugiertes Bilirubin und/oder Gallensäuren • Mutation von Gallensalztransportproteinen (FIC-1-Gen, BSEP-Gen, MDR-3-Gen), dadurch Behinderung des Galletransports	• medikamentös induzierte Cholestase • Begleitcholestase bei Virushepatitis • benigne rekurrierende intrahepatische Cholestase (BRIC) • progressive familiäre intrahepatische Cholestase (PFIC, Byler-Syndrom)
posthepatozellulär	intrahepatische Gallengänge	• entzündliche Destruktion • Gallengangsschwund	• eitrige und nichteitrige destruierende Cholangitis • chronische Abstoßungsreaktion, GVHR
	extrahepatische Gallengänge	• Anlagestörung • entzündliche Sklerose • Unwegsamkeit	• Gallengangsatresie • sklerosierende Cholangitis • Cholelithiasis, Tumoren

re bei Verlegung extrahepatischer Gallengänge zu portoportalen Bindegewebssepten fort und kann schließlich in einer biliären Leberzirrhose enden.

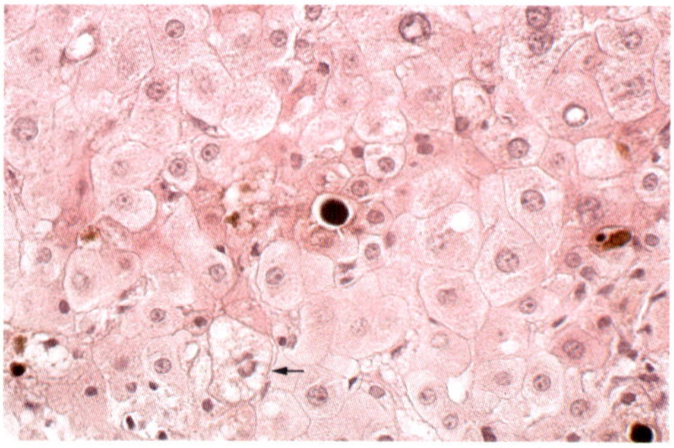

Abb. 16.2: Cholestase der Leber: Kanalikuläre Bilirubinostase sowie fedrige Degeneration eines Hepatozyten (Pfeil) als Zeichen der Cholestase.

16.2.2 Cholelithiasis

Definition Ausscheidungsstörungen der Galle können durch eine Abflussbehinderung der Gallenwege ausgelöst werden. Konkremente im Gallenwegssystem (Cholelithiasis) sind eine wesentliche Ursache. Sie können primär die intrahepatischen Gallengänge als Hepatolithiasis oder den Ductus choledochus als Choledocholithiasis betreffen. Am häufigsten ist die Steinbildung in der Gallenblase, die Cholezystolithiasis.

Ätiologie Die Hepatolithiasis ist mehrheitlich eine erworbene Erkrankung, kann aber auch syndromal im Rahmen der autosomal-rezessiv vererbten Caroli-Erkrankung, die durch zystische Ektasien intrahepatischer Gallengänge gekennzeichnet ist, entstehen. Die Choledocholithiasis tritt meist sekundär im Rahmen von Steinabgängen bei Cholezystolithiasis auf.

Pathogenese Am Beginn der Cholesterinsteinbildung steht ein falsches Mischungsverhältnis von

Cholesterin und lösungsvermittelnden Gallensäuren. Dadurch kann das wasserunlösliche Cholesterin nur unzureichend in Mizellen in Lösung gehalten werden und kristallisiert als Cholesterinmonohydrat aus. Kalziumsalze, Schleimsubstanzen, abgeschilferte Epithelien, Fibrin und Bakterien fördern als Kondensationskeime die beginnende Präzipitation bzw. Nukleation. Förderlich sind lange Galleverweilzeit bei gestörter Gallenblasenmotilität und eingedickte Galle (Bile Sludge) in der Gallenblase. An die Nukleation schließt sich das Steinwachstum an. Begünstigende Faktoren für bilirubinreiche braune Pigmentsteine sind chronische Hämolysen und ein gestörter Bilirubinstoffwechsel bei Leberzirrhosen. Bakterielle Gallenwegsinfektionen fördern die Bildung schwarzer Pigmentsteine. Die Cholelithiasis ist häufig von einer Gallenwegsentzündung gefolgt, sie wird umgekehrt aber auch durch Gallenwegsentzündungen begünstigt.

Morphologie   Unterschieden werden nach ihrer Zusammensetzung radiärstrahlige gelbe Cholesterinsteine, maulbeerförmige braune bis schwarze Pigmentsteine, grauweiße amorphe kalziumreiche Steine und gemischte Steine, die schichtweise aus Gallebestandteilen wie Cholesterin, Gallepigment und Kalziumsalzen aufgebaut sind.

16.2.3 Cholezystitis

Akute Cholezystitis

Ätiologie und Pathogenese   Die akute Cholezystitis entsteht meist in Verbindung mit einer Cholezystolithiasis (steinhaltige Cholezystitis). Ursächlich ist meist ein Steinverschluss des Ductus cysticus oder des Gallenblasenhalses. Der hierdurch bedingte Gallerückhalt fördert die Einwirkung der Gallensäuren auf die Schleimhaut. Die von der Schleimhaut gebildete Phospholipase A trägt hierbei zur Bildung des schleimhautschädigenden Lysolecithins und zur Aktivierung von Entzündungsmediatoren bei. Eine bakterielle Infektion durch Darmkeime tritt meist erst sekundär hinzu. Die akute steinfreie Cholezystitis wird i.A. durch lokale oder systemische Störung der Gallenblasendurchblutung bewirkt. Sie wird insbesondere bei intensivmedizinisch betreuten, kreislaufinsuffizienten Patienten nach schweren Operationen oder Mehrfachverletzungen beobachtet. Daher besteht die Gefahr, dass die Symptome der Gallenblasenentzündung durch die schwere Vorerkrankung verschleiert werden.

Morphologie   und Komplikationen Die akute Cholezystitis breitet sich als ulzerophlegmonöse Entzündung durch alle Wandschichten aus. Sie kann von einer fibrinösen Entzündung der Serosa begleitet sein. Nekrosen und Abszesse der Gallenblasenwand mit Einschluss von Konkrementen bahnen die Komplikation einer freien Perforation in die Bauchhöhle oder Perforation mit Fistelbildung in die Nachbarorgane wie Dünndarm und Kolon.

Chronische Cholezystitis

Ätiologie   Die chronische Cholezystitis entsteht meist auf dem Boden einer akuten rezidivierenden Gallenblasenentzündung bei Cholezystolithiasis. Infolge der chronischen Entzündung können sowohl die Schleimhaut als auch die Muskularis hypertrophieren (chronische hypertrophe Cholezystitis), oder aber die Schleimhaut flacht ab und die tiefen Wandschichten schrumpfen bei fortschreitender Vernarbung (chronische atrophische Cholezystitis). Bei ausgedehnter Wandverkalkung entsteht das Bild der so genannten Porzellangallenblase.

Komplikationen   Wichtige Komplikation insbesondere der chronischen atrophischen Cholezystitis ist das Gallenblasenkarzinom.

16.2.4 Cholangitis

Ätiologie und Pathogenese   Entzündungen der großen intrahepatischen und extrahepatischen Gallengänge beruhen i.d.R. auf einer aszendierenden Infektion durch aerobe oder anaerobe Darmbakterien. Diese wird wesentlich begünstigt durch ein Abflusshindernis, insbesondere Gangkonkremente oder Tumoren, aber auch durch mechanische Schleimhautalteration und lokale Ischämien nach endoskopischen oder chirurgischen Eingriffen.

Formen   Verschiedene Cholangitisformen sind zu unterscheiden:
- Die akute Cholangitis ist durch eine eitrige phlegmonöse Entzündung der Wandung und Schleimhautdefekte gekennzeichnet. Komplikationen sind cholangiogene Leberabszesse, Sepsis, Insuffizienz chirurgischer Anastomosen nach vorangegangenen Gallenwegsoperationen.
- Postentzündlich narbige Strikturen begünstigen einen chronischen Verlauf im Sinn einer sekundären chronisch-sklerosierenden Cholangitis.
- Gravierende chronisch-eitrige Cholangitiden in ostasiatischen Küstengebieten treten im Rah-

men einer Besiedelung der Gallenwege durch kleine Leberegel (chinesischer Leberegel bzw. *Clonorchis spec.* und Katzenleberegel bzw. *Opistorchis spec.*) auf.
- Die hiervon abzugrenzende primäre sklerosierende Cholangitis (PSC) ist eine eigenständige chronisch-entzündliche Gallenwegserkrankung immunologischer Grundlage prädisponierter Menschen, die mit sektorförmigen Einengungen die extrahepatischen und/oder großen intrahepatischen Gallengänge befällt. Sie ist nicht selten mit einer Colitis ulcerosa assoziiert und birgt ein erhöhtes Risiko zum Cholangiokarzinom.

16.2.5 Erkrankungen der Papilla Vateri

Die Vater-Papille dient als Ventilpumpe der hormonell geregelten Ausscheidung von Galle und Pankreassekret in das Duodenum. Funktionelle Störungen, v.a. aber mechanisch bedingte Lumenverengung durch Entzündungen, Steineinklemmung und Tumoren bewirken einen Sekretstau. Dieser kann eine akute oder chronische Pankreatitis und bei aufsteigenden Infektionen eine Cholangiohepatitis zur Folge haben. Das seltene Papillenkarzinom wird aufgrund eines früh auftretenden posthepatischen Ikterus oft in noch operablen, für den Verlauf günstigen Stadien entdeckt.

16.3 Harnabflussstörungen

Störungen des Harnabflusses können primär die Nieren oder die ableitenden Harnwege betreffen. Interstitielle bzw. tubulointerstitielle Nierenentzündungen spielen sich prädominant im Niereninterstitium ab und beziehen meist erst sekundär die Tubuli ein. Da sie neben der Harnbildung auch die Harnausscheidung beeinträchtigen, werden sie an dieser Stelle besprochen. Hiervon zu unterscheiden sind primäre Harnbildungsstörungen wie die Glomerulonephritiden (Kap. 5.2.2) oder Tubulopathien.

16.3.1 Interstitielle Nierenentzündungen

Akute Pyelonephritis

Definition Die akute Pyelonephritis ist eine meist bakterielle, eitrige destruierende tubulointerstitielle Nierenentzündung.

Ätiologie und Pathogenese Etwa 75 % der akuten Pyelonephritis gehen auf Erreger der physiologischen Darmflora zurück. Der häufigste Keim ist *E. coli* (35 %) gefolgt von Klebsiellen, Proteus, Pyozyaneus, Entero-, Strepto- und Staphylokokken. Bei immunsupprimierten Patienten kann die Pyelonephritis auch durch Pilzinfektionen (meist Candida-Gruppen) oder virale Infektionen (Zytomegalievirus, Adenovirus, Polyomavirus) bedingt sein. Die Keimbesiedlung der Niere erfolgt kanalikulär aufsteigend oder hämatogen. Infektionen der Harnröhren- und Harnblasenschleimhaut sind häufiger Ausgangspunkt. Harnabflussstörungen durch Fehlbildungen der abführenden Harnwege, Prostatahyperplasie, Tumoren, neurovegetative Blasenentleerungsstörungen und metabolische Erkrankungen wie z. B. Diabetes mellitus fördern die Entstehung der akuten Pyelonephritis.

Morphologie Die akute Pyelonephritis ist ein- oder doppelseitig. Die betroffene Niere ist vergrößert. Auf den Schnittflächen finden sich streifenförmige gelbliche Abszessstrahlen in Mark und Rinde aus granulozytenreichen Einschmelzungsherden. Die in die Sammelrohre und das Nierenbecken gelangten Entzündungszellen und Erythrozyten lassen sich im Urinsediment nachweisen. Bei aufsteigender Infektion über die Harnwege ist primär das Nierenbecken entzündlich verändert, bei hämatogenen Formen ist primär und teilweise ausschließlich das Niereninterstitium befallen.

Folgen und Komplikationen Insbesondere bei Diabetes mellitus können Papillennekrosen entstehen, die spontan abgestoßen werden. Bei schwerem Verlauf kann die eitrig-einschmelzende Entzündung durch die Nierenkapsel auf das perirenale Fettgewebe übergreifen und zu einem paranephritischen Abszess führen. Bei starker Abwehrschwäche besteht die Gefahr einer Urosepsis.

16.3 Harnabflussstörungen

Chronische Pyelonephritis

Definition Die chronische Pyelonephritis ist eine kontinuierlich oder schubweise protrahiert verlaufende, meist bakterielle tubulointerstitielle Nephritis. Sie entwickelt sich häufiger bei Frauen.

Ätiologie Chronische Harnwegsinfekte und gestörter Harnabfluss mit konsekutiver Refluxnephropathie sind häufige auslösende Faktoren.

Morphologie Ein Drittel der Fälle ist doppelseitig. Morphologisch kennzeichnend sind herdförmige lymphozytär-plasmazelluläre Infiltrate im Interstitium, weiterhin ektatische Tubulusabschnitte mit flachem Epithel und eingedicktem Sekret. Diese Areale ähneln histologisch kolloidreichem Schilddrüsengewebe und werden daher auch als so genannte Strumafelder bezeichnet. Schließlich finden sich streifen- oder keilförmige Narben, die zu muldenförmigen Einziehungen der Oberfläche führen. Die Glomerula sind relativ spät vom Umbau betroffen. Im weiteren Verlauf werden die intrarenalen Arterien in Form einer Mediahyperplasie und stenosierenden Intimafibrose umgestaltet.

Folgen Der fortschreitende Verlust von funktionierendem Nierenparenchym führt zur pyelonephritischen Schrumpfniere, ein Endstadium, das doppelseitig eine chronische Niereninsuffizienz und terminal eine chronische Urämie zur Folge hat.

Akute nichtdestruierende interstitielle Nephritis

Ätiologie Diese doppelseitige polyätiologische Nierenentzündung tritt häufig als allergische Reaktion im Zusammenhang mit vorangegangener Medikamenteneinnahme auf. Angeschuldigt werden z. B. verschiedene Antibiotika, Metamizol oder nichtsteroidale Antiphlogistika. Sie kann darüber hinaus als infektiös-toxische Begleiterkrankung viraler, bakterieller oder parasitärer Infektionen (Röteln, Typhus, Scharlach, Q-Fieber, Askaridenbefall) entstehen. Einige dieser Nephritiden sind idiopathisch auf immunologischer Grundlage.

Morphologie Die Nieren sind vergrößert, haben eine verwaschene Mark-Rinden-Grenze und düsterrote Papillen. Das verbreiterte Interstitium ist vornehmlich von T-Lymphozyten und Plasmazellen, Histiozyten, manchmal auch von auffallend reichlichen eosinophilen Granulozyten infiltriert, während neutrophile Granulozyten im Gegensatz zur akuten Pyelonephritis nur selten sind. Die Prognose ist gut, eine chronische Niereninsuffizienz entwickelt sich selten.

Chronische nichtdestruierende Nephritis

Syn. Analgetikanephropathie

Ätiologie und Pathogenese Hauptursache dieser abakteriellen, doppelseitigen Nierenentzündung ist die langjährige Einnahme von Schmerzmittelmischpräparaten (Analgetikanephropathie). In der Leber gebildete Metabolite dieser Medikamente (meist Phenacetin und Paracetamol) führen über eine Sklerose kapillärer und tubulärer Basalmembranen zur obliterierenden Kapillarsklerose und Tubulusatrophie. Die Minderdurchblutung hat im weiteren Verlauf sequestrierende Papillennekrosen zur Folge.

Morphologie Die entzündliche Infiltration des Interstitiums durch Lymphozyten und Plasmazellen ist gering. Die Nierenfunktion geht schleichend zurück.

Nierentuberkulose

Sie entwickelt sich i.d.R. hämatogen nach pulmonaler Infektion durch *Mycobacterium tuberculosis*. Meist manifestiert sie sich im Postprimärstadium in einer Niere. Typischerweise entwickeln sich in der Markregion epitheloidzellig umsäumte käsige Nekrosen. Diese können gegen die Umgebung abgekapselt werden (geschlossene Nierentuberkulose) oder aber als ulzerös-kavernöse Entzündung die Nierenpapillen und -kelche destruieren. Die eingedickten, sekundär verkalkten Nekrosemassen in Nierenmark und Nierenbecken blockieren schließlich den Harnabfluss. Es entsteht eine funktionslose so genannte Kitt- oder Mörtelniere. Wenn immer bei destruierender Entzündung Erreger in die ableitenden Harnwege gelangen, liegt eine offene Nierentuberkulose vor. Aus dieser resultiert die Urogenitaltuberkulose.

16.3.2 Erkrankungen der ableitenden Harnwege !!

Harnabflussstörungen können durch angeborene Fehlbildungen, primär entzündlich, durch Konkremente, durch örtliche Hypertrophien (z. B. Prostatahyperplasie) und durch Tumoren bedingt sein.

Nichttumoröse Harnabflussbehinderungen

Angeborene Harnabflussstörungen

Der Ureter duplex und der Ureter fissus als mit Doppelung von Ureter und Nierenbecken einhergehende Anomalien, weiterhin subpelvine Ureterabgangsstenosen, Ureterwandfalten und Ureterfehleinmündungen in die Blase mit vesikoureteralem Reflux stellen die wichtigsten angeborenen Harnabflussstörungen dar.

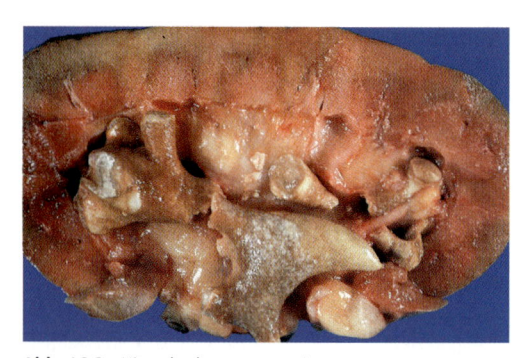

Abb. 16.3: Nierenbeckenausgussstein.

Harnwegsentzündungen

Ätiologie Harnabfluss und Harnwegsentzündungen stehen in pathogenetischer Wechselbeziehung: Der Spülwirkung des primär keimfreien Urins steht die Bakterienansiedelung im Harntrakt entgegen. Die kurze weibliche Urethra und ihre Nähe zum Analkanal, anatomisch und neurogen bedingte Blasenentleerungsstörungen, Störungen der immunologischen Abwehr, weiterhin Urothelhaftstrukturen bestimmter Bakterienstämme, so genannte Adhäsine, begünstigen die Harnwegsinfektion.

Entzündungsformen Die akute bakterielle Urozystitis, die i.d.R. durch Erreger der Darmflora ausgelöst wird, kann je nach Schweregrad als erosive, ulzeröse, hämorrhagische oder gar gangränöse Entzündung mit kennzeichnender neutrophil-granulozytärer Infiltration in Erscheinung treten. Bei chronischer Urozystitis infolge rezidivierender Infektionen steht eine lymphozytäre Infiltration im Vordergrund. Zu den nichtinfektiösen Harnblasenentzündungen zählen unter anderem die akute und die chronische Strahlenzystitis, weiterhin die pathogenetisch letztlich noch nicht geklärte interstitielle Zystitis.

Urolithiasis

Harnsteine, die Urolithiasis, bilden sich insbesondere in den Kelchen des Nierenbeckens als Nephrolithiasis und in der Harnblase aus. Ihr Abgang durch den Ureter geht mit kolikartigen Schmerzen einher.

Ätiologie und Pathogenese Art und Genese der Steine werden wesentlich bestimmt durch die Konzentration bzw. Übersättigung der im Urin gelösten Salze und den pH-Wert des Urins. Kristallnukleatoren wie Zelldetritus, Bakterien, Blutkoagel, abgeänderte Uromucide fördern als Kristallisationszentren die Steinbildung. Bakterien tragen durch Beeinflussung des pH-Wertes und Bildung von Abbauprodukten zur Genese „infektionsbedingter" Steine bei. Organische und anorganische Inhibitoren wirken der Lithogenese entgegen. Bestimmte metabolische Erkrankungen fördern die Steinbildung: Störungen des Kalziumphosphatstoffwechsels – insbesondere der Hyperparathyreoidismus – begünstigen die Entwicklung kalziumreicher Steine. Harnsäuresteine treten insbesondere bei Hyperurikämie bzw. Gicht, Cystinsteine bei Cystinurie auf.

Morphologie Weitaus am häufigsten sind Kalziumoxalatsteine gefolgt von Kalziumphosphat-, Struvit- und Harnsäuresteinen. Ihre Größe reicht von Nierenbeckenausgusssteinen (Abb. 16.3) bis zu grießartigen Konkrementen.

Tumoren und tumorähnliche Harnabflussstörungen

Tumoren beeinträchtigen den Harnabfluss insbesondere im Bereich der Engstellen. Grundsätzlich kommen dabei Tumoren des Urothels in Betracht, aber auch Tumoren, die den Harnabfluss durch Kompression von außen behindern.

Urothelkarzinom

Häufigster Tumor der ableitenden Harnwege ist das Urothelkarzinom (Transitionalzellkarzinom), das von der urothelbedeckten Schleimhaut des Nierenbeckens bis zur proximalen Urethra ausgeht und meist in der Harnblase entsteht. Wichtige ätiologische Faktoren sind Stoffe des Zigarrettenrauches, industriell eingesetzte aromatische Amine, Analgetikametaboliten, chronische Harnwegsentzündungen – in diesem Rahmen speziell die Bilharziose (Schistosomiasis). Das papilläre Transitionalzellkarzinom kann durch Stenosen oder aber aufgrund der Vulnerabilität des zarten Papillengrundstocks über eine Hämaturie auffallen. Invasive Tumorstadien entstehen häufig erst nach Rezidiven nichtinvasiver Vorstufen. Das flache urotheliale Carcinoma in situ bleibt hingegen lange unbemerkt und kann unmittelbar in ein hochmalignes invasives Karzinom übergehen.

Prostatakarzinom

Das Prostatakarzinom (siehe Kap. 8.4.2), das zweithäufigste Karzinom des Mannes, führt oft erst bei größeren Tumoren zu Miktionsbeschwerden, da es meist in der Peripherie der Vorsteherdrüse entsteht. Auffälliger rektaler Tastbefund, stetig ansteigende Serumwerte des prostataspezifischen Antigens (PSA) und die transperineal oder transrektal geführte Nadelbiopsie führen zur Diagnose.

Prostatahyperplasie

Definition Die Prostatahyperplasie ist die bedeutendste Harnabflussstörung beim Mann. Die Prostatahyperplasie ist eine benigne Vergrößerung der Drüsen und des fibromuskulären Stromas der Prostata.

Ätiologie Als hormonelle Grundlage der Hyperplasie gilt ein gestörtes Wirkungsverhältnis im Zusammenspiel von Androgenen und Östrogenen. Die gesteigerte Verstoffwechslung von Testosteron zum aktiven Metaboliten Dihydrotestosteron durch die 5α-Reduktase in der Prostata wie auch die vermehrte Umwandlung von Androgen zu Östrogen im peripheren Fettgewebe fördern das Wachstum des hormonsensiblen Prostatagewebes.

Morphologie Von der Prostatahyperplasie vornehmlich betroffen ist die Transitionalzone (früher auch Innendrüse genannt), welche die harnblasennahen Anteile der Urethra unmittelbar umschließt. Daher wird die Prostatahyperplasie schon frühzeitig als Blasenfunktionsstörung wirksam. Es resultieren unreife Stromaproliferate, fibromuskuläre und muskuläre Knoten sowie drüsenreiche Knoten. Letztere werden durch Wachstumsfaktoren vermittelte Wechselbeziehungen zwischen Stroma und Epithel induziert. Sekretretention, gefolgt von Konkrementen, zystischer Drüsenatrophie und sekundärer Entzündung variieren den morphologischen Befund und beeinflussen das Beschwerdebild.

Folgen Die entscheidende Folge der Prostatahyperplasie ist die Einengung der Urethra. Sie wird

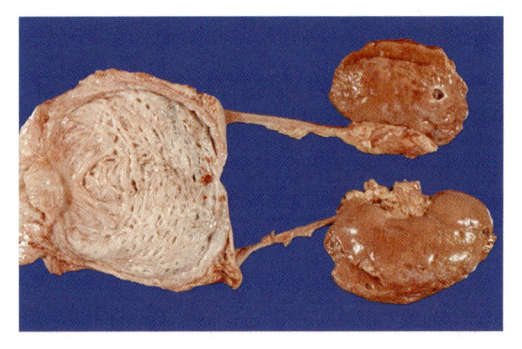

Abb. 16.4: Prostatahyperplasie mit „Home-Mittellappen"; konsekutive „Balkenblase", pyelonephritische Narben beidseits und Schrumpfniere rechts.

insbesondere wirksam, wenn die knotig vergrößerte Transitionalzone als „Home-Mittellappen" den Urethralabgang aus der Harnblase verlegt. Folge sind Harnstau und in der Blase verbleibender Restharn. Die erhöhte Muskelarbeit bei der Miktion bedingt eine kompensatorische Hypertrophie der Blasenmuskulatur und führt zur Entwicklung einer „Balkenblase" (Abb. 16.4). Hierbei wölben sich die verdickten Muskelzüge in die Lichtung der Harnblase vor. Die darüber angeordnete Schleimhaut wird nach außen gestülpt, sodass unterschiedlich tiefe Nischen, „Pseudodivertikel", entstehen.

Kompression durch andere Tumoren und Erkrankungen

Weit fortgeschrittene Harnwegskarzinome, Genitalkarzinome, retroperitoneale Lymphome und Sarkome, aber auch die idiopathische retroperitoneale Fibrose und entzündlich, radiogen oder in Folge von Operationen entstandene Strikturen können von außen die Harnwege verlegen.

Folgen der Harnabflussstörungen

Die meisten der genannten Harnwegserkrankungen können zu einer Verlegung der Harnwege führen, die je nach Ort und Dauer der Einengung, ein- oder doppelseitig wirksam wird.

Hydroureter Der chronische Harnrückstau aus oder vor der Blase – z.B. infolge einer Harnleitermündungsstenose – kann neben der Balkenblase (siehe oben) zur massiven Ektasie des Harnleiters, zu einem Hydroureter, führen.

Obstruktive Nephropathie Wirkt der Harnstau bis in das Nierenbecken, z.B. auch bei Nierenbeckenabgangsstenosen, resultiert eine sackförmige Ausweitung des Nierenbeckens und eine an den Nierenpapillen beginnende Druckatrophie des Nierenparenchyms, die Hydronephrose. Man spricht vom Krankheitsbild der obstruktiven Nephropathie, die in der funktionslosen hydronephrotischen Sackniere endet. Bei Nierenbeckenabgangsstenose kann sich diese schon kongenital oder in der Kindheit unbemerkt entwickeln.

Infektionen Die Harnabflussstörung prädisponiert zur Entwicklung einer aszendierenden Infektion mit einer akuten oder chronischen Pyelonephritis. Eine eitrige Nierenbeckenentzündung mit Harnverhalt führt zur Pyonephrose. Gelangen bei schwerer Harnwegsentzündung Erreger in den Kreislauf, kann eine komplizierende septische Allgemeininfektion entstehen, die Urosepsis.

> **Merke!**
>
> Die mikroskopische Untersuchung des Urins auf Erreger (Pilze, Bakterien), Entzündungszellen (eitrige und chronische Harnwegsentzündungen), Erythrozyten (Mikro- und Makrohämaturie) und Tumorzellen erlaubt als einfache, nichtinvasive Maßnahme orientierende, manchmal auch diagnostisch weit reichende Aussagen über krankhafte Nieren- und Harnwegsveränderungen.

16.4 Mukoviszidose !!

Syn. zystische Fibrose

Definition Die Mukoviszidose, ist eine häufige (1:1800 Lebendgeborene in Deutschland) autosomal-rezessiv vererbte Sekretionsstörung des exkretorischen Drüsengewebes, somit eine generalisierte Exokrinopathie (siehe Kap. 5.1.3).

Ätiologie und Pathogenese Grundlage ist eine Mutation im Gen eines Plasmamembranproteins, dem Cystic Fibrosis Transmembrane Conductance Regulator (CFTR). Die Mutation hat eine Konformationsänderung des CFTR zur Folge. Das fehlerhaft gefaltete Protein wird an seinem Bildungsort im endoplasmatischen Retikulum zurückgehalten und vorzeitig abgebaut; es gelangt daher nicht in ausreichender Menge an den eigentlichen Funktionsort, die Plasmamembran. Der CFTR kann somit seine Funktion als transmembranöser Chloridionenkanal nicht entfalten. Hierdurch ist die Natriumresorption und Kalziumsekretion der Zellen behindert. Die erhöhte intrazelluläre Kalziumkonzentration bewirkt indirekt eine posttranslationelle Änderung des Glykoproteinmusters des Schleims. Es entsteht ein hyperviskoser Mukus, der nur erschwert kanalikulär abtransportiert wird. In der Bronchialschleimhaut ist darüber hinaus die Zilienfunktion eingeschränkt.

Klinik Die Sekrettransportstörung bestimmt bei homozygotem Status und bei Compoundheterozygotie die klinische Symptomatik und das morphologische Bild: Der Nachweis einer überhöhten Natrium- und Chloridkonzentration des Schweißes wird diagnostisch genutzt. Im Darm kann der zähe Schleim bereits bei Feten intrauterin und bei Neugeborenen einen Mekoniumileus auslösen. In der Lunge führt der Sekretstau zu einer progredienten obstruktiven Lungenerkrankung mit ausgedehnten Bronchiektasen, Fibrose und Emphysem. Schwere Bronchopneumonien, respiratorische Insuffizienz und/oder pulmonaler Hypertonus gefolgt von einem dekompensierten Cor pulmonale sind häufige Todesursachen. In der Leber können der Sekretverhalt und konsekutive Entzündungen der Gallenwege eine sekundäre biliäre Zirrhose zur Folge haben. Im Pankreas bewirkt die Sekretretention Gangektasien und eine sekundäre Parenchymatrophie und Fibrose. Aufgrund dieser Veränderungen im Pankreas wird die Mukoviszidose auch als zystische Fibrose bezeichnet. Folge ist eine im Kindes- oder Jugendalter manifeste exkretorische Pankreasinsuffizienz.

Zur Wiederholung

biliäre Leberzirrhose • **B**ilirubin • **C**holangitis • **C**holelithiasis • **C**holestase • **C**holezystitis • **H**arnwegsentzündung • **I**kterus • **M**ukoviszidose • **N**ephritis • **o**bstruktive Nephropathie • **P**apillenkarzinom • **P**rostatahyperplasie • **P**yelonephritis • **S**ialadenitis • **S**ialadenose • **S**ialolithiasis • **S**icca-Syndrom • **S**jögren-Syndrom • **U**rolithiasis • **U**rosepsis • **U**rothelkarzinom

17 Grundlagen zur Pathologie des Nervensystems

W. FEIDEN

17.1 Allgemeine Neuropathologie

17.1.1 Anatomie des Nervengewebes

Das Nervengewebe, untergliedert in zentrales (ZNS) und peripheres Nervensystem (PNS), weist einige strukturelle Besonderheiten auf, die für das Verständnis pathologischer Veränderungen wichtig sind.

Nervenzellen

Das Parenchym des Nervengewebes stellen die über Synapsen miteinander verschalteten Nervenzellen dar, von denen im üblichen histologischen Präparat nur der blasige Zellkern und der Nervenzellkörper (Perikaryon) gut zu sehen sind, während die Fortsätze im Neuropil und in der weißen Substanz liegen. Wenn bei der Besprechung histopathologischer Befunde von „Nervenzellen" die Rede ist, sind oft nur die Nervenzellkörper gemeint und nicht das gesamte funktionelle Neuron mit Axon, Dendriten und den Synapsen, die auf einem einzigen Schnittpräparat gar nicht erfassbar sind. Die „Nervenzellen" finden sich in der Rinde von Groß- und Kleinhirn, ferner in der grauen Substanz der Stammganglien und des Hirnstamms sowie des Rückenmarks. Die Nerven- bzw. „Ganglien"-Zellen des PNS liegen in den Hirnnerven- und Spinalganglien sowie in den vegetativen Ganglien und den inneren Organen. Die gebündelten Axone bilden – zusammen mit ihren Markscheiden – die weiße Substanz im ZNS bzw. die Faszikel der peripheren Nerven.

Synapsen

Zwischen den Nervenzellen bestehen synaptische Verbindungen, d.h. spezifische Kontaktflächen zwischen den abführenden und den zuführenden Nervenendigungen eines Neurons. Diese Synapsen sind die Orte der Reizübertragung von einem zum anderen Neuron oder zur Effektorzelle, z.B. zu einer Muskel- oder Drüsenzelle.

Gliazellen

Im ZNS liegen zwischen den Nervenzellen und ihren Fortsätzen die Gliazellen. Sie füllen den Raum bis zu den Kapillaren vollständig aus. Man unterscheidet:
- Makroglia, deren Hauptvertreter die Astrozyten sind. Sie zeichnen sich durch verschieden breite und lange Fortsätze aus, mit denen sie sowohl auf den Nervenzellen, dem Ependym als auch auf der Basalmembran der Kapillaren aufsitzen und diese vollständig umgeben. Die Oligodendrozyten erkennt man an ihren kleinen kreisrunden chromatindichten Kernen; sie bilden mit ihren aufgewickelten Zellmembranen die Markscheiden (Myelin) im ZNS. Im PNS sind es die spindelförmigen Schwann-Zellen, welche die Markscheiden bilden.
- Mikrogliazellen (Hortega-Zellen), die mesenchymalen Ursprungs sind und zum Phagozytensystem gehören. Sie haben kleine längliche Kerne und – im ruhenden Zustand – ein ganz unscheinbares Zytoplasma mit kurzen, stark verzweigten, aber nicht sehr zahlreichen Ausläufern. Die Mikrogliazellen werden durch pathologische Prozesse aktiviert und wandeln sich dann zu Makrophagen um.

17 Grundlagen zur Pathologie des Nervensystems

Blut-Hirn-Schranke

Die Endothelzellen der intrazerebralen Kapillaren sind durch „Tight Junctions" dicht miteinander verbunden und werden rundum von den Fortsätzen der Astroglia umgeben. Es entsteht somit eine Blut-Hirn-Schranke (funktionelle Begrenzung zwischen Kapillarlichtung und Hirngewebe). Eine ähnliche Schranke existiert gegenüber dem Liquor (Hirn-Liquor-Schranke); sie wird geregelt durch Astroglia- und Ependymzellen. Normalerweise können zahlreiche Substanzen, die sich im Blut befinden, diese Schranken nicht passieren; dies trifft auch auf manche Medikamente zu. Die Aufrechterhaltung der Blut-Hirn- und der Blut-Liquor-Schranke basiert auf einer aktiven Stoffwechselleistung; verschiedene Noxen können hier schädigend einwirken, was zum Hirnödem führt (siehe Kap. 17.1.3).

17.1.2 Schädigungsmuster des Nervengewebes !!!

Pathologie der Nervenzellen

Hypoxie

Formen Je nach Dauer des Sauerstoffmangels können unterschiedliche Veränderungen der Nervenzellen beobachtet werden:
- Funktionsausfälle: Bei akuten kurzzeitigen und vorübergehenden Zuständen von O_2-Mangel kommt es i.d.R. zu Funktionsausfällen der besonders sauerstoffbedürftigen Nervenzellen; es können daraus transitorische Lähmungen der Extremitäten (Beeinträchtigung motorischer Rindenareale: TIA = transitorische ischämische Attacke) oder z. B. Visusausfälle (Minderversorgung der Sehrinde) resultieren. Da der O_2-Mangel von kurzer Dauer ist, verschwinden die Symptome wieder.
- Unvollständige Parenchymnekrose: Hält der O_2-Mangel jedoch länger an (etwa über 10 Minuten) oder ist er sehr schwer und generalisiert, z. B. bei einem Herz-Kreislauf-Stillstand, dann kommt es zu einer irreversiblen strukturellen Nervenzellschädigung mit Untergang der Nervenzellen und bleibenden Symptomen. Ein solcher Sauerstoffmangel des ZNS führt primär zu Nekrosen nur der Nervenzellen; man spricht von unvollständiger oder elektiver Parenchymnekrose.
- Komplette Nekrose: Hält der O_2-Mangel länger an bzw. ist ein absoluter Durchblutungsstopp eingetreten, z. B. bei einem akuten thrombembolischen Verschluss einer großen Hirnarterie oder einer ihrer Äste, dann gehen auch Astrozyten, Kapillarendothelien und Markscheiden, mithin also das gesamte Hirngewebe zugrunde.

Morphologie Histologisch entsprechen diesen Stadien die folgenden Befunde:
- Unvollständige Parenchymnekrose: Charakteristisch ist die „ischämische Nervenzellschädigung": Die befallenen Nervenzellen sind geschrumpft, oft dreieckig elongiert und haben ein homogen eosinophiles Zytoplasma. Der Kern ist i.d.R. pyknotisch, d.h. hyperchromatisch, und geschrumpft. Durch zugrunde gegangene Nervenzellen werden Mikrogliazellen aktiviert, die – unter Umwandlung zu Makrophagen – die Reste der abgestorbenen Nervenzellen aufnehmen. Dies nennt man eine Neuronophagie (Abb. 17.1), und noch nach längerer Zeit kann man so genannte Gliaknötchen an jenen Stellen finden, an denen zuvor einmal die Nervenzellen lagen.
- Komplette Nekrose: Die komplette Nekrose wird abgeräumt (= Erweichung, Kolliquationsnekrose, siehe Kap. 17.2.1).

Neuronophagien findet man auch bei zytoziden Virusinfektionen; dabei ist der Stoffwechsel der infizierten Nervenzelle so umgestellt, dass diese fast nur noch Virusproteine in großen Mengen herstellt. Dabei leidet der Strukturstoffwechsel der Zelle und sie geht zugrunde (Beispiel: Poliomyelitis mit Untergang motorischer Nervenzellen im Rückenmark und bleibenden schlaffen Lähmungen).

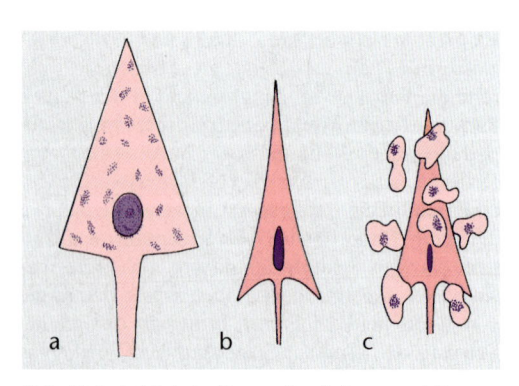

Abb. 17.1: Ischämische Nervenzellveränderung und Neuronophagie.
a normale Nervenzelle;
b Ischämische Nervenzellveränderung mit Zellschrumpfung und Kernpyknose;
c Neuronophagie einer abgestorbenen Nervenzelle, z. B. durch Sauerstoffmangel oder Virusinfektion.

Nervenzelleinschlüsse

Einschlusskörperchen Bei bestimmten Virusinfektionen kommt es zu charakteristischen Einschlusskörperchen in Nervenzellen (siehe Kap. 4.3.1). Bei einer Enzephalitis durch das Herpes-simplex-Virus kann man im Zellkern eosinophile Einschlusskörperchen, teils mit einem hellen Rand („halo") sehen. Bei der Tollwut finden sich runde homogen eosinrote Einschlusskörperchen im Perikaryon, also im Nervenzellzytoplasma (Negri-Körperchen), die diagnostisch sind.

Zytoplasmaeinschlüsse Bei bestimmten degenerativen Hirnerkrankungen (siehe Kap. 17.7) sieht man Zytoplasmaeinschlüsse in den untergehenden Nervenzellen, z.B. die Lewy-Körperchen in den Zellen der Substantia nigra bei der Parkinson-Krankheit. Bei der Alzheimer-Erkrankung kommen vornehmlich in den pyramidenförmigen Nervenzellen im Ammonshorn so genannte Alzheimer-Fibrillenveränderungen vor, die Verklumpungen der Neurofibrillen mit verändertem Tau-Protein entsprechen.

Nervenzellschwellung Bei den meist angeborenen Stoffwechseldefekten bzw. metabolischen Erkrankungen des ZNS (Neurolipidosen: Gangliosidosen, Zeroidlipofuszinosen u.a.) kommt es infolge der intrazellulären Stapelung der jeweiligen pathologischen Substanz zu einer enormen Schwellung der Nervenzellen, die birnenförmig und ballonisiert erscheinen, bis sie dann degenerieren und zugrunde gehen.

Pathologie der Glia

Astroglia

Reaktive Astrogliose Die Astrozyten reagieren bei jedem pathologischen ZNS-Prozess. Insbesondere kommt es mit der reaktiven Vermehrung der Astrozyten zu einer Verbreiterung und verstärkten Eosinophilie des Zellleibs, wodurch diese „reaktiven" Astrozyten dann im histologischen Präparat besonders gut erkennbar sind. Dies ist immer der Fall, wenn z.B. Nervenzellen untergegangen sind, sei es nach Durchblutungsstörungen, bei Virusinfektionen, aber auch nach Entmarkungen oder bei Prionerkrankungen. Da bei dieser reaktiven Astrogliose auch reichlich Gliafasern gebildet werden, fühlt sich eine solche Läsion fester an als das normale Hirngewebe (z.B. multiple „Sklerose"). Die Astroglia reagiert auch bei Störungen der Blut-Hirn-Schranke; beim zellulären bzw. zytotoxischen Hirnödem sind es v.a. die Astrozyten, die anschwellen (siehe Kap. 17.1.3).

Gliafasernarbe Bei Hirngewebenekrosen, z.B. auch in Folge einer traumatischen Hirngewebeschädigung, kommt es regelhaft im Randbereich zu einer reaktiven Astrogliawucherung. Es bildet sich eine Gliafasernarbe. Bei offenen Hirnverletzungen kann es zu gemischten bindegewebig-gliösen Narben kommen (siehe Kap. 17.5.2).

Oligodendroglia

Diese Zellpopulation ist beim Hirnödem ebenfalls betroffen und es entstehen Zellschwellungen und dann -nekrosen (sog. Ödemnekrosen in der weißen Substanz). Eine selektive Schädigung der Oligodendroglia hat eine Entmarkung zur Folge.

Mikroglia

Aufgabe der Mikroglia ist die Makrophagentätigkeit (Histiozyten des ZNS). Beim Abbau v.a. der komplexen ZNS-Lipide zu Neutralfetten bilden sich so genannte Fettkörnchenzellen. Da im üblichen histologischen Präparat die Neutralfettkörnchen herausgelöst sind, bleibt bei diesen Makrophagen lediglich ein breites gitterförmiges Zytoplasma übrig („Gitterzellen" oder „Schaumzellen"). Wenn Erythrozyten abgebaut werden, z.B. bei hämorrhagischen Hirnläsionen, findet man entsprechend hämatogenes Pigment in den Makrophagen („Siderophagen"). Auch Nervenzellpigment kann, im Fall des Untergangs und der darauf folgenden Phagozytose, im Zytoplasma von Makrophagen angetroffen werden (z.B. Neuromelaninpigment beim degenerativen Untergang der Nervenzellen der Substantia nigra: Morbus Parkinson; siehe Kap. 17.7). Bei vollständigem Gewebeuntergang, z.B. bei der kompletten Hirngewebenekrose, wandern auch massenhaft Monozyten aus dem Blut in die Hirnläsion ein und beteiligen sich an der Phagozytose.

Degenerationsformen und Regenerationsmöglichkeiten

Waller-Degeneration und Regeneration

Eine zugrunde gegangene Nervenzelle kann nicht mehr ersetzt werden, da es sich um eine postmitotische Zelle handelt. Wenn hingegen ein peripherer Nerv durchtrennt worden ist, z.B. bei einer Schnittverletzung, findet sich im distalen Abschnitt die charakteristische Waller-Degeneration. Es handelt sich um einen Zerfall des Axons und der Myelinscheide; histologisch kann man so genannte Hanken-Büngner-Bänder sehen. Zugleich proliferieren die Schwann-Zellen und bilden innerhalb des Neurolemms einen Kanal, den das regenerierende Axon als Leitschiene benutzt, sodass nach einiger Zeit eine weitgehende Regeneration eines durchtrennten peripheren Nerven möglich ist.

> **Merke!**
> Dieser Heilungsprozess kann auch chirurgisch gefördert werden, insbesondere bei größeren Defekten eines Nerven, indem ein Interponat aus dem transplantierten N. suralis des Patienten als Leitschiene für die nachwachsenden Axone durch feine faszikuläre Nähte eingesetzt wird.

Neurome Wenn die neu gebildeten Axone wegen zu großer Distanz den Anschluss an das degenerierende periphere Nervenende nicht finden, entstehen (Narben-)Neurome (siehe Kap. 7.1.3), die aus tumorartig aufgeknäuelten Nervenfasern, proliferierten Schwann-Zellen und Narbengewebe bestehen und sehr schmerzhaft sein können.

Zentrale Chromatolyse

Bei Durchtrennung eines Axons im zellnahen Abschnitt kommt es zu einer typischen Reaktion der dazu gehörigen Nervenzelle; sie schwillt an und rundet sich ab, der Kern wandert zur Zellperipherie und das schollenförmige endoplasmatische Retikulum (Nissl- oder Tigroid-Schollen) erscheint wie aufgelöst und ist kaum mehr sichtbar. Man spricht auch von „primärer Reizung" (= „zentrale Chromatolyse"). Dies ist Folge der gesteigerten zellulären Proteinsynthese, notwendig für die Regeneration des geschädigten Axons.

Entmarkung

Als Entmarkung bezeichnet man eine schwere Schädigung bzw. einen Verlust der Markscheiden sowohl im zentralen als auch im peripheren Nervensystem. Eine Entmarkung kann durch die Einwirkung zahlreicher krankhafter Faktoren (Entzündungen, Toxine, Virusinfektionen u.a.), aber auch bei primären Erkrankungen der weißen Substanz (= Entmarkungskrankheiten – z.B. multiple Sklerose) auftreten, die z.B. entzündlich-autoimmunologisch bedingt sind (siehe Kap. 5.2.4).

Diagnostik bei Störungen des Nervensystems

> **Merke!**
> Die Art pathologischer Veränderungen in ZNS und PNS lässt sich durch gewebliche Untersuchungen i.d.R. sehr gut erfassen. Aber: Viel mehr als in allen anderen Organen gilt, dass die bei einer Hirnerkrankung auftretenden Symptome v.a. von der Lokalisation abhängen.

Langsam wachsende Tumoren im Frontallappen werden z.B. außer Zeichen des gesteigerten Hirndrucks psychische Symptome erzeugen; im Bereich der Zentralregion kann eine pathologische Veränderung dagegen Krampfanfälle und/oder Lähmungen, im Kleinhirn Gleichgewichtsstörungen und im Rückenmark motorische und/oder sensible Ausfälle, je nach Herdlokalisation, auslösen. Im ZNS ist die Lokalisation eines pathologischen Prozesses primär symptombestimmend.

17.1.3 Gesteigerter intrakranialer Druck, Hirnödem, Hydrozephalus !

Pathomorphologie der intrakranialen Drucksteigerung

Pathophysiologie

Anatomische Bedingungen: Hirn und Rückenmark sind innerhalb der Dura mater wie in einem festen, nicht dehnbaren Flüssigkeitssack, der – neben dem Organ selbst – mit Liquor angefüllt ist, „aufgehängt". Die allseits feste knöcherne Begrenzung des Hirnschädels ihrerseits bedingt zwar einen gewissen Schutz des „Enkephalon", die physikalischen Verhältnisse erlauben aber kaum eine Ausweichmöglichkeit, wenn das Gehirn anschwillt oder eine akute Massenzunahme eintritt, z.B. bei einer intrazerebralen Blutung oder beim Schädel-Hirn-Trauma.

Einklemmungen: Intrakraniale Raumforderungen können nur durch Auspressen der inneren Liquorräume und der Liquorzisternen des Subarachnoidalraums sowie durch Verschiebung von Hirnanteilen in die Richtung geringeren Drucks kompensiert werden (Abb. 17.2). Hierbei kann es zu lebensbedrohenden Einklemmungen lebenswichtiger Hirnteile kommen, und es können zentrales Reagulationsversagen und Tod des Patienten eintreten. Bei der Organspende handelt es sich meist

17.1 Allgemeine Neuropathologie

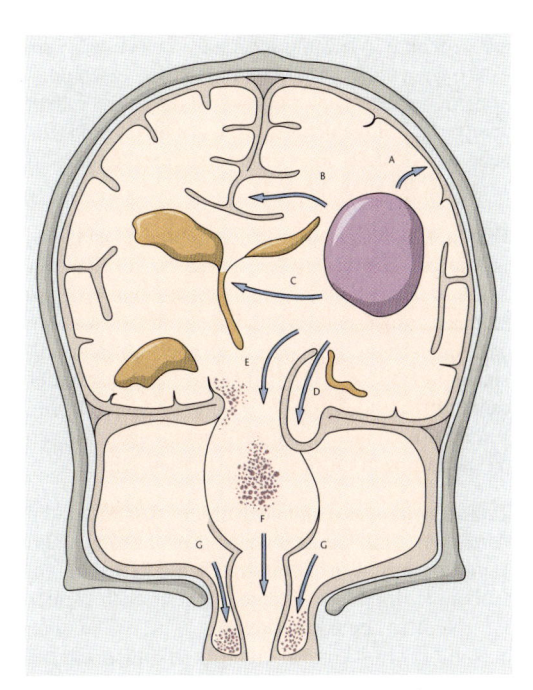

Abb. 17.2: Auswirkung der intrakranialen Drucksteigerung, hier am Beispiel einer akuten Raumforderung in einer Großhirnhemisphäre.
A = Verbreiterung der Hirnwindungen mit verstrichenen Windungstälern; **B** = Herniation des Gyrus cinguli unter der Falx cerebri hindurch zur kontralateralen Seite; **C** = Auspressung und Verziehung der Ventrikel mit Verlagerung der Mittellinie (III. Ventrikel) zur Gegenseite; **D** = Herniation des Uncus (mediobasaler Temporallappenanteil) an der Kante des Tentoriums nach unten, Richtung hintere Schädelgrube, mit Kompression des Mittelhirns sowie in **E** = Drucknekrosen an der gegenüberliegenden Seite des Mittelhirns, **F** = Verschiebeblutungen im unteren Hirnstamm, **G** = Herniation der Kleinhirntonsillen durch das Foramen magnum (Kleinhirndruckkonus) mit Gewebenekrosen (in Anlehnung an eine Abb. von A. Hirano).

um Patienten, die einen solchen zentralen Tod durch Einklemmung des Hirnstamms erleiden. Da die zerebrale Blutzirkulation sistiert, kommt es – bei künstlicher Aufrechterhaltung von Atmung und Kreislauf – zum „intravitalen Hirntod" (siehe Kap. 1.5.4).

Ätiologie Die Steigerung des intrakranialen Drucks kann verschiedene Ursachen haben:
- Generell erhöht jedes Hirnödem, sei es herdförmig um einen Fokus („perifokales Hirnödem") oder diffus im gesamten Gehirn entwickelt, den Schädelinnendruck. Auch bei langsam an Gewebemasse zunehmenden Veränderungen, z. B. bei langsam wachsenden intrazerebralen Tumoren, wird irgendwann einmal das obligat um einen solchen Herdprozess sich entwickelnde perifokale Hirnödem zu einer bedrohlichen Schwellung führen.
- Vor allem aber sind es akut entstehende intrakraniale Raumforderungen, die ihrerseits und durch das dann besonders ausgeprägte perifokale Ödem den Schädelinnendruck rasch und lebensbedrohend ansteigen lassen. Dazu gehören intrazerebrale Massenblutungen, ferner traumatische Hirngewebeläsionen und Hämatome (siehe Kap. 17.2.3 und 17.5) sowie auch große Hirninfarkte (siehe Kap. 17.2.1).
- Auch Entzündungen wie z. B. eine eitrige Meningitis, eine akute Enzephalitis oder ein Hirnabszess führen zur intrakranialen Drucksteigerung (siehe Kap. 17.6).
- Darüber hinaus können Blockaden des Liquorabflusses, z. B. ein Tumor im IV. Ventrikel, einen Verschlusshydrozephalus (Hydrocephalus occlusus) und im Gefolge davon eine Steigerung des intrakranialen Drucks verursachen (Abb. 17.3; siehe auch Kap. 17.4).

Morphologie Zeichen einer diffusen oder herdförmigen Hirnschwellung sind:
- von außen erkennbar: Abflachung der Großhirnwindungen mit verstrichenen Windungsfurchen, Herniation der mediobasalen Temporallappenanteile durch den Tentoriumspalt nach unten (Unkusschnürfurchen, „obere Einklemmung") sowie Herniation der Kleinhirntonsillen durch das Hinterhauptsloch in den Spinalkanal (Kleinhirndruckkonus, „untere Einklemmung")
- am sezierten Gehirn oder bei der neuroradiologischen Untersuchung erkennbar – ausgepresste bzw. zur kontralateralen Seite verschobene Ventrikelanteile mit Verlagerung der Mittellinie zur Gegenseite im Fall einer herdförmigen intrazerebralen Raumforderung. Dabei wölben sich auch Anteile des Gyrus cinguli unter der Falx cerebri hindurch zur kontralateralen Seite.

Durch die Massenverschiebung des Hirngewebes mit oberer und unterer Einklemmung kommt es zu venösen Abflussbehinderungen und dadurch zu hämorrhagischen Infarzierungen z. B. der temporookzipitalen Hirnanteile, welche die Situation nur noch verschlimmern, sowie schließlich zu so genannten Verschiebeblutungen im Hirnstamm. Mit diesen und der Einklemmung der Medulla oblongata durch den Kleinhirndruckkonus tritt der zentrale Tod ein, indem Atmungs- und Herz-Kreislauf-Regulation aussetzen.

Störungen der Blut-Hirn-Schranke, Hirnödem

Definition Unter einem Hirnödem versteht man eine diffuse oder lokalisierte Flüssigkeitsvermehrung im Hirngewebe.

Ätiologie und Ödemformen Das **diffuse Hirnödem** tritt v.a. bei allen Formen von globaler Hypoxämie, d.h. von akutem O_2-Mangel auf, z.B. nach Herz-Kreislauf-Stillstand oder starkem Blutduckabfall im Schock. Auch verschiedene Intoxikationen, sei es durch Bakterientoxine, durch Viren, Medikamente, aber auch durch Bilirubin, Ammoniak u.a. können zu einem generalisierten Hirnödem führen. Schließlich gehen Entzündungen des ZNS mit einem Ödem (eines der „Kardinalsymptome" der Entzündung) einher.

Pathophysiologisch wird ein zelluläres (zytotoxisches) und ein vasogenes Hirnödem unterschieden; ferner wird davon ein interstitielles (hydrozephales) Hirnödem abgegrenzt, das beim Hydrocephalus occlusus auftritt. Beim **zytotoxischen Hirnödem** handelt es sich i.d.R. um ein Versagen der Natriumpumpe, d.h. Natrium wird vermehrt in der Zelle retiniert, und zugleich tritt Wasser ein. Bei Intoxikationen und schweren Hypoxämien liegen Enzymblockaden vor, wobei v.a. die Sauerstoff übertragenden Enzyme in ihrer Funktion reduziert sind. Dem **vasogenen Hirnödem** liegt eine Störung der Blut-Hirn-Schranke zugrunde. Diese entwickelt sich typischerweise um lokalisierte Hirnläsionen (perifokales Hirnödem z.B. um einen Tumor, einen Hirninfarkt oder bei traumatischen Schädigungen).

> **Merke!**
> Misch- und Übergangsformen von zytotoxischem und vasogenem Hirnödem sind die Regel; da das Hirnödem, einmal entstanden, mit einer Schwellung der Hirnsubstanz einhergeht, werden sowohl die Kapillaren als auch die einzelnen Zellen geschädigt. Jedes Hirnödem erzeugt Hirnödem!

Morphologie Makroskopisch sieht man eine glänzende Schnittfläche mit abwischbaren Blutpunkten, das gesamte Ventrikelsystem ist stark eingeengt, die Hirnwindungen abgeflacht v.a. das Marklager geschwollen. Äußerlich fallen am Gehirn Unkusschnürfurchen sowie ein Kleinhirndruckkonus auf. Das Hirngewicht ist deutlich erhöht.

Mikroskopisch ist die weiße Substanz v.a. der Großhirnmarklager geschädigt. Als Folge des beschriebenen Membranschadens schwellen die Astrozyten stark an, Zellen und Kerne erscheinen vergrößert. Der Gewebegrund ist durch das Ödem feinporig aufgelockert. Die Oligodendroglia schwillt ebenfalls stark an und kann sekundär untergehen (Ödemnekrosen).

Folgen Die Folge eines stattgehabten Hirnödems ist die reaktive Fasergliose durch Astrozyten, besonders perivaskulär und subependymal. Kritisch ist das rezidivierende Hirnödem, welches sowohl in Umgebung von Tumoren, aber auch als generalisiertes rezidivierendes Hirnödem bei Intoxikationen auftritt und durch die wiederholte Schädigung v.a. des Marklagers zu ausgeprägten degenerativen Veränderungen und zu Dauerschäden führt.

Therapiewirkung Anfänglich breitet sich das Ödem rasch aus und kann, je nach Lokalisation, zum Funktionsausfall größerer Anteile des ZNS führen, wobei die Primärschädigung oft wesentlich kleiner ist als diese Funktionsausfälle. Unter Therapie, z.B. mit hochwirksamen Glukokortikoiden, die die Blut-Hirn-Schranke wieder abdichten, bzw. mit der Ausheilung des krankhaften Herdprozesses bildet sich das perifokale Ödem zurück, wobei auch die anfänglichen Funktionsausfälle wieder verschwinden. Dies erklärt, warum manche Hirnläsion nicht von dauerhaften Funktionsausfällen gefolgt ist bzw. diese sich unter antiödematöser Therapie weitgehend oder gänzlich zurückbilden.

Pathologie der Liquorräume, Hydrozephalus

Der Liquor wird vorwiegend in den Plexus choroidei gebildet.

Definition Unter einem Hydrozephalus versteht man eine sekundäre Erweiterung der äußeren und/oder inneren Liquorräume (Ventrikelsystem). Ätiopathogenetisch wird der Verschlusshydrozephalus (Hydrocephalus occlusus) vom Hydrocephalus e vacuo unterschieden.

Verschlusshydrozephalus

Definition Ein Verschlusshydrozephalus liegt vor, wenn der Abfluss des Liquors durch das Foramen Monroi, den Aquädukt oder die Foramina Luschkae und das Foramen Magendii behindert bzw. unterbunden ist (Abb. 17.3).

Ätiologie Ursachen solcher Verschlüsse sind z.B. Tumoren, die das Foramen Monroi verlegen, auf

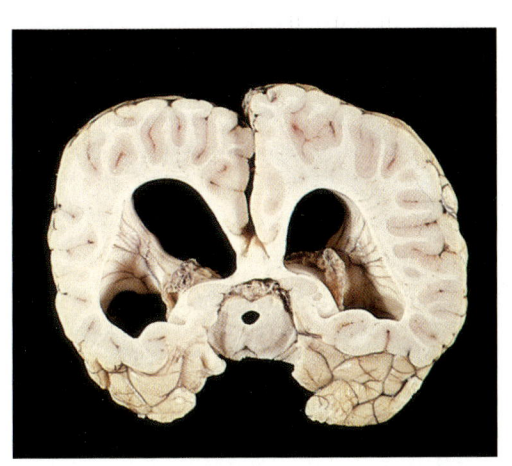

Abb. 17.3: Okklusionshydrozephalus durch Verschluss der Liquorabflusswege mit Erweiterung sämtlicher Hirnkammern.

den Aquädukt drücken oder den IV. Ventrikel ausfüllen (z. B. Medulloblastom, siehe Kap. 17.4.1), aber auch Verwachsungen der Hirnhäute durch eine Meningitis, wobei hier insbesondere die basale tuberkulöse Meningitis zu nennen ist. Auch bestimmte Fehlbildungen in der hinteren Schädelgrube können einen Hydrocephalus occlusus verursachen (z. B. Arnold-Chiari-Fehlbildung oder Dandy-Walker-Syndrom).

Folgen Der Verschlusshydrozephalus führt über einen Anstieg des Flüssigkeitsdrucks im gestauten Ventrikelsystem zu einem periventrikulären interstitiellen Ödem (hydrozephales Hirnödem) und infolge dessen zu einer Schädigung v. a. des periventrikulären Marklagers bei Fortbestehen letztlich auch der Rinde. Wenn durch eine rechtzeitige neurochirurgische Drainageoperation ein künstlicher Liquorabfluss herbeigeführt wird, dehnt sich das Gehirn erstaunlich rasch wieder aus, sodass u. U. in wenigen Tagen der Hydrozephalus verschwunden ist. Erfolgt keine Entlastung, kann es bei massivem Aufstau zur Einklemmung kommen. Bei Kindern sind die Fontanellen und die Suturen noch nicht geschlossen; bei Steigerung des intrakranialen Drucks kann sich der Schädel deshalb ausdehnen. Es entsteht ein „Wasserkopf".

Hydrocephalus e vacuo

Beim Hydrocephalus e vacuo liegt keine Druckerhöhung im Ventrikelsystem vor, vielmehr handelt es sich um die Folgen einer primären Hirnschrumpfung bzw. Verminderung der Hirnsubstanz, z. B. bei degenerativen Hirnerkrankungen

(siehe Kap. 17.7) mit ersatzweiser Erweiterung der inneren und äußeren Liquorräume (Hydrocephalus internus et externus). Auch ohne einen solchen Schrumpfungsprozess kann ein so genannter Normaldruckhydrozephalus entstehen.

17.2 Kreislaufstörungen

17.2.1 Hirninfarkt !!

Syn. Schlaganfall, Stroke.

Definition Der Hirninfarkt ist eine umschriebene Hirngewebenekrose auf dem Boden einer lokalisierten Durchblutungsstörung (fokale Ischämie; siehe auch Kap. 9.12).

> **Merke!**
>
> Der „Stroke" bzw. der Schlaganfall gehört – gleich nach dem Herzinfarkt – mit zu den häufigsten Kreislaufstörungen und stellt die häufigste Hirnerkrankung beim älteren Erwachsenen dar.

Ätiologie und Pathogenese Ätiopathogenetisch kann man thrombembolisch verursachte Infarkte von solchen unterscheiden, die bei hochgradig stenosierender Arteriosklerose der hirnversorgenden Arterien entstehen, oft im Zusammenhang mit einer Herzinsuffizienz und Blutdruckabfall sowie Thromben im Bereich aufgerissener arteriosklerotischer Plaques. Vorhofthromben bei Vorhofflimmern oder bei Mitralstenose sowie auch parietale Thromben an der linken Kammerwand beim Herzinfarkt sind häufige Quellen für die relativ plötzlichen embolischen Verschlüsse hirnversorgender Arterien.

Morphologie Bei der kompletten fokalen Ischämie entwickelt sich eine vollständige Nekrose der grauen Substanz bzw. der Rinde sowie auch des Marks, beim Verschluss z. B. der A. cerebri media oder ihrer Äste in einem mehr oder weniger großen keilförmigen Territorium. Der große „Territorialinfarkt" kann massiv raumfordernd wirken, zumal durch das perifokale Ödem (siehe Kap. 17.1.3). Bei einer Rezirkulation einer schon fortgeschrittenen ischämischen Schädigung, z. B. in Folge zu später Lysetherapie, kann es zu einem hämorrhagischen Infarkt kommen, wodurch der raumfordernde Effekt noch verstärkt wird.

Der Hirninfarkt wird durch Makrophagen, die sich aus den Mikrogliazellen und peripheren Blutmonozyten rekrutieren (siehe Kap. 17.1.2), abgeräumt, meist in Form einer Kolliquationsnekrose („Erweichung"). Übrig bleibt ein zystischer Defekt („Enzephalomalazie"). Bei kleineren arteriosklerotisch bedingten Infarkten handelt es sich oft um umschriebene bandförmige Nekrosen vornehmlich in den Windungstälern.

Klinik Die klinische Symptomatik hängt jeweils ganz von der Größe und v.a. von der Lokalisation eines Infarkts ab. Bei Infarkten im Versorgungsbereich der A. cerebri media sind z.B. kontralaterale spastische Halbseitenlähmungen typisch.

17.2.2 Venöse Thrombosen

Ätiologie und Pathogenese Pathogenetisch spielen Strömungsverlangsamung und erhöhte Gerinnbarkeit (z.B. Gravidität und Wochenbett, orale Kontrazeptiva und Nikotinabusus, Kachexie) sowie auch entzündliche Prozesse eine Rolle (septische Thrombose).

Morphologie Thrombotische Verschlüsse im venösen Abfluss des Gehirns führen zur hämorrhagischen Infarzierung des strömungsabhängigen Hirnteils. Gefürchtet sind z.B. Thrombosen der Sinus („Sinusthrombose"), etwa des oberen Längssinus oder der inneren Hirnvenen und des Sinus rectus.

> **Merke!**
> Im Unterschied zum Infarkt steht bei den seltenen venösen Abflussstörungen klinisch die intrakraniale Drucksteigerung im Vordergrund.

17.2.3 Hirnblutungen !!!

Blutungen im Schädelinnenraum sind möglich als:
- traumatische epi- und subdurale Blutungen (siehe Kap. 17.5.1)
- akute Subarachnoidalblutung, meist bei geplatztem Hirnbasisarterienaneurysma
- intrazerebrale Massenblutung (innerhalb des Gehirns), meist im Gefolge der chronischen arteriellen Hypertonie, seltener bei arteriovenösen Malformationen oder Kavernomen (siehe Kap. 10.2.1).

> **Aus der Praxis**
> Akute intrakraniale Blutungen sind prinzipiell (lebens-)gefährlich, weil sie rasch zu einer Volumenvermehrung führen und auch ein ausgeprägtes **akutes Hirnödem** nach sich ziehen.

Subarachnoidalblutung

Die spontane akute Subarachnoidalblutung (SAB) breitet sich meist an der Hirnbasis im Subarachnoidalraum flächenartig sowie in den Liquorzisternen aus. Ursache ist meist die Ruptur eines Hirnbasisarterienaneurysmas (Abb. 17.4). Diese beruhen auf angeborenen umschriebenen Störungen der Wandtextur, wobei sich im Lauf des Lebens durch den dauernden Pulsschlag an einer solchen umschriebenen Schwachstelle der Arterienwand ein meist beeren- oder sackförmiges Aneurysma bildet. Hauptlokalisationen sind die A. communicans anterior, die Aufteilungsstelle der A. cerebri media oder der weiter zentral gelegene Abschnitt der A. cerebri media und die A. carotis interna an der Hirnbasis. Hirnbasisarterienaneurysmen können aber in allen anderen Abschnitten der Hirnbasisarterien auftreten. Die Patienten, die eine spontane SAB durch die Ruptur eines Hirnbasisarterienaneurysmas erleiden, sind meist im mittleren Erwachsenenalter; plötzliche Blutdruckanstiege, z.B. bei psychischem oder körperlichem Stress, können die Ruptur begünstigen.

Intrazerebrale Massenblutung

Bei chronischer arterieller Hypertonie, zumal wenn sie lange besteht und nicht oder unzureichend behandelt ist, entwickelt sich an den recht-

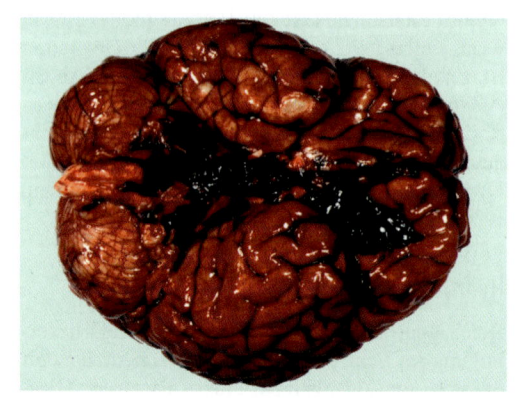

Abb. 17.4: Akute Subarachnoidalblutung (SAB) an der Hirnbasis infolge Ruptur eines Hirnbasisarterienaneurysmas.

winkelig von der A. cerebri media abgehenden Ästen zu den Stammganglien eine schwere Arteriosklerose, ferner an den kleinen Stammganglienarterien eine hypertensive Angiopathie. Reißt ein solches Gefäß, kommt es zur intrazerebralen Massenblutung (ICB), typischerweise in den lateralen Abschnitten der Stammganglien lokalisiert. Die hypertensive Angiopathie kann auch mit kleinen perivasalen zystischen („lakunären") Nekrosen in den Stammganglien assoziert sein („Status lacunaris").

17.3 Frühkindliche Schädigungsmuster des Gehirns

17.3.1 Fetale und perinatale Durchblutungsstörungen !!

Im Gegensatz zum Hirngewebe des Erwachsenen kommt es beim unreifen kindlichen Gehirn in utero auffallend schnell zu einer Verflüssigung und zu einer vollständigen Beseitigung von nekrotischem Material. Entscheidend dafür sind
- die in der Pränatalzeit noch nicht „ausgereifte", d. h. funktionsuntüchtige Blut-Hirn-Schranke
- der hohe Wassergehalt des kindlichen Gehirns
- das Fehlen von Myelin.

Auch die für das erwachsene Gehirn normale gliöse Reaktion (siehe Kap. 17.1.2) ist beim Kind auffallend gering.

Porenzephalie Die Porenzephalie ist Folge einer solchen frühen Territorialnekrose im Großhirn. Üblicherweise besteht über den glattwandigen porenzephalen Defekt eine Verbindung zwischen Ventrikel und Subarachnoidalraum.

Hydranenzephalie Die Hydranenzephalie („Blasenhirn") entsteht im Gefolge einer frühen intrauterinen Nekrose beider Großhirnhemisphären; diese Kinder sind verständlicherweise nicht lebensfähig.

Subependymale Blutungen Zu den perinatalen Durchblutungsstörungen gehören die gefürchteten subependymalen Blutungen bei Frühgeborenen. Diese Blutungen, die sehr massiv werden und in das Ventrikelsystem einbrechen können, entstehen bei intrauteriner Asphyxie in dem in dieser Entwicklungsstufe (35. SSW und darunter) noch vorhandenen periventrikulären Matrixlager aus undifferenzierten Zellen und zarten Blutgefäßen. Klinisch gehen diese Blutungen einher mit dem ebenfalls bei Frühgeborenen typischen „Respiratory Distress Syndrome" (RDS). Die Ursachen frühkindlicher bzw. perinataler Hirnschädigungen können aber auch hypoxische Schädigungen in den späteren Phasen der Gravidität oder unter der Geburt sein, auch beim reif geborenen Kind.

Klinik Die klinischen Symptome derartiger perinataler Hirnschädigungen werden unter dem Begriff Little-Syndrom („zerebrale Kinderlähmung") zusammengefasst.

17.3.2 Fehlbildungen

Unter der Vielzahl von Fehlbildungen des ZNS, die heute mit den modernen Methoden der Ultraschalldiagnostik oft schon frühzeitig intrauterin erfasst werden können, seien zwei Formen kurz angesprochen:

Dysrhaphien Bei den Dysrhaphien handelt es sich um die Folgen eines fehlerhaften Schlusses des Neuralrohrs während der Embryogenese (18.–26. Tag). Daraus können Fehlbildungen verschiedenen Schweregrads entstehen: Anenzephalie als schwerste, nicht lebensfähige Form; (meist) okzipitale Enzephalomeningozelen; Dandy-Walker- und Arnold-Chiari-Fehlbildung in der hinteren Schädelgrube; spinale Meningomyelozelen („Spina bifida") und Syringomyelie. Ätiologisch spielt Folsäuremangel während der Frühschwangerschaft eine wichtige Rolle.

Holoprosenzephalie Beim Fehlbildungskomplex der Holoprosenzephalie liegt als Grundform eine fehlende Teilung des Vorderhirnbläschens vor; es besteht nur ein flaches ungeteiltes Vorderhirn ohne Trennung der Hemisphären und mit einem gemeinsamen Ventrikel (holos: ganz, ungeteilt). Das Riechhirn ist nicht angelegt (Arhinenzephalie). Dieser Fehlbildungskomplex kommt z.B. bei bestimmten Chromosomenanomalien vor (Trisomie 13).

17 Grundlagen zur Pathologie des Nervensystems

17.4 Tumoren des Nervensystems

Histologisch sowie auch topographisch unterscheidet man Tumoren des ZNS (z.B. Gliome) von solchen des PNS (z.B. Neurinome). Unter den Hirntumoren gibt es zahlreiche Spielarten bzw. Entitäten, die in einer umfangreichen histologischen Klassifikation aufgeführt sind. Ferner besteht eine – klinisch wichtige – Untergliederung nach Malignitätsgraden (Grade I–IV nach WHO-Klassifikation, mit jeweils zunehmender Malignität bzw. Abnahme der Prognose).

> **Merke!**
>
> Im Unterschied zu den Tumoren in allen anderen Körperregionen gilt für die Neoplasien des ZNS, dass unabhängig davon, ob es sich im Einzelfall um einen histologisch benignen oder malignen Tumor handelt, die Lokalisation ein entscheidender prognostischer Faktor ist.

Auch ein histologisch benignes Meningeom kann – z.B. bei Lokalisation an der Hirnbasis und Unmöglichkeit der vollständigen Resektion – „biologisch" mit einer schlechteren Prognose, etwa mit dauerhaften neurologischen Ausfällen („Morbidität") bzw. Rezidivwachstum behaftet sein.

Sowohl im Kindes- als im höheren Erwachsenenalter gibt es je einen Tumortyp, der am häufigsten vorkommt und primär bösartig ist. Im Kindesalter ist es das Medulloblastom, bei Erwachsenen das so genannte Glioblastom.

17.4.1 Medulloblastom !!

Definition Medulloblastome sind so genannte embryonale Tumoren, die sich durch undifferenzierte Zellen auszeichnen, wie sie während der Embryonalentwicklung vorkommen.

Morphologie Der Vorzugssitz der Medulloblastome ist das Kleinhirn, speziell der Kleinhirnwurm. Histologisch handelt es sich bei diesem malignen Tumor (Grad IV) um ein zelldichtes undifferenziertes Tumorgewebe aus eher kleinen zytoplasmaarmen Zellen mit plumpen, z.T. rübenförmigen Kernen (Abb. 17.5a). Viele Mitosen zeigen ein rasches Wachstum an.

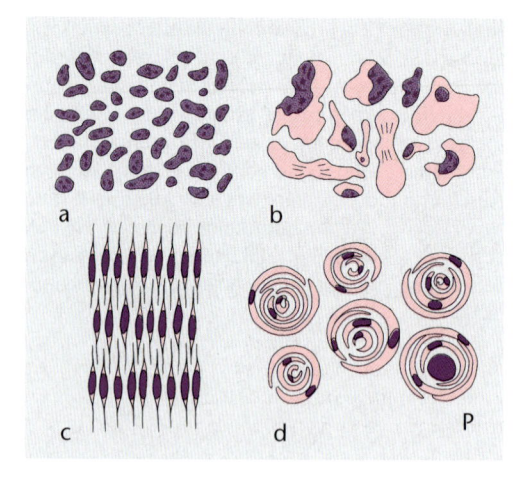

Abb. 17.5: Schematisches Zellbild der häufigsten intrakranialen Geschwülste.
a Medulloblastom, klein-, isomorphzellig.
b Polymorphzelliges Glioblastom.
c Rhythmische Lagerung der spindeligen Zellen mit „Kernpalisaden" beim Neurinom.
d Zwiebelschalenstrukturen beim Meningeom (P = Psammomkörper).

Klinik und Verlauf Im Unterschied zum Glioblastom kommen Medulloblastome ganz überwiegend im Kindesalter vor (Maximum zwischen dem 5. und 10. Lebensjahr). Wegen der Verlegung des IV. Ventrikels und seiner Abflusswege ist ein Hydrocephalus occlusus häufig (siehe Kap. 17.1.3). Die Kinder haben dann oft heftigstes Erbrechen! Medulloblastome neigen zur Absiedlung im Liquorraum und können sich daher über dem Großhirn und dem Rückenmark bis in die Cauda equina ausbreiten (sog. Abtropfmetastasen). Die vom Primärtumor abgeschilferten Medulloblastomzellen können liquorzytologisch erfasst werden. Die Prognose war früher infaust, hat sich aber durch die heutige Polychemo- und Radiotherapie deutlich verbessert.

17.4.2 Gliom !!!

Definition Mit Gliom bezeichnet man allgemein einen Tumor, der aus Gliazellen aufgebaut ist. Gliome werden nach der vorherrschenden Differenzierung der Tumorzellen untergliedert (also: Astrozyten – Astrozytom; Oligodendrozyten – Oligodendrogliom; Ependymzellen – Ependymom). Klinisch ist der erstmalige epileptische Anfall ein häufiges Symptom von Gliomen und muss deshalb immer abgeklärt werden.

Astrozytom

Morphologie Die Astrozytome wachsen zwar relativ langsam (Grad II; ggf. länger zurückgehende Anamnese), aber diffus infiltrierend innerhalb des Hirngewebes und sie haben deshalb keine scharfe Begrenzung. Vorzugssitz sind die Großhirnhemisphären, teils unter Beteiligung der Stammganglien, sie kommen aber auch im Hirnstamm und sehr viel seltener im Kleinhirn und im Rückenmark vor.

Histologisch sieht man ein Nebeneinander von Nervenzellen bzw. Axonen mit Markscheiden, normalen Gliazellen und reaktiven Astrozyten einerseits sowie mehr oder weniger dicht liegenden neoplastischen astrozytären Zellen andererseits. Am geeignetsten für die Charakterisierung astrozytärer Tumorzellen ist der immunhistologische Nachweis von gliafibrillärem saurem Protein (GFAP).

Verlauf Da wegen des diffusen Wachstums und der – je nach Lokalisation im Gehirn – beschränkten Resektionsmöglichkeit eine vollständige Entfernung so gut wie nie möglich ist, treten fast immer Rezidive auf, bei gleich bleibender Differenzierung oft nach Jahren. Typisch ist aber eine Progession zu einem höheren Malignitätsgrad, morphologisch erkennbar an einer Entdifferenzierung der sich häufiger teilenden Tumorzellen und einer zunehmenden Pleomorphie des Tumorgewebes; das „Endstadium" einer solchen Entwicklung eines diffusen Astrozytoms nennt man „Grad-IV-Astrozytom" oder „sekundäres" Glioblastom.

Oligodendrogliom

Morphologie Oligodendrogliome wachsen diffus im Hirngewebe. Sie liegen häufig im Frontallappen. Oft fallen schon bei der radiologischen Untersuchung Verkalkungen auf.

Histologisch zeichnen sich die Tumorzellen durch kleine runde und chromatindichte Kerne sowie ein helles bzw. optisch leeres ebenfalls kreisförmiges Zytoplasma aus; bei dichterer Zelllagerung kann dadurch eine charakteristische Honigwabenstruktur entstehen.

Verlauf Die Oligodendrogliome wachsen relativ langsam (Grad II) – ähnlich wie bei den diffusen Astrozytomen treten Rezidive auf, oft aber erst nach vieljährigem Verlauf und mit nicht so häufiger Progression zu höherer Malignität.

Glioblastom

Morphologie Histologisch sind die Glioblastome in sich und v.a. auch untereinander ausgesprochen vielgestaltig (Abb. 17.5b), die Tumorzellen weisen vielfach aber noch Differenzierungsmerkmale der Astroglia auf (z.B. immunhistologischer Nachweis von Gliafaserprotein [GFAP] im Tumorzellzytoplasma). Durch das relativ rasche Wachstum (kurze Anamnese!) und die glioblastomtypischen Blutgefäßveränderungen treten Nekrosen und oft auch Blutungen auf („Glioblastoma multiforme").

Bei Sitz im tiefen frontalen Marklager (Lokalisation wie bei den Astrozytomen) entwickelt sich der neoplastische Prozess nicht selten über den Balken in das kontralaterale Hemisphärenmark, sodass auf koronaren Schnittstufen das Bild eines so genannten Schmetterlingsglioms imponiert.

Klinik und Verlauf Die Glioblastome sind nicht nur die häufigsten, sondern auch die bösartigsten Gliazelltumoren des ZNS im Erwachsenenalter (Grad IV). Ihr Altersgipfel liegt etwas später als jener der besser differenzierten Gliome, der Astrozytome und Oligodendrogliome, nämlich um das 50. Lebensjahr. Sie kommen aber auch bei jüngeren Menschen und bis ins Greisenalter vor. Der Verlauf ist i.d.R. kurz; die meisten Patienten versterben innerhalb eines Jahres nach Stellung der Diagnose (Malignitätsgrad IV).

Pilozytisches Astrozytom

Vornehmlich bei Kindern und Jugendlichen kommt dieses Gliom vor, das zwar den Namen „Astrozytom" trägt, aber eine ganz andere Gliomart darstellt als das übliche diffuse Astrozytom.

Morphologie Der Tumor wächst eher umschrieben und weist eine i.d.R. mehr oder weniger große Zyste auf, die zuweilen den Hauptanteil der eigentlichen Raumforderung ausmachen kann. Hauptlokalisation ist das Kleinhirn. Aber auch im Bereich des Chiasma opticum und in den Nn. optici kommen diese besonderen Gliome vor; ein histologisches Merkmal sind die so genannten Rosenthal-Fasern, dicke eosinophile Einschlüsse von Wurst- oder Zigarrenform, die miteinander verklumpten Gliafasern entsprechen.

Verlauf Die pilozytischen Astrozytome wachsen sehr langsam und haben – im Unterschied zum üblichen diffusen Astrozytom – nicht die Tendenz zur Tumorprogression; die Prognose ist meist gut (Grad I).

17.4.3 Hirnmetastasen !!

Definition Hirnmetastasen sind hämatogene Absiedlungen maligner Geschwülste innerhalb des Hirngewebes, deren Primärsitz außerhalb der Dura mater liegt. Maligne Hirntumoren metastasieren dagegen nur sehr selten hämatogen; manchmal kommt dies bei Medulloblastomen vor.

Häufigkeit und Bedeutung Hirnmetastasen gehören mit zu den häufigsten Tumoren im Gehirn beim Erwachsenen, zumal im höheren Alter, was wesentlich auch daran liegt, dass Karzinome (siehe Kap. 8.3.2) insgesamt zu den häufigsten Leiden in dieser Altersklasse gehören. Ferner kommen im ZNS auch primäre Manifestationen von malignen Non-Hodgkin-Lymphomen vor (primär zerebrales Lymphom).

> **Merke!**
> Glioblastome, Hirnmetastasen und primäre zerebrale Lymphome machen zusammen die häufigsten malignen Geschwülste im ZNS von Erwachsenen aus.

Ursprungstumoren Prinzipiell können alle Karzinome und die viel selteneren Sarkome Hirnmetastasen setzen. Einige Karzinome metastasieren aber besonders häufig ins Gehirn. Hier sind an erster Stelle die Lungenkarzinome zu nennen. Vielfach wird ein bislang beim Patienten noch unbekanntes Lungenkarzinom durch eine neurologische Symptomatik, also primär über die Hirnmetastase klinisch manifest. Ferner metastasieren Mammakarzinome, Nierenzellkarzinome und maligne Melanome häufig ins ZNS. Darüber hinaus können sich die Karzinomzellen auch diffus leptomeningeal im Liquor ausbreiten (Meningeosis carcinomatosa). Dies kommt auch bei Leukosen bzw. Leukämien sowie Non-Hodgkin-Lymphomen v.a. in der Phase der Blastenaussaat vor (Meningeosis blastomatosa). In solchen Fällen ist die Liquorzytologie eine diagnostisch entscheidende Untersuchungsmethode.

Morphologie Makroskopisch erscheinen Metastasen – im Unterschied zu den diffusen Gliomen – als relativ scharf abgegrenzte, im Zentrum nicht selten nekrotisch zerfallene Herde. Sie liegen bevorzugt an der Mark-Rinden-Grenze. Histologisch sieht man, dass sich Hirnmetastasen häufig entlang der Hirnblutgefäße, nämlich in den perivasalen Spalträumen ausbreiten. Eine erfolgreiche Entfernung ist bei einzelnen oder wenigen Hirnmetastasen möglich.

17.4.4 Neurinom und Neurofibrom

Neurinom

Einer der häufigsten Tumoren des PNS ist das Neurinom, das wegen seiner Abstammung aus den Schwann-Zellen auch „Schwannom" genannt wird.

Morphologie Diese benignen Tumoren (Grad I) sind meist angenähert runde oder spindelförmige Geschwülste mit einer Kapsel und einer derben, weißlich-gelblichen Schnittfläche.

Histologisch sind Neurinome aus länglich-spindelförmigen Zellen aufgebaut, die noch sehr den Schwann-Zellen ähneln. Die Zellen ordnen sich typischerweise in rhythmischen Faszikeln mit „Kernpalisaden" an (Abb. 17.5c u. 17.6). Die eher ovalen bis länglichen Zellkerne liegen dabei in Palisadenstellung nebeneinander, und zwischen den Kernpalisaden befinden sich die bipolaren Zellleiber.

Intra- und extraaxiale Lage Da die Hirn- und Spinalnervenwurzeln schon zum PNS gehören, aber noch innerhalb des Schädels bzw. spinalen Duralraums liegen, trifft man auch dort auf Neurinome. Diese liegen aber nicht im ZNS-Gewebe („intraaxial"), sondern außerhalb davon („extraaxial") und sind gegenüber dem ZNS scharf begrenzt.

Akustikusneurinom Das häufigste intrakraniale Neurinom liegt im Bereich des Kleinhirnbrücken-

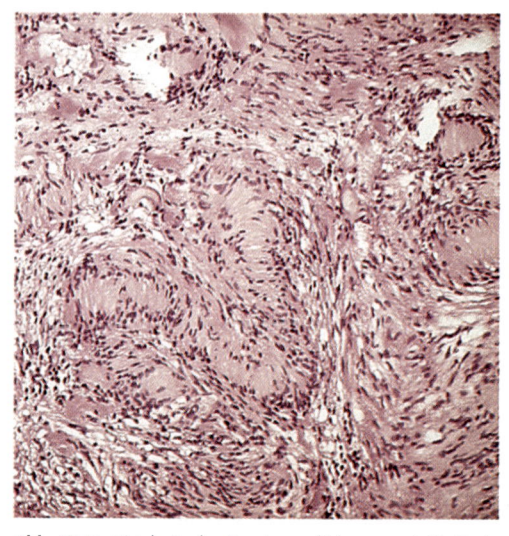

Abb. 17.6: Histologie des Neurinoms (Schwannom). Rhythmische schleifenförmige Lagerung von Tumorzellen und -kernen (Vergr. 120fach, HE-Färbung).

winkels und geht vom achten Hirnnerven aus; es handelt sich um das so genannte Akustikusneurinom bzw. Vestibularisschwannom. Durch Druck auf den N. acusticus tritt eine einseitige Taubheit ein. Der Porus acusticus internus ist häufig erweitert. Mit modernen neurochirurgischen Operationsverfahren sind diese histologisch völlig benignen Tumoren trotz der „gefährlichen" Lokalisation in der hinteren Schädelgrube und in unmittelbarer Nachbarschaft des Hirnstamms heute gut entfernbar.

Neurofibrom

Morphologie Neurofibrome, die zweite Hauptspielart der Tumoren des PNS, treten isoliert oder multipel auf und bestehen aus einer Mischung von gewucherten Fibroblasten und Schwann-Zellen, vermehrten Kollagenfasern und durchziehenden Axonen. Sie sind wie die „reinen" Schwannome als benigne anzusehen (Grad I).

Neurofibromatose Typ 1 Bei der angeborenen Neurofibromatose von Recklinghausen (Neurofibromatose Typ 1) entwickeln sich im späteren Leben multiple Neurofibrome, meist in der Haut; außerdem bestehen mittelbraune Pigmentflecken der Haut (Café-au-lait-Flecken).

Neurofibromatose Typ 2 Die Neurofibromatose Typ 2 („zentraler Recklinghausen") manifestiert sich durch beidseitige Vestibularisschwannome, mehr oder wenige zahlreiche Schwannome der peripheren Nerven sowie multiple Meningeome.

17.4.5 Meningeom   !!

Definition Meningeome sind Tumoren der weichen Hirnhäute und leiten sich von den arachnothelialen Deckzellen ab.

Morphologie und Lokalisation Es handelt sich um häufige intrakraniale (bzw. intraspinale) Tumoren, die wie die intrakranialen Neurinome extraaxial liegen und das Hirngewebe von außen lediglich verdrängen. Sie sind auch histologisch benigne (Grad I). Da es sich um flache teller- bzw. plattenförmige Tumorzellen handelt, trifft man diese im histologischen Schnittpräparat entweder in der Aufsicht, mit einem mittelgroßen hellen Kern und einem breiten rundlichen Zellleib oder mehr oder weniger quer getroffen, mit ganz schmalen länglichen Zytoplasma- und Kernanschnitten, an. Die meningeomtypische Histostruktur sind konzentrische, zwiebelschalenartige Schichtungsfiguren der flachen Meningeomzellen (Abb. 17.5d). Bei der häufigen Degeneration dieser ganz langsam wachsenden Tumoren entstehen kleine Kalkkörnchen („Psammomkörperchen"), die auch schon in der normalen Arachnoidea vorkommen.

Klinik und Verlauf Meningeome kommen im Erwachsenenalter vor, und zwar häufiger bei Frauen als bei Männern. Meningeome können rezidivieren, wenn sie nicht gänzlich entfernt werden konnten, bei dem sehr langsamen Wachstum i.d.R. nach vielen Jahren. Es gibt auch etwas schneller wachsende und primär zum Rezidiv neigende, histologisch weniger gut differenzierte Meningeome (Grad II und III).

17.4.6 Hämangioblastom (Lindau-Tumor)

Das so genannte kapilläre Hämangioblastom, auch „Lindau-Tumor" genannt, kommt meist bei Erwachsenen mit Vorzugssitz im Kleinhirn vor. Es handelt sich um einen histologisch benignen Tumor aus engmaschig angeordneten kleinen kapillären Blutgefäßen und dazwischen gelegenen hellplasmatischen Zellen. Multiples Auftreten zusammen mit gleichartigen Läsionen in der Retina wird als „von Hippel-Lindau-Syndrom" bezeichnet, das autosomal-dominant vererbt wird. Es wurde ein Tumorsuppressorgen (VHL-Gen) gefunden (Chromosom 3p25–26), dessen Ausfall für die Erkrankung verantwortlich ist.

17.5 Traumatische Schädigungen des Nervensystems   !

Das Schädel-Hirn-Trauma (SHT) sowie auch die Verletzungen des Rückenmarks sind – trotz der heutigen verbesserten passiven Sicherheitssysteme im Straßenverkehr – immer noch häufige Schädigungsursachen mit hoher Morbidität und Mortalität.

Definition Ein geringergradiges SHT wird als **Commotio cerebri** (Gehirnerschütterung) bezeichnet; darunter versteht man eine kurz dauernde Bewusstlosigkeit (nicht länger als fünf Minuten) mit retrograder Amnesie und meist mit Erbrechen. Makroskopisch bleibt die Gehirnerschütterung ohne fassbare Befunde. Wie jedoch im Tierexperiment nachweisbar, kann es zu einer leichten diffusen Gliavermehrung kommen. Wiederholte stumpfe Traumen, wie z.B. bei Berufsboxern üblich, können mit der Zeit schwere Nervenzellveränderungen verursachen, mit Auftreten intrazellulärer Neurofibrillen wie beim Morbus Alzheimer. Klinisch entsteht eine sog. Boxer-Enzephalopathie (Dementia pugilistica).

Bei der **Contusio cerebri** liegt eine Zerstörung von Hirnsubstanz vor. Sie gilt dann als gedeckt, wenn die Dura intakt geblieben ist. Bei Zerstörung der Dura liegt eine offene Hirnverletzung vor.

> **Merke!**
> Entscheidend ist also nicht der Zustand der Schädelkalotte, sondern jener der harten Hirnhaut, denn diese bietet den entscheidenden Schutz der Hirnsubstanz vor Infektionen. Jede offene Hirnverletzung ist a priori als infiziert aufzufassen!

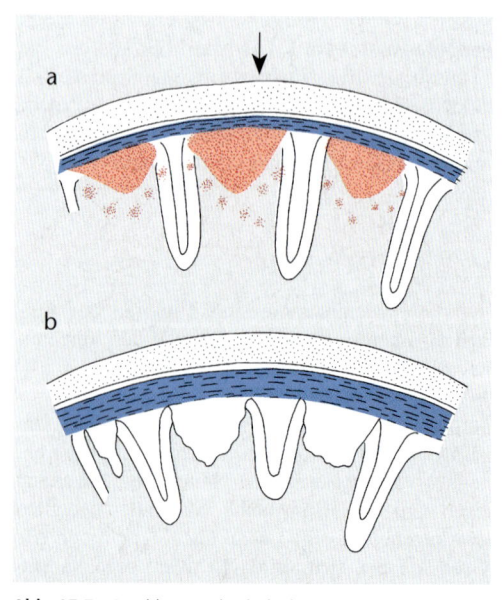

17.5.1 Geschlossene (gedeckte) Hirnverletzungen

Ätiologie Gedeckte Hirnverletzungen sind i.d.R. Folgen eines stumpfen Schädel-Hirn-Traumas durch Sturz oder Schlag auf den in seiner Bewegung nicht eingeschränkten Schädel. Die äußeren Verletzungen an der Schädelschwarte bzw. an der Kopfhaut können gering sein, trotzdem finden sich schwere Verletzungen im Schädelinneren.

Rindenprellungsherde

Pathogenese Prallt man z.B. mit dem Hinterhaupt gegen einen festen Gegenstand oder auf festen Boden, bildet sich ein Hämatom über der Schädelschwarte des Hinterhaupts. Das Gehirn hat die rückwärtige Bewegung zunächst weiter fortgesetzt. Teile des Okzipitalhirns stoßen von innen gegen die Dura bzw. gegen die Schädelkalotte, und je nach Intensität des Aufpralls entstehen an der Aufschlagstelle Rindenzerstörungen, so genannte Rindenprellungsherde (Rindenkontusionen). Im Frontalbereich entsteht bei der eben geschilderten Unfallsituation ein negativer Druck, ein Sog, da auch die Frontalhirnanteile sich in rückwärtiger Bewegung befinden. Dieser Sog reißt gewissermaßen an der Hirnrinde, und so entstehen hier ebenfalls „Rindenprellungsherde". Der Rindenprellungsherd an der Auftreffstelle wird als der Stoßherd (Coup) bezeichnet, der diametral gegenüberliegende Herd als Gegenstoßherd (Contrecoup). Bei leichteren Verletzungen kann eine Schädigung im Bereich des Stoßherdes sogar fehlen oder nur mikroskopisch gering sein. Der Gegenstoßherd ist dagegen fast immer ausgebildet, und zwar oft deutlich größer als der Stoßherd.

> **Merke!**
> Auftreffstelle = Stoßherd = Coup,
> gegenüberliegender Herd = Gegenstoßherd = Contrecoup (häufig größer als der Stoßherd).

Morphologie Makroskopisch (Abb. 17.7a) sieht man bei leichten Fällen von Rindenprellungsherden flohstichartige Blutungen in der Rinde. Die Rinde selbst ist in ihrer Form aber erhalten. Bei schwereren Graden der Gewalteinwirkung ist sie dagegen zertrümmert, und zwar charakteristischerweise im Bereich der Windungskuppen. Auch hier stehen zunächst Blutungen im Vordergrund, wobei es sich um Rhexisblutungen aus den kleinen Rindengefäßen handelt. Die Zerstörung im Bereich der Windungskuppen ist typisch für Rindenprel-

Abb. 17.7: Geschlossene (gedeckte) Hirnverletzung.
a Im Bereich der Stoß- bzw. Gegenstoßstelle entstehen beim Aufprall keilförmige, hämorrhagisch imbibierte Nekrosen in den Windungskuppen, umgeben von Mikroblutungen. Dura intakt.
b Es resultieren spalt- und kraterförmige Kuppendefekte, die von verdickten Leptomeningen überzogen werden.

lungsherde. Im Gegensatz dazu sind bei kleinen Hirnrindeninfarkten i.d.R. die Windungstäler in der Tiefe betroffen.

Histologisch sieht man im akuten Stadium kleine Blutungen aus Gefäßzerreißungen. Die Blutungen können konfluieren. Die traumatische Glia- und Nervenzellschädigung führt nach etwa zwei Tagen zu einer Nekrose. Das nekrotische und hämorrhagische Hirngewebe wird i.d.R. rasch aufgelöst, wobei am Rand eine reaktive Astrogliose entsteht. Als Restzustand verbleibt eine Glianarbe. In typischen Fällen sind diese Glianarben auf der Höhe der Windungskuppen spaltförmig ausgebildet (sog. Schizogyrie, Abb. 17.7b). Diese Veränderungen sind irreversibel und lassen noch nach Jahrzehnten mit Sicherheit auf einen vorangegangenen Rindenprellungsherd schließen.

Lokalisation Prädilektionsorte für die Rindenprellungsherde sind die basalen Partien beider Stirnhirne („Frontobasis") und die Pole und basalen Windungen der Temporalhirne (Abb. 17.8). Gerade bei der oben beschriebenen Verletzung mit Gewalteinwirkung auf das Hinterhaupt sind regelhaft die Frontobasis und die Temporalpole mitbetroffen. An diesen Stellen ist der äußere Liquorraum besonders schmal.

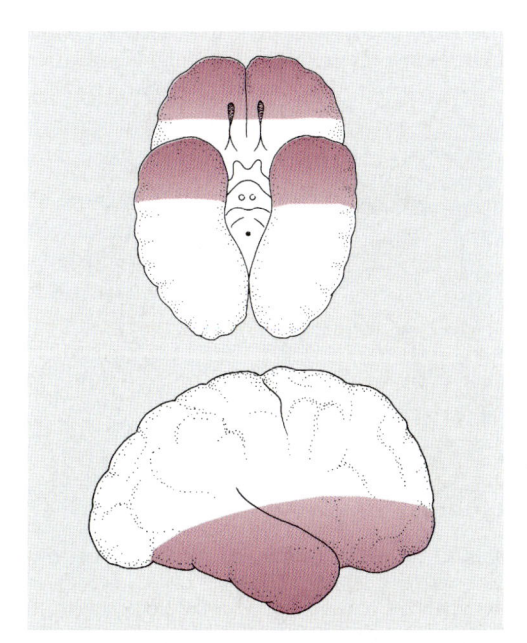

Abb. 17.8: Häufigste Lokalisation der Kontusionsherde bei gedeckter Schädel-Hirn-Verletzung.

Diffuses Schädel-Hirn-Trauma

Pathogenese Bei raschen Beschleunigungen und Abbremsungen, insbesondere mit Rotation des frei beweglichen Schädels (typisch bei Unfällen im Straßenverkehr) kommt es nicht zu Rindenprellungsherden, sondern zu einer diffusen axonalen Schädigung.

Morphologie Im akuten Stadium ist die axonale Schädigung nur mikroskopisch zu erkennen (Retraktionskugeln der zerrissenen Axone). Nicht selten sind kleinere Blutungen im Marklager und im Balken sowie auch in den dorsolateralen Partien des ebenfalls geschädigten Hirnstamms zu finden. Im Fall des Überlebens stellt sich später eine – je nach Verletzungsschwere – ausgeprägte Marklageratrophie mit Hydrocephalus e vacuo ein (siehe Kap. 17.1.3).

Klinik Die Patienten sind meist von Anfang an tief komatös. Das überlebte schwere diffuse SHT führt häufig zu einem apallischen Syndrom, da die axonalen Verbindungen im Großhirn dauerhaft unterbrochen sind und sich dies funktionell so auswirkt, als ob die Großhirnrinde ausgefallen wäre (wie z.B. bei einem überlebten Herz-Kreislauf-Stillstand); die vegetativen Funktionen der tiefer gelegenen Hirnanteile sind dagegen erhalten.

Traumatische Hämatome

Epiduralhämatom Das epidurale Hämatom liegt zwischen Schädel und Dura und hat etwa eine birnenförmige Konfiguration. Es entwickelt sich aus einem Riss in der A. meningea media oder ihrer Äste (Abb. 17.9). Der Gefäßriss entsteht an der scharfen Bruchkante einer Schädelfraktur, oft im temporoparietalen und frontalen Bereich. Typisch ist ein symptomarmes oder symptomfreies Intervall zwischen Trauma und später folgender Bewusstlosigkeit durch das inzwischen größer gewordene und immer mehr raumfordernde Hämatom. Die Dura selbst ist intakt, wird aber durch die zunehmende Blutung nach innen, Richtung Gehirn gedrückt. Die rasche operative Entlastung des Hämatoms ist lebensrettend.

Akutes Subduralhämatom Das akute subdurale Hämatom entsteht meist bei schweren SHT mit andauernder Bewusstlosigkeit. Ursache sind eingerissene Brückenvenen. Das sind jene zartwandigen Venen, die das Blut von den oberflächlichen Hirnvenen in die starrwandigen Sinus leiten. Ferner blutet es aus großen Rindenprellungsherden in den

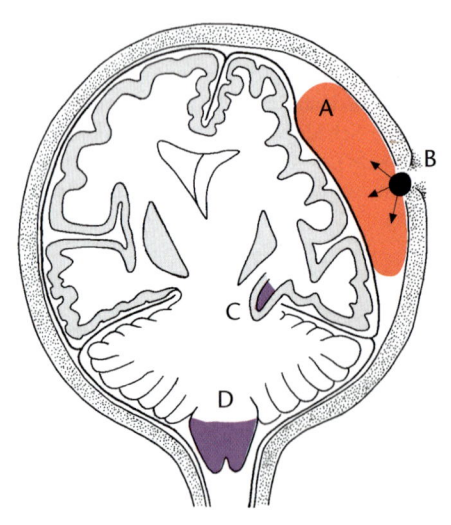

17 Grundlagen zur Pathologie des Nervensystems

Abb. 17.9: Epidurales Hämatom **(A)** bei Schädelfraktur mit Riss der A. meningea media **(B)**. Kontralaterale Verlagerung des Gehirns mit Hernie des Hippocampus **(C)** und der Kleinhirntonsillen **(D)**.

normalerweise virtuellen subduralen Spaltraum. Das akute subdurale Hämatom breitet sich – im Unterschied zum epiduralen – meist über die gesamte Großhirnhemisphäre oder zumindest weite Teile aus und hat eine eher sichel- bzw. kappenartige Konfiguration. Auch hier ist die Folge eine akute intrakraniale Raumforderung, die durch das traumatische Hirnödem noch verschlimmert wird. Eine rasche Entlastung ist geboten.

Chronisches Subduralhämatom Das chronische subdurale Hämatom entwickelt sich nach einem langen symptomarmen oder symptomfreien Intervall meist in Folge sehr geringer Schädeltraumen (sog. Bagatelltraumen); es bilden sich Sickerblutungen innerhalb der Dura bzw. in den inneren Duraschichten. Diese Blutungen werden relativ rasch durch ein Granulationsgewebe organisiert. Aus den weitlumigen zarten Kapillaren dieses Granulationsgewebes kann es erneut und immer wieder bluten, und so schreitet das chronische subdurale Hämatom allmählich über Wochen oder Monate langsam fort, bis es über die raumfordernde Wirkung symptomatisch wird. Betroffen sind meist ältere Menschen.

17.5.2 Offene Hirnverletzungen

Definition Im Gegensatz zur gedeckten ist bei der offenen Hirnverletzung die Dura defekt. Posttraumatische Entzündungen sind schwerwiegende Komplikationen, denn bei Verletzung der Dura gilt die Wunde als infiziert.

Ätiologie Die offene Hirnverletzung entsteht durch einen mit roher Gewalt den Schädel treffenden spitzen Gegenstand (z.B. ein Geschoss) oder durch eine Zertrümmerung des Schädels mit Einriss der Dura. Regelmäßig wird Hirnsubstanz zerstört, sei es durch einen eindringenden Fremdkörper (z.B. Geschoss), sei es durch Einspießen oder Eindringen von Teilen der zertrümmerten Schädelkalotte.

Morphologie und Klinik Die unmittelbare Hirnverletzung, die stets die Rinde, ferner auch Teile des Marklagers betreffen kann, wird akut von einem perifokalen Ödem umgeben. Außerdem entstehen durch thrombotische Gefäßverschlüsse zusätzliche Nekrosen. Die primäre Trümmerzone und die Nekrosen werden organisiert, und es entsteht so eine oft gezackte Wundhöhle. Andererseits kann aber bei entsprechend schweren Verletzungen durch Steigerung des Hirndrucks der Tod wenige Stunden oder Tage nach dem Trauma eintreten (Abb. 17.10).

Wenn die Schädelkalotte einen größeren Defekt aufweist, können als Folge des Hirnödems Teile der Gehirnsubstanz nach außen verdrängt werden; es liegt ein Hirnprolaps vor.

Am Rand der Trümmerzone bzw. der sekundären Infarzierung sprossen Kapillaren und Fibroblasten

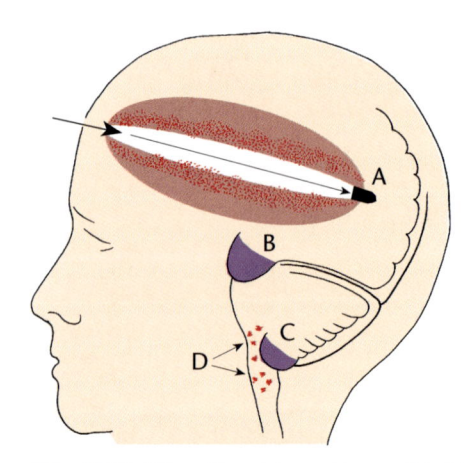

Abb. 17.10: Offene Hirnverletzung, hier am Beispiel einer Schussverletzung **(A)** mit Blutungen und perifokalem Ödem um den Schusskanal herum. Die akute Hirndrucksteigerung führt zur Einklemmung des Hippocampus **(B)** und der Kleinhirntonsillen **(C)**, infolgedessen zu tödlichen Stauungsblutungen im Hirnstamm **(D)**.

aus den Meningen, aus der Dura und aus den Hirngefäßen ein, sodass nach einigen Tagen ein Randwall in Form eines unspezifischen Granulationsgewebes entsteht. An dieser Vernarbung beteiligt sich auch die Glia; es bildet sich eine Hirnduranarbe. Je nach Ausmaß und Lage dieser Hirnduranarbe können anfallsweise Durchblutungsstörungen des Gehirns auftreten. Es kommt zur symptomatischen posttraumatischen Epilepsie.

Entzündliche Komplikationen Die häufigste Komplikation nach offener Hirnverletzung ist die Hirnhautentzündung, die **eitrige Meningitis** (siehe Kap. 17.6.1).

Zwei Formen können unterschieden werden:
- Die Frühmeningitis entsteht unmittelbar nach der Verletzung. Histologisch findet man in den verquollenen weichen Hirnhäuten massenhaft Granulozyten. Die Meningitis kann sich vom Verletzungsort nach allen Seiten ausdehnen und auch durch das Ependym einbrechen und das Ventrikelsystem erreichen. Es folgt ein Pyocephalus internus, d.h. eine Anfüllung des Ventrikelsystems mit Eiter. Der Aquädukt wird durch Eiter verstopft, es entsteht ein Okklusionshydrozephalus. Zugleich kann die Meningitis dann auch auf die Hirnbasis übergreifen.
- Nicht minder gefährlich ist die Spätmeningitis, die nach Monaten oder Jahren auftreten kann. Dies insbesondere, wenn infolge frontobasaler Hirnverletzungen eine nasale Liquorfistel entsteht (nasale Liquorrhö bei Liquorfistel).

Wird die akute Entzündung durch ein entzündliches Granulationsgewebe demarkiert, bildet sich ein **posttraumatischer Hirnabszess.**

Auch hier müssen zwei Arten von Abszessen unterschieden werden:
- Der Frühabszess entsteht in unmittelbarer Folge der Hirnverletzung.
- Der Spätabszess ist wesentlich heimtückischer. Er tritt oft erst Monate oder sogar Jahre nach der Hirnverletzung auf und wird durch Eitererreger verursacht, die meist in Umgebung von Knochensplittern oder Geschossen im Gehirn liegen geblieben waren.

17.5.3 Sekundäre traumatische Schäden

Als Folgen der oben genannten Blutungen und Hirngewebeverletzungen kommt es regelhaft zu einem **Hirnödem** und – bei entsprechend schwerem Ausprägungsgrad – zu Massenverschiebungen (siehe Kap. 17.1.3). Die Situation wird aber häufig noch dadurch verschärft, dass der **posttraumatische Schock** (siehe Kap. 9.9.1), insbesondere beim Polytraumatisierten, zu weiteren Schädigungen des Gehirns führt, und zwar zu einem ischämisch-hypoxisch bedingten Hirnödem.

Ferner kann es posttraumatisch zur **Fettembolie** im Gehirn kommen, meist nach schweren Knochen- und Weichteilverletzungen. Im Gehirn sieht man dann zahlreiche kleine Blutungen (Purpura cerebri). Außerdem können posttraumatische **Thrombosen,** insbesondere des Sinus longitudinalis entstehen.

17.6 Entzündliche Erkrankungen

17.6.1 Meningitis

Eitrige Meningitis

Eitrige Leptomeningitis Bei hämatogener oder z.B. von einer Mittelohreiterung fortgeleiteter Infektion mit Eitererregern wie Meningokokken, Staphylokokken oder Streptokokken entsteht eine eitrige Leptomeningitis. Histologisch ist der Leptomeningealraum von einem fibrinös-granulozytären Exsudat ausgefüllt; makroskopisch sieht man schmale Eiterstreifen neben den hyperämischen Venen.

Haubenmeningitis Die akute eitrige Meningitis entwickelt sich primär über den beiden Großhirnhemisphären (Abb. 17.11); man spricht deshalb auch von einer Haubenmeningitis. Beim Erwachsenen sind Pneumokokken die häufigsten Erreger einer akuten eitrigen Meningitis. Seit Einführung der aktiven Impfung gegen *Haemophilus influenzae* Typ B (HIB) sind die durch diesen Erreger v.a. bei kleinen Kindern gefürchteten Meningitiden selten geworden.

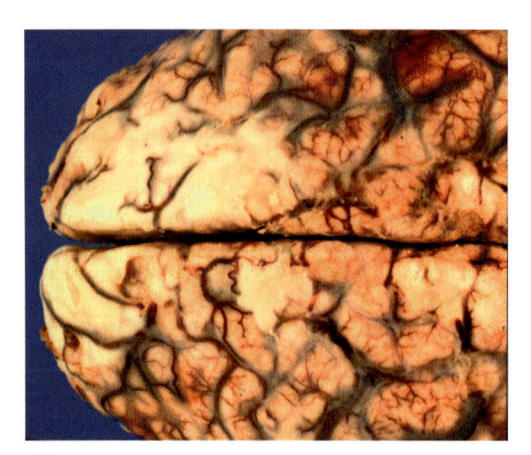

17 Grundlagen zur Pathologie des Nervensystems

Abb. 17.11: Eitrige Meningitis.

> **Merke!**
> Jede akute eitrige Meningitis ist als eine schwerwiegende Erkrankung zu behandeln, zumal über die entzündliche Hirnschwellung Komplikationen auftreten können (siehe Kap. 17.1.3). Klinisch sind zunehmende Kopfschmerzen, Fieber, „Meningismus" bzw. Nackensteifigkeit und Bewusstseinsstörungen alarmierende Symptome.

Meningokokkensepsis Bei der Meningokokkensepsis („Waterhouse-Friderichsen-Syndrom") kommt es durch das Endotoxin dieser gramnegativen Eitererreger, die sich auch im Blut rasch vermehren, zum Kreislaufschock mit kapillären Thromben und Verbrauchskoagulopathie (siehe Kap. 9.9.1); es entwickeln sich Blutungen in der Haut sowie hämorrhagische Nekrosen in den Nebennieren. Das Krankheitsbild kann – v.a. ohne adäquate Therapie – so akut verlaufen, dass die eitrige Meningitis noch wenig ausgeprägt ist.

Lymphozytäre Meningitis

Lymphozytäre Meningitiden treten bei verschiedenen Virusinfektionen auf, z.B. bei Mumps, aber auch bei Abortivformen der Poliomyelitis. Diese Meningitisform ist recht häufig, verläuft aber meist benigne.

Tuberkulöse Meningitis

Dagegen spielt auch heute die tuberkulöse Meningitis immer noch eine bedeutende Rolle. Sie entsteht durch hämatogene Aussaat von Tuberkelbazillen. Charakteristisch ist die Bevorzugung der Hirnbasis (Hirnbasismeningitis). Bereits makroskopisch sind oft kleine Knötchen in der getrübten weißen Hirnhaut festzustellen, histologisch handelt es sich um typische Tuberkel (siehe Kap. 6.3.2). Nach Vernarbung der tuberkulösen Meningitis kann ein bindegewebiger Pannus entstehen, der die Hirnnerven und die Gefäße ummauert und auch die Liquoraustrittsstellen einengt bzw. verlegt. So kann es u.U. zur Erblindung, Ertaubung oder anderen Hirnnervensymptomen kommen oder auch zu einem Okklusionshydrozephalus (siehe Kap. 17.1.3).

Meningoenzephalitis

Häufig greift eine bakterielle Meningitis auch auf das angrenzende Hirngewebe über; es liegt dann eine Meningoenzephalitis vor mit entsprechenden schweren zentralnervösen Symptomen. Durch entzündliche Gefäßveränderungen entstehen bei der basalen tuberkulösen Meningitis nicht selten Infarkte im Zwischenhirn und im Hirnstamm.

17.6.2 Enzephalitis

Metastatische Herdenzephalitis

Eitrige herdförmige Enzephalitiden können infolge einer hämatogenen Streuung von Bakterien oder Pilzen bzw. erregerhaltigen Thrombemboli aus extrakranialen Entzündungsherden entstehen; es kommt dann zu einer metastatischen Herdenzephalitis. Quellen sind z.B. eine bakterielle bzw. infektiöse Klappenendokarditis oder Pilzpneumonien bei immundefizienten Patienten („opportunistische" Infektionen). Histologisch lassen sich oft in diesen eitrig-nekrotisierenden Herden die Erreger nachweisen.

Hirnabszess

Hirnabszesse entstehen hämatogen oder durch umschriebene fortgeleitete eitrige Entzündung, z.B. bei chronischer Mittelohreiterung. Multiple hämatogene Hirnabszesse sitzen meist im Großhirn und finden sich auffallend häufig bei chronischen Bronchiektasen. Ein Hirnabszess kann auch als posttraumatische Komplikation in Folge eines offenen Schädel-Hirn-Traumas auftreten (siehe Kap. 17.5.2).

Hirnphlegmone

Wenn die Gehirnsubstanz diffus von Eitererregern und damit sekundär von neutrophilen Granulozyten durchsetzt wird, spricht man von einer Hirnphlegmone, ebenfalls in den meisten Fällen Folge einer offenen Hirnverletzung. Das Hemisphärenmark bietet besonders günstige Ausbreitungsmöglichkeiten einer solchen Infektion („Markphlegmone").

Virusenzephalitiden

Definition Entzündungen der grauen Substanz werden Polioenzephalitis bzw. -myelitis genannt. Wenn die Entzündung die weiße Substanz bevorzugt, spricht man von einer Leuk(o)enzephalitis.

Ätiologie Viele Virusarten können das ZNS befallen, z. Z. mit einer selektiven Schädigung bestimmter Neuronengruppen oder Kerngebiete. Man spricht von Neurotropismus.

Polioenzephalitis

Ein spezifisches Beispiel ist die „Poliomyelitis", die Kinderlähmung (Heine-Medin-Krankheit). Es handelt sich um eine Viruserkrankung, die durch prophylaktische Impfung sehr selten geworden ist. Sie konnte zu ausgedehnten Lähmungen führen und war früher nicht selten durch aufsteigende Bulbärparalyse und eine zentrale Regulationsstörung tödlich. Histologisch findet sich eine Zerstörung der motorischen Nervenzellen im Rückenmark mit nachfolgender Neuronophagie (siehe Kap. 17.1.2). Weitere Beispiele für Virusenzephalitiden sind die Frühsommermeningoenzephalitis (FSME) durch ein von Zecken übertragenes Virus, die Tollwut oder auch die meist einseitig im Temporalhirn betonte nekrotisierende Enzephalitis durch das *Herpes-simplex*-Virus.

Leukenzephalitis

Beispiele für eine Leukenzephalitis sind die postinfektiöse und postvakzinale Enzephalitis, die nicht unmittelbar durch die Erreger, sondern durch immunologische Prozesse bedingt ist.
- Die postinfektiöse Form, die heute wegen der Impfprophylaxe selten geworden ist, tritt während oder nach einer Infektionskrankheit auf, wobei Viruserkrankungen wie Masern, Mumps und Grippe zu nennen sind.
- Die postvakzinale Enzephalitis trat als Komplikation z. B. nach Pockenimpfung auf.

Morphologie Histologisch sieht man perivaskuläre Lymphozyteninfiltrate, und zwar besonders in Umgebung der Venen (perivenöse Enzephalitis). Diese Infiltrate sind über das gesamte ZNS verstreut. Durch Schädigung der Markscheiden und Axone kommt es zu kleinen perivenösen Entmarkungsherden. Gelegentlich kommen größere tumorähnliche entzündliche Entmarkungsherde vor (ADEM: akute demyelinisierende Enzephalomyelitis); oft ist dabei eine virale Entzündung, z. B. im Respirations- oder Magen-Darm-Trakt vorausgegangen.

Multiple Sklerose bzw. Encephalomyelitis disseminata Die MS ist eine der häufigsten Erkrankungen des ZNS. Der Name rührt vom makroskopischen Befund her, dass sich nämlich die disseminiert in Hirn und Rückenmark verteilten Entmarkungsherde wegen der reaktiven Astrogliose fester als das umgebende Gewebe anfühlen. Pathogenetisch ist diese meist in Schüben ablaufende Erkrankung eine primäre Entzündung mit der Folge einer Entmarkung. Die Ätiologie ist unbekannt. Autoimmunphänomene spielen aber wahrscheinlich eine entscheidende Rolle (siehe Kap. 5.2.4).

Prionkrankheiten

Wenn die Prionkrankheiten hier erwähnt werden, so nur deshalb, weil man früher glaubte, dass es sich bei diesen Hirnerkrankungen um Infektionen durch „langsame Viren" handeln würde („Slow-Virus"-Krankheiten) und weil diese Erkrankungen experimentell und iatrogen übertragbar sind. Es sind aber keine infektiösen Krankheiten im eigentlichen Sinne und das auslösende Agens ist nach heutiger Kenntnis kein Virus, sondern ein primär körpereigenes Eiweiß, das durch Konformationsänderung eine krank machende Eigenschaft erwirbt (Prion, siehe Kap. 4.3.1).

Der typische Vertreter einer Prionkrankheit beim Menschen ist die mit einer rasch fortschreitenden Demenz einhergehende Creutzfeldt-Jakob-Erkrankung (CJD), bei der es zu massiven Nervenzelluntergängen, Aktivierung und Vermehrung der Mikroglia und Astrogliose sowie zu einer feinporigen, spongiösen Auflockerung des Neuropils in der grauen Hirnsubstanz kommt („übertragbare spongiforme Enzephalopathie"). Formen von Prionkrankheiten beim Tier sind z. B. Scrapie bei Schafen und Ziegen sowie BSE (bovine spongiforme Enzephalopathie) bei Rindern. Das BSE-Prion ist höchstwahrscheinlich auf den Menschen übertragbar.

17.7 Alterungsprozesse und degenerative Hirnerkrankungen

Im Alter atrophiert das Gehirn, und zwar besonders das Frontalhirn, dessen Windungen sich verschmälern. Diese Atrophie betrifft Nervenzellen und Nervenfasern.

Als typische Altersveränderung lagert sich in den Nervenzellen Lipopigment vom Typ des Lipofuszins ein. Wenn diese Veränderung weit fortgeschritten ist, spricht man auch von einer „Pigmentdegeneration". Lipofuszin ist ein lysosomales Abbauprodukt (siehe Kap. 3.3.2). Interzellulär kommt es auch zur Ablagerung von Altersamyloid in Form der so genannten senilen Drusen.

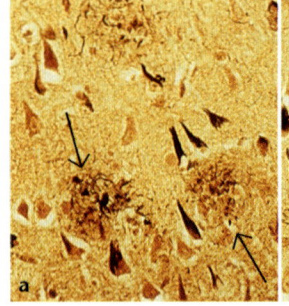

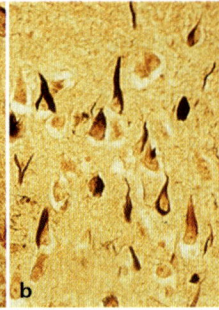

Abb. 17.12: Senile Plaques (**a**, Pfeile) und Alzheimer-Fibrillen-Veränderungen (**b**) in zahlreichen Neuronen (schwarz dargestellt) bei der Alzheimer-Demenz.

17.7.1 Degenerative Erkrankungen der Großhirnrinde !

Bei einer Gruppe von degenerativen Erkrankungen des Gehirns, klinisch gekennzeichnet durch Demenz, findet man Veränderungen, die für die Alzheimer-Demenz typisch sind:
- Die **Alzheimer-Fibrillenveränderungen** der Nervenzellen bestehen aus einer Ablagerung von mit Silber imprägnierbaren Fibrillen mit pathologischem Tau-Protein (Zytoskelettaggregate). Man erkennt sie teils als parallele Stränge, teils als zopfartig umeinander gewundene Gebilde im Perikaryon vornehmlich der großen pyramidenförmigen Nervenzellen. Elektronenmikroskopisch handelt es sich um spiralförmig verdrehte Neurofilamente. Die so veränderten Zellen sterben ab, und dann sind nur noch die mit Silber imprägnierbaren Residuen anstelle der Nervenzellen nachzuweisen.
- Die **senilen Plaques (= senile Drusen)** entsprechen Ablagerungen im Hirngewebe aus degenerierenden Nervenzellfortsätzen und einem Amyloidkern, zusammen mit Astrozyten und Mikrogliazellen (Abb. 17.12). Der Kernbereich lässt sich mit Kongorot anfärben und enthält das spezifische Altersamyloid der Gehirns aus βA4-Protein. Die Anzahl dieser senilen Plaques ist bei der Alzheimer-Demenz im Gegensatz zum physiologischen Senium sehr hoch.

17.7.2 Degenerative Systemerkrankungen !

Einige degenerative Erkrankungen befallen nur bestimmte Kerngebiete bzw. Nervenzellsysteme des ZNS; man spricht von Systemdegenerationen.

Extrapyramidales System: Morbus Parkinson

Beispiel einer Degeneration am extrapyramidalen System ist der Morbus Parkinson, die Paralysis agitans. Bei dieser gelegentlich familiär auftretenden Erkrankung finden sich erhebliche Nervenzellausfälle v.a. in der schwarzen Zone der Substantia nigra und Altersveränderungen in anderen extrapyramidalen Ganglienzellen. Im Perikaryon dieser degenerierenden Nervenzellen finden sich so genannte Lewy-Einschlusskörperchen.

Klinisch stehen Störungen des extrapyramidalen Nervensystems mit Tremor, Hypo- und Akinese, Rigor, Haltungsanomalien und vegetativen Symptomen wie z.B. Salbengesicht und Speichelfluss im Vordergrund.

Motoneurone: amyotrophe Lateralsklerose (ALS)

Beispiel einer Atrophie der Motoneurone ist die amyotrophe Lateralsklerose. Bei dieser Erkrankung, die meist zwischen dem 30. und 50. Lebensjahr mit einer spastischen Parese und Muskelatrophie beginnt, sind das erste motorische Neuron in der vorderen Zentralwindung und das zweite in den Vorderhörnern des Rückenmarks vom fortschreitenden degenerativen Prozess betroffen. Infolgedessen kommt es zu einem Schwund mit Astrogliose der Pyramidenbahnen („Lateralskle-

17.7 Alterungsprozesse und degenerative Hirnerkrankungen

rose") sowie peripheren Lähmungen und Muskelatrophien. Durch Übergreifen der Erkrankung auf die Medulla oblongata sterben die Patienten häufig an einer zentralen Atemregulationsstörung.

> **Zur Wiederholung**
>
> **A**LS • Alzheimer-Demenz • Astrozytom • **E**nzephalitis • Epiduralhämatom • **G**lioblastom • **H**ämangioblastom • Herdenzephalitis • Hirnabszess • Hirnblutung • Hirninfarkt • Hirnödem • Hirnphlegmone • Hydrozephalus • **L**eukenzephalitis • **M**edulloblastom • Meningeom • Meningitis • Meningoenzephalitis • Morbus Parkinson • **N**eurinom • Neurofibrom • Neurom • **O**ligodendrogliom • **P**olioenzephalitis • Prionkrankheiten • **R**indenprellungsherd • **S**chädel-Hirn-Trauma • Subarachnoidalblutung • Subduralhämatom • **W**aller-Degeneration

Sachregister

A
Abdomen
– Abszess 162
– Empyem 161
Abscheidungsthrombus 271
Abstoßungsreaktion 131f
– akute tubulointerstitielle 132
– Leber 133
– Niere 132
– Transplantation 131f
Abszess 162
– Gehirn 366
– kalter 36
Abtropfmetastase 358
Abwehr
– Bakterien 67
– spezifische 81f, 104
– unspezifische 81, 93, 104
Abwehrsystem
– Aufbau 81
– Entzündung 81
– Mikroorganismen 80
Actinomyces israelii 70
Adaptation 17
Adenokarzinom 203
– Histologie 191, 204
– Lunge 209
– Magen 196
– Mamma 205
– Ösophagus 331
– Prostata 210f
Adenom 191, 202
– autonomes 241
– endokrin aktives autonomes 288
– Epithelkörperchen 289
– hepatozelluläres 325
– Hypophysenvorderlappen 286
– kolorektales 336f
– Nebennierenrinde 288
– Nebenschilddrüsen 289
– Schilddrüse 288
Adenomatosis coli 203, 226
Adenom-Karzinom-Sequenz 195
Adenosindesaminase 123
Adenovirus 63, 232
Adsorption
– Bakterien 67
– Viren 64
Aesthesioneuroblastom 223
Aflatoxin 228
Agammaglobulinämie 124
– Tumorrisiko 242
A-Gastritis 331
Agenesie 292
AGS (adrenogenitales Syndrom) 294
AIDS 125ff
– Enzephalitis 128
– Hirnatrophie 128

– Kryptokokkose 71
– Tumoren 128
AIDS-Virus 64, 125f, 234
Akromegalie 286
Aktinomykose 70
Aktivierung, polyklonale 93
Akustikusneurinom 360
Akute-Phase-Protein 43, 146
– Interleukin-1 104
– Interleukin-6 105
Akute-Phase-Reaktion 146
Alkaptonurie 173, 301
Alkohol
– Leberschädigung 50
– Leberverfettung 27
– Pankreatitis 334f
– ZNS-Schädigung 50
Alkoholleber 327
ALL (akute lymphoblastische Leukämie) 215
Allogentransplantation 130
ALS (amyotrophe Lateralsklerose) 368
Altersamyloid 368
Altersatrophie 19
Altersemphysem 312
Alveole
– Atelektase 309f, 317
– Lobärpneumonie 160
– Ödem 318
– Pilzsporen 129
– Schocklunge 269, 318
– Ventilationsstörung 309
Alveolitis 52
Alzan-Färbung 7
Alzheimer-Demenz 368
Alzheimer-Fibrillenveränderung 368
α-Amanitin 49
Amin, aromatisches 228
Amöbenabszess 73
Amöbenruhr 73
Amylo-1,4-1,6-Transglukosidase 302
Amyloidose 42
– generalisierte 43
– Leber 43
– lokalisierte 44
– Plasmozytom 218
– primäre 44
– sekundäre 43
Amyloidprotein 42f
Amyotrophe Lateralsklerose 368
Analgetikanephropathie 345
Anämie
– Blutungsfolge 284
– Eisenmangel 284
– immunhämolytische 110
– myelodysplastische Syndrome 222f
– perniziöse 332

– Tumor 247
Anaphylatoxin 97f, 151
Anaplasie 190
Anastomose
– Begriffsabgrenzung 249
– portale Hypertension 324
Anderson-Krankheit 302
Androgen
– Nebennierenrindentumor 288
– Tumorwirkung 241
Anergie, klonale 118
Aneurysma 255f
– arteriovenöses 255f
– atherosklerotisches 256f
– Begriffsabgrenzung 249
– dissecans 255ff
– Herzwand 262
– Hirnbasisarterien 256
– kongenitales 256
– mykotisches 256
– spurium 255
– syphilitisches 256f
– verum 255
Angina
– abdominalis 279
– pectoris 258, 279
– Plaut-Vincent 163
Angioödem, hereditäres 97
Angiopathie
– diabetische 298
– hypertensive 357
Ann-Arbor-Klassifikation 214
Anpassungshyperplasie 291
Anpassungsreaktion 17
Anthrakosilikose 52
Antiatelektasefaktor
– Atemnotsyndrom 310
– Schocklunge 269
Anti-GBM-Nephritis 110
Antigen 81
– Autoimmunerkrankung 118
– Gedächtnis-B-Lymphozyt 86
– Immuntoleranz 82
– Präsentation 99, 101f
– Transplantatverträglichkeit 130
– tumorassoziiertes 136
– Typ-IV-Reaktion 115
– T-Zellen 92
Antigen-Antikörper-Komplex
– Glomerulonephritis 115
– Überempfindlichkeitsreaktion 107, 112f
Antigen-Antikörper-Komplex-Erkrankung 107
Antigenerkennung, B-Lymphozyt 83
Antigenpräsentation 99, 101f
– MHC-Klasse I 101
– MHC-Klasse II 99

Sachregister

Antikardiolipin-Antikörper 120
Antikörper
– Fab-Fragment 88
– Fc-Fragment 88
– Hashimoto-Thyreoiditis 119
– humorale 86
– Immunhistochemie 8f
– Immunkomplexreaktion 112
– Vielfalt 88
– zytotoxische Reaktion 111
Antionkogen 225, 238
α_1-Antitrypsin-Mangel 156, 303
Aorta
– Aneurysma 255, 257
– Arteriosklerose 252
Aortenklappeninsuffizienz 265
Aortenklappenstenose 264
Aplasie 292
Apoptose 32ff
– Exekutionsphase 34
– Killerzellen 95
– Strahlenschaden 58
Apoptosekörperchen 32
– Graft versus host reaction 134
– Hyalin 28
– Leber 28
Appendizitis
– gangränöse 163
– Phlegmone 162
– Ursachen 139
Arachidonsäure 152
ARDS (adult respiratory distress syndrome) 318
Arsen 51
Arteria
– basilaris 278
– carotis interna 256, 278
– cerebri anterior 256, 278
– cerebri media 256, 278
– cerebri posterior 256, 278
Arteriitis
– Immunkomplexerkrankung 114
– Panarteriitis nodosa 121
Arteriolosklerose 254
Arteriosklerose 250ff
– Aorta 252
– Befundbericht 12
– Folgen 253
– Hypertonie 263
Arthritis
– juvenile rheumatoide 102
– reaktive 113
– rheumatoide 102, 110, 113, 120
Arthrose 172
– aktivierte 173
Arthus-Reaktion 112
Arylsulfatase A 29
Asbestkörperchen 52f
Asbestose 52f
Asbeststaub 52
Ascaris lumbricoides 75
Aschoff-Knötchen 168, 173
Askariasis 75
Aspergillose 72
Aspergillus 71
– fumigatus 72
– niger 72
Asphyxie
– Begriffsabgrenzung 305
– intrauterine 314
Aspiration 313

– Erwachsene 313
– Neugeborene 314
Aspirationspneumonie, fetale 314
Asthma bronchiale 109, 308
Astroglia 351
Astrogliose
– ALS 368
– multiple Sklerose 367
– reaktive 351
– Rindenprellungsherd 363
Astrozytom 359
Aszites
– chylöser 40
– Ergussformen 40
– Leberinsuffizienz 325
Ataxie-Teleangiektasie-Syndrom 241
Atelektase 309f
– Begriffsabgrenzung 305
– fetale 309
– Neugeborene 309
– Perfusionsstörung 317
– Schocklunge 269
– sekundäre 309f
Atemnotsyndrom, Neugeborene 310
Atherogenese 250ff, 254
Atherosklerose 250ff
– Hypertonie 263
– Ischämie 277
– Thrombose 270
Äthylalkohol 6
– Leberschädigung 50
– Leberverfettung 27
– Pankreatitis 334f
– ZNS-Schädigung 50
Athyreose 292
Ätiologie 2
Atmung 305f
– äußere 305
– Cheyne-Stokes- 315
– innere 306
– Regulationsstörung 315
Atopie, organischer Staub 53
Atrophie 17f
– Alter 19
– Begleitphänomene 20
– einfache 18
– gallertige 19
– Gehirn 368
– generalisierte 19
– Herzmuskelzelle 264
– hormonelle 20
– Hunger 19
– Inaktivität 20
– ischämische 20
– lipomatöse 21
– lokalisierte 19
– menopausale 18
– numerische 18
– pathologische 19
– physiologische 18
– Thymus 18
Auer-Stäbchen 222
Ausbildung Medizinstudenten 12
Ausbreitung
– hämatogene 145
– kanalikuläre 144
– lymphogene 145
– per continuitatem 144
– Phlegmone 161
– Tumor 208

Ausheilung 3
Ausscheidung
– Bence-Jones-Protein 218
– Glukose 295
– Noxen 48
– Pathologie 339ff
– Phenylketone 301
Ausschleusung, Virusinfektion 64
Autoantigen
– Autotoleranz 117
– Hashimoto-Thyreoiditis 119
– tumorassoziiertes 136
– Vaskulitis 114
Autoantikörper 110
– Diabetes mellitus 296
– Lupus erythematodes 119
– Myasthenia gravis 118
– rheumatoide Arthritis 113
– Sjögren-Syndrom 120
Autoimmunerkrankung 117ff
– fibrinoide Nekrose 36
– HLA-Assoziation 102
– Immunhistochemie 106
– Immuntoleranz 82
– Krankheitsbilder 119
– zytotoxische Reaktion 110
Autoimmungastritis 331
Autologtransplantation 130
Autolyse 14
Autophagie
– Leberregeneration 322
– Lipofuszin 31
– Morbus Pompe 302
Autotoleranz 117
Avidin-Biotin-Komplex 9

B

Bakteriämie 169
Bakterien 63, 67ff
– Eitererreger 69
– Exotoxin-bildende 68
Bakterizidie 67
Balkenblase 347
Bandwürmer 76
Barrett-Karzinom 331
Barrett-Schleimhaut 330
Barr-Syndrom 241
Basaliom 224
Basophile 156
Bauchaorta
– Aneurysma 257
– Arteriosklerose 252f
– fibröse Plaques 252
BCL-2
– Apoptose 33
– Lymphom 216
Becherzelle
– Asthma bronchiale 309
– Barrett-Schleimhaut 330
– Bronchitis 308
– intestinale Metaplasie 187
– Zöliakie 336
Befundbericht, pathologisch-anatomischer 10
Begutachtung 13
Beinvenenthrombose 273
Bence-Jones-Protein 218f
Benzol
– Knochenmark 51
– myeloische Neoplasie 220
Benzpyren 227

Sachregister

Berliner-Blau-Reaktion 7
Berufskrankheit
– Begutachtung 13
– Schadstoff 51
Betazelle, Diabetes mellitus 295
B-Gastritis 332
Bilharziose
– Fremdkörpergranulom 168
– Kokanzerogen 241
Bilirubin 341
Bilirubinkonjugation 341
Bindegewebsfärbung 7
Biopsie 5
Biotin-Avidin-Komplex 9
Bittner-Faktor 233
Blasenbildung
– Hitzeschaden 56
– Kälteschaden 56
Blasenhirn 357
Blastenexzess 223
Blastenkrise 221
Bleivergiftung 48ff
Block, alveolokapillärer 318f
Blotting-Verfahren 9
Blut-Hirn-Schranke 350
– Störung 354
Blutkreislauf
– Pathologie 249ff
– Schock 267
– Zentralisation 268
Blutlymphozyt 92
Blutstillung
– Thrombose 271
– Wundheilung 181f
Blutströmung, Thrombose 270
Blutung 281ff
– Folgen 284
– Gehirn 356
– intrazerebrale 282
– Lokalisationen 282
– Magenulkus 334
– obere gastrointestinale 283
– Organunterfunktion 292
– subarachnoidale 256, 356
– subependymale 357
– Tumoren 246
– Typen 281
– untere gastrointestinale 283
– Verdauungstrakt 283
B-Lymphozyt 82f
– Aktivierung 83
– Selektion 85
B-Lymphozyten-System 82ff
Borderline-Tumor 195f
Bordetella pertussis 69
Borrelia burgdorferi 69
Borrelien 69
Botulinumtoxin 49
Bradykinin 151
Brandblase 56
BRCA 1 226
Bridenileus 160
Bronchialkarzinom 208
– Sonderformen 209
– zentrales 209
Bronchiallavage 6
Bronchien
– Aspiration 313
– Asthma bronchiale 109
– Bronchitis 175, 307f
– Kavernen 168

– Plattenepithelmetaplasie 186
Bronchitis
– chronische 307f
– Residuen 175
Bronchopneumonie 160
– abszedierende 160
Bronchospasmus 308
Bronzediabetes 300
Brückenvene, Subduralhämatom 363
Brustkrebs 205
Bruton-Hypogammaglobulinämie 124
BSE 67
Burkitt-Lymphom 217, 232, 237
Burnet-Theorie 130
B-Zell-Aktivierung, polyklonale 86
B-Zell-Lymphom
– Burkitt-Lymphom 232
– diffuses, großzelliges 217
– Marginalzone 216

C

C3-Konvertase 96f
c-abl-Protoonkogen 237
Cadmium 48
Candida albicans 71
Caput medusae 324
Carboxyhämoglobin 49
Carcinoma
– cribriforme 211
– ductale in situ 206
– in situ 196, 205
– lobulare in situ 206, 208
Caroli-Erkrankung 342
Cäsium, Tumorinduktion 61
CD4-Lymphozyt 92
– AIDS 126f
– Antigenpräsentation 99
– Blut 92
– Toxischer-Schock-Syndrom 125
– Tuberkulose 167
CD56 95
CD57 95
CD8-Lymphozyt 92
– Antigenpräsentation 99, 101
– Blut 92
– Zytotoxizität 117
Cervix uteri
– DNA-Virus 231
– In-situ-Karzinom 196
– Mikrokarzinom 197
– Plattenepithelmetaplasie 187
Cestoden 76
C-Gastritis 332
Chagas-Erkrankung 118
Charcot-Leyden-Kristall 109
Chemokin 153f
Chemotaxie 153
– Mediatoren 155
Cheyne-Stokes-Atmung 315
Chlamydien 63, 67
Cholangitis 343f
– primäre sklerosierende 344
Cholatstase 341
Cholelithiasis 342f
Cholera 69
Cholestase 341f
Cholesterin
– Arteriosklerose 251f
– Cholelithiasis 343
– Hyperlipidämie 250f

– Transport, reverser 254
Cholezystitis
– akute 343
– chronische 343
– gangränöse 163
– Kokanzerogen 241
Chondrom 200f
Chondrosarkom 201
Choristom 197
Chromatolyse, zentrale 352
Chromosomenanomalie, Philadelphia-Chromosom 236f
Chylothorax 40
Circulus arteriosus Willisi, Aneurysma 256
CJD (Creutzfeldt-Jakob-Erkrankung) 66, 367
Claudicatio intermitten 279
Clearance, mukoziliare 93
CLIS (Carcinoma lobulare in situ) 206, 208
CLL (chronische lymphoblastische Leukämie) 216
Clostridium
– difficile 159
– Gangrän 163
– perfringens 68
– tetani 69
CML (chronische myeloische Leukämie) 220f
c-myc-Protoonkogen 237
Cohnheim 139
Colitis ulcerosa 170ff
Commotio cerebri 361f
Compliance (Lunge) 307
Conn-Syndrom 288
contre-coup 362
Contusio cerebri 362
Coombs-Überempfindlichkeitstyp 107
Cor pulmonale 319f
– akutes 319
– chronisches 266, 319
Cornea-Transplantation 132
Corynebacterium diphtheriae 159
Councilman-Körperchen 28
CREST-Syndrom 121
Creutzfeldt-Jakob-Erkrankung 66, 367
Crigler-Najjar-Syndrom 342
Crohn-Erkrankung 170ff
Crooke-Zelle 288
Cruveilhier 1
Cryptococcus neoformans 72
Curschmann-Spirale 109
Cushing-Syndrom 286ff
Cytochrom-C, Apoptose 33

D

Darm
– Amyloidose 45
– chronisch-entzündliche Erkrankung 170ff
– Infarkt 37, 278
Datenschutz 5
Dauergewebe 57
DCIS (duktales Carcinoma in situ) 206
Defektheilung 3
Degeneration
– fettige 26f
– Hepatozyt 342

373

Sachregister

Degeneration
- hydropische 25
- Nervengewebe 351
- Plattenepithelmetaplasie 186
- Systemerkrankung 368

Demenz 368
Dermatitis 117
Dermatomyositis 330
Dezerebration 14
Diabetes insipidus, renaler 294
Diabetes mellitus 102, 295ff
- Arteriosklerose 251
- Definition Gesundheit 2
- Hämochromatose 300
- MODY 297
- primärer 295
- Typ I 295f
- Typ II 296

Diagnose, pathologisch-anatomische 12
Diagnostik
- histopathologische 5
- immunhistochemische 106
- intravitale 5
- postmortale 10
- Schnellschnitt 7
- zytopathologische 6

Diapedeseblutung 281
Diathese, hämorrhagische 281f
DIC (disseminated intravascular coagulation) 268
Differenzierungsgrad
- Metastasen 245
- Tumor 193f

Diffusionsstörung, Lunge 317f
Diffusionstotenfleck 13
DiGeorge-Syndrom 123
Dignität 190f, 195
- Prostatakarzinom 195

Diphtherie 69
Diphyllobothrium latum 75
Diskontinuitätsneurom 180
Disposition 3
- Änderung 3
- endogene 3
- exogene 3
- familiäre 226

DNA-Reparatur
- Kanzerogenese 234
- p53 239

DNA-Reparaturgen 225
DNA-Virus 63
- Epstein-Barr-Virus 66
- Hepatitis-B-Virus 232
- onkogener 230

Dokumentation
- Befundbericht 10
- Hirntod 15
- Obduktionsergebnisse 12

Druckatrophie 20
Druckbelastung, Herz 22, 263
Druckhypertrophie, Herzmuskel 263
Drucksteigerung, intrakraniale 352f
Druse, senile 368
Dünndarminfarkt, hämorrhagischer 37
Duodenalulkus 333f
Durchblutungsstörung
- arterielle 276
- Atrophie 20
- Druckatrophie 20

- hämorrhagische Nekrose 37
- Hypoxidose 54
- Lunge 315
- perinatale 357

Dyschylie 339
Dysfunktion, endotheliale 254
Dysplasie 188
- Colitis ulcerosa 172
- Definition 190
- fibröse 198

Dysplasie-Karzinom-Sequenz 196
Dyspnoe 306
- Asthma bronchiale 308
- Begriffsabgrenzung 305

Dysrhaphie 357
Dystelektase 305
Dystrophia musculorum progressiva 30
Dystrophie 29f
- Leukodystrophie 29
- neuroaxonale 30
- Skelettmuskulatur 30

Dystrophin 30

E

Echinococcus
- cysticus 76
- multilocularis 76

Echinokokkose 76
Effekt, zytopathischer 64
Ehlers-Danlos-Syndrom 42
Ehrlich 139
Einheit, maternofetale 134
Einklemmung
- obere 353
- untere 353

Einschlusskörperchen
- Lewy- 368
- Nervenzellen 351
- zytoplasmatische 64

Einschlusskörperkonjunktivitis 67
Einwilligung, Obduktion 11
Eisenmangelanämie 284
Eisenpigment 31
Eiter 140
Eitererreger 69
Eiweißmangelödem 39
Ekchondrom 200
Elektronenmikroskopie 8
ELISA-Verfahren 9
Embolie 274ff
- paradoxe 276

Embryopathie 223
Emphysem siehe Lungenemphysem
Empyem 161
Encephalomyelitis disseminata 367
Enchodrom 200
Endangitis obliterans 57
Endocarditis
- lenta 170
- rheumatica 170
- ulceropolyposa 170
- ulcerosa 170
- verrucosa 170

Endokarditis, Residuen 175
Endokardthrombose, parietale 261
Endokrinium 285
Endostfibrose 289
Endothelläsion
- Abscheidungsthrombus 271
- Thrombose 270

Endothelzelle 157f
Enhancement-Phänomen 136
Entartung, maligne 195
Entdifferenzierung 193
Enterobius vermicularis 75
Enthirnungssyndrom 14
Entspannungsatelektase 309
Entzündung 139
- akute 142
- Atrophie 20
- chronisch-atrophische 142
- chronische 142f, 163ff
- chronisch-granulierende 142, 165
- chronisch-granulomatöse 142, 166
- Einteilung 140
- eitrige 161
- eitrig-exsudative 161
- fibrinöse 143, 159
- fibrinös-eitrige 160
- Fibrose 41
- Formen 158
- gangränöse 144
- Gehirn 365ff
- hämorrhagische 143, 159
- Immunpathologie 106
- Kokanzerogen 241
- Nekrose 34
- nekrotisierende 144, 163
- Organunterfunktion 293
- Pathologie 147
- perakute 141
- perifokale 193
- Phänomenologie 140
- seröse 143, 158
- serös-schleimige 159
- subakute 142

Enzephalitis 366
- AIDS 128
- postvakzinale 367
- virale 367

Enzephalomalazie 356
Enzephalopathie
- bovine spongiforme 67
- hepatische 325

Enzymdefekt, genetisch bedingter 294
Enzymdefekterkrankung 123, 300f
Eosinophile 157
Eosinophilie 147
Eotaxin 157
epidermal growth factor 235
Epiduralhämatom 363f
Epikrise 12
Epilepsie
- Bronchialkarzinom 247
- posttraumatische 365

Epithelkörperchen
- Adenom 289
- Hyperplasie 23, 291
- operative Entfernung 293

Epitheloidzelle 157
- Granulom 167ff
- Tuberkulose-Granulom 167f

Epitop 82
Epstein-Barr-Virus 66, 231f
- Burkitt-Lymphom 217

Epulis
- gigantocellularis 197
- granulomatosa 166

erbB-Onkogen 236
Erb-Duchenne-Dystrophie 30
Erbrechen, kaffeesatzartiges 283

Sachregister

Erguss 40
- chylöser 40
- entzündlicher 40
- hämorrhagischer 40
- tumorbedingter 40
Erosion, Magenschleimhaut 332f
Erreger
- Ausbreitung per continuitatem 144
- belebte 63
- extrazelluläre 62, 68
- fakultativ intrazelluläre 62, 68
- hämatogene Ausbreitung 145
- kanalikuläre Ausbreitung 144
- lymphogene Ausbreitung 145
- obligat intrazelluläre 62, 67
Erysipel 162
Erythropoese
- Anämie 284
- Entzündung 146
- Knochenmarkhyperplasie 22
Eulenaugenzelle 65
Euler-Liljestrand-Reflex 316
Exfoliativzytologie 6
Exotoxinbildung 68
Exsudat 40, 143
- Abszess 162
- entzündlicher Erguss 40
- Lobärpneumonie 160
- Verbrennung 56
- Wundheilung 182
Exsudatmakrophage 157
Extremiteninfarkt 279
Exzerzierknochen 187
Exzisionsbiopsie 5

F

Fab-Fragment 88
Faktor
- Bittner- 233
- Hagemann- 151
- kokanzerogener 240f
- plättchenaktivierender 154
- Surfactant- 310
- XII 151
Färbung 6
- Alzan-Färbung 7
- Berliner-Blau-Reaktion 7
- Bindegewebsfärbung 7
- Giemsa-Färbung 7
- Goldner-Färbung 7
- Hämatoxylin-Eosin-Färbung 7
- Kongorot-Färbung 7
- PAS-Reaktion 7
- van-Gieson-Färbung 7
Farmerlunge 112
Fas-Ligand 32
Fäulnis 14
Fc-Fragment 88
Feinnadelaspirationszytologie 6
Feminisierung, testikuläre 294
Fernmetastase 195
Ferriferrozyanid 7
Fetopathie, diabetische 299
Fettablagerung, Topik 27
Fettembolie 276
Fettgewebe
- Lipom 201
- Vakatwucherung 20
Fettgewebsnekrose
- enzymatische 35
- traumatische 35

Fettkörnchenzelle 27, 351
Fettleber 27, 327
Fettvakuole 27
Fetus-Mutter-Immunologie 134
Feuerbestattungssektion 11
Fibrin
- Exsudat 40
- fibrinoide Nekrose 36
- fibrinöse Entzündung 159
- Nekrose 36
- Schocklunge 269
- Wunde 166
Fibroadenom 203
Fibroblast 158
Fibrom 200
Fibromyom 200
Fibroosteoklasie 289
Fibrosarkom 200
Fibrose 40
- Arthrose 172
- periportale 322f
- perivenöse 322f
- Strahlenvaskulopathie 58
- zystische 348
Fibrosierung
- Arteriosklerose 253
- Silikatstaub 52
- Stauungslunge 267
Fieber
- akutes rheumatisches 173
- Mediatoren 155
- Nessel-Fieber 51
- Pfeiffer-Drüsenfieber 66
- schwarzes 74
Filtrationstheorie, Arteriosklerose 250
Fischbandwurm 75
Fistel
- Morbus Crohn 171
- Residuen 175
- Tumoren 246
Fixation, Gewebe 6
Flagellat 73
Flavivirus 63
Fleisch, wildes 184
Fluoreszenz-in-situ-Hybridisierung 10
Fluoreszenzmikroskopie 8
Flüssigkeitsretention 40
Follikel
- Amyloid 44
- B-Lymphozyten 83
- Lymphom 216
- Schilddrüsenautonomie 288
- Struma 291
Formaldehyd 6
Fortbildung 12
Frakturheilung 182f
Fremdkörpergranulom 53, 168
- Wundheilung 183
Fremdkörperriesenzelle 184f
Fruchtwasseraspiration 314
Frühabszess, Hirnverletzung 365
Frühkarzinom, Magen 196f
Frühmeningitis, Hirnverletzung 365
Frührezidiv 247
Frühsommermeningoenzephalitis 367
Furunkel 162
Fusionsriesenzelle 65
Fusobakterien, Angina 163

G

Galaktosämie 301
Galaktose-1-Phosphat-Uridyl-Transferase 301
β-Galaktosidase 29, 303
Galleinfarkt 341
Gallenblasenkarzinom 241
Gallenstein, Pankreatitis 334
Gallensteinleiden 342f
Gallertkarzinom 205
Gallesekretion, Störungen 341
Gammopathie, monoklonale 219
Gangliozytom 223
Gangrän 36, 144, 163
- Arteriosklerose 253
- Begriffsabgrenzung 249
- feuchte 37, 163
- trockene 37, 163, 279
Ganzkörperbestrahlung 60f
Gardner-Syndrom 226
Gasbrand 68
Gasgangrän 163
Gastrinom 290
Gastritis 331f
- Plattenepithelmetaplasie 187
- Residuen 175
- Sydney-Klassifikation 331
Gastroenteritis 109
Gaumen, Papillom 202
Gedächtnis-B-Lymphozyt 86
Gefäßausweitung, Arteriosklerose 253
Gefäßeinengung, Arteriosklerose 253
Gefäßerkrankung
- Arteriosklerose 250ff
- diabetische 298
- hypertensive 357
Gefäßschaden, Strahlen 58
Gefäßverschluss, Embolie 274f
Geflechtknochen
- Frakturheilung 183
- metaplastische Knochenbildung 187
Gefriertechnik 7
Gefügedilatation, Herzmuskulatur 265
Gegenstoßherd 362
Gehirn
- Abszess 162
- degenerative Erkrankung 368
- Drucksteigerung 352
- Entzündung 365ff
- frühkindliche Schädigungsmuster 357
- Infarkt 278
- Kreislaufstörung 355ff
- Tumoren 358ff
- Verletzungen 362ff
Gehirnerschütterung 361f
Genamplifikation 237
Genetik
- Autoimmunerkrankung 118
- Kanzerogenese 225
Genrearrangement, Schwerkettengen 88
Gerinnung
- disseminierte intravaskuläre 268
- postmortale 272
- Thrombose 270
Gerinnungsthrombus 272
Geröllzyste 172
Geschwulst siehe Tumor

375

Sachregister

Geschwür
– Magen 333
– Nekrose 38
– postthrombotisches Syndrom 274
Gesundheit 2
Gewebe
– Anpassungsreaktion 17
– Atrophie 18
– Aufarbeitung 6
– Empfindlichkeit 55
– Entdifferenzierung 193
– Ersatz 177
– Hyperplasie 22
– Hypertrophie 21
– labiles 178
– lymphatisches 80, 83
– permanentes 180
– radioreagierendes 57
– radioresistentes 58
– radiosensibles 57
– Regeneration 177ff
– Schäden 25
– stabiles 57, 178
– Strahlensensibilität 57
– virusbedingte Veränderungen 64
– Vulnerabilität 55
Gewebehistiozyt 157
Gewebeschaden
– chronische Entzündung 142
– Entzündung 139f
– Hitze 55
– Kälte 56
– Strahlen 57
– Strahlenwirkung 58
– Strom 57
– subakute Entzündung 142
Gewebeumbau 148
Gewebeverträglichkeit, Transplantation 131
Giardia lamblia 73
Gicht 174
Giemsa-Färbung 7
Glandula
– parotis 340
– submandibularis 340
Glianarbe 351
– Rindenprellungsherd 363
Gliazelle 349
– Pathologie 351
Glioblastom 359
– sekundäres 359
– Zellbild 358
Gliom 358
Globalinsuffizienz, respiratorische 306
Glomerulonephritis 114
– immunhistologische Muster 114
– nekrotisierende 122
– Poststreptokokken- 114
Glomerulosklerose, diabetische 298
Glukagonom 290
Glukose-6-Phosphatase 302
Glukose-6-Phosphat-Dehydrogenase 238
α-Glukosidase 303
Glukosylierung, nichtenzymatische 297
Glutenenteropathie 336
Glykogenose 302
– Typ I 302
– Typ II 302

– Typ IV 302
Goldner-Färbung 7
Gomori-Versilberungsreaktion 7
Gonaden, Strahlenschaden 59
Gonokokken 69f
Gonorrhö 70
Goodpasture-Syndrom 114
Grading 194
Graft versus host reaction 133f
Granularatrophie
– Glomerulosklerose 298
– rote 263, 279
Granulationsgewebe 165f
– epitheloides 36
– Hämatom 284
– Störungen 166
– überschießendes 166
Granulom 166f
– Formen 168
– Fremdkörper 53
– Typ-IV-Reaktion 115
Granulopoese, Entzündung 146
Granulozyt
– eosinophiler 157
– Migration 147
– Nekrosebeseitigung 37
– neutrophiler 156
Granzym B 94
Grenzlinieninfarkt 278
Grippeviren 159
Grocott-Versilberungsreaktion 73
γ-GT 341
GVHR (Graft versus host reaction) 133f

H

Haferkorn-Karzinom 209
Hagemann-Faktor 151
Hämangioblastom 361
Hämarthros 283
Hamartom 197
Hämatom
– epidurales 363f
– Gehirn 363
– Organisation 284
– subdurales 363f
Hämatoxylin-Eosin-Färbung 7
Hämochromatose, idiopathische 299f
Hämozoin 74
Hapten 81
Harnabflussstörung 344ff
– angeborene 346
– Folgen 347
– tumorähnliche 346
Harnblasenkarzinom 241
Harnblasenpapillom 202
Harnsäure, Gicht 174
Harnstein 346
Harnwegsentzündung 346
Hartnup-Syndrom 335f
Hashimoto-Thyreoiditis 119, 293
Haubenmeningitis 365
Haupthistokompatibilitätskomplex 101
Haut
– Abszess 162
– Basaliom 224
– chemische Noxen 51
– malignes Melanom 224
– Nävuszell-Nävus 224
– Strahlenschaden 59

– Verbrennungsgrade 56
Hautbarriere 93
Hauttest, Tuberkulose 116
Hautwarze 64
Heerfordt-Syndrom 340
Heilung 180ff
– innere Organe 182
– Knochenfrakturen 182
– per primam intentionem 181
– per secundam intentionem 182
– Störung 183
– Tumor 247
Heine-Medin-Krankheit 367
Helicobacter pylori 142, 164, 332
– Gastritis 331f
– Marginalzonen-B-Zell-Lymphom 217
– Ulkus 333
Helminthen 63, 75
Hepadnavirus 63
Hepatisation
– gelbe 160
– graue 160
– rote 160
Hepatitis
– Leberzirrhose 324
– Virushepatitis 101
– Wirtsreaktion 66
Hepatitis-B-Virus 232
– Hepatozyten 65
– Immunhistochemie 65
– Wirtsreaktion 66
– Zytoplasmaveränderungen 64
Hepatoblastom 224
Hepatolithiasis 342
Hepatopathie, alkoholische 327
Hepatozyt
– Amyloidose 43
– Degeneration 342
– Fettleber 327
– Glykogenose 302
– Hämochromatose 299
– Hydrops 25
– Hypertrophie 22
– Mallory-Hyalin 327
– Nekrose 28
HER2-neu-Onkogen 205
Herdenzephalitis, metastatische 366
Herdpneumonie 160, 317
Herniation 353
Herpes-simplex-Virus
– Enzephalitis 367
– Fusionsriesenzelle 65
Herpesvirus 63, 231f
Herzbeuteltamponade 261
Herzfehlerzelle 267
Herzgewicht, kritisches 264
Herzinfarkt 259
– Folgen 261
– Lokalisation 260
– Residuen 175
– transmuraler 261
Herzinsuffizienz 264ff
– akute 266
– chronische 265
Herzklappen
– Erregerstreuung 170
– rheumatisches Fieber 174
Herzkrankheit, koronare 258
Herzmuskelfibrose 258
Herzmuskelhypertrophie 263

Sachregister

Herzmuskelverfettung 26
Herzmuskelzelle
– Hämochromatose 300
– Verfettung 26
Herzmuskulatur
– Amyloidose 44
– Hypertrophie 21
– Lipomatose 27
– Narbenbildung 38
Herzwandaneurysma 262
Herzwandruptur 261
Heterologtransplantation 130
Heterophagie, Morbus Pompe 302
Heterotopie 186, 190
High-Density-Lipoprotein, Arteriosklerose 250
Hinterwandinfarkt 261
Hirnabszess 366
– posttraumatischer 365
Hirnatrophie 128
Hirnbasisarterienaneurysma 256
Hirnbasismeningitis 366
Hirnblutung 356
Hirninfarkt 278, 355f
Hirnmassenblutung 282
– hypertonische 263
Hirnmetastase 360
Hirnödem 353f
– diffuses 354
– hydrozephales 355
– perifokales 353f
– vasogenes 354
– zytotoxisches 354
Hirnphlegmone 366
Hirnsinusthrombose 273
Hirntod 15
– Feststellung 15
– Obduktion 15
Hirnverletzung 361ff
– geschlossene 362
– offene 364f
Hiroshima 61
– myeloische Neoplasie 220
Hirsutismus 288
Histamin 151
Histiozyt 157
Histokompatibilitätsantigen 137
Histopathologie 5
Histoplasma capsulatum 71f
Histoplasmose 72
Hitze, Gewebeschaden 55
HI-Virus 125f, 234
– Infektionen 128
HLA (humanes Leukozytenantigen) 101
– Krankheitsassoziation 102
Hoden
– Agenesie 292
– Teratom 224
Hodgkin-Lymphom 211ff, 232
– klassisches 213f
– noduläres, lymphozytenprädominantes 212f
Hodgkin-Riesenzelle 186
Hodgkin-Sarkom 213
Hodgkin-Zelle 212
Holoprosenzephalie 357
Home-Mittellapen 347
Homing 245
Homing-Rezeptor 92
Homogentisinsäureoxidase 173, 301

Homologtransplantation 130
Hormon 285
– Einwirkung 20
– endokrines System 285ff
– Hypertonie 262
– somatotropes 241
– Wirkungen 241
Hormonrezeptor 8
Horner-Syndrom 210
Hornhauttransplantation 132
Hornhauttrübung 14
Hortega-Zelle 349
Hungeratrophie 19
Hyalin 27
– bindegewebiges 41
– vaskuläres 41
– zelluläres 27
Hyalinisierung 41
– Arteriolen 298
– Arteriosklerose 253
– Schocklunge 269
– Strahlenvaskulopathie 58
Hybridisierung
– In-situ- 10
– komparative genomische 10
– Molekularpathologie 9
Hydranenzephalie 357
Hydrocephalus
– e vacuo 355
– occlusus 354f
Hydronephrose 348
Hydrops
– fetalis 135
– Hypoxidose 54
– Zelle 25
Hydroureter 347
Hydrozephalus 354
Hypalbuminämie 325
Hyperaldosteronismus
– primärer 288
– sekundärer 288
Hyperbilirubinämie 341
Hypercholesterinämie,
Arteriosklerose 250f
Hyperchromasie 193
Hyper-IgM-Syndrom 124
Hyperkortisolismus 286
Hyperlipidämie
– Arteriosklerose 250
– von-Gierke-Krankheit 302
Hyperparathyreoidismus 23
– primärer 289
Hyperplasie 17, 21f
– hormonabhängige Organe 22
– Knochenmark 22
– Nebennierenrinde 22, 286f
– Nebenschilddrüse 23
– Organe 291
– Prostata 347
Hyperprolaktinämie 287
Hypersensitivitätsreaktion 106f
Hypersplenismus 324
Hypertension, portale 324
Hyperthyreose 290
Hypertonie 262f
– Arteriosklerose 251
– endokrine 262
– kardiovaskuläre 262
– Linksherzinsuffizienz 267
– neurogene 262
– primäre essenzielle 262

– pulmonale 319
– renale 262
– sekundäre 262
Hypertrophie 17, 21
– Herzmuskel 21, 263f
– Herzmuskelzelle 264
– Skelettmuskel 21
Hyperurikämie, Arteriosklerose 251
Hyperventilation,
Begriffsabgrenzung 305
Hypogammaglobulinämie 124
Hypophyse
– Agenesie 292
– Unterfunktion 292
Hypophysenadenom 286f
– Verdrängung 293
Hypopituitarismus 292
Hypoplasie 17
Hypothalamus-Hypophysen-System 285
Hypothyreose 293
Hypoventilation, Begriffsabgrenzung 305
Hypoxämie
– ARDS 318
– Hirnödem 354
– respiratorische Insuffizienz 306
Hypoxidose 53
– akute 54
– chronische 54
– histiotoxische 54
– hypoglykämische 54
– hypoxämische 54, 284
– ischämische 54
– Koronarinsuffizienz 258
– Schock 267
– Zellschädigung 25
Hypoxie 276
– Begriffsabgrenzung 249
– Nervenzelle 350
– Zellreaktion 276

IgA 89f
– Nephritis 114
IgD 89f
IgE 89f
– anaphylaktische Reaktion 107f
IgG 89f
IgM 89f
– Rezeptor 83
Ikterus
– gravis 135
– Hyperbilirubinämie 341
Immortalisation, Tumorzelle 240
Immundefekt 122
– angeborener 123
– Enzymdefekt 123
– Folgen 129
– Hypogammaglobulinämie 124
– Schweizer Typ 123
– schwerer kombinierter 123
– variabler 124
Immundefektsyndrom, erworbenes 125
Immunglobulin 86
– Aufbau 86
– Eigenschaften 89
– IgA 89f
– IgD 89f
– IgE 89f

377

Sachregister

Immunglobulin
- IgG 89f
- IgM 89f

Immunhistochemie 8f, 106
- Hepatitis-B-Virus 65

Immunität
- adaptative erworbene 79, 81
- angeborene natürliche 79, 81f, 93
- natürliche 93

Immunkomplexerkrankung 113
Immunkomplexreaktion 112f
Immunologie 79
Immunpathologie 79
Immunreaktion
- Grundlagen 79
- Mediatoren 103
- pathologische 80
- Überempfindlichkeit 106

Immunsystem 79
- Defekt 122
- Effektoren 80
- Funktionsspektrum 79
- Komponenten 80
- sekundärer Defekt 124
- Zellen 82

Immunthyreoiditis 119
Immuntoleranz 82
- Autoimmunerkrankung 117
- Mutter gegen Fetus 135

Immunzelle
- B-Lymphozyt 82
- Herkunft 82
- T-Lymphozyt 82

Implantat, Fremdkörperproblematik 53
Implantationsmetastase 242
Inaktivitätsatrophie 20
Individualitätswahrung 79
Infarkt 276ff
- anämischer 277
- Begriffsabgrenzung 249
- Formen 277
- Gehirn 355f
- hämorrhagischer 277

Infektion 62
- bakterielle 63, 67, 142
- Bakterien 67
- Gehirn 145
- opportunistische 62
- Parasiten 73
- persistierende 164
- Pilze 70
- Prionen 66
- rezidivierende 164
- virale 62ff

Influenza-Viren 159
Ingestion
- Bakterien 67
- Noxen 48

Inhalation, Noxen 48
Initiierung
- kanzerogene 227, 234
- Komplementaktivierung 96

Innenschichtinfarkt 261
Inselamyloid 297
In-situ-Hybridisierung 10
- Zytomegalievirus 65

In-situ-Karzinom 196
- Mamma 205

Instabilität, genetische 191, 240

Insuffizienz
- Begriffsabgrenzung 249
- Herz 264ff
- Koronarien 258
- Leber 325
- respiratorische 306

Insulinmangel 296
Insulinom 290
Interferon 105
Interleukin 103
Interleukin-1 104, 146, 154f
Interleukin-2 104
Interleukin-3 104
Interleukin-4 104
Interleukin-5 104
Interleukin-6 104, 146
Interphase-Zelltod 58
Intimafibrose, Strahlenvaskulopathie 58
Involution 17f
Inzidenz 4
Ionisierung 57
IRDS (infant respiratory distress syndrome) 310
Ischämie 276f
- absolute 277
- Begriffsabgrenzung 249
- Gehirn 355
- Herzmuskulatur 258
- Nervenzelle 350
- Organunterfunktion 292
- relative chronische 279
- relative, temporär akute 279

Isologtransplantation 130
Isoniazid, Leberdystrophie 29
Isotop, radioaktives 60f, 229
Itozelle, Leberfibrose 323

J

5-Jahres-Heilung 247
Jodfehlverwertungsstruma 294
Jodmangel 291

K

Kachexie 17
Kala-Azar 74
Kaliumferrozyanid 7
Kallikrein 151
Kallus 183f
Kälte, Gewebeschaden 56
Kalziumpyrophosphat 174
Kanzerogen, chemisches 227f
Kanzerogenese 225ff
- Ablauf 234
- kolorektale 337
- Mehrstufenhypothese 235
- Stadien 234
- Strahlen 229

Kaposi-Sarkom 130
Karbunkel 162
Kardinalsymptome, Entzündung 139
Kardiomyopathie
- dilatative 101
- restriktive 44

Kartoffelsackleber 324
Karyolyse 34
Karyopyknose 32
Karyorrhexis 32
Karzinoid 289
Karzinom 190, 203
- hepatozelluläres 232, 326

- kleinzelliges 209
- kolorektales 336f
- Lunge 208
- malignes Teratom 224
- Mamma 205
- medulläres 205
- neuroendokrines 289
- Prostata 210
- szirrhöses 205

Kaskadentheorie, Metastasierung 244
Katarakt, diabetischer 297
Kavatyp, hämatogene Metastasierung 244
Kaverne 168
Keimzentrum 85
Keimzentrumsbildung 85
Keimzentrumsreaktion 84f
- Hashimoto-Thyreoiditis 119

Keratoconjunctivitis sicca 341
Kernatypie
- Adenomatosis coli 203
- Myosarkom 199

Kerneinschluss 64
Kern-Plasma-Relation
- Adenomatosis coli 203
- benigne Tumoren 192
- maligne Tumoren 193
- Tumoren 192

Keuchhusten 69
Ki-67 8
Ki-67-Index 177
Killerzelle, natürliche 94
Kimmelstiel-Wilson-Glomerulosklerose 274
Kinderlähmung 367
- zerebrale 357

Kinin 151
Kittniere 345
Klonalität
- B-Lymphozyten 89
- Tumorprogression 238f

Knochen
- chemische Noxen 51
- Heilung 182
- metaplastische Bildung 187
- Metastasierung 245

Knochenglatze 172
Knochenmark
- ALL 215
- B-Lymphozyten-System 83
- chemische Noxen 51
- CLL 216
- CML 220
- Hyperplasie 22
- myelodysplastische Syndrome 222f
- myeloische Neoplasie 219f
- Strahlenbelastung 229
- Strahlenschaden 59

Knochenmarktransplantation
- allogene 91
- palmares Erythem 134

Knochenzyste
- aneurysmatische 198
- juvenile 197f

Knorpel
- Arthrose 172
- Chondrom 201
- Enzymphysiologie 172

Koagulationsnekrose 35
Koagulopathie 282
Kohlenmonoxid 49

Sachregister

Kohlenwasserstoff, aromatischer polyzyklischer 227f
Kokanzerogen 234f, 240
Kollagenose 121
Kollaterale
- Begriffsabgrenzung 249
- Herzinfarkt 259
Kolliquationsnekrose 35
Kolon
- Blutung 283
- Tumor 336f
Koma 14
Komedokarzinom 206
Komplementaktivierung 96f
- alternativer Weg 98
- klassischer Weg 96
- MBL-Weg 98
- zentraler Schritt 98
Komplementsystem 96
- Entzündung 93
- Mediatoren 151
Kompressionsatelektase 310
Konferenz, klinisch-pathologische 11
Kongorot-Färbung 7
- Amyloid 42
- Amyloidose 44
Kontaktdermatitis 117
Kontraktion
- arterioläre 147
- Narbe 182
Koronarinsuffizienz, relative 258
Koronarthrombose 259
Krabbe-Leukodystrophie 29
Krankenversorgung 1
Krankheit 2
- Disposition 3
- exogene Ursachen 47
- HLA-Assoziation 102
- Maßzahlen 4
- monokausale 3
- polykausale 3
- Ursachen 2
Krankheitserreger
- belebte 63
- extrazelluläre 62, 68
- fakultativ intrazelluläre 62, 68
- obligat intrazelluläre 62, 67
- Resistenz 80
Krankheitsforschung 1, 11
Krankheitsstatistik 12
Kreatininphosphatkinase, Herzinfarkt 259
Krebs 190
Krebsgen 225
Krebszelle, Eigenschaften 189
Kreislauf
- Pathologie 249ff
- Schock 267
- Zentralisation 268
Kretinismus 292
Kryostatmikrotom 7
Kryptokokkose 71f
Kryptosporidiose 129
Kupffer-Sternzelle
- Leishmaniose 74
- Malariapigment 74
Küttner-Tumor 340

L

Lambliasis 73
Lamininrezeptor, Metastasierung 242
Langhans-Riesenzelle 36, 169, 184
- Tuberkulose-Granulom 167f
Laplace-Gesetz 265
Läsion, tumorartige 197
Latenzphase, Kanzerogenese 234
Latenzzeit, AIDS 127
Lateralsklerose, amyotrophe 368
Lebenserwartung, mittlere 4
Leber
- α_1-Antitrypsin-Mangel 304
- Alkoholschaden 327
- Amyloidose 43f
- chemische Noxen 50
- Cholestase 342
- Glykogenose 302
- Hämochromatose 299
- Hepatoblastom 224
- Hypertrophie 22
- Mediatoren 150
- Metastasierung 244
- Regeneration 178ff, 321
- Schock 270
- Thorotrast-Tumoren 230
- Transplantation 133
- Vergiftung 50
- Zwerchfellfurchen 20
Leberdystrophie 29
Leberfibrose 322f
Leberinsuffizienz 325
Leberkarzinom, Hepatitis-B-Virus 232
Leberverfettung, alkoholtoxische 27
Leberzelle
- Amyloidose 43
- Hydrops 25
- Nekrose 28
- Verfettung 26
Leberzirrhose 323f
- Folgen 324
- Hämochromatose 299
- Pathogenese 37
- Ursachen 37
- ZNS-Schädigung 50
Legionärskrankheit 69
Legionellen 69
Leichenstarre 13
Leichtkette, Immunglobulin 86
Leiomyom 199f
Leiomyosarkom 199
Leishmaniose 74
- kutane 74
- viszerale 74
Lektin, Mannan bindendes 98
Leptomeningitis, eitrige 365
Letalität 4
Leukämie
- akute lymphoblastische 215
- akute myeloische 221f
- chronische lymphatische 216
- chronische myeloische 220f
- myeloische Neoplasie 220
- Non-Hodgkin-Lymphom 215
Leukenzephalitis 367
Leukodystrophie 29
- globoidzellige 29
- Krabbe- 29
- metachromatische 29
Leukoplakie 187f
Leukopoese, Knochenmarkhyperplasie 22
Leukotrien 152

Leukozytenantigen, humanes 101
Leukozytendiapedese 147f
Leukozytose 146
- CML 220
- Interleukin 1 104
Lewy-Einschlusskörper 368
Libman-Sacks-Endokarditis 120, 170
Li-Fraumeni-Syndrom 238
Lindau-Tumor 361
Linksherzhypertrophie 265
Linksherzinsuffizienz 266f
Lipid
- Fettkörnchenzelle 351
- Kolliquationsnekrose 35
- Matrixveränderungen 41
Lipidfleck, Arteriosklerose 251f
Lipofuszin, Gehirnalterung 368
Lipofuszinpigment 31
Lipom 200f
Lipomatose 27
Lipopigment 31
Liposarkom 200f
Lipoxin 152
Lipoxygenase 152
Liquor 354
Little-Syndrom 357
Livor 13
Lobärpneumonie 160
- Perfusionsstörung 317
Lues 68
Lumeneinengung, Arteriosklerose 253
Lumenerweiterung
- Aneurysma 255
- Arteriosklerose 253
Lunge
- Abszess 162
- Entzündungsfolgen 174
- Metastasierung 244
- Perfusionsstörung 315
- Strahlenschaden 59
- Zytomegalie 65
Lungenarterienembolie 274
Lungenembolie
- fulminante 275
- Perfusionsstörung 315
Lungenemphysem 310ff
- irreguläres 311
- panazinäres 312
- panlobuläres 311
- paraseptales 311
- Perfusionsstörung 317
- zentrilobuläres 310f
Lungenfibrose
- interstitielle 52, 269, 319
- Strahlenschaden 59
Lungengangrän 144
Lungeninfarkt 315
- hämorrhagischer 37, 275
- superinfizierter 144
Lungentuberkulose, induzierend-zirrhotische 117
Lungenvenentyp, hämatogene Metastasierung 244
Lungenversagen, akutes 318
Lupus erythematodes visceralis 113, 119
Lyme-Krankheit 69
Lymphadenopathie 127
Lymphangiosis carcinomatosa 210, 244

379

Sachregister

Lymphfollikel
– Amyloid 44
– B-Lymphozyten 83
– Thyreoiditis 293
Lymphknoten
– Atrophie 21
– CLL 216
– Histoplasmose 72
– Keimzentrum 85
– Lymphogranulomatose 214
– Metastasen 195
– Strahlenschaden 59
– TNM-Klassifikation Mammakarzinom 208
– tumordrainierender 137
– T-Zell-Areal 92
Lymphödem 39
Lymphogranulomatose 211ff
Lymphom
– folliculäres 216
– Hodgkin- 211ff
– lymphoblastisches 215
– malignes 211
Lymphozyt
– B-Lymphozyten-System 83
– Herkunft 82
– intraepithelialer 94
– natürliche Immunität 94
– T-Lymphozyten-System 90
Lymphozytose 147
Lynch-Syndrom 337
Lysosom
– Arylsulfatase A 29
– Bakterienabbau 67
– Herzfehlerzellen 267
– Leukodystrophie 29
– Speicherkrankheit 302f
Lysozym, natürliche Immunität 93
Lysylhydroxylase 42

M

Magen 331ff
– Blutung 283
– Frühkarzinom 196f
– Ulkus 175, 333f
Makroglia 349
Makrophage 95f, 157
– Entzündung 93
– Gicht 174
– Hämatom 284
– Silikose 52
Makrozirkulationsstörung 267
Malabsorption 334ff
Malaria 74, 164
Malariapigment 74
Malassimilationssyndrom 334
Maldigestion 334
Malignitätsgrad (Tumor) siehe Grading
Mallory-Hyalin 28, 327
Mallory-Weiss-Syndrom 283
Mamma, Fibroadenom 203
Mammakarzinom 205
– familiäre Disposition 226
– solides 204
– szirrhöses 204
Mangelernährung
– Lungenembolie 274
– Wundheilung 184
Mantelzell-Lymphom 216
Marginalzonen-B-Zell-Lymphom 216

Margination 147
Massenblutung
– hypertonische 282
– intrazerebrale 282, 356
Massenverschiebung, Tumoren 246
Mastzelle 150, 156
Mastzellendegranulation 109
Materialentnahme
– Fixation 6
– Histopathologie 5
– Zytopathologie 6
Matrix, extrazelluläre
– Defekte 42
– Färbungen 7
– Fibrose 40
– Hyalin 41
– Metastasierung 242
– Veränderungen 40f
Medianekrose, idiopathische 257
Mediator
– anaphylaktische Reaktion 108
– Asthma bronchiale 308
– entzündliche Reaktion 149
– Entzündung 150
– Sofortreaktion 151
– spezifische Abwehr 104
– unspezifische Abwehr 104
– verzögerte Phase 152
– Wirkungen 155f
– zellulärer 103
Mediaverkalkung, Arteriosklerose 253
Medizinstatistik 4
Medulloblastom 358
Medusenhaupt 324
Mehrschrittkanzerogenese 235
Mekoniumaspiration 314
Melanoblastom 224
Melanom, malignes 224
Membranangriffskomplex 98
MEN (multiple endokrine Neoplasie) 290
Mendelson-Syndrom 313
Meningeom 361
– Zellbild 358
Meningitis 365f
– eitrige 365f
– Hirnbasis 366
– Hirnverletzung 365
– lymphozytäre 366
– tuberkulöse 366
Meningoenzephalitis 366
Meningokokken 69f
Meningokokken-Sepsis 366
Meniskopathie 173
Mesaortitis syphilitica 257
Metabolisierung
– Noxen 48
– Verfettung 27
Metaplasie 186
– atypische 187
– intestinale 187
– Magenulkus 334
– Ösophagus 330
– ossäre 166
– plattenepitheliale 186f
Metastase
– Definition 242
– Gehirn 360
– Zielorte 244
Metastasierung 193, 242
– hämatogene 244

– Homing 245
– kavitäre 245
– lymphogene 244
– Pathogenese 242f
Metchnikoff 139
Methylnitrosoharnstoff 227
M-Gradient 219
MHC (major histocompatibility complex) 101
MHC-Klasse I
– Antigenpräsentation 99, 101
– Killerzellen 94
MHC-Klasse II, Antigenpräsentation 99
Mikroembolie, Lunge 275
Mikroglia 351
Mikrogliazelle 349
Mikrokarzinom 197
Mikrozirkulationsstörung 268
Milchgangskarzinom 208
Milchglashepatozyt 65
Miliartuberkulose 68, 116
Milz
– Amyloidose 44
– Infarkt 278
– Strahlenschaden 59
Mischstaubsilikose 52
Mitochondrien
– Apoptose 33
– Herzinfarkt 259f
– Riesenmitochondrien 28
Mitose
– Sarkome 200
– Strahlenschaden 58
– Tumoren 192
Mitoseindex 177
MODY (maturity-onset diabetes of the young) 297
Molekularpathologie 9
Molluscum contagiosum 64
Mönckeberg-Verkalkung 253
Monoklonalität 239
Mononukleose, infektiöse 66, 231
Monozyt 157
Monozyten-Makrophagen-System 95, 184
Morbidität 4
Morbus
– Addison 102, 293
– Anderson 302
– Basedow 290
– Bechterew 102
– Crohn 170ff
– Cushing 286f
– Gaucher 303
– haemolyticus neonatorum 90, 135
– Hodgkin 211ff
– Krabbe 303
– Niemann-Pick 303
– Ollier 200
– Osler 282
– Parkinson 368
– Pfeiffer 66
– Pompe 302
– Reiter 102
– von Gierke 302
– Werlhof 282
– Whipple 70
– Wilson 31
Morgagni 1
Mortalität 4

Mörtelniere 345
Mukor 71
Mukor-Mykose 72
Mukoviszidose 93, 348
Multiorganversagen 269
– Schock 170
Multiple Sklerose 367
Mundtrockenheit 341
Muskatnussleber 266
Muskeldystrophie 30
Mutter-Fetus-Immunologie 134
Myasthenia gravis 102
Ösophagusbeteiligung 330
– Thymusdefekt 118
Mycosis fungoides 218
Myelom, multiples 218f
Myelosarkom 222
Myokardfibrose, disseminierte 258
Myokardinfarkt 259
– Folgen 261
– Lokalisation 260
– Residuen 175
– transmuraler 261
Myokarditis
– Residuen 175
– rheumatisches Fieber 173
Myom 199f
Myosarkom 199f
Myositis ossificans 187, 198
Myzel 70

N

Nagasaki 61
– myeloische Neoplasie 220
β-Naphthylamin 228
Narbe 165f
– Entstehung 37f
– Herzmuskulatur 260
– Thrombose 273
– Verbrennung 56
Narbenemphysem 313
Narbenhernie 183
Narbenkeloid 166, 184
Nasenpolyp, allergischer 158
Nasopharynxkarzinom 232
Nävuszell-Nävus 224f
Nebenniere
– Agenesie 292
– Amyloidose 44
– Unterfunktion 292
Nebennierenrinde
– Hyperplasie 22, 286f
– Tumoren 287
Nebenschilddrüse
– Adenom 289
– Aplasie 292
– Hyperplasie 23
Negri-Körperchen 351
Nekrose 32ff
– Arten 34
– Beseitigung 37
– fibrinoide 36
– Gangrän 163
– gangränöse 36
– hämorrhagische 37

– Herzmuskulatur 259f
– Immunkomplexreaktion 113
– käsige 36, 167f
– Koagulationsnekrose 35
– Kolliquationsnekrose 35
– Leberdystrophie 29
– Nervenzelle 350
– Pankreatitis 335
– Primärtuberkulose 116
– Tumor 248
– Verbrennung 56
– Virusinfektion 64
Nematoden 75
Neoplasie
– multiple endokrine 290
– myeloische 219f
– prostatische intraepitheliale 210
Neoplasma siehe Tumor
Nephritis
– akute nichtdestruierende interstitielle 345
– chronische nichtdestruierende 345
– interstitielle 344f
Nephroblastom 223
Nephropathie
– diabetische 298
– obstruktive 347
Nervengewebe
– Anatomie 349
– Regeneration 180
– Schädigungsmuster 350
Nervensystem
– chemische Noxen 50
– Diagnostik 352
– Pathologie 349ff
– Regeneration 180
– Strahlenschaden 60
– Trauma 361
– Tumoren 358ff
Nervenzelle 349
– Alzheimer-Fibrillenveränderung 368
– Einschlüsse 351
– Hypoxie 350
– Lewy-Einschlusskörper 368
– Pathologie 350
– Schwellung 351
Nessel-Fieber 51
Neugeborenes
– Aspiration 314
– Atelektase 309
– Atemnotsyndrom 310
Neurinom 360f
– Zellbild 358
Neuroblastom 223
Neurofibrom 200, 361
Neurofibromatose 361
Neurom 352
– traumatisches 180
Neuron siehe Nervenzelle
Neuronophagie 350
Neuropathie, diabetische 299
Neuropathologie, allgemeine 349
Neutrophile 156
Neutrophilie 147
Niedrigstrahlung 229
Niere
– Abszess 162
– Amyloidose 44
– chemische Noxen 50
– Infarkt 277

– Miliartuberkulose 168
– Nephroblastom 223
– Plasmozytom 218
– Pyelonephritis 344f
– Regeneration 179f
– Schock 270
– Subinfarkt 279
– Transplantation 132f
Nierenbeckenausgussstein 346
Nierenentzündung, interstitielle 344f
Niereninfarkt, hämorrhagischer 37
Niereninsuffizienz
– Glomerulosklerose 298
– Hyperparathyreoidismus 23
– Transplantation 132
– Urämie 159
Nierentuberkulose 345
Nikotin, Arteriosklerose 251
NK-Zelle 94
NLHPL (noduläres, lymphozytenprädominantes Hodgkin-Lymphom) 212f
N-Nitrosoverbindung 228
Noma 163
Non-Hodgkin-Lymphom 215ff
NO-Synthetase 155
Noxe
– Aufnahme 48
– belebte 62
– chemische 47
– physikalische 55
Nukleinsäurenextraktion 9
Nukleokapsid 64
Nysten-Regel 14

O

Obduktion 10
– gerichtliche 11
– gesetzlich geregelte 10
– Hirntod 15
– klinische 11
– Protokoll 12
– Qualitätssicherung 11
Obstruktionsatelektase 310
Obstruktionsemphysem 312
Ochronose 173, 301
Ödem 38
– alveoläres 318f
– Eiweißmangel 39
– Entstehung 39
– Fibrose 41
– interstitielles 318f
– Schocklunge 269
– toxisches 39
– Transsudat 143
Oligodendroglia 351
Oligodendrogliom 359
Omenn-Syndrom 123
Onkogen 225
Onkozytom 225
Opsonierung 96
Organ
– Abszess bei Sepsis 170
– Amyloidose 42, 44
– Anpassungsreaktion 17
– Atrophie 18
– endokrines 285f
– Heilung 182
– Hyperplasie 22
– Hypertrophie 21
– Infarkte 277

381

Sachregister

Organspezifität, Transplantation 131
Orthomyxovirus 63
Ösophagus 329ff
– Blutung 283
– Fehlbildung 329
– Tumoren 331
Osteodystrophia fibrosa cystica von Recklinghausen 289
Osteogenesis imperfecta 42
Osteoklast
– Frakturheilung 183
– Hyperparathyreoidismus 289
– Riesenzellbildung 184
Osteomyelitis 175
Osteophyt 172
Osteoporose 19
Östrogen
– hepatozelluläres Adenom 325
– Mammakarzinom 205
– Tumorwirkung 241
Ovar
– Borderline-Tumor 196
– Chorionkarzinom 224
– Dermoidzyste 223
Oxyuriasis 75

P

p53 238
– Aflatoxin 228
– Funktion 239
– kolorektales Karzinom 337
PAC (polyzyklischer aromatischer Kohlenwasserstoff) 227f
PAF (plättchenaktivierender Faktor) 154
Paget-Krebs 207
Panarteriitis nodosa 114, 121f
Pancoast-Tumor 210
Panhypopituitarismus 20
Pankreas
– Diabetes mellitus 296
– endokrine Tumoren 290
– Fettgewebsnekrose 35
– Malassimilation 334
– Mukoviszidose 93, 348
– Transplantation 131
Pankreatitis 151
– akute 334
– chronische 335
– Fettgewebsnekrose 35
Pan-T-Zell-Antigen 92
Papilla Vateri 344
Papillarmuskelabriss 262
Papillenspitzennekrose 298
Papillom 202
– Gaumen 202
– Harnblase 202
Papillomavirus 231
Papova-Virus 63, 231
Paraffin 6
Paramyxovirus 63
Paraneoplasie 247
– Bronchialkarzinom 209
– Karzinom 205
Parasiten 73
Parathion 49
Partial-Antigen-Gemeinschaft 118
Partialinsuffizienz, respiratorische 306
PAS-Reaktion 7
Pathogenese 3

– formale 3
– kausale 3
Pathogenität, Erreger 62
Pathologie 1
– allgemeine 2
– spezielle 2
Pemphigoid 110
Pemphigus vulgaris 102, 110
Penetration, Virusinfektion 64
Perforation (Hohlorgan)
– Darminfarkt 278
– Empyem 161
– Magenulkus 334
– Peritonitis 161
Perforin 94
Perfusionsstörung, Lunge 315
Perfusionstheorie, Arteriosklerose 250
Pericarditis
– carcinomatosa 143
– constrictiva 160
– epistenocardica 261
Perikarditis, fibrinöse 143
Perikardschwiele 160
Perisinusoidalzelle, Leberfibrose 323
Peritonitis 160f
Petechie 281
Pfeiffer-Drüsenfieber 66, 231
Pfortadertyp, hämatogene Metastasierung 244
Phagosom, Bakterienabbau 67
Phagozytose
– Bakterien 67
– Makrophagen 95
Phenylalaninhydroxylasemangel 301
Phenylketonurie 301
Philadelphia-Chromosom 220, 236f
Phlegmone 161f
– Gehirn 366
Phorbolester 240
Phosphatase, alkalische 341
Phthise 175
Picornavirus 63
Pigment 31
– anthrakotisches 31
– kupferhaltiges 31
Pigmentdegeneration, Gehirn 368
Pigmentzirrhose 300
Pilz 71
– AIDS 128
– dimorpher 70, 72
– Histoplasmose 72
– Infektionsweg 70
– Krankheitserreger 63
– Kryptokokkose 72
– Schimmelpilz 72
– Soor 71
– Sprosspilz 71
Piringer-Lymphadenitis 75
Plaque
– fibröser 251f
– seniler 368
Plasmazelle 84
– Plasmozytom 218
Plasmodien 74
Plasmozytom 218f
Platelet-derived growth factor 235
– Arteriosklerose 253f
Plattenepithelmetaplasie 186f
Plattenepithelkarzinom 203f
– Bronchialkarzinom 209
– Ösophagus 331

Plaut-Vincent-Angina 163
Pleuraschwiele 160
Pneumocystis carinii 72f
– Pneumonie 129
Pneumokoniose 52
Pneumonie
– Aspirationspneumonie 314
– karzinomatöse 210
– Legionärskrankheit 69
– Lobärpneumonie 160
– Perfusionsstörung 317
– Pneumocystis carinii 72f, 129
– Tuberkulose 116
– Zytomegalie 129
Pneumothorax 309
Polarisationsmikroskopie 7
Polioenzephalitis 367
Poliomyelitis 64, 367
Poliovirus, Zellveränderungen 64
Polymerase-Kettenreaktion 9
Polyolstoffwechsel 297
Polyp, Nase 158
Polypose
– Adenomatosis coli 226
– multiple lymphomatöse 216
Polyspezifität 82
Polyvalenz 82
Pompe-Krankheit 302
Popcorn-Zelle 213
Porenzephalie 357
Porzellangallenblase 343
Poststreptokokken-Glomerulonephritis 114
Poxvirus 63
Prä-B-Lymphozyt 83
Prädilektionsstelle
– Arteriosklerose 253
– Basaliom 224
Präkallikrein-Aktivator 151
Präkanzerose 190f
– Carcinoma in situ 196
– fakultative 191
– Gastritis 332
– Harnblasenpapillom 202
– obligate 190
– Ösophagus 331
– prostatische intraepitheliale Neoplasie 210
Prävalenz 4
Primärantikörper 9
Primärfollikel, B-Lymphozyten 83
Primärheilung, Wunde 181
Primärkomplex 68
Primärreaktion, B-Lymphozyt 84
Primärtuberkulose 116
Priming 154
Prion 66
Prion-Krankheit 367
Prokanzerogen 227f
Prokollagen-N-Peptidase 42
Proliferationsaktivität (Zelle) 177f
Prometheus 178
Promotor 234
Promyelozytenleukämie 221f
Prosoplasie 188
Prostaglandin 152f
Prostata
– Abszess 162
– Hyperplasie 347
– Karzinom 210
– Plattenepithelmetaplasie 187

Sachregister

– Tumordignität 195
Prostazyklin 153
Protein-Tyrosin-Kinase 236
Proteinurie, Glomerulosklerose 298
Protoonkogen 225, 235
– Aktivierung 236
– c-erbB 236
Protozoen 63, 73
Psammomkörper 248, 358, 361
Pseudarthrose 184
Pseudodivertikel 347
Pseudogicht 174
Pseudohypertrophie 21
Pseudopubertas praecox 288
Pseudotumor, zystischer 197
Pseudozyste
– Kolliquationsnekrose 35
– Nekrose 38
Psoriasis vulgaris 102
Punktionsbiopsie 5
Punktionszytologie 6
Punktmutation, Protoonkogene 236
Punktprävalenz 4
Purin-Nukleosid-Phosphorylase-Mangel 123
Purpura 281
– idiopathische thrombozytopenische 110, 282
– Schoenlein-Henoch 282
Pyämie 169
Pyelonephritis
– akute 344
– chronische 345
– Diabetes 298

Q
Quarzstaub 52
Quincke-Ödem 97

R
Radikal, freies
– Schädigung 49
– Strahlenwirkung 57
Radiodermatitis 59
Radionuklid 229
Radium 61, 230
ras-Protein 236
ras-Protoonkogen 227
Reaktion
– anaphylaktische 107ff
– granulomatöse 117
– indirekte 9
– leukämoide 146
– verzögerte (Entzündung) 149
– verzögerter Typ 107, 115
– zytotoxische 107, 109
Reaktionsphase, B-Lymphozyt 83ff
Rearrangement, Schwerkettengen 88
Rechtsherzinsuffizienz 267, 320
Reed-Sternberg-Zelle 186, 212
Refluxgastritis 332
Refluxkrankheit, gastroösophageale 330
Regelkreis
– endokrine Systeme 285
– Schema 285
Regeneration 37, 177ff
– Leber 321
– Nervengewebe 351
– peripherer Nerv 180
– Tumorabgrenzung 189

Regeneratknoten, Leberzirrhose 323
Regression, Tumor 248
Reifung, Virusinfektion 64
Reiterknochen 187
Rekanalisierung, Thrombose 165
Rektum
– Biopsie 45
– Blutung 283
– Tumor 336f
Residualkapazität, funktionelle 307
Resistance 307
Resistenz 4, 80
– unspezifische 93
Resorptionsatelektase 310
Respiration, Begriffsabgrenzung 305
Restitutio ad integrum 3
Retinoblastomgen 238
Retinopathie, diabetische 297f
Retrieval-Verfahren 8
Retrovirus 63
– akut transformierendes 232f
– langsam transformierendes 234
Rezeptor
– B-Zelle 83
– Chemokine 154
– inhibitorischer, Killerzellen 94
– Lamininrezeptor 242
– LDL-Rezeptor 250
– T-Zell- 90f
– Zell- 92f
Rezidiv, Tumor 247
Rhabdomyom 200
Rheumafaktor 113, 120f
Rheumatismus nodosus 36
Rhexisblutung 281
Rhinitis 109
Rhinovirus 63, 159
Rh-Sensibilisierung 135
Riesenbaby 299
Riesenmitochondrien 28
Riesenzelle 184ff
– AIDS 128
– fusionsbedingte 184
– histiozytäre 185
– Langhans-Typ 36
– myogene 185
– nichtfusionsbedingte 186
– Osteoklastentyp 184
– Virusinfektion 185
– Warthin-Finkeldey 186
Riesenzell-Epulis 197
Riesenzellhepatitis 186
Riesenzelltumor 185
Rigor mortis 13
Rindenprellungsherd 362
Rinderbandwurm 76
Rinderwahnsinn 67
Risikofaktor
– Arteriosklerose 250
– Bronchialkarzinom 208
– kolorektales Karzinom 337
– Krankheit 3
– Lungenembolie 274
– Mammakarzinom 205
– Ösophaguskarzinom 331
RNA-Virus 63f
– Bittner-Faktor 233
– onkogener 232
Rollen (Leukozyten) 147f
Röntgen-Pneumonitis 59
Rous-Sarkom-Virus 233

Rückkopplungsmechanismus, endokrine Systeme 285
Rundwürmer 75
Russell-Körperchen 28, 218

S
Sagomilz 44
sarkoid like lesion 137
Sarkoidose
– Granulom 167
– Sialadenitis 340
Sarkom 190, 198, 200
– granulozytisches 222
Satellitenzelle, Regeneration 180
Sauerstoffradikal 49
Saugbiopsie 5
Saugwürmer 76
Schädel-Hirn-Trauma 361ff
– diffuses 363
– Vita reducta 14
Schädigung
– bakterielle 67
– chemische Noxen 47
– freie Radikale 49
– Leber 50
– Mechanismen 49
– virale 62ff
Schadstoff
– Berufskrankheiten 51
– Inkorporation 48
– schädlicher 47
Schaumzelle 27
– Arteriosklerose 251f
– Mikroglia 351
Schilddrüse
– Adenom 288
– Agenesie 292
– Borderline-Tumor 196
– Entzündung 119
– Tumor 288
Schimmelpilze 72
Schinkenmilz 44
Schistosoma
– hämatobium 76
– mansoni 76
Schistosomiasis 76
Schizogyrie 363
Schlaf-Apnoe-Syndrom 315
Schlaganfall 355f
Schleimhaut
– Barriere 93
– Leukoplakie 187
– Strahlenschaden 59
Schlingenabszess 163
Schlingenbiopsie 5
Schneckenspuren-Ulzeration 171
Schneeberger Lungenkrebs 53
Schnellschnittdiagnostik 7
Schnupfen 159
Schock 267
– anaphylaktischer 269
– hypovolämischer 269
– kardiogener 269
– neurogener 269
– septischer 125, 268
– septisch-toxischer 170
Schockleber 270
Schocklunge 269, 318
Schockniere 270
Schoenlein-Henoch-Purpura 282
Schrotschuss-Schädel 218

383

Sachregister

Schrumpfniere, arteriolosklerotische 263
Schwannom 200, 360f
Schwann-Zelle 349
– Neurinom 360
– Neurofibrom 361
– Regeneration Nerv 180
– Waller-Degeneration 352
Schweinebandwurm 76
Schwerkette, Immunglobulin 86f
Schwiele 41, 160
SCID (severe combined immunodeficiency) 123
Seitenwandinfarkt 261
Sektion 10
– Feuerbestattung 11
– Seuchen 11
– Verwaltung 11
Sekundärfollikel, B-Lymphozyten 83, 85
Sekundärheilung, Wunde 182
Sekundärtuberkulose 116
Sekundenherztod 261
Selbsttoleranz 82
Sensibilisierung, anaphylaktische Reaktion 108
Sepsis 169f
– bakterielle 169
– Meningokokken 70, 366
Sequenzierung 9
Serumkrankheit 113
Seuchensektion 11
Shwartzman-Sanarelli-Reaktion 268
Sialadenitis 340
– autoimmune 340
– bakterielle 340
– epitheloidzellige 340
– radiogene 340
– virale 340
Sialadenose 339
Sialolithiasis 340
Sialorrhö 339
Sicca-Syndrom 120, 341
Siderinpigment 31, 299
– Hämochromatose 299f
– Nachweis 7
Sigmadivertikulitis 163
Signaltransduktion, Leberregeneration 322
Silikatstaub 52
Silikose 52
Sinusthrombose 356
Siriusrot 7
Sjögren-Syndrom 120
Skelettmuskel
– Dystrophie 30
– Hypertrophie 21
– Regeneration 180
Sklerodermie 121
– diffuse 121
Sklerose 41
– Arterien 250ff
– Arteriolen 254
– multiple 367
– Sklerodermie 121
Skrotalkrebs 53
Slow-Virus-Infektion 66, 367
Sneddon-Syndrom 120
Sofortreaktion, Entzündung 149
Soor 71
Spätabszess, Hirnverletzung 365

Spätmeningitis, Hirnverletzung 365
Spätreaktion, Entzündung 150
Spätrezidiv 247
Speichel 339
Speicherkrankheit 301ff
Speiseröhre siehe Ösophagus
Sphingomyelinase 303
Spirochäte 63, 68
Splenomegalie, portale Hypertension 324
Sportlerherz 264
Sprosspilze 71
Sprue 336
Stadieneinteilung
– Hodgkin-Lymphom 214
– Kanzerogenese 234
– Tumoren 194
Staging 194
Stammzelle
– pluripotente hämatopoetische 82
– T-Lymphozyten-System 91
Stanzbiopsie 5
Staphylokokken 69
Statistik 4
Status lacunaris 357
Staub
– anorganischer 52
– organischer 53
Staubemphysem 311
Staublungenerkrankung 52
Stauungsdermatose 166
Stauungserguss 40
Stauungsleber, chronische 266f
Stauungslunge, chronische 267
Stauungsödem, hämodynamisches 39
Stenose
– Begriffsabgrenzung 249
– Magenulkus 334
– Tumoren 246
Sterblichkeit 4
Sternberg-Zelle 212f
Stickoxid 154f
Stoffwechselkrankheit 295
– Enzymdefekt 300
Stoßherd 362
Strahlen
– antitumoröse Effekte 61
– exogene 61
– Gewebeschaden 57f
– ionisierende 229
– Niedrigstrahlung 229
Strahlenkanzerogenese 229
Strahlensensibilität
– Gewebe 57
– Tumoren 61
Strahlensyndrom
– gastrointestinales Syndrom 60
– Knochenmarksyndrom 60
– zentralnervöses Syndrom 60
Strahlenvaskulopathie 58
Streptokokken 69f
– rheumatisches Fieber 173
Stressprotein 28
Streuung, hämatogene 145
Strickleiterphänomen 165, 273
Strom, Gewebeschaden 57
Stromatumor, gastrointestinaler 201
Strontium 230
Struma 290f
– colloides diffusa 291
– colloides nodosa 291

– dyshormonogenetische 294
Strumafeld 345
Subarachnoidalblutung 356
– Aneurysma 256
Subduralhämatom
– akutes 363
– chronisches 364
Suffusio 281
Sugillation 281
Superoxid 49
Surfactant
– Atemnotsyndrom 310
– Schocklunge 269
Sydney-Klassifikation 331
Sympathikoblastom 223
Synapse 349
Syndrom
– adrenogenitales 294
– apallisches 14
– gastrointestinales 60
– hepatorenales 325
– myelodysplastisches 222
– paraneoplastisches 137
– postthrombotisches 166, 273
– zentralnervöses 60
Syphilis 68
– Aneurysma 258
Systemerkrankung, degenerative 368

T

Taenia
– saginata 76
– solium 76
Taeniasis 76
tau-Protein 368
Teerstuhl 283
Telomer 239
Telomerase 31, 240
Teratom 223f
Terminologie 2
Territorialinfarkt 355
Tertiärknötchen 92
Tertiärreaktion 86
Tetanus 69
Tetrachlorkohlenstoff
– Leberschädigung 49
– Leberzellhydrops 25
T-Gedächtniszelle 92
T-Helferlymphozyt 99, 101
– AIDS 125
Thorotrast 61, 230
Thrombembolie 274
– arterielle 275
Thrombopenie, Tumorrisiko 242
Thrombophlebitis 151
Thrombopoese, Knochenmarkhyperplasie 22
Thrombose 270f
– arterielle 273
– Gehirn 356
– Granulationsgewebe 165
– kardiale 272
– Koronararterien 259
– venöse 273
Thrombozytopathie 282
Thrombozytopenie 282
– CML 221
Thrombozytose
– CML 221
– Thrombose 271
Thrombus

Sachregister

- Abscheidungs- 271
- Erweichung 273
- Formen 271
- gemischter 272
- Gerinnungs- 272
- hyaliner 272
- Lokalisation 272
- Organisation 273

Thymus
- ALL 215
- Aplasie 123
- Atrophie 18
- Bildungsstörung 122
- Hypoplasie 123
- Strahlenschaden 59
- T-Lymphozyten-System 90f

Thymusdefekt 118
Thyreoiditis
- chronisch-lymphozytäre 293
- lymphozytäre 119

Thyreotoxikose 102
Tigerherz 27
Tinea 71
tissue remodeling 148
T-Lymphozyt 82
- Aktivierung 92
- Antigenpräsentation 99
- Charakteristika 92
- Entwicklung 91
- naiver 92
- regulatorischer 91

T-Lymphozyten-System 82, 90, 100
TNF siehe Tumornekrosefaktor
TNM-Klassifikation 195
- Mammakarzinom 208
- Prostatakarzinom 211

Tod 13
- allgemeine Zeichen 13
- Hirntod 15
- klinischer 14
- natürlicher 13
- nichtnatürlicher 13

Togavirus 63
Totenfleck 13
Touton-Riesenzelle 185
Toxinbildung 68
Toxischer-Schock-Syndrom 125
Toxoplasma gondii 74
Toxoplasmose 74
- AIDS 129

Trachom 68
Traktionsemphysem 313
Transdifferenzierung 186
Transforming growth factor 105
Transfusion, maternofetale 135
Transfusionszwischenfall 110
Transitionalzellkarzinom 346
Transkriptase, reverse 232
- RNA-Virus 232
- Rous-Sarkom-Virus 233

Translokation
- Bruchpunkte 239
- Burkitt-Lymphom 217
- CML 220
- follikuläres Lymphom 216
- Mantelzell-Lymphom 216
- Marginalzonen-B-Zell-Lymphom 217
- Philadelphia-Chromosom 237
- Promyelozytenleukämie 221
- Protoonkogene 236

Transmigration 147f
Transplantat
- Abstoßung 131f
- Erkennung 131f
- Verträglichkeit 130

Transplantat-gegen-Wirt-Reaktion 133f
Transplantation 130
- allogene 130
- autologe 130
- Cornea 132
- isologe 130
- Leber 133
- Niere 132
- xenogene 130

Transplantationsantigen 101
- tumorspezifisches 136

Transplantatvaskulopathie
- Leber 133
- Niere 132

Transsudat 40, 143, 158
Transuran, inhaliertes 230
2-Treffer-Hypothese 238
Trematoden 76
Trichinella spiralis 75
Trichinose 75f
Trichomoniasis 73
Troponin 259
Tschernobyl 61
Tuberkel 68
Tuberkulintest 116
Tuberkulose 68, 116
- Granulom 167
- käsige Nekrose 36
- Meningitis 366
- Nieren 345
- Residuen 174
- sekundäre 116

Tumor 189f
- Abgrenzung 190
- Abgrenzung gegen Regeneration 189
- autonomer 286
- benigner 192
- Definition 189
- Dignität 191
- embryonaler 223
- epithelialer 198, 201
- Harnwege 346
- hepatozellulärer 325
- Immunologie 135
- Kolon 336f
- maligner 61, 192ff, 206f
- mesenchymaler 198
- Nebennierenrinde 287
- Nervensystem 358ff
- Ösophagus 331
- Progression 238
- Regression 247
- Rektum 336f
- Rezidiv 247
- Schilddrüse 288
- Sonderformen 223
- Systematik 198
- Wirkungen 246

Tumorabwehr, ineffektive 136
Tumoranämie 247
Tumorkachexie 19, 246
Tumornekrosefaktor 104, 146, 154f
Tumorriesenzelle 185f
Tumorsuppressorgen 225, 238

- 2-Treffer-Hypothese 238

TxA2 153
Tyrosinkinase
- CML 220
- Protoonkogen 236

T-Zell-Areal 92
T-Zelle, zytotoxische 117
T-Zell-Emigration 92
T-Zell-Lymphom, peripheres 218
T-Zell-Rezeptor 87, 92f
- Entwicklungsstörung 123
- Selektion 90

U

Überalterung, replikative 30
Überempfindlichkeitsreaktion 106
- anaphylaktischer Typ 107
- B-Zell-System 107
- Einteilung 107
- Immunkomplextyp 112
- organischer Staub 53
- T-Zell-System 115
- zytotoxische Reaktion 111
- zytotoxischer Typ 109

Überfunktionssyndrom 286
Überlebenszeit 4
Ubiquitin 28
UDP-Glukuronyltransferase 342
Ulcus
- cruris 166
- duodeni 333f
- pepticum 175
- ventriculi 333f

Ulkusentstehung 38
Ultraviolettbestrahlung 229
Umdifferenzierung 186
Uncoating, Virusinfektion 64
Unterfunktionssyndrom 292
Untersuchung
- histopathologische 5
- intravitale 5
- postmortale 10
- spezielle 7
- zytopathologische 6

Urämie 159
Urolithiasis 346
Urothel, Harnblasenpapillom 202
Urothelkarzinom 346
Urozystitis 346
Urtikaria 109
Uterus
- Mischtumor 224
- Myom 200

V

Vakatwucherung 20
van-Gieson-Färbung 7
Vaskulitis
- Immunkomplexerkrankung 114
- Panarteriitis nodosa 121

Vaskulopathie 282
- Strahlen 58

Vasodilatation
- Entzündung 147
- Mediatoren 155

Vater-Papille 344
Ventilation, Begriffsabgrenzung 305
Ventilationsstörung
- Einteilung 306
- extrapulmonale 314
- intrapulmonale 307

Sachregister

Ventilationsstörung
- obstruktive 307f
- restriktive 309

Ventrikeltamponade 257
Verbrauchskoagulopathie 268
Verbrennung 55f
Verfettung 26f
Vergiftung, Leber 50
Verkalkung
- Arterie 253
- Carcinoma lobulare in situ 206
- Trichinose 76
- Tuberkulose 68
- Tumor 248

Verkohlung 56
Verkreidung 36
Vermehrung, vikariierende 20
Verner-Morrison-Syndrom 290
Verruca
- seborrhoica 202
- vulgaris 64

Verschlusshydrozephalus 354f
Verwaltungssektion 11
Vestibularisschwannom 361
VHL-Gen 361
Vibrio cholerae 69
Vipom 290
Virchow 1
Virchow-Trias 270
Virilismus 288
Virulenz 62
- Infektion 145

Virus 62
- nacktes 64
- onkogenes 66, 230
- Typen 63
- umhülltes 64

Virusantigen, tumorassoziiertes 136
Virushepatitis 66, 101
- Councilman-Körperchen 28
- Leberzirrhose 324

Vita reducta 14
Vitalkapazität 307
Vitamin C, Matrixveränderungen 41
Volumenbelastung, Herzmuskel 21
Volumenhypertrophie, Herzmuskel 263
Volumenmangelschock 269
von Rokitanski 1
von-Gierke-Krankheit 302
Von-Hippel-Lindau-Syndrom 361
v-Onkogen 233
Von-Recklinghausen-Krankheit 361
Von-Willebrand-Jürgens-Syndrom 282
Vorderwandinfarkt 260
Vulnerabilität, Gewebe 55

W

Waaler-Rose-Test 120
Wachstum
- benignes 191
- destruierendes 193
- Hypophysenadenom 286
- malignes 191
- Metastasen 245
- Tumor 239
- verdrängendes 192

Wachstumsfaktor 105
- Arteriosklerose 253
- Leberregeneration 322
- Protoonkogen 235

Wachstumshormon, Hypophysenadenom 286
Wachstumsstimulation, autokrine 236
Wallenberg-Syndrom 278
Waller-Degeneration 351f
Wangengangrän 163
Warthin-Finkeldey-Riesenzelle 65, 186
Warze 202
Wasserkopf 355
Wasserstoffsuperoxid 49
Waterhouse-Friderichsen-Syndrom 70, 366
WDHA-Syndrom 290
Wechselgewebe 57
Wegener-Granulomatose 114
Weiterbildung 12
Western Blot 9
Whipple-Erkrankung 70
Wilms-Tumor 223
Windkesselhypertonie 262
Winzer-Krebs 51
Wirbelkörperatrophie 19
Wirtsreaktion 66
- Pilze 70

Wiskott-Aldrich-Thrombopenie 242
Wunde
- Festigkeit 166
- Granulationsgewebe 165f
- Heilung 180ff
- Primärheilung 181
- Sekundärheilung 182

Wundstarrkrampf 69
Würmer 63, 75

X

Xenogentransplantation 130
Xeroderma pigmentosum 226
Xerostomie 341

Z

Zangenbiopsie 5
Zeek-Hypersensivitätsvaskulitis 114
Zelle
- Alterung 30
- antigenpräsentierende 96, 100
- Atrophie 18
- endokrine 285
- Ersatz 177
- follikuläre dendritische 85
- Hyperplasie 22
- Hypertrophie 21f
- Nekrose 33f
- Proliferationsaktivität 177
- Schäden 25
- Typisierung 8
- Verfettung 26f
- virusbedingte Veränderungen 64f

Zellhydrops 25, 284
Zellpopulation
- Einteilung 178
- labile 178
- permanente 180
- stabile 178
- Umdifferenzierung 186

Zellschwellung, hydropische 25, 284
Zelltod
- programmierter 32f
- reproduktiver 58, 61

Zelltypisierung 8
Zellwanderung 148
Zentralorgan 80
Zentroblast, B-Lymphozyten 85
Zerkarien 76
Zeroidpigment 31
Zervixkarzinom, AIDS 130
ZNS
- chemische Noxen 50
- Strahlenschaden 60

Zöliakie 102, 336
Zollinger-Ellison-Syndrom 290
Zoonose 69
Zottenkahlschlag 336
Zungengrundstruma 292
Zusammenhangsgutachten 13
Zwerchfellerkrankung 314
Zwerchfellfurche (Leber) 20
Zwerchfellhochstand 314
Zwerchfelltiefstand 314
Zyanose 306
- Begriffsabgrenzung 305

Zyklooxygenase 152
Zyste
- Echinokokkose 76
- Toxoplasmose 75

Zystizerkose 76
Zytokin 103, 153
Zytolyse
- komplementabhängige 111
- Überempfindlichkeitsreaktion 110f

Zytomegalie
- Pneumonie 129
- Riesenzelle 186
- Zellveränderung 65

Zytopathologie 6
Zytoplasma
- Einschluss 64, 351
- Fusionsriesenzelle 65
- hydropische Zellschwellung 26
- Hypoxidose 54

Zytotoxizität
- antikörperabhängige 111f
- Mediatoren 155